现代中药制剂设计

主 编 奉建芳 毛声俊
冯年平 王建新

中国健康传媒集团
中国医药科技出版社

内容提要

本书是以现代中药制剂设计思路和研制程序为线索编写而成，共11章。第一至三章主要介绍现代中药制剂设计的依据、原则、思路与方法、质量控制与评价；第四、五章主要为中药有效组分的浸出原理与方法、浸出物的分离纯化原理与方法；第六至七章为半成品的加工新技术，现代中药制剂成型性设计与方法，中药新型给药系统设计与方法；第九、十章内容为探讨现代中药制剂稳定性研究与评价、中药制剂等效性；第十一章为现代中药制剂研制成果的书面记载、归纳、提炼与展示。本书内容围绕设计思路，突出设计的理论、原则、依据，重在路线、方法、技术的合理选择与运用。

本书可供中药制剂相关专业的硕士、博士研究生以及从事中药制剂教学、科研的相关工作者参考使用。

图书在版编目（CIP）数据

现代中药制剂设计/奉建芳，毛声俊，冯年平，王建新主编．—北京：中国医药科技出版社，2020.5
ISBN 978-7-5214-1762-3

Ⅰ.①现… Ⅱ.①奉… ②毛… ③冯… ④王… Ⅲ.①中药制剂学-设计 Ⅳ.①R283

中国版本图书馆 CIP 数据核字（2020）第062838号

美术编辑 陈君杞
版式设计 友全图文

出版 **中国健康传媒集团**｜中国医药科技出版社
地址 北京市海淀区文慧园北路甲22号
邮编 100082
电话 发行：010-62227427 邮购：010-62236938
网址 www.cmstp.com
规格 889×1194 mm 1/16
印张 34
字数 968千字
版次 2020年5月第1版
印次 2020年5月第1次印刷
印刷 三河市万龙印装有限公司
经销 全国各地新华书店
书号 ISBN 978-7-5214-1762-3
定价 128.00元

编委会

前言

在《现代中药制剂设计》一书即将付梓之时，中央提出了推动中医药高质量发展的《关于促进中医药传承创新发展的意见》，目的在于“发挥中医药在疾病治疗和预防中的特殊作用”，但愿本书能为之做一小点儿贡献。

中药制剂是中药可以直接用于患者的药品，千百年来为中华民族的繁衍昌盛做出了卓越的贡献。回顾中医药的形成和发展史，中药制剂在“理、法、方、药”系统而完整的中医药理论指导下，以有疗效的方剂为研究对象，而方剂以中药材为原料药；基于此特点，传统中药制剂的制备工艺、质量评价等，处于经验工艺发展时期。随着社会发展，中药制剂有了很大提高和发展，但是，其质量还远远不能满足人们日益增长的用药需求，则向现代中药制剂发展成为必然。

本书所阐述的现代中药制剂，是指在生产工艺过程中，药材一般应经提取与纯化，以获得既能真正“去粗取精”，又能充分保留体现原方剂功能主治的中药有效物质（半成品），再以此为原料，以“三效，三小，五简便”为质量目标，采用现代制剂技术，制成适合患者需要的有效、安全、稳定、简便的各类制剂。

本书根据现代中药制剂设计思路和研制程序组织内容，章节排列力求体现学术特点与实用性。共11章。第一至三章重点论及现代中药制剂设计的依据、原则、思路与方法，以及研制与生产过程中的质量控制与质量评价指标与方法的建立与应用；第四、五章是有别于化学药品制剂与传统中药制剂研制的重点内容，即中药有效组分的浸出原理与方法、浸出物的分离纯化原理与方法，以获得现代中药制剂的原料（半成品）；第六至八章是在半成品基础上，应用现代制剂技术进行现代中药制剂成型性研究，内容包括半成品的加工新技术，现代中药制剂成型性设计与方法，中药新型给药系统设计与方法；第九、十章是探讨用现代药学质量评价技术评价中药制剂质量的可行性，内容包括现代中药制剂稳定性研究与评价，中药制剂等效性探讨；最后一章即第十一章是现代中药制剂研制成果的书面记载、归纳、提炼与展示，内容包括现代中药制剂实验记录与工作总结，专利保护与专利申请，中药制剂的注册申请及有关研究要求。本书内容力求遵循开展药学科学活动的自身规律，围绕设计思路，突出设计的理论、原则、依据，重在路线、方法、技术的合理选择与运用等方面。

现代中药制剂的研制是个系统工程，涉及多学科、多行业。本书编者来自全国30余个单位，在教学、研发、注册、生产等领域中均有建树，并将自身工作中的体会与经验融入到本书的编写中，因而本书尤其适合于中药制剂相关专业的硕士、博士研究生以及从事中药制剂教学、科研相关的青年工作者，对于开展中药制剂的设计与研究等工作具有重要的参考价值。同时，本书编者诚挚希望与读者一道，遵循中药制剂自身发展的客观规律，共同探讨中药制剂高质量发展之路，促使中药制剂学日臻丰富与完善，继续“发挥中医药在疾病治疗和预防中的特殊作用”。

本书得以付梓，凝聚着全体编者的智慧与辛劳，以及相关单位领导的关注与支持，名誉主编自始至终的参谋。在此，一并表示诚挚的谢意！鉴于现代中药制剂涉及学科领域的广博性和编者学识水平的局限性，内容疏漏与不当之处，诚请读者不吝赐正。

编　者

2019 年 12 月

目录

第一章

现代中药制剂设计的依据与原则

中药制剂是在中医药理论指导下，以中医方剂为基础，中药材为原料，经加工制成符合一定要求和形式，可直接用于预防、保健、治疗的，具有多种剂型的制剂。对一个方剂（复方或单方）来说，其临床疗效既与医生的诊病、处方水平有关，也与药材的选用与加工有关，这里所指的“加工”，就是将药材通过前处理和/或提取、分离、纯化获得半成品，再制备成能直接供临床使用的各种剂型的生产过程。

根据“加工”程度，中药制剂可分为两大类[1]：一类是传统中药制剂，这类制剂若系固态，多以药材经前处理成全粉末加赋形剂直接“成型”；若系液态，则大多为经前处理的药材，加溶剂浸渍、煎煮后，去渣取汁，再加附加剂而成。由于以全粉或粗提取物为制剂的原料，传统中药制剂不同程度存在“粗、大、黑”等不尽人意的问题。另一类是现代中药制剂，为改变传统中药制剂存在的不足，这类制剂要求：药材一般应经提取与纯化，并深入探寻能保持中医方剂特色的中药提取、纯化工艺，以便获得既能真正“去粗取精”，又能充分保留体现原方剂功能主治的中药有效物质（半成品），并制订可控的半成品质量标准；以此为原料，采用现代制剂技术，将半成品制成适合临床需要的有效、安全、稳定、简便的各种制剂。这类制剂，药材经过了提取、纯化的现代工艺，易于达到“三效（速效、高效、长效）、三小（剂量小、副作用小、毒性小）、五简便（生产、评价简单，储藏、运输、使用方便）”的质量要求[2]。

本书即是研究这样的现代中药制剂：在中医药理论指导下，以中医方剂为基础，中药材或饮片为原料，“加工”制成各种剂型过程中，药材一般应经提取与纯化，并以能充分保留体现原方剂功能主治的中药有效物质（半成品）为原料，采用现代制剂理论与技术制成的制剂。它是在传统中药制剂基础上发展、比较而产生的，其内容已远远超出药剂学的范畴。现代中药制剂不等于中药制剂现代化，而是以中药制剂现代化为目标，对其要求，应遵循中药制剂学自身发展客观规律。

本章从药物剂型的作用，中药制剂的特点，中药制剂的现状与差距等方面去探寻现代中药制剂设计的依据；从中药制剂现代化的必要性与内涵，现代中药制剂研制的重点、要求与条件，中药制剂的发展策略等方面去把握现代中药制剂设计的总体原则。

第一节　现代中药制剂设计的依据

药物是指具有预防、诊断和治疗疾病作用的物质。根据来源，药物一般分为中药与天然药物、化学药物和生物技术药物三大类[3]。药物不都是药品，只有那些被国家标准法定的药物才能称为药品；而非一切药品均可直接用于患者，只有那些根据处方制成的，有明确适应证的，有一定规格标准的，适合患者应用形式的药品——剂型及其制剂才能直接用于病人。简言之，剂型及其制剂是一切药物用于临床的必备形式，中药、化学药（俗称西药）、生物药物亦然。就中药制剂而言，它包括了根据医生方剂，由病家自行熬制的传统汤剂；根据各级法定处方，由药房和药厂研制的各种类型的制剂，其中以医院制剂与中药成方制剂为主。可见中药材是中药制剂的原料，按照中医理、法、方、药完整理论建立起来的处方——

方剂，是中药制剂达到保健、医疗和预防目的的基础，而欲使中药材发挥中药方剂所预期的防治效果，满足人们现代用药要求，中药制剂的发展与学术水平的提高，则起着决定性的作用；即是说，在药材质量合格，方剂合理、有效前提下，制剂的配制理论、生产技术、质量控制将影响中药制剂的有效性、安全性，制剂已成为有效方剂发挥临床应有疗效的桥梁；显然，夯实优质高效的现代中药制剂的设计基础，加速中药制剂现代化进程，是中药现代化发展战略中的当务之急。下面将从药物剂型的作用，中药制剂的特点，中药制剂的现状与差距等方面去探寻现代中药制剂设计的依据。

一、药物剂型在药品临床应用中的作用

社会的进步与现代文明，已远离了“父咀”时代，尤如粮食、蔬菜、肉类必须经高级厨师精心烹调才能变成美味佳肴一样，药物剂型及其制剂已经成为药品用于病人的必备形式。药物必须通过剂型方能用于病人，从而发挥临床疗效，古人云：“病势深也，必用药剂以治之”。现今有药物剂型数十种，设计成何种剂型为优？就有必要熟悉剂型及其制剂在药品应用中的作用。中药经制剂技术制备成剂型及其制剂，通常有如下的作用[4]。

（一）药物必须通过剂型发挥疗效

1. 保障药物的有效性 天花粉蛋白是从天花粉中提取、纯化得到的一种植物蛋白类药物，具有中期、过期妊娠和死胎等流产的引产作用，但制备成口服剂型并无引产功效，将其制备成注射剂后，肌内注射即可保障天花粉的疗效。

2. 提高药物稳定性 挥发油作为有效成分存在于不少中药材中，但其物理稳定性差，致传统汤剂中未能充分利用。若将其蒸馏提取并用β-环糊精或其衍生物包合后，制成液体或固体制剂，均可明显提高挥发油的稳定性。

3. 降低药物毒、副作用 芸香草油具有止咳平喘作用，但对胃肠有明显刺激作用，以硬脂酸钠和虫蜡为基质，1%硫酸水溶液作冷凝液，制备的芸香油滴丸，既使油类药物固态化，又明显改善其副作用。

4. 掩盖、改善药物不良嗅味 黄连素味极苦，将其制备成黄连素糖衣片使其顺利应用成为可能。

5. 方便药物应用，发挥药物最佳疗效 东莨菪碱预防晕车、晕船有显著疗效，但口服有口干等多种副作用，将其制备成贴剂外用，既可起到预期疗效，使用方便，还可在旅行终止时，随即取下贴剂终止用药，明显减少副作用。

可以说，正是由于剂型及其制剂的这些常规作用，才使性质各异的药物能安全、顺利的用于临床，发挥疗效成为可能。中药药剂工作者不能做无米之炊，但能以中医各学科、中药学、天然药物化学等的研究成果为基础，在有限药物原料条件下，创制多种剂型及其制剂，以满足日益扩大的临床需要。

（二）剂型因素影响着药物的疗效

这里所提剂型因素包括了剂型及制剂新技术。

由于药物与人体疾病的复杂性，也决定了剂型多样性，中药制剂工作者可以利用剂型因素影响和充分发挥药物的疗效，控制显效的时间、速度与部位，提高用药水平。其主动影响作用主要表现在以下三方面。

1. 剂型及其制剂可以控制药物显效的速度与部位 临床疾病有缓急，对于急性病，可以采用相应的制剂技术将药品制成迅速显效的剂型，如注射剂、气雾剂、舌下片、口崩片等速效剂型；对于慢性病，则可制备成丸剂、混悬剂、缓控释片剂、缓控释胶囊剂等具缓释延效作用的剂型；对于器官肿瘤，由于现今抗肿瘤药物多为无特异选择性的细胞毒类药物，为降低全身毒、副作用，提高疗效，可用靶向技术将药物导向病变部位（靶区），如微球、纳米粒、脂质体等新型给药系统；还可以制成脉冲给药系统，以满足具有时晨节律疾病的治疗；制成自调式给药系统，借助发病机理或病理过程变化的关键环节或影响因素产生的信息来控制或自动调节药物释放，相对而言使用药更为理想化、准确化。

2. 制剂处方、工艺可影响药物疗效 一般而言，制剂处方、工艺（制剂因素）对其主药的性质、疗效均会产生影响和改变，优良制剂处方、工艺设计的目的在于充分发挥制剂因素对药物的有利影响，尽可能避免、克服不利影响，保证用药的安全、有效。双香豆素为一有效抗凝血药，厂家为便于分服，将17年来疗效稳定的双香豆素片重新设计处方，变动工艺，制备成凹痕片，但因溶出度低，而无抗凝血作用；后来为解决溶出度低的问题，设计了第三种片剂，又因溶出快、药效强，产生了出血倾向。这一片剂处方与工艺的变动致药效作用的变化是人们熟知且

必须引起高度重视的实例。

3. 剂型可以充分发挥药物的功效　同一药物可因制备成不同剂型而显现不同的治疗作用，使药物的功效得以充分发挥。如盐酸吐根碱，将其制备成散剂或溶液剂，口服具有催吐作用；若将其制备成注射剂，则可治疗阿米巴痢疾。又如动物脏器药品胰酶，将其制备成肠溶衣片剂，口服具有助蛋白、淀粉及脂肪消化的作用；若将其制备成注射用胰蛋白酶冻干剂，体腔、患部或肌内注射，可治疗胸腔积液、血栓性静脉炎与毒蛇咬伤。

可见，药物剂型及其制剂不仅是药品直接应用于临床的必备形式，而且可因剂型、处方、工艺影响药物的临床作用与疗效，药物活性的充分发挥不仅决定于有效成分的含量与纯度，剂型及其制剂已成为药物发挥理想疗效的一个重要方面，越来越多的事实证明，一个老药的新剂型、新制剂的开发与利用不亚于一个新药的创制。充分认识、掌控药物剂型及其制剂的作用，将会为药物新制剂的设计拓展无限的空间。

二、中药制剂的特点

中药制剂的特点，在与化学药物（西药）制剂的比较中体现出来，主要在于以下三个方面。

（一）遵循中医药理论

中药制剂是中医用药的必备形式，它是千百年来遵循中医理论——理、法、方、药，防病治病的最终直接武器，一般说来，这里的“药”是经理、法、方推敲而选定的，源于实践，已有一定疗效基础，但将一个方剂加工成制剂，其疗效是否充分发挥，不仅决定于制剂技术的合理应用，还依赖于原料药材的选用、炮制与前处理，这些都体现了中药制剂是以中医药理论为指导，体现了中医药的给药形式。

（二）制剂原料成分的复杂性

西药制剂所用原料成分明确，作用机理清楚，质量评价方法相对易于建立，因而制剂质量易于控制与评价。而中药制剂多以药材为原料，所含成分复杂，一味药常含多种性质各异的成分，一个复方制剂的成分可能多达几十、几百个；毋庸置疑，药材中各成分是发挥中医方剂预期疗效的物质基础，恰恰是这些复杂成分的综合作用，体现了中药制剂有别于化学药物制剂的独到之处。

（三）制剂工艺与质量评价的复杂性

很显然，它不同于基本上以单一化合物为原料的西药制剂的“加工”过程，中药制剂的“加工”过程一般要通过提取、分离、纯化获得半成品后，再经药剂学方法加工制成各种剂型的制剂。药材中这些成分共处于一个制剂中，“加工”时，可能存在的相互作用使结果会更复杂，由于复方成分的复杂性，使不少方剂中各药材所含每一成分在该方剂中的中医治疗作用至今尚难完全明确，加之测试方法和测试手段的限制，实难达到准确地“去粗取精”，这就显著增加了中药制剂的制备工艺、质量标准制订、稳定性考察及对方剂中各药材所含每一成分在该方剂中的中医治疗作用认识的难度。从某种意义上说，中药制剂学已超出药剂学研究的范畴，从药材前处理、提取、纯化到获得制剂原料这一工艺过程均已成为中药制剂学研究的重要内容，这既是机遇，也是挑战，在这一领域存在着众多有待深入探讨的课题[5]。显然，基于此特点，中药制剂的设计、研究、开发不仅要重视制剂处方前工作，制剂的处方设计与先进成型工艺的应用，更要注重与中医学、方剂学、中药学、中药鉴定学、中药炮制学、中药化学、中药药理学等中医药多学科的紧密联系，为研究过程中实验方案的正确设计与技术措施的合理应用奠定坚实的专业理论基础，从而明确现代中药制剂研究、开发方向与重点。

三、中药制剂的研究现状与进展

中药制剂在“古为今用，洋为中用”，“发展中医药事业遵循继承与创新相结合的原则，保持和发扬中医药特色和优势，积极利用现代科学技术，促进中医药理论和实践的发展，推进中医药现代化”方针的指引下，尤其近年来，国家制定了《中药现代化发展纲要》，提出了中药现代化科技产业行动计划，“创新药物与中药现代化”先后被列入国家重大科技专项，这为中药制剂的研究、开发提供了良好的政策环境与基础。国务院办公厅先后印发了《中医药健康服务发展规划（2015－2020年）》和《中药材保护和发展规划（2015－2020年）》，在《中医药发展战略规划纲要》（2016－2030年）中，明确提出“到2020年，实现人人基本享有中医药服务，中医医疗、保健、科研、教育、产业、文化各领域得到全面协调发展，中医药标准化、信息化、产业化、现代化水平不断提高。到2030年，中医药治理体系和治理能力现代化水平显著提升，中医药服务领域实现全覆盖”。2016年12月25日，全国人民代表大会常务委员会审议通过的《中华人民共和国中医药法》自2017年7月1日起施行，以立法的形式，为继承和弘扬中医药，保障和促进中医药事业发展，保护人民健康奠定了法律基础。这些都为中药制剂的研究、开发提供了良好的政策环境与基础；世界上，许多国家十分重视中药、天然药物的研究与开发，成立了传统与天然药物的研究与开发中心，其关注程度与所取得的成果对有明显理论与资源优势的中医药走向世界既是机遇也是挑战，使得中药制剂近年来随中医药的发展，在应用基础研究、学术交流、现代中药制剂研制各环节，中药新制剂研发、注册与中药制剂产业等方面的研究均有长足的进展，取得了可喜的成绩。

（一）应用基础研究持续活跃

中药制剂在与其他学科结合这一发展进程中，应用基础研究异常活跃。加强中药药剂学的基础研究，促进中药药剂学的学科发展，被国家自然科学基金委员会列为“十二五”期间应予重视的优先资助领域之一。根据2006－2016年中药药剂学学科基金中标量及资助经费金额等数据发现，在此期间，国家自然科学基金在中药制剂研究领域共资助项目238项，资助经费8630万元，资助项目数和资助经费呈逐年上升趋势。其中关于中药新型给药系统的中标项目占比例较大，约为53.78%；新型给药系统中，纳米制剂、靶向制剂的研究占绝对优势，而传统制剂基础、制剂工程与装备、药用辅料等领域项目较少，仍需要进一步加强支持和研究，推动基础研究与应用的结合。这充分说明中药药剂学科研究经过多年努力和发展，在不断充实、丰富自身的基本理论与基本技术的同时，充分发挥理论指导实践的应用学科的作用，为形成具有自身特色的中药药剂学和促进中药制剂的现代化进行了有益的探索。

（二）应用技术取得显著进展

中药制剂在与相关学科融合、发展进程中，在不断充实、丰富自身的基本理论与基本技术的同时，充分发挥理论指导实践的应用学科的作用，在中药前处理、提取、纯化及成型工艺的应用研究方面取得了显著进展。

1. 提取工艺研究进展 提取是指用适宜的溶剂和方法，最大限度地将药材（或饮片）中有效成分或有效部位转移至提取溶剂中的过程。近年来，许多实用的中药提取新技术、新方法由于克服了传统中药提取方法存在的不容忽视的问题，极大的提高了中药有效成分的收率和纯度而受到人们的关注，如超临界萃取、超声波法、酶化学技术、微波萃取技术、高速逆流色谱提取等等。

2. 分离与纯化技术研究进展 中药提取完毕之后，往往需要进行药渣与药液的分离以及混悬型药液的澄清工作，过滤、沉降、离心是通常采取的分离手段。分离之后，大多需要进一步除去杂质成分，缩小含有效成分或部位的药液体积等，此步骤可以称之为纯化或者精制。一般认为分离纯化技术是改变传统中药制剂“粗、大、黑”的关键。目前采用的纯化方法有大孔吸附树脂法、膜分离技术、高速逆流色谱分离纯化技术、天然澄清剂法、分子蒸馏法等等。

3. 浓缩干燥技术研究进展 蒸发浓缩既能保持中医药的特色，又对中药品种具有很强的适应性，在中药制药中应用最早也最广泛。现已有了多种类型的中药提取液蒸发浓缩工艺和装置，包括夹套浓缩器、升膜浓缩器、降膜浓缩器等。当然，蒸发浓缩也存在着浓缩温度较高、热敏性有效成分容易受破坏和挥发性成分容易逸散的影响产品质量的因素。所以就有了冷冻浓缩、膜浓缩等非热浓缩工艺。干燥是中药生产中的重要环节，广泛应用于药剂辅料、原料药、中间体以及成品的生产。目前，浸膏干燥主要依赖热风循环型烘箱、真空干燥箱等传统干燥设备，而近年来喷雾干燥、真空冷冻干燥、微波真空干燥等新型干燥技术在中药浸膏干燥过程中得到推广应用。

4. 中药制剂新技术研究进展 近年来发展了一系列基于中药特性的系列释药技术，主要包括：①中药多组分缓释制剂技术。根据中药多成分复杂体系的特点，利用多元控制技术调控药物的胃肠道吸收转运，程序化地释放到靶部位，同时保证药物的吸收，使各成分释药单元在靶部位发挥最大化整体效应。②中药经皮给药制剂技术。围绕传统外用制剂橡胶膏剂和软膏剂的稳定、过敏、粘贴、渗透等关键问题，系统开展了油水分散技术、膏体除敏技术、渗透促进技术、巴布剂制备技术的适用规律以及评价方法的研究，建立了现代外用制剂的制备和评价技术体系，提升了传统中药外用制剂制备水平。③中药微/纳米粒载体给药技术。为改善药物的口服吸收，提高其口服生物利用度，形成了微乳、微球、脂质体、纳米粒等微载体递送技术，开展了丹参酮ⅡA、盐酸小檗碱、榄香烯、水飞蓟宾、灯盏花素等中药有效成分的微粒给药系统研究。④中药脉冲给药技术。脉冲给药技术或应答式给药技术，即在特定时间、位点并根据生物节律变化释放药物，符合中药“择时给药”的施药方法。⑤中药靶向给药技术。引经理论是中药靶向给药的特色，为中药靶向给药提供了理论依据。该技术将引经药作为天然靶向功能性成分修饰微粒表面，或与治疗药物同时给药，可增加药物对靶器官的识别能力，或直接增加药物在靶器官的蓄积，从而增加药物疗效。

5. 中药制剂质量评价技术进展　由于原料的复杂性，中药制剂的质量评价一直是一个关键的技术难题。近年来也形成了基于中药特性的系列评价技术，主要包括：①多维谱效关系评价技术。采用数学处理法，将复方的指纹图谱与多种药效指标结合建立数学模型，确定谱效关系，从而建立与中药产品疗效相关且反映其内在品质的质量标准。②中药经皮给药制剂评价技术。针对中药乳膏外用制剂存在稳定性差、质量不易控制等问题，应用近红外稳定性分析技术、光学微流变技术、偏光显微镜观测技术、机械流变技术、热重技术等评价技术，系统研究了中药成分与乳膏基质是否相容、成型（乳化）技术是否促进形成稳定的体系微观结构的形成，解决了中药乳膏剂稳定化的评价关键技术。③多组分物质组释放溶出动力学评价技术。基于中药物质组的整体定量特征，形成了基于多组分测定或物质组定量的中药物质组释放/溶出动力学基本方法和原理，建立了定量测定中药物质组的计算方法，实现了以多组分为基础的中药物质组的整体评价。

（三）中药制剂新理论研究进展

如何开展具有中药特色的新型释药系统的研究，理论的研究和突破必不可少。近年来，一些具有新意的中药制剂新理论被提出，代表性的包括以下方面：

1. 基于“证（病）－方－剂”对应思想的中药复方多元释药设计理论　该设计理论立足于中药复方多成分的整体作用特点，基于“理法方药”统一与“证（病）－方－剂”对应思想精髓，以中医治疗法则为核心，根据方中各药的药性、效应成分性质、作用特点以及病（证）的特点，将不同有效组分或效应组分组方，按效应作用特点、理化性质、作用部位、作用速度等进行组合，并根据治疗需要，应用现代制剂技术对各释药单元进行差异化调控，并注重各释药单元的相互联系，最终组合于同一释药系统中，从而达到中药多途径、多环节、多靶点的整体治疗理念。该制剂设计理论，有所创新地继承和发展了中医用药的思想和理念，开拓了中药制剂的研究领域。

2. 基于“组分结构”的中药多元释药系统设计理论　该设计理论基于中药及复方物质基础由多成分构成的，理化性质和活性相似的成分按照一定的比例构成了“组分”，不同活性和靶向性的组分又按照一定的比例构成了中药复方的整体。组分与组分之间、以及组分内部成分与成分之间量的比例称之为“结构”。因此，中药复方释药系统设计技术的研究应该基于物质基础的“组分”，重视多组分的性质对释药系统的影响，根据各组分的理化性质与生物药剂学性质特点，采用多元化的制剂技术改善其性质缺陷，并按照一定的比例整合制备成具有程序释放特征的多单元释药系统，最终达到改善药物整体疗效的目的。该设计理论为中药复方制剂研究提供了一种新的模式方法。

3. 中药生物药剂学分类系统学说　基于中药的多成分特点，借鉴化药生物药剂学分类系统（Biopharmaceutics Classification System，BCS）理念、方法和技术，提出中药生物药剂学分类系统学说（Chinese Materia Medica of Biopharmaceutics Classification System，CMMBCS），该学说认为中药口服使用时，可以根据其所含成分的水溶性和肠渗透性，对中药进行生物药剂学性质的分类。CMMBCS 遵循 BCS 以吸收为核心的分类理念，按照中药多成分复杂体系的特点，以“溶解性”和“渗透性”分类依据，兼顾吸收与代谢的研究，通过多成分间相互作用研究某一或某几个成分对环境中其他成分溶解性或渗透性的提升或抑制，并进一步考察其吸收或代谢的内在规律及作用机制，建立中药代表性目标成分、多成分背景下目标成分、复方整体三个层次的 CMMBCS 研究体系，建立 CMMBCS 预测模型，从而为中药制剂研究提供理论依据。

四、中西药物制剂的发展

随着科学技术的飞速发展与现代文明的进步，作为保障人们生命健康与生活质量的医药事业亦得到了迅速发展。其中，药物剂型及其制剂发展十分迅速，西药制剂已经历了四个时期、四代制剂的发展历程：

第一代制剂为一般常规制剂（亦称普通制剂），这个时期的特点是以工艺学为主，属艺术与工艺范畴，生产以手工为主，质量以定性评价为主；第二代为一般缓释长效制剂，这个时期将单纯工艺学提高到以物理化学为基础理论指导的水平，生产机械化为主，质量控制定量、定性结合；第三代为控释制剂，其特点是制剂质量优劣，不仅要有体外的物理化学指标，而且还应有制剂体内的生物学指标，既要解决体外的成型、稳定、使用方便、质量可控，又要解决体内的安全、有效；第四代为靶向制剂，其特点是将有效药物通过制剂学方法导向病变部位（靶区），防止或避免与正常的细胞作用，以降低毒性获得最佳治疗效果。近年发展的应答式给药系统，有人称其为第五代制剂，它就是借助发病机理或病理过程变化的关键环节或影响因素产生的信息来控制或自动调节药物释放的给药系统，又称自调式给药系统。中药制剂在继承、发扬传统剂型优势的基础上，融合了现代药剂学理论与技术，近年已有了长足的进展；但与西药制剂的发展比较，尚有差距，亟待在发展中提高。应以深刻领会药物剂型的作用，充分认识中药制剂的特点，清晰了解中药制剂的现状与差距等方面为依据，在提高现有制剂质量与水平的同时，顺应药物制剂发展趋势，向创制具有中药自身规律与特色的现代中药制剂方向发展。

（王建新，蔡铮）

第二节　现代中药制剂设计的原则

从中药制剂现代化的必要性与内涵，现代中药制剂设计的重点、要求与条件等方面去把握现代中药制剂设计的总体原则。

一、中药制剂现代化的必要性与内涵

（一）中药制剂现代化的必要性

“中医现代化”的新见解早在20世纪80年代初已由老一辈专家学者提出，其核心是用现代科学技术升华中医理论，用辩证唯物主义哲学和现代语言来阐述、解释、重新说明中医这门“自然哲学”。“中医现代化”是摆在医务工作者面前光荣、艰巨而漫长的任务，需要几代人不懈努力与奋斗。21世纪已经到来，作为中医治病主要武器的中药制剂怎样加速实现现代化？

中药是中医治病的主要手段，中医将人体看成一个统一的整体，因此，中药的使用也讲究综合疗效。中药的四气五味、升降浮沉、性味归经、炮炙配伍等中药理论本身就是一门科学；但它不同于药物化学，也不同于植物化学，后者是以化合物或成分的结构为核心，研究其性质、作用和有关问题，而中药则是中医按理、法、方、药辨证论治的最终体现，是以含多种成分的药材为主要研究对象。中药传统剂型以汤剂使用最早，也最为普通。以后，为便于服用、运输与贮存，出现了丸、散、膏、酒、锭等传统成方剂型和现代的颗粒制、胶囊剂、片剂、注射剂等剂型。多剂型的出现有力地促进了中医药事业的发展。但现有的成方中药制剂，服用量偏大，难以被人接受。其原因大多是以药材粉末直接供用引起，经统计1985年版《中国药典》载中药剂型19种，制剂品种242个，以药材粉末供制剂制备用者170种，占制剂品种的70%，其中丸、散两个剂型占96.5%；2005年版《中国药典》收载成方制剂和单味制剂564种，在剂型上，这些品种分属于26类剂型，约79个亚剂型，与西药剂型接近，其中以提取物或部分提取物成型的片剂、颗粒剂、胶囊剂、合剂（口服液）、气雾剂、栓剂等现代剂型有266种，占47.16%[6]。至2015年版《中国药典》，所收载的成方制剂和单味制剂已达到1493种，其中药材粉末直接成型的646种，仍占43.27%。从《中国药典》收载的中药制剂可见一斑，虽有所完善与提高，但服用剂量仍偏大，病人顺应性差，疗效不够稳定，质量标准需进一步完善，“粗、大、黑”面貌仍未根本改观，中药治疗药物制剂进入国际市场尚待时日。可见，中药制剂的现代化是势在必行。

（二）中药制剂现代化的内涵

由于传统中药制剂以药材粉末供用为主，服用量大，显然不适应现代用药要求，要根本改变这种状

况，满足中药制剂现代化要求，使中成药走向国际市场，应在中医药理论指导下，进行系统的理、法、方、药论证的基础上，以中药制剂的药效物质基础为突破口。若能了解方剂中各药材含有哪些成分，研究哪些是有效成分，在浸出方法中各成分间有无相互作用，作用产物是有害的还是有益的，深入探寻能保持中药方剂特色的中药浸出、纯化工艺，得到既能真正“去粗取精”，又能充分保留原方所含有效中药组分的半成品，并制订出可控的半成品质量标准。以此作为制剂的原料，纯度提高，剂量减少，有利于通过先进的成型工艺制成现代中药制剂，提高现有剂型质量与研制水平，创制安全、有效、稳定、方便、精密、可控的新制剂，达到“三效、三小、五简便”的要求；而且应能提供在制剂研究中足以说明保持了原方特色，工艺合理，质量稳定、可控，成分清楚，疗效可靠，使用安全，作用机理明确等方面的科学实验方法、结果和结论资料，并被世界公认，能经受实践检验。其内涵在于能用现代科学技术说明，并被公认和检验。可以预计，这样的中药制剂将会保持其固有的生命力，能与西药制剂媲美，增强国际竞争能力，逐渐实现中药制剂现代化。

当然，中药制剂成分的复杂性，方剂发挥中医功能主治作用机理研究的艰巨性，试验、分析手段的局限性，一时还难以将方剂中各药材所含每一成分在该方剂中的中医治疗作用一一阐述清楚，这些问题常有“说不清”之感；欲用现代语言完全清楚而准确地阐述中医方剂的作用和机理，既是中医现代化的方向，也是中药制剂现代化的基础。虽然要达到中药制剂现代化的要求难度很大，但随着整个国民经济和科学技术的发展，只要充分借用相关学科知识和现代检测技术，努力工作，一步一个脚印，一个一个问题加以解决，汇集起来，不断总结，相信会逐渐将“说不清”变为“说得清”，到都能“说得清”时，即中药制剂现代化之时[7]。

本书提出的现代中药制剂是指在“加工”制成各种剂型过程中，药材一般应经提取与纯化，并以能充分保留体现原方剂功能主治的中药有效物质（半成品）为原料，采用现代制剂理论与技术制成的制剂。其内容虽已远远超出药剂学的范畴，但距中药制剂现代化尚有漫长的路要走。

二、现代中药制剂设计的重点与要求

现代中药制剂是在传统中药制剂基础上发展、比较而产生的，现代中药制剂不等于中药制剂现代化，而是以中药制剂现代化为目标，对其要求应随客观事物自身发展规律而定。现代中药制剂的设计、研究、开发是以中医学、方剂学、中药学、药材学、中药化学等中医药学理论为基础，与中医药多学科联系密切。因此，在熟悉与中药制剂设计有关的中医药学基础，了解中药制剂的特点及存在问题，掌握现代中药制剂研究范围的基础上，应明确现代中药制剂研究、开发方向与重点。现代中药制剂研制是一系统工程，涉及多学科，需要一个积累过程，订立切合实际的目标，对其要求应随客观事物自身的发展规律而定，从制剂研制角度讨论现代中药制剂研制的重点与要求。

（一）现代中药制剂设计的重点

中药制剂与化学药物制剂最大的差别是制剂原料。化学药物制剂是以结构明确、作用机理清楚、质量标准完善、可控的单一化合物为制剂原料，研制的重点是制剂处方设计及合理工艺筛选，整个“加工”过程及成品不仅能以体外理化指标，而且可以体内生物药剂学与药物动力学参数来评价其合理性、科学性、实用性和有效性。因而，化学药物制剂已经发展到可以定位浓集、定向集中于靶器官的靶向制剂水平。但中药制剂的原料是一种或一种以上的中药材，一种中药材含多种性质各异的化学成分，多种药材混合其成分更为复杂，恰恰是这些复杂成分的综合作用，体现了中药有别于化学药物的独到之处。而这些成分又都包含在植物各器官的组织细胞中，以粉末供用的制剂显然过于原始，不仅服用了大量的药材组织，相应也影响了疗效，这样的制剂很难达到“三效、三小、五简便”要求，严重阻碍了中药制剂现代化的进程。因此，现代中药制剂研究的重点目前应放在浸出与纯化工艺及其产物的质量评价指标与方法的研究中。只有通过科学合理的浸出工艺及其评价指标，将有效方剂中各药材所含有效中药成分完全浸出来，才能保持中药复方制剂具有综合疗效的特色，同时也达到了充分利用药材、节约和保护资源的目的。但在研究实践中常常出现有效成分浸出的同时，无效成分也随之浸出，有效物质基础仍难明确，使浸出物收率较高，不适于剂型加工，服用量仍过大，需要采取相应的纯化措施。只有通过科学合理的纯化工艺将有效方剂中各药材所含有效中药成分从浸出物中分离出来，真正“去粗取精”，明确该方剂的有效物质基础，才有可能逐渐实现中药制剂现代化。中药制剂的纯化，绝不是植物化学中的精制，实践已证明单一成分并不能代表药材的药效。纯化是为了除去无效成分而保留有效中药成分。是否浸出了全部有效中药成分，纯化是否保留了有效中药成分，这是现代中药制剂工艺研究的重点与难点之一。

（二）现代中药制剂设计的要求与条件

1. 现代中药制剂设计的要求 针对中药制剂的特点，需要订立切合实际的目标，可从以下几方面考虑：

（1）应遵循中医理论立方、遣药，立题依据充分、目的明确，主攻方向集中。所立方剂应是经临床精选的有效、合理、最佳处方，这是中药制剂、特别是复方中药制剂体现中医特色的基础。如果“原料”说不清合理性、有效性，制剂就更难说明。

（2）加强现代中药制剂应用基础研究，在制剂工艺研究的同时，加强制剂有效物质基础研究，重视制剂有效性、安全性考察，即以“剂型”为中心转向以“病人”为中心；逐渐说明方剂、药材、剂型、工艺与疗效之间的关系，用现代科学理论来阐明中药理论，为中药制剂现代化奠定理论基础。

（3）筛选方剂最佳剂型，采用先进、合理的制备工艺和制药设备，严格生产管理，原料实行 GAP 管理，生产中实行 GMP 管理，使制成的中药制剂既能真正保持中医方剂综合疗效的特色，达到“三效、三小、五简便”的要求，质量稳定，主要成分清楚，疗效确切；又能在同类品种中（包括西药制剂）有独到之处，竞争性强，乐于被患者接受。

（4）建立中药制剂质量评价体系，科学、完善、可控的质量标准是中药制剂走向世界的基础。由中药制剂的特点所决定，其质量控制与评价宜采取综合措施，建立由以下四部分组成的制剂质量保障体系，四者缺一不可。一是严格药材品种、规格与质量，实行 GAP 管理，此是药品质量控制的基础；二是严格 GMP 管理，切实执行生产工艺规程，这是药品质量控制的保证；三是制订科学、完善、实用、具评价性的客观标准，这是药品质量控制的手段；四是强化职业道德，充分认识、理解药品是特殊商品的内涵（治病与致命），树立为患者服务的思想，实事求是与认真负责的科学作风；提高研发、生产、营销、使用等从业人员的素质，树立主人翁意识，不弄虚作假、马马虎虎、自行其是，这是药品质量控制的根本[8]。

（5）建立切实可行的具有评价性的制剂稳定性考察指标，通过加速试验和留样观察，提供制剂的有效期或使用期，确保制剂质量稳定；注意建立能考察到不稳定成分的分析方法，以保证用药安全。

（6）提供足以说明研制的科学性、先进性、合理性、实用性、真实性的实验研究资料。建立科学合理的考察指标是客观评价设计合理性的重要依据，由于中药制剂成分、工艺的复杂性，靠单一的化学成分指标往往不能反映中药制剂的真实情况，需要考虑总浸出物、有效部位及药效学或生物学等多种指标相结合进行实验设计。要求实验研究方案设计合理，依据充分，方法、手段先进，数据、结果真实可靠，分析处理严谨，结论客观、得当，实事求是。从中总结、积累、充实中药制剂研究经验、理论和技术，努力创制中药新剂型、新制剂。优质的产品还必须配合以具有大量科学实验数据的文字（资料）广告宣传，这也是中药制剂实现现代化、产业化、国际化的重要目标之一。

2. 现代中药制剂研制的条件 要突破现代中药制剂设计与研制的重点与难点，需要具备以下基本条件：

（1）要有一大批立志于中医药事业的科技人才。在“中西医药并重，发展中医药”的新时期卫生工作方针指导下，确立了中医药在我国医药事业中的地位，为中药制剂提供了无限的发展空间和难得机遇。在继承和发扬祖国医药遗产中，要做到“继承不泥古，发扬不离宗”，使中药制剂达到现代化的要求，任重道远，没有一大批热爱中医药事业的科技人员的开拓创新、潜心钻研是难以实现的。

（2）重视、加强应用基础研究。中药制剂的生命力在独特的疗效，而疗效是由药材中各中药成分作用的综合体现，这些“综合有效中药成分”是体现这个方剂功能主治的物质基础。由于成分的复杂性，过去对复方中药制剂多少蒙上一层神秘色彩，欲使中药制剂现代化，为国际医药界推崇，必须重视、加强应用基础研究。中药制剂的基础研究，不仅是深入研究如何将这些药材制备成可供病人直接应用的有效制剂所涉及的原理、方法、技术，而且涉及有效方剂、合格药材、物质基础及传递规律、浸出工艺、纯化方法。在通过若干方剂的制剂基础研究后，从中总结、提炼出带规律性的结果，这一结果既可指导再实践，也可在再实践中充实和完善，从而形成中药制剂学独具特色的理论体系。

加强基础研究既需要各方面给予足够的重视，更需要投入。如果一味急功近利，加强基础研究就可能是空谈，中药制剂现代化亦为时尚远。

（3）采用先进制药新技术与新设备，更新旧工艺、旧设备。先进的工艺技术配之以先进的制药机械设备向来是提高生产力、生产效益的关键，新制剂的研制，原有制剂生产水平的提高，都要求有相适应的新设备支撑。实践已经证明，中药制剂现今的发展与大量更新旧设备、尽量采用先进设备有关。由于现代中药制剂的特点，研制适合其研究、生产的新型设备十分迫切。目前，智能制造已在中药制药企业中有所应用，对于提高中药制剂的制备效率、质量具有重要的意义。但少见配套的全封闭全自动化的国产设备，也少见可供实验室探索工艺条件使用的小型配套设备，若能将生产这些设备提到议事日程上来，必将提高工艺研究的速度与水平。

（4）现代中药制剂用辅料的研究、开发与应用。现代中药制剂以提取物为原料，“纯度”会越来越高，将其做成现代制剂，原有的传统中药用辅料不能完全满足其要求，必须研制、开发新的适合中药提取物特性的新辅料。

（5）组织相关学科大协作，共同攻关。现代中药制剂的研制是一系统工程，涉及若干相关学科，从药材变为制剂是否安全、有效、稳定、方便，受处方水平、药材规格和质量、制剂工艺合理性及制剂质量、药效学研究和安全性评价、临床研究和验证结果等方面的影响和检验，只有与之相关的学科及其研制技术人员充分发挥其聪明才智、创新精神，各尽所能，通力协作，密切配合，才能使现有中药制剂研究上一个新台阶，逐渐实现中药制剂的现代化。

综上，现代中药制剂设计总的原则是：对于新药，所设计的剂型及其制剂，应能充分发挥药物疗效，达到“三效、三小、五简便”的要求。药物剂型数十种，一个药物开发成何种剂型为好？其依据可从以下八个方面综合考虑：①医疗要求；②用药对象；③药物性质；④服用剂量；⑤可供选用的辅料品种；⑥设备条件；⑦医药商品消费心理；⑧药物经济学。剂型选择的依据应以前4方面为主，辅料与设备是可创造条件达到的。剂型无先进落后之分，每一种剂型均有存在的价值，只要选择得当，能充分发挥药效，患者乐于接受，便是这个药物的最佳剂型[7]。对于一个国内已上市销售的中药制剂，通过改变剂型进行新药注册的，必须以原创剂型为参照物；其原则是，针对原制剂的劣势与弱点，突出新制剂的优势和特点，最终目的是与原制剂比，可否显著提高疗效、降低毒副作用、改善病人顺应性；凡能以此为目的的剂改都将是具有优势和特点的剂改，也必将促进中药、天然药物剂型与工艺改进的正常进行，有利于改变传统中药制剂目前仍然存在的“粗、大、黑”面貌，加速中药制剂现代化进程。

（王建新，阳长明，蔡铮）

第三节　现代中药制剂高质量发展之路探索

中药制剂的现状、特点及现代科学技术的飞速发展，必定促进中药制剂按照自身客观规律发展的进程，欲达到上述制剂现代化要求，可从以下几方面努力。

一、传统制剂的继承、提高与发展

中药传统制剂以汤剂使用最早，也最普遍，以后，为便于服用、运输与贮存，出现了丸、散、膏、酒、锭等传统成方制剂，一些传统名方制剂沿用千百年，疗效显著。但原有的成方中药制剂，除液态制剂外，多以药材粉末供制剂制备用，不同程度存在着“粗、大、黑”现状，服用量偏大，病人顺应性差。《中国药典》所收载的中药成方制剂，以药材粉末直接生产制剂的品种仍占一半以上，传统中药制剂的提高与发展势在必行。

在继承这些确有疗效的成方制剂的同时，现代中药制剂应充分发挥其优势，在剂型与工艺方面加强改革，通过系统、对比研究，使这些传统中药制剂向着“三效、三小、五简便”方向发展与提高，逐步达到制剂现代化要求。这里要解决的关键问题是，在改变以药材粉末供用局面的同时，深入探讨保持中药方剂特色的中药浸出、纯化工艺，以便得到能真正“去粗取精”，又能充分保留原方所含中药成分的浸出物。

只有这样才能既可改变“粗、大、黑”面貌，又可保持原方特有疗效，显示中药制剂固有的生命力，能与西药制剂媲美，并为其积累丰富的理论与实践经验，以便更好地指导实践。现代中药制剂一定会在继承、发扬传统剂型特长基础上，融合中医药学、现代医药学等相关学科理论与技术，在不断实践与革新中发展。

二、现有中药制剂质量的再评价、再提高

现有中药制剂在制备工艺方面大都向着新浸出制剂方向发展，近年来发展很快，如前述，剂型、品种数大量增加，但质量不尽人意，需要在处方、工艺、质量标准、稳定性、疗效等方面进行再评价、再提高。中药制剂质量的再评价将会促进质量标准的再提高，其结果必定会提高研究、开发水平，推进中药制剂工业的发展，加速现代化进程。

中药制剂质量的再评价包括两个方面：一方面是作为特殊商品，在流通领域中要受到销售、使用部门和病人的再评价，优胜劣汰；但是，用这种方式促进质量的再提高，无论对研制者还是生产、使用者代价太大，丧失了声誉、延误了病情，这是消极的不可取的评价方法，作为特殊商品，这是应该避免的。另一方面是在药品监督管理部门监管下，厂家、研制者的主动评价，即加强信息反馈，紧随国际医药发展趋势，随时发现问题，革新改进，使工艺更先进、合理，标准更完善、可控，以提高质量促进发展。这种积极主动加速中药制剂现代化进程的举措是应该提倡的。药典制剂定期的增修订，国家食品药品监督管理局下发的《整顿和规范药品研制、生产、流通秩序工作方案》，国家药典委员会执行的“药品质量提高行动计划”等，均是引导督促药品研制、生产、流通、应用各相关部门主动进行药品质量再评价、再提高的有力措施。随着复杂中药制剂真伪鉴别的可靠性的增加，提高了质量标准，“神仙难辨”的时代将一去不复返，标准正由控制型向评价型加速转变中。

三、新中药制剂研制的高起点、高标准、高要求

鉴于中药制剂有别于西药制剂，其研发应在“继承不泥古，发扬不离宗”，突出中医药特点的原则下，瞄准国内、国际医药需求和制剂研究最新进展，做到对国内外相关研究现状与进展熟悉、分析准确，使立项依据充分、意义重大，具有明显创新性；研究方案设计合理、思路清晰，重点突出；技术方法先进、实用；研究资料、数据齐全，真实可信，使整个研制工作起点高、标准高、水平高。

目前，现代中药制剂浸出与纯化工艺的研究和浸出物质量评价方法与指标的建立，对评价其科学合理性，是否保持中药复方制剂具有综合疗效的特色至关重要。由于不少方剂中各药材所含每一成分在该方剂中的中医治疗作用至今不太明确，这就要求加强评价方法与指标的研究，针对具体品种，充分借用相关学科知识和现代测试手段与技术，采用全方位、多指标、高要求的综合评价方法于工艺研究全过程中，是十分必要的。

在质量标准方面，新中药制剂的质量标准应以评价型为标准，像西药制剂那样，从其含量高低可见制剂疗效有无，从其鉴别可见真伪，从其检查可见安全性。对中药制剂来说，测定的成分应是有效成分而不是代表成分，因此，应建立多指标、综合性的质量标准才能达到评价型要求。中药现代制剂的质量控制不仅立足于对最终产品质量的控制与评价，还应加强对制剂研制、生产过程的中间品、半成品的质量评价与控制，使先进合理的工艺路线有科学的依据。

新中药制剂研制的高起点、高标准、高要求，与我国现行《药品注册管理办法》对新药研制要求科学化、规范化、法制化是相一致的，目的都在促进中药制剂现代化进程。

四、加强中药制剂应用基础研究

中药制剂的生命力在于其独特的疗效，而疗效则是由药材中各中药成分作用的综合体现，这些“综合有效中药成分”是体现这个方剂功能主治的物质基础。由于成分的复杂性，过去对复方中药制剂多少蒙上一层神秘色彩，欲使中药制剂现代化，为国际医药界推崇，必须加强应用基础研究，否则现代中药制剂的研制也难以提高到同剂型西药制剂研制的水平。

从现代中药制剂的概念可知，中药制剂的基础研究，不仅是深入研究如何将这些药材制备成可供病人直接应用的有效剂型所涉及的方法、原理，而且涉及有效方剂、合格药材。在通过若干方剂的制剂基础研究后，从中总结、提炼出带规律性的结果，这一结果

既可指导再实践，也可在再实践中充实和完善，从而为现代中药制剂的研发奠定坚实的理论基础，可考虑进行如下应用基础研究。

1. 中药传统制剂的现代科学基础及剂改原理研究　对一个复方制剂来说，不止含一、二种单一化学成分，因此，宜先了解方剂中含哪些成分，研究哪些是有效成分，在浸出工艺中各成分有无相互作用，作用产物有益还是有害，其理化性质如何？在此研究基础上，便可设计浸出方法与工艺，使只浸出有效成分而不浸出无效成分，以此作制剂的原料，纯度提高，在达到全部中药成分都搞清楚时，也就为以该原料中有效成分的含量评价制剂的工艺与疗效奠定了基础。

2. 对不同类型药材浸出、纯化规律的探讨。

3. 对浸出、纯化工艺与剂型和疗效之间的关系及其影响因素的探讨。

4. 对中药浸出物特性与制剂成型间关系及其影响因素的探讨。

5. 探索中药制剂新工艺、新技术、新设备的综合性应用基础研究，创制中药新剂型。

6. 中药现代制剂用辅料的研究、开发与应用。

7. 中药制剂综合疗效物质基础、体内过程、量效关系的研究，从制剂学角度阐明、完善中药相关理论（如性味、归经、引经报使等）。

8. 探索中药制剂方剂因素、剂型因素、工艺因素、人体因素（症候）与疗效间的影响与变化规律，寻找新的研究途径与方法，创立中药生物药剂学。

9. 中药复方制剂研究方法与关键技术的基础研究。

10. 中药新型给药系统（缓释长效制剂、控释制剂、靶向制剂、自调式制剂）等中药前沿制剂的应用基础研究。

11. 中药质量控制特点，评价指标与方法建立在中药制剂研制中的应用基础研究。

12. 中药制剂稳定性及其评价方法的基础研究。

基础研究需要各方面给予足够的重视，更需要投入。国家已制订了中医药学基础研究中长期发展纲要，现代中药制剂的研发正面临大好机遇与严峻挑战。

现代中药制剂是相对于中药传统制剂而提出，要赋予它中药制剂现代化的内涵，顺应药物制剂发展趋势，跟上西药制剂发展的步伐，达到中药现代化、国际化要求，任重道远。需要我们面对现实，充分认识现代中药制剂的特点，遵循中药制剂学自身发展规律，抓住机遇，脚踏实地的探索、奋斗、创新。现代中药制剂一定会在继承、发扬传统剂型特长基础上，融合相关学科理论与技术，不断充实、完善与发展，必将在理论与实践方面迅速丰富与成熟，迎来现代中药制剂科学的大发展，逐步实现中药制剂现代化。

（王建新，蔡铮）

参考文献

[1] 侯世祥．药剂学．北京：中国医药科技出版社，2003：508.

[2] 侯世祥．践行《药品管理法》立法宗旨之思考．中国医药导报，2018，15（27）：173.

[3] 侯世祥．药物新制剂研发思路与方法．乌鲁木齐：新疆维吾尔药学术研讨会，2002.

[4] 徐莲英，侯世祥．中药制药工艺技术解析．北京：人民卫生出版社，2003：336.

[5] 侯世祥，孙毅毅．中药制剂学发展方向之管见．中成药，2001，23（2）：112.

[6] 钱忠直，齐平，王国栋．《中国药典》2005年版（一部）品种主要增修订情况．中国药品标准，2005，6（1）：25.

[7] 侯世祥，廖工铁，贺英菊．中药制剂现代化刍议．中药新药与临床药理，1996，7（2）：10.

[8] 侯世祥．中国中药制剂继续前进之刍议．中国医药工业杂志，2016，47（9）：1199.

第二章

现代中药制剂设计思路与方法概论

现代中药制剂的研究与开发是一项系统工程，涉及中医药理论、药学、药理与毒理学、临床医学等多学科。在研发工作实践中，一个新的想法、灵感的出现有时带有联想性或偶然性，若要将其变为现实，通常需要清晰的设计思路和切实可行的实施方法。本章将从选题与设计、研发程序、试验方案设计原则与常用试验设计方法等三方面，概述现代中药制剂设计的总体思路与方法。

第一节　现代中药制剂选题与设计

现代中药新制剂的研发是一项科学活动，要获得注册成功，与所有的科研工作一样，通常应经过这样的工作程序：调查研究 →选方立题 →总体方案设计 →预试 →论证 →具体实施方案的拟定与执行 →总结（与申报）。

一、调查研究

中药制剂立题的调查研究是医药信息资料收集的过程，目的在于了解国内外相关现状与进展，为立题提供充足依据，或从中发现、寻找新课题，以解决立题的必要性、可行性、合理性，突出创新性、先进性、实用性，避免低效率重复。中药制剂立题调研的重点内容包括处方调研、市场调研、文献调研、专利调研。中药制剂立题的调研除部分处方、市场调研需要实地考察外，大都以文献、信息查询为主要方法。而今文献、资料、信息浩如烟海，一定要有的放矢，注重针对性，加强对比分析。一般可带着初步设想，先查阅各类药品标准与中医药典籍，调研处方；通过医学、药学年鉴和相关部委网站等查询信息，调研同类品种的市场现状、研发前景；通过相关专著、期刊、专利等调研课题的研究现状、专利情况、技术难度等，做到心中有数。调研时应注意信息的真实性、原始性，忌道听途说、马马虎虎。

二、选方立题

与西药制剂的研究不一样，这里所指“方”不是制剂处方，是中医理、法、方、药中的“方”，即方剂，是根据配伍原则，总结相应证候的诊治经验，以若干种类和适宜用量的药物组合而成的药方，是现代中药制剂的处方基础。选方立题是现代中药制剂，尤其是体现中医药特色的中药复方制剂设计的关键步骤，是调研基础上的信息、资料的整理、分析、提炼的过程，应从立题的必要性、可行性、科学性、合理性、经济性等角度全面考虑，以最大程度地降低研发风险。同时，增强竞争意识，避免低水平重复，达到社会、经济效益并重。中药复方制剂的处方组成必须在中医药理论指导下，辨证组方，处方中必须明确药物的配伍组成、君臣佐使和功能主治。

（一）选方方法

方剂是在中医辨证审因决定治法之后，选择合适药物，酌定剂量，按组成原则（君、臣、佐、使）妥善配伍而成的处方[1]。中医典籍、方剂学所载处方会有成千上万，如唐《千金要方》载方 5300 首，宋《太平圣惠方》载方 16834 首，作为国家颁布刊行的《太平惠民合剂局方》也载有成方 788 首，其他医药方书与现今数量众多的中医生开出的临床处方不计其数，应充分理解“千方易得，一效难寻”的忠告。这些处方虽大多是中医辨证审因而决定，但它具有明显的用药个体化的特点，一般情况下，其疗效对个体而言应是肯定的；但将其研发为成方制剂，尤其不计其数的验方、经方、秘方、经验方，欲使适合大样本人群使用，并仍具疗效，选方则十分重要。归结起来，选方可采用务真求是选方法、拆方选方法、综合选方法等[2]。

（二）选方立题的来源

现代中药制剂选方立题的来源主要有：

1. 传统中药及经典方剂　中医处方来源于临床实践，在中医典籍、方剂学中载有成千上万的处方，包括古方、验方、秘方等。许多传统经典名方，已经过了千百年的医疗实践，疗效确切，在此基础上研发新制剂的风险相对较小，如张仲景《伤寒论》中的处方不少已研发成各类现代中药制剂。有的为国外所推崇，如日本上市的210种汉方制剂处方均来源于《伤寒论》和《金匮要略》，国内由生脉散、参附汤等名优古方研发成的现代制剂一直在医药市场占有一定份额。

2. 医院制剂及名医经验方　一般多是在古方的基础上，或根据医生多年的临床实践应用经验和中医药配伍理论和组方原则，又结合现代人的体质和病理特点，进行组方或加减化裁，部分被批准为医院制剂，也是中药新制剂很好的课题来源。许多中药制剂产品，如急支糖浆、胃苏冲剂等都是在名医经验方的基础上研制而成的。

3. 实验室科研筛选方　在经典方剂的基础上或根据单味药的化学、药理和临床实验结果，以体外试验或动物实验为手段，进行拆方、配比、筛选，确定新的药味组合，并经过进一步的药效学、毒理学和临床试验验证，研制成中药新制剂。如收载于现行版《中国药典》的冠心苏合丸就是源于《太平惠民合剂局方》的苏合香丸，原处方中包含15味药材，经拆方研究，去掉了安息香、麝香等10味药材，由苏合香、冰片、乳香（制）、檀香、土木香等5味组成了冠心苏合丸；后又经拆方研究，减少了乳香（制）、檀香、土木香三味药，仅由苏合香和冰片组成了苏冰滴丸，其功能与主治为芳香开窍、理气止痛，用于冠心病心绞痛、胸闷、心肌梗死等，疗效显著。通过这种方法研究出的中药制剂，成分及作用机理明确，缺点是科研投入相对较大。

进行方剂或成药的拆方研究，宜以实验医学为重点，引导药学研究工作同时进行，通过宏观到微观的拆方分析，不仅能用现代语言阐明方剂组方的合理性，亦能从探寻其有效物质基础中，找到发现原创新药的有效途径。该法以确有疗效的方剂或成药为研究对象，有可靠的临床实践基础，虽然投入较大，但在处方前作了大量客观务实的研究，使后续按新药的研发更有把握，相对风险小。这种用现代科学技术对有效方剂进行发掘、提高、创新的研究工作，利于探明有效物质基础，作用机理能阐述清楚，容易为世界医药界认同，对促进中药组方精良，加速中药制剂现代化具有现实意义。

4. 药效学指导下的有效部位/有效成分筛选　在原有临床应用的基础上，通过对单味中药或复方的粗提取物进行整体药效试验，证明作用的可靠性，然后在药效指导下，进行有效部位或有效成分的筛选，进一步进行药效学和毒理学的研究，制成新的中药制剂。如当归芦荟丸由当归、芦荟、龙胆草等11味中药组成的复方制剂，1966年中国医学科学院血液学研究所用其治疗慢性粒细胞白血病（慢粒）取得初步疗效，在此基础上进行拆方研究，首先证明青黛是对慢粒的主要有效药味，再经成分分析、药效跟踪证明青黛中双吲哚类化合物靛玉红是治疗慢粒的有效成分之一，并人工合成了靛玉红，作为治疗慢粒的新药投产。

按照植物化学的研究思路，先提取分离中药或复方中的各种化学成分，筛选、寻找作用靶点，明确作用机制，发现新的有效化合物，进一步进行药效、毒理和制剂研究，开发新药。据统计，约有40%的化学药物原料药来源于天然产物或对天然产物进行结构修饰后的化合物，如治疗疟疾的青蒿素、蒿甲醚等。

另外，近年来提出的组分中药制剂，即先将中药方剂中的有效成分或有效部位（统称有效组分）分离出来，再将分离得到的有效组分进行配伍，筛选优化组成比例，进而研制成新中药制剂，这样既能保持中药多组分、多靶点、整体综合调节的特点，又可确保临床用药剂量准确、成分清楚，机理明确。

5. 传统中药制剂的二次开发　这是中药创新研究的一个重要方向，包括新剂型的研究、质量标准的提高、新的提取制剂技术的应用、新适应证的研究等。长期以来，中药制剂的落后制约了中药特色的发挥和现代化，通过改变药物的剂型，可大大提高生物利用度，改变药物的起效时间、作用强度、药效持续时间及作用部位。如复方丹参滴丸就是在复方丹参片的基础上研制而成的新剂型。

三、总体方案设计与预试

（一）设计依据与要求

鉴于新药研究具有科学化、规范化、法制化的特点，作为项目主持人或主要执行人，在作总体方案设计时，应在上述程序基础上，以《药品管理法》《药品注册管理办法》及其相关技术法规为依据，只有在明确目的、要求后，才可能以全局观点、开拓精神进行设计。

作为中药新制剂研发，总体方案设计包括：选方立题，药学、药理、临床等三大部分研究内容；除上述选方立题外，应设计各部分研究的重点与关键，拟达到的目的，采取的实验技术路线与方法，评价指标选择、数据处理方法，所需设备与条件，人力配备与经费概算，特色、难点及预期结果等，写出正式的立题计划书。设计中应做到科学合理，先进可行，具体规范，尽可能使研发工作突出创新性、先进性。

总体方案设计时，首先应明确拟立项目的药品注册申请类别，然后深入了解各类别应研究的具体内容，同时钻研、执行各内容的有关技术要求（指南）或指导原则。

1. 新制剂研究的分类与作用 由于不同的药品注册类别需要进行研究的内容与要求有异，所以在进行新制剂研发的总体设计时，首先应明确拟立项目属何类药品注册申请类别，根据各类别的要求开展相应的研究工作。现行《药品注册管理办法（2007）》附件一将中药、天然药物注册分为9类：（1）未在国内上市销售的从植物、动物、矿物等物质中提取的有效成分及其制剂；（2）新发现的药材及其制剂；（3）新的中药材代用品；（4）药材新的药用部位及其制剂；（5）未在国内上市销售的从植物、动物、矿物等物质中提取的有效部位及其制剂；（6）未在国内上市销售的中药、天然药物复方制剂；（7）改变国内已上市销售中药、天然药物给药途径的制剂；（8）改变国内已上市销售中药、天然药物剂型的制剂；（9）仿制药。其中，注册分类（1）~（6）的品种为新药，（7）、（8）按新药申请程序申报。

2. 深入了解各类别制剂应研究的主要内容（项目） 按照注册药品不同类别情况规定相应研制项目，这样的规定既与国际通行做法相一致，也为研发者进行总体设计指出了方向。在《药品注册管理办法（2007）》附件一，中药、天然药物分类及注册申报资料要求中，规定了9类注册药品须研究的项目及主要内容，共33项，其中以立题目的与依据为主的综述6项（1~6）；以药材来源及鉴定依据，生产工艺的研究，药品标准研究，药物稳定性研究等为主的药学研究12项（7~18）；以主要药效学试验，急性毒性试验，长期毒性试验，与局部、全身给药相关的特殊安全性试验等为主的药理毒理研究10项（19~28）；以临床研究计划与研究方案，临床研究报告等为主的临床研究5项（29~33）。9类中1、2、4~8类均包含了新制剂的研发，但不同类别不仅研究项有差别，且研究内容与要求亦不同，在“申报资料项目表及说明”中均有提示，设计时宜注意。

3. 钻研、执行各主要研究内容（项目）的有关技术规章 新药研究本身是一科学活动，加之中药的复杂性，存在许多尚待研究、阐明的问题，可以说其研究是无止境的。为达到新药研究的科学规范、严谨高效，中药新药研究也就更应遵循中药自身的客观规律，中药研究技术要求或指导原则的制订与修订，正体现了遵循中药自身发展客观规律及事物发展的必然过程。技术规章的制订目的在于综合传统中医药特点和现代科学技术，为中药新药研发提供原则性的指导意见，规范各环节药品研发行为，确保上市制剂的安全、有效、质量可控。因此，研发者欲使新制剂的注册顺利、成功，除加大技术投入，提高研发水平外，必须加强对相关技术规章的学习、理解与执行，方能实现促进医药事业健康发展和保障人民用药安全有效的目标。

（二）预试目的与内容

预试是在立项调研、总体方案拟订基础上，运用现代科学技术，从实验技术层面对项目作可行性与实用性预测，做到心中有数，最大限度降低研发风险。一般而言，通过初步预试验，若这些问题能获得预期结果，则为立项继续深入进行研究奠定了坚实可靠的前期工作基础，否则，应慎重考虑立项的可行性。预试的内容应以总体方案设计中的研究重点与技术关键为主，对在调研与设计中存在的已有研究缺乏、资料不足，或尚无确切依据的某些问题需提出预试。

1. 剂型选择的预试 作为直接用于临床的中药

复方制剂，由于医疗要求与剂型不同，其提取、纯化要求及制剂成型工艺路线将随之变化。因此，要将一个有效方剂制备成成方制剂，一般宜先通过预试确定剂型，然后着手制备工艺合理性的研究。无论半成品的成分是否清楚，纯度如何，在设计制剂处方时，一般宜据此方剂的功能主治和半成品的特性分析，首先经预试验筛选相适宜的剂型，再根据该剂型特点和物料性质设计制备工艺路线。若未充分了解、分析方剂组成和半成品特性，不先作剂型选择的可行性预试，便确定剂型，让其他工艺程序适应剂型要求的设计思路，可能会给后续的制备工艺和稳定性带来一定困难。

现今可供选用的药物剂型数十种，一个药物适宜开发成何种剂型，可根据以下七个方面综合考虑，并经预试筛选决定[3]。

（1）根据医疗要求　临床疾病有缓急，而众多剂型中，由于药物分散度与给药途径不同，发挥疗效的速度有快慢。原则上，治疗急性病的制剂应选用注射剂、溶液剂、气雾剂、固体分散法制备的滴丸剂等溶出、吸收速度相对较快的速效剂型；治疗慢性病的制剂则宜选用颗粒剂、胶囊剂、片剂、丸剂等释放速度相对较慢的缓效剂型；对恶性肿瘤，药物又无选择性作用时，宜选用微球、纳米粒（毫微粒）、脂质体等具靶向性（定位性）的给药系统，以提高疗效，减少毒副作用。

（2）根据用药对象　老人、儿童和昏迷病人常常吞服困难，服用剂量较大的分剂量固体剂型如片剂、胶囊剂等一般不太适合，宜选用注射剂或透皮制剂；若口服给药，液体剂型较固体剂型适宜，散剂、颗粒剂较片剂、胶囊剂适宜。

（3）根据药物性质　药物能否制成安全、有效、稳定的剂型，很大程度上取决于制备工艺技术是否适应于药物性质，这也是制备工艺研究的重点和难点。这里所说药物性质系指处方各药材所含成分及成型前所用物料（药物的半成品和药用辅料）的物理、化学与生物学性质，因为现代中药制剂的疗效是由这些成分的综合作用所体现。在筛选剂型时，应根据药物的这些性质及剂型的特点，通过预试验决定。如药物的溶解特性，一般溶解度大的，能达到有效浓度者，可制成液体制剂；溶解度小的药物制成液体制剂，欲达到要求治疗浓度难度较大，若采取增加药物溶解度措施，又可能增加服用单剂量，这种情况下可考虑做成固体剂型；若为油状液体，可选择乳浊液型，制成W/O或O/W或W/O/W等不同类型的乳剂。若药物进入体内易与酶等内源性物质发生生物化学反应，则可采用包衣等成型技术予以克服，等等。

又如，药物的稳定性，中药成分复杂，结构各异，在各种因素影响下易发生氧化、水解、复分解等反应，出现化学不稳定现象，一旦分解，其疗效必受影响。因此，应尽可能选择可避免和克服这些因素的剂型。例如，易水解的药物不宜制成水性液体剂型，选择固体剂型为好；易氧化的药物，除使用抗氧剂外，以选择具遮蔽作用的包衣片剂、胶囊剂等剂型为宜。在物理稳定性方面，如药物的吸湿性特别强，采用辅料或工艺、包装等均难以解决时，不宜制成固体剂型，否则物理稳定性难以解决，等等。当然，若临床必需，或只有某种剂型能发挥药剂学最佳效果时，尽可采用药剂学上综合的药物稳定性方法予以解决。

（4）根据用药剂量　目前，中药复方制剂用药剂量还主要是根据方剂一日剂量与制剂提取物收率决定。一般，若收率偏高，日用药剂量较大，则不宜选择片剂、胶囊剂、丸剂等分剂量固体剂型，更无法制成载药量受到限制的膜剂、缓释长效制剂、靶向制剂等。这种情况下可考虑制成颗粒剂、液体制剂等剂型。例如，一方剂日剂量含药材31.5g，其浸膏收率22%，若将其制成胶囊剂，假定0号胶囊可装0.4g，则1天应服用17粒，1日3次，每次5粒以上，显然难以被病人接受。若将其用纯化以除去杂质，其收率为12.4%，每次服用0号胶囊至少也要3粒，仍难于吞服，可考虑选择颗粒剂或液体制剂等其他适宜剂型。

（5）可供选用的辅料品种　辅料是剂型成型时加入处方中的除主药以外的一切药用物料的总称。可见，剂型的设计与成型很大程度上依赖于辅料的恰当选用，因此，筛选剂型时，要充分考虑可供选用辅料的品种、性能、标准、价格。若辅料无国家药用标准，则应有为之制定标准的人力、物力投入的充分准备。

（6）根据设备条件　合理的制备工艺无先进的设备条件保证，一般是不易获得高质量产品的，当然也就谈不上产业化、规模化与高效益。很显然，要制备冻干注射剂，必须配备有一定生产规模的冷冻干燥机；要制备高质量的颗粒剂，一般应配备先进的浸出、分离、浓缩、干燥、分装的成套生产线。对一个研制单位或生产单位来说，在确定剂型时，通常要根据设备的实际条件，权衡投入与产出比，恰当地选用适宜剂型，以求最高的社会、经济效益。

（7）根据医药商品消费心理　药品是商品，但其治病救人的专属性，治病与致病（命）的两重性，不是病等药，而是药等病的限时性，用药在于治病而不在于药品价格高低的无价性，这4个特性又决定了药品是一极为特殊的商品。随着人类文明社会的激烈竞争与进步，物质生活的丰富，医药卫生事业的发展，微生物感染发生的器质性疾病得到抑制，而功能性的疾病渐渐增多，人们对作为特殊商品的药品的属性的理解将赋予新的涵义，对其期望值更高，不仅需要治疗性药品，也需要增强心理健康、维持正常工作、延缓衰老的非处方药品，在剂型选择及其设计上不仅要安全、有效，也需要应用方便，乐于接受，这方面中药制剂是极有潜力的。

剂型选择的原则应以前4个方面为主，辅料与设备是可创造条件达到的。剂型无先进落后之分，每一种剂型均有存在的价值，只要选择得当，能充分发挥药效，病人乐于接受，便是这个药物的最佳剂型。

2. 研究重点与技术关键预试　每个项目的研究重点与技术关键是不同的，需要经过预试，预知难度和预计投入。如纯化方法选用与评价预试，君药含测方法可行性的预试等等。又如，作者拟以施图伦滴眼液处方为样本，立题探讨洋地黄苷是否具有眼底视网膜趋向性，是否起到中医药理论中的“引经”作用，能将秦皮甲素“导向”眼底黄斑病变部位；围绕立题需要解决的问题很多，但其关键是建立恰当的模型，考察实验动物眼视网膜中洋地黄苷和秦皮甲素含量的变化。通过预试，初步证实了立题设计思路合理、可行。

四、论证

论证是在调研、总体方案设计、预试基础上，为最终确定立题及研究方案而进行的不可缺少的重要研发程序。现代中药制剂的研究是一系统工程，涉及多学科，而个人的术业有专攻，学识有局限，需要邀请管理学、药学、实验医学、临床医学等相关学科专家对拟立项目的必要性、可行性、合理性进行论证。目的和意义在于集思广益，完善方案，少走弯路，避免低水平重复，规避研发风险，以获得最大的社会与经济效益。

论证的内容应撰写成书面材料，其中应包括项目的梗概，让论证人对项目有一全局观念，更重要的是应将项目设计中把握不准的、须要询问的问题写成详细的论证提纲，在事前送到专家手上，使论证人有思考、准备时间，一定要避免为保密而不提供书面资料或临时介绍，以提高咨询效率。论证中要善于听取不同意见，特别是相反的意见，对于立项必要性、合理性的判定，完善设计方案是大有裨益的。

五、实施方案的拟定与执行

实施方案的拟订是项目通过上述程序并经论证、咨询、正式立项后的试验研发启动程序。实施方案拟定与执行的总原则应是：依据充分，科学合理，详细具体，规范实用；具体执行时要求做到思路清晰，统筹有序，务真求实，灵活创新，技术先进，设备优良，经济合理，体现高科技，增强竞争力。

中药新制剂研发涉及多方面，内容可包括综合、药学、药理毒理和临床四个部分，下面概述四个部分的实施方案设计与执行。

（一）综合部分

综合部分的主要内容有处方来源，选题目的与依据，及对主要研究结果的总结及评价，包括有关传统中医理论、古籍文献资料、国内外研究现状或生产、使用情况的综述；以及从安全性、有效性、质量可控性等方面对所申报品种进行的综合评价及和已有国家标准的同类品种的比较。执行时应按照相关技术法规和指导原则组织各项资料，并不需要进行创新性设计，规范是该部分的关键；做到文题相符，前后吻合，言之有物，文笔朴实。

（二）药学部分研究方案拟定与执行

中药制剂的药学研究是能否体现中医药理论指导，保持原方剂特色（综合疗效）的关键。中药制剂的药学研究据其与西药制剂的不同点，实施方案可设计为五个主要部分：①原料（药材）（来源、品质鉴定及前处理）研究；②与制剂质量有关的性质（包括与工艺、质量控制、稳定性有关的原材料的理化性质、生物学性质等）研究；③制剂生产工艺的研究；④制剂质量标准及起草说明的研究；⑤制剂稳定性的研究（包括直接接触药品的包装材料和容器的选择依据及质量标准）。各部分实施方案概述如下：

1. 原料（药材）研究　中药制剂的原料包括药材，中药提取物、有效部位与有效成分两大类，而后者又均是以药材为原料经提取、分离纯化、精制而得，故这里的原料研究以药材为主。药材研究执行时应首选按 GAP 要求规范种植、生产的药材，符合法定标准与处方要求的方能应用；提供的植物标本应当包括花、果实、种子等。炮制方法的选择，应根据不同提取方法和药材质地与特性，或进行净制、切制，或粉碎，或依据方剂对药性的要求进行炮炙。若炮炙，应进行炮制目的、依据、方法的文献依据查阅或实验研究。

2. 与制剂质量有关的性质研究　中药制剂的成品是由药材经系列“加工”而成，这一过程中，虽然影响制剂质量的因素各种各样，但均是通过对形成成品有效物质基础的天然化学组分的理化性质、生物学性质的影响而产生作用，其中成分是药效的物质基础，而其性质的变化必然会影响到制剂的质量。因此，研究、掌握、调控与制剂质量有关的性质，不仅可为制剂工艺、标准、稳定性研究的各步骤提供设计依据，而且是药学乃至整个医学研究的基础，制剂研究一般都以性质研究为先行，实际上就是制剂的处方前工作，只不过中药制剂的处方前工作研究范围更广，涉及了药材到制剂成型前半成品原料研制的全过程。

与制剂质量有关的性质是指与生产工艺、质量标准、稳定性有关的原材料、半成品、成品的理化性质、生物学性质。研究内容可设计为以下五个方面：

（1）处方各药材所含成分及其性质的文献资料综述　应根据研究目的，紧紧围绕经论证的总体方案，查阅处方中每味药材和所含主要成分及其与浸出纯化效果、与制剂成型性、与制剂质量控制、与成品稳定性相关的理化性质或生物学性质，并经分析、归纳，写出相关的具有实用参考价值的综述资料。执行时特别需要注意的是文献资料收集的针对性与系统性，是与该制剂质量密切有关的性质，而不是简单的文献综述。

（2）与浸出、纯化效果有关的性质研究　具体包括：药材提取物、有效部位或所含主要成分的溶解行为；若是复方，可研究各药材提取物、有效部位或所含主要成分的配伍变化特性；药材提取物、有效部位或所含主要成分的稳定性及其影响因素；药材浸出、纯化过程成分的走向与流失等等。

（3）与制剂成型性有关的性质研究　作为中药制剂成型的原料是药材提取物、有效部位或成分的半成品，对其进行制剂处方前性质的研究，是制剂处方设计与成型工艺研究的基础。与制剂成型性有关的性质研究内容随剂型而异，一般固体剂型应对半成品的粉碎度（粒度）、吸湿性、流动性、堆密度、硬度、溶出度等；液体剂型应对溶解性，化学、物理、生物学稳定性等；半固体剂型应对流变性、滴点、水值、插入度等等进行研究。通过研究，为这些剂型筛选相适应的辅料和生产工艺提供可靠依据。中药制剂的成型除与半成品性质有关外，还决定于制剂辅料及其与半成品的合理配伍，亦应研究拟选辅料的相关性质和与半成品的配伍特性研究。

（4）与制剂质量控制有关的性质研究　中药制剂的质量控制包括成品的质量控制和评价，同时更应涵盖制剂研制、生产过程中的质量控制和评价，因此，进行与制剂质量控制有关的性质研究应与原料研究、生产工艺研究同步。欲使建立的质量控制指标与方法能真正起到评价制剂的真实性（来源、性状、鉴别），纯度（检查），品质优良度（浸出物、有效组分和成分的含量）等等，原料及所含成分的理化性质研究是基础。与制剂质量控制有关的性质研究方案主要涉及真伪鉴别方法与原理、有效中药成分定量分析方法建立原理研究、理化常数测定等。

（5）与稳定性有关的性质研究　与稳定性有关的性质研究实施方案内容可包括：原料和成品的耐热性，遇光分解特性，吸湿性；以及稳定性预测方法的研究，如加速试验法、留样观察法等等。

3. 生产工艺研究　现代中药制剂的生产工艺研究不同于西药制剂，尤其是中药复方制剂，它包括了从制剂原料生产到制剂成型形成产品的全过程。鉴于中药成分及其作用的复杂性，制备工艺常规方法的普遍性与个体特殊性的差异，致使现代中药制剂生产工艺的重点是进行合理性研究。合理性是指理论指导实践或以实践印证理论在具体研究对象上的吻合程度，由于受科学技术水平、认识能力、客观条件等诸多因素影响，完全吻合即绝对合理不大可能，但欲达到相对合理，这将是完全可能的。现代中药制剂的生产工艺研究的实施方案设计应包括：提取工艺设计，纯化工艺设计，提取、纯化液的分离、浓缩与干燥工艺设计，制剂成型性设计，中试研究方案设计等研究内容。

4. 中药制剂质量控制与评价标准制订的研究　中药制剂质量控制与评价标准研究方案包括药品名称、处方、制法、性状、鉴别、检查、含量测定、功能与主治、用法与用量、规格、贮藏、注意等内容

(项目)，在药物制剂标准中列入处方与制法显示了中药制剂质量控制与评价标准的特点。这些项目的制订以上述研究为基础，其中性状、鉴别、检查、含量测定是标准研究的重点，应说明每一项制订的理由与依据，并提供全部实验资料，说明经实验而未选用的理由。

5. 稳定性研究 药学部分的稳定性研究应属于新制剂研制程序的后段，一般是在制备工艺基本稳定，质量标准已经建立基础上，进行的制剂成品稳定性研究。具体方案设计时宜注意，至少以一批样品进行影响因素试验，至少三批进行加速试验与常温留样考察试验，并据制剂不稳定的表现，分析其原因与变化的实质，作出客观、准确的制剂稳定性评价。至于为提取工艺、处方设计、制剂工艺奠定稳定性研究基础，提供稳定性评价方法，探索影响稳定性因素及规律，则是在前述“与稳定性有关的性质研究”中应着力解决的问题。

(三) 中药新制剂药理毒理部分研究及其供试样品要求

1. 中药药理毒理研究内容 中药药理、毒理研究的目的，是为新制剂的有效性与安全性评价提供科学依据。中药新制剂药理毒理研究随注册类别不同有所差异，具体设计时必须执行 GLP，即《药品非临床研究质量管理规范》，同时应执行药品注册管理办法的相关规定，及中药、天然药物药理、毒理研究技术指导原则，一般包括：主要药效学研究、一般药理学研究、毒理学研究及药代动力学研究。

2. 药理研究用受试物的供样问题 药理研究用受试物的供样问题，是药学研究者亦必须高度重视的问题，为保证研究结果的代表性与可靠性，要求供药理、毒理研究用受试物是处方固定、工艺稳定、质量可控的中试产品。提供时应写明受试药物的名称、批号、浓度或含量（复方可用药材比量法）、保存条件、建议试验样品配制方法、提供单位与时间等。

鉴于药理毒理研究多以试验动物为受试者，通过不同剂量给药，获得量效与时效关系，为临床研究提供如何用药方能保证有效、安全的依据；而作为中试产品的受试物，常只有一个浓度，且试验动物给药剂量又有限，如小鼠，一般剂量：灌胃 0.2～0.3ml/10g，最大剂量仅为 0.8ml/只，故需要对受试物进行浓缩或稀释处理，以满足试验要求。受试药物浓缩与稀释的原则与方法：原则是处理过程中不得改变药物基本组成、不得改变工艺、不得改变剂型；较可行的方法是在制剂成型时，通过调整分散介质或仅起填充作用辅料的用量来达到浓缩或稀释的目的。

3. 药理研究在中药制剂研究中的作用及对药剂学效果评价刍议

（1）药理研究在中药制剂研究中的作用　鉴于中药成分的复杂性及其中医治疗作用机理尚不明确，常常难以单用理化指标评价制剂研究过程的合理性，因此，药理研究在中药制剂研究中有着重要的作用，结合药理学指标的评价，将会使所设计制剂的有效性、安全性基础更扎实。目前，药理研究已普遍用于单一有效成分、有效部位、现代中药复方等制剂的组方筛选中，亦用于提取、纯化工艺路线的确定中。

拟设计用药理指标评价组方筛选和工艺路线确定时，除药理学试验设计的基本要求外，宜注意评价指标选择的针对性与灵敏性，试验组设计的合理性与可比性，供试样品的处理及代表性等问题，这样才能达到预期结果。

（2）制剂药剂学效果的药理学评价刍议　制剂的药剂学效果，是指在制剂成型前或成型中，采用各种药剂学新技术、新方法，使直接应用于临床的药物制剂具有体内的定量、定时、定位作用特性，即其剂型的成型或制剂的特殊作用是药剂学一种关键技术应用的结果。近年研究十分活跃的药物新型给药系统，便是应用速释技术、缓控释技术、透皮技术、靶向技术等药剂学新技术，制成了可恒速释药的控释制剂，可控/定时释药的迟释、脉冲制剂，可定位富集于病变部位的靶向制剂；从而增强了药物的疗效，降低了毒副作用，极大的改善了病人的顺应性。但是否达到了预期的药剂学效果，除相应的理化指标评价外，需要动物体内的实验医学的评价。因此，设计、建立能体现药剂学效果的试验方法、药效学模型，将会极大地促进中药新型给药系统的发展。

(四) 中药新制剂临床部分研究及其供样问题

在临床研究中，尚未见直接用原料药品或半成品作供试品的，而总是以通过临床前研究并经药品监督管理部门批准、可以进行临床试验的制剂作供试品，足可见制剂在医药领域中的地位，中药制剂亦然。

中药新制剂临床研究内容包括临床试验、生物等效性试验。临床试验分Ⅰ、Ⅱ、Ⅲ、Ⅳ期。临床研究需符合《药品临床试验管理规范》（Good Clinical Practice，GCP）要求，GCP 是关于在人体进行生物医学研究的准则。临床研究前应提供临床研究计划与研究方案，临床研究者手册，知情同意书样稿、伦理委员会批准件等资料。为准确评价新制剂的临床疗效与安全性，不同类别的新制剂要依次进行Ⅰ、Ⅱ、Ⅲ、Ⅳ期临床试验。

为客观、真实地反映新制剂的临床疗效与安全性，临床试验一般应为具有足够样本量的随机盲法对照试验，为达此目的，临床研究用药品一般包括试验用药品（受试药品）、对照药品或安慰剂，作为制剂研发者，应重视以下临床研究用药品的供样问题。

（1）临床研究用药品的一般要求　临床研究试验用药品应按临床前批准的生产工艺，在具备GMP认证资格的车间进行生产，出具检验单位签章的检验合格的报告书；采用拟上市的包装，备有符合规范要求的使用说明书等。对照药品应是已上市的产品，亦应提供质量标准，使用说明，检验合格的报告。

（2）临床研究试验用药品的用量预算与生产　临床研究试验用药品的用量确定，应与临床研究负责单位及主要研究人联系，了解具体临床方案，试验分组情况，拟定的相关病例数，疗程，用法与用量，据此预算对照药品与试验用药品的供样量。临床研究试验用药品的生产量一般应多于预算量，以能及时弥补因多种原因中止的试验病例；原则上一个批号产品做完Ⅰ、Ⅱ、Ⅲ期临床试验，若因临床研究的周期延长，超过药物制剂预测的有效期，该批试验用药品不得继续使用；应预先按临床前批准的生产工艺，与前一批临床试验用药品一样，在具备GMP认证资格的车间进行生产，并全面进行质量检验，质量稳定、合格后方可供继续临床研究使用。

（3）安慰剂的设计或对照药品的选择　应使设计的安慰剂或选用的对照药品与试验用药品在外观、形状、大小、颜色甚至嗅味等保持一致，其标签、包装与编号均应符合盲法要求。在难以选到相同剂型又符合上述要求的对照药品时，用双模拟技术设计安慰剂是可行的，即当试验用药品Y为白色胶囊剂，而选择的对照药品X是黄色包衣片时，可设计一个以药用惰性辅料为原料，外观、形状、大小、颜色、嗅味与X一致的黄色包衣片作为安慰剂X_1，同样做一个以药用惰性辅料为原料的白色胶囊剂作为安慰剂Y_1，试验时YX_1为试验组用药，XY_1为对照组用药，这样便能良好的保持盲态。安慰剂亦应有处方、制法与相应的质量检验报告。

六、试验研究的记录、资料整理与申报

（一）试验研究的记录

试验过程中详细、真实的记录有利于结果分析，查明原因，发现问题，解决问题。试验记录应做到及时、原始、完整、清晰、严谨；应能科学、真实、客观反映制剂研究的全过程。完整的原始记录应包括试验日期、试验环境条件、试验目的与依据、试验方案设计、具体试验方法及操作过程、试验结果（现象、数据、计算、图表）、试验结论（小结）、存在问题、下一步计划与打算、试验者签名，等等。

（二）资料整理与申报资料撰写

研究资料的整理与申报资料撰写是新制剂研制最后而重要的环节，是研究成果的书面表达，是新制剂注册申请成功的关键之一；通过总结与申报可以积累经验，发现问题，拓宽研究范围，进而创立新课题。研究资料整理应以科学原始试验结果和数据为基础，实事求是，具有一致性；结论应恰当，有理有据。

申报资料撰写要求科学化、规范化、法制化；应做到实事求是，真实客观，不弄虚作假。资料虽不以论文形式书写，但条理应分明，层次应清晰，表达应确切、严谨，图、表、参考文献应有交代，格式应规范。在申报过程中，需要补充修正时应正视问题，补做工作，针对意见，求实回复，及时上报。

申报内容，按研究思路，中药制剂制备工艺研究申报资料应包括：制剂处方，制备工艺流程，制法，剂型设计，提取工艺研究，纯化工艺研究，成型工艺研究，辅料来源及标准，中试研究及一般质量检查，参考文献等内容。制备工艺流程与制法应是工艺研究过程的直观简明图示与精练的文字总结，应准确、规范、针对性强。工艺合理性研究资料应重点突出，准确表达所设计试验的目的、方法、结果（数据、图表）与结论，忌无根据的推断。

（王建新，宋相容）

第二节　现代中药制剂科研课题立项的思路与方法

现代中药制剂的课题立项是从事中药制剂科研、教学、生产与质量保证等研究、技术人员的重要工作内容之一，是进行现代中药制剂课题研究的前提，是获取研究经费基本要求。无论是希望从国家各类科学基金中获得资助，还是接受企业委托获得研究经费，或者是自筹经费进行课题研究，均需要进行课题立项。因此，课题立项是从事中药制剂研究技术人员必须具备的工作能力之一，掌握课题立项的正确思路和方法是进行现代中药制剂课题立项并进行科学研究的重要保证。

一、概述

（一）基本概念

1. 科研课题　科研课题是为解决一个科学技术问题而提出设想及其依据，有具体目标、设计、实施方案与措施的一个最基本的研究单元。一个课题必须具备以下要素：一是需解决科学技术问题的目标；二是解决目标提出的科学设想或假说及其依据；三是达到目标提出的设计方案或技术路线；四是完成目标的资源条件（人、财、物），已具备的人、财、物情况，尚需在申请课题中解决的财、物情况；五是进度、指标及直接需要的主要设备条件，投入人力，经费核算等方面的落实和执行情况；六是负责人即具体负责与执行者[4]。

2. 科研选题　就是选择、确定大致的研究方向和内容。爱因斯坦曾经说过：“提出一个问题往往比解决一个问题更重要。因为解决问题也许仅仅是一个数字或技术上的技能而已，而提出新的问题、新的可能性，从新的角度去看旧的问题却需要创造性的想象力，而且标志着科学的真正进步”[5]。因此正确选择课题，是科学研究中具有战略意义的首要问题。

3. 立项　也称为立题，是申请者在文献研究及已有的研究工作基础上，提出一个新的课题，再根据不同的要求撰写课题研究的可行性方案或申请书，经过一定的审查程序后确定课题进行研究的过程。不同类型课题的立项有所区别，来源于国家各种类型的基金的立项，申请者递交申请书后由国家有关课题管理部门组织专家评审后根据专家意见确定申请课题是否被立项；企业委托的课题则往往需要研究人员提供课题可行性方案，经企业组织专家讨论或由企业技术管理人员审定后确定是否被立项；自筹经费立项的课题则简单一些，只要研究者认为某个课题具有研究前景，可自由决定对该课题进行研究。

（二）课题分类

科研课题按照经费的来源不同一般可以分为下面三种类型：

1. 纵向课题　是指研究经费来源于国家有关部门或省市有关部门的科研项目。研究经费来源于国家有关部门的课题，称为国家级课题，如国家自然科学基金、国家重点研发计划等；研究经费来源于省一级有关部门的，称为省级课题，如各个省的自然基金项目、科技计划项目等。纵向课题的申请，主要依据国家或省市有关部门定期发布的课题申请指南，申请者可按照指南要求进行申请工作。

2. 横向课题　是指接收委托的研究课题，委托单位给接受课题任务的研究方投资，一般均采取签订合同的方式进行管理。中药制剂横向课题的委托单位主要是国内外制药企业。

3. 自由选题　是指研究人员根据自己的调查研究或工作积累，提出一个新的课题后，由自己筹措研究经费进行研究的课题。

二、与中药制剂学相关的项目介绍

（一）国家自然科学基金项目

1. 基本情况　国家自然科学基金是国家自然科学基金委员会管理的科学研究基金，是国家创新体系的重要组成部分，其战略定位是“支持基础研究，坚持自由探索，发挥导向作用”。自然科学基金面向全国，采取竞争机制，以资助“项目”和“人才”的方式，择优并重点支持我国具有良好研究条件和研究实力的高等院校和研究机构中的科技工作者从事自然科学基础研究。基础研究科学问题有两个来源，一是从科学自身发展提出的问题，二是从经济社会发展提出的问题。

国家自然科学基金委员会每年向社会发布国家自然科学基金项目指南（以下简称《项目指南》）引导广大科研人员积极申请项目，所有符合申请条件的科研人员均可通过所在单位自由申请各类项目，申请者根据《项目指南》可自行确定申请项目的名称、研究内容、目标以及方案等。自然科学基金委员会积极鼓励科研人员开展具有重要科学意义的、瞄准国际科学发展前沿的研究，以及开展针对我国国民经济和社会可持续发展中关键科学问题的创新性研究。它鼓励科研人员充分利用国家现有科学研究基地开展工作，鼓励开展实质性的国际合作与交流，特别鼓励进行学科交叉方面的研究。

自然科学基金委员会按照“依靠专家、发扬民主、择优支持、公正合理”项目评审原则，运用同行评议方法遴选优秀项目予以支持。项目申请一般都要经过同行通讯评议和专家评审组会议评审两级评审。为保证评审工作的公正性和资助项目的水平，自然科学基金评审过程执行回避与保密制度。经过多年的探索与实践，自然科学基金委员会不断完善同行评议专家评审系统，并逐步建立与健全了包括决策、评审、咨询、执行和监督相互协调的科学基金管理系统。

国家自然科学基金项目资助类型包括面上项目、重点项目、重大项目、国家杰出青年科学基金等，这些项目的含义在国家自然科学基金委员会网（www. nsfc. gov. cn）中有详细的介绍，每年的资助额度也在不断调整。

2. 对中药制剂学科的资助　中药制剂学作为二级学科单独列出进行资助始于2001年。同其他学科一样，国家自然科学基金对中药制剂学科的资助也主要偏向于中药制剂的基础性研究。如2006年国家自然科学基金项目指南中对中药制剂方面的资助方向为中药制药技术相关基础研究。而中药制剂学又是一门应用性很强的学科，基础研究主要偏向于单体成分或有效部位新型给药系统的研究，对中药复方研究的立项很少，近五年以纳米递药系统为研究方向的立项约占全部立项的60%左右。

3. 申报国家自然科学基金应注意的问题　重视中医药基础理论的传承与发展，学科间的交叉及新观点、新思路、新技术的创造，应为基础性或应用基础性研究课题。

（二）国家重点研发计划项目

1. 基本情况　国家重点研发计划由原来科技部管理的国家重点基础研究发展计划（973计划）、国家高技术研究发展计划（863计划）、国家科技支撑计划、国际科技合作与交流专项，国家发展与改革委员会和工业与信息化部共同管理的产业技术研究与开发基金，及其他部委管理的公益性行业科研专项等整合而成，是针对事关国计民生的重大社会公益性研究，以及事关产业核心竞争力、整体自主创新能力和国家安全的战略性、基础性、前瞻性重大科学问题、重大共性关键技术和产品，为国民经济和社会发展主要领域提供持续性的支撑和引领。

当前，从“科学”到“技术”到“市场”演进周期大为缩短、各研发阶段边界模糊，技术更新和成果转化更加快捷。为适应这一新技术革命和产业变革的特征，新设立的国家重点研发计划，着力改变现有科技计划按不同研发阶段设置和部署的做法，按照基础前沿、重大共性关键技术到应用示范进行全链条设计，一体化组织实施。该计划下，将根据国民经济与社会发展的重大需求和科技发展优先领域，凝练设立一批重点专项，瞄准国民经济和社会发展各主要领域的重大、核心、关键科技问题，组织产学研优势力量协同攻关，提出整体解决方案。

2. 中药制剂领域相关的项目　国家重点研发计划“中医药现代化研究”重点专项是中医药相关领域的专项，是由科技部中国生物技术中心负责管理，包括了中药制剂相关的方向，每年每个方向支持1～2项，如2018年与中药制剂相关的两个方向为“4.2中药生产、制剂关键技术研究”专项下的两个方向“4.2.1中药剂型设计与辅料筛选评价技术研究”：研究内容为根据临床和工业生产的需求，针对中药大品种，选择常用剂型，开展中药剂型改进、设计和适应性评价的关键技术研究；开展以改善中药固体制剂防潮、提高缓控释制剂的载药量、片剂的可压性和注射剂的增溶性等辅料筛选与评价技术研究。“4.3.4中成药整体性质量控制技术研究”：研究内容为以中成药大品种为研究对象，探索中成药有效成分的研究方法，开展中成药组合质量评价新技术和新方法的研究，建立多指标整体质量控制技术，改变单纯以少数几个成分或少数几个“有效成分”为指标建立中药质控标准的模式，建立中成药中贵细药、毒性或有毒药的质量控制技术方法，探索生物效应指标用于控制中成药质量的技术；研究色谱和光谱指纹图谱、化学计量学等用于控制中成药质量的技术；探索指纹图谱、中药“溶出曲线”、或DNA身份证等相结合评价中成药批间质量一致性技术。

三、现代中药制剂选题的思路和方法

（一）选题的意义

科研过程就是提出问题和解决问题的过程，而选题就是提出问题，是科学研究关键性的第一步，是直接关系到能否取得成果的前提。德国物理学家德森堡说：“提出正确的问题！往往等于解决了问题的一半”[5]。因此，掌握正确的选题思路和方法，进行合理、正确的选题，是课题研究成功的关键。

（二）选题原则

1. 需要性原则 科研选题必须紧密联系国家发展和学科发展的需要，有利于经济发展和社会进步。具体到现代中药制剂的选题，则要考虑现代中药制剂在生产、质量控制、临床应用等过程中所需要解决的问题，尤其是关系到中药制剂学科发展的关键性问题。

2. 科学性原则 选题要符合科学发展的客观规律，科学研究着重于探索求知事物，但并不是盲目提出问题，而是建立在充分的理论和实践依据上提出的科学假说，然后通过科学研究去证实和论证。

3. 创新性原则 创新是在前人没有研究过的或是在已有的研究基础上的再创造。研究的结果应该是前人所不曾获得的方法和结论，它可以是结合学科特点提出的新观点、新发现、新设想、新见解，也可以是通过研究建立的新理论、新技术、新方法或开拓的新领域。

4. 可行性原则 科研选题注意应从实际出发，从自身所具有的科研条件、所掌握的专业知识、已有的研究工作基础等实际情况出发，发挥自身优势、扬长避短，从研究内容和方法到预期成果都应该具有可行性，切忌盲目贪大、贪深。

（三）选题的范围

1. 基础性研究项目选题 中药制剂学属于应用性很强的一门学科，但也并非没有基础性研究的选题。每一门学科都存在基础与应用的结合，没有基础研究也就不能推动学科的向前发展。因此，中药制剂学也必须重视基础研究，并且将基础研究与应用研究有机地结合起来。

纵观中药制剂学的研究范畴，主要包括中药的前处理技术、中药制剂的剂型研究、中药制剂的质量控制研究及中药制剂的稳定性研究等。

（1）中药的前处理技术 中药的前处理技术包括中药材的加工处理、中药的提取技术、中药提取液的分离纯化技术、中药提取液的浓缩技术、中药提取物的干燥技术等。这些方面的研究内容相当丰富，如中药的提取技术，虽然近年来实验研究中新的技术不断地被应用，但在大生产中，中药的提取仍然以加热提取法为主（多功能提取器），包括超临界流体萃取技术、超声提取技术、微波提取技术等在实际生产中应用很少。因此，这些新技术的推广应用还存在许多共性的问题需要解决，还需要进行大量的基础研究工作。如“夹带剂的使用对超临界流体萃取技术提取中药各类成分的影响”的课题就是基础性很强的选题，需要积累大量的实验数据才能得出科学的结论。又如中药提取液或提取物的干燥技术，现在用得较多的是喷雾干燥技术，但由于中药复方提取液中存在大量多糖、蛋白质、黏液质等物质，给喷雾干燥造成了较大的困难。因此，如何解决中药提取液喷雾干燥中的技术问题也需进行基础研究。

（2）中药制剂的剂型研究 一直以来，中药制剂对于剂型研究重视不够，认为剂型研究无外乎找个剂型，做些成型工艺的工作就行了，而忽视了剂型研究最根本的研究内容，使得中药制剂难以保证与汤剂相当的临床疗效。当然由于中药提取物的成分复杂性给中药制剂的剂型研究带来相当大的困难。但是，有些中药制剂，其提取物已经到了有效部位或有效成分，基本成分相对清楚，就应该进行剂型的深入研究，而不仅仅停留在成型工艺上。

中药制剂剂型研究内容很多，仅处方前研究就包括中药制剂提取物物理化学性质研究、稳定性影响因素研究、胃肠道吸收情况及其机制的研究、非胃肠道给药吸收及其机理研究、体内代谢过程研究等等。这些研究内容中很多都属于基础性研究的选题，尤其有一些是共性的选题，如“皂苷类成分体内吸收代谢机制及其在剂型设计中的应用”的选题，就带有共性的内容。成型工艺研究中，也有一些属于基础性的研究课题，如辅料应用的基础研究、某一类型制剂固体分散体提高药物生物利用度机制的研究等等诸如此类的课题。

中药制剂的剂型有40多种，其中，大部分剂型是清代以前就有的剂型。从明·李时珍《本草纲目》以后至新中国成立以前，基本上没有产生新的中药制剂的剂型。现代中药制剂的剂型，多数来源于化学药物制剂的剂型，如片剂、胶囊剂、注射剂、膜剂、栓剂、软膏剂等，真正以中药制剂为特色的剂型仅有颗粒剂、巴布膏剂等少数剂型。因此，根据中药制剂成分复杂、疗效物质基础和作用机制等尚不清楚的情况下，如何进行有中药特色的新剂型研究是摆在所有中药制剂研究工作者面前的课题，需要进行大量的基础性研究，这方面的选题应该是空间大、但难度也大。

（3）中药制剂的质量控制研究　中药制剂的质量控制一直以来都是影响中药制剂疗效稳定性的关键因素之一。现行版《中国药典》一部中规定了不同剂型的中药制剂的质量控制项目。一般制剂的质量标准项目包括处方、制法、性状、鉴别、检查、含量测定、重金属检查、微生物限度检查等。目前存在的主要问题是，中药制剂尤其是中药复方制剂所建立的鉴别、检查、含量测定等项目内容很难控制制剂的质量稳定性。也就是说，即使不同的制剂符合同一个质量标准，但也不能说明这些制剂的疗效的一致性。因此，对于中药制剂质量控制的基础性研究还相当有必要。近年来由刘昌孝院士提出的以质量标志物为基础的中药制剂质量控制方法能较好的控制中药制剂的质量，这方面的内容读者可以查阅中药质量标志物相关的文献学习中药制剂质量标志物确定的方法和中药制剂质量标准的建立方法。以中药质量标志物为基础的质量控制研究是目前中药制剂质量标准研究重点和热点内容。

（4）中药制剂的稳定性研究　中药制剂的稳定性研究很少被中药制剂的研究和生产所重视，所用的实验方法基本上与化学药物制剂的实验方法相同。由于中药制剂与化学药物差别较大，所含的成分要复杂得多，因此，中药制剂的稳定性研究应该体现中药制剂的特点。属于基础性的中药制剂稳定性研究的选题也不少，如“生物碱类成分与皂苷类成分共存的中药液体制剂的稳定性及其降解机制”等。目前，《中药、天然药物稳定性研究技术指导原则》已经出台[25]，可作为中药制剂的稳定性选题的参考。

2. 应用性研究项目选题　作为一门应用型学科，中药制剂的应用性研究项目选题的范围很宽。从国家重点研发计划“中医药现代化研究”重点专项近两年的申报指南中就可以看出现代中药制剂亟待解决的一些关键性问题，因此，它可以用作研究人员进行现代中药制剂选题的重要参考。

（1）研究方向

1）2017年资助方向　中药绿色制造关键技术研究。研究内容：针对中药工业生产中制剂前处理环节存在的生产效率低、药材利用率低、能耗大、污染高、灭菌效率低等共性问题，以提升中药绿色制造技术装备水平、推进产业化应用为目标，基于中药生产过程特点、工程原理和规律，结合现代技术与方法，开展中药生产中节能、降耗、减排、工艺优化等关键技术与装备的研发，建立符合中药特点的环境友好生产线。

2）2018年资助方向　中药剂型设计与辅料筛选评价技术研究；中成药整体性质量控制技术研究。相关的研究内容在以上中医药现代化专项中已经介绍。

（2）应用性研究项目选题　从国家重点研发计划“中医药现代化研究”重点专项申报指南对中药制剂的应用性研究项目的选题具有导向性作用。根据这一指南，中药制剂的应用性研究项目可以从以下几个方面进行选题：

1）中药制药技术及制药设备的研究开发　这是以企业为主的应用研究课题，可以采用产学研结合的方式进行选题与申报。目前，中药制药行业普遍存在制药技术落后、设备陈旧等问题，主要表现在中药的前处理技术、成型工艺过程不可控和设备水平低下，致使中药提取效率低、提取物质量差、生产工艺过程无法控制、产品批间质量一致性差等。中药制剂是我国的特色产品，不宜照搬国外的生产设备。因此，我国的中药制药企业，可以根据生产过程中存在的问题提出这方面的课题研究，以解决中药制剂制药水平低下的问题。

2）对地方药、民族药挖掘整理，进行广泛深入的研究，开发出具有自主知识产权的中药新药　我国幅员辽阔，地区差异大，各个地区均有特色的中药材资源，中药传统上就有地道药材之分，如四大怀药是怀地黄、怀山药、怀菊花、怀牛膝的总称，因产于新中国成立前的怀庆府（今河南省黄河以北的温县、武陟、博爱、孟州、沁阳等县市）而得名，其质量要优于其他地方所产相同品种的药材。除了在《中国药典》中已收载的中药材品种外，还有一些地方习用品疗效较好，尤其在少数民族地区地方习用药更多，如藏药、苗药、蒙药、维药、壮药和瑶药等。这些药材往往以单方形式使用，研究难度较少，容易找到其作用的有效部位甚至有效成分，有可能开发出技术含量高、有自主知识产权的品种。因此，挖掘地方特色药、民族药，对它们进行化学、药效学、毒理学的广泛而深入地研究，找出其药效的物质基础，并对其进行制剂剂型方面的研究，开发出具有自主知识产权的中药新药。

3）中成药的二次开发　中药的创新主要表现在两个方面：中药新药开发和中成药的二次开发。而中成药二次开发因为选择临床疗效好、有较好的市场销售，因而风险少，开发价值大。中成药由于前期研究工作基础不够扎实，导致大多数中成药临床定位模糊、制药工艺粗放、质控技术落后、过程风险管控薄弱，这些因素制约了中药品种做大做强，导致品种多而小。近万个中成药品种中年销售额过亿元的品种仅百余个，过十亿元的大品种缺乏。临床需要“好药”，产业需要“大药”，如何培育质优高效的中药大品种，是中药行业发展的重要问题之一，也是重大科技问题。分析制约中成药品种做大做强的因素，可概括为两个方面：中药自身复杂性和科学研究的滞后，主要包括五大瓶颈问题：①临床定位宽泛，②药效物质不清，③作用机制不明，④制药工艺粗放，⑤质控水平低下。因此，中成药二次开发主要方向有：提高质量标准、增加新的适应证、提升生产水平、改进剂型等。

中成药二次开发成功案例很多，如青春宝参麦注射液，原来质量控制比较简单，只控制 30 多个参数。通过二次开发，增加了 300 余个质控点。不良反应从 46‰下降到 10‰以下，提高了药物的质量和安全性。有质量，才有市场。二次开发后，该产品销售额从 1 亿元增长到 10 亿元。

（四）选题的途径和方法

1. 选题的调研　选题前的调查研究是选题的准备过程，主要是对与选题有关的信息与情报收集整理和消化处理。调研所需要收集的信息主要包括：①文献检索，是选题具有新颖性的重要保证。科研的目的是解决别人没有解决或者解决不是很好的科学与技术问题，通过文献检索才能知道所选研究方向别人已经做过的工作，做到了什么程度，是否还有进行立题的必要。文献检索的对象主要是国内外公开出版的著作、刊物和已经公开的专利，检索时应注意时间上由近及远、有一定的时间段（近 5 年或 10 年），内容上要全面、国内外文献均应兼顾，充分利用综述和著作。②各级政府有关部门发布的科技方针、政策和项目申请指南，这些都是选题立项的指导性文件。科研人员及时学习这些文件，才能了解国家及地方各级基金的资助动机、对象和要求，尤其是通过各种项目指南要了解各种科研课题的性质特点、资助方式、资助强度及对象，可减少课题选题与立项的盲目性。

2. 选题的途径和方法　科研选题主要有下面几种途径：①根据各级政府科技基金管理部门发布的课题申报指南选题，这种选题方法必须建立在平时研究积累上，选题时对照申报指南，看是否有与自己研究方向的课题招标。②在课题研究过程中选题。在课题研究过程中，往往会产生一些与课题设计预期不一样的结果，这些问题的产生给研究者提出了新的研究课题。③在文献研究过程中选题。科研人员在从事课题过程中，经常查阅或跟踪国内外文献，通过对文献的研究，可能发现一些文献中解决不好或者是没有解决的课题。④通过与自己研究方向相关的在日常生活中发生的紧急事件现象中选题。如从 2006 年鱼腥草注射液不良反应事件中，有科研人员认为表面活性剂的使用是产生不良反应的主要原因，因而提出了“表面活性剂对含挥发油中药注射剂安全性影响的研究”的课题。

了解了上述选题途径，在进行选题时还应注意以下两个问题：①不要贪大，尤其要避免选题过大。因为题目选得过大，手段方法定得过高、过难，甚至完全脱离现实和客观条件，容易导致无从下手或难以实现预期的目标。如“大孔吸附树脂在中药提取物分离纯化中的应用研究”，题目就过大，中药提取物中所含的化学成分类型很多，一个课题里不可能进行全面研究，倘若申报这样一个课题，批准立项的可能性很小。假如将题目改为“大孔吸附树脂在分离纯化生物碱类成分的规律性研究”，其研究范围限定于“分离纯化生物碱类成分”，立项的可能性就会大一些。因此，选题时宜小不宜大、越具体越好。课题选得越具体越明确，说明选题者的科学思维越清楚，课题的假说越集中，实验观察的对象、使用的方法手段和所获取的指标之间的联系以及因果关系越密切，预期结果也就越可能达到。②不能片面追求热门，不要为了在创新性方面有所表现，而轻易选择时髦的研究课题。选择课题时，应该结合自己的专业特长和工作实际，选择一些富有特色和创意的课题，千万不能为了赶时髦去选择一些自己不是很熟悉、没有多少研究积累的课题。因为选题如果没有积累，研究内容、方法不熟悉，提出的问题就不会深刻，科研假说也就不可能有创意。

四、现代中药制剂课题立项的方法

（一）立项的一般程序

1. 熟悉立项指南　基金项目的申请均有相应的立项指南，主要介绍项目的资助政策，它是课题申报的指导性文件，一般由政府项目管理部门发布。其内容主要包括前言、研究内容、研究目标、申请方式和要求等。前言中主要介绍本次立项的背景、目的和意义等；研究内容主要介绍项目资助的研究方向和研究范围，是指南的重要部分；研究目标是指项目立项后经过研究要达到的目标，一般说明了研究的年限；申请方式和要求主要告诉申请人如何进行申请，对申请人的要求，申请的截止日期，经费资助额度等。仔细阅读项目指南，正确把握指南的精神，是立项的前提条件，也是顺利完成立项程序的根本保证。阅读立项指南时，特别要注意以下两个方面：①认真阅读资助研究方向和资助范围，课题申请的研究内容一定要符合指南规定的范围，如某市 2006 年中药现代化专项项目指南中明确规定，“研究开发针对肿瘤、心脑血管疾病、内分泌及代谢性疾病的中药有效单体或有效部位”，这句话中规定了两个方面，一是治疗对象的规定为“肿瘤、心脑血管疾病、内分泌及代谢性疾病”，二是研究药物的规定为“中药有效单体或有效部位”，如果选题为治疗上述三种以外其他疾病的中药有效单体或有效部位，则一概不予以受理。②注意申请条件，有的项目必须以企业申报为主，作为高校或研究单位需要寻找项目申请合作的企业；有的项目要求必须有专利，则申报时需要提供专利证书或专利申请受理通知单；还有的对申请人的职称、年龄、学历等也进行了规定，这些都需要项目申请者在阅读指南时必须注意的。

2. 确定立项题目　在充分理解立项指南以后可以确定立项申请课题的题目。选择立项题目，就是在立项指南所给定的研究范围内，根据自己的研究积累，确定所要申请研究课题的名称。不管申请什么样的项目基金，研究积累很重要，即使是国家自然科学基金这样的基础研究类型的项目，也需要有一定的研究基础，所要立项课题的假设必须在别人和自己已有工作的基础上提出，如果仅仅是依据文献提出的课题而没有自己的研究基础，项目的可行性会大打折扣。如果是中药新药开发的研究项目，研究基础的要求更高一些，一般要求有相应的药学、药效学、毒理学的研究结果，从已有的研究结果可以说明立项后，通过所设计的研究内容能够达到研究的目标，一般能获得临床研究批件或生产批文。因此，项目申请者必须在日常工作中多做研究积累，在研究的过程中发现自己研究的对象目前存在的问题，应该如何去解决。发现问题后如何去解决问题，往往就是立项的课题所在。

3. 查新与专利查询　查新与专利查询是申请科研基金项目一般要做的工作之一，查新中往往包括了专利查询的工作。由于我国专利战略和创新体系的不断完善，专利的申报越来越受到科技工作者的重视，一般而言，已有专利授权的项目可以不用查新。但申报项目是否需要查新要以项目指南的要求为准，在项目申报指南中都会有明确的规定是否有查新要求，有的科学基金要求即使有专利也需要查新。作为项目立项而言，查新是很重要的工作。无论指南是否要求查新，申请者在准备申报某个课题前，都要认真查新。如果是课题申报要求查新的，则需要委托具有项目查新资质的文献检索机构进行，查新完成后应出具相应的查新报告，作为课题申报内容是否具有新颖性的证明材料，附于课题申请书的附件中。如果不是指南要求的查新，则申请人需要对国内外文献、专利等进行检索，而且注意数据库系统的完整性。国内文献可以检索“中国知网”、国外文献可以检索 EBASE、MEDLINE 等专业数据库。专利查询可以从中国国家专利局专利查询中国专利、美国专利、欧洲专利、日本专利等数据库。

4. 课题申请书的准备　确定立项题目后要进行课题申请书的准备工作。国家自然科学基金的课题申请书主要包括立项依据、研究内容、研究目标、拟解决的关键问题、拟采取的研究方案、可行性分析、项目的特色及创新点、研究计划、预期的研究成果、研究基础和工作条件、申请人情况、经费申请说明（或经费预算）等。课题申请书的准备工作主要有两个方面：一是查阅课题相关的最新（近十年）的国内外文献资料，尽可能全面而且是最新的，只有在全面掌握了国内外相关的研究文献的基础上，才能充分地说明项目的立题依据，确定研究内容和研究方案；二是根据研究内容、拟采用的研究方案考察本身已具备的实验条件，对有可能涉及的仪器、药物、试剂、材料、动物等费用较大的项目进行较准确的预算，这样在填写课题的申请书时才能较准确地提出经费申请说明，还要考虑向基金申请多少资助、有多少来自于依托单位或地方的配套资助、自筹多少，等等，都需要进行落实，有些资助若来源于企业赞助是要求提供证明材料的，都应提前做好准备。课题申请书是申请项目资助评审的依据，课题申请人应该认真地进行准备，有关申请书的撰写方法后面将详细介绍。

5. 课题立项申请书的递交 课题立项管理部门主要有单位科研管理部门（如大学的科研处）、各级政府的科技管理部门包括国家科技部、各省市科技厅局（科委）、各市县科技局等。国家自然科学基金由国务院委托国家自然科学基金委员会管理，其他行业内的科技基金由所在行业的国家行政部门或各省市行政部门的科技管理机构管理。所有的课题立项申请书由所在单位（依托单位）的科研管理部门统一递交至有关基金的管理部门，有些项目立项需要在线申请，由申请人或科研管理部门工作人员在线填写后正式递交，然后将正式递交的申请书打印、签字、盖章后寄送到有关基金的管理部门。

（二）撰写课题立项申请书

一般课题申请书主要包括以下几方面的内容：课题研究目的意义、课题立项依据及研究相关内容的国内外发展状况和趋势、课题研究内容、已有工作基础、课题研究方法与技术路线、课题预期达到的目标和主要经济技术指标、可行性分析、课题研究成果应用领域和应用前景、现有研究条件和尚缺的研究条件等。国家自然科学基金是资助范围最广、一般科研人员都有可能申请的项目基金，因此，其申请书的撰写有较好的代表性。下面就以国家自然科学基金申报书的撰写为例，补充国家“863”计划项目中与国家自然科学基金没有的内容，来讨论课题申请书的撰写方法。

1. 国家自然科学基金申请书的内容 详细信息可查阅国家自然科学基金委网站。

2. 国家自然科学基金申请书的撰写方法 国家自然科学基金申请书中基本信息的内容依据实际情况填写，其中涉及单位代码、申请学科的代码可以从国家自然科学基金委员会的官方网站（http：//www.nsfc. gov. cn）中查到。申请书的撰写，主要是项目组人员安排、经费申请的合理性和报告正文的撰写。下面结合笔者2015年立项的国家自然科学基金申请书，介绍申请书尤其是正文报告的撰写方法。

（1）项目的立项依据 内容包括研究意义、国内外研究现状及发展动态分析，需结合科学研究发展趋势来论述科学意义；或结合国民经济和社会发展中迫切需要解决的关键科技问题来论述其应用前景。附主要参考文献目录。

1）研究意义 研究意义要阐明清楚。

如“中药活性成分多功能聚合物胶束口服递药系统构建及其吸收机制”的研究意义：“据报道，大约40%以上的新活性物质因为水溶性差，制剂处方和工艺复杂，口服生物利用度存在较多问题而难以上市。中药活性成分中，除多糖、皂苷等少数种类成分外，多数种类成分为难溶性成分，而且这些中药活性成分又是临床上疗效较好的药物，如五环三萜类化合物齐墩果酸对肝脏具有良好的生物活性，生物碱类化合物7－乙基－10－羟基喜树碱（SN－38）具有很强的抗癌活性，黄酮内酯类化合物银杏内酯对心脑血管疾病具有显著的疗效，黄酮类化合物水飞蓟宾对急慢性肝炎、肝硬化和中毒性肝损伤有较好的疗效，二萜类化合物紫杉醇对于乳腺癌、非小细胞肺癌有突出的疗效等。但是这些中药有效成分往往存在溶解度小，口服给药生物利用度低，在一定程度上限制了其新药的开发及临床应用。因此，近年来难溶性中药有效成分口服新型递药系统的研究成为中药药剂学研究的热点，尤其是抗癌中药成分的口服给药引起广泛关注。此外，两种或两种以上中药活性成分新型给药系统的构建一直是中药药剂学领域的关键问题，如何有效地将两种中药有效成分置于同一新型给药系统中发挥协同作用是中药药剂学研究的难点之一。”

研究意义主要在简单介绍课题研究对象、研究方法、研究内容等的基础上，阐明通过课题的研究解决什么样的科学问题，预期能达到什么研究目标，对中药制剂学科的发展及社会经济等有什么样的作用。目的意义介绍要求简明扼要，一般不超过500字。

2）国内外发展状况和趋势 “国内外发展状况和趋势”要详细说明、层次清楚，对国内外研究现状及发展动态要分析得较透彻，并结合项目研究内容的发展趋势阐述课题的科学意义和应用前景，后面部分提出课题的立项设想，可以对课题研究提出假说并进行更详细或更深入的介绍。

如上述项目的“国内外发展状况和趋势”，从6个方面阐明了相关的发展状态及立题依据，层次清楚、环环相扣。6个方面分别是：“1. 影响口服给药吸收的因素：指出采用生物黏附型递药系统、抑制P-gp及抑制CYP450，是提高药物口服给药生物利用度的有效途径；2. 纳米递药系统能有效地提高口服给药的生物利用度：说明聚合物胶束因为其有体积小（<100 nm）、载药量较大（最大可达30%）、性质稳定、制备方法简单等，越来越可能成为口服纳米递药系统的选择；3. 聚合物胶束材料的选择：阐明壳聚糖是生物黏附型口服递药系统的良好材料，可以作为制备胶囊的材料；4. TPGS修饰的壳聚糖作为口服聚合物胶束的载体材料；阐明以TPGS作为疏水基团的供体，将其偶联到壳聚糖中，形成两亲性共聚物TPGS-壳聚糖，作为聚合物胶束的载体材料，一方面利用TPGS抑制P-gp的外排作用，另一方面，利用其提高抗癌药物的抗癌作用，将有可能成为口服抗癌中药活性成分良好的递药载体；5. 没食子酸修饰两亲性共聚物可抑制CYP450的代谢：说明将没食子酸连接到壳聚糖上，形成GA-TPGS-壳聚糖共聚物，以此制备成载药聚合物胶束作为抗癌药物口服递药载体，既利用GA对CYP450的抑制作用，提高药物口服给药的生物利用度，又利用其抗肿瘤作用，提高抗癌药物对癌细胞的杀伤作用；6. 模型药物紫杉醇的选择：阐明模型药物选择及意义"。

阐述立题依据时，首先需要了解国内外发展状况和趋势，了解课题研究内容目前研究尚存在哪些方面不足，才能清楚为什么提出所要研究的课题。国内外发展状况和趋势主要是对课题研究内容的国内外研究进展进行综述，要求所引用的文献是最新的，一般要求是近五年内国内外发表的论文。有些研究内容发表的文章很多，综述的内容较丰富。在这种情况下要知道如何取舍内容，撰写这部分是注意字数最好不要超过3000字，着重要说明课题研究内容的研究现状，并提出自己对其发展趋势的判断，同时说明所提出课题的理由和科学假说。

如上述课题的科学假说为"基于上述分析，本项目以紫杉醇为模型药物，以聚合物胶束作为递药系统，选择TPGS修饰的生物黏附型材料壳聚糖共聚物作为聚合物胶束载体材料，以没食子酸（GA）合成或吸附方式修饰TPGS-壳聚糖共聚物，共同构建载紫杉醇的GA-TPGS-壳聚糖聚合物胶束，作为抗癌中药活性成分口服给药的递药系统，希望通过壳聚糖聚合物胶束的生物黏附性、TPGS抑制P-糖蛋白作用、没食子酸抑制CYP450作用，共同组成高生物利用度纳米递药系统，提高抗癌药物紫杉醇口服给药的生物利用度，同时中药活性成分没食子酸还能协同另一种中药活性成分紫杉醇的抗癌作用。其目的是探讨多重组合设计口服给药递药系统协同提高口服吸收的机制，以及中药活性成分作为递药系统功能基与药效增效功能物质双重功能给药系统的构建模式，为中药活性成分组合新型递药系统模式提供一种新的思路。"

3）主要参考文献　主要参考文献要求是最近的文献，而且是申请者看过的原文，不宜直接引用文献综述中引用的文献，如果需要引用，必须查阅原文后再引用，以免误引。一般而言，主要参考文献数量宜在10篇以上，但不宜超过20篇。

（2）项目的研究内容、研究目标，以及拟解决的关键科学问题（此部分为重点阐述内容）

1）研究内容　主要介绍课题所需要研究的内容，完成这些研究内容后能达到的预期研究目标，因此，研究内容与研究目标是相互关联的。研究内容既不要超过研究目标以外的研究内容，又能紧扣研究目标的宗旨。

如"中药活性成分多功能聚合物胶束口服递药系统构建及其吸收机制"研究内容：

"①TPGS-壳聚糖与GA-TPGS-壳聚糖的合成与表征

选择低相对分子质量壳聚糖（50 000~190 000，脱乙酰度75%~85%），和高相对分子质量壳聚糖（310 000~375 000以上，脱乙酰度>75%），分别合成TPGS-壳聚糖、GA-TPGS-壳聚糖，考察引入TPGS及GA-TPGS后对壳聚糖吸附黏蛋白能力的影响；采用TPGS-壳聚糖吸附GA，制备吸附型GA-TPGS-壳聚糖，测定吸附量、吸附比考察TPGS-壳聚糖对GA的吸附能力。分别采用FTIR法、^{1}H-NMR法、TGA（热重分析）法、EDS（能谱分析）法对合成材料进行结构鉴定。

②载药GA-TPGS-壳聚糖聚合物胶束的制备与表征

建立HPLC法测定紫杉醇含量测定的方法，进行方法学考察；分别以合成的GA-TPGS-壳聚糖、吸附型GA-TPGS-壳聚糖为材料，采用超声法制备两种不同的载紫杉醇GA-TPGS-壳聚糖聚合物胶束；分别测定两种载药胶束的包封率、载药量、zeta电位、粒径、体外释放等，采用透视电子显微镜和扫描电子显微镜观察载药胶束的形态，采用差示扫描量热（DSC）与X-射线衍射（X-RD）技术考察紫杉醇在胶束中的存在形式。

③载药 GA－TPGS－壳聚糖聚合物胶束动物体内评价

以大鼠为实验动物，分别建立 HPLC 与 HPLC－MS/MS 法测定大鼠血液样品中紫杉醇的含量测定方法；采用在体肠灌流法测定载药 GA－TPGS－壳聚糖聚合物胶束吸收速率常数 Ka 和表观渗透系数 Papp；采用激光共聚焦显微技术考察两种不同方式载药 GA－TPGS－壳聚糖聚合物胶束有胃肠道中分布情况；以紫杉醇市售注射剂为对照，测定两种不同载药 GA－TPGS－壳聚糖聚合物胶束的体内药代动力学参数，测定相对与绝对生物利用度。

④载药 GA－TPGS－壳聚糖聚合物胶束促进口服吸收的机制研究

分别进行两种不同形式 GA－TPGS－壳聚糖材料及其空白胶束的黏蛋白吸附试验，考察所合成材料及以其为基础制备的聚合物胶束的黏蛋白吸附情况；采用 Caco－2 细胞模型对载药 GA－TPGS－壳聚糖聚合物胶束细胞水平机制进行研究，包括细胞毒性、摄取、P－gp 抑制及细胞膜渗透性研究；通过体外温孵法研究两种不同的 GA－TPGS－壳聚糖材料及其聚合物胶束对大鼠 CYP3A 活性的抑制效应及机制。

⑤GA 在载药 GA－TPGS－壳聚糖聚合物胶束对紫杉醇的抗癌协同作用

建立荷人结肠癌 HT29 或人肺腺癌 A549 移植瘤裸小鼠动物模型，以荷瘤鼠体重、肿瘤抑制率、生命延长期为指标，分别考察两种不同结合方式的 GA 在载药 GA－TPGS－壳聚糖聚合物胶束对紫杉醇的抗癌协同作用。"

2）研究目标　此为项目的核心内容之一，是课题完成要达到的结果。因此，研究目标的表达一定要准确、具体、可行，要将本人要做什么和想要解决的问题，即所要达到的目的清晰阐述清楚。切忌将研究目标定得过大、过高，或言而不实。

如上述课题的研究目标：

"（1）合成共聚物材料 GA－TPGS－壳聚糖，并以此为基础制备一种具有生物黏附性的聚合物胶束，作为抗癌中药活性成分紫杉醇的口服递药系统，探讨其改善紫杉醇的口服吸收；

（2）探讨通过壳聚糖聚合物胶束的生物黏附性、TPGS 抑制 P－糖蛋白作用、没食子酸抑制 CYP450 作用，共同组成高生物利用度纳米递药系统，提高抗癌药物口服给药的生物利用度及其机制；

（3）探讨中药活性成分作为递药系统功能基与药效增效功能物质双重功能给药系统的构建模式，为两种或两种以上中药活性成分组合新型递药系统的构建模式提供一种新的思路。"

3）拟解决的关键科学问题　是指研究内容中需要解决的关键问题，有可能是课题的技术难点，解决这些问题是项目完成的根本保证。一个项目中要解决的技术难点和关键问题不宜过多，一般 2～3 个即可，太多便不成其为关键，亦难以完成。

如上述课题拟解决的关键科学问题：

"（1）一直以来口服纳米递药系统多局限于通过控制粒径、表面电荷、黏附性等改善难溶性药物口服生物利用度，很少有将抑制 P－糖蛋白与抑制 CYP450 共同作为口服递药系统考虑，这也是大多数口服递药系统改善难溶性药物口服给药生物利用度提高不足的原因之一。本课题通过壳聚糖聚合物胶束的生物黏附性、TPGS 抑制 P－糖蛋白作用、没食子酸抑制 CYP450 作用，探讨多种机制协同提高口服给药生物利用度可能性；

（2）两种或两种以上中药活性成分新型给药系统的构建一直是受到中药药剂学领域的关注，如何有效地将两种中药有效成分置于同一新型给药系统中发挥其协同作用是中药药剂学研究的难点之一。本课题将协同抗癌中药有效成分没食子酸连接或吸附于聚合物材料上，以递药系统功能基的形式既促进药物的口服吸收，又作为协同增效成分增强抗癌中药成分紫杉醇的抗癌作用，探讨中药活性成分作为递药系统功能基与药效增效功能物质双重功能给药系统的构建模式，为两种或两种以中药活性成分组合新型递药系统的构建模式提供一中新的思路。

（3）紫杉醇目前主要以注射方式用于临床，药物及辅料的不良反应大、患者使用顺应性差，但因其口服给药生物利用度低（几乎不吸收）而难以开发成口服给药制剂，虽然目前对于紫杉醇口服给药的给药系统研究报道很多，但尚不能解决其口服给药的吸收问题。本课题试图从多重组合功能提高其口服给药的生物利用度，其研究将为紫杉醇口服制剂的研究与开发提供科学依据。"

（3）拟采取的研究方案及可行性分析　包括有关方法、技术路线、实验手段、关键技术等说明：

1）研究方案　主要是围绕研究内容阐述分别采用的研究方法和研究技术，并根据这些方法与技术设计研究方案和技术路线，使评审者从中了解到申请者是否掌握了该课题研究相关的主要技术，能否合理应用这些研究方法和技术解决课题研究所可能遇到的问题。

如上述课题的研究方案，因此内容较多，不全部为例，在此以研究内容中“①TPGS－壳聚糖与GA－TPGS－壳聚糖的合成与表征”为例在阐述研究方案的撰写：

“1.1 TPGS－壳聚糖与GA－TPGS－壳聚糖的合成与表征

1.1.1 合成具有生物黏附性的TPGS－壳聚糖、GA－TPGS－壳聚糖

①TPGS活化：与琥珀酸酐（SA）通过开环反应活化，按摩尔比TPGS：SA：4－二甲氨基吡啶（DMAP）1：2：1称量于一个圆底烧瓶中，在氮气保护下室温反应。反应终止后除去甲苯，粗产物溶于无水DCM滤膜除去多余的SA，无水乙醚中置于－20℃沉淀过夜，沉淀抽滤，滤饼用冰乙醚洗涤，真空干燥后得TPGS－COOH。反应路线如下：

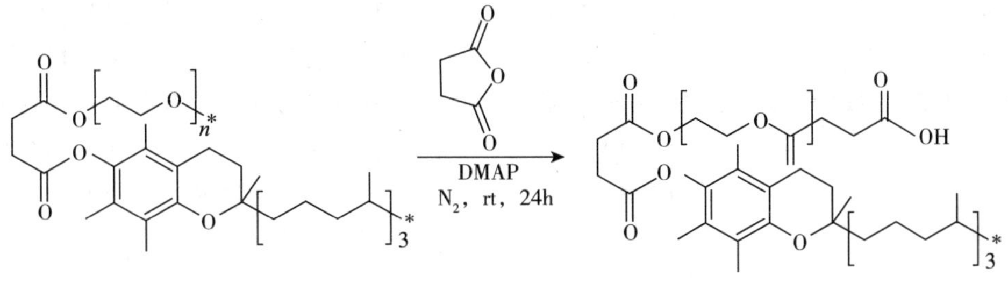

TPGS　　TPGS-COOH

②TPGS－壳聚糖聚合物的合成：TPGS－COOH在N－羟基琥珀酰亚胺（NHS）、N－（3－二甲氨基丙基）－N′－乙基碳二亚胺盐酸盐（EDC）的缩合下与壳聚糖反应。按摩尔比1：1.2：1.2称取TPGS－COOH、EDC、NHS置于真空干燥箱中干燥，TPGS－COOH与NHS一起溶于适量无水二氯甲烷（DCM）中，EDC溶于少量无水DCM，两者在N_2保护下将后者滴加至前者混合，冰浴反应1小时后室温反应24小时。反应完全后室温旋蒸除去DCM，加入一定量无水二甲基亚砜（DMSO）即为TPGS－NHS活性酯。按TPGS与壳聚糖不同摩尔比（1：5、1：10），分别取不同分子量的壳聚糖投料，在搅拌下将TPGS－NHS活性酯溶液缓慢滴加进去，室温反应24小时。最后在纯水中透析除去未反应的NHS、EDC以及DMSO，所得溶液冷冻干燥，产物再用甲醇进行索氏抽提，以彻底除尽未接上的TPGS，最后真空干燥，称重得终产物TPGS－壳聚糖共聚物。合成路线如下：

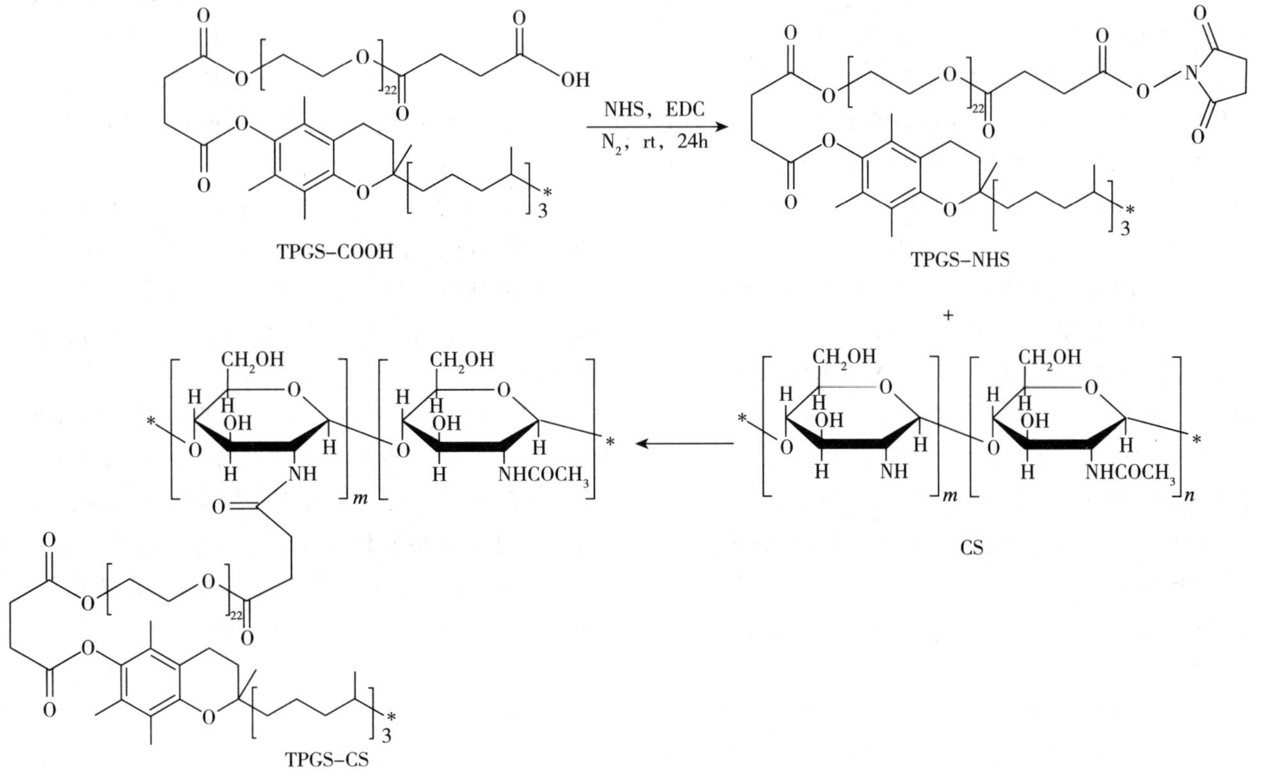

③TPGS－壳聚糖聚合物黏附性试验：取载体材料溶液 0.5 ml（4 mg/ml），与粘蛋白溶液 0.5 ml（0.5 mg/ml 或 1 mg/ml）涡旋混匀后于37℃水浴中进行孵育。分别于 1、6、12 小时后，取出混合溶液，离心（10000 r/min，10 分钟），取上清液 0.75 ml 与 0.75 ml 高碘酸溶液混合，37℃水浴中孵育 2 小时，放至室温。加入 0.75 ml 显色剂 Schiff 试剂，混合后室温放置 30 分钟，之后在 560nm 处测定吸光度值。粘蛋白标准溶液的显色过程除不加载体材料外其他同上。根据标准曲线计算不同材料吸附的黏蛋白含量。选择对黏蛋白吸附力强的 TPGS－壳聚糖作为进一步的合成材料原料。

④GA－TPGS－壳聚糖的合成与吸附型 GA－TPGS－壳聚糖的制备

GA－TPGS－壳聚糖的合成：取 TPGS－壳聚糖分散于甲醇溶液中，得壳聚糖甲醇悬浊液。将 3 倍于 TPGS－壳聚糖摩尔质量的没食子酸（GA）溶于甲醇中，与等摩尔质量 EDC 发生反应，在得到的溶液中，继续加入等摩尔质量的 NHS，冰水浴搅拌 1 小时，得到反应液。将反应液逐渐加入 TPGS－壳聚糖乙醇悬浊液中，冰水浴搅拌 0.5 小时，转移至室温下继续搅拌 24 小时。将最终得到的反应液 7500r/min 离心 10 分钟，甲醇溶液反复洗涤，干燥得到 GA－TPGS－壳聚糖没食子酸聚合物。

吸附型 GA－TPGS－壳聚糖的制备：取 0.05 g 壳聚糖分别加入 20 ml 初始浓度为 100、200、300、400、500、600、800、1000、1200 和 1500 mg/L 的没食子酸溶液中，然后在 25℃水浴恒温振荡 1 小时后滤后，在相应波长下测定其吸光度计算溶液中未被吸附的酚酸的浓度，并计算酚酸类物质和壳聚糖的吸附比和吸附率。

1.1.2 TPGS－壳聚糖共聚物、GA－TPGS－壳聚糖聚合物与吸附型 GA－TPGS－壳聚糖的表征：分别采用 FTIR 法、^{1}H－NMR 法、TGA（热重分析）法、EDS（能谱分析）法对合成材料进行结构鉴定。”

2）可行性分析　是对项目研究实施过程中可能遇到的问题和风险进行分析，说明项目能否完成并达到预期的研究目标。课题研究存在一定的风险性，一个课题研究很难保证完全按照预先设计的路线、方案完成并取得预期的研究结果。但是，每个课题在立项前，都应进行可行性分析，就是利用与课题研究内容有关的已有研究成果和前期工作基础，分析、判断能达到预期目标的可能性有多大，研究过程中可能存在的风险主要在什么方面，如何采取应对措施。如上述项目的可行性分析为：

“（1）理论上可行：本课题针对难溶性药物口服吸收可能存在的主要因素，采用生物黏附、抑制 P－gp 作用、抑制 CYP450 作用等多角度入手，解决难溶性中药有效成分口服生物利用度低的问题，根据立题依据中的全面分析，课题所提出的问题解决方法从理论上而言是可行的。

（2）研究手段、方法可行：本课题所采用的研究手段及研究方法，均有相关的研究文献，已被证实进行相关内容的研究是可行的。而这些研究手段及方法，大多数在申请人已往的研究工作中用于其他课题的研究。因此，本课题所采用的研究手段、研究方法基本上是可行的。

（3）研究基础及研究条件可行：课题申请人在前期的研究工作基础中，已有采用 TPGS 修饰制备前囊泡作为口服给药系统方法的研究，还有过以固体脂质体纳米粒、磷脂纳米粒、纳米晶等作为递药系统作为难溶性药物口服给药方面的研究，相关的研究成果发表了 5 篇 SCI 论文、近 20 篇中文核心期刊论文，获得过教育部优秀成果奖和上海市科技进步奖等，获得相关授权专利 10 项。因此，本课题的前期研究工作基础相当扎实。在人员组成方面，课题组包括 1 名正高级职称、2 名副高级职称、4 名博士毕业研究人员，年龄以中青年为主，均有相关的研究工作基础。在研究条件方面，课题组依据学校所成立的新型给药系统工程技术研究中心，在实验场地、实验设备等方面均能满足本课题研究的需要，因此，从研究条件而言也是可行的。”

（4）本项目的特色与创新之处　项目的特色与创新之处有相似之处，可以合并阐述，也可以分开说明。介绍创新点时，可以从理论、技术、研究方法、研究思路等方面发现项目的创新点，如上述课题的创新之处：

“1. 合成并筛选具有较好生物黏附性的 TPGS－壳聚糖共聚物，并以此为基础合成或制备吸附型的 GA－TPGS－壳聚糖聚合物。虽然已有文献合成了 TPGS－壳聚糖共聚物，但没考虑材料的生物黏附性，对于口服递药而言不一定合适。因此，本课题合成并筛选具有较好生物黏附性的 TPGS－壳聚糖共聚物及 GA－TPGS－壳聚糖聚合物作为口服递药的材料具有创新性。

2. 本课题以 GA－TPGS－壳聚糖聚合物为材料构

建紫杉醇口服给药的新型递药系统，通过壳聚糖聚合物胶束的生物黏附性、TPGS 抑制 P-糖蛋白作用、没食子酸抑制 CYP450 作用，探讨多种机制协同提高口服给药生物利用度可能性，从口服给药新型递药多种机制入手的方式具有创新性。

3. 本课题将协同抗癌中药有效成分没食子酸连接或吸附于聚合物材料中，以递药系统功能基的形式既作为促进药物的口服吸收，又能增强主要抗癌中药成分紫杉醇的抗癌作用，探讨中药活性成分作为递药系统功能基与药效增效功能物质双重功能给药系统的构建模式，为两种或两种以中药活性成分组合新型递药系统模式提供一中新的思路，具有较好的创新性。”

上述创新之处“1”中，既有理论方面的创新、也有研究思路方面的创新；“2”则为技术上的创新；“3”为研究思路上的创新。

（5）年度研究计划及预期研究结果　包括拟组织的重要学术交流活动、国际合作与交流计划等。年度研究计划一般以每一个季度为阶段，阐述每一个阶段要完成的研究内容和达到的研究目标，列出项目研究时限内的研究计划（国家自然科学基金一般为四年）。

该研究计划对每一阶段的将要完成的研究内容、预期达到的研究目标都阐述的详尽细致。最好是按季度列出每一季度计划完成的研究任务和可能达到的研究目标。

预期的研究成果可以按成果形式和技术指标来分别阐述。成果形式包括发论文数量和质量（SCI 收录、EI 收录、国内核心杂志等）、专利申报种类及数量，以及其他能证明成果形式的文件（如临床批件、新药证书等）。国家自然科学基金以基础研究和应用基础研究为主，其成果形式主要是论文，尤其是高水平的论文。技术指标为描述性内容，可以有具体的数据指标，如靶向性研究的靶向指数、靶向部位的分布量等。

（6）工作基础（与本项目相关的研究工作积累和已取得的研究工作成绩）　主要介绍课题研究相关的前期研究工作，已经取得的研究结果，在整个课题研究中占有的研究比重，对后期研究结果有什么影响等，着重在于能说明申请人是否具备完成项目所提出的研究内容、研究目标的可能性。

从项目提供的工作基础，可以了解申请者对所提出项目的前期工作积累，是否具备完成研究目标的能力和完成研究项目的前提条件。因此，工作基础是课题评审时的重点参考内容，申请人要认真撰写，越详细越好。

（7）工作条件（包括已具备的实验条件，尚缺少的实验条件和拟解决的途径，包括利用国家实验室、国家重点实验室和部门重点实验室等研究基地的计划与落实情况）　是指与课题研究有关的现有工作条件，包括课题组实验条件，依托单位具有的实验条件，这些条件的具备是完成课题研究的保障。在这部分内容的撰写中，一定要实事求是，不能将本实验室及依托单位所不具备的条件也写上去，这样不仅弄虚作假，而且还不利于在新添设备、到外单位加工、协作研究等方面的经费预算。其所阐述的工作条件对已具备的条件交待清楚，并对未具备的条件和补救措施进行了说明，需要增加的工作条件也进行介绍。

（8）申请人简介（包括申请人和项目组主要成员的学历和研究工作简历，近期已发表与本项目有关的主要论著目录和获得学术奖励情况及在本项目中承担的任务。论著目录要求详细列出所有作者、论著题目、期刊名或出版社名、年、卷（期）、起止页码等；奖励情况也须详细列出全部受奖人员、奖励名称等级、授奖年等）　本部分内容主要按内容要求进行阐述，类似于申请人和项目组主要成员的简历。需要注意的是，新的申请书对申请人介绍有字数限制，超过字数则无法通过网上申请。项目组主要成员的简介至少列出前三名（含申请人）介绍，最好是前五名的介绍。国家自然科学基金项目的申请人和参与成员介绍有固定格式，按照格式填写即可。

（9）承担科研项目情况（申请人和项目组主要成员正在承担的科研项目情况，包括自然科学基金的项目，要注明项目的名称和编号、经费来源、起止年月、与本项目的关系及负责的内容等）　是指申请人和项目组主要成员所承担的正在进行的科研项目，按内容要求实事求是地一一列出。

（10）完成自然科学基金项目情况［对申请者负责的前一个已结题科学基金项目（项目名称及批准号）完成情况、后续研究进展及与本申请项目的关系加以详细说明。另附该已结题项目研究工作总结摘要（限 500 字）和相关成果的详细目录］　按要求进行撰写即可。

（11）经费申请说明（购置 5 万元以上固定资产及设备等，须逐项说明与项目研究的直接相关性及必要性）　对添置较贵重的仪器设备，需要说明在项目研究中用于什么内容的研究，并强调其必要性。

（12）其他附件清单（附件材料复印后随纸质《申请书》一并上交） 随纸质申请书一同报送的附件清单，如：不具有高级专业技术职务、同时也不具有博士学位的申请人应提供的推荐信；在职研究生申请项目的导师推荐信等。在导师的推荐信中，需要说明申请项目与学位论文的关系，承担项目后的工作时间和条件保证等。附件材料还包括与申请项目有关的所有的证明性文件，如专利、获奖证书等。

3. 国家自然科学基金申请书中未包括但在其他基金申请中常可能遇到的内容撰写 国家自然科学基金属于基础性研究的项目基金，而从事中药制剂研究的科研人员，经常需要申请应用性研究的课题，如国家重点研究计划项目、各省市科技计划项目等。这些基金的申请书内容与国家自然科学基金申请书有很多相同的地方，区别较大的有下面三个方面的内容阐述：

（1）课题预期达到的目标和主要经济技术指标 课题预期达到的目标包括课题的总体目标，与国家自然科学基金申请书的内容相同，但在成果形式表达上，与国家自然科学基金有所区别，如现代中药制剂的研究成果及成果形式主要包括申报中药新药临床试验或生产批文所需的研究资料、临床研究批件、新药证书及生产批件、研究论文、专利、人才培养、建立技术研究平台等。

主要经济技术指标包括经济指标和技术指标两方面：经济指标是对应用性项目而言，如中药新药研究项目如果能获得生产批件则可以预测相应的主要经济指标，包括年产值、年销售收入、年利润、年创汇等；技术指标是指通过课题研究所获得成果的技术参数，如工艺研究的产率、质量研究的质量标准、微粒学研究的微粒尺寸等，以及上述成果形式的数量，如发表论文的数量、级别等。

如笔者申请的一个上海市科委项目中对经济考核指标的阐述如下：

本项目经临床试验后申请新药证书及生产批文，进行产业化生产后，预期可达到下列经济指标：

项目	指标（万元）
年生产总值	6000
年销售额	5000（最小包装按 40 元计）
年利润	700

（2）人才培养情况 很多基金对人才培养情况要进行具体的说明，如“本项目完成后，可以培养药剂学、药理学硕士各 1 名，培养药剂学博士 1 名”。

（3）课题研究成果应用领域和应用前景 现代中药制剂的课题研究一般用于制药工业和人类的医疗保健。在撰写这部分内容时，应认真分析课题研究成果转化为产品的可能性，分析同类产品目前的市场表现及作为产品上市后可能的市场前景。并通过一定的数据，如成本预算、产品上市后的产值预测、利润估计等方面，分析成果转化为产品后的经济效益。同时，对于课题研究成果所取得的专利、论文、研究平台、产品等，对社会的影响进行分析。

如笔者对一个可生物降解材料项目的应用前景和对社会所起的作用分析如下：

“可生物降解嵌段共聚物材料用于药物输送，能控制药物的释放、改变药物在体内的分布、实现药物对癌症细胞的靶向给药、提高药物包封率、与人体具有良好的相容性等优点，因而具有广泛的应用前景。但是，嵌段共聚物这些优势主要是通过血管内注射才能完成。而目前国内外尚未有可生物降解材料能以血管内注射的形式应用于临床给药，使得抗癌药物靶向制剂的研究仅处于实验室研究阶段。本课题以嵌段共聚物作为血管内注射及其在抗癌药物输送中的应用为研究目的，研究成果可广泛应用于抗癌药物中，降低抗癌药物化疗引起毒副作用、增强对癌细胞的杀伤作用、减少用药次数、增强病人的用药顺应性，因此具有良好的市场前景。

此外，低毒、相容性良好的可生物降解嵌段共聚物还可用于临床骨裂或骨碎的修复、脂肪过度消耗引起面部萎缩的填充等，具有广泛的潜在用户。对于其应用的拓展，无疑会扩大此类材料在生物医学领域中的应用，扩大市场应用范围。

对于嵌段共聚物研究，预期的研究成果将会申请国际发明专利，一旦产业化成功，国内外的需求量将会相当大。仅国内市场为例，以一个抗癌药物制剂，如果临床用量为 2mg 一次，每周两次，每月为 8 次，材料用量为 400mg 左右，全国按适应证 1000 万人次应用，一个月的用量为 4 吨，按每 1g 10 元的销售计，每月可产生的经济效益约 4000 万元。由此可见，本项目的产业化成果，将会产生巨大的经济效益。

对于本项目的社会作用，主要在于以下几个方面：

1. 可生物降解材料血管内注射应用的研究是国内外在本领域研究的难点和热点，目前还没有一个材料应用于临床，如果研究成功并应用于临床，将在国际上产生巨大的影响。

2. 可生物降解材料血管内注射应用将为抗癌药物新型给药系统研究提供广阔的前景，为广大患者化疗用药带来福音，必将产生良好的社会效益。

3. 建立以嵌段共聚物为载体材料的抗癌药物传输系统的研究技术平台，对抗癌药物靶向给药的研究进行有益的探索，同时可推动材料和药物制剂学科的向前发展。”

4. 立项申请书撰写需要注意的问题 此外，在对国家自然科学基金申请书撰写的过程中，还要着重注意以下几个问题。

（1）立题依据要充分 立题依据是项目申请书的主要组成部分，要重点说明课题研究的目的、意义，国内外同类研究的现状及存在的问题。立题依据实际上是一篇小综述，要对现状、问题和进展作出分析，明确哪些问题已经解决，哪些问题没有解决，还存在什么问题，本课题拟采用什么办法解决什么问题，通过简要的描述，使本项目研究的主要问题、立题思路显示得非常清晰，撰写层次清楚，评审者一看便知本研究项目的立题理由和创新所在，以及本研究的目的和重要性。总之，这部分内容的书写不仅要使自己明白要点所在，重要的是要让评审专家看后认为立题依据充分、真实、可信[6]。

（2）创新点要突出 创新是指项目的研究内容、研究方法、实验技术、研究思路以及科学理论方法在此前没有使用或提出的方面。创新性是项目立题的主要根本，也是评审专家关注的重点之一。一个项目的创新点，主要从上述五个方面去提出，一般2～4点，过多的创新点会让人感觉华而不实。同时，在阐述项目的创新点时，要紧扣研究内容和研究目标，不能无中生有地提出创新点，尤其在理论创新上，要慎重考虑。所有的创新点在提出之前，均要对文献进行详细的检索和评判。

（3）技术路线要清晰 技术路线是指进行研究的具体程序的操作步骤，是整个研究过程主线，应尽可能详尽、清晰。每一步骤的关键点要阐述清楚并具有可操作性。最好能用流程图或示意图加以说明，以达到一目了然的效果。

（4）申请者的实力要突出 所有部门对科研资金的资助均采取择优支持，因此，申请者在填写标书时应尽力突出自己的科研实力，即详尽介绍申请者和课题组主要成员的研究工作经历，发表的主要相关论著和取得的重要成果等。同时还要说明已经开展的预实验工作情况。因为有了预实验工作基础，才能保证资金投入后取得较快较好的成果。要如实填写已具备完成研究的实验场所和关键的实验设备，包括借用和尚需购买的实验设备或试剂等。所有这一切，均从不同的角度体现了申请者的实力和科研条件，这是打动评审专家，获准资助的重要因素[26]。

总之，科研课题的申请是从事现代中药制剂研究工作者在科研工作经常会遇到的工作，是科研工作者应该具备的能力之一。一份成功的课题申请书主要由下列要素构成：①要有一个好的科研思路，就是我们常说好的创意，申请人提出的创新思想所具有的新颖性程度，可能决定着申请书的命运；②课题研究具有较强的可行性，课题提出后可行性如何主要从这些方面判断：课题的提出背景，从国内外已有的研究成果中提示其可行性；课题的工作基础，课题具有新颖性不等于没有工作基础，主要看课题申请人是否从事过相关的工作（从发表论文和申报的专利中判断）；课题的研究内容和技术路线及研究方案，主要看申请书所提出的研究内容是否与课题的研究目标相关，技术路线及研究方案设计是否详细合理，是否能完成课题的研究内容和研究目标；③课题组负责人及主要成员的工作背景，主要看课题组成员以往从事的工作中是否与课题内容相关，是否具备完成所提出的研究内容的能力；④课题组尤其是申请人依托单位的实验条件，主要看已有的实验条件能否保证课题研究任务的完成，如果条件差距较大，大部分工作需要借助外单位的实验设施，则对课题的立项影响较大；⑤研究经费预算的合理性，是否存在过高或过紧的经费预算内容，如预算过多，则有虚报经费之嫌，如预算过紧，则难以完成研究内容和研究目标，都有可能使课题申请书不能获得批准。一般而言，既要使课题具有新颖性，又要具有可行性，课题申请的工作基础很重要，对于参加工作不久的青年科研人员来说，面临的最大问题也是工作基础问题。青年科研工作者可借助在研究生阶段发表的论文或申请的专利作为工作基础，从地方级（省、市级）的科研项目申请开始，待逐渐积累一定的工作基础后，再申请国家级的课题。万丈高楼平地起，对于科研工作也是一样，必须从一步步做起，待积累到一定程度后，必将水到渠成、申请到自己心意的科研课题。

（王建新，周跃华，奉建芳）

第三节 试验方案设计原则与常用试验设计方法

鉴于中药成分的复杂性，现代中药制剂的研究不同于西药制剂，对于复方中药制剂的研制尤其如此，其研究的重点是进行合理性研究。合理性是指通过理论指导实践或以实践验证理论，其在具体研究对象上的吻合程度。由于受科技水平、认知能力和客观条件等诸多因素影响，完全吻合（绝对合理）是很难达到的，但达到相对合理却是可行的。通常要通过科学试验验证合理性，因此必须遵循试验方案设计原则，关键是正确选择试验设计方法。

一、试验方案设计原则

为了获得准确的结果和可靠的结论，一个重要前提是试验方案是否科学、合理、可行，需要考虑以下原则。

（一）针对性原则

针对性原则，是指要根据试验目的和相关技术要求，设计适当的试验方案，使得试验结果能较全面、充分、准确地反映研究因素对试验对象的影响，进而获得科学合理的结论。应注意以下问题：①明确试验的目的和要求；②确定影响因素及其取值范围（或水平等级）；③测定指标，用以科学合理的评价试验结果；④合理、科学的数理设计方法和数据分析处理方法；⑤可能获得的试验条件或生产设备等。

例如，中药制剂的提取工艺条件研究，其研究目的多是要获得既有较高收率又有较高纯度的提取物，确定达到该目的所应采用的提取方法及其工艺技术条件。因此，应首先明确，影响提取效果的主要因素如提取方法、溶剂种类和用量、温度、时间等及其相应的取值范围（或水平等级），还应明确用以评价试验效果的指标应能同时反映拟提取对象（如某部位或某指标成分）的收率以及提取物纯度。然后结合试验研究条件或生产设备条件，选择适当的数理设计方法。最后，通过合理安排试验、正确进行试验和数据分析处理，获得最佳提取方法，明确其最佳工艺技术参数。

再如，制剂成型研究，其主要目的一般是要获得最佳制剂配方和相应制剂成型方法及其工艺技术条件。因此，应首先明确影响成型的主要因素如原料、辅料种类及其用量、成型方法及相应工艺技术条件等，同时明确评价试验效果的指标应能反映制剂一般质量要求——制剂通则项下的要求和制剂特殊质量要求——该制剂应达到的其他要求。然后结合试验研究条件或生产设备条件，选择适当的数理设计方法。最后，通过合理安排试验、正确进行试验和数据分析处理，获得最佳制剂配方和最佳制剂方法及其工艺技术参数。

（二）可比性原则

可比性原则，是指试验条件、试验结果等应能反映出主要影响因素的影响。为了满足这一原则，实验设计要有比较的基础，保持其他因素在相同的水平或均衡的条件，以正确反映主要因素的影响；另外，因素的水平和评价指标的设定应有适当的距离或定量精度，确保其影响不被试验误差所掩盖。

因此：①除了选择对检测指标有显著影响的因素作为考察因素外，还应固定非考察因素在相同水平或均衡条件以便获得可比较性，不能满足真正均衡时，可采用随机试验进行补救；②水平间的距离应根据可操作性和可能的影响大小而定，过大或过小均不适宜；③尽量选择正确的、可精确测量的、误差小的客观指标评价试验结果，避免导致错误结论；④在平行条件（如，相同的环境、条件、时间、设备）下重复试验，获得试验误差，比较分析因素的影响；⑤必要时，应详细记录所有可测量的非考察因素的变化，以便通过适当的数据处理，分析那些不可控制的外界因素的影响。

例如，提取工艺条件研究中，考察的主要因素为提取方法、溶剂种类和用量、温度、时间，应考虑控制药材粉碎度、加热蒸汽情况、冷凝速度等在相同条件下。

再如，用单因素比较方法筛选煎煮工艺条件，并用TLC色斑评价醇沉效果时，由于受样品制备、样品浓度及点样量等影响，必须考虑先通过TLC量化的可行性试验，才能采用该方法进行试验效果的评价。

此外，将提取方法作为一个考察因素时，由于不同提取方法的工艺技术参数如温度、时间、溶剂用量等取值范围可能不同，要获得均衡条件以便获得试验结果的可比性，就应该采用相对水平的设计方法。类似的情况还有：固定总加水量或固定总煎煮时间，各次煎煮水量或各次煎煮时间应设计为相对水平；将灭菌法、灭菌时间分别作为两个考察因素时，依赖于灭菌法的灭菌时间设计为相对水平，等等。

（三）对照性原则

对照性原则，顾名思义是指设置适当的对照，以抵消非试验因素的干扰，正确评价试验方法、结果、结论的优劣，避免作出错误判断。空白对照、阴性对照、阳性对照等均是常用的对照设置方法，可以根据需要和目的，选用对照药材、对照化学品和对照制剂等作为对照物质。

例如，质量标准的建立及改进，必须设置空白对照或阴性对照以及对照药材或化学对照品的阳性对照，以进行质量分析方法准确性、专属性的验证。

再如，新中药制剂的药效学研究和临床试验、临床验证，需要有公认的治疗同类已知病证的有效药物进行对照。

（四）代表性原则

代表性原则，是指试验设计中，试验因素、材料及规模等的选取要具有代表性和普遍性，避免或减小偶然误差。

例如，研究中药品的取样方法、方式、取样量要根据设计目的（定性或定量）、样品特性（均匀性和稳定性）、测定精度与准确度、量器的精度等来进行选择。

再如，用浓缩贮备液配制注射剂时，同一次取样、同一（组）人员用同一个容器、同一种方法在同一时间配制的为一批，该批的检测结果仅代表该批的情况，而不代表其他次非同一人员、容器、时间配制的情况。

此外，中药制剂质量标准的研究中，要求积累至少10批20个数据，其不同批次样品的制备，应来自于不同批次的有一定控制标准的原料、辅料，按相同方法制备。这样得到的质量检测数据，其均值和标准差等结果，才能比较真实地反映实际生产中的情况。中试生产要求至少10倍处方量（10000个制剂单位）以上的规模，也是出于代表性的考虑。

（五）可重复原则

可重复原则，是指在相同的试验条件下，可重复和重现实验研究结果。因此，通过试验设计获得的研究结果，尚需优化与结论相对应的关键试验条件，并独立进行重复试验（或平行试验），以避免随机误差带来的错误结论。通过正交设计或均匀设计等“部分”实验设计获得的研究结果尤其如此。另外，可重复性也是检验结果可靠的唯一方法。

（六）可行性原则

可行性原则，是指所运用的试验方案/原理切实可行，也具备试验所需的材料、技术和仪器设备等。中药制剂研究的最终目的是获得相应的中药产品，也需要落实到并服务于相应的生产和管理上。因此，实验研究应尽可能采用与生产相适应的条件和设备。涉及的劳动、生产、组织、管理等方面因素也需要考虑。

例如，提取工艺条件研究，在对粉碎度、提取方法、溶剂种类和用量、温度、时间等进行考察的时候，同时考虑现有或可以获得的提取设备和条件、生产成本、劳动保护及安全生产等因素。再如，制剂成型研究，在对制剂配方和相应制剂方法及其工艺技术条件进行考察的同时，要考虑制剂设备、规模与效率、生产成本、劳动保护及安全生产等因素。

二、常用试验设计方法及其应用

（一）单因素实验设计

单因素实验多用于预试验或寻找对实验结果有显著影响的因素。

1. 两组比较试验设计 根据是否具备配对条件，两组比较试验设计又可分为配对比较和两组比较。两组比较试验设计用于不同方法、不同条件间的指标差异比较。如工艺改进前后的评价指标差异比较，两种工艺技术方法间评价指标差异的比较等。

两组比较试验设计在中药制剂研究中不多见，更为常见的是多组比较试验设计。

2. 多组比较试验设计 根据是否具备配伍条件，多组比较试验设计可分为完全随机设计和配伍组设计。中药制剂研究中比较常用的是完全随机设计的多组比较，其数据分析用单因素方差分析。多组比较试验设计用于比较不同方法、不同条件间评价指标的差异。如固定其他条件，比较研究几种粉碎度对某中药浸出物的影响等。

下面用一例说明完全随机设计及其单因素方差。某中药厂研究回流提取时乙醇浓度对浸膏提取量的影响，分别考察了50%、60%、70%、90%、95%五个乙醇浓度，每个乙醇浓度重复4次试验，结果如表2-1所示。对表2-1数据进行方差分析见表2-2。

表2-1　5种乙醇浓度的浸膏提取量

浸膏量 / 试验号	乙醇浓度（%）				
	组1	组2	组3	组4	组5
	50%	60%	70%	90%	95%
1	67	60	79	90	98
2	67	69	64	70	96
3	55	50	81	79	91
4	42	35	70	88	66
均值	57.75	53.50	73.50	81.75	87.75

表2-2　方差分析表

方差来源	离差平方和	自由度	方差	F值	显著性
组内	3536.300	4	884.075	6.133	P<0.01
组间	2162.250	15	144.150		
总计	5698.550	19			

注：$F_{0.01}=4.89$。

可见，乙醇浓度对浸膏提取量的影响极为显著。进而用多重比较方法如LSD方法进行两两比较，判断差异究竟发生在哪些浓度之间，见表2-3。

表2-3　多重比较表

组（I）	组（J）	均值差(I-J)	显著性（P值）
1	2	4.25	.624
	3	-15.75	.083
	4	-24.00*	.013
	5	-30.00**	.003
2	1	-4.25	.624
	3	-20.00*	.033
	4	-28.25**	.005
	5	-34.25**	.001

续表

组（I）	组（J）	均值差(I-J)	显著性（P值）
3	1	15.75	.083
	2	20.00*	.033
	4	-8.25	.347
	5	-14.25	.114
4	1	24.00*	.013
	2	28.25**	.005
	3	8.25	.347
	5	-6.00	.491
5	1	30.00**	.003
	2	34.25**	.001
	3	14.25	.114
	4	6.00	.491

*$P<0.05$，** $P<0.01$。

可见，90%、95%的乙醇浓度下的浸膏提取量均与50%、60%的有显著性差异，其余乙醇浓度两两间的差异不明显。特别是90%、95%间浸膏提取量差异不明显且提取量均较大，因此，从成本、工艺等方面考虑，宜采用90%的乙醇作为提取溶剂。

（二）多因素多水平的实验设计

中药制剂研究往往涉及多因素多水平问题，因素之间也可能产生相互作用，单因素实验并不能满足制剂优化的要求。因此，中药制剂处方、工艺的优化多采用多因素多水平的实验设计。正交设计和均匀设计是最为常用的多因素多水平实验设计，此外，尚有混料回归设计、混料均匀设计及球面对称设计等方法。

1. 正交设计　正交设计是按照正交表（orthogonal table）和相应交互表进行的试验设计。该设计不仅可以明确各因素的主次、因素间的交互作用，还能获得诸因素各水平的最佳搭配。正交表中实验点的设计具有“均匀分散、整齐可比”的性质，可以通过有限的实验次数获得具有代表性的试验结果，因此，已广泛用于制药工艺技术研究及其他各种科研领域中。

（1）正交试验设计的基本步骤

①明确试验目的，确定考察因素及其水平范围；

②明确测试指标，以全面准确评价试验结果；

③选择适宜的正交表，并填入因素及水平；

④根据表格开展各项试验，获得试验测评值；

⑤对试验测评值进行直观分析或方差分析，得出各因素对指标影响的显著性顺序，并得到各因素的优

化水平组合；

⑥重复试验验证选择的优化水平组合。

（2）正交试验结果的直观分析法的基本步骤

①计算各因素的相同水平所对应的测评指标值之和及平均值。如用 K_1 表示因素的水平 1 所对应的指标值之和，K_2 表示因素的水平 2 所对应的指标值之和，$\bar{K}_1$ 表示因素水平 1 所对应的指标值的平均，K_2 表示因素水平 2 所对应的指标值的平均，等等；

②计算极差 R，即因素各水平指标的均值的最大值与最小值之差的绝对值；

③比较 R 值大小，得出因素影响显著性的主次。R 较大的影响较大，反之，较小；

④根据指标期望方向和各显著因素 K 值大小，确定最好水平，进而得到最好的水平组合。

（3）正交试验结果的方差分析的基本步骤

①计算各因素的相同水平所对应的测评指标值之和，记为 K_i；

②计算各因素的离差平方和 S_i，误差的离差平方和 S_e。计算公式如下：

$$修正项\ CT = (\Sigma Y_i)^2/N$$

式中，N 为总的试验次数，Y_i 为第 I 号试验的测评指标值。

$S_i = (\Sigma K_i^2)/n - CT$　n 为相同水平重复数

若以空白列作为误差列时，$S_e = S_{空白}$

无空白列但有重复试验时，$S_e = S_{总} - \Sigma S_{列}$

③计算因素或误差的自由度 f_i 及其方差 MS_i

$$f_i = 相应列中水平重复次数 - 1$$

因素或误差的离差平方和除以其自由度得相应的方差（或称均方）MS_i，即 $MS_i = S_i/f_i$

④计算各因素的 F 值 F_i

$$F_i = MS_i/MS_e$$

⑤各 F_i 值与临界值 F_α 比较，得出显著性结论。

F_α 可取为 $F_{0.01}$、$F_{0.05}$、$F_{0.10}$、$F_{0.25}$ 等，结论分别为：极显著性、显著性、一定显著性和一定差异。

下面举例说明上述数据分析过程，见表 2-4。

表 2-4　试验结果 $L_9(3^4)$

试验号 \ 列号	1 A	2 B	3 C	4	挥发油提取量/（ml）
1	1	1	1	1	0.74
2	1	2	2	2	0.88
3	1	3	3	3	0.92
4	2	1	2	3	1.02
5	2	2	3	1	1.12
6	2	3	1	2	0.96
7	3	1	3	2	0.90
8	3	2	1	3	0.82
9	3	3	2	1	0.92
K_1	6.452	7.076	6.350	7.728	
K_2	9.610	7.952	7.952	7.508	Σ=8.28
K_3	6.970	7.840	8.644	7.618	
R	1.053	0.292	0.764		

由直观分析，可得

因素影响的显著性依次为：A＞C＞B

最好水平组合为：$A_3B_0C_1$　（B_0 表示可在 3 个水平中任选）

由方差分析，有

$$CT = (\Sigma Y_i)^2/N = (0.74 + 0.88 + 0.92 + 1.02 + 1.12 + \cdots)^2/9 = 68.56/9 = 7.6176;$$

$$S_A = (\Sigma K_i^2)/n - CT = ((6.452)^2 + (9.610)^2 + (6.970)^2)/3 - 7.6176 = 23.037/3 - 7.62 = 0.0595$$

$$MS_A = S_A/f_A = 0.059/2 = 0.0298$$

$$F_A = MS_i/MS_e = 0.0298/0.0003 = 98.33$$

依次计算，并以空白列作误差估计，列出方差分析表，见表 2-5。

表 2-5　方差分析表

变异来源	S	f	MS	F	显著性
A	0.0595	2	0.0298	198.67	P＜0.05
B	0.0051	2	0.00255	17.00	P＞0.05
C	0.0312	2	0.0156	104.00	P＜0.05
误差$_{空白列}$	0.0003	2	0.00015		

$F_{0.05}(2, 2) = 19.0$。

从表 2-5 分析可得，试验因素对挥发油提取量的影响大小为：A＞C＞B。从方差分析结果可以看出，A 和 C 对挥发油提取量影响较大，都具有统计学意义。最佳提取工艺为 A2B2C3。

2. 均匀设计　均匀设计是利用均匀设计表（即

U表）安排试验的设计方法。其基本思想是尽量使试验点充分“均匀分散”，使各试验点具有更好的代表性，有利于寻找最优点，但同时舍弃正交设计“整齐可比”的要求，以减少试验次数，但通过多元统计分析方法来弥补这一缺陷，使试验结论同样可靠[7]。

与正交设计相比，均匀设计能够考察的因素水平可以更多更细，但其数据的分析选优较为复杂，一般要涉及多元线性甚至非线性回归的计算，这些工作可以借助计算机统计软件来完成。

均匀设计的基本步骤如下：

①根据研究目的，确定考察因素及其水平（或确定各因素考察范围），明确测评指标；

②选择均匀表。根据因素数目 p 及其水平数 L，查阅并选择相应的均匀设计表即 U_L（L^p）表；

③按均匀设计表做试验，获取各号试验的测评值 y_i，$i=1, 2, \cdots, n$；

④对数据进行多元的线性或非线性回归，求 y 与各因素间的回归方程：

$$y=f(x_1, x_2, \cdots, x_p)$$

⑤以回归方程为目标函数，根据期望方向在试验范围内进行优选；

⑥通过对“最优”点的重复试验，验证回归方程及“最优”点的可靠性。

下面通过五味子提取工艺优选的例子[8]来说明均匀设计的全部过程。

①确定考察因素及水平见表2-6。

表2-6 因素水平表

水平＼因素	乙醇浓度（%）x_1	回流时间（h）x_2	溶媒用量（倍）x_3
1	55	2.0	4.0
2	60	2.5	4.5
3	65	3.0	5.0
4	70	3.5	5.5
5	75	4.0	6.0
6	80	0.5	6.5
7	85	1.0	7.0
8	90	1.5	7.5
9	95	2.0	8.0

②由因素数3，水平数9，查得均匀表为表2-7。

表2-7 U_9（9^6）表

试验号＼列号	1	2	3	4	5	6
1	1	2	4	5	7	8
2	2	4	8	1	5	7
3	3	6	3	6	3	6
4	4	8	7	2	1	5
5	5	1	2	7	8	4
6	6	3	6	3	6	3
7	7	5	1	8	4	2
8	8	7	5	4	2	1
9	9	9	9	9	9	9

③综合表2-6、表2-7，得实验方案并实施，见表2-8。

表2-8 均匀设计U9（9^6）试验结果

N0	五味子甲素得率/mg * g^{-1}	得膏率/%
1	0.9015	21.58
2	0.8989	18.61
3	0.9840	19.53
4	0.9735	17.90
5	1.0228	18.53
6	0.9830	16.01
7	1.0323	14.97
8	1.0846	14.25
9	1.1157	15.22

例如1号实验如下进行：称取五味子50g，粉碎成粗粉，用5.5倍的55%的乙醇回流提取，回流时间为2.5小时，提取液滤过，浓缩干燥，测定五味子甲素得率和得膏率。

④采用SAS软件进行Multi Regression分析处理，以五味子甲素得率为考察目标，求得逐步回归方程。根据回归方程的回归系数，F值及其显著性检验，结合试验原理和经验，选出优化方程为：

$$y=0.5747+0.0050A+0.0152B+0.0021C \quad (R=0.9456)$$

⑤由回归方程可知，乙醇浓度对五味子甲素提取结果起决定作用，浓度越高，得率越高。回流时间对五味子甲素提取有一定影响，但未呈显著性差异，溶媒用量对五味子甲素提取影响很小。选择五味子的提取条件为乙醇浓度为90%，回流时间1小时，溶媒用量5倍。预测结果为五味子甲素得率为1.05mg/g，

得膏率 14.00%。

⑥对优选工艺条件进行验证试验，结果五味子甲素得率为 1.05mg/g，得膏率为 13.95%。可见，优选结果良好。

3. 效应面优化法 - 星点设计[9]　效应面优化法（response surface methodology，RSM）就是通过实验设计获得效应（指标）与考察因素之间的关系，绘制效应面，通过目标效应区域回推出各因素的优化取值范围，即最佳实验条件的优化法。可以通过析因设计或有相互作用项的正交设计实现效应面优化，但更常用的为星点设计（central composite design，CCD）。CCD 设计是多因素实验设计，是在二水平析因设计的基础上加上极值点和中心点构成的。因此，不管有多少因素，每个因素均取五个水平，即 0，±1 和 ±α，其中 0 为中值，α 为极值，具体值由析因设计部分的实验次数（F）决定，$\alpha=(F)^{1/4}$，当选择全因子析因设计时，$F=2^k$（k 为因素数），而因素数较多时（一般 5 因素以上），也可以采用部分析因设计，此时的 $F=2^k\times1/2$。CCD 设计的实验表以代码形式编排，实验时再转化为实际物理量。

CCD 设计表由三部分组成：①析因设计部分，实验次数为 2^k 或 $2^k\times1/2$；②极值点，或称为轴点（axial point）或星点（star point），可以坐标表示其在坐标轴上的位置，如：(±α，0，…，0)，(0，±α，…，0)，…，(0，0，…，±α)，星点的组数与因素数相同，实验次数为 2×k；③一定数量的中心点重复试验。

以 3 因素星点设计为例，若采用完全析因设计，此部分的实验次数为 $2^3=8$ 次，$\alpha=(2^3)^{1/4}=1.682$。但是，为了使各实验点到中心点的距离等距，α 可取值 1.732（$\sqrt{3}$），此时可称为球面设计[10]。2 因素的等距设计也可采用正五边形或正六边形设计法。

在确定各因素水平的 α 取值后，则可依据水平代码分别求出 +1，0，-1 所代表的物理量。5 个水平的安排是以任 2 个水平间差的比值与对应坐标差的比值相等为原则。以 3 因素为例说明如下：

因有 3 个因素，该因素的水平代码为：$-\sqrt{3}$、-1、0、1、$\sqrt{3}$，若该因素的水平在 1～10 之间，则水平安排为：1、X、Y、Z、10，X 的计算为 $(1-X)/[(-\sqrt{3})-(-1)]=(10-X)/[\sqrt{3}-(-1)]$，从而得到 X=2.902，依次可得 Y=5.5 和 Z=8.098 的值。

下面以星点设计 - 效应面优化法优化水飞蓟素固体分散体微丸制备工艺为例说明其应用过程[11]。

以 PVP 为载体材料，采用流化床微丸上样技术制备水飞蓟素（silymarine，SM）固体分散体微丸。在预实验基础上，选取对固体分散体微丸性质影响较为显著的 2 个因素为考察对象，即 PVP/SM 比例（X_1）和微丸增重（X_2,%）。根据星点设计的原理，每个因素取 5 水平，各因素的极大和极小水平根据单因素考察实验结果和实验需要设立，因素水平见表 2-9，实验安排见表 2-10。分别测定微丸的 5、10、30 分钟的累计溶出百分数（P_5、P_{10}、P_{30}）及溶出 20% 所需时间 T20，试验结果见 2-11。

表 2-9　两个考察因素的代码水平及对应物理量

Independent variables	level				
	-1.414	-1	0	+1	+1.414
X_1	2.00	2.59	4.00	5.41	6.00
X_2（%）	50.00	71.96	125.0	178.0	200.0

表 2-10　实验安排表

No.	Coded		Physical	
	X_1	X_2	X_1	X_2
1	1	1	5.41	178.0
2	1	-1	5.41	71.96
3	-1	1	2.59	178.0
4	-1	-1	2.59	71.96
5	1.414	0	6.00	125.0
6	-1.414	0	2.00	125.0
7	0	1.414	4.00	200.0
8	0	-1.414	4.00	50.0
9-13	0	0	4.00	125.0

表 2-11　试验效应值

No.	X_1	X_2	P_5（%）	P_{10}（%）	P_{30}（%）	T_{20}（min）	OD
1	5.41	178.0	58.22	76.22	86.62	1.212	0.7682
2	5.41	71.96	57.33	75.45	86.51	1.215	0.7624
3	2.59	178.0	2.37	4.71	12.05	92.28	0
4	2.59	71.96	4.26	8.46	16.00	39.01	0
5	6.00	125.0	63.36	79.34	86.92	1.020	0.8198
6	2.00	125.0	1.57	3.75	9.30	140.3	0
7	4.00	200.0	73.57	87.68	91.51	0.7575	0.9162
8	4.00	50.0	66.78	79.88	87.43	0.9328	0.8439
9	4.00	125.0	73.81	89.54	92.11	0.7748	0.9220

续表

No.	X_1	X_2	P_5 (%)	P_{10} (%)	P_{30} (%)	T_{20} (min)	OD
10	4.00	125.0	71.78	87.63	90.85	0.8001	0.9044
11	4.00	125.0	72.65	89.92	91.22	0.7872	0.9156
12	4.00	125.0	70.44	88.90	90.12	0.8139	0.9000
13	4.00	125.0	72.32	89.51	91.20	0.7905	0.9131

以评价指标（因变量）分别对各因素（自变量）用Statistica 5.0统计软件进行多元线性回归、二次多项式及三次多项式拟合。拟合结果表明，四个因变量对X_1、X_2多元线性回归的相关系数均较差，P_5、P_{10}、P_{30}及T_{20}的回归系数分别为0.7739、0.8050、0.8375和0.8024。P_5、P_{10}和P_{30}均符合二次多项式拟合，其相关系数分别为0.9392、0.9520和0.9618，而T_{20}更符合三次多项式拟合，其相关系数为0.9997。优选拟合方程如下：

$$P_5 = -229.72973 + 116.2457X_1 + 0.5325747X_2 - 12.503994X_1^2 - 0.0021977X_2^2 + 0.0092829X_1X_2$$

$$P_{10} = -269.91745 + 136.19334X_1 + 0.669851X_2 - 14.545177X_1^2 - 0.0028451X_2^2 + 0.0150952X_1X_2$$

$$P_{30} = -231.7707 + 125.1684X_1 + 0.4322842X_2 - 13.038475X_1^2 - 0.0019278X_2^2 + 0.0135546X_1X_2$$

$$T_{20} = -196.16854 + 43.217276X_1 + 7.043138X_2 + 1.3417494X_1^2 - 0.0172065X_2^2 - 2.2577363X_1X_2 + 0.1269221X_1^2X_2 + 0.0042575X_1X_2^2$$

$$OD = -3.0456 + 1.5003 * X_1 + 0.0074 * X_2 - 0.1581 * X_1 * X_1 + 1.9159E-5 * X_1 * X_2 - 2.8958E-5 * X_2 * X_2$$

根据上述方程，分别绘制效应面，如图2-1所示。

由图2-1可知，随着X_1、X_2的增大，P_5、P_{10}、P_{30}分别经历了一个先增大后又稍有减小的过程，T_{20}则先减小后增大。根据以上三维图，通过P_5、P_{10}、P_{30}和T_{20}优选的范围，分别选取各自对应的载体-药物比例和增重的范围，通过交集，得较优处方条件为PVP/SM比例4/1-5/1，增重80%~120%。

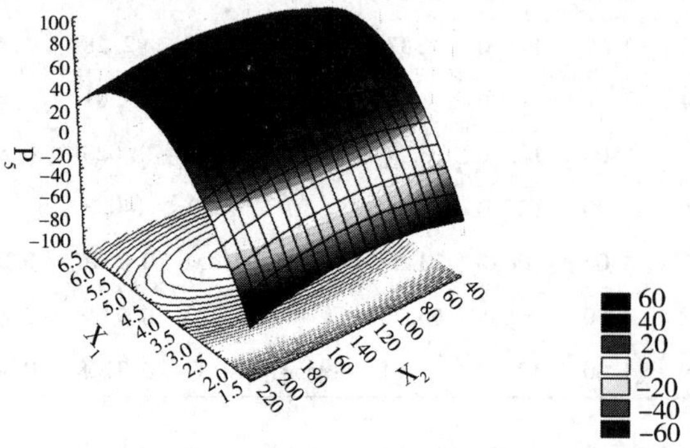

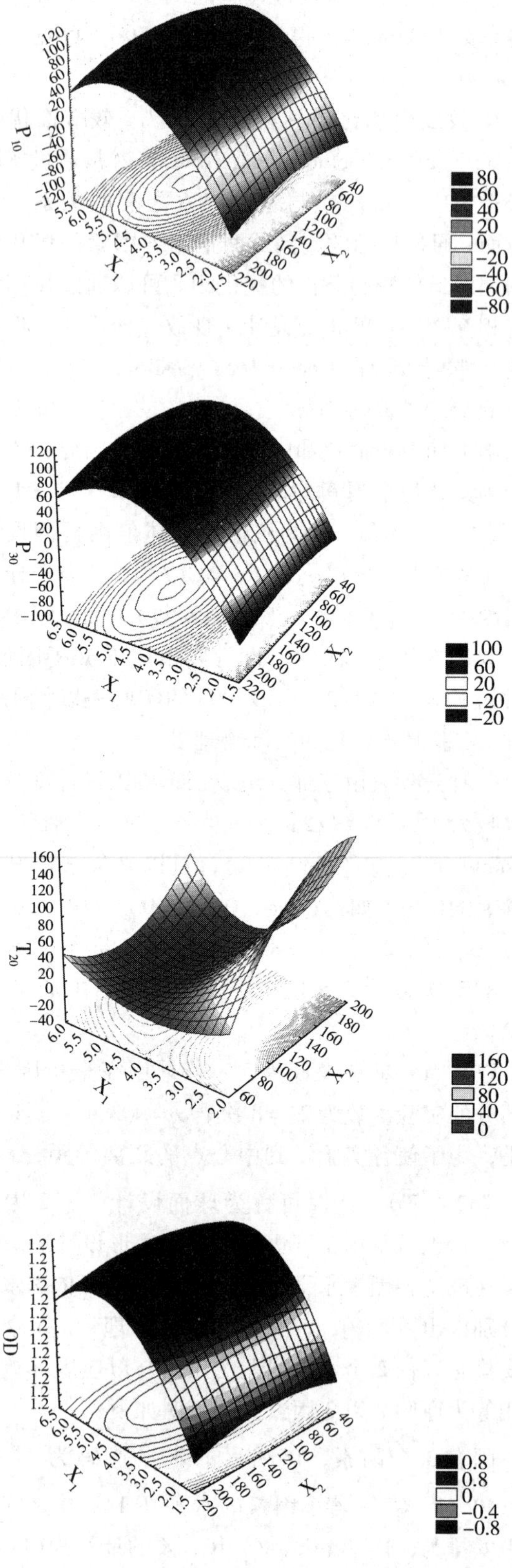

图2-1　微丸的5、10、30min的累计溶出百分数（P_5、P_{10}、P_{30}）、溶出20%所需时间（T_{20}）及总评归一值（OD）对PVP/SM比例（X_1）和微丸增重（X_2）的效应面

当指标较多时，分别优选得到的各因素水平范围可能互相矛盾，并不存在交集，此时，可以采用“归一化”法，将所有指标综合为一个值，反映总体效应结果。每个指标均标准化为 0 - 1 间的“归一值”（desirability），各指标“归一值”求算几何平均数，得总评“归一值”（overall desirability，OD）。$OD=(d_1d_2\cdots d_n)^{1/n}$，n 为指标数。对取值越小越好的因素和取值越大越好的因素采用 Hassan 方法分别进行数学转换求“归一值”d_{min}和d_{max}，$d_{min}=(y_{max}-y_i)/(y_{max}-y_{min})$，$d_{max}=(y_i-y_{min})/(y_{max}-y_{min})$。

本例中，微丸的 P_5 越大越好，对 1 号实验处方 $d_{max}=(58.22-1.57)/(73.81-1.57)=0.7842$

对于数据分布较特殊的效应，如释放特性等，可采用 Harrington 方法。

根据 T20 数值分布预先设定某一 d 值。设 $T_{20}=0.5$ 时，$d=0.8$，$T_{20}=2$ 时，$d=0.2$；先将 d 转化为无量纲的指标；$y'=-(\ln(-\ln d))$，y'与 y 之间的关系可用线性方程描述 $y'=b_o+b_1y$，通过 T_{20}的二对数值可求得 b_0及 b_1。$T_{20}'=-1.3172T_{20}+2.1585$。将实验数值带入方程得 T_{20}'，用以下方程求算相应的 d，$d=e^{-(e-y)}$，如一号实验处方：$t_{20}=1.212$，$t_{20}'=0.5621$，$d=0.5655$，$OD=d_{P5}*d_{P10}*d_{P30}*d_{t20}=0.7682$。

各实验对应的 OD 值如表 2 - 11 所示，OD 值对 X_1和 X_2的效应面如图 2 - 1 所示。筛选 OD 值大于 0.8 的区域，得 X_1取值范围为 4/1 - 5.2/1，X_2的取值范围为 80% ~160%，与前述结果基本吻合。

（卢懿）

参考文献

[1] 段富津. 方剂学. 上海：上海科学技术出版社，1995.

[2] 侯世祥. 中药新制剂工艺研究思路与方法. 中药新药与临床药理，1995，6 (2)：9 - 14.

[3] 侯世祥. 中药新制剂成型性研究思路与方法. 中国中药杂志，2000，25 (1)：4 - 7.

[4] 吴露霞. 关于医学科研课题申报的认识与实践. 科技情报开发与经济，2001，11 (3)：114.

[5] 张东烜. 科研课题申报书中应注意的问题. 中华医学图书情报杂志，2004，13 (1)：8.

[6] 李希明，梁蜀忠，孙金立. 影响科研课题中标的主要因素与对策. 科研管理，2005，25 (7)：35.

[7] 方开泰. 均匀设计—数论方法在试验设计中的应用. 应用数学学报，1980，3 (4)：363 - 372.

[8] 袁海龙，谭锐，李仙逸，等. 均匀设计法优选五味子的提取工艺. 中国中药杂志，2002，27 (5)：355 - 357.

[9] 吴伟，崔光华. 星点设计 - 效应面优化法及其在药学中的应用. 国外医学药学分册，2000，27 (5)：292.

[10] 盛海林，涂家生. 球面对称设计在药剂学上的应用. 中国药科大学学报，1996，27 (4)：211.

[11] 孙宁云. 流化床包衣技术制备固体分散体的研究. 上海：复旦大学，2007.

第三章

现代中药制剂的质量控制与评价

自晋代葛洪在《肘后备急方》首次提出“成药”概念至今，中药制剂（中成药）已有1700多年历史。受当时科学技术条件的限制，中药制剂在成品内在质量的控制上缺乏有效手段，可谓“丸散膏丹，神仙难辨”。传统中药制剂质量主要依靠原料药材的地道性、制作工艺的经验性以及传统医药行业道德规范的约束予以保证。同仁堂“炮制虽繁，必不敢省人力；品味虽贵，必不敢减物力”的古训，反映了传统中药制剂生产保证质量的基点。这种状况直到20世纪60年代徐国钧先生提出显微鉴别方法才开始发生变化。

目前，中药制剂已经有40多种剂型，成药品种数近万种，约计5.8万个批准文号；中药制剂从丸、散、膏、丹等传统剂型到片剂、颗粒剂、胶囊剂、中药注射剂等现代剂型以及缓释片、脂质体等创新制剂的应用，促进了产品结构的调整和行业技术水平的提升；产品质量也逐步实现了由凭经验控制到全过程质量控制的巨大进步。

随着我国药品监管体制的逐步完善，以及现代分析技术的发展与应用，中药制剂的质量控制体系也逐步走向规范与现代化，现今的中药制剂质量控制体系已经是一个包含管理手段和技术手段的完整体系[1]。本章重点讨论以质量标准为依据的质量控制与评价。

第一节　概　　述

现代中药制剂的质量标准既是其质量控制与评价的技术依据，也是药品管理相关法规的强制要求。

一、药品质量控制模式及现代中药制剂质量控制体系

（一）药品质量的控制模式

在多年的药品生产与管理实践中，逐渐发展形成了“检验控制质量”、“生产控制质量”和“设计控制质量”等质量控制模式[2]。

1. 检验控制质量（quality by test）“检验控制质量”模式的基本思路是：在生产工艺固定的前提下，药品的生产企业在每批药品生产出来以后，按比例抽取一定数量的样品进行检验，如符合质量标准的要求，即可将产品放行出厂。国家药品监督管理部门将按照计划对上市产品进行监督抽检，以进一步保证药品的质量。

这一模式重视与终产品质量标准有关的各种信息与要求，而对生产工艺等方面的信息与要求重视不够。其缺点主要体现在两个方面：其一，检验仅是一种事后的行为，一旦产品经检验不合格，虽可避免劣质产品流入市场，但会给企业造成较大的损失。其二，检验时只按比例抽取一定数量的样品，受检样品的质量并不能完全反映整批药品的质量。即药品抽检的结果只能否定该批药品的质量，而不能完全肯定该批药品的质量。

2. 生产控制质量（quality by manufacture）“生产控制质量”模式通过强化过程控制来保证药品质量。与检验模式相比，生产模式抓住了影响药品质量的关键环节即生产过程，综合控制药品的质量，实现了对影响药品质量各关键环节的全方位覆盖，合理选择关键因素，对可能影响质量而未纳入质量标准的关键工艺参数就可能得到有效控制。但“生产控制质

量”模式仍有不足：如果在研发阶段，该药品的生产工艺没有经过充分的优化、筛选、验证，那么，即使完全按照工艺生产，仍不能保证所生产的药品的质量。

3. 设计控制质量（quality by design）　“设计控制质量”模式将药品质量控制的支撑点进一步前移至药品的设计与研发阶段，从而消除因药品及其生产工艺设计不合理可能对产品质量所带来的不利影响。根据这一模式，在药品的设计与研发阶段，就要进行全面的考虑，综合确定目标药品，然后通过充分的优化、筛选、验证，确定合理可行的生产工艺。最后，再根据“生产控制质量”模式的要求进行生产与检验，从而全面地控制药品的质量。

上述三种质量控制模式在质量控制点上逐步前移，从依赖于成品的检验，到生产的过程控制，再到产品的设计与研究阶段的控制。“检验控制质量”模式显然对于中药制剂质量控制存在很大程度的不可控性；“生产控制质量”虽然可以在全过程对中药制剂生产进行质量控制，但缺少对设计过程的参与，仅仅通过对生产过程的控制来被动“保证”产品质量，对中药制剂来说还远远不够，而需要以“设计控制质量”的思路和理念开展质量研究工作[3]。但无法摒弃“检验控制质量”模式及“生产控制质量”模式，这一方面是因为“设计”形成的质量还得靠生产过程来保障、终产品的检验结果来体现；另一方面是人体疾病的复杂性与医药科技发展的局限性，设计缺陷不可避免；再者就是目前中国药品的状况，大量上市流通的药品，特别是中药制剂，上市时往往没有经过严格的新药设计过程，要对这一类药品进行再评价，本身就是一个浩大而难以实现的工程。实际上，目前的药品质量控制模式是一个包含管理与技术，涵盖药品质量形成与维持全过程的系统而复杂的模式。

（二）现代中药制剂质量控制体系

由于中药药效物质基础和作用机制不明确，质量标准不完善，现代中药制剂很难通过终产品检验控制产品质量。要降低其质量风险，必须从研发、生产、经营和使用等各环节全过程控制产品质量。

1. 现代中药制剂研发过程的质量控制　药品研发过程包含从立项→临床前研究→临床研究的全过程，目前的药品管理法规即药品管理法及其实施条例、药品注册管理办法、各种药品研究指导原则等，对这一过程的质量控制主要包含以下内容：

（1）强化工艺设计研究，制订科学、完善、实用、具评价性的客观标准　中药制剂质量的“设计赋予”，主要体现在药学部分的研究中，处方与工艺是质量的根本，质量标准是控制质量的依据，药理学与临床研究实际上是对设计质量的检验与评价。

（2）建立健全安全性评价体系，严格实施药品非临床研究质量管理规范（Good Laboratory Practice，GLP）　对于现代中药制剂，建立健全安全性评价体系，严格实施GLP，是控制质量、避免不良事件的重要保障。

（3）加强临床疗效评价标准研究，执行药物临床试验质量管理规范（Good Clinical Practice，GCP）　现代中药制剂的临床疗效是制约其发展及国际认可的关键问题之一。因此，必须以现代科学理论和方法建立既符合中医药特点，又能够被普遍接受的临床评价标准，形成可关联临床真实情况的药品质量评价新体系，促进中医药现代化与国际化[4]。

2. 现代中药制剂生产过程的质量控制

（1）加强中药材及饮片的质量管理（质量控制的基础）　中药材是生产中药饮片的原料，中药饮片是中成药生产的直接原料，中药材和中药饮片的质量关系到中成药的疗效和安全性。中药材多数来源于植物和动物，其质量受种植资源、土壤、气候、栽培和加工技术等内外因素影响很大。

我国于2002年6月1日起施行《中药材生产质量管理规范（试行）》，2016年2月16日CFDA（国家食药监总局）宣布取消对中药材GAP的认证，但监管会日趋严格。国家食品药品监督管理局于2004年开始对中药饮片质量进行要求，必须在GMP的条件下才能生产，并全部实施批准文号管理。

（2）严格执行GMP管理（质量控制的保证）　现代中药制剂的制备工艺过程甚至影响到成品的作用物质基础和制剂质量，严格执行GMP尤为重要。

（3）成品检测　依据我国中药制药企业的实际情况，以及中药制剂质量的复杂性状况来看，成品的检验是控制药品质量不可或缺的手段。

（4）强化职业道德、提高人的素质（质量控制的根本）　建立职业准入制度，树立优良的职业道德与敬业精神，所谓“做良心药，放心药”正是基于此。

3. 现代中药制剂流通使用过程的质量控制　在流通环节严格实施《药品经营质量管理规范》（Good Supply Practice，GSP）也是保证质量的重要方面。

对于中药制剂使用终端（医院）的质量控制还需进一步加强。

二、现代中药制剂质量控制与评价的依据

药品标准是指为保证药品质量所制定的质量指标、检验方法以及生产工艺等的技术要求，分法定药品标准和非法定药品标准。通常所说的药品标准多指法定药品标准，即在国家层面（卫生部、国家药品监督管理局或国家食品药品监督管理局，随国家药品监管体制变动而变动）颁布的药品标准。

中药制剂质量控制与评价标准的作用主要体现在以下方面：

（一）指导中药制剂的研发与生产的技术依据

1. 中药制剂研发的依据 新的中药制剂质量标准本身是在研发过程中逐渐形成，从临床研究用药品质量标准→生产用药品质量标准→国家药品标准（试行标准→转正标准），该过程中，已有的药品标准可作为研发的依据，研发中制定的标准又作为研发过程中质量控制的依据。

2. 中药制剂生产的依据 国家药品标准作为药品生产依据，主要体现在：

（1）药品生产用原料质量控制依据 中药制剂质量标准的处方与制备工艺项载明了其所用原料药材与辅料的品种，申报标准中同时载明其原辅料的执行标准，作为企业原料质量控制的依据。

（2）药品生产过程的依据 GMP 对制剂工艺规程的制定有严格的要求。工艺规程必须以批准的该品种国家药品标准为依据，任何影响质量的工艺改变均须经药品监督管理部门批准。

（3）成品质量控制依据 药品生产企业必须对其生产的药品进行质量检验，质量检验的依据就是该品种的国家药品标准，不符合国家药品标准规定的不得出厂。

3. 中药制剂流通的依据 中药制剂质量标准在药品流通环节的使用主要在于质量验收、贮藏、广告依据等方面。

（1）质量验收的依据 目前的 GSP 规范没有要求药品流通企业对销售药品进行检验，但要求其进行质量验收，验收的依据包含该品种的质量标准并依据标准进行感官质量的验收。

（2）储存的依据 药品流通企业对销售药品的储存条件应严格按照该品种质量标准规定的条件进行，保证其在流通环节不发生质量改变。

（3）广告的依据 非处方药的广告中涉及功能主治等内容须依据该品种的质量标准。

4. 中药制剂使用的依据 中药制剂的正确使用是其发挥疗效避免不良反应的基础，而质量标准中载明的功能主治、用法用量、规格、注意等是该品种临床使用的法定依据。

（二）药品质量控制与评价的法定技术依据

药品监督管理部门有权对药品研制、生产、经营以及医疗机构使用的药品进行监督检查，内容包含行政监督与质量检验，其中药品标准均作为法定依据。

1. 药品行政监督的技术依据 中药制剂质量标准中非检验项目如药品名称、处方、制法、功能与主治、用法与用量、规格、贮藏等项目均是药品行政监督的依据，特别是处方和制法项，经常作为药品 GMP 检查的重要依据，也作为假劣药品判断的依据。

2. 药品监督检验的法定依据 药品监督管理部门设置的药品检验机构对于药品生产、流通、使用环节的药品质量均要不定期的进行监督抽查检验，检验的依据就是国家药品标准，也只有依据国家药品标准检验出具的检验报告才具有法律效力。

（三）中药制剂现代化与国际化的基础

中药质量标准化是实现中药现代化、国际化的必要条件。中药制剂至今尚未能作为药品进入发达国家主流医药市场，质量标准体系不够完善、质量检测方法及控制技术比较落后是制约其国际化的关键因素。

三、现代中药制剂质量特点及质量控制与评价标准的研究方向

（一）现代中药制剂质量的特点

中药制剂的质量控制研究即质量标准研究，是药品质量控制的核心。中药制剂质量控制虽然通常检测的是成品，但中药制剂质量控制应该贯穿于制剂研发、生产的整个过程，使中药处方意义在制剂过程中得以充分体现，保证生产的中药制剂质量稳定、安全、有效，其特点主要表现在：

1. 中药制剂成分复杂，药效物质基础及作用机制不明确　在药效物质基础不明确的情况下进行质量设计与质量控制，是目前中药制剂质量控制的最大特点。

2. 中药制剂质量受原药材品种、规格、产地等的影响较大　中药品种繁多，很多药材有多个植物来源，即使同一品种来源的药材，不同药用部位，其有效成分含量也相差很大。生长分布较广的中药材，由于自然条件的不同，不同产地产品质量也不一样，“诸药所生，皆有境界”，“离其本土，则质同而效异”；这种现象在药材中非常普遍。

3. 中药制剂质量受原药材杂质、污染的影响较大　中药制剂杂质的来源要比化学制剂复杂得多，如药材中非药用部位、未除尽的泥沙、土壤中重金属的污染、农药的污染、微生物和虫蛀等都会影响中药原料的质量。

中药材的农药残留超标也是我国中药进入国际市场频繁受阻的重要因素之一。现行版《中国药典》加强了对重金属以及中药材的有毒有害物质的控制，制定了中药材及饮片中二氧化硫残留量限度标准，推进建立和完善重金属及有害元素、黄曲霉毒素、农药残留量等物质的检测限度标准。

4. 中药制剂质量受原药材加工的影响较大　用于中药制剂处方投料的原药材一般都是经过加工的中药饮片，中药材饮片加工目的或是除去杂质，或是利于有效成分的溶出，或是炮制增强药性降低毒副作用，或是改变药性，这都是中医用药的特色之一。饮片贮存不当，会出现虫蛀、霉变、走油等现象，而且化学成分有的也会挥发、降解，储藏时间、光照、温度、虫蛀、鼠害等均对饮片的质量有影响。因此，中药饮片本身也存在稳定性和贮存期的问题。

5. 中药制剂质量受制备工艺的影响较大　中药制剂制备工艺过程对其质量有较大影响，特别是提取纯化工艺，将直接影响其作用的物质基础。

（1）提取、分离与纯化工艺对质量的影响　中药制剂成型前多要对药材进行提取、分离和纯化等处理，提取方法、提取溶剂、纯化方法等，对药物有效成分提取效率和制剂的疗效影响都很大。在中药制剂的生产过程中，要控制住每一个影响制剂质量的环节，才能保证制剂的质量。

（2）浓缩与干燥工艺对质量的影响　水提法在中药制剂中仍占有相当大的比例，制剂过程中加热、浓缩和干燥对有效成分和药效影响是应该关注的重要问题。

（3）成型工艺对质量的影响　剂型、辅料性质、制剂处方、成型工艺等对中药制剂质量有重要影响，尤其对缓控释剂型、靶向制剂等新制剂影响更大。

（二）现代中药制剂质量控制与评价标准的研究方向

在药效物质基础研究未获得突破的情况下，参照化学药品的质量标准模式成为目前中药制剂质量标准的主要选择。现行版《中国药典》标准及新注册中药制剂标准的要求也基本上参照这一标准模式。随着检测技术的提高，标准水平也在不断提高，如项目设置更加齐全，方法专属性更强；引入安全性检查指标，引入新仪器分析方法，引入新技术等。

制订严谨、科学、合理、适用、可评价有效性与安全性的客观标准是质量标准研究的方向。如何通过现代科学技术与手段去了解复方的物质基础与作用机制，是中药复方研究的难点。

（三）指纹图谱技术在现代中药制剂质量控制与评价标准中的应用

中药指纹图谱技术是已获得广泛认同的控制中药/制剂质量的方法。中药指纹图谱是指某些中药材或中药制剂经适当处理后，采用一定的分析手段，得到的能够标示其化学特征的色谱图或光谱图。中药指纹图谱是一种综合的、可量化的鉴定手段，建立在中药化学成分系统研究的基础上，主要用于评价中药材以及中药制剂半成品质量的真实性、优良性和稳定性。“整体性”和“模糊性”为其显著特点。

以指纹图谱作为中药（天然药物）提取物及其制剂的质量控制方法，已成为国际共识。美国食品药品管理局（FDA）允许草药保健品申报资料中提供色谱指纹图谱；世界卫生组织（WHO）在1996年草药评价指导原则中也规定，如果草药的活性成分不明确，可以提供色谱指纹图谱以证明产品质量的一致；欧共体在草药质量指南中亦称，单靠测定某种有效成分考查质量的稳定性是不够的，因为草药及其制剂是以整体为活性物质。德国研制的银杏叶提取物制剂应用指纹图谱制定了相应的标准，该图谱体现了制剂所含的33个化学成分（主要为黄酮类和内酯类）和各自的含量；经化学成分和药效相关性研究，发现约24%银杏黄酮和约6%银杏内酯组成的提取物具有最佳疗效。

2020年版《中国药典》计划对研究基础扎实、药效成分基本明确的50种大宗中药材开展指纹图谱和多成分含量测定研究，全面提升常用中药材有效性控制水平[5]。中药及其制剂均为多组分复杂体系，建立中药指纹图谱将能较为全面地反映中药及其制剂中所含化学成分的种类与数量，进而对药品质量进行整体描述和评价。在此基础上，如果进一步开展谱效学研究，可使中药质量与其药效结合起来，有助于阐明中药作用机制。中药指纹图谱的研究和建立，对于提高中药质量，促进中药现代化和国际化有重要意义。

四、中药制剂质量控制与评价标准现状

（一）药品标准及其管理现状

1. 药品标准及国家药品标准的沿革 我国的药品标准，是随着国家药品监督管理与新药注册等法规的颁布执行、修订完善而逐渐发展的。在1949年中华人民共和国成立至1985年《中华人民共和国药品管理法》（以下简称《药品管理法》）颁布执行期间，我国的药品注册与审批比较混乱，各省级卫生行政部门均可自行批准药品上市，由此产生了大量的地方药品标准，期间虽然也编制了3版《中国药典》等药品标准，但一直未确立其法律地位。1985年7月1日《药品管理法》正式颁布执行，确立了药品标准的法律地位，并将新药审批权限上移至卫生部［同年《新药审批办法》（1985）也开始实施］，但该法规定：药品标准包括国家药品标准和省、自治区、直辖市药品标准；生产已有国家药品标准或者省、自治区、直辖市药品标准的药品（仿制药），由省、自治区、直辖市卫生行政部门发给批准文号。这部法律将国家药品标准和地方药品标准共同作为法定药品标准，仿制药的审批也在地方省级卫生行政部门；这一规定导致同一药品品种在不同地区有不同的标准。

2001年12月1日，新修订的《药品管理法》开始实施。该法规定，除部分中药饮片外，所有药品均执行国家药品标准，废除了地方药品标准。2002年12月1日《药品注册管理办法》（试行）施行，所有药品注册均由国家食品药品监督管理局批准，从源头上消除了地方药品标准的形成。

目前，我国药品标准工作严格按照一部法律（《药品管理法》）、一部法规（《药品管理法实施条例》）、数个部门规章（如《药品注册管理办法》等）的要求，规范地开展药品标准制定工作，形成了一个以一部《中国药典》和一系列局颁标准为核心的国家药品标准体系。

2. 法定标准（国家药品标准）体系及其形成 国家药品标准由文字标准与实物标准共同构成。

（1）《中国药典》 截至目前，中国政府共颁布了10版药典，分别是1953年版、1963年版、1977年版、1985年版、1990年版、1995年版、2000年版、2005年版、2010年版、2015年版。

2015年版《中国药典》由一部、二部、三部、四部构成，收载的品种较以往有较大幅度增加，共计5608种。其中：一部收载药材和饮片、植物油脂和提取物、成方制剂和单味制剂等，品种共计2598种；二部收载化学药品、抗生素、生化药品、以及放射性药品等，品种共计2603种；三部收载生物制品137种；附录（通则）、辅料独立成卷，构成《中国药典》四部主要内容，药用辅料品种收载数量显著增加至270个。2015年版《中国药典》进一步提升了对药品质量控制的要求，完善了药典标准的技术规定，使药典标准更加系统化、规范化；健全了药品标准体系；安全性控制项目大幅增加，制定了中药材及饮片中二氧化硫残留量限度标准，推进建立和完善重金属及有害元素、黄曲霉毒素、农药残留量等物质的检测限度标准；加强对重金属以及中药材的有毒有害物质的控制等。2015年版《中国药典》一部[6]收载中药制剂（成方制剂和单味制剂）1493种，较2010年版568种有大幅增加。

（2）各种局（部）颁药品标准 即便现行版《中国药典》收载品种大幅增加，也仅5000余种，国家药品标准中绝大部分是各种形式的局（部）颁药品标准，包括：

1）新注册药品（包括新药、仿制药）标准 注册申请人在申报生产时研究制定生产用药品质量标准草案，经省级及其以上药检所复核，药品审评中心审核，国家药品监督管理局随药品批件一同颁布，该标准为试行标准（2007年《药品注册管理办法》实施之前）或注册标准（2007年《药品注册管理办法》实施之后），试行标准试行期一般为2年，试行期满后由企业提出转正申请，国家药典委员会审核后转为正式标准，转正的品种已逐年汇编为《新药转正标准》48册。新的《药品注册管理办法》已提出，今后将不设试行标准，批准注册后均称为注册标准，不再经历转正过程。

2）老药品标准　《新药审批办法》（1985）实施之前批准的药品，除药典收载品种外大多为地方标准，后卫生部及国家食品药品监督管理局进行了多次整顿与规范，形成了大量的标准，如：成册的卫生部药品标准、国家食品药品监督管理局中成药地标升国标标准、国家食品药品监督管理局标准化药地标升国标标准、保健药转国药准字标准等。

3）进口药品注册标准　进口药品注册时，其质量标准须经我国国家食品药品监督管理部门复核及审核，获准后批为该品种的注册标准。目前进口药品注册标准有部分汇集成册，有部分为散页。

（3）实物标准　实物标准是指与文字标准有关的以实物形态出现的国家实物标准，即药品标准物质，包含所有国家药品标准中所采用的标准品、对照品、对照药材等，法定的药品标准物质由中国食品药品检定研究院负责，包括对标准物质原材料的选择、制备方法、标定方法、标定结果、定值准确性、量值溯源、稳定性及分装与包装条件等环节进行全面技术审核和批准。

3. 非法定药品标准

（1）省级中药材（包括民族药材）标准　指省、自治区、直辖市药品监督管理部门制定的中药材（包括民族药材）标准。各省级中药材标准依旧存在并有效采用，其合法性一直不明确。

（2）中药饮片炮制规范　指在中医药理论指导下，根据辨证施治和调剂、制剂的需要，对中药材进行净制、切制和炮制加工的工艺规范和质量标准。目前中药饮片质量标准包括《中国药典》《全国中药材炮制规范》和地方中药饮片炮制规范（指省、自治区、直辖市食品药品监督管理部门制定的炮制规范）。其中，除《中国药典》外，均属非法定药品标准。

（3）医疗机构自制制剂标准　医疗机构自制制剂只允许在本医疗机构使用，不得上市流通，在《药品管理法》中不属于药品管理范畴，其标准也不是法定药品标准。目前执行标准有《中国医院制剂规程》及医疗机构自制制剂注册标准。

（4）新药研究用及生产用质量标准　按照《药品注册管理办法》，药品在申报临床研究时须制定“临床研究用药品质量标准（草案）”，用于控制及评价临床研究用样品质量。在申报生产时须在临床研究用药品质量标准（草案）的基础上，进一步制定“生产用药品质量标准（草案）”，作为试生产质量控制与评价的依据，也是制定法定质量标准的基础（批准后即成为法定标准）。

（5）企业标准　药品生产企业为保证药品质量制定的标准为企业内部标准。一般高于法定标准要求，主要是增加了检测项目或提高了标准限度，是企业创优、提高竞争力、保护优质产品、防止假冒的重要措施。

（6）国外药典　按照《药品管理法》，在中国境内销售的进口药品的质量控制所依据的质量标准，是批准的进口药品注册标准，国外药典在中国并不作为法定药品标准，一般用作制定国家药品标准的参考。常用的有《美国药典》（Pharmacopoeia of the United States，USP.）、《英国药典》（British Pharmacopoeia，BP.）、《日本药局方》（Pharmacopoeia of Japan，JP.）、《欧洲药典》（European Pharmacopoeia，EP.）等。《国际药典》（Pharmacopoeia Internationalis，Ph. Int.）虽然由世界卫生组织（WHO）为了统一世界各国药品的质量标准和质量控制方法而颁布，但其无法律的约束力，仅供各国编纂药典时作为参考标准。

（二）中药制剂质量标准现状

1. 中药制剂质量标准的构成　我国有效的法定中药制剂质量标准包括：《中国药典》现行版一部，《卫生部药品标准》（中药成方制剂第 1～20 册）（收载中药制剂 4052 种），《卫生部药品标准》藏、蒙、维民族药分册（共收载制剂 432 种），《中药保护品种标准》（标准数目不清），国家药品监督管理局《国家中成药标准汇编》（中成药地方标准上升为国家标准部分）（共分 13 册，收载中药制剂 1518 种），《保健药品转药品标准》（1064 种）及《新注册中药制剂药品标准》等。

另外，进口药品注册标准中也含有少量中药制剂标准。

2. 中药制剂质量标准中存在的主要问题

（1）标准水平参差不齐　中药制剂质量标准由于来源及形成时间差异较大，标准水平参差不齐，加之多年来由于技术手段有限、资金不能保障，其技术水平明显偏低。

①中成药部颁标准由于历史缘故，“先整顿后提高”成为当时制定标准的准则，造成其多数难以控制其质量；②地标升国标及健字号转准字号中药制剂标准虽进行了标准提高修订工作，但由于标准来源于地方药品标准，未经过严格的新药设计（研究）过程，处方、工艺等先天不足造成有效性与安全性不能保

障；③新注册中药制剂标准应该是水平较高的标准，但也因其批准时间不同造成水平差异较大，20 世纪 80 至 90 年代初新研制的中药新药较多，但限于当时之技术，其质量控制方法亦存在较大的改进与提高空间；④民族药制剂质量标准更是有待整理提高；⑤药典标准由于每 5 年有一次修订，一直处于不断发展与完善的过程之中，传统剂型（丸剂、散剂等）较多，难以代表当前药品生产和临床用药的现状与水平。

（2）实物标准研究滞后　中药对照品及对照药材的研发与供应往往严重滞后于文字标准，除药典标准外较多的对照品及对照药材不能及时供应，严重制约了标准的执行。

（3）质量标准模式有待突破　由于中药药效物质基础研究薄弱，致使质量控制指标与中药的有效性关联性不强，中药制剂长期沿用化学药品制剂的质量标准模式，所制订的质量标准并不能有效控制药品质量。因此，中药及中药制剂质量标准模式有待突破。

刘昌孝等[6,7]基于质量物质在药材、饮片、方药及其制剂中的“物质存在性”、“物质特有性”、“物质可测性”、中医药理论“物质功效关联性”和在产品生产过程中的“物质溯源性”和“传递性”等五个要素，提出了“中药质量标志物（Q－marker）”的概念，阐述了质量标志物的核心理论和研究方法，并进行了基于中药质量标志物的元胡止痛滴丸的作用机制[8]和复方丹参滴丸中君药丹参的质量标志物[9]等研究。为阐释中药整体功效及其作用的核心机制，建立中药质量评价和质量标准的新模式提供了新的思路。

（冯年平，刘欣荣）

第二节　现代中药制剂的质量研究

中药制剂是由处方中药材经系列“加工”而成的药品，这一加工过程实际上是通过提取纯化工艺，将形成成品有效物质基础的天然化学组分提取纯化，经制剂工艺保证该类成分的吸收利用与质量稳定，经质量标准研究控制该类成分在终产品中的含量。制剂过程中影响制剂成品质量的因素各种各样，因此质量研究的主要目的就是：探明有关的原材料、半成品、成品的理化性质和生物学性质等对提取纯化工艺、制剂工艺、制剂稳定性等制剂过程的影响，以及与质量控制标准建立有关的影响因素，为制备工艺、质量标准、稳定性研究的各步骤提供设计依据，提高“设计赋予”的制剂质量，也为药学研究乃至整个医学研究提供基础。

一、中药制剂质量研究的内涵与意义

质量是产品、过程或服务满足规定或潜在要求（或需要）的特征和特性总和；对于现代中药制剂而言，质量的概念是指制剂产品满足标准规定的特征和特性的总和。质量研究实际上是指制剂产品形成过程中需要研究的与质量或质量控制标准相关的影响因素。中药制剂的质量研究，具体就是《药品注册管理办法》中申报资料“质量研究工作的试验资料及文献资料”所要求的研究内容。其意义在于为保证制剂成品的安全有效、均一稳定提供质量研究基础。

中药制剂质量研究包含以下五个方面：

（一）处方药材所含主要成分及其理化性质研究

中药制剂质量的基本要求是满足临床用药的“安全有效、稳定可控”。其中，制剂处方中药材所含主要成分及其理化性质的研究是确保制剂“安全有效、稳定可控”最为基础性的质量研究工作，安全有效与稳定可控无一不与化学成分及其理化性质相关联。

1. 有效化学成分是中药制剂临床疗效的物质基础　中药制剂无论其作用机制、物质基础是否已经探明，均由其含有的某种或某类具药理活性的化学成分单独或联合发挥疗效。有效成分或有效部位及其配比是中药制剂有效性的物质基础。明确处方药材所含主要成分及其理化性质，并以此指导工艺、质量标准与稳定性研究，是制剂有效性的保证。

2. 有害化学成分是造成中药制剂安全危害的物质基础　安全危害是指药品产生的与治疗作用无关的毒副作用或不良反应。安全危害产生的物质基础是中药制剂中所含的有害化学成分，包括中药材和饮片自身或配伍后产生的内源性化学成分，或是经污染带入

的有害化学物质（如二氧化硫残留、重金属及有害元素、农药残留、黄曲霉毒素等）。明确处方药材所含主要成分及其理化性质，并以此指导工艺与质量标准研究，严格控制中药制剂中有害化学成分，确保制剂安全性。

3. 化学成分稳定是质量稳定的基础 质量的根本是有效与安全，质量稳定实际上是指药物的临床疗效和安全性的稳定性与重复性。有效或有害化学成分是关系中药制剂临床是否有效与安全的物质基础，化学成分稳定为质量稳定的基础与前提。明确处方药材所含主要成分及其理化性质，并以此指导制剂工艺与稳定性研究，保证有效成分在制剂中的稳定性，确保制剂质量稳定。

4. 质量可控实质上是物质基础可控 控制中药制剂质量，实质是控制影响其安全性与有效性的物质基础——有效或有害化学成分。质量可控指药品质量可被相应的客观标准控制，即有明确的检测对象和量化指标，可对中药制剂的质量进行测定和控制。质量控制标准的研究，就是从研究中药制剂的物质基础出发，控制中药制剂中有效物质基础的含量以保证制剂的有效性，控制中药制剂中有害物质基础的含量以保证制剂的安全性。明确处方药材所含主要成分及其理化性质，并据以指导质量控制标准研究，是制剂质量可控的前提。

总之，中药制剂“加工”过程中，影响制剂质量的因素各种各样，但均通过影响成品有效物质基础的天然化学组分的理化性质而产生作用，明确处方药材所含主要成分及其理化性质，对提取纯化与制剂成型工艺研究、质量标准建立、稳定性研究等具有重要意义，也为药学乃至整个医学研究打下牢固的基础。

（二）与提取纯化工艺有关的质量研究

中药制剂提取纯化工艺有关的质量研究，是以处方药材所含成分及其理化性质为基础，结合工艺特点，研究工艺过程中与药材浸出与纯化效果、半成品成型、提取物中有效组分稳定性、有效组分质量评价等相关的质量指标，为提取纯化工艺路线设计及工艺参数确定提供依据，并提供工艺研究中的考核指标。

（三）与制剂成型有关的质量研究

中药制剂的制剂成型研究是指将提取纯化获得的半成品选择适宜的剂型并通过适宜的制剂成型技术制成适合临床使用的合适剂型的过程，包括剂型选择、制剂处方设计及辅料选择、制剂成型工艺研究、直接接触药品的包装材料选择等。与制剂成型有关的质量研究主要是进行药物或半成品、辅料的理化性质研究，辅料与半成品的配伍特性研究等，为剂型选择、制剂处方设计及成型工艺研究提供依据，成品的理化性质研究及药物组分稳定性研究，为包装材料选择等提供依据。

与制剂工艺有关的质量研究是整个制剂工艺研究的基础，也是制剂研究的质量保证。

（四）与质量控制有关的质量研究

中药制剂的质量控制研究即质量标准研究，其中定性定量指标选择、定性定量方法选择、制剂与质量标准建立有关的理化性质研究等属于质量控制有关的质量研究的范畴，是质量标准建立的基础。

（五）与制剂稳定性有关的质量研究

制剂稳定性有关的质量研究主要考察环境条件对于制剂稳定性的影响，指导包装材料的选择、贮藏条件的确定以及制剂有效期的确定，是制剂稳定性研究的基础。

二、中药制剂质量研究的内容

（一）处方药材所含主要成分及其理化性质研究

中药材成分包含有效成分、有害成分和杂质成分三类。因中药物质基础并不十分清楚，加之中医病症的复杂与整体作用的特点及成分之间的协同与拮抗，很难将有效成分、有害成分和杂质成分严格区分。

1. 主要成分研究 中药材的成分研究以有效成分的研究为主，有时需进行系统的提取分离及结构鉴定。

（1）有效成分 有效成分是中药制剂中具有药理活性产生治疗效果的化学成分（单一成分或多种成分）。随各学科的飞速发展，对于中药有效成分的研究不断深入，色谱技术的广泛应用，核磁共振、质谱和X射线晶体衍射等仪器的使用，许多微量成分和水溶性成分得到了分离与结构确认，大量新的中药化学成分得以发现和认识，为中药制剂研究奠定了基础。

中药有效成分大多存在于蒽醌类、香豆素、黄酮类、木脂素、强心苷、皂苷、甾体化合物、萜类化合物、挥发油、生物碱等小分子化合物中，部分多糖、鞣质、蛋白质及肽类等大分子化合物及微量元素也具有药理活性。

随着对中药材有效成分的大量深入研究以及分析检测手段的不断进展，对一些传统中药材有效成分的药典标准收载和含量测定方法也在不断更新。以山茱萸为例，在2000年版以前的《中国药典》中，山茱萸含量测定的指标成分是熊果酸，既非主要有效成分，更非专属性成分。根据有效成分的研究结果进展，2005年版《中国药典》山茱萸项下新增了有效成分和专属性成分马钱苷的含量测定，删除熊果酸的含量测定；2015年版《中国药典》又增加了另一有效成分和专属性成分莫诺苷的含量测定，实现了多成分含量测定，并对酒萸肉和六味地黄丸系列、杞菊地黄丸系列、济生肾气丸等相关中成药统一进行了修订，有效提升了山茱萸和含山茱萸中成药的质量控制。

（2）有害成分　有害成分是指中药材原料中含有的可能造成临床安全性危害的成分，包括某些中药本身固有的有毒成分（如马兜铃酸等）及外源性污染的有害物质（如二氧化硫残留、农药残留、重金属污染等）。

中药本身固有的有毒成分有：①生物碱类，如含有乌头碱的川乌、雪上一枝蒿等；②苷类，如含强心苷类的夹竹桃、罗布麻；③马兜铃酸类，如关木通、广防己等。明确中药本身固有的有毒成分及其理化性质，以在工艺研究中尽可能去除，在质量标准研究中设定相应指标加以控制。毒性成分控制范围为大于最小有效剂量并小于最小中毒剂量。毒性成分质量控制的关键在于原料药的含量相对稳定及制剂工艺的科学、合理、成熟。

中药处方本身固有重金属（包括砷盐）的矿物药，如朱砂（含 HgS）、安宫牛黄丸、磁朱丸等。此类中药所含的重金属和公认的有害重金属存在本质差别，评价此类制剂的安全性的方法有待于进一步研究。矿物药所含重金属、砷化物的研究，将由单纯总量的研究，向其存在状态与生物活性或毒性相关性的研究转移，且将是今后此类药物研究的发展趋势。

外源性污染的重金属污染，主要来源于中药材种植生态环境、生产及炮制加工、制剂、贮藏、运输等过程中的污染。按照国内外标准，重金属主要包括铅（Pb）、镉（Cd）、汞（Hg）、铜（Cu）和砷（As）等，其检测技术电感耦合等离子体质谱（Inductively coupled plasma mass spectrometry，ICP－MS）得到广泛应用。2015年版《中国药典》新增了有关的中药安全性指导原则（部分在增补本有收载）：《中药中铝、铬、铁、钡元素测定指导原则》，在2010年版《中国药典》28个品种的基础上，又对2个药材和饮片标准增加了重金属及有害元素的检测要求，在重金属及有害元素方面，根据常用中药材重金属及有害元素含量研究的结果，对部分海洋来源的中药材增加了限量检查。2015年版《中国药典》进一步完善了重金属、有害元素等物质的检测限度标准，加强对重金属及中药材的有毒有害物质的控制等。

另一类外源性污染有害物质是农药残留，是农药使用后残存于生物体、农副产品和环境中的微量农药原体、有毒代谢物、降解物和杂质的总称。我国的中药及其制品屡因农残超标而出口受阻，对中药的国际声誉产生了极大的负面影响，是制约中药走向世界的“瓶颈”之一。2015年版《中国药典》新增加了有关的中药安全性指导原则：《中药有害残留物限定制定指导原则》，修订了农药残留量测定法，进一步增加了2个药材和饮片标准的农药残留检测要求。在农药残留方面，进一步加强大宗、栽培、病虫害易于发生的中药材的农药残留控制。2018年6月欧盟实施新修订农药法规（EU）2018/832，同时宣布2019年起将正式禁止320种农药，其中涉及我国正在生产、使用及销售的农药有62个品种。我国《食品安全国家标准食品中农药最大残留限量》（GB 2763－2016）规定了433种农药4120项残留限量标准，且首次发布豁免制定限量的农药33种。中药制剂农药残留来源于原药材，因此问题的解决途径在于严格控制原药材中农药残留含量，在药材种植方面提倡绿色中药材。在制剂质量控制方面，需关注国际上在农药残留问题上的发展趋势，积极引进新设备、新技术。

其他外源性污染尚有真菌毒素、二氧化硫污染等，2015年版《中国药典》新增了与此相关的中药安全性指导原则：《色素检测指导原则》《中药中真菌毒素测定指导原则》，增修订了二氧化硫残留量测定法、黄曲霉毒素测定法、微生物限度检测法、无菌检测法，热原、细菌内毒素检测法等，进一步增加了10个药材和饮片标准的二氧化硫检测要求、14个药材和饮片标准的黄曲霉毒素检测要求。在二氧化硫残留方面，根据中药材产地传统加工的实际情况，参考对食品和农副产品规定的二氧化硫限量标准，分别制定了中药材二氧化硫限量标准。在黄曲霉毒素方面，对产地加工、贮藏过程中易于霉变的果实类、种子类、动物类及少数其他类中药材制定了黄曲霉素的限量标准。新增柏子仁、莲子、使君子、槟榔、麦芽、肉豆蔻、决明子、远志、薏苡仁、大枣、地龙、蜈蚣、水蛭、全蝎等14味药材及其饮片的“黄曲霉毒素”检查。

（3）无害杂质 中药提取液是多种成分的混合物，既含有效成分，又含无效成分，在有效成分不清楚的情况下，尽量去除无效成分，去粗取精确保中药质量。在中药提取液中存在的大量鞣质、蛋白质、黏液质、淀粉、多糖、树胶树脂等大分子物质及许多微粒、亚微粒和絮状物等，大部分无药理作用且影响产品质量，是造成中药粗（杂质多）、大（服用量大）、黑（颜色深）的原因。对提取液进行科学合理的分离纯化，既保留中药提取液中的有效成分，又除去无效杂质，降低中药制剂的服用量、提高质量和保证疗效。

2. 主要成分的理化性质研究 成分的结构决定其理化性质，影响着工艺研究，也决定制剂的疗效，指导制剂质量控制方法的研究，也决定药物在体内的吸收、分布、代谢和排泄过程，中药制剂中有效成分的理化性质研究是制剂研究的基础。成分的理化性质研究包括性状如其外观、色泽、臭、味等，可通过表观观察和相应的方法测定；物理常数如成分的熔点、熔距、凝点等；溶解度为中药制剂提取纯化工艺方法及参数选择的重要依据，也是质量控制标准定性定量分析中提取纯化方法及溶媒选择的依据；分配系数，油/水分配系数与成分的吸收和生物利用度有着密切的关系；解离度，测定成分的解离度（p*K*a值）可以作为推测药物在体内的吸收部位、体内转运和药理作用强弱的参考数据。

此外，理化性质研究还包括多晶型、立体异构现象的研究等。通过对有效成分理化性质的研究，可深入了解药物的体内过程，解释药物的作用机制，为制剂选择和制剂成型提供依据。

（二）与提取纯化工艺有关的质量研究

中药制剂提取纯化工艺中的质量研究，主要是确定提取纯化目标物，根据其存在状态及理化性质，确定评价指标及评价方法，考察提取纯化过程中目标成分走向及稳定性，考察浓缩干燥中提取成分物理化学性质，为制订提取纯化方式、方法，确定工艺参数提供依据。

1. 提取纯化目标物确定及理化性质研究 根据处方临床用药理论与经验，分析处方组成和各药味之间的关系，参考各味药所含成分的理化性质和药理作用，确定提取纯化工艺的目标物。提取纯化目标物是工艺路线确定的依据，需研究目标物理化性质及存在状态，主要包括溶解性、配伍特性、稳定性及影响因素等。

2. 评价指标与测定方法研究 由于中药所含成分复杂，并且有些有效成分不明确，因此尽可能以多指标作综合评价，以得到科学、合理的提取工艺，得到真正反映药物疗效的最佳工艺。

由于有效物质基础的复杂性，有些采用药效学指标进行评价，但更多的是采用理化指标进行评价。目前，提取纯化工艺过程的评价指标选取有以下几种情况：

①以处方中某一药材的某一化学成分或有效部位的提取转移率为指标，其成分可能是有效成分之一，也可能仅是指示性成分；②以有机溶剂浸出物为指标；③以某一成分的转移率、浸出物的量等几个指标综合评分，以其结果作为评价指标；④以生物学指标或药效学指标作为评价指标。

上述评价指标的选择都存在一定的局限性，例如以某一药材的某一化学成分或有效部位的提取转移率为指标，即使该成分是有效成分，一种成分也难以代表复方制剂的功效以及量效关系。评价指标的测定方法一般参照质量控制标准方法进行，如是质量控制标准不涉及的指标则需要研究建立测定方法。

3. 提取过程的质量研究 中药制剂目标物的提取是中药生产的第一步，其工艺流程质量有多个控制点，对中药制剂的质量影响较大。药材的粒度、溶剂种类、提取温度、浸提时间、浓度梯度、溶剂pH、浸提压力等都是影响提取的因素，应合理选用提取方法和提取条件，提高有效成分的提取率，降低无效成分的提取率，以确定的评价指标进行工艺合理性评价，并保证提取物主要有效成分的比例相对稳定。

4. 分离纯化过程的质量研究 中药提取液存在体积大、杂质多、有效成分或部位含量低的特点。为提高疗效，减少服用量，同时增强制剂稳定性，有必要进一步分离纯化。目前常用的分离纯化方法：离心法、吸附澄清法、高速离心法、水醇法、透析法、盐析法、超滤法、大孔吸附树脂法等。纯化的影响因素和纯化方法有关：如影响水醇法的因素包括提取液的浓缩程度和乙醇浓度；影响离心法的因素有提取液的浓缩程度、离心温度、离心时间和转速等。

5. 提取纯化过程中目标成分走向与流失及稳定性 依据确定的指标成分及其测定方法，研究提取纯化过程中目标成分的走向与流失，研究各工艺过程中目标成分的稳定性，以确定影响转移率的主要因素，考察工艺的合理性与优化措施。

6. 浓缩与干燥过程的质量研究 浓缩与干燥过程的质量研究涵盖两方面的研究内容：

（1）目标成分稳定性研究 浓缩与干燥过程一般时间较长、温度较高，对于药物有效成分的稳定性常常形成考验，这一过程的质量研究重点要依据确定的指标成分及测定方法进行监控，保证目标成分的稳定性。根据稳定性确定浓缩干燥方式与条件，如对热不稳定成分采用低温减压浓缩与干燥方式。

（2）药液理化性质对浓缩干燥方式及效率的影响 需考虑提取纯化所用溶剂、药液主要化学组分、药液相对密度、药液黏度、药液热稳定性、药粉吸湿性等因素，选择适合的干燥方式与条件。

（三）与制剂成型有关的质量研究

中药制剂提取纯化获取的半成品应经成型工艺研究制成合适的剂型，才能用于临床。成型工艺研究需根据临床用药需求、处方组成及剂型特点，结合提取纯化等工艺，以达到药物“高效、速效、长效”、“剂量小、毒性小、副作用小”和“生产、运输、贮藏、携带、使用方便”的目标。

1. 半成品的理化特性研究 中药制剂的质量控制，除对成品按照质量标准进行质量检查外，也应从半成品着手，尤其是一些有效成分或有效部位不清楚的制剂，通过控制半成品的理化参数提高制剂的疗效和稳定性。药材经提取纯化所获得的半成品的理化特性研究是中药制剂成型性研究的基础，也是剂型选择、处方设计与辅料选择、成型工艺研究等的主要依据：如物料的塑性和弹性直接关系到片剂是否易出现顶裂、腰裂等；药物的晶体性质关系到其溶解度、稳定性以及生物利用度和药效。因此，半成品物料物理性质的研究应首先建立一个评价其物料物理性质的方法，可以通过一些物理性质参数来建立评价体系。

（1）固体剂型半成品物理性质研究 固体制剂的半成品实际上是各种粒径的粉粒，粉粒的理化特性对于制剂成型性的影响主要体现在三个方面：一是对于混合均匀性的影响，中间体粉粒的粒度、密度、形态、湿度等都与混合均匀度有关；二是对分剂量准确性的影响，在散剂、胶囊剂等分装及片剂生产中一般都是按容积分剂量，粉粒的堆密度、流动性对分剂量准确性有影响；三是对可压性的影响，在片剂生产中可压性直接影响片剂质量，粉粒大小及粒度分布对可压性有影响，对于含矿物药原粉量大的制剂，结晶形态与片剂成型的难易有关，影响片剂硬度、裂片等。此外，粉粒的理化特性还影响制剂稳定性、有效性及安全性等。

（2）液体剂型半成品理化性质研究 液体制剂包含口服、外用或注射给药的液体制剂，影响制剂质量的理化性质首先是半成品组分在介质中的溶解性，其次是其化学、物理及生物稳定性。

1）溶解性 药物的溶解性包含溶解度和溶解速度。影响溶解度的因素首先是半成品及溶剂的本性，外在因素包括温度、同离子效应和离子强度、晶型和粒子大小。影响半成品溶解速率的因素主要是外力因素，如搅拌、温度、粒子大小等。

中药液体制剂最主要的溶剂是水，半成品组分在水中的溶解性是影响制剂质量的重要因素。中药制剂增加溶解性的方法主要有调节 pH 或制成盐类药物、应用潜溶剂、加入助溶剂和使用增溶剂 4 种，根据需要进行研究选择。

2）稳定性 液体制剂由化学性质不稳定的半成品组分制成，更易分解失效，研究液体制剂的稳定性尤其重要。涉及液体制剂稳定性的理化特性研究有三方面的内容：一是物理稳定性，包含形、色、味等物理性状的改变，特别是溶质在溶液中的稳定性，放置后组分析出引起的沉淀、浑浊及澄清度变化等；二是化学稳定性，包含组分的化学变化如水解、降解、氧化、聚合等；三是生物稳定性，包含微生物变化、有效性及安全性变化等。

3）其他理化特性 如物理性状、澄清度、相对密度、pH、折光率（油类）、渗透压（注射剂）等。

（3）半固体制剂半成品的理化特性研究 半固体制剂以外用制剂为主，包括软膏剂、眼膏剂、凝胶剂、栓剂等，其理化特性研究包含流变性、黏度、滴点及锥入度等。

2. 剂型选择中的质量研究 剂型对药物疗效的发挥有重要作用。中药制剂剂型选择中的质量研究，重点在于考察剂型对于生物利用度的影响。对同一处方而言的不同剂型，不同的给药途径吸收速率和生物利用度顺序如下：静脉 > 吸入 > 肌内 > 皮下 > 直肠或舌下 > 口服 > 皮肤，其口服剂型的吸收速率则依次为：溶液型＞混悬剂＞散剂＞胶囊＞片剂＞丸剂＞包衣片或包衣丸。

3. 制剂处方设计及辅料选择中的质量研究[10] 辅料对制剂质量的影响体现在增强药物的稳定性与延长制剂有效期、提高药物制剂的吸收与疗效、改善药物的理化性质等。此外，药用辅料还可以降低毒副反应，调控药物在体内外的释放速率等。如辅料选用不当，不仅会影响药物疗效，还可能引发药物中毒。

中药制剂的处方设计实际上就是辅料品种及用量的选择过程，可参照前述半成品理化特性研究，对不同处方所获得的制剂理化特性进行研究，进行辅料与半成品的配伍特性研究，确定最佳的处方，确定最优的辅料品种及用量。

4. 成型工艺过程中的质量研究 在中药制剂成型工艺研究过程中，对关键技术条件的筛选和确定，需要采用科学、客观、可量化的实验方法与评价指标，以获得科学、合理的结果。此过程中的质量研究，一方面是考察成型工艺过程对于指标成分的影响，另一方面则是考察成型工艺对于成品理化特性的影响，以获得最佳的制剂工艺，保证制剂的安全有效，求证工艺的科学、合理。

5. 成品的理化特性研究及包装材料选择 按照前述半成品理化特性研究参数对成品的理化特性进行研究，评价工艺的合理性，并为包装材料选择提供依据。

（四）与制剂质量控制有关的质量研究

在中药药效物质基础和作用机制不明确的情况下，中药制剂成品的质量控制常参考化学药品及国外药典的质量标准模式并考虑中药制剂特点而确定，主要包含指标成分定性定量分析、杂质与剂型规格检查等内容。

1. 杂质检出方法建立 由于中药制剂成分复杂且药效物质基础不明确，有效成分与杂质成分难以准确界定。因此，中药制剂质量标准中的杂质检查一般仅限于有安全性危害的杂质成分检查[11]。

2. 鉴别方法建立 中药制剂的鉴别一般是针对处方中的药材，确认是否完整投料及药材的真伪。普遍采用的方法是薄层色谱法、显微鉴别法和指纹图谱法。质量研究部分主要是对方法原理及方法学考察进行研究。

3. 指标成分定量分析方法建立 中药制剂的定量分析是选择特定的指标成分进行，指标成分的选择原则上应与药物的治疗作用相关联，方法的建立应以专属与准确为原则。对于大类成分的测定可选用化学分析方法（如容量法、重量法等）或光谱分析方法（如紫外－可见分光光度法等）。对于单一成分的含量测定主要采用色谱分析方法，如高效液相色谱法、气相色谱法等。此部分的质量研究重点是方法原理与方法学研究。

4. 理化常数测定 中药制剂的理化参数往往也是重要的质量控制指标，需要加以研究。通常对于液体制剂应检测 pH、相对密度、折光率等指标，对于固体制剂需测定溶化性、崩解度和致流值等指标。

（五）与成品稳定性有关的质量研究

中药制剂在制备和储存过程中，因处方因素和外界因素等的影响，有时易发生质量改变，轻则引起制剂外观的变化，重则导致药效降低，甚至毒性增大，影响药品的安全性和有效性。稳定性研究的目的即是考察药物在各种因素的影响下其质量随时间变化的规律，为药品的生产、包装、贮存、运输条件提供科学依据，并确定药品的有效期。与成品稳定性相关的质量研究是指对影响成品稳定性的各种影响因素进行研究，以采取相应的措施避免或延缓制剂的不稳定性，保证有效期内药品的安全、有效和质量稳定、可控。

1. 中药制剂的稳定性影响因素研究 影响因素试验研究的目的是探讨药物本身的固有稳定性，了解影响其稳定性的因素及可能的降解途径与降解产物，为制剂成型工艺、包装条件、贮存条件和建立降解产物分析方法提供科学依据，同时验证处方的合理性和分析方法的可行性。中药制剂新药研究中对于未作强制规定，但对于经提取纯化获得的半成品进行研究是必要的。中药制剂稳定性的影响因素试验包括高温试验、高湿试验、强光照射试验。

此外，根据药物的性质，必要时可设计试验，探讨 pH 与氧及其他条件对药物稳定性的影响，并研究分解产物的分析方法。

2. 中药制剂的加速稳定性试验研究 加速稳定性试验的目的是通过加速药物的化学或物理变化，探讨药物的稳定性，为制剂设计、包装、运输、贮存提供必要的资料。

3. 中药制剂的室温留样稳定性试验研究 室温留样稳定性试验是中药新药研究中要求必须进行的稳定性研究项目，在接近药物的实际贮存条件下进行，为制订药物的有效期提供依据，主要分为初步稳定性试验和长期稳定性试验两类。

对于稳定性差的药物，应当采取提高制剂稳定性的方法等；如通过调节 pH、降低温度、改变溶媒、制成干燥固体延缓水解；通过避免光线、驱逐氧气、添加抗氧剂、控制微量金属离子等防止氧化；制备稳定的衍生物，通过包衣、制备微型包囊、环糊精包合等制剂工艺手段以及改换包装材料等提高制剂稳定性。

4. 中药制剂新药有效期预测方法研究 中药制剂的有效期，根据加速稳定性试验和长期稳定性试验的结果分析确定，一般情况下以长期稳定性试验结果为依据，取长期稳定性试验中与 0 个月数据相比无明显改变的最长时间点为有效期。

三、中药制剂质量过程控制

受制于中药制剂原料的不确定性及工艺操作环节的复杂性，中药制剂的生产过程存在不同层次质量风险来源，根据风险类型可以归纳为 4 个主要方面：原料、工艺、设施、管理风险等。具体而言，影响中药制剂质量的因素包括：制剂处方、剂型与工艺规程、原辅料及包装材料、质量标准与质量监控措施、生产用水及生产环境与设施、制剂人员的专业水平等。从多角度、多环节、多方面地识别各项研发与生产环节的风险，在充分掌握中药复杂物质成分群在生产过程中的变化机理和质量传递规律的基础上，寻找理化变化与有效性和安全性的相关性。同时结合中药生产各个过程的特点，建立和完善中药生产技术及过程控制技术标准体系，建立符合中医整体观与中药特点的中药制剂质量保障体系，提升中药现代化的整体质量控制能力和水平。

美国 FDA 新版植物药研发指南中的化学制造和控制（Chemistry Manufacturing and Controls，CMC）部分对植物药从原料药材到制剂进行全程质量控制，表明其已从药品监管转向研发监管，突出了全程监管与过程管控的整体理念。中药 CMC 研究的现状包括中成药化学物质一致性较低且组成复杂，中成药质量整体概貌认知难度较大导致主要药效成分含量控制限度难以确定，中成药制造过程难以保证化学组成的一致以及实施精准控制与质量一致性的整体要求，中药制造过程管理与国际通行的生产质量管理体系相比还相对落后。建立符合中药作用特点的中药质量评价体系，是当前中药现代化、国际化进程中迫切需要解决的一项艰巨任务。在过去 10 年的中药开发与工业化进程中，已经逐步开始形成基于“整体观”的中药制剂质量控制思维[12][13]，具体可以概括为整体性的制剂质量评价、整体性的物质过程监控、整体性的中药制剂工程控制。

（一）基于整体观的中药制剂质量评价

中药作用的整体性、组成成分的多样性、作用靶点的复杂性以及成分间相互作用的难以预测性，使得检测少数活性成分的化学药质量控制方法并不适合于中药。基于整体观，突破“找成分、测含量、订下限”模式和“唯成分论”，构建符合中药特点的综合量化集成的评控模式是关注的焦点[14]。

1. 从药材自身性状及其形成过程来评价中药质量 中药材自身的生物特点和生长规律，生物遗传物质基础和外界环境因子差异必然会导致中药质量差异；同一种药材因不同生产环境、不同性状、不同炮制方法、不同组方，药物活性亦有不同。因此，要对药材进行多方位、多角度的质量评价，就要将其外观质量与内在质量作为一个整体，对其形成的全过程进行整体分析[12]。

2. 中药化学物质组学在中药质量评价中的应用 中药化学物质组学，是指一定条件下作用于生物系统的外部扰动系统的所有化学物质和/或化学成分的集合。以化学物质组学为主要手段的中药质量评价方法，主要是借助“中药指纹图谱”技术和一定的现代分析手段，整体反映中药及复方的有效成分群。屠鹏飞[15]等提出了建立包括化学和基因指纹图谱在内的中药材整体信息指纹图谱，并倡导积极建立中药的 GAP 基地，以从源头进行质量控制。

3.“组效关系”理论在中药质量评价中的应用 所谓组效关系，是指以单味药或复方药为研究对象，进行化学成分研究的同时进行药效学研究，运用相应的统计方法进行分析，按照“有效成分辨识 - 试验设计 - 药效实验 - 数学建模 - 标准制定”的步骤，建立基于中药组效关系的质量评价体系，实现化学成分与药理活性的关联。“组效关系”理论突出了中药整体性的特点，更符合中医用药的规律，同时也为中药质量评价方法提供新的思路和视角。

4. 运用“系统生物学”思维进行中药质量评价 主要方法包括基因组学、蛋白质组学、代谢组学等各种组学技术[16]。中药基因组学借助分子生物学和信息技术手段从全基因组的整体水平出发，研究中药治疗的作用机制和作用规律，从而揭示中药药效物质基础。中药蛋白质组学是在分子水平上诠释中药药理及作用机制，对中药的多环节、多靶点调整作用机制进行研究，从而阐明药物的药效物质基础和内在的配伍规律。中药代谢组学从整体观出发考察疾病和药物对人体产生的整体效应，全面的理解药物在疾病发生、发展过程中的变化规律。系统生物学实现从基因到细胞、组织、个体的各个层次的整合，以整体性研究为特征，已经运用于中药种材培育、药材鉴定、机制阐述等。

5. 基于“组分结构”理论的中药质量评价方法 中药是一个多组分的复杂体，组分与组分之间以及组分内各成分之间整体性协同作用对药效的发挥起着一定的作用，该理论符合中医药整体性和系统性特征的新的研究思路和方法[17]。药材成分复杂，其成分之间也会存在相互作用，把中药“量－效关系”与“质量控制”紧密联系在一起，进而阐明成分组合与药物质量的关系，实现成分组合的中药质量优化以及质量控制评价体系。

6. 突出中药生物活性的中药质量评价 以“生物检定法”和“药理学评价体系”等生物学指标或药效毒理参数来评估中药质量优劣的方法。该理论将中药生物特性与中药质量控制有机结合，是近几年中药质量控制技术研究的重要发展方向。

（二）基于整体观的中药制剂物质过程监控

中药及其复方发挥疗效具有整体性、多靶点和多成分协同作用的特点。中药药效物质基础的阐明是中药质量控制的基础，是诠释中药作用的关键。由于资源的限制，中药对照品的缺乏，对中药的质量控制大多选择多个具有代表性成分进行定量测定，这在一定程度上保证了质量的有效性，但无法代表其整体性；中药指纹图谱能够综合、全面地反映出中药产品的内在质量，可以跟踪产品从原料到成品的全过程中的物质基础变化，实时、全面地把握生产过程中产品的组成特征，有效地进行质量控制。采用生物信息学方法可以将指纹图谱和生物活性、药效等相关的化合物群联系起来，从而建立各种手段的指纹图谱综合数据库。

近红外光谱分析技术（Near－infrared Spectroscopy，NIRS）是适合于中药产品质量控制的、有良好前景的技术。NIRS 技术已成功地应用于中药生产过程中各个环节，包括：中药材的定性鉴别与定量分析、提取过程、浓缩过程、纯化过程、制粒和干燥过程、粉末混合过程、包衣过程、成品检验等。近年来，随着近红外光谱仪器生产技术及处理复杂信号所用方法等各方面的突破，以及软件的数理统计方法的进一步的完善，从复杂、重叠的光谱信号中提取有效信息效率的快速提高，近红外光谱技术在中药生产过程控制中的应用具备了坚实的基础。

（三）基于整体观的中药制剂工程控制

在中医药整体观指导下，整体性同步设计药品生产制造系统与质量控制工程系统，建立符合中药 CMC 技术规则的药品质量控制与保障体系是实现中药现代化的关键要素。在明确药品质量整体概况基础上，首先确定药用物料及药品关键质量属性，再全面考察可能影响关键质量属性的所有因素（包括环境因素、人员因素、操作因素、设备因素、工艺因素、物料因素、检测因素等），进而同步设计生产设施、制药设备、制药工艺、生产流程、生产管理与过程质量控制等系统，将药品质量设计融入到生产制造系统中；然后展开工程化验证，测试并完善生产制造方式，确保药品质量可控，最后实施产业化投运，突出了以制药过程管控为核心的质量控制理念，以及将质量控制工程化的新策略。

1. 物料管控 中成药制造中所需的药材原料、辅料、制药助剂、包材等物料质量直接影响生产终端的药品质量，必须实施数字化严格管控。一方面对制药流程每一环节的输入及输出物料质量进行检测调控，并执行物料投入与产出衡算控制；另一方面应对原辅料从进厂、药品下线直至临床使用实行全程流向追踪、数字标识可追溯管理，并对仓储实施数字化管理，确保物料质量。

2. 工艺品质调控 为提高中药制药工艺精细化程度，应对工艺流程建模，并建立中药工艺精密度评价指标，使中药工艺一致性、质量一致性的提升有法可依。

3. 中成药制造系统调控 中成药制造系统由制药设备、生产设施及公用设备三大硬件系统所组成。为使药品整个制造过程得到合规、有效和科学的管控，不仅制药设备及生产设施需符合 GMP 要求，而且三大硬件系统应当实施数字化、自动化和信息化，大力推进中成药 MES（Manufacturing Execution System，制造执行系统）的研发与广泛应用。可以参照美国 ASTM－E2500－07 标准指南制定中成药制造系统及设备生命周期管理规程，以严谨的工程规范确保中药制造系统正常可靠地运行至退役。

4. 过程质量管控 根据CQAs构建药品安全性评价指标、药效相关质量指标、质量一致性评价指标等质控指标体系，并将各指标群分解到相对应的制药流程关键环节，通过质量控制工程系统执行各质控点监控放行；中成药质量控制工程系统的有效运行依赖于合规的生产质量管理系统，应将GMP为主导的质量管理系统与质量控制工程系统相融合，建立药品质量管控体系。

5. 过程风险管控 根据GMP、AQ/T9006、ISO14000等管理规范，构建质量风险管理（quality risk management，QRM）系统和生产风险管理（production risk manage，PRM）系统，科学设置风险控制点，使各类风险最小化。为了改变传统中药粗放的生产模式，提高整个生产过程的整体质量控制，首先需要将传统中药的生产工艺设计与现代制药工程理论及设备相结合，通过可编程逻辑控制器（PLC）和各种传感器来自动控制关键生产工艺参数，使得整个生产过程按照预定流程和工艺参数进行，使产品质量持续稳定可控，减少人为因素影响。

为将中药工业从传统的人工操作方式转变为数字化、精细化、智能化操作模式，实现中药制药过程管理目标，张伯礼、钱忠直与程翼宇[18]等人提出了数字制药的“六化”理论：信息化、模型化、可视化、自动化、精益化、一体化，运用现代化的制药工程控制技术，逐步建立完善的中药制剂整体质量过程控制体系。

（蒲旭峰，高剑）

第三节　现代中药制剂的质量评价标准

虽然药品质量控制已逐渐由终产品的检验控制发展到从研发设计、生产过程、成品至流通使用等全过程的质量控制，但均需通过产品的质量检验达到评价、控制、反馈的目的；质量标准作为控制质量的主要依据，在现代中药制剂的设计中不可或缺。《药品管理法》明确规定“药品必须符合国家药品标准”。对于中药制剂而言，其质量标准是各级药品监督管理部门对中药制剂的质量及检验方法所作的技术规定，是中药制剂生产、经营、使用、检验及监督管理部门应共同遵循的法定依据。在现代中药制剂的研究中，需要对药品质量进行详细的、系统的研究，使所建立的质量标准要符合中药制剂本身的特点，所制定的方法与指标要能真正评价中药制剂的质量，并不断地修订和完善，保证中药制剂的安全、有效。

一、中药制剂质量标准制定的原则

制定中药制剂质量标准必须坚持质量第一的方针，充分体现药品质量标准“安全有效、技术先进、经济合理”的原则[19,20]。由于中药制剂是在中医药理论指导下使用的药品，在中药制剂质量标准的制定中，还需体现中药标准的特色。

1. 安全有效的原则 药品的质量主要表现为安全、有效。中药由于其自身的特点，基原、产地、采收季节等的差异性，可能带来中药制剂物质基础的改变，保证其安全、有效就更应放在首要地位。在质量标准的制定中，需要考虑制剂的安全性、有效性与哪些具体的成分有关，拟分析的成分能否存在专属性与代表性。

2. 技术先进的原则 在质量标准的制定中，应考虑现阶段国内外药品质量控制的技术条件和水平，在选择检验方法时尽可能采用先进的技术手段，达到有效控制的目的。随着科学技术的发展，现代分析仪器不断出现，性能指标不断提高，在质量标准中要关注新仪器、新方法的采用，以提高检验的灵敏度与准确度，但同时要注意新仪器的推广使用程度。

3. 经济合理的原则 在质量标准的制定中，要充分考虑物料来源、生产、流通、临床应用等各环节对药品质量的影响。既要保证检测项目的针对性，又要确保检验限度的合理性及检验方法的可推广性。在确保能准确控制质量的前提下，应倡导简单实用的原则。

4. 突出中药特点的原则 中药制剂处方多为复方用药，通过君、臣、佐、使配伍达到治疗疾病的目的。由于中药复方成分复杂，有效成分尚不完全明确，在制定中药制剂质量标准时，要体现中药的特点，其检测方法和检测指标的制定，要脱离化学药品单一成分定性定量的模式，要体现复杂体系整体控制的设计思想，以建立符合中医药特点的质量标准，逐步由单一指标性成分定性定量向活性、有效成分及生物测定的综合检测过渡，向多成分、组分测定及指纹或特征图谱整体质量控制模式转化。

二、中药制剂质量标准制定的前提

现代中药制剂的质量评价标准研究可以在新药设计初期进行或新药研究过程中进行，包括实验条件准备、检验方法选择与优化等，但因质量标准本身是用于控制最终药品的质量，通常在满足下列条件下即可开展相关性研究。

（一）处方固定

现代中药制剂的处方或来源于传统古方，或来源于临床经验方，或来源于现代研究组方。由于中医临床用药的特点，处方组成及用量经常会发生变化，在传统古方中的体现尤为突出。如源自金元时期名医张元素所著《医学启源》中的古方生脉饮，就有人参方（由人参、麦冬、五味子三味药组成）、党参方（由党参、麦冬、五味子三味药组成），近代还有两味参麦方（由人参、麦冬两味药组成）。由于各个历史时期度量衡的差异，各朝代记载的同一处方也存在药味用量的差异性，如原载于东汉《伤寒论》的芍药甘草汤，按照东汉时的度量衡 1 两 =13.8g 的换算，应为芍药、甘草各 55.2g；而按照较为公认的 1 两 = 3g 的换算，则应为芍药、甘草各 12g。临床经验方是根据中医临床探索不断调整处方组成与用量，最后才逐步趋于固定。现代研究组方是综合药学、药理学、临床研究结果而拟定，并经过药效毒理筛选不断调整而确定，本身就有一个变化并确定的过程。

因为质量标准的控制指标及限度是依据处方来制定的，不管中药制剂处方如何变化，在进入质量标准研究阶段时，处方药味组成、用量均必须固定下来。如前述生脉饮处方，在质量标准中，人参方一定会设计人参皂苷的鉴别与含量测定项目；党参方则会设计党参的鉴别项目，含量测定则会另作考虑；两味参麦方虽然也会设计人参皂苷的鉴别与含量测定，但由于人参在方中的用量与人参方中不同，含量限度的制定自然会有差异。同样，在芍药甘草汤中，由于处方量的变化，在质量标准中所制定的限度标准必然不同。

（二）原料稳定

中药材是中药制剂的主要原料，由于其天然来源的属性，质量不确定性较多，给成品质量标准的制定带来较大难度。要保证药品质量的均一、稳定，使拟定的质量标准具有可行性、重现性及稳定性，原药材质量稳定是必备条件。原药材质量稳定可从以下三方面把握：

1. 品种来源固定　中药材来源极为复杂，一味传统中药有可能对应数十种植物来源（典型品种如贯众，计有 9 科 17 属 49 种植物来源），即使应用非常广泛的黄连、大黄等品种，也存在多基原的问题。在中药制剂质量标准研究前，应首先明确处方药材基原及法定标准（药典、原部颁标准、局颁标准及地方药材标准）以固定基原。如果制剂处方所用药材缺少相关标准，应先制定药材标准后再开展制剂质量标准研究；没有标准的药材不允许在中药制剂中使用。

2. 炮制方法固定　中药制剂处方中药材未特别注明时，一般是指净药材或中药饮片，如需特别炮制则应标注。由于炮制可能会影响指标成分含量，制定标准前应将药材的炮制方法固定下来。一些处方药味在历史沿革中炮制方法会发生变化（如源自清代柴得华所著《妇科冰鉴》中的桃红四物汤，原方处方中生地、当归、红花均为酒洗后入药，而现代处方中均为生品直接入药），需明确炮制方法后再进行研究。对于现行标准中缺少药材炮制方法和限度标准的，应先对饮片的炮制规范进行研究，待明确限度标准后再开展制剂质量标准研究。

3. 药材质量稳定　由于中药材产地、生长年限、采收季节的差异，其内源性物质基础存在很大差别，如 3 年生黄芪的皂苷类成分含量接近 2 年生含量的一倍[21]；4 年生金钗石斛中的生物碱的量分别是 2、3 年生量的 1.21 和 0.90 倍[22]。在拟定标准前应充分考虑中药材质量变化特性，考虑大生产实际确定选用规格，逐步积累生产数据，固定药材的产地、采收季节。对于多产地的药材，在研究过程中要比较产地差异对成品质量的影响，确定合理的含量限度。有条件的研究单位，可依据《中药资源评估指导原则》对所用药材进行评估，以确保中药制剂质量的稳定性与可控性。

（三）工艺稳定

现代中药新制剂的研制在处方确定后进行提取、

纯化及制剂成型工艺研究，工艺基本稳定后进行中试研究。

如前所述，对制剂质量影响最大的是提取纯化工艺，可以直接影响制剂内在的物质基础。有时可能得到的是完全不同的两个药。如复方柴胡注射液（柴胡、独活、细辛）常见的工艺有两种：一是以药粉加水，以水蒸气蒸馏，馏出液直接制成制剂，其性状无色澄明，只含有挥发性成分；另一种是药粉经蒸馏后，馏出液备用，药渣加水煎煮，水煎液经醇沉处理，除去醇后，加水溶解，水溶液与馏出液合并制成注射液，其颜色为淡棕色，不仅含有挥发性成分而且含有柴胡皂苷等水溶性成分。以上两种工艺所得制剂，成品所含成分不同，质量标准中鉴别项目的确定、含量测定指标成分及含量限度的规定也完全不同。

制剂成型工艺对质量标准的影响也较大。选择不同的剂型，质量标准中的制剂的检查项目不同，如胶囊剂的制剂检查项目包含水分、装量差异、崩解时限，而颗粒剂则为粒度、水分、溶化性、装量差异。即使同一种剂型，由于制备工艺上的区别，也存在质量标准中相关规定的差异。如健胃消食片的两种制备工艺；一是将提取液浓缩成稠膏后再与处方中的细粉、蔗糖、糊精混匀制粒、压成1000片；或是将提取液浓缩成清膏后喷雾干燥，再与处方中的细粉、蔗糖、糊精混匀制粒、压成1600片；因此，在两种制备工艺对应的质量标准中，【规格】项及【含量测定】项的限度要求均不相同。另外，成型工艺中浓缩、干燥的过程、辅料的品种等也会对指标成分的稳定性测定产生干扰，在质量标准的制定中，要充分考虑制剂成型过程中成分的变化，选择适宜的测定方法，拟订合理的含量限度。

中试研究是考察拟定工艺的稳定性及扩大生产的可行性。在中试研究中，某些制剂成型工艺的辅料、方法、拟定的工艺参数范围与实验室工艺相比均可能发生改变。为保证制剂质量标准的稳定可控，中试的工艺条件，如：提取时间、温度、次数、加水量、加醇量、蒸发、浓缩、成型等要尽可能与大生产一致。

综上所述，在制定制剂质量标准之前，必须强调处方、原料及制剂工艺固定，只有在三者固定的前提下制定的质量标准才能真正反映该药品的内在及外在质量，才能保证临床用药的有效性及安全性。

三、中药制剂质量标准研究一般程序

按照现行的《药品注册管理办法》等相关法规要求，结合所研究中药制剂的特点，拟订研究方案，准备实验条件，开展实验研究，根据国家对中药制剂质量标准的撰写要求，完成质量标准草案及质量标准草案起草说明。

（一）熟悉有关法规

虽然目前国家药品审评部门并没有出台中药制剂质量标准研究的相关指导原则，但在国家药品监督管理局颁发的《药品注册管理办法》《中药注册管理补充规定》《中药、天然药物注册分类及申报资料要求（试行）》中均有对中药制剂质量标准研究的技术要求。因此，中药制剂质量标准总方案的设计应当依据《药品注册管理办法》的相关技术要求，在拟订的内容上，根据所研究制剂的类型及特点参照现行版《中国药典》及《<中国药典>中药质量标准研究制定技术要求》进行设定。

（二）查阅有关资料，拟订研究方案

根据中药制剂的处方组成，查阅相关文献资料，获取组方中药味的主要化学成分、理化性质、药理作用的信息。结合制剂的制备工艺、功能主治、临床应用特点，确定质量标准中要进行质量控制的项目、检验方法，为质量标准的制订提供参考和依据。如在益气复脉颗粒剂质量标准的研究中，根据益气复脉方“益气活血，清热化痰，安神复脉”的功能主治，结合制备工艺，选择与功效相关的成分（醇提工艺中君药丹参质控成分丹酚酸B、丹参酮ⅡA，水提工艺中臣药白芍、佐药赤芍的质控成分芍药苷）进行含量测定，其他药味进行薄层色谱研究，并参考《中国药典》的有关规定，设定性状、检查等项目。

（三）实验前的准备

中药制剂质量标准研究前首先要准备好相应的样品，然后再进行实验研究。

1. 原料（药材及辅料） 用于工艺研究的原药材和辅料一般须预留一定量，以用于药材及辅料标准研究与检测。对于成品中设置含量指标的，一般需提供3批以上药材；若药材标准有含量测定项目需增订，则申报临床时需要3批以上药材，申报生产时需

要 10 批以上不同来源的药材。

2. 成品　供中药制剂质量标准研究用的成品样品应是质量标准稳定后中试或以上规模生产的样品。方法研究时可以用一批样品进行，但确定标准时应有足够批次的样品，一般申报临床时要求至少有 3 批样品，申报生产时要求至少有 10 批样品。每批样品量需考虑研究用量、复核用量、留样用量。

以上是单一规格制剂的样品要求，对于具有不同规格的品种，每种规格均需准备相应的样品。

3. 阴性样品　阴性样品系指工艺研究者按处方除去被测定药味，严格按制法要求制备的样品，主要在鉴别及含量测定方法验证时使用，用以考察所选择方法的专属性或阴性干扰的程度。制备阴性样品应包括所有的辅料和工艺步骤，制成量也应与全处方的制成量一致。一般 1 批样品即可，但要满足研究与复核的需要。

4. 标准物质　中药制剂质量标准研究用的标准物质主要包括对照品、对照药材和对照提取物。应采用法定的标准物质；若使用自行研制的标准物质，应提供相应鉴定与标化的研究资料，并提供足够量的标准物质送中国食品药品检定研究院复核；若使用国外药典的标准品，也需送中国食品药品检定研究院复核。

对于多基原药材品种，其鉴别用对照药材必须明确来源。应考察不同来源对照药材的色谱图；若不同来源的对照药材图谱差异较大，则不适合采用该对照药材作鉴别对照，除非在处方中将该药材的基原固定下来。

5. 实验条件　质量标准研究工作的单位原则上应是通过计量认证并具有标准研究条件的实验室，人员、仪器设备、试剂试药、环境条件应符合计量要求。我国目前对于从事质量标准研究的机构还没有强制要求，但为保证研究数据的可信度，实验研究前对计量器具进行校准是十分必要的。

（四）实验研究

实验研究是对拟订的研究方案中各项内容进行考察，积累原始数据，为质量标准的制定提供依据。

（五）制定质量标准草案及质量标准草案起草说明书

根据实验研究的结果，将代表性好、准确度高、重现性好、稳定可控的项目列入质量标准正文。对实验所做的所有研究内容（包括未列入质量标准正文的项目）检验项目确定的依据，方法、实验条件的选择、实验结果等在质量标准起草说明中进行详细的解释。

四、中药制剂质量标准研究的内容及技术要点

完整的中药制剂质量标准研究包含从原料到半成品再到成品的系统质量标准体系研究，其中原料及成品的质量标准是药品注册法规的强制要求，半成品质量标准根据工艺不同要求不同，一般作为企业的内控标准，药品注册法规也未作强制要求。以下仅介绍原料及成品的质量标准研究内容。

（一）中药制剂原料的质量标准研究

中药制剂的原料主要包含原药材及辅料，其中原药材列入成品质量标准的【处方】项下，辅料列入成品质量标准的【制法】项下，两者均要求有质量标准进行质量控制。其他如提取纯化过程中使用的溶剂等，因未直接进入制剂，成品质量标准中还未对其进行要求，但在生产中也需要进行质量控制。

1. 原药材的质量标准研究　原药材是中药制剂发挥药效的物质基础，其质量优劣直接影响到中药制剂的安全性与有效性，原药材质量标准也是中药制剂质量标准研究的基础和起点。对于原药材的质量标准研究，《药品注册管理办法》（修订稿，2017）在附件《中药、天然药物注册分类及申报资料要求（试行）》中进行了规定与要求，其中第一部分药学研究资料“组方药味及药材资源评估”中要求提供原药材的来源及质量鉴定。

但由于绝大多数中药制剂处方用药均采用已有标准的中药材，需要进行完整药材质量标准研究的情况较少，该部分研究的主要内容通常是确认采用标准、提高质量标准、进行质量检验等。

（1）采用标准确定　《药品注册管理办法》对中药制剂处方中原料药材最基本的要求是必须有合法的质量标准。对于药材标准的收载情况，可查阅林瑞超主编的《中国药材标准名录》[23]。对收载于多个药材标准中的品种，应以国家药品标准为准；对多个国家药品标准均有收载的，应以药典标准为合法有效；对于国家药品标准中只明确了植物来源与药用部位的，同样可认为具有合法标准来源；对于国家药品监

督管理局有文件明确取消药用标准的药材，即使各级药材标准有收载，亦不能使用。

鉴于全国范围的地方药材标准清理与整顿工作已经完成，对于没有标准的中药材及天然药物，可以按照“新发现的中药材”（一类新药）进行研究申报；也可以提供临床习用依据，通过省级药品监督管理部门申请药材标准的注册备案，成为地方药材注册标准。对于中药制剂处方中没有各级药材标准，又难提供长期使用习惯的中药材，还可将药材标准作为制剂质量标准的附件，与制剂质量标准一同申报。

（2）药材标准提高　在中药制剂的质量标准研究中，对原药材的质量标准提高工作没有强制的要求，一般引用原标准即可；但对于药材标准过于简单，如只明确了植物来源与药用部位的，为更好的控制制剂质量，鼓励建立切实可行的药材质量控制方法；对于制剂标准中进行了质量控制的处方药味，为保证合格的药材投料，需要比照制剂中的控制指标与方法，对药材进行同样的控制，或进一步研究提高原药材的质量控制手段。药材标准提高的原则是避免标准倒挂。对药材标准进行提高，通常包含：①在药材中建立与成品一致的指标成分含量测定方法；②在药材中建立与成品一致的薄层色谱鉴别方法；③在药材中建立指纹或特征图谱；④其他，中药材安全性检测方法与指标的建立和完善，如重金属及有害元素、残留农药、残留溶剂、残留二氧化硫、微生物、真菌毒素等外源污染物的检测等。

（3）质量检测　为保证药材标准的可控性、稳定性及成品质量，需要按照拟定的药材标准进行投料药材的质量检测，根据检测情况确定药材标准是否能满足成品质量控制的要求。对进行含量控制的药材，需要测定数据计算成品中的指标成分转移率，确定含量限度；对进行指纹或特征图谱研究的药材，需要测定与对照图谱的相似度。

2. 辅料的质量标准研究　辅料本身虽然没有药理活性，但对成品质量及药物活性成分的吸收利用有较大影响。对于中药制剂质量标准研究中涉及的辅料质量标准研究内容，原则上是以提供已有的辅料质量标准并进行质量检验为主。

2012 年 8 月 1 日，国家食品药品监督管理总局发布《加强药用辅料监督管理的有关规定》，针对药用辅料生产和使用管理存在的突出问题，通过实施信息登记、关联审评、强化责任、延伸检查、加大处罚等工作措施，进一步提升对药用辅料的监管力度和管理水平。2015 年版《中国药典》收录药用辅料 270 种，其中新增 137 种、修订 97 种，极大的扩充了辅料的相关质量标准。

现在申报资料提供的辅料标准，包含国家药品标准（药典、部局颁标准）、地方标准、食品标准、企业标准等，均能得到认可。

（二）中药制剂成品的质量标准研究

中药制剂质量标准的内容是依据产品质量控制的需要，参考化学药品及国外药典的质量标准模式并考虑中药制剂特点而确定，历经数十年的发展，其项目设置已基本固定下来，包含名称、处方、制法、性状、鉴别、检查、含量测定、功能与主治、用法与用量、规格、贮藏、注意等 12 项，个别情况下设有浸出物（或××提取物）及指纹图谱项目。

其中检验项目包含性状、鉴别、检查、含量测定共 4 项，涵盖了成品真伪控制（鉴别项）、优劣控制（指标成分含量测定、纯度检查）、污染控制（检查项包括微生物、农药残留、重金属、杂质等）、制剂规格控制（检查项制剂通则）等质量控制的需要。

非检验项目包含名称、处方、制法、功能与主治、用法与用量、规格、贮藏、注意共 8 项。虽然不是检验项目，但在产品质量控制中有同样重要的意义。名称、处方、制法、规格是制剂生产的依据，功能与主治、用法与用量、规格、注意是制剂使用的依据，贮藏是制剂流通与使用环节药品质量稳定性保障的依据。在药物制剂标准中列入处方与制法也是中药制剂质量标准有别于化学药品质量标准的特点。以下依次对有关项目进行讨论。

1. 名称　中药制剂名称包括药品名称与汉语拼音两部分。

（1）药品名称　命名是药品标准中的一项基础工作，也是避免药品混乱的一个重要控制手段。

中药制剂的命名应遵循“科学简明，避免重名”、“规范命名，避免夸大疗效”和“体现传统文化特色”的原则。对于单味制剂，多采用中药材、中药饮片、中药有效成分、中药有效部位加剂型命名。对于复方制剂，根据处方组成的不同情况进行命名，具体可参考国家食品药品监督管理总局颁布的《中成药通用名称命名技术指导原则》。

（2）汉语拼音　汉语拼音书写应遵循以下要求[24]：

①按照中国文字改革委员会的规定拼音，第一个

字母需大写，剂型部分拼音首字母要大写，并注意药品的读音习惯。如清胃散 Qingwei San，阿胶补血颗粒 Ejiao Buxue Keli。

②不用音标符号，如果拼音中有的前一字母合拼能读出其他音的，要用隔音符号。如更年安片 Geng-nian'an Pian 在“n”和“a”之间用隔音符号。

③药名较长（一般在五个字以上）的，按音节尽量分成二组拼音，每组第一个字母须大写。如六味地黄丸 Liuwei Dihuang Wan。

（3）名称项的起草说明　在质量标准起草说明中简要说明名称的命名依据。在生产用质量标准更改名称时，必须加以说明。

2. 处方　处方中非中药制剂质量标准的研究内容，也需在质量标准中规范并固定下来，作为制剂生产及质量控制的依据。中药制剂处方项按照以下原则进行规范。

（1）处方构成　中药制剂的处方构成包含组成药味及其用量，辅料不列入处方中。标准研究与制剂申报时必须列出完整的处方，标准颁布或汇集时根据保密类别不同，可能隐去整个处方或隐去部分药味或隐去处方量。

对于“药辅合一”的某些药味，原则上应在处方中列明；如果在制剂中仅当作辅料使用（如煎汁或榨汁泛丸的），则不在处方组成中体现，但应在制法项中注明药材名称与用量。如加味逍遥丸中，在处方中有柴胡、当归、白芍等九味药，生姜煎汁作为辅料使用，因此生姜并未在处方中体现。不同的是，在加味逍遥口服液中，生姜经水蒸气蒸馏后蒸馏液与水溶液同时入药，因此在处方中含有生姜这一药味。

（2）处方药味名称[25]　处方中药材若属国家药品标准收载的品种，名称应与国家药品标准中的名称一致，如金银花不应称双花，淫羊藿不应称仙灵脾等；如果属国家药品标准未收载的品种，可采用地方药材标准收载的名称；如果与国家药品标准收载的品种属于同名异物的，需另取名称。

以提取物入药的，如该提取物属于具有药品批准文号（如黄芩苷、银杏酮酯等）或按中药提取物备案管理范畴的，在处方中直接以提取物的药品名称或备案管理系统中的备案名称进行表述；如该提取物的质量标准为制剂质量标准附件的，在处方中以所附提取物质量标准中的名称进行表述。

（3）处方中药材的炮制及炮制品的表述　处方中药材如未注明炮制要求，均指生药材（净药材或饮片）；某些剧毒药材生用时，应冠以“生”字，如“生川乌”、“生天南星”；药材如以炮制品入药，则必须以括号注明，如：大黄（酒制）、党参（米炒）、延胡索（醋制）、牡蛎（煅）等；《中国药典》现行版单列出来的炮制品直接用单列的名称作为处方药名，如熟地黄、煅石膏、制何首乌、制草乌等。

对药材有炮制要求的，应按照《中国药典》现行版本收载的炮制方法炮制。如果处方中含有《中国药典》未收载的炮制品种时，应详细说明炮制方法，并对炮制品制定相应的质量标准。

（4）处方中药味排列　传统处方中药味一般遵循中医药理论，按照君、臣、佐、使的顺序排列，书写时从左至右，从上至下。非传统处方则按照药物作用的主次或用量大小进行排列。

（5）处方中药味用量

①处方中药材的用量一律使用法定的计量单位，重量以“g”为单位，体积以“ml”为单位，处方量及剂量单位置于药材名之后。

②对于制成总量比较明确的剂型，处方量应该以成品控制在 1000 个最小制剂单位所需药材量为准。如胶囊剂以制成 1000 粒、片剂以制成 1000 片、颗粒剂以制成 1000g、合剂以制成 1000ml 等需要的处方药材量为处方量。

③对于现今制成总量不明确的剂型，如丸剂、散剂等，每个处方制成多少成品不明确，对于处方量也就未作统一要求，一般以各药味用量尽量达到整数为好。

（6）处方中药味质量标准　处方中各药材必须提供合法标准，对处方中药材标准的要求参见前述。在【处方】项下无需列出各药味标准，但在申报注册时应说明所采用的标准情况。如非国家药品标准收载的药材标准，需提供标准复印件；如为提取物入药，需提供或制定相应的提取物质量标准。

（7）处方项的起草说明　在质量标准起草说明中应说明该制剂的处方来源及方解，阐明处方中的君、臣、佐、使及配伍依据。说明制剂处方中的各药味的标准收载情况及炮制要求。对于保密品种，需将处方完整地列入起草说明。

3. 制法　中药制剂质量标准中制法项是指在制备工艺研究（申报资料 12：生产工艺的研究资料及文献资料、辅料来源及质量标准）中形成最终工艺，经文字规范后以质量标准的形式确定下来，获准注册后作为制剂生产与监督的法定依据。

（1）原则要求　制法项的拟定原则是保证药品的安全性、有效性和质量均一性，体现制法的科学性、合理性及可行性。内容包含工艺步骤及技术参数，所用辅料的种类及用量等，说明工艺的全过程，但不宜规定的过细。如在辅料的加入上，常描述为“加入××辅料适量”，具体的加入量不宜强制规定，以免制剂难以成型或影响制成总量。

中药制剂质量标准研究及制剂申报时需列出完整的工艺，但由于保密的需要，在标准颁布或汇集时可根据保密类别不同，隐去整个制法项。

（2）主要工艺步骤与参数的要求　制法项应具体说明前处理、提取、纯化及成型等工艺步骤及对质量有影响的关键技术参数，必要时需说明半成品的质量标准。

1）前处理工艺　前处理一般指药材粉碎或破碎工艺，药材净制或炮制不列入制法项。制法中如有药材是粉碎后直接入药的，应明确粉碎部分药材的用量。药材粉末的粉碎度分别用“最粗粉”“粗粉”“中粉”“细粉”“最细粉”“极细粉”表示（具体参考《中国药典》凡例中对上述药粉的规定），也可以列出筛号。

2）提取、浓缩工艺　煎煮或回流提取工艺中提取溶剂及浓度、提取次数、提取时间；渗漉提取中应明确渗漉溶剂及浓度、浸泡时间、渗漉速率，漉液收集方式；浸渍工艺中浸泡溶剂及浓度、浸泡时间；蒸馏提取中标明“提取挥发油”，未明确采用何种方法，则视为采用常规的水蒸气蒸馏方法。浓缩工艺中一般不说明具体的浓缩方法，但必须说明浓缩的关键参数，如浸膏的密度（包括测定温度）。

3）纯化工艺　醇沉工艺中醇沉的含醇量；水沉工艺中水沉的加水量；柱分离工艺中分离介质种类、用量、径高比，洗脱溶剂的种类、用量、流速，上样量等；萃取纯化中萃取溶剂、溶剂量、萃取次数等；酸碱处理中加入的酸碱种类、用量（pH），等等均应明确。

4）成型工艺　随剂型而异，但主要辅料的种类与用量应明确。

（3）制成总量的表述　一般来说，固定的处方量下应有固定的制剂制成总量，以保证每单位制剂所含原生药量一致。制剂质量标准中要求明确制成总量，一般是以1000计，如1000片、1000ml等。但当制备工艺存在差别或加入辅料不同时，制成总量会存在多种情况；当有多种制成总量时，随之发生改变的是对【规格】项的表述。如健胃消食片两种制备工艺分别对应1000片与1600片的制成总量，与之相应的，在【规格】项上有每片重0.8g与每片重0.5g两种规格。

（4）多剂型的表述　原则上每个标准仅收载1个品种1种剂型的制法，不同的剂型由于检验项目不同，多列为不同的标准。但蜜丸比较特殊，可同时收载水蜜丸、小蜜丸及大蜜丸的制法。如八珍益母丸中，根据炼蜜加入量的不同，在制法中区分为水蜜丸、小蜜丸和大蜜丸；同时，相应的在【含量测定】的限度、【规格】及【用法与用量】上，三种丸剂的要求有所不同。

（5）制法项的起草说明　在制剂质量标准起草说明中对制法项下全过程的每一步进行简要解释，说明制法中关键工艺各种技术要求的意义。列出工艺研究中各种技术条件的根据和数据对比的理由，并说明最终制剂工艺条件的选择理由。由于制备工艺的研究过程已经在工艺研究的技术资料里进行了详细的阐述，所以关于制法的起草说明只需要简述结果确定的依据即可。

生产用质量标准制法应与已批准临床用质量标准制法保持一致，如有更改，应详细说明变更理由，并提供详细的实验数据作为支持。如果为保密品种，详细的工艺也应列入起草说明中。

4. 性状　制剂质量标准中的性状，实际上是指药品感官特征的描述，是药品内在质量的外在体现。一种制剂的性状一般都会与原料质量及制备工艺相关，并且与药品内在质量存在一定的关联，如片剂松散、色泽加深、液体制剂出现沉淀浑浊、乳剂的破乳及胶囊剂吸潮结块等大多都是药品质量下降的表现；有时药品外观性状的改变甚至会伴随药物化学成分的改变。因此，在药品检验中，性状也作为检验项目对待，并作为判断药品质量的依据之一。

（1）注意事项　由于性状指标的量化比较困难，主观判断性较强，在研究中常不被研究人员所重视；同时，由于中药材的天然来源及生产工艺的不稳定，使得中药制剂成品的性状变化较大。在制订中药质量标准性状项时，应注意以下方面：

1）样品的代表性　用于性状描述的样品应考虑原药材、辅料、生产条件对其产生的影响，尽量收集不同条件下生产的样品，特别是要反映出中试与大生产条件下样品性状的差异。

2）效期内的性状变化　药品在规定的贮藏条件

下存放，有效期内也可能发生不影响内在质量的外观性状变化，如制剂颜色会发生改变（加深）等，在描述性状时应考虑周全。一般情况下应根据稳定性试验结果客观反映制剂性状的变化范围。

3）指标的范围与可塑性　性状指标的确定应考虑原药材、辅料、生产条件对其产生的影响，不能仅仅依据几批样品确定性状，指标要有一定的范围有可塑性，也不能太宽泛，否则达不到质量控制的要求。

（2）具体描述　中药制剂的性状指除去包装后的外观和气味，外观包含颜色和外形。外观和气味的描述用分号分开的描述。对于不同的剂型有不同的要求。糖衣丸和薄膜衣丸应先说明包衣材料及丸的类型，再描述丸心的颜色；包衣片应先说明包衣材料，再描述片芯的颜色，夹层片还应对夹层的颜色进行描述；胶囊剂则应先说明是硬胶囊还是软胶囊（或胶丸）再描述内容物的性状；气雾剂和喷雾剂应先说明其剂型，再描述内装药液的性状等。

1）外观　一般情况下，制剂的颜色可以规定为一定的颜色范围，书写顺序由浅至深，如黄色至棕色；对复合颜色的描述以辅色在前主色在后，如黄棕色，即是以棕色为主黄色为辅。描述颜色应避免使用表述不确切的词汇，如：米黄色、豆青色、土黄色等。在外形的描述上，一般需要反映制剂的剂型形态和内容物形态。

2）气味　是指制剂中除去包装或载体或包衣后药物与辅料本身经鼻闻与口尝得出的气味。一般口服制剂须有气味的描述，但对于毒性较大或有成瘾性的品种可不进行气味描述；对“气”的描述，如无特殊“气”，也可不进行描述；注射剂品种不要求描述“气”和“味”；外用药不要求描述“味”。

3）书写格式　参照2015年版《中国药典》一部各品种项下格式进行书写。

（3）性状项的起草说明　说明供性状描述的样品来源及批号，性状确定的依据及其他需要说明的问题。丸剂的丸心、片剂的片芯的外表与内部颜色常不一致，需分别加以说明。

5. 鉴别　鉴别是药品标准中重要的检验项目之一，其目的主要是用于鉴别药品的真伪。与化学药品不同，在中药制剂中，由于其复方用药的特点及中药成分的复杂性，鉴别项主要是针对处方中的药材，确定处方中的药材在制剂生产中是否真实投料、投料所用药材的真伪，以及生产过程是否按照标准要求进行等。

复方用药是中药制剂的特点，一个处方少则几味，多则几十味药。原则上应对处方中每一味药进行鉴别，以保证投料的真实性。但依据药品标准“合理可行”的原则，目前的要求是：①处方药味在10味以下的应对其中1/2以上的药味进行鉴别，处方药味在10味以上的应对其中1/3以上的药味进行鉴别；②在鉴别药味选择上一般先选处方中的主要药味（君药）、贵重药、易混药材、毒剧药及紧缺药材进行鉴别；同时要结合文献调研及药物本身的基础研究工作，对成分不明确的、预实验结果表明干扰难排除的，也可鉴别其他药味，但应在质量标准起草说明中写明理由；③研究时应尽量对处方中所有药味都鉴别研究，最后根据试验结果将处方中具有明显鉴别特征、专属性强、并且具有良好重现性的药味的鉴别项目列入质量标准正文，不能收入正文的在质量标准起草说明中予以说明；④制剂中各药味的鉴别方法应尽量与其药材质量标准的鉴别方法相对应，如因其他成分干扰或制剂的提取方法不同，不能采用与药材相同的鉴别方法时可采用其他鉴别方法，应在起草说明中予以阐明；⑤同方不同剂型的制剂，其鉴别方法应尽量保持一致。

在鉴别方法的选择上，专属性是首先考虑的问题，同时还需考虑方法的重现性、耐用性、灵敏性、稳定性等，快速简便也是需要考虑的问题。目前在中药制剂中广泛使用的鉴别方法包括显微鉴别、一般理化鉴别、色谱鉴别等，光谱鉴别、DNA分子标记鉴别也有采用，指纹图谱技术由于能提供更多的信息，在中药制剂中的应用也越来越广泛。

（1）显微鉴别　显微鉴别具有专属性高、简便、快速、准确的特点。

1）适用范围　主要适用于含有药材原生药粉的中药制剂的鉴别，这类制剂基本上都是固体制剂，以传统剂型（如丸剂、散剂、锭剂等）为主，某些现代中药制剂（如胶囊剂、片剂、颗粒剂等）如果含有原生药粉，也可选用显微鉴别。

对于含原生药粉的中药制剂，原则上应对处方中所有以粉末投料的药材逐一进行研究。选择特征性强、与处方中其他药味无交叉干扰的显微特征作为鉴别依据，列入质量标准正文。对于有下列情况的药材，更应尽量建立显微鉴别项目：一是药材组织构造特殊或有明显显微特征，可以区别外形相似不易识别的类似品及伪品的药材；二是无专属性理化鉴别方法的药材，尤其是毒性或贵细药材。但对于药材原粉含量少不易观察显微特征，或药材没有明显易区别的显微特征的，或超微粉显微特征被破坏的，可不选择显微鉴别方法；淀粉、导管、薄壁细胞等不具鉴别意义的组织一般不作为鉴别特征。

2）鉴别方法研究

①取样。取样应注意代表性，按供试品类型不同，散剂、胶囊剂（内容物为颗粒状，应研细）可直接取适量粉末；片剂取2~3片，水丸、糊丸、水蜜丸、锭剂等（包衣者去除包衣），取数丸或1~2锭，分别置乳钵中研成粉末取样；蜜丸应将药丸切开，从切面由外至中央挑去适量样品或用水脱蜜后，吸取沉淀物少量。

②制片。按粉末制片法制片，一般制片1~5张。

③显微观察。将需测量的目的物显微制片置于显微镜载物台上，在高倍物镜（或低倍物镜）下观察。一般可先左后右、先上后下的次序观察，不能跳跃式观察，应将整个盖玻片全部看遍。

④显微测量。用目镜测微尺测量目的物的小格数，乘以上述每一小格的微米数为测定目标物的长度。记录最大值与最小值（μm），允许有少量数值略高或略低于规定。

⑤鉴别特征选择。显微特征的选择原则为一是专属性，二是检出率，应注意：显微鉴别首选现行药典成方制剂中已有规定的该药味的显微特征，如果确有干扰，可选用其他显微特征或改用其他鉴别方法；标准所列的显微特征应易于检出，对镜检出现概率低于60%的（制片5张，可检出规定特征的应不少于3张），或镜检难度大的，且已有该药材TLC鉴别的，可不作正文规定；对于多来源的药材，建议采用共有的组织、细胞或内含物特征描述；以细粉（粒径小于180μm）投料的中药制剂，应注意显微鉴别项下的特征的大小与药材细度尽量相一致；对同一中药制剂中，具有相似显微特征的多种药材，应首先选择被检药材特有的与其他药材区别大的特征。

⑥显微照相。现多采用显微照相系统记录显微特征图，并存储为bmp格式或jpg格式的文件，在图像的空白处标注各特征名称，并标注坐标尺。

⑦标准正文书写规范。对制剂显微特征的描述应简明扼要，在显微特征之后的括号内标注对应的药材名称；同一药材的不同显微特征用“；”分开；不同药材的显微特征用“。”分开。如含人参（原粉入药）的复方制剂中人参粉末的显微鉴别特征描述是“树脂道碎片易见，其内含黄色块状分泌物；草酸钙簇晶，棱角锐尖（人参）”。

（2）一般理化鉴别　一般理化鉴别系指利用药味中某种或某类指标性成分的理化性质，通过化学分析方法或仪器分析方法，检测有关成分在制剂中是否存在，进而对所含药味与处方的一致性做出判断，达到鉴别药品真伪的目的。一般有显色法、荧光法、沉淀法、结晶法、升华法等。

1）适用范围　对于显微特征不明显、药粉过细或处方中药味经提取纯化的中药制剂，可采用理化鉴别试验。理化鉴别主要针对特征官能团，具有相同官能团的成分均有可能出现正反应，因此专属性不强，影响结果的准确性，应尽量避免选用制剂中的共性成分。但对于矿物药而言，由于大多缺乏显微特征，也无法进行色谱法鉴别，且成分多为明确结构的无机化合物，化学反应特征明显，专属性较强，一般理化鉴别是其最佳方法。

2）鉴别方法研究

①样品前处理。为保证鉴别方法的专属性，通常需要对供试品进行分离和纯化处理。对于矿物药中的无机成分，最好的前处理方法就是进行有机破坏，将制剂中大量干扰鉴别的有机杂质除去。

②鉴别方法选择。对于矿物药中无机离子的鉴别，通常是参照《中国药典》（2015年版）第四部“通则0301一般鉴别试验”进行，从中选择专属性强的理化反应进行试验。

③方法学研究。须进行专属性试验、灵敏度试验、重现性试验。

3）一般理化鉴别起草说明　说明理化鉴别反应的原理，必要时写明化学反应式；说明该反应代表哪一味药；说明方法学研究结果；说明选定的详细方法，包括供试品溶液、所用试剂的制备方法等。

（3）色谱鉴别　色谱鉴别系指用色谱方法对制剂处方中的药味进行鉴别的方法，一般是采用供试品色谱与对照品或对照药材色谱相比较的方法进行鉴别。中药制剂的色谱鉴别包括薄层色谱法（TLC），高效液相色谱法（HPLC）与气相色谱法（GC），其中薄层色谱法应用最广泛，以下做重点介绍。

1）薄层色谱鉴别适用范围　薄层色谱可将中药内含成分通过分离达到直观、可视化，具有承载信息大、专属性强、快速、经济、操作简便等优点，可作为中药鉴别的首选方法。

2）薄层色谱鉴别方法研究

①薄层色谱鉴别用对照物选择。薄层色谱鉴别是

以供试品色谱图与对照物色谱图相比较进行鉴别，这里的对照物包含单一成分的对照品、对照提取物和对照药材。

对照品成分明确、斑点单一，与供试品色谱往往能够较好对应，且重现性、稳定性较好，但当所检成分为多种药材所共有时，则专属性较差。其鉴别结果只能证明含有某种化学成分，不能确定是否含有某药材。如黄连里含有小檗碱，但能检出小檗碱斑点的不一定是黄连，还有可能是黄柏、三颗针等。因此，在建立方法时，尽量采用以对照品和对照药材或对照提取物同时进行对照；只进行对照品比对时，尽可能选择专属性对照品，如在对含独一味药材的制剂进行鉴别时，选择山栀苷甲酯而不是木犀草素为对照物。

对照提取物和对照药材提供的斑点信息较多，具有更好的专属性；由于不需要复杂提取分离纯化过程，具有易制备的特点。当对照品不易获得时，经常以对照药材为对照。但由于对照药材成分较复杂，当中药制剂药味较多时，常出现供试品色谱所显斑点与对照药材斑点对应性差、阴性有干扰、重现性及稳定性较差的情况。对于多来源的药材，各品种之间的色谱图也会存在差别。在选用对照药材进行对照时，要根据制剂处方中药味的基原选择对照药材，并充分考虑处方药味与对照药材的差异性可能引起色谱图的变化。

中药复方制剂中往往会出现同一味药中含有多种形式的有效成分，选择对照品时应根据制剂的制备方法及供试品溶液的制备方法，选择合适的对照品，并分别加以研究。例如：丹参的指标性成分有丹酚酸 B 和丹参酮 II_A，其中丹酚酸 B 为水溶性成分，而丹参酮 II_A 为脂溶性成分。在含丹参的复方制剂鉴别中，如果该制剂的制备工艺为水煎煮，应选择丹酚酸 B 为对照物；如果制备工艺为乙醇提取，则两个指标性成分均应进行鉴别。再例如：含有甘草的复方制剂中，可以选择甘草酸单胺盐和甘草次酸作为对照品，其中甘草酸单胺盐为苷类成分，而甘草次酸为其苷元。若供试品溶液的制备过程中未经水解则采用甘草酸单胺盐作为对照品，若供试品溶液的制备过程中加酸水解则选用甘草次酸为对照品。

中药复方制剂中也会出现几味药中含有相同类型的有效成分，此时应选择药材中专属性强的成分作为对照品。如人参、西洋参、绞股蓝和三七等，均含有人参皂苷类成分；鉴别三七时选用其特有的三七皂苷 R_1 作为对照品；选用绞股蓝皂苷 A 作为鉴别绞股蓝的对照品；鉴别西洋参时应该选择人参皂苷 F_{11}、人参皂苷 Rh、人参皂苷 Re、人参皂苷 Rg_1 为对照品。

②供试品溶液的制备。供试品溶液的制备应视被测物的特性选择适宜的溶剂和方法进行提取、分离，应尽可能除去干扰 TLC 色谱的杂质，同时方法要尽量简便。由于供试品溶液已经包含了制备工艺的提取纯化过程，所以对照药材的制备应考虑工艺的影响，防止出现对照药材主斑点与供试品不同的情况，特别是对于水煎煮的制备工艺，要注意叶绿素等脂溶性成分对色谱图的影响。

③色谱条件选择。薄层色谱条件包括：薄层板选择（手工板或预制板、吸附剂种类、黏合剂种类及用量、薄层厚度、薄层板规格等）、点样量与点样方式选择、展开剂与展开方式选择、显色剂与显色方式选择等。

薄层色谱具体操作方法可参照现行版《中国药典》四部 0502 薄层色谱法；制剂中拟分析对象的色谱条件在已有标准或文献中多有记载，可参考。但需注意以下几点：a. 除非需要改性，一般应采用预制的商品薄层板，不同品牌的薄层板或自制薄层板的薄层色谱结果有一定的差异，因此应对其进行考察选择适宜的薄层板。b. 为了使图谱清晰，斑点明显，分离度与重现性符合要求，应根据被测物的特性选择合适的固定相、展开剂及显色方法等色谱条件；确定供试品取样量、提取和纯化方法、点样量等条件；选择合适的对照物质，确定对照物质用量、浓度、溶剂、点样量等。c. 由于实验时的温度、湿度常会影响薄层色谱结果，因此，建立方法时应对上述因素进行考察，如有必要，应在标准正文中注明温度和湿度要求。

④方法学验证。方法学验证包括以下各点：a. 分离度，对照品溶液与供试品溶液中相应的特征斑点应为清晰分离的斑点。b. 专属性，以阴性对照试验，其薄层色谱图中不应显示与对照品或对照药材色谱相同的特征斑点干扰鉴别。c. 重现性，不同批号的样品（至少 3 批样品）试验，均应显重现试验结果。d. 耐用性，考察薄层板及温、湿度对色谱的影响。

⑤色谱记录。薄层色谱记录包括文字记录与图像记录两部分。在文字记录部分，需详细说明供试品、对照物的处理方法、薄层色谱条件及检视结果，并将检视结果的色谱图以图像方式记录。图像多为采用数码或光学照相机拍摄的照片，对于荧光色谱，也可采用专业的薄层照相系统记录，可获得更清晰的效果。

3）薄层色谱鉴别起草说明　明确该薄层色谱所鉴别药材的名称；说明样品、对照品与对照药材的来源，对照品与对照药材的选择依据；详细说明方法研究与确定过程（包括失败而未列入质量标准的方法）；说明方法学研究结果；说明选定的详细方法，包括供试品溶液、对照品及对照药材溶液的制备，采用的薄层板、点样方式、展开剂及展开方式、显色及显色方式、检视方式等；说明环境条件及有关注意事项；提供相关薄层色谱照片，照片应标注相关色谱条件及环境条件。

在薄层色谱的研究过程中，尽可能采取一个供试液多项鉴别所使用的薄层色谱方法，或尽可能合并相同的供试品处理步骤，达到节约资源、保护环境、简便实用的目的，但需在起草说明中详细说明简化样品处理的理由；当可在同一块薄层板上同时检视多个药味时，应尽可能同时进行测定，但同样需要在起草说明中解释同时进行分析的理由与依据。

4）其他色谱鉴别　中药制剂色谱鉴别中除薄层色谱鉴别外，还可采用液相色谱及气相色谱鉴别，原则上是在薄层色谱鉴别无法获得满意结果的情况下选用，且一般是提取含量测定下的色谱图顺便用于鉴别。液相与气相色谱鉴别一般仅以对照品作为参照，不以对照药材或对照提取物作为参照。

①液相色谱鉴别。应注意两点：一是应根据被测物的性质选用适宜的色谱柱、流动相（注意流动相的pH值与色谱柱的pH值范围相适应，尽量避免使用缓冲溶液）和检测器等，进行系统适用性试验，考察分离度、重复性、理论塔板数等参数，选择最佳色谱条件。二是确定供试品取样量、提取和纯化方法、稀释度、进样量、对照物质用量、浓度、溶剂、进样量等。

②气相色谱鉴别。应注意三点：一是应根据被测物的性质，选用合适的色谱柱、填料、固定相、涂布浓度、检测器等进行系统适用性试验，确定进样口温度、柱温、检测器温度、考察色谱分离的效果、分离度等参数。二是确定供试品取样量、提取和纯化方法、稀释度、进样量、对照物质用量、浓度、溶剂、进样量等。三是处方中药味有多种挥发性成分时，应尽可能在同一色谱条件下进行鉴别，若用挥发油提取物对照，相关组分峰应达到良好分离，保证结果的重现性。

（4）光谱鉴别　在中药制剂中使用的光谱鉴别包括紫外－可见光谱、红外光谱、近红外光谱等，一般是以中药制剂所含化合物中的功能基或官能团在可见、紫外、红外或近红外光区的特征吸收光谱作为鉴别依据。由于光谱仪器不具备分离功能，特征成分的谱峰往往被掩蔽在大量复杂成分的谱峰中难以识别，很难获得有专属性的图谱。因此，光谱直接用于鉴别的不多。除非是无法建立其他专属性鉴别，而制剂中所含成分又确有专属性特征吸收光谱的情况下才采用。鉴别特征一般采用测定最大吸收波长，如有2～3个特定吸收波长时，可测定各波长吸收度的比值。

近红外光谱[26]可以快速、非破坏性地检测中药材、中药生产过程的样品及中药制剂中有效或指标成分的含量。但在应用中必须对近红外光谱图进行光谱预处理及模式识别，其结果的准确度源于大批量样本的积累及适宜的模式识别方法。由于化学建模的专业性及复杂性，目前主要应用在中药制剂的原料（药材的来源、产地、真伪）鉴别及中药生产过程的控制上，且更多的是处于研究阶段，在最终中药制剂成品的质量控制上还未纳入相关标准。

（5）DNA分子标记鉴别　DNA分子标记鉴别是指通过比较药材间DNA分子遗传多样性差异来鉴别药材的方法。目前主要应用在同属多基原物种及动物药（如蕲蛇、乌梢蛇）的药材鉴别中。在中药制剂中，如果处方药味含有动物类药材，采用性状、显微、理化以及色谱鉴别等方法难以鉴定时，也可采用DNA分子标记技术。其操作包括DNA提取纯化、PCR反应、电泳检测三个步骤，在实验中需注意防止外源DNA的污染。

（6）指纹图谱鉴别　指纹图谱作为中药的质量控制方法，主要用于解决成分复杂，有效成分不明确的中药质量检测和产品批间差异的问题；通过对所得到的能够体现中药整体特性的图谱识别，提供一种能够比较全面的控制中药质量的方法，从化学物质基础的角度保证中药制剂的稳定和可靠。按照新药注册的相关要求，新报批的中药注射剂在质量控制上必须建立中药指纹图谱的鉴别方法；2017年《中药经典名方复方制剂简化注册审批管理规定（征求意见稿）》及附件中提出[27]，通过特征或指纹图谱技术开展药材、饮片、中间体、“物质基准”及制剂的质量概貌研究，确定关键质量属性，建立相应的质量评价指标和评价方法。进一步凸显了指纹图谱在针对中药复杂体系整体质量控制上的优势。

中药指纹图谱建立的内容包括：中药指纹图谱分析方法的建立、指纹图谱方法认证、方法验证、数据处理和分析。按照获取方式可以分为色谱、光谱及其他分析手段，其中色谱是中药指纹图谱建立的主要方式。

1）中药指纹图谱分析方法的建立　中药指纹图谱应满足专属性、重现性和可操作性。其首要目的是能体现中药的整体特征。在满足表征中药化学成分群整体性质的前提下，要求有较好的重现性，应根据重现性要求选用合适的分析方法来获取指纹图谱。一般获取规程如下：

①供试品溶液的制备。供试品制备的基本原则是代表性和完整性。供试品的制备是整个分析步骤中关键的起始部分，供试品制备的好坏直接影响了整体分析结果的优劣及可信程度。因此，供试品必须保证能够充分地反映出样本的基本特性，同时也必须保证待测样品所含特性的完整性。主要操作过程及数据应详细记录。

供试品溶液的制备需按照具体的分析对象，在对样品基本特性进行了解的情况下，采用规范的处理方式进行制备。操作过程应按照定量测定的要求，保证样品物质信息不减失、不转化。对于化学成分类别相差较大的样品，可根据类别成分的性质，按照分析要求，对样品分别进行预处理，制备2张以上的指纹图谱。主要步骤及数据应详细记录。

②参照物。指纹图谱的参照物质一般选取容易获取的1个或1个以上制剂中的主要活性成分或指标成分，用于考察指纹图谱的稳定程度和重现性，并有助于指纹图谱的辨认。在与临床药效未能取得确切关联的情形下，参照物（复方制剂应首选君药的活性成分或指标成分）起着辨认和评价指纹图谱特征的指引作用。参照物应说明名称、来源和纯度。如无合适参照物也可选指纹图谱中的稳定的指纹峰作为参照峰，说明其响应行为和有关数据，并应尽可能阐明其化学结构及化学名称。

③指纹图谱获取实验。指纹图谱获取的首选色谱方法，主要有液相色谱、薄层色谱、气相色谱及其他色谱技术。光谱方法和其他分析方法在指纹图谱获取中可作为快速鉴别和辅助鉴别使用，在确定其与常规色谱方法的相关性以后可以考虑替换使用，但需慎重。须注意各种技术的特点和不足，结合实际选用。选用的原则是必须具有良好的专属性、重现性和可操作性。

指纹图谱试验条件应能满足指纹图谱的需要，不宜简单套用含量测定用的试验条件，需根据指纹图谱的特点进行试验条件的优化选择。

试验方法和试验条件选择应根据供试品的特点和需要，设计合适的试验方案，通过比较实验，从中选取相对简单易行的方法和条件，获取足以代表品种特征的指纹图谱，以满足指纹图谱的专属性、重现性和可操作性的要求。方法和条件须经过方法学验证。

④指纹图谱的建立和辨识。指纹图谱建立和辨识的主要目的是确定获取的指纹图谱中具有指纹意义的特征峰，并能体现其整体性。

如色谱指纹图谱的试验条件确立后，应将获取的所有样品的指纹图谱逐一研究比较。一张对照用指纹图谱，特别是分辨率较高的图谱，必须制备有足够代表性样品的图谱，找出成品色谱具有指纹意义的各个峰，给予编号，再将药材、中间体和成品之间的图谱比较，考察相互之间的相关性。

指纹图谱的辨识应注意指纹特征的整体性。辨识时应从整体的角度综合考虑，注意各有指纹意义的峰相互的依存关系。指纹图谱的评价指标是供试品指纹图谱与该品种对照用指纹图谱（共有模式）之间的相似性，即用“相似度”进行表达。

2）指纹图谱方法认证　需要证明获取的指纹图谱能够表征该中药产品的化学组成。各原药材的化学组成特征应该在中药产品的谱图中得到体现。

3）指纹图谱方法验证　指纹图谱实验方法验证的目的是为了考察和证明采用的指纹图谱测定方法具有可靠性和可重复性，符合指纹图谱测定的要求。中药指纹图谱测定是一个复杂的分析过程，影响因素多，条件繁杂。合理的实验方法有效性评价是对测定整体过程和分析系统的综合验证，需要在制订指纹图谱方法时充分考虑。

中药指纹图谱实验方法验证所包括的项目有：专属性、精密度（重复性和重现性）及耐用性等。具体方法可参照《<中国药典>中药质量标准研究制定技术要求》中的“指纹图谱技术要求”进行。

4）中药指纹图谱的数据处理和计算分析　中药指纹图谱获取所得到的数据，应是符合实际情况的色谱、光谱或其他源数据或积分结果。应建立比较图谱的一致性或相似程度的方法。

对于用于评价产品一致性、批间均一性和稳定性的指纹图谱，建议应用现代信息学方法分析指纹图谱，其优点是能够借助计算机辅助计算给出客观、准确的结果，分析结果稳定、可重复。计算一般可分为谱峰匹配、化学特征提取、相似度计算、模式分类等步骤。

采取相似度方式进行数据分析，可通过一定的计算软件进行，但必须提供算法及操作步骤供具体评价使用。

采用相似度评价软件计算相似度时，若峰数多于10个，且最大峰面积超过总峰面积的70%，或峰数多于20个，且最大峰面积超过总峰面积的60%，计算相似度时应考虑去除该色谱峰。

用于鉴别的指纹图谱，若能够提供对照提取物，则优先考虑采用对照提取物作为对照，也可以采用标准中给出的对照指纹图谱作为对照进行目测比较，比较其色谱峰的峰数、峰位、峰与峰之间的比例等简单易行的方法。

6. 检查 检查项是为控制药品的安全性、有效性、均一性和纯度等而设置的各种检验项目，在中药制剂的质量标准中，根据中药制剂的特点，检查项主要包括制剂通则检查、内源性杂质及外源性污染物质检查及浸出物的检查。

（1）制剂通则检查 现行版《中国药典》四部将各剂型需要控制的共性检查项目汇总为制剂通则，它是依据剂型特点，对制剂成型中质量的关键点，设定的剂型共性的指标。现行版《中国药典》收载有38类剂型，对于其收录的每一类剂型都有通用的检查要求，包括检查方法和限度要求，内容包含了对制剂均一性、纯度、安全性、有效性等方面的控制。

1）均一性检查项目 如重量差异或装量差异，或中药有效成分的含量均匀度检查。

2）纯度检查项目 如水分、可见异物、不溶性微粒、注射剂有关物质、微生物限度或无菌、甲醇量检查等。

3）安全性检查项目 如中药注射剂安全性检查等，包括异常毒性、降压物质、过敏反应、溶血与凝聚、热原或细菌内毒素检查等。中药注射剂安全性检查是新药研究中必须进行检查的项目，视情况决定是否列入质量标准正文。

4）有效性检查项目 如溶出度、释放度、崩解时限、溶散时限、融变时限等，基本上是与药物溶出与吸收相关的检查指标。

在中药制剂质量标准的研究中，应首先参考制剂通则设定相应的检查项目，给出测试结果，并说明是否满足制剂通则要求。特殊情况下，当检查方法和限度要求与制剂通则规定不同时，应有充分的理由说明，可在品种标准中单列。除有的项目需方法验证（如微生物限度等）外一般情况下都不进行方法研究。

（2）内源性杂质检查 中药制剂由于成分复杂，除有效成分或有效部位制剂视情况进行有关物质检查外，一般较少设置该类检查项目，但遇有毒性成分杂质时，也需要进行安全性控制，如含川乌、草乌制剂中乌头碱限量检查，含马钱子的制剂中马钱子碱与士的宁限量检查，对含桑寄生的制剂检查强心苷类成分，含菟丝子的制剂检查马桑内酯毒素等。

注射剂有关物质检查实际上也属内源性杂质检查项目。注射剂有关物质是指中药材经提取纯化制成注射剂后残留在注射剂中可能影响制剂质量与安全性并需要控制的物质，除另有规定外，一般应检查蛋白质、鞣质、树脂等，静脉给药注射剂还应检查草酸盐、钾离子等。

（3）外源性污染物质检查 外源性污染物质：一是制剂原辅料（主要是中药材）带入的污染物质，在中药制剂中突出表现为重金属、农残、真菌毒素的污染；二是制剂工艺过程中溶剂残留或设备与环境中引入的污染物质，在中药制剂中，突出表现为微生物、有机溶剂残留的污染。可参考本章第二节中所述方法进行研究。

（4）浸出物（提取物）测定 浸出物测定是中药制剂特有的检查项目，在确实无法建立含量测定时，为控制中药制剂的质量，可将浸出物（液体制剂可测定总固体）测定作为质量控制的项目；当含量测定所测含量值非常低（小于万分之一）时，应同时建立浸出物测定项。但需注意两点：①根据成方制剂中主要成分的理化性质选择合适的溶剂，有针对性的对某一类成分进行浸出物测定，达到质量控制的目的，并注意避免辅料的干扰。②含糖等辅料多的剂型对浸出物的测定有一定影响，一般不建议使用乙醇或甲醇作为浸出溶剂，可根据所含成分选用合适的溶剂。

（5）检查项的起草说明 除按《中国药典》制剂通则要求进行的检查项目外，其他检查项应说明所列项目制订理由，确定的限度依据。《中国药典》收载的检查方法根据药品的不同情况有的会按序排列多个方法，制定各品种质量标准时，在起草说明中应明确每种方法对所测品种的适用性，将最终确定的测定方法列入质量标准正文。

7. 含量测定 含量测定是药品质量标准的核心部分，在中药制剂质量标准中，含量测定应以反映其有效性为目标。但由于中药制剂所含成分的复杂性，有效物质基础研究的局限性，要达到这一目标还有相当的难度。但是，药物的疗效一定有其物质基础，在中医药理论指导下，结合现代科学研究分析技术的发展，选择中药里具有明确生理活性的主要化学成分作为有效成分或指标性成分之一，建立含量测定项目，评价药物的内在质量，并用来衡量中药制剂产品质量是否达到要求及产品是否稳定，是完全必要的。

（1）测定药味及指标成分的选择　含量测定药味及指标成分的确定往往是综合其在组方中的地位、与功能主治及药理活性的关联、成分的专属性、含量的高低、对照品获取的难易、方法建立的难易等因素的选择结果。可参照以下原则进行：

①一般应根据中药功能主治或活性试验结果，选择组方中主要药物（首选君药、臣药）的专属性成分或活性成分作为含量测定的指标成分。如果主药有效成分清楚，且药理活性与制剂的功能主治一致，则对其有效成分制定含量测定项目；若制剂处方中有效成分不明确，可以选择具有生理活性的、专属性强的指标性成分进行含量测定；或加强对制剂处方物质基础的研究，找出有效成分并进行含量测定。

②对于处方中含西红花、人参、麝香、天麻等贵重药物的制剂，为防止生产过程中发生未投料或少投料的现象，应对其进行含量控制；对于处方中含有毒性成分的制剂，如乌头、马钱子、巴豆、斑蝥等含有毒性成分，为确保临床用药安全有效，应结合剂型特点对其进行含量控制。

③为了更全面控制中药制剂质量，可以分别测定二个以上单一有效成分的含量；也可以测定单一有效成分后再测定其类别成分总量，如总黄酮、总生物碱、总皂苷、总鞣质等。

④首选样品中原有成分，避免选用降解（如水解等）成分作为测定指标，避免选择无专属性的成分或活性低的微量成分作为指标成分。

⑤制剂处方中含有不稳定的药物或成分，应对其进行含量测定，以确保临床用药有效。如含有挥发性成分的制剂，在贮藏过程中易损失，应对挥发性成分进行含量测定。

⑥选择中药含量测定的指标成分应遵循中医药理论，与制剂的药理作用及功能主治保持一致。如：制何首乌功能含补肝肾、益精血、乌发，在制定含量测定项目时应选择其二苯乙烯苷成分作为指标，而不应该以大黄素为指标。

⑦含量控制指标成分的选择如有可能还应体现“逐步由单一指标性成分定性定量向活性、有效成分及生物测定的综合检测过渡，向多成分、组分测定及指纹或特征图谱整体质量控制模式转化”的精神。

（2）样品提取纯化方法选择与条件考察　中药制剂由于成分复杂，样品中的被测成分含量较低，首先要选择合适的提取方法将被测成分最大限度地从制剂样品中提取出来，再选用一定的纯化方法将其与干扰测定的杂质分离，制成供测定用的供试品溶液。

中药制剂含量测定中样品的提取方法有溶剂萃取法、冷浸法、回流提取法、连续回流提取法、超声提取法和超临界流体萃取法等。对于液体样品，一般采用溶剂萃取法，须考察萃取溶剂品种、用量、萃取时间等；对于固体样品，一般采用热回流提取法或超声处理法，须对溶剂品种、提取方式、提取时间及提取温度等条件进行比较，确定最佳条件，并提供研究数据。

有些提取后即可直接进行测定，有些样品则需要进一步的分离纯化。一般根据被测成分的性质，对样品溶液可进行适当的分离纯化以排除干扰物质，如采用液－液萃取及聚酰胺、氧化铝、硅胶、大孔吸附树脂等色谱纯化方法，研究中需提供方法选择的依据及相应的研究数据。

（3）测定方法的选择　含量测定方法的选择，通常依据已有的质量标准或者相关参考文献，结合制剂工艺及剂型特点和所测成分的性质、产生干扰成分的性质等因素综合考虑；选择灵敏度高、专属性强、重现性好、稳定的含量测定方法。如测定方法无法做到专属性而采用了某一种非专属性的方法，则须用其他的分析方法来达到总体的专属性。比如，可附加一种合适的鉴别试验（如特征或指纹图谱等）。

可用于中药制剂含量测定的方法包括：容量法、重量法、氮测定法等化学分析法，紫外－可见分光光度法、原子吸收分光光度法、电感耦合等离子体质谱法、薄层扫描法、高效液相色谱法、气相色谱法、毛细管电泳法等仪器分析法及生物活性测定法等。随着科学仪器的发展及检测标准的提高，重量法、氮测定法、薄层扫描法的应用已越来越少；而原子吸收分光光度法及电感耦合等离子体质谱法主要应用于金属元素的含量测定，在质量标准中多属于杂质的限量检查，收载于【检查】项下，故在此不做详细介绍。

生物活性测定法近年来在含量测定中被越来越多的中药研究者所重视。它是以药理学为基础，生物统计学为工具，运用特定的实验设计方法，通过比较对照品和供试品对生物体或离体器官与组织的特定生物效应，从而评价和控制供试品质量和活性。中药的临床疗效反映了中药的内在质量，生物活性测定是反映临床功效的基本方法之一，结合中药及其制剂的主治功能或毒副作用，寻找在生物体（包括整体动物、器官、组织、细胞和生物标记物等）上的适宜反应，可以直观地反映中药质量[27]。但受到标准对照物质选择的限制，目前对于生物活性测定法的应用还停留在研究阶段；虽然《中国药典》收载了“中药生物活性测定指导原则”，但真正把此方法纳入质量标准还需大量基础研究工作，在此亦不做介绍。

1）容量法　主要用于含矿物药制剂的含量测定，有时也用于总生物碱或有机酸等动植物药的测定。常用中和法、碘量法、银量法、络合法等。

2）紫外－可见分光光度法　主要用于在紫外及可见光区（200～760nm 波长处）对光有吸收或通过加入一定的显色剂后有吸收的有机成分的含量测定，由于不具备分离功能，对单一成分测定往往很难排除干扰，目前基本上是用于总大类成分的测定，如总黄酮、总皂苷等。

3）色谱法　色谱法由于对有机成分具备分离与分析的双重功能，特别适合含复杂成分的中药制剂中单一成分的含量测定，是目前中药制剂质量标准中广泛采用的方法。

①高效液相色谱法（HPLC）。高效液相色谱法因分离性能高、分析速度快、灵敏、操作简便等特点，已成为中药制剂中单一成分含量测定的首选方法。如果被分析的成分在紫外－可见光下有吸收，可选用紫外/可见检测器；对于仅有末端吸收的成分，如皂苷类、脂肪酸类成分，可选用蒸发光散射检测器（ELSD）；此外还有荧光检测器（用于能产生荧光的成分的检测）、示差折光检测器（用于糖类成分测定）、质谱检测器（用于微量成分检测）等。

②气相色谱法（GC）。气相色谱法与高效液相色谱法一样具有分离性能高、分析速度快、灵敏、操作简便等特点，但仅适用于能被气化的挥发性成分的含量测定，在中药制剂含量测定中用于挥发性成分或经衍生化处理后具挥发性的成分的测定。火焰离子化检测器（FID）对碳氢化合物响应良好，为中药制剂的含量测定的首选；为提高检测的灵敏度，对含氮、磷元素的化合物可选用氮磷检测器（NPD），含磷、硫元素的化合物可选用火焰光度检测器（FPD），含卤素的化合物可选用电子捕获检测器（ECD）；如果被分析成分的含量很低，可选择质谱检测器（MS）。

③毛细管电泳法（HPCE）。毛细管电泳法是在电泳技术的基础上发展的一种分离技术，是以高压电场为驱动力，以毛细管为分离通道，根据在电场作用下离子迁移的速度不同而对组分进行分离和分析的一类液相分离技术，适用于分离分析多种组分，如核酸/核苷酸、蛋白质/多肽/氨基酸、糖类/糖蛋白、酶、碱氨基酸等，以及 DNA 序列分析和 DNA 合成中产物纯度测定等，也可用于碱性药物分子及其代谢产物、无机及有机离子/有机酸等。

（4）测定条件选择　应该选择灵敏度高、相对误差小以及稳定性好的检测条件。根据上述常用的测定方法，在优化测定条件时应关注：

1）容量法　选择指示剂应考虑终点变色敏锐、易观察、无其他颜色干扰；对于中药制剂的容量法测定，最大的问题是成分复杂往往干扰终点观察，为消除有机物对指示剂变色终点的干扰，通常需要对样品进行必要的处理、破坏；现可采用电位滴定仪指示终点，客观而准确，可避免肉眼观察误差。为提高电位滴定的准确度，取样量应满足精度要求，使消耗滴定液控制在 10～20ml。

2）紫外－可见分光光度法　建立方法时应确定供试品溶液及对照品溶液的制备方法，选择最佳的测定波长；配制供试品溶液时，提取、转移、稀释次数应尽量少；取样量应适宜，一般吸光度应在 0.3～0.7 之间。注意，采用比色法时，由于影响显色深浅的因素较多，应取供试品与对照品同时操作，供试品溶液与对照品溶液的最大吸收波长也应一致。

3）高效液相色谱法　测定时主要考察以下几项：

①色谱柱。根据被测成分的性质选用适宜的色谱柱，首选反相色谱系统，注意色谱柱的性能、适用范围、适宜的 pH 范围等。至少选用 3 根不同商品规格的色谱柱进行考察，注意每根色谱柱应调整流动相至满足系统适用性试验后测定。

②流动相。首先选择反相色谱系统，首选甲醇－水、乙腈－水作为流动相，如果试验不合适，结果不理想，再考虑选用其他流动相系统；从保护仪器方面考虑，应尽可能减少缓冲盐的使用，必须使用时首选有机酸、有机碱的缓冲系统，如果使用磷酸缓冲盐，在流动相变化时要有过渡体系，避免磷酸盐的析出；流动相中有机溶剂必须采用色谱纯试剂；流动相组成

可采用固定比例（等梯度洗脱）或按程序改变比例（梯度洗脱）。

③检测波长。含量测定时首选紫外检测器。首先使用对照品溶液在紫外分光光度计上进行全波长扫描，记录最大吸收波长，确定其为 HPLC 的最佳检测波长。只有在最佳检测波长下测定的数据才可以真实地反映样品含量。而对于某些检测波长低于 210nm 及没有紫外吸收的成分则须慎用紫外检测器，可以使用蒸发光散射检测器或示差折光检测器等；如采用此类检测方法应根据供试品中被测成分的峰面积积分值或响应值进行数学转换后进行计算。

④柱温。尽可能使用常温分离，如果常温分离效果不佳才考虑升高柱温。柱温升高可以降低流动相黏度及柱压，但不宜超过 45℃；对缺少制冷功能的柱温相，不建议将柱温设定低于 30℃，以避免环境温度造成的柱温波动。

4）气相色谱法　测定条件主要有以下几项：

①色谱柱。气相色谱柱有填充柱和毛细管柱，根据需要选择合适的色谱柱。填充柱因其需要自己填充、涂布、固化而对操作者的经验水平要求高；毛细管色谱渗透性好、柱效高，易于实现 GC－MS 联，但是柱容量小，定量重复性不如填充柱；目前中药制剂质量标准中毛细管柱应用较多。选用毛细管柱时应考察确定毛细管柱种类、柱长、内径、膜厚度等；选用填充柱应考察确定固定相种类及涂布浓度。

至少选用 2 根不同商品规格的色谱柱进行考察，出具系统适用性适用的（调整柱温、进样体积等条件）色谱图及含量测定数据（每次测定平行 2 份），计算不同色谱柱的相对标准偏差。

②载气。氦、氮和氢均可作为气相色谱的载气，需根据供试品的性质和检测器的种类进行选择，常用载气为氮气。

③柱温。对于气相色谱法，柱温必须高于固定液熔点，以使其发挥有效作用，但不能高于固定液的最高使用温度。降低柱温可以增大色谱柱的选择性，升高柱温不仅可以使得分析时间缩短，还有利于提高柱效能。柱温若为程序升温应确定初始温度、程序升温速度、达到温度、保持时间等。

此外，还需要选择进样口温度、检测器温度等，若采用分流进样，还应明确进样方式和分流比（根据情况可适当调节）等有关参数。

（5）系统适用性试验　系统适用性试验主要包含色谱柱的理论塔板数（n）、分离度（R）、重复性、拖尾因子（T）4 项，应符合药典要求。考察时测定同一批样品（溶液）的含量，样品至少平行 2 份，每份进样 2 针，对照品可取 1～2 份，提供不同柱分离的色谱图，计算理论塔板数、分离度及拖尾因子。分离度达不到要求的色谱应注明干扰峰分离情况，必要时可采用二极管阵列检测和质谱检测，进行峰纯度检查。

（6）定量方法选择　即计算时所采用的方法。

1）紫外－可见分光光度法　2015 年版《中国药典》收载的紫外－可见分光光度法定量方法包括对照品比较法、吸收系数法、计算分光光度法和比色法 4 种。计算分光光度法不宜作含量测定；由于中药成分复杂、干扰因素不易排除、成分含量变化幅度大等因素影响，吸收系数法也不宜采用，常用方法是对照品比较法和比色法；制备标准曲线时至少应取 5 份以上对照品溶液进行测定。

2）高效液相色谱法　含量测定中的定量方法有内标法、外标法和面积归一化法，中药制剂一般选用外标法。

3）气相色谱法　含量测定中的定量方法有内标法、外标法、标准溶液加入法和面积归一化法，中药制剂一般选用内标法和外标法。采用内标法时，应选定适宜的内标物质及校正因子的测定方法，内标物质的峰应能与样品中的被测成分及杂质峰达到较好的分离。采用外标法定量时，为保证进样误差符合规定，宜采用自动进样，提高进样重复性。

（7）方法学研究　进行含量测定的方法学研究时，必须使用同一批中试以上的样品进行。方法学研究一般参照《中国药典》四部“9101 药品质量标准分析方法验证指导原则”，进行准确度、精密度、线性、范围、耐用性的研究，根据所采用的方法不同，需满足相应的方法学数据要求，并将验证的全部数据、照片及图谱附在质量标准起草说明中。

1）准确度实验　其回收率的测定结果应在 95%～105% 范围内，其中对于一些前处理较复杂的方法，其回收率的测定结果可在 90%～110% 范围内；准确度实验的相对标准偏差（RSD）应小于 5%。

2）精密度实验　其相对标准偏差（RSD）应小于 3%。

3）专属性实验　以不含被测成分的供试品试验，其含量测定数值应小于同样条件下供试品测定数值的 5%。

4）线性与范围　根据所采用的方法不同，相关系数和范围亦有所不同。通常情况下：高效液相色谱法的相关系数 $r \geqslant 0.9995$，分光光度法的相关系数 $r \geqslant 0.999$；范围一般为测定浓度的80%～120%。

5）耐用性　含量测定耐用性试验需考察的变动因素如下：①样品前处理。被测溶液的稳定性，样品提取次数，样品提取时间等。②液相色谱条件。流动相的组成比例或pH，不同厂牌或不同批号的同类型色谱柱、柱温、流速及检测波长等。③气相色谱条件。不同厂牌或不同批号的色谱柱、固定相、不同类型的载体、柱温、进样口和检测器温度等。

经耐用性试验证明测试条件较苛刻时，应在标准中注明。

（8）样品测定及含量限度确定　选定含量测定方法并经方法学验证后，需进行样品测定并确定含量限度。

1）测定样品批次　按照《药品注册管理办法》中规定，申报临床研究用质量标准应至少测定连续3批中试规模的样品，每批样品不少于2份数据；申报临床生产用质量标准应至少测定10批中试及以上规模的样品，每批样品不少于2份数据，即10批样品20个数据。

2）含量限度表达方式　中药制剂的含量限度的表达方式主要有以下三种：

第一种是仅规定下限：由于中药制剂原料药材的天然来源，其指标成分含量变化往往较大，难以像化学药一样采用"以含量上下限表达含量限度"的方式，此种方式就成为中药制剂含量限度的最主要的表达方式。一般规定为"每个单一剂型规格（无剂型规格的以每一重量或体积单位或面积单位计）含某种药材以某指标成分计，不得少于多少"，如"本品每片含葛根以葛根素（$C_{21}H_{20}O_9$）计，不得少于1.2mg"（正心降脂片）。

第二种是规定幅度：规定幅度是化学药品制剂普遍采用的含量表达方式，但就中药制剂而言，一般对于毒性成分出于安全性的考虑，需要规定其含量幅度，如"本品每粒含雄黄以二硫化二砷（As_2S_2）计，应为6.3～10.8mg"（克痢痧胶囊）。对于成分明确含量稳定的有效部位或有效成分制剂，有时也要求规定含量幅度。

第三种是规定为标示量的幅度：如《中国药典》2015年版收载的华山参片，规格为0.12mg，规定含生物碱以其莨菪碱计应为标示量的80.0%～120.0%。对于成分明确含量稳定的有效部位或有效成分制剂，有时也以标示量的正负10%～20%来确定含量幅度。

3）含量限度的确定　含量限度一般是在保证临床安全有效的前提下，以充分的具有代表性的样品实验数据为依据，结合药材及工艺综合分析制定出含量限度。基本原则是：①以样品实测数据的平均值下降10%～20%确定含量限度。②以有效成分或有效部位标示量的正负10%～20%来确定含量限度。③含量限度应根据中药制剂实测结果与原料药材的含量情况确定。一般转移率越高越好，对于原生药粉入药的制剂转移率应不低于90%，经提取的制剂，转移率一般应不低于70%。当然也需要考虑指标成分的稳定性、工艺的复杂性等因素。④有毒成分含量应规定上下限，上下限幅度应根据测试方法、品种情况、转移率及理论值确定，一般应在±5%～±20%之间，并在安全有效范围内，制定上下限应有充分依据。

8. 功能与主治　中药制剂的功能与主治一般是按中医或民族医学的理论和临床用药经验所做的概括性描述。在质量标准【功能与主治】项的描述中，"功能"在前，体现中医理论中的整体观和辨证论治，用规范的中医术语来表述；"主治"在后，根据《中成药临床应用指导原则》，主治项应突出该药所适用的中医病机、证候信息[28]；如果是根据临床结果确定的主治病症，且有明确的西医病名，可以列在中医病症之后。

9. 用法与用量　【用法与用量】项中先写明用法再注明用量。用法中内服药一般注明"内服"，即用温开水送服；如果需要用特殊方法服用的药物，应特别注明。如果无特殊需要，不必写饭前或饭后服用。用量标示为成人有效剂量，供儿童使用的中药制剂，需注明儿童剂量或者不同年龄阶段的儿童剂量。剧毒药物注明使用极量。

10. 规格　药品规格通常以单位制剂（每粒、片、克、毫升、丸）中所含药物成分的量表示。但是，中成药大多为复方制剂，所含成分复杂，难以直接在【规格】项下直接标示所含成分的量。根据《中成药规格表述技术指导原则》，可按照下列原则对中药制剂的【规格】项进行表述。

（1）根据剂型的差异性，颗粒剂、片剂、胶囊等固体制剂，规格表述为每1g、每片或每粒相当于饮片××g；可明确片重或胶囊内容物量的，应同时加以明确，如每片重××g（相当于饮片××g）。液体制剂（注射剂、定量气雾剂及喷雾剂等除外）规格表述为每1ml相当于饮片××g；注射剂、定量气雾剂及喷雾剂等液体制剂以包装容器内的装量及其所相当的药味理论量标示，如每支2ml相当于饮片2g。

（2）根据处方药味的差异，处方药味为饮片，规格表述为单位制剂相当于饮片的重量；处方药味为有效成分的，直接以单位制剂中所含有效成分的标示量标示；处方药味为浸膏、流浸膏、植物油脂等提取物，以单位制剂中所含相应药味的理论量标示；处方药味包含多种类型的制剂时，需在规格中一一表述。

（3）丸剂应同时标明丸重及相当于饮片的量，如“每丸重××g（相当于饮片××g）”“每××丸重××g（每1g相当于饮片××g）”。

11. 贮藏　药物的质量与贮藏方法有密切关系，贮藏方法不当经常会导致药物变质。一般药品应“密封保存”；如有热敏成分及湿敏成分，应“置阴凉干燥处保存”；含光敏成分的药品需要“避光保存”。在中药制剂质量标准应根据药品稳定性实验的结果说明贮藏条件。

（白洁）

参考文献

[1] 侯世祥．现代中药制剂设计理论与实践．北京：人民卫生出版社，2010.

[2] 吕东，黄文龙．浅谈中国药品质量控制模式的变迁．中国医药工业杂志，2008，39（7）：551－553.

[3] 阳长明，王建新．论中药复方制剂质量源于设计．中国医药工业杂志，2016，47（9）：1211－1215.

[4] 鄢丹．临床生物特征谱学：中药质量评价的思考与实践．中国中药杂志，2019，44（3）：409－414.

[5] 屠鹏飞，黄璐琦，陈万生，等．《中华人民共和国药典》（2020年版）中药材和中药饮片质量标准增修订工作思路．中国现代中药，2018，20（12）：1459－1464.

[6] 刘昌孝，陈士林，肖小河．中药质量标志物（Q－Marker）：中药产品质量控制的新概念．中草药，2016，47：1443－1457.

[7] 张铁军，白钢，刘昌孝．中药质量标志物的概念、核心理论与研究方法．药学学报，2019，54（2）：187－196.

[8] 张铁军，许浚，申秀萍，等．基于中药质量标志物（Q－Marker）的元胡止痛滴丸的“性－效－物”三元关系和作用机制研究．中草药，2016，47（13）：2199－2211.

[9] 李伟，李淑明，李挺洋，等．复方丹参滴丸中君药丹参的质量标志物研究．中草药，2018，49（9）：2000－2006.

[10] 侯世祥．中药液体制剂研究中的药用辅料及其应用技术．世界科学技术－中医药现代化，2005，7（2）：40－44，61.

[11] 张启明，程奇蕾，庚莉菊．现有国家药品标准中复方制剂杂质控制的现状和思考．中国药品标准，2009，10（4）：258－261.

[12] 姜华，高原，杨景明，等．源于“整体观”思想的中药质量评价方法研究概述．中国中药杂志，2015，40（6）：1027－1031.

[13] 王雅琪，焦姣姣，伍振峰，等．基于“整体观”的中药制剂质量过程控制体系探讨．中国中药杂志，2018，43（01）：197－203.

[14] 王本祥，周秋丽．关于中药活性成分的认识及其研究方法．中国中药杂志，2001，26（01）：10.

[15] 屠鹏飞．中药材指纹图谱的建立及技术要求实例解说．中国药品标准，2000（4）：22－29.

[16] 李平，杨丽平．系统生物学方法在中医药研究中的运用．中西医结合学报，2008，6（5）：454－457.

[17] 刘丹，贾晓斌，郁丹红．基于“组分构成”理论的中药质量控制新思路．亚太传统医药，2012，37（6）：865－870.

[18] 程翼宇，钱忠直，张伯礼．创建以过程管控为核心的中药质量控制技术体系．中国中药杂志，2017，42（1）：1－5.

[19] 张丽．中药制剂分析．北京：化学工业出版社，2018.

[20] 杭太俊．药物分析．北京：人民卫生出版社，2016.

[21] 辛博，马生军，谢景，等．生长年限对黄芪药材中黄酮及皂苷类成分含量积累的影响．中药材，2015，38（7）：1366－1369.

[22] 梁欢，胡志刚，卢金清，等．不同生长年限和不同部位金钗石斛中石斛碱含量比较与分析．世界科学技术－中医药现代化，2014，16（2）：335－338.

[23] 林瑞超．中国药材标准名录．北京：科学出版社，2011.

[24] 曹岚，梁芳．中药新药研制与申报．南昌：江西高校出版社，2009.

[25] 王宝琴．中成药质量标准与标准物质研究．北京：中国医药科技出版社，1994.

[26] 吴功煌，史新元，乔延江．近红外模式识别技

术在中药质量控制中的应用研究进展. 世界科学技术 - 中医药现代化, 2010, 12 (2): 265 - 270.

[27] 游云, 廖福龙, 黄璐琦. 基于生物活性测定开展中药质量控制的研究进展. 中国中药杂志, 2018, 43 (3): 452 - 456.

[28] 孟菲, 李学林. 中成药说明书中功能主治项表述方法的探讨. 中医药临床杂志, 2015, 27 (1): 111 - 112.

第四章

中药有效组分的浸出原理与方法

现代中药制剂以中药材和饮片为原料，而现今使用的中药绝大部分是来源于植物药，其所含有效组分存在于大量植物组织细胞中，欲使中药制剂达到“三效、三小、五方便”的要求，从中药中浸出有效组分便成为现代中药制剂生产工艺设计的首要内容。依据浸出方法、设备或浸出基本单元操作中的传质原理，中药现代制剂中常用的浸出原理有：溶剂浸出扩散原理、水蒸气蒸馏原理、超临界流体萃取原理等。

本章将在概述浸出的作用、现状、浸出方法选择或设计的一般思路与原则的基础上，重点讨论常用浸出（提取）方法的原理及应用技术，其中包括：溶剂浸出扩散原理及其应用；水蒸气蒸馏原理及其应用；升华原理及其应用；超临界流体提取原理及其应用；微波提取原理及其应用；超声波提取原理及其应用。为了能更好地与生产实践相结合，本章对生产用浸出设备的工作原理及浸出工艺进行了讨论，最后还展望了浸出新技术、新工艺的发展方向。这些都将为现代中药制剂浸出（提取）工艺设计、常用方法与设备的合理选用、浸出新方法和新技术的探讨与应用奠定坚实的理论与实践基础。

第一节　概　　述

一、浸出相关概念

浸出是指用适当的浸出溶剂和方法，从药材或饮片（中药或天然植物药）中浸出有效组分的过程，现多称为提取（extraction），亦有称浸取或浸提[1]。浸出属固－液提取（solid－liquid extraction），不同于以溶解和分配系数为主的液－液提取（liquid－liquid extraction），通常需要经过以扩散为主的浸出过程（leaching process）。浸出操作在化学工程上又叫固－液提取，一般固－液提取可分为：化学提取（chemical extraction）、洗涤提取（washing extraction）、扩散提取（diffusion extraction）[2]。

二、浸出在现代中药制剂研究中的作用

中药制剂的有效物质基础是方剂中药中所含有效组分，而这些组分又都包含在植物各器官的组织细胞中。显然，以粉末供用的制剂过于原始，不仅服用了大量的药材组织，同时也影响了疗效。欲使中药制剂既具综合疗效的特色，又去掉药渣与无效组分，减少服用量，提高疗效，达到“三小、三效、五方便”要求，采用科学合理的浸出工艺将有效方剂中各药味所含有效组分浸出，显得尤为必要。浸出在现代中药制剂中的作用体现在以下三方面。

1. 浸出是改变传统中药制剂面貌的必备工艺步骤　医药事业发展至今，医疗实践已表明，由于多数传统中药制剂以全粉或粗提取物为制剂原料，不同程度地存在“粗、大、黑”的弊端：有效组分和杂质共存，使外观不良，有效组分浓度较低，导致剂量大，起效慢，吸收和生物利用度欠佳，特别是对重症患者或不便口服的患者顺应性较差；有效组分浸出不尽完全，不同批次的制剂含量难统一，使得用药剂量的准确度不便掌握；全粉或粗提取物制成的传统剂型富含蛋白、糖类等多种可供微生物滋生的营养成分，生产或使用过程中容易被污染，难以长期保存和达到

医药卫生标准等。

与传统中药制剂相比，现代中药制剂将“浸出”作为其生产工艺的首要步骤，通过浸出可使有效部位与组织分离、可溶物与不溶物分离，相应地提高了有效组分的浓度和稳定性。因此，浸出成为现代中药制剂减少剂量、提高疗效的必备工艺步骤，如中药颗粒剂、片剂、注射剂、气雾剂、滴丸剂、膜剂等新剂型。只有尽可能把中药材中的有效组分浸出，除去药渣，得到浸出的浓溶液或有效组分的浸出物，才能为制成给药途径方便、灵活，疗效好的中药新剂型奠定坚实基础。

2. 浸出工艺是体现有效方剂疗效的桥梁与保证 中医治疗疾病强调辨证论治与整体观，重视复方及配伍发挥作用，方剂常由一味至几十味不等的中药按“君、臣、佐、使”原则组方而成，疗效明确，通常以汤剂形式给药，属于浸出制剂的一种。单煎、合煎、先煎、后下等特殊浸出操作方法，是汤剂制备通常遵循的基本原则，直接影响汤剂的质量和疗效。由于单提和共提的浸出液中化学成分往往有差异，药效可能也不完全相同，所以，现代中药制剂浸出工艺应尽量遵循中医复方和配伍用药的原则。对于复方制剂，药材中多成分的综合作用尤为突出，浸出方法的正确选择与合理应用是体现中医用药特色和发挥综合疗效的保证。

3. 浸出效果关系中药材资源的充分利用 据中药资源普查统计，全国现有药用资源10000余种，丰富的中药资源促进了中药材生产的大发展，为中药工业、商业的发展奠定了物质基础，其中中药的制剂生产消耗药材数量较大。然而，中药材毕竟是天然或人工栽培资源，受多种因素影响，产量终究有限，因此，设计科学、合理的浸出方法，尽可能提高有效组分的浸出率，是节约和保护药材资源的有力措施，浸出效果直接关系到药材资源的充分利用与持续发展。

由上可见，浸出技术在现代中药制剂中具有重要的地位与作用。

三、浸出在中药制剂中的应用现状

浸出操作有着悠久的历史。据记载，商汤的“伊尹创制汤液”是在公元前1766年，继汤剂后又有酒剂、酊剂、流浸膏、浸膏剂及煎膏剂等新浸出制剂产生。

近年来，随着科学技术的进步，运用现代的科学技术和设备，对传统的浸出制剂进行了大量的实验研究，不仅研究了其有效组分还充分验证了其疗效，建立和健全了质量控制体系。同时，在发掘和整理传统剂型的基础上，改革和发展了大量新剂型，如目前应用的中药片剂、颗粒剂、口服液、注射剂等20多种剂型，均以浸出制剂为基础制成，疗效更肯定。表4－1统计了1985年版～2015年版《中国药典》一部收载成方制剂品种浸出有关情况[3～9]。

表4－1　近年版《中国药典》收载成方制剂品种浸出情况

中国药典	成方制剂品种数（个）	全粉末供用数及%比		部分及全浸出数及%比	
1985年版	242	170	70.2	72	29.8
1990年版	275	165	60.0	110	40.0
1995年版	398	213	53.5	185	46.5
2000年版	456	237	51.9	219	48.1
2005年版	564	161	28.5	403	71.5
2010年版	1062	246	23.2	816	76.2
2015年版	1394	283	20.3	1111	79.7

由上表可知，随着《中国药典》定期增修订，30年来品种数成倍增加，全粉末供用的制剂品种数比例由70%降到20%，而部分及全浸出成方制剂品种数则由30%升到80%，从《中国药典》收载情况可见一斑，浸出在现代中药制剂研究中被广泛应用。

四、浸出方法选择或设计的一般思路与原则

浸出方法应根据临床用药需要、拟制备的剂型、处方各药味性质，并结合生产设备条件、经济技术合理性等因素综合考虑选择方案。

（一）浸出方法选择原则

浸出方法的选择原则为最大限度地浸出处方中的有效组分和辅助组分，同时尽量避免浸出无效组分和组织物质；减少服用量；增加制剂的稳定性；提高疗效等。因此，应根据临床疗效的需求、处方组成及所含主要（药效）组分性质选择提取溶剂及提取方法。

（二）浸出设计思路

科学、合理的浸出工艺应能从中药中最大限度地浸取得到起药效作用的物质基础即有效成分、有效部位或浸出物，同时又最大限度的避免浸出无效组分和

组织物，并确保用药安全性与制剂稳定性。

1. 浸出溶剂的选择 浸出溶剂的选择一般采用“相似相溶”的原则，因此，在进行浸出设计前，有必要首先了解药材中所含有效组分的种类及其一般的理化性质、用药经验以及生产可行性，合理选择不同的溶剂，有针对性地制定方案，以浸取有效成分或有效部位。下面就已知主要类型的中药有效组分的理化性质作简要介绍[10]。

(1) 糖类 中药中普遍存在的糖类成分，可以分为单糖类、低聚糖和多聚糖类及其衍生物。低聚糖易溶于水，但难溶或几乎不溶于乙醇等有机溶剂，故在含低聚糖的水提液中加入乙醇时，低聚糖可沉淀析出。多糖已失去单糖的性质，大多不溶于水，有的即使溶于水，也多为胶体溶液。

(2) 生物碱 游离的生物碱大多不溶或难溶于水，能溶于乙醇、三氯甲烷、丙酮、乙醚和苯等有机溶剂。而生物碱盐尤其是无机酸盐和小分子有机酸盐则易溶于水及乙醇，不溶或难溶于常见的有机溶剂。

(3) 苷类 苷类多数是无色、无臭的晶体，能溶于水，可溶于乙醇、甲醇，难溶于乙醚或苯，有些苷可溶于乙酸乙酯、三氯甲烷。而苷元则大多难溶于水，易溶于有机溶剂。

(4) 醌类 分子中多具有酚羟基，有一定的酸性。游离醌类多溶于乙醇、乙醚、苯、三氯甲烷等有机溶剂，微溶或难溶于水。结合成苷后，极性增大，易溶于甲醇、乙醇，在热水中也可溶解。

(5) 苯丙素类 香豆素和木脂素为其典型化合物。①香豆素：在稀碱溶液中内酯环可水解开环，生成能溶于水的顺邻羟基桂皮酸的盐，加酸后可环合成为原来的内酯。游离香豆素溶于沸水、甲醇、乙醇和乙醚；香豆素苷类溶于水、甲醇、乙醇。②木脂素：游离木脂素为亲脂性，难溶于水，能溶于苯、三氯甲烷、乙醚、乙醇等。木脂素苷类水溶性增大。

(6) 黄酮类 该类化合物多具有酚羟基，显酸性。游离黄酮类化合物易溶于甲醇、乙醇、乙酸乙酯、乙醚等有机溶剂及稀碱溶液中。黄酮苷类化合物一般易溶于水、甲醇、乙醇、吡啶等极性溶剂。

(7) 萜类和挥发油 单萜和倍半萜类多为具有特殊香气的油状液体。二萜和二倍半萜多为结晶性固体。游离萜类化合物亲脂性强，易溶于醇及脂溶性有机溶剂，难溶于水，但单萜和倍半萜类能随水蒸气蒸馏。具有内酯结构的萜类化合物能溶于碱水，酸化后，又从水中析出。萜类苷化后具有一定的亲水性，能溶了热水、甲醇、乙醇等极性溶剂。

挥发油又称精油，是一类可随水蒸气蒸馏、与水不相混溶的油状液体物质。挥发油为无色或淡黄色的透明油状液体，具芳香味，常温下能挥发，有较强的折光性和旋光性；在水中的溶解度极小，易溶于大多数有机溶剂中，如乙醚、苯、石油醚、乙醇等。

(8) 甾体类 甾体皂苷元多有较好的结晶形状，能溶于亲脂性溶剂中如石油醚、三氯甲烷等，而不溶于水。甾体皂苷一般可溶于水，易溶于热水、稀醇。不溶或难溶于石油醚、苯、乙醚等亲脂性溶剂。甾体皂苷的水溶液多具有发泡性、溶血性及鱼毒性。

(9) 三萜类 三萜皂苷元多有较好结晶，能溶于乙醚、三氯甲烷等亲脂性溶剂，不溶于水。三萜皂苷多为无定形粉末，难溶于乙醚、石油醚等溶剂，可溶于水，易溶于热水、稀醇、热甲醇和热乙醇中。含水丁醇或戊醇对皂苷的溶解度较大，常作为提取皂苷的溶剂。三萜皂苷的水溶液亦多具发泡性、溶血性及鱼毒性。

(10) 鞣质 大多为无定形粉末，能溶于水、乙醇、丙酮、乙酸乙酯等极性大的溶剂，不溶于乙醚、三氯甲烷、苯、石油醚等极性小的有机溶剂，可溶于乙醚和乙醇的混合溶液。

从上述主要中药成分的溶解性质看，多数能溶解于水或乙醇。因此，中药行业的工业生产一般较少采用亲脂性有机溶剂，特别是低沸点的易燃、易爆溶剂。另外，用有机溶剂不仅溶剂本身价格昂贵，而特殊生产条件其设备税、设备折旧费用皆高，劳保开支也大。目前最常用的溶剂还是水，因它价廉、无毒，且浸出范围广；其次是不同浓度的乙醇，但95%乙醇作为溶剂可行性差。

总之，在浸出溶剂的选择上，宜重视溶剂的选择浸出性能与脱吸附性能（易于除去），同时要求可能留存于最终产品中的浸出溶剂应无毒、无生理活性。

2. 浸出方法的选用 浸出方法的选用应考虑尽可能多地浸出药材中的有效组分，提高浸出效率，并可省时、节能，降低浸出成本。浸出方法系指煎煮法、浸渍法、渗漉法、蒸馏法等常用的基本浸出方法，选用这些方法时，尤其应充分熟悉这些方法的浸出原理、特点和适用范围[11]。

(1) 煎煮法 煎煮法是古老的制备汤剂的方法，但至今已从汤剂制法中引申出来成为整个浸出药剂乃至中药制剂的常规提取方法之一，《中国药典》一部沿用至今。煎煮法的特点是方操作简单，符合中医用药习惯，能煎出大部分有效成分，有利于发挥各成分的多效性和综合作用。煎煮法适于有效成分能溶于水，且对热较稳定的药材或饮片。

（2）浸渍法　浸渍法亦是传统的酊、酒剂常用的制备方法，至今现行版《中国药典》在酊剂通则项下对其工艺过程有明确规定。浸渍法的特点是方法简便，适用于黏性无组织的药材，如安息香、没药等，或新鲜及易膨胀的药材，如大蒜、鲜橙皮等，以及价格便宜药材的浸出。鉴于浸渍法为静态浸出，且操作时间长，浸出效率低，不适于贵重的或有效成分含量低的药材，现已很少单独用于大批量中药制剂的浸出。

（3）渗漉法　渗漉法随新浸出制剂而出现，渗漉时，由于浸出溶剂自上而下在渗漉器中移动，具有良好的浓度梯度，使扩散能有效地进行，故浸出效果优于浸渍法，提取也较完全，并且省去了分离浸出液的时间和操作。这是生产上常用的一种浸出方法，特别适于剧毒药材、有效成分含量较低及贵重药材的浸出。但非组织药材如乳香、松香、芦荟等遇溶剂易软化成团，会堵塞空隙使溶剂无法均匀通过药材，因而不适于渗漉法浸出。

（4）回流法　回流法系指用乙醇等易挥发的有机溶剂提取药材成分，其中挥发性溶剂馏出后又被冷凝流回浸出器中浸提药材，这样循环直至有效成分提取完全的方法。回流提取法较渗漉法省时，且提取成分比较多，但提取液澄清度较差，由于浸出液在蒸发锅中受热时间较长，故不适用于受热易破坏的药材成分浸出。

（5）水蒸气蒸馏法　水蒸气蒸馏法的操作方法是将药材的粗粉或碎片浸泡润湿后，通入水蒸气蒸馏，也可在多能式中药提取罐中对药材边煎煮边蒸馏，药材中的挥发成分随水蒸气蒸馏而带出，经冷凝后分层，收集挥发油。

该法适用于具有挥发性，能随水蒸气蒸馏而不被破坏，难溶或不溶于水的化学成分的提取、分离，如挥发油的水蒸气蒸馏提取。

上述常用单元操作方法的设计与选用，一般应通过实验对比确定，并提供选择的文献与实验依据。若采取了有别于该方剂习用的浸出方式，则更应进行实验研究，提供筛选方法的依据。作为中药复方要以方中所有药材有效组分的提取为目的，不可顾此失彼。

设计浸出工艺应从多方面考虑，若作为中药新药研究开发，可从中药新药的注册类别出发考虑浸出工艺的设计；浸出工艺是否适合大工业生产、生产成本以及对环境影响等，则是一开始设计浸出工艺，就应考虑与工业化生产相关的问题。

（吴纯洁，刘玉杰）

第二节　溶剂浸出扩散理论及其应用

浸出是指用浸出溶剂和方法，从药材或饮片中浸出有效组分的过程，药材通常具有完整的细胞结构，细胞内成分的浸出以扩散浸出为主，兼有洗涤浸出。因此，浸出离不开溶剂，需依据“相似相溶”原理选择适当的溶剂，以浸出药材中的有效成分。利用溶剂将有效成分自药材中浸出，是将固体药材中的可溶物由固相转移到液相中，得到含有溶质的浸出液这样一个复杂的过程，其实质就是溶质由固相传递到液相中的传质过程，它以扩散理论为基础，是设计、选择、应用浸出方法，优化浸出工艺技术条件的理论依据。

一、浸出扩散的基本理论

（一）浸出过程与Fick扩散定律

浸出药剂中所用药材以根、茎、叶、花、果实等植物器官为主，皆由细胞组成。药材中的一切成分均包含在细胞质膜内，该细胞质膜具有半透性和选择性的转移特性。浸出过程即是指浸出溶剂经浸润、溶解、扩散、置换四个阶段，获得浸出液的过程[12]。

1. 浸润、渗透阶段　浸出溶剂与药材接触时，首先破坏药材表面气膜，并附着在粉粒表面使之润湿，然后通过毛细管作用和细胞间隙进入细胞组织，使药材内部亦充分润湿。溶剂只有润湿药材才能进入细胞组织中并浸出有效成分，能否附着于粉粒表面使其润湿，决定于浸出溶剂和药材的性质及两者之间的界面情况。所以，一般非极性溶剂不易从含水量多的药材中浸出有效成分，必须先将药材干燥；而极性溶剂则不易从富含油脂的药材中浸出有效成分，对于这类药材应先用适宜的溶剂脱脂，或榨去油脂，再用水、醇浸出。

2. 溶解阶段　透过细胞质膜，溶解、胶溶可溶性成分形成溶液，使细胞质膜内外出现较大的浓度差，形成较大的渗透压差，这就促使更多溶剂渗入，以致细胞质膜破裂，给浸出造成有利条件，此即溶解过程；溶剂在药材细胞内溶解可溶性成分的速度决定于药材和溶剂的特性。一般疏松的药材溶解得较快；用乙醇为溶剂比用水溶解的速度快，因前者穿透力强。

3. 扩散阶段　在细胞内的溶剂溶解了大量的可溶性成分后，此浸出体系中，由于溶解造成了浓度的不均匀性，形成了浓度差，使得溶质具有从高浓度区域向低浓度区域迁移的必然趋势，即产生扩散作用，扩散是自发过程，是浸出的动力。

浸出过程中，有效成分主要通过两种方式扩散：分子扩散和涡流扩散。分子扩散是由分子热运动引起的，涡流扩散是指湍流流体中的质点或旋涡发生湍动所引起物质传递的过程。实际的生产过程中，这两种扩散方式同时发生，通常将它们合称为对流扩散。

溶质在边界层内以分子扩散方式进行时，其扩散速度可用 Fick 第一扩散定律来说明：

$$\frac{\mathrm{d}s}{\mathrm{d}t}=DF\frac{\mathrm{d}c}{\mathrm{d}x}\qquad(4-1)$$

式中，ds：物质的扩散量；dt：扩散时间；D：扩散系数；F：扩散面积（可用药材表面积表示）；dc/dx：浓度梯度；ds/dt：扩散速率。

因为扩散是逆着浓度增加方向发生，即 dc/dx 是负值，故前方加负号。

扩散系数 D 与温度、浸出成分、浸出溶剂的性质等因素都相关，下式表现其关系：

$$D=\frac{RT}{N}\times\frac{1}{6\pi\gamma\eta}\qquad(4-2)$$

式中，R：克分子气体常数（1.987 卡·克分子$^{-1}$·度$^{-1}$）；T：绝对温度；N：阿伏加德罗常数（6.024×10^{23}克分子$^{-1}$）；γ：扩散分子半径；η：流体黏度。

由式（4-1）、式（4-2）可见，扩散速率与药材的表面积（粒度）、浓度梯度、浸出温度成正比，而与浸出物的分子半径、浸出液的黏度成反比。但在实际中这些数值还受着一定条件的限制，因此，药材的粒度（即 F 值）、浸出持续的时间只能依据实际情况掌握。D 值随药材而变化。

根据 Fick 方程，提高扩散速率 ds/dt 的有效方法是提高溶质的浓度梯度 dc/dx，否则 D 及 t 均失去作用。因此，创造最大的浓度梯度是浸出方法和浸出设计的关键。

如果扩散发生于湍流的流体中，质点沿各方向作不规则运动，运动速度随时变化，使流体内出现旋涡。因为有旋涡的存在，物质传递的速率远大于分子扩散时的速率，这种传递称为涡流扩散。涡流扩散的机理十分复杂，要定量地描述旋涡的几何特征和运动特征较困难，故常仿照分子扩散的模型，来描述涡流扩散：

$$\frac{\mathrm{d}s}{\mathrm{d}t}=-D_{E}F\frac{\mathrm{d}c}{\mathrm{d}x}\qquad(4-3)$$

式中，D_E：扩散系数，其余变量同式（4-1）。

湍流流体内物质的传递既靠分子扩散，又靠涡流扩散，两者合称对流扩散，对流扩散的扩散速度可以写成：

$$\frac{\mathrm{d}s}{\mathrm{d}t}=-(D+D_{E})\ F\frac{\mathrm{d}c}{\mathrm{d}x}\qquad(4-4)$$

$$\frac{\mathrm{d}s}{\mathrm{d}t}=-KF\frac{\mathrm{d}c}{\mathrm{d}x}\qquad(4-5)$$

式（4-5）中，$K=D+D_E$

总之，中药材或饮片的浸出是一个复杂的制剂工艺过程，由以上几个作用相互联系综合组成，但上述几个阶段不是截然分开的，往往是交错进行的。借助于扩散公式可从理论上说明影响浸出的因素。

4. 置换阶段　随着扩散的进行，无论是分子扩散或涡流扩散，当体系中各部分浓度达到平衡时，浸出也将停止。若将浸出的浓溶液及时移出，换以低浓度的溶液或新鲜的溶剂，则可使浸出继续进行，此即置换阶段，置换是掌握浸出过程和设计浸出设备的关键。

（二）影响浸出的主要因素

由于扩散是浸出的动力，因此，影响扩散的因素将是影响浸出的主要因素，其影响药材浸出的主要因素可用上述 Fick's 第一扩散定律说明：

1. 药材的粉碎度 因为 ds 正比于 F，故提高药材粉碎度可以增加药材扩散比表面积而有利于浸出。但浸出的效率（速度和量）与药材粉碎度是否适当关系极大，并非越细的粉末浸出效果越好，如粉粒太细，吸附作用大，使扩散速度慢；用渗漉法浸出时，粉粒过细则溶剂流动阻力增大，致使浸出困难。因此，粉碎的程度应视药材性质、所用溶剂及浸出方法而定。

2. 浓度梯度 因为 ds 正比于 dc/dx，故在药材种类、粉碎度、浸出条件确定后，是否存在浓度差及浓度差的大小，是影响浸出效果的关键，若 dc/dx = 0，浸出将终止。因此，浸出方法和设备的设计应以形成最大浓度梯度为出发点。

3. 温度 温度通过影响扩散速度和溶液黏度而影响浸出效果，通常以温度不低于溶剂沸点为好，这样可形成较高的相对运动速度，有利于浸出，但对不耐热者应慎用。由式4－2可见，T 大，D 增大，浸出液黏度降低，有利于扩散。同时，浸出温度越高，则药材中化学成分的扩散速度越快，因为温度升高能使植物组织软化，促进膨胀，增加可溶性成分的溶解和扩散速度。

4. 浸出成分的分子大小 因为 ds 反比于 r，正比于 dt，表明小分子物质（多为有效成分）有可能最先浸出。由扩散系数 D 得知，分子小的成分由于分子半径小（γ），运动速度快，而有较大的扩散系数（D 值），故比大分子成分易浸出。因此，小分子成分主要在初浸出液内，大分子成分主要存在于继续收集的浸出液内。药材的有效成分多属于小分子物质，大分子多属无效成分。但应注意，药材成分的浸出速度还与其溶解性（或与溶剂的亲和性）有关，易溶性物质的分子即使大，也能先浸出来，这一影响因素在扩散公式中未能概括在内。

5. 浸出时间 一般来说，浸出时间与浸出量成正比，在一定范围内，时间越长，浸出物越多。但扩散达到平衡后，时间就不起作用了。时间过长，不但会影响生产效率，无效成分也会相应地更多被浸出。因为无效成分大多数是大分子化合物，扩散速度较慢。若用水为溶剂，常温浸出还会造成霉变。可见应掌握好适当的浸出时间，并非时间越长效果越好。浸出是所用溶剂浸润、渗透进药材的细胞组织，溶解可溶物质并向溶剂中扩散的过程。当细胞内溶液和药材外或细胞外溶剂中的溶质浓度达到平衡状态时，即已达到扩散平衡的状态，就是一次浸出过程的完成。这个过程所需要的时间，就是浸出所需要的时间，这个时间的长短应由实验来决定，浸出条件掌控越好，时间越短，则浸出速度越快。

6. 其他 除了 Fick's 公式中涉及的因素外，溶剂的种类、性质、用量、浸出时的压力、药材的性质等诸多因素也都将影响浸出效果。

（1）浸出溶剂 浸出过程中，浸出溶剂的选用对浸出效果具有显著的影响。不同溶剂浸出同一中药材有可能得到不同浸出成分，浸出溶剂的选择与使用在一定程度上决定了有效成分能否充分浸出，关系到制剂的有效性、安全性、稳定性及经济效益的合理性。在选择浸出溶剂时，首先要与有效成分的结构和物理化学性质进行比较，如果有效成分的极性和分子结构中的功能基团与某一种溶剂的分子结构的功能团、极性或介电常数有相似之处时，则这种溶剂就有可能作为该种有效成分的浸出溶剂，即所谓的“相似相溶”规律。

选择溶剂的原则：能最大限度地溶解和浸出有效成分，又能最低限度地浸出无效成分和有害物质；不与有效成分和辅助成分发生化学反应，不影响其药效及制剂稳定性；比热容小，安全无毒，价廉易得。现代研究表明，中药材是含有多种有效成分的复杂体系，即使同类成分也可能以不同形态存在于药材中。这些成分在同一溶剂中的溶解性质可能存在很大的差异，以传统方法、用单一的溶剂进行提取，很难得到满意的效果，需要有针对性的采用一定的溶剂系统对药材进行综合提取，便于将其中的有效成分充分浸出。中药材常用浸出溶剂的性质介绍，见表4－2。

表4－2 中药材常用浸出溶剂的性质

浸出溶剂	特点
水	极性大，溶解范围广，价格便宜。适用于多种成分如生物碱盐类、有机酸盐、蛋白质、糖、树胶、色素、多糖类等成分，以及酶和少量的挥发油的浸出。其缺点是选择性差，容易浸出大量无效成分
乙醇	性能介于极性与非极性之间，可溶解水溶性的某些成分，如生物碱、苷类及糖类等；又能溶解非极性溶液所能溶解的一些成分，如树脂、挥发油、内酯等。缺点是具有一定的药理作用，价格昂贵、易燃，使用时有一定的危险性
浸出辅助剂	如酸、碱、表面活性剂等，可增加浸出效果，或增加制品的稳定性
其他溶剂	如乙醚、三氯甲烷、石油醚等，用于某些有效成分或部位的纯化精制

（2）浸出次数与溶剂用量 浸出过程中浸出次

数与溶剂用量的变化将影响单位时间内两相间的浓度差。传统的浸出方法在越接近平衡时，浓度差减小，导致浸出时间长，浸出率低。

（3）浸出压力　传统浸出方法是煎煮法，通常在常压下进行，对于溶剂较难渗透到药材内部的浸出，若提高压力有利于浸出。在较高压力下，可能使药材内部的某些细胞壁破坏，加速润湿渗透过程，使药材组织内部的毛细孔更快地充满溶剂，从而有利于后续的溶质扩散，形成浓浸出液，与周围的溶剂之间形成浓度差。

（4）浸泡与润湿　中药材及饮片一般呈干燥状态，通常浸出前予以适当的浸泡，吸附溶剂，使之组织浸润膨胀，将有利于溶剂的渗透及加速溶质的溶解和扩散。浸泡时宜用冷溶剂，如果中药材直接用热溶剂浸泡，会使表面的蛋白质层受热凝固，从而妨碍后续溶剂对细胞组织的渗透浸润，影响提取效果。对于渗漉操作，应注意药粉装渗漉筒前，应先用浸出溶剂润湿使其充分膨胀，以免在筒内膨胀，造成渗漉障碍。

除上述以外，还有溶剂黏度、表面状态、药材性质等因素影响浸出过程。

二、提高溶剂浸出效果的措施及应用实例

评价浸出效果是以浸出的有效成分的质和量为标准的。一般说来，欲提高浸出效果，可针对上述影响因素，在浸出操作工艺中采取相应的措施。

由浸出扩散的理论与影响浸出的主要因素、量与质的关系可知，从以下几个方面可以提高溶剂浸出的效果：

（一）适当增加粉碎度（n）

由式 4－1 可见：$ds \propto F$（$F \propto n$，$n = D/d$）（粉碎前平均粒径 D，粉碎后平均粒径 d），F 愈大，扩散速度愈快，越有利于浸出。在制剂生产中，粉碎度的大小取决于药物本身性质、剂型和给药方法，常以工业筛的目数来表示粉末的粗细。但如果粉粒太细、吸附作用大，使扩散速度减慢。因此，药材浸出前应加以适当粉碎。

贺颖等[13]对不同粉碎度麻杏石甘汤煮散与传统汤剂中盐酸麻黄碱和苦杏仁苷的量进行比较。采用 HPLC 法测定，结果表明麻杏石甘汤煮散为 40 目粉时，1/3 付剂量煮散中盐酸麻黄碱和苦杏仁苷量约可与传统汤剂 1 付剂量的相当，麻杏石甘汤原药材粉碎至 40 目粉制成煮散，操作简便，在使用时可节省 2/3 原药材用量。

（二）形成最大浓度梯度

由式 4－1 可知：$ds \propto dc/dx$，说明浓度梯度是浸出的动力，浓度梯度大，浸出速度快，效率高。因此，形成浓度梯度是提高溶剂浸出效果的有效途径之一。浸出过程中的不断搅拌，经常更换新鲜溶剂，强制浸出液循环流动，或采取流动溶剂渗漉法等，这些均是为了增大浓度梯度，提高浸出效果。

杨必成等[14]研究了油菜花粉中黄酮类化合物的提取方法并进行提取工艺优化，结果表明超声提取法和加热回流提取法相比较虽然提取率很高，但提取物中总黄酮质量分数较低，而浸提法虽然提取物中总黄酮质量分数较高，但提取率较低。渗漉法提取油菜花粉中的黄酮类化合物提取率和提取物中总黄酮质量分数均较高，因此渗漉法为提取油菜花粉中黄酮类化合物的理想方法。

动态逆流提取法可充分利用固液两相的浓度梯度，使得出料的提取液达到较高的平衡浓度，大幅度降低提取溶剂的消耗，是一种比较科学的中药提取方法。

王艳艳[15]进行了中药连续动态逆流提取技术及其设备研究，思路接近于化工过程中的逆流吸收原理，是为了保持两相间始终具有较大的浓度梯度，从而始终维持较好的提取推动力。相比传统提取技术，多效连续逆流具有大大节省溶剂用量，缩短提取时间，减少后续浓缩能耗等优点。章志雄等[16]以乙醇为溶剂对淫羊藿药材进行提取工艺的研究。以干膏得率和淫羊藿苷含量为指标，对提取工艺进行优选，并对新旧工艺进行对比研究。结果显示，动态逆流提取工艺的乙醇用量不到回流工艺的一半，有效成分的转移率达 87% 以上。表明以乙醇为溶剂，采用动态逆流提取淫羊藿的有效部位具有高效、节能的优点。戴晓燕等[17]分别采用三级逆流提取与三效逆流提取工艺模型的实验室模拟方法提取山楂中总黄酮，并与常规回流提取方法进行比较。结果显示，三级逆流、三效逆流提取与常规回流提取相比，山楂总黄酮提取得率结果相近，但溶剂用量明显减少，提取时间也大大缩短，表明逆流提取较传统回流提取具有显著优势。

（三）控制适宜温度与时间

浸出温度和时间与浸出量成正比，但扩散达到平衡后，延时无意义，温度过高，可使不耐热成分损失，杂质浸出量增多。因此，在浸出过程中，要提高溶剂浸出效果，必须控制适宜的温度与时间。

一般中药的浸出温度均在100℃或以下，同时浸出温度还受溶剂沸点限制。在药材耐热允许的情况下，一般在溶剂沸点温度下或接近于沸点的温度条件下进行比较有利。

李慧等[18]研究了温度对人参皂苷提取率的影响。结果表明，总皂苷的提取效率随温度升高而逐渐增加，单体的变化趋势与总皂苷不相同：二醇型皂苷在100℃时提取率最高；三醇型皂苷在80℃左右出现最高点，并随着温度的进一步升高而降低；丙二酰基人参皂苷在70℃最高，高于70℃时发生降解。说明人参皂苷单体的提取效率与温度相关，应控制提取温度，减少提取过程皂苷降解。

韩丽等[19]以丹酚酸B含量和干膏收率为评价指标，采用正交试验法对丹参提取工艺进行优化，并对丹参不同温度减压提取效果进行比较。结果表明提取温度对丹酚酸B有较大影响，70℃减压较适宜于丹酚酸B的提取。

研究不耐热的成分提取，若改进温度与时间条件而提取效果仍不理想，通常改换提取方法，如回流法改渗漉法，或采用微波、超声波等提取新技术新方法。以当归为例，其有效成分阿魏酸的提取常采用传统加热回流（80%乙醇，在80℃的回流温度下加热2小时）的方法，此方法需要较长时间在溶剂中加热当归，但是阿魏酸为热不稳定物质，长时间受热会引起阿魏酸的分解。针对这一情况，李冬华[20]等分别采用常压水蒸气蒸馏法、乙醚超声提取法、超临界流体萃取法提取当归挥发油，利用气相色谱－质谱联用技术（GC－MS）对提取物中的挥发性成分进行分离分析，并计算各成分的相对百分含量，结果表明用常压水蒸气蒸馏法提取的当归挥发油中阿魏酸的含量较低，而用乙醚超声提取法和超临界萃取法提取的当归挥发油中阿魏酸的含量较高，二者相当。

金林等[21]以液相色谱图中共有峰的总峰面积为指标，选择超声法对白芍提取工艺进行研究，通过单因素法考察超声时间、乙醇浓度、液料比对白芍提取效果的影响，并运用响应面法优化白芍的超声提取工艺。通过验证实验发现响应面优化所得的白芍提取工艺稳定、可行。从白芍提取效果完全、充分的角度看，该研究所得工艺较《中国药典》所载“白芍”中芍药苷提取方法更具优势，可用于白芍的开发、利用和质量综合评价。

（四）筛选适合的溶剂种类与用量

浸出过程中，浸出溶剂的选用和用量对浸出效果具有直接的影响。浸出溶剂应对有效成分具有较大的溶解度，而对无效成分少溶或不溶，且安全、无毒、价廉、易得。因此提高溶剂浸出效果，首先要筛选溶剂种类与用量。

杨学东等[22]研究比较了水、甲醇、乙醇、乙酸乙酯、石油醚对川芎中10种有效成分的提取效果以及相应提取物的成分特征。结果表明乙醇和甲醇是最适合提取川芎中阿魏酸、羟基苯酞类、烷基苯酞类、藁本内酯二聚体4类主要有效成分的提取溶剂。

王兆华等[23]研究水和40%、50%、60%、70%的乙醇五种提取溶剂对银杏叶中总黄酮醇苷、萜类内酯及总银杏酸含量的影响。结果表明不同提取溶剂制备的供试品溶液中三种成分的含量差别很大，因此民间以泡茶的方式服用银杏叶是合理的，切不可泡酒服用。

近几年提出了减压提取法，并研发了用于中药提取的减压提取装置，为改进中药提取工艺开辟了新的路径。减压沸腾提取，根据理想气体状态方程式 $P_1V_1T_1 = P_2V_2T_2$、拉乌尔定律及道尔顿定律等物理学原理，可以在普通真空机械差不多都能达到的真空条件下使提取溶剂的沸腾温度降低，水提温度在55～100℃，醇提温度在42～78℃。减压提取法提高了热敏性有效成分的含量和药材的利用率，节省物料，相对较低的提取温度使药材中的大分子无效成分难以溶解，提取液中杂质含量大为减少[24]。

（五）筛选浸提辅助剂

浸提辅助剂系指为提高浸提效能，增加浸出成分的溶解度，增加制剂的稳定性，以及去除或减少某些杂质，特加于浸提溶剂中的物质。常用的浸提辅助剂有酸、碱及表面活性剂等。在生产中一般只用于单味药材的浸提，而较少用于复方制剂的提取。

1. 酸　浸提溶剂中加酸的目的主要有促进生物碱的浸出；提高部分生物碱的稳定性；使有机酸游离，便于用有机溶剂浸提；除去酸不溶性杂质等。辅助提取常用的酸包括三大类：无机酸、有机酸、酸性缓冲溶液。无机酸如硫酸、盐酸、磷酸等，有机酸如乙酸、酒石酸、柠檬酸（枸橼酸）等，酸性缓冲溶液如柠檬酸盐缓冲液等[25]。

吴剑[26]分别用硫酸、盐酸、乙酸、柠檬酸调节水溶液至酸性，用酸水对柑橘皮渣柠檬苦素进行提取，结果表明无机酸浸提能力明显强于有机酸。而王智荣等[27]分别用柠檬酸、硫酸、盐酸、磷酸水溶液对海带中的海带多糖进行提取，发现柠檬酸的提取效率明显高于其他3种无机酸。

郭占京等[28]以50%乙醇为溶剂，用稀盐酸调节溶剂pH为酸性，提取萝芙木中生物碱类成分，发现pH约3时，提取量急剧增大，因生物碱易与酸形成盐，增大了其在极性溶剂中的溶解度，因此提取率升高。刘沛等[29]考察了提取溶液的pH值对丹参、三七有效成分提取效果的影响。采用不同pH值溶液合提和分提丹参、三七，以高效液相色谱法测定提取溶液中丹参素、丹参酮Ⅱ$_A$和三七皂苷R$_1$的含量。结果表明酸性条件下丹参素提取效果较好，中性或弱碱性条件下丹参酮Ⅱ$_A$和三七皂苷R$_1$的提取效果较好。由此可知，中药复方采用加酸提取，应注意成分组成变化及功能主治的关联。同时，酸的用量不宜过多，适量即可，过量可导致不需要的水解或其他反应。

2. 碱　加碱的目的是增加皂苷、有机酸、黄酮、蒽醌和酚类等有效成分的溶解度和稳定性。但碱性水溶液亦能溶解树脂酸、某些蛋白质，使杂质增加。加碱操作与加酸相同。

彭晓敏等[30]建立了碱性水溶液提取斑蝥药材中斑蝥素的提取方法，实验以斑蝥素的收率为考察目标，对碱水的浸泡次数及除杂时氨水的用量进行考察。通过实验对比，碱水药材提取率比药典方法高，而且方法简便易行，实用价值高。

张晓云等[31]用氢氧化钠水溶液提取芡实蛋白，张黎明等[32]用碱水法提取淮山药糖蛋白，均得到了最优工艺条件且效果良好。

3. 表面活性剂　中药有效成分的浸出过程，首先是溶剂对药材的润湿。能否润湿，与溶剂和药材成分的表面张力有密切关系。表面张力越大，溶剂不易润湿药材，提取其中有效成分就会很慢或不可能。而加入表面活性剂则能降低表面张力，使药材易被润湿，从而提高溶剂渗入细胞内部的效能，使有效成分扩散和溶解于溶剂中，达到提取的目的。常用的表面活性剂有阳离子型、阴离子型、非离子型表面活性剂。

管清香等[33]探讨表面活性剂增加木蝴蝶中总黄酮提取率的可行性。采用回流提取法，考察表面活性剂用量、提取温度、乙醇浓度对木蝴蝶总黄酮提取率的影响。结果表明提取溶剂中表面活性剂用量为0%～0.12%时，木蝴蝶总黄酮提取率随乙醇中表面活性剂脱氧胆酸钠和十二烷基硫酸钠用量增加而增加。李祥等[34]研究了表面活性剂及其复配体系对盾叶薯蓣中薯蓣皂苷提取率的影响。结果表明，不同的表面活性剂以及其复配体系对薯蓣皂苷提取率有一定的影响。在薯蓣皂苷提取时，对表面活性剂复配能提高表面活性剂的提取效率。

（吴纯洁，刘玉杰）

第三节　水蒸气蒸馏法的原理及其应用

一、概述

水蒸气蒸馏法是指将水蒸气通入难溶或不溶于水、但有一定蒸汽压的有机混合物中，使有机物在低于100℃下随水蒸气一起蒸馏出来，冷凝后与水分层分离从而达到分离和提纯有机物目的的一种提取方法[35,36]。

在中药提取中是将含挥发性成分药材的粗粉或碎片，浸泡湿润后，直火加热蒸馏或通入水蒸气蒸馏，或在多能式中药提取罐中对药材边煎煮边蒸馏，药材中的挥发性成分随水蒸气蒸馏而带出，经冷凝后收集馏出液的一种提取方法。

二、水蒸气蒸馏法的基本原理

水蒸气蒸馏法（Hydrodistillation，HD）的基本原理符合道尔顿定律，又称气体分压定律。当温度和体积恒定时，理想气体混合物的总压力等于各组分的分

压力之和，各组分的分压力等于该气体单独占有总体积时所表现的压力，即

$$P = P_1 + P_2 + P_3 + \cdots \sum P_1, P_i = n_i(RT/V) \tag{4-6}$$

式中，P：总压力（Pa）；P_1、P_2、P_3：分压力（Pa）；n：组分气体的物质的量（mol）；K：热力学温度（K）；v：体积（m^3）；R：摩尔气体常数［8.31Pa·m^3/（mol·K）］。对于组分之间不互溶也不发生化学反应的混合液体，其蒸气总压等于该温度下各组分饱和蒸气压（即分压）之和。因此尽管各组分本身的沸点高于混合液的沸点，但当分压总和等于大气压时，液体混合物即开始沸腾并被蒸馏出来[37]。

水蒸气蒸馏法适用于能随水蒸气蒸馏且不被破坏的挥发性成分的提取，主要用于中药中挥发油、某些小分子生物碱和小分子酚性物质的提取。这类成分沸点在100℃以上，与水不相混溶或微溶于水，且在100℃时有一定蒸汽压，当与水一起加热时，其蒸汽压和水的蒸汽压总和为一个大气压时，水蒸气将挥发性成分带出。馏出液往往分出油水两层，将油层分出即得挥发性成分；或将馏出液经盐析法并用低沸点溶剂（常用乙醚、环已烷）将挥发性成分萃取出来，回收溶剂即得挥发性成分[38]。

三、水蒸气蒸馏法的类型及装置

根据待提取分离物与水的位置不同，可把水蒸气蒸馏法分为共水蒸馏法、通水蒸气蒸馏法、水上蒸馏法和水扩散蒸气蒸馏。在工业化生产中多采用多能式中药提取罐对药材边煎煮边蒸馏，药材中的挥发性成分随水蒸气蒸馏而带出，经冷凝后收集馏出液的方法。

（一）共水蒸馏法

共水蒸馏法也叫水中蒸馏法，是将固体样品与蒸馏水共同加在蒸馏烧瓶中，蒸馏水浸过样品，瓶底加热，温度为95℃左右，使样品和蒸馏水均匀受热。待混合物沸腾时，液面以上形成挥发油－水混合蒸汽，混合蒸汽通过冷凝装置冷凝后自然分离，从而达到油水分离，得到挥发性物质。该方法操作简单，仪器便于拆卸，样品用量较少。但不适用于易水解、遇热不稳定、水溶性和高沸点的挥发性物质的提取。

（二）水上蒸馏法

水上蒸馏法也叫隔水蒸馏法。样品置于筛板之上，提取器内加入足量水以满足蒸馏要求，水面要低于筛板使水沸腾时不溅湿样品。提取时水蒸气穿过筛板加热样品，被持续加热的样品在蒸汽作用下形成挥发油－水混合蒸汽，混合蒸汽经冷凝后可得到目标挥发油。此蒸馏法一般采用回流水，为保证提取器内水量恒定，可在提取器底安装窥镜观察水面高度。该法提取装置稍复杂，同样不适于易结块和细粉状原料的提取。因其得油率较高，常用于大批量生产和少量实验研究。

（三）通水蒸气蒸馏法

通水蒸气蒸馏法也叫水气蒸馏法，是将固体样品浸湿后单独放在蒸馏瓶中，由其他装置制得水蒸气通入该蒸馏瓶瓶底，同时加热样品。产生的油－水混合蒸汽遇冷后油水分离，得到挥发油。该方法在工艺操作方面，温度和压力可自行调节，因此提取出的挥发油质量最佳。但不适于易结块和细粉状原料的提取。该方法对生产设备的条件要求较高，需要同时配有水蒸气发生装置，如锅炉等，因此该方法常被用于大规模工业生产。

三种蒸馏方法简图如图4－1所示：

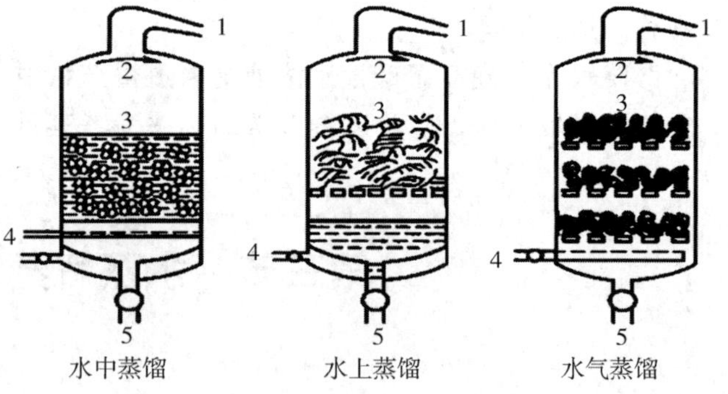

图4－1　三种蒸馏方法设备简图

1. 冷凝管；2. 挡板；3. 植物原料；4. 加热；5. 出液口

（四）水扩散蒸气蒸馏

水扩散蒸气蒸馏是国外应用的一种新颖的蒸馏技术。水蒸气由锅顶进入，蒸气自上而下逐渐向料层渗透，同时将料层内的空气推出，其水散和传质出的精油无须全部气化即可进入锅底冷凝器。蒸气为渗漉

型，蒸馏均匀、一致、完全，而且水油冷凝液较快进入冷凝器，因此所得精油质量较好、得率较高、能耗较低、蒸馏时间短、设备简单。

四、水蒸气蒸馏法在中药中的应用

水蒸气蒸馏法需要将原料加热，不适用于化学性质不稳定组分的提取，只适用于成分具有挥发性，能随水蒸气蒸馏而不被破坏，与水不发生反应，且难溶或不溶于水的成分的提取。此类成分的沸点多在100℃以上，与水不相混溶或仅微溶，并在100℃左右有一定的蒸汽压。当与水在一起加热时，其蒸汽压和水的蒸汽压总和为一个大气压时，液体就开始沸腾，水蒸气将挥发性物质一并带出。例如药材中的挥发油如艾叶挥发油，小分子生物碱如麻黄碱、槟榔碱，小分子的酚性物质如丹皮酚（paeonol）等，都可应用本法提取[38]。有些挥发性成分在水中的溶解度稍大，常将蒸馏液重新蒸馏，在最先蒸馏出的部分，分出挥发油层，或在蒸馏液水层经盐析法并用低沸点溶剂将成分提取出来。例如丹皮酚[39]、肉豆蔻挥发油（玫瑰油）、葛缕子精油（原白头翁素）等的制备多采用此法。

实例：艾叶挥发油提取工艺的优化[40]

设计：以艾叶挥发油提取率为指标，在单因素试验基础上，用正交试验设计优化艾叶挥发油提取工艺参数。

方法：艾叶挥发油的提取方法：参照《中国药典》挥发油测定法。取粉碎的艾叶约 100 g，精密称定，加蒸馏水适量，浸泡，加热提取，收集挥发油，计算挥发油得率，密封，冷藏保存。艾叶挥发油得率计算公式：

$$挥发油得率（\%）=A/B\times100\% \quad (4-7)$$

单因素试验：（1）固定浸泡 2 小时和提取 3 小时的条件下考察料液比为：1∶8、1∶10、1∶12、1∶14、1∶16 的艾叶挥发油的得率，各条件分别平行 3 次，结果挥发油得率在料液比为1∶10 较高。（2）固定料液比（*W/V*）1∶12，提取时间 3 小时，考察浸泡时间分别为：0、1、2、4、6 小时时艾叶挥发油的得率，各条件分别平行3 次，结果挥发油得率在浸泡时间为2 小时时较高。（3）固定料液比（*W/V*）1∶12，浸泡 2 小时，考察提取时间分别为：1、2、3、4、5 小时时艾叶挥发油的得率，各条件分别平行 3 次，结果挥发油得率在提取时间为5 小时时较高。单因素试验优选艾叶中挥发油的提取工艺为：加水量为10 倍，浸泡 2 小时，提取 3 小时。

在单因素试验基础上，以提取时间、料液比、浸泡时间为考察因素，设计三因素三水平的正交试验对艾叶挥发油的提取工艺进行进一步的优化，正交试验设计及结果见表 4－3～表 4－4。

表 4－3　正交试验因素水平表

水平	因素		
	A 提取时间（h）	B 料液比（倍）	C（浸泡时间）
1	1	1∶10	1
2	2	1∶12	2
3	3	1∶14	4

表 4－4　正交试验结果

试验号	因素				得率%
	A 提取时间（h）	B 料液比（倍）	C（浸泡时间）	D（误差）	
1	1	1	1	1	0.296
2	1	2	2	2	0.316
3	1	3	3	3	0.303
4	2	1	2	3	0.361
5	2	2	3	1	0.367
6	2	3	1	2	0.359
7	3	1	3	2	0.422
8	3	2	1	3	0.375
9	3	3	2	1	0.407
k_1	0.305	0.360	0.343	0.357	
k_2	0.362	0.353	0.361	0.366	
k_3	0.401	0.356	0.364	0.346	
R	0.096	0.007	0.021	0.020	

表 4－5　方差分析表

因素	离差平方和	自由度	均方	F 值	P 值
A	0.014	2	0.007	25.088	0.038
B	$7.356e^{-5}$	2	$3.678e^{-5}$	0.131	0.884
C	0.001	2	0.000	1.350	0.425
D	0.001	2	0.000		
总和	0.016	8			

由直观分析可知，$R_A=0.096$、$R_B=0.007$、$R_C=0.021$ 各因素主次顺序为 A＞C＞B，即直观分析：A 是最重要因素，对结果影响最大，其次是 C，B 是次要因素。方差分析结果表明（表 4－5）：对艾叶挥发油得率的影响，A 因素有统计学意义（P ＜

0.05），B 和 C 因素无统计学意义（$P > 0.05$）。两者结果一致，提取时间是艾叶挥发油得率的主要影响因素。据挥发油提取条件的优选原则，由直观分析可知：$k_{A3} > k_{A2} > k_{A1}$，$k_{B1} > k_{B3} > k_{B2}$，$k_{C3} > k_{C2} > k_{C1}$确定艾叶挥发油的最优提取工艺为 $A_3B_1C_3$，即料液比选择1∶10，浸泡4小时，提取3小时。

验证性试验：按最佳提取工艺（料液比选择1∶10，浸泡4小时，提取3小时）对艾叶进行提取，结果见表4-6。

表4-6 验证性试验结果

实验号	挥发油得率（%）	平均得率（%，$\bar{x} \pm s$）	RSD（$n = 3$）
1	0.428		
2	0.414	0.416±0.011	2.64%
3	0.406		

艾叶挥发油平均得率为0.416%，RSD = 2.64%（n = 3），实验重复性好，结果可靠。

通过单因素试验考察并选择正交试验各因素水平，用正交试验对艾叶挥发油水蒸气蒸馏法提取工艺进行了优选，对优选出的最佳工艺条件进行了验证，证明重复性好，方法可行，结果可靠。

挥发油常见的提取方法有水蒸气蒸馏法、微波法、溶剂回流法、超临界流体萃取法等，其中水蒸气蒸馏法是分离植物中挥发性成分的传统提取技术，操作简便、效率较高，适合工业生产推广，环保、经济。

（陈晓兰）

第四节　升华法的原理及其应用

升华是指固态物质不经液态直接转变成气态的现象，可作为一种应用固-气平衡进行提取分离的方法。固体物质的蒸气压与外压相等时的温度，称为该物质的升华点。在升华点时，不但在晶体表面，而且在其内部也发生了升华，作用很剧烈，易将杂质带入升华产物中。为了使升华只发生在固体表面，通常是在低于升华点的温度下进行。少数具有升华性的中药成分，如一些游离羟基蒽醌类成分、小分子香豆素类及有机酸类成分等可采用升华法进行提取分离。

我国对升华现象认识得很早，东晋（公元4世纪）时葛洪在《抱朴子内篇》中即记载有：“取雌黄、雄黄烧下，其中铜铸以为器复之……百日此器皆生赤乳，长数分。”这一段话描述了三硫化二砷和四硫化四砷的升华现象。明朝李时珍著的《本草纲目》（1596）载有将水银、白矾、食盐的混合物加热升华制轻粉（氯化亚汞）法[41]。

但升华法作为一种提取分离的生产技术，与通常的精馏、萃取等操作相比，应用极少。究其原因主要是生产中没有系统地进行升华过程的开发放大研究，可供选择的成型工业化升华设备较少，同时工业化生产的操作缺乏参数。而随着对分离过程研究的深入和分离要求的提高，升华方法作为一种新型、有效的提取分离技术日益受到重视，可处理一些不易被传统操作解决的难题。

一、升华法的原理

任何物质在一定的温度与压力下，均可能存在固-液-气三相平衡点，对具高蒸气压的固体物，在三相点以下，若升温，固相可不经液相直接转变成气相，此即称为升华。若降温气相可直接转变成固相，达到提取分离的目的，这就是升华法提取分离中药可升华性成分的基本原理，如图4-2为一单组分体系三相图。图中OC线是液-气两相平衡的沸点曲线，OB是固-气两相平衡的升华曲线，OA线是固-液两相平衡的熔点曲线。O点是固、液、气三相共存的三相点[42]。

若将温度为t_1，压力为P_1的蒸气在恒压（P_1）下冷却至温度t_2。此时，体系的状态将沿EL变化。由于P_1大于三相点的压力，所以蒸气先冷凝为液体，然后在熔点温度时凝结为固体，到达L点就全部变成温度为t_2的固体。所以整个相变过程是由蒸气先冷凝为液体再变为固体。

若将小于三相点压力的蒸气，例如J点（t_1，P_2）的蒸气，在P_2不变的情况下从t_1冷却到t_2，则蒸气不经过液态而直接冷凝为固态。同理，只要其蒸气压不超过三相点的压力，固体亦可以不经过液态而直接气化成为蒸气。显然，三相点的压力越高，固态物质升华越容易，同时由于固体蒸气压高，蒸发的速度也将加快。

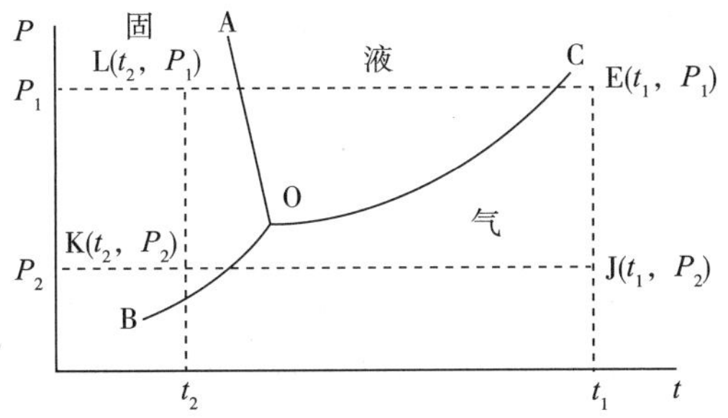

图4－2　单组分体系相图

中药有效成分能否用升华法提纯，主要取决于该物质与杂质的蒸气压是否存在差别。若杂质是不挥发的或挥发性较小，而被纯化物质具有挥发性，则被纯化的物质气化为蒸气状态后便与不挥发的杂质分离；由此看来，三相点的压力是确定升华提纯的重要依据，有关物质的三相点的压力的数据不多，但在一般情况下，三相点的温度与固态物质的熔点温度很接近。因此，可以把在熔点时的蒸气压近似地看成三相点的压力，这样对升华提纯操作条件的确定有一定的参考价值。

若被纯化物质和所含杂质都是挥发的，有时也可以利用不同温度下蒸气压的差别，控制气化温度和冷凝温度来进行提纯，纯物质的三相点是确定升华提纯条件的重要依据。简单升华过程见图4－3。

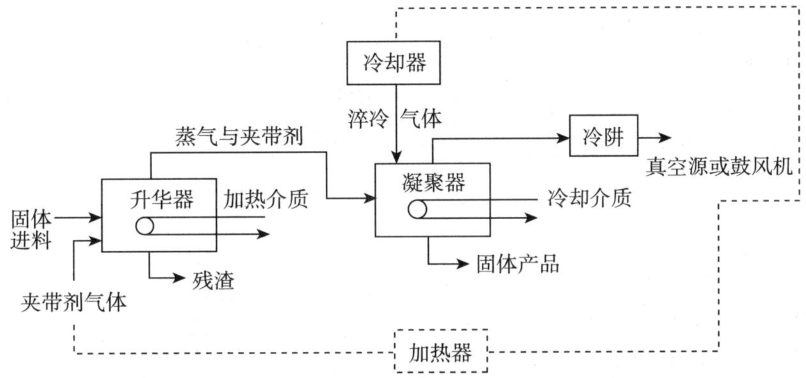

图4－3　简单升华过程示意图

二、产生升华过程的条件

固体升华物的升华速率与该升华物的气相分压和气相的总压以及固体周围的气相流动特性有关。在设计升华设备时，需要获得气相扩散传质的速率关系式和升华设备对固体升华物的传热速率[43～48]。

固体升华的扩散速率可由 Fick 第一定律计算。

$$\frac{\mathrm{d}m}{A \cdot \mathrm{d}t} = M \cdot D\left(\frac{C_s - C_b}{L}\right) \qquad (4-8)$$

式中，m：质量；A：固体表面积；t：时间；M：分子相对质量；D：扩散系数；C_s：升华物表面气相浓度；C_b：气相主体浓度。

（一）升华过程中的传热传质分析

物质在相态转变的过程中，热升华相的过程一般为吸热过程而且要发生体积变化，在升华时外界需要向被升华的固体传热，以提供升华所需的热量。通常，升华过程主要由传热控制和传质控制两个阶段组成。因此，维持升华过程进行的两个必要条件是：一是不断向固体传热供热；二是去除固体升华物表面蒸气。

（二）升华过程的速度分析

升华过程的生产能力通常决定于总过程中的控制步骤。外界向被升华固体传热，通常传统的外界向被升华固体的传热是比较困难的。为了强化传热过程，可采用一些方法来改善传热。

另外也可控制升华组分气－固相界面的扩散传质过程。蒸馏和升华之间一个重要区别是挥发组分到达蒸气－凝聚相的界面方式不同。在蒸馏过程中，液体对流可促进界面的更新，可强化传质，但对固体升华则缺乏这种传质机理。因此，固体中靠近挥发组分的表面耗损引起固态扩散，成为过程的控制步骤。

在应用固－气平衡原理进行提取时，升华物受热后不经液体状态就可直接变为气体，冷凝时又恢复成固体。在升华点时，不仅在晶体表面发生升华，并且其内部也发生升华，其剧烈的作用易将杂质带入升华物质中。因此在实际操作中，为了避免杂质的带入，通常在低于升华点的温度下进行，使升华只发生在固体表面，此时固体的蒸气压略低于外压[49,50]。

三、提高升华效果的措施

在利用升华提取时，某些物质用普通的升华方法进行提取，提取时间过长或很难提出，因此除了常压升华外，还可采用以下措施对升华效果进行改进[51~53]：

（一）真空升华

在常压下不能升华或升华很慢的物质可以采用真空升华。由于升华速率与固体蒸气压和外压的相对大小有关，当被分离的物质不稳定（对温度和氧化作用比较敏感）时，可采用降低外压、降低升华温度、减少环境中氧气的含量来解决。真空升华还可以防止被升华的物质因温度过高分解或在升华时被氧化。

（二）低温升华

将温度和压力维持在升华物质的三相点以下，使它在很低的压力下升华，经冷凝后捕集在冷阱中而与杂质分离。此法操作简单，产品纯度很高。

（三）冷冻升华干燥

将被干燥液体物料冷冻成固体，在低温减压条件下利用冰的升华性能使物料低温脱水而达到干燥目的的一种方法，采用冷冻升华干燥的方法，可以将原料药、饮片等产品进行脱水干燥。具有不易变质、易长期储存、药剂定量准确、脱水彻底、易复水再生、易进行无菌操作、利于热敏性药物保持活性、挥发成分损失少等优点。

四、设计方程

（一）简单升华

简单升华可作为真空操作也可采用夹带剂操作。倘若在平衡情况下（即固体与蒸气之间的平衡），升华器和凝聚器内被升华固体不断形成固体溶液，则所获得的理论分离只取决于在升华器和凝聚器的温度下各组分的饱和蒸气压的比值。

对真空下操作或用夹带剂操作，每程可升华固体的收率计算基本上相同，只要所有速率控制步骤得到平衡。对含有两个可升华组分的系统，每程损失量可表示为：[54~60]

$$\text{损失量}(\%)=\frac{r(P_{AC}+P_{BC})/(P_{AS}+P_{BS})}{(1+r)-[(P_{AC}+P_{BC}-\Delta P)/(P_{AS}+P_{BS})]} \tag{4-9}$$

式中，r：惰性气体（在真空操作中不可避免的，而在夹带剂操作中是故意加入的）物质的量与被升华了的固体的物质的量之比，即 $r=P_1/(P_{AS}+P_{BS})=(P-P_{AS}-P_{BS})/(P_{AS}+P_{BS})$；$P_A$和$P_B$：组分A和B的蒸气压；下标S和C：升华器和凝聚器；P_1：惰性气体的分压；ΔP：升华器和凝聚器之间的总压降；P：升华器中的总压。

要计算每程的收率百分数，必须对升华器和凝聚器进行物料衡算。在实际情形下，其中平衡可能并未真正达到，升华器和凝聚器中的气体未被可升华组分所饱和，则升华器中的蒸气压应由E_SP_S代替，而凝聚器中蒸气压由E_CP_C代替，其中E_S和E_C是相对饱和或效率值。

（二）分步升华

分步升华不同于简单升华，分步升华使用回流操作。当分步升华以真空操作的方式进行时，塔底和塔顶之间的分压差作为推动力，使蒸气由下向上流动。用夹带剂气体操作的主要优点是从相律角度考虑增加了一个自由度，从而可以规定操作压力和期望的分离效果，并且升华塔能采用恒温或用选定的温度分步进行操作。

五、升华法常用设备

（一）实验室设备

在实验室里，升华操作分为常压升华和减压升华两类。常压升华（图4-4）主要用于在熔点以下具有较高蒸气压的物质。减压升华（图4-5）可用于熔点以下具有一定蒸气压的物质[61]。

（二）工业化设备

目前还没有标准化的工业升华设备和固体凝聚设备可供选择。典型的升华设备有带夹套的盘式干燥器（图4-6）、真空回转干燥器（图4-7）、真空盘架干燥器、直接加火甑及Herreshoff煅烧炉等。固体凝聚设备一般是一些设置有机械刮板、刷子或振动器以除去凝聚固体的换热设备[62]。

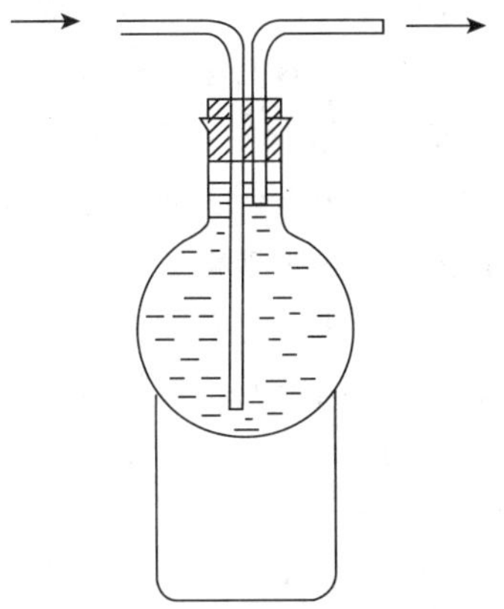

图 4－4　常压升华装置图

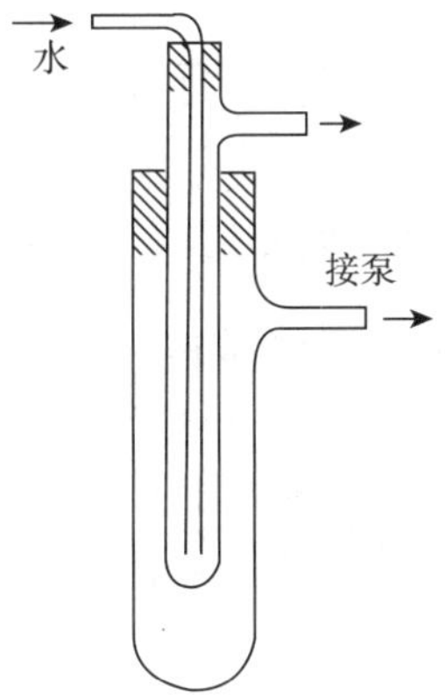

图 4－5　减压升华装置图

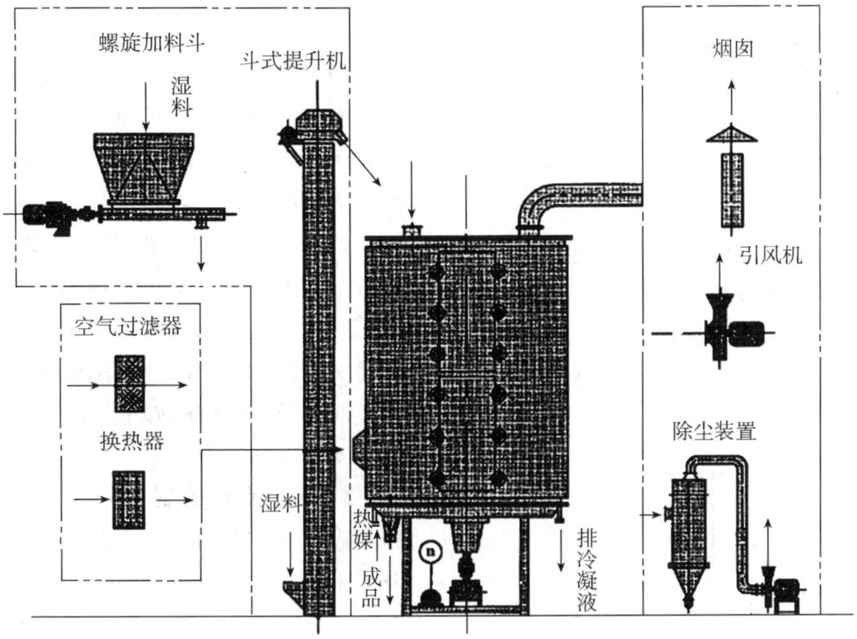

图 4－6　盘式干燥器

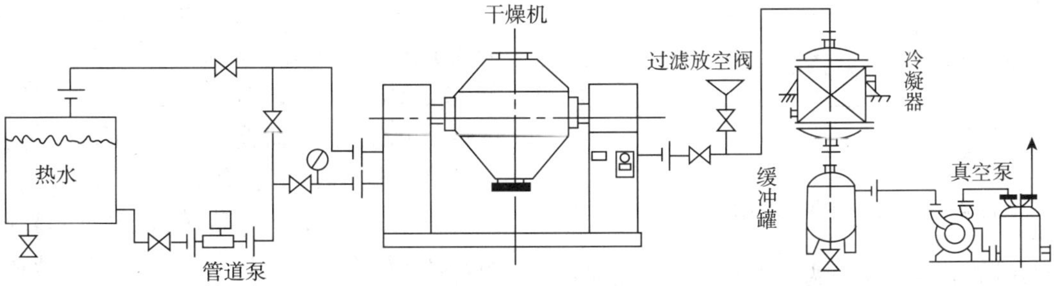

图 4－7　真空回转干燥器

六、升华法在制药行业的应用实例

（一）升华法在成分提取上的应用

1. 从茶叶中提取咖啡碱 咖啡碱存在于茶叶、可可、咖啡豆等植物体内。茶叶中的咖啡碱约占茶叶质量的1%～5%。此外茶叶中还含有11%～12%的丹宁酸（又称鞣酸），0.6%的色素、纤维素、蛋白质等[52]。

咖啡碱是杂环族化合物嘌呤的衍生物，它的化学名称是1，3，7－三甲基－2，6－二氧嘌呤，其结构式如下：

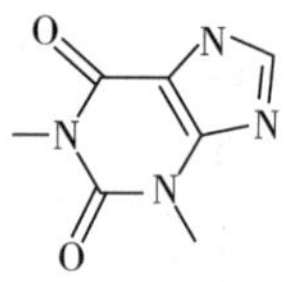

咖啡碱

由于咖啡碱易溶于水、乙醇、苯等溶剂，因此常常利用适当的溶剂在索氏提取器内进行初提，然后蒸馏除去溶剂，即得粗咖啡碱。粗咖啡碱还含有其他一些杂质，利用升华（图4－8）、重结晶等操作可进一步提纯。

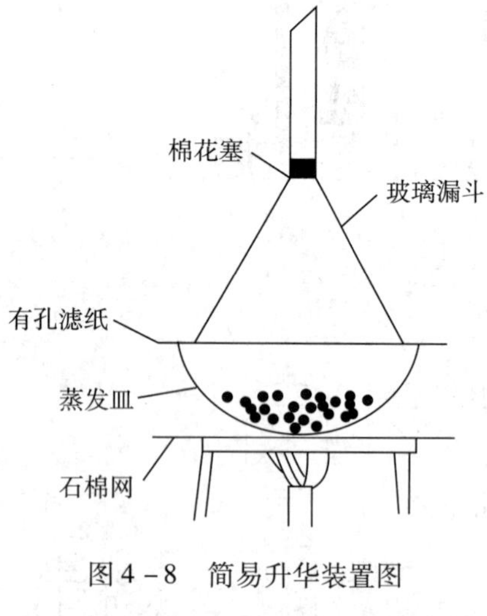

图4－8 简易升华装置图

在提取咖啡碱的实验中，为了提高效率，保证回收率，现在充分研究现有文献的基础上，提出了以下几点考虑：

（1）用于提取咖啡碱的茶叶选择 沈凤翠等[63]总结了茶叶中提取咖啡碱的研究进展，发现茶叶老化程度不同，其水浸出物含量相差较大，这是由于茶叶老化其含有的粗纤维较多，茶叶内的成分不容易溶解出来，从而使咖啡碱的溶出率也较低。

（2）提取方法的选择 陈琼等[64]对龙井绿茶中咖啡碱的几种提取方法进行了研究，选择和优化工艺条件，为从绿茶中提取咖啡碱的工业化提供一定的参考。结果表明，微波和超声波浸提效果明显高于索氏浸提，但微波浸提与超声波浸提的提取率相差不大。

（3）提取溶剂的选择 提取时，选用的溶剂以三氯甲烷为佳，因为三氯甲烷的萃取效果比乙醇更佳，不但萃取率高，萃取后所含的杂质也较少。但三氯甲烷的毒性比乙醇大，这是值得考虑的。

（4）提取装置的选择 马云飞等[65]对传统的升华装置进行了改进，让升华实验更加简单高效，并且能够看到咖啡因晶体聚集和长大的过程，该装置便于咖啡因的收集，能对所收集的咖啡因进行定量计算，同时增加了采用薄层色谱法对浓缩液中咖啡因进行定性鉴定的实验环节。改进的实验丰富了实验内容，降低了实验可能的失误，提高了实验的安全性。

（5）加热方法的选择 传统的方法是用酒精灯加热，由于蒸发皿受热不均匀，导致咖啡碱升华不完全，或升华出的咖啡碱留在茶砂中或蒸发皿内壁上而使产率受影响。经改进采用电热套加热，蒸发皿受热均匀，升华出的咖啡碱能够完全附在滤纸上，从而减少了咖啡碱的损失。

2. 天然冰片的制备 天然冰片（*d*－Borneol），分子式 $C_{10}H_{18}O$，俗名莰醇，是一种辛香料，其气清香、味苦、辛凉，又有通诸窍、散郁火、消肿止痛、去翳明目等药用功效。通常采用升华法进行提纯。合格产品中天然冰片含量96.0%以上，主要杂质为樟脑，两者外观均为白色粉末状晶体。

（1）提取工艺改进 将从龙脑樟提取天然冰片传统工艺中的单级冷却水冷凝，改为两级分段冷凝，第一级为空气冷凝，第二级为冷却水冷凝，采用正交试验和单因素试验研究原料浸泡时间、料水比以及蒸馏时间对产品收率的影响，并对蒸馏釜残液进行套用，研究套用次数对产品收率及纯度的影响。结果表明，原料浸泡24小时，料水比1∶5，蒸馏时间30～35℃条件下30分钟，5～10℃条件下60分钟，天然冰片收率可达1.2%，纯度达95%，蒸馏釜液套用6次后的收率均维持在1.1%～1.2%，釜液的套用对产品的收率和纯度未造成明显的影响[66]。

（2）在制备天然冰片中，存在以下几点问题 ①投料量越大，收集的产品龙脑含量降低而樟脑含量升高。②升华次数增加，冰片含量均降低而相应的樟脑和其他成分含量增多。出现上述原因，研究认为，冰片在高温条件下脱氢或裂解而生成樟脑和其他分子量更小、熔沸点较龙脑低的有机化合物[52]。③樟树叶一年四季中所含 D - 龙脑有明显差别。

（3）建议及解决方法 ①从原料提纯产品时（升华法），尽可能地将温度控制在 240 ~ 250℃ 以内；②升温不宜过猛，应慢慢升温，尽量避免重复升华；③冷却系统应能够使产品在短时间内降温到常温；④每次升华投入的量不宜过多；⑤可带真空升华；⑥经研究采集以冬季为佳，夏季次之，生产时可采用 1 年二次采叶作业法。

3. 升华硫的制备 硫黄（Sulphur），味酸，性热，有毒。为硫黄矿或含硫矿物冶炼而成[67]。具有壮阳、杀虫之功效。主治阳痿，虚寒泻痢，大便冷秘；外用治疥癣，湿疹，癞疮。又有一种土硫黄（一作‘水硫黄’），出广南及荣州（一作‘资州’），溪涧水中流出。《纲目》中记载：“凡产石硫黄之处，必有温泉，作硫黄气”。《物理小识》：“舶硫如蜜黄，中有金红处，击开如水晶有光，今青硫不佳也。……遇硫毒，研釜底煤泡汤饮。”

硫黄即升华硫的工业制造为含硫化氢的气体（来源于天然气和各种工业气体中所含的硫化氢）经多孔催化剂氧化铝或活性炭与氧气进行反应[68]。

（二）升华法在中药炮制中的应用

升华法在毒性中药炮制中应用较广，意在通过炮制降低药材中有毒成分的含量。加热使有毒成分升华散失。红娘、斑蝥所含有毒成分斑蝥素对皮肤黏膜有强烈的刺激作用，经米炒后，其斑蝥素部分升华散失，而降低了毒性。乳香、没药所含挥发油对胃肠道有强烈的刺激性，炒制后，挥发油部分逸散，因此副作用降低[69]。

（三）升华法在生药鉴别中的应用

微量升华法是利用生药中所含的某些化学成分，在一定的温度下具有升华的性质，获得升华物，在显微镜下观察升华物的形状（晶形）、颜色及化学反应，以鉴别含有这些成分的生药。

进行微量升华试验时，取一块与载玻片等大的金属片，安放在一块有圆孔（直径约 2 cm）的石棉板上，金属片上放一内径约 1.5 cm、高约 0.8 cm 的金属圈，对准石棉板上的圆孔，在圈内加生药粉末一薄层（约 0.58 g 左右），圈上盖一载玻片。在石棉板下圆孔处用酒精灯徐徐加热（火焰距板约 4 cm）数分钟，至粉末开始变焦，去火待冷，可见有升华物附着于载玻片上。将载玻片取下反转，在显微镜下观察结晶形状，并可加适当的化学试剂，观察反应。必要时，亦可用显微熔点测定仪测定结晶物的熔点。

如无上述装置，亦可采用如下的简便装置：取两片载玻片放在石棉网上，两载玻片的一端用一根短玻璃隔开，下面的载玻片中央放一小撮生药粉末，然后用小火徐徐加热，其余操作同上[70]。

微量升华具有操作简便、迅速的特点，特别适用于鉴别某些含有升华性成分的生药[71]，现举例如下：

薄荷的升华物为无色针簇状薄荷醇结晶，加浓硫酸 2 滴及香草醛结晶少许，显橙黄色，再加 1 滴蒸馏水即变紫红色。

牡丹皮、徐长卿根中的牡丹酚升华后得长柱状或针状、羽状结晶。于结晶上滴加三氯化铁乙醇溶液，则结晶溶解而呈暗紫色。

苏门答腊安息香升华后得细杆状或片状结晶，主要为桂皮酸；泰国安息香升华后得针状或杆状结晶，主为苯甲酸。

儿茶的升华物为无色树枝状儿茶素结晶。

冰片主含左旋龙脑，升华后得无色棒状、方形或多角形结晶，在结晶上滴加新配制的香草醛硫酸溶液，结晶溶解，溶液显紫色。

徐钢等[72]对狗脊升华与挥发性成分进行了研究，探寻其炮制过程中产生刺激性成分的来源。采用模拟砂烫、升华、水蒸气蒸馏、直接提取挥发油 4 种不同方式从狗脊中收集升华与挥发性成分，并用 UPLC/Q - TOF - MS 法进行定性分析。结果显示检识的共有化合物柠檬酸、6 - 姜辣素、5 - 羟甲基糠醛等具有一定刺激性，应该是狗脊炮制过程中产生的刺激性成分。

（四）升华法在制剂质量控制方面的应用

升华法在中药制剂的质量控制方面也得到充分应用。外用制剂（软膏剂、硬膏剂等）中经常加有冰片等成分，鉴别这些成分的存在，首先应将其从制剂中分离出来，由于基质中的某些成分溶解性与所要鉴别的成分相似，用溶剂法很难得到较为纯净的被检测成分，而利用升华法可解决这一难题。

（五）升华法在纯化方面的应用

1. 萘的精制 粗萘（工业萘或榨萘）进一步提

炼提纯得到的含萘98.5%以上的萘产品。萘在远低于沸点时已具有较高的蒸气压，使熔化的粗萘进入蒸发器，并保持在115~125℃之间，液面上萘的蒸气温度低于97℃，萘蒸气进入升华室，室内温度不超过50℃，萘即凝结成片状结晶。萘升华也可在减压下操作，以降低升华温度，增加升华产物，提高产品纯度。使原料中的萘与高沸点油类杂质分离[73,74]。

2. 碘的回收与精制 碘是人体必需的微量元素，在医药和工业中都有很大用途，并且制取单质碘时工艺复杂，成本昂贵。实验中经常用到碘和碘化物，实验后这些碘都留在废液中而被排放出去，这样既造成浪费又严重污染环境。因此从含碘废液中提取单质碘很有意义。可利用氧化还原反应、碘量法、萃取和升华等方法测定含碘量及回收单质碘[75,76]。

市售的碘中常含有氯、溴和水分等杂质，可利用常压升华法加以提纯[77]。

碘的升华要进行两次，但第二次升华时不加碘化钾。

（六）升华法在干燥方面的应用

冷冻干燥（freeze - drying）全名为真空冷冻干燥（vacuum freeze drying），简称冻干，又名升华干燥（drying by sublimation），是将被干燥液体物料冷冻成固体，在低温减压条件下利用冰的升华性能，使物料低温脱水而达到干燥目的的一种方法[1]。由于冻干是一种在低温低压下脱水的干燥工艺，与其他干燥方法相比，具有药品不变质、易长期储存、药剂定量准确、脱水彻底、易复水再生、易进行无菌操作、利于热敏性药物保持活性、挥发成分损失少等优点[78]；但也存在设备要求高、投资大、干燥速率低、时间长、能耗高、产品成本高等缺点和不足[79]。

由于技术的发展和现实的需求，冻干技术已在中药领域中得到广泛应用，由于真空冷冻干燥制品能良好地保存加工原料的营养保健成分以及色、香、味、形，故其在人参、西洋参、冬虫夏草、山药、枸杞、鹿茸等中药材中得到了广泛应用[80]。

在中成药中的应用方面，随着中药现代化的发展，冻干技术已被广泛应用于植物药现代化剂型的研究和开发。很多临床治疗效果良好的中药注射剂因其不稳定性，临床应用受到局限并且储藏和运输不便。而将其制成冻干粉针后，稳定性大大增强，所得产品具备冻干制品的各种优点[81]。

（七）升华法可分离的物质

利用升华法可分离的物质见表4-7，一些常见化合物的升华温度与气压的关系见表4-8。

表4-7 升华法可分离（提纯）的物质

无机物	常压下	I_2、S、A_S、$A_{S2}O_3$、$HgCl_2$、$CaCl_2$、$CdCl_2$、$ZnCl_2$、AgCl、$MnCl_2$、$AlCl_3$、铵盐（HCl）等
	减压下	$TaCl_5$（150℃）、$NbOCl_3$（230℃）、$NbBr_5$（220℃）、$TaBr_5$（300℃）、TaI_5（540℃）、SiC等
有机物	常压下	苯、蒽、苯甲酸、水杨酸、樟脑、β-萘酚、六氯乙烷、糖精、乙酰苯胺、DL-丙氨酸、咖啡因、碘仿等
	减压下	1-羟基蒽醌（130℃，1.2×10^{-3}kPa与2-羟基蒽醌分离，180℃升华），苯甲酸（50℃，0.13kPa），糖精（150℃，0.13kPa）等

表4-8 气压对升华温度的影响

升华物	熔点（℃）	升华温度（℃）	
		气压0.10MPa	气压（0.68~1.32Pa）
脲	131	59~61	49~52
蒽	215	77~79	28~31
萘	79	36~38	25
碘仿	119	43~45	30~34
β-萘酚	122	43~45	25

（吴纯洁，刘玉杰）

第五节　超临界流体萃取法的原理及其应用

随着科学技术的进步，在多学科互相渗透以及对浸提原理与过程深入研究的基础上产生了一些浸出新方法、新技术，并已开始应用于现代中药制剂的提取环节。超临界流体提取法（supercritical fluid extraction，SFE）是其中一种，它是利用超临界流体作溶剂对中药材和饮片所含成分进行提取和分离的新技术，近年来受到了中药制药行业的广泛关注。

早在100多年前，超临界流体技术已被人类关注。1869年，Andrew测定了典型超临界流体－CO_2的临界参数，即 $T_C=304.2$ K，$P_C=7.37$ MPa；1879年，Hannay等就发现超临界乙醇流体对无机盐固体具有显著的溶解能力[82]。尽管超临界流体对溶质具有超强溶解能力的现象早已被人类发现，但直到20世纪70年代才被学术界所重视。特别是近20年来，超临界流体技术的工业化越来越快，各个国家竞相进行研究开发。德国最早建立了咖啡豆的超临界CO_2脱除咖啡因工厂，法国、美国也相继建立起了超临界CO_2萃取工厂[83]。近年来，超临界流体技术被引入药用植物有效成分的提取，该技术在药学领域中的应用虽刚刚兴起，但由于其具有工艺简单、操作温度低、气体易除去、无溶剂残留等特点，已显示出独特的优势。超临界流体技术已成为21世纪的一门具有广阔应用前景的高新技术，为生物资源中活性成分和有效成分的浸出提供了一种新的研究思路与方法。

一、超临界流体的概念及提取原理

超临界流体（supercritical fluid，SF或SCF）系指超过气、液两相临界温度和临界压力时的非气、非液流体。通常，物质在一定温度和压力下均以三种状态存在，即气态、液态和固态，当物质所处的温度和压力发生变化时，其状态会相互转化。实际上，除了上述三种状态外，物质还存在超临界状态等其他一些存在形态，当流体处于气态和液态平衡时，界面消失，该消失点称为临界点（*CP*），在临界点以上的区域称为超临界状态区域（图4－9）。其中临界温度（T_C）就是在增加压力至临界点以上时，使溶剂由气态变为液态时所需的最高温度；临界压力（P_C）是在临界温度时，使溶剂由气态变为液态时所需的最小压力。这种超临界状态也称为物质的第四态[84]。

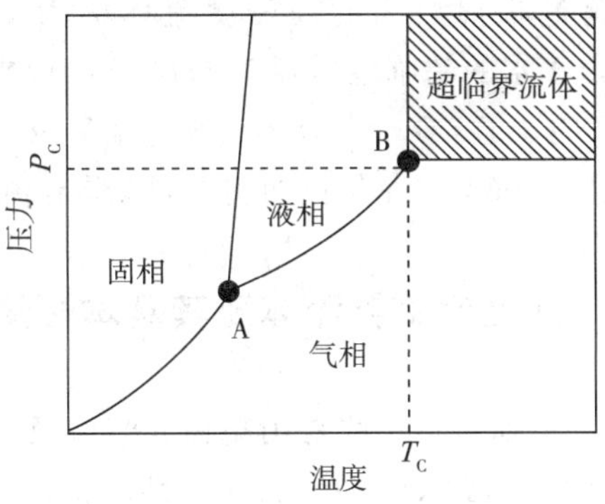

图4－9　纯物质的压力－温度相图

按照相律，当流体在固、液、气三相共存时，确定系统状态的自由度为零，即每个纯物质本身的三相点。在三相点以上，温度和压力同时上升到临界点前，流体处于气液平衡状态，而温度突破这一点时，流体即处于超临界状态，这时压力无论多大，流体也会变为气相或气－液混合相。此时流体的密度相当于普通液体（$d=0.2\sim0.9$ g/cm^3），黏度接近普通气体（1.9×10^{-2} MPa/S），扩散系数大于液体约2个数量级［$(0.7\sim0.2)\times10^{-7}$ m^2/S］，因此超临界流体是一种很好的溶剂，能溶解很多物质[85]。可见，由于中药材的浸出需经溶剂的浸润、溶解、扩散、置换过程，而超临界流体的这种非气、非液的双重性质，显示出优良溶剂的溶解与传质特性，既有不同于气、液两态的溶解性和流动性，又有如液体般的溶解能力和气体般的传递速度，且其密度与介电常数受温度，特别是压力影响极为敏感，改变压力可改变其溶解特性，常压时，提取物即可与超临界流体分离；这些基本性质决定了超临界流体有很强的溶解力，浸出速率快，达到平衡时间短，具有作为浸出介质的较理想的性能，这就是超临界流体提取中药有效成分的基本原理，致使超临界提取这一技术近年为中药界广泛关注。基于此原理的提取方法称为超临界流体提取法（SFE）。

以水（H_2O）为例，当温度与压力在其临界温度和临界压力时，容器中的液态水全部变成气态，水面完全消失。实验证明，需要此时的温度达到374.4℃，相应的压力达到22.08 MPa（218大气压），在超临界状态下，水分子就有足够的能量抵抗压力升高的压迫，分子间始终保持一定距离，此距离小于水在液态时分子之间的距离，即使压力大到蒸汽密度与水的密度相近时，也不会液化成水，这种状态下的水既不能称为气体也不能称为液态，它的密度与液态水接近而又保留了一定的气体性质。通常将温度超过临界温度和压力超过临界压力的高密度流体称为超临界流体[86]。由于水的超临界点温度与压力均特别高，很难实际应用。但 CO_2，其临界点压力是7.38 MPa，临界温度仅31.06℃，是优良而实用的超临界流体。

二、常见超临界流体及其基本性质

表4-9列出了一些常用超临界流体及其特性常数，其中以 CO_2 最受注目。其化学性质稳定，廉价易得，设备技术易于满足，是最常用的超临界流体。另外，非极性的超临界 CO_2 流体仅对非极性和弱极性物质有较高的萃取能力[87]。

表4-9 常用超临界流体和其特性常数

物质	沸点（℃）	临界参数		
		临界温度（℃）	临界压力（MPa）	临界密度（kg/m^3）
CO_2	-78.5	31.06	7.39	0.47
NH_3	-33.4	132.3	11.29	0.24
CH_4	-164.0	-83.0	4.62	0.16
C_2H_6	-88.0	32.4	4.89	0.20
C_3H_8	-44.5	97.0	4.25	0.22
C_4H_{10}	-0.5	152.0	3.80	0.23
C_2H_4	-103.7	95.0	5.07	0.22
C_3H_6	-47.7	92.0	4.67	0.23
CH_3OH	64.7	240.5	7.99	0.27
C_2H_5OH	78.2	243.4	6.38	0.28
$CH_3CHOHCH_3$	82.5	235.3	4.76	0.27
NO	-89.0	36.5	7.23	0.45
C_2H_6O	34.6	193.6	3.68	0.27
C_6H_6	80.1	288.9	4.85	0.30
H_2O	100	374.2	22.05	0.32

超临界流体不同于气体，也不同于液体，具有许多独特的物理化学性质。表4-10比较了超临界流体和气体及液体的物理性质。

表4-10 超临界流体和气体及液体物理性质的比较

	密度（g/cm^3）	黏度（MPa·s）	扩散系数（cm^2/s）
超临界流体	0.2-0.9	0.03-0.1	10^{-4}
气体（常温、常压）	0.0006-0.002	10^{-2}	10^{-1}
液体（常温、常压）	0.6-1.6	0.2-0.3	10^{-5}

从表4-10可了解到，超临界流体密度接近液体的密度，因此具有很强的溶剂化能力；同时其黏度与气体相近，扩散系数比液体大，具有良好的传质性。下面具体介绍超临界流体的各种性质，熟悉与掌握这些性质有利于科学设计、合理选择与正确应用这一中药提取新技术。

（一）超临界流体的溶解性

超临界流体的溶解性质主要表现在对溶质的溶解能力和选择性上，作为一种溶剂其溶解能力和温度、压力、密度有关。其密度是影响溶解能力的重要参数，在超临界状态下，其密度随压力增高而急剧上升，如图4-10所示。

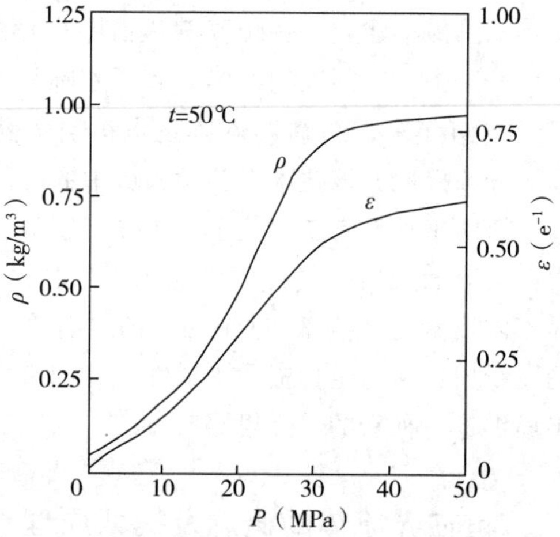

图4-10 压力、密度和介电常数间的关系

在高压下密度接近于液体，可以使溶解能力大大提高；超临界流体的介电常数也随压力增加而增大[88,89]。所以，可以通过改变压力来改变超临界流体的极性及溶解性，并可测定与计算，以满足对不同极性溶质的溶解与分离。

1. 超临界流体溶解度的测定和计算 超临界流体的溶解性能常用溶解度来表达，其定义为在给定的工艺条件下，纯物质在SCF中的平衡浓度。测定纯物质在SCF中的溶解度是SCF萃取的基础，实验测定方法分为两种，即静态法和动态法，其中以动态法应用最多。动态法测定溶解度是测定在超临界流体与被测溶质达到动态平衡条件下，每单位质量的 SCF 中溶解溶质的量来表示。结果直接反应在选定的压力、温度条件，和 SCF 对溶质的平衡程度，并以溶解度等温线或等压线的形式表示。但更实用的方法是 Stahl 等提出的萃取初压测定法，能定性分析溶解度。纯物质在 SC－CO_2 中萃取初压的溶解性能见表 4－11。生物碱在 SC－CO_2 溶剂中溶解性能的初始压力定性见表 4－12[90]。

表 4－11　纯物质在 SC－CO_2 中萃取初压的溶解性能

物质	相对分子量	碳原子数	官能团	熔点（℃）	沸点（℃）	初压（MPa）
酚类						
苯酚	94	6	1－OH	43	181	7.0（强）
邻苯二酚	110	6	2－OH（1，2）	105	245	8.0
苯三酚	126	6	3－OH（1，2，3）	133	309	8.5
对苯二酚	110	6	2－OH（1，4）	173	285	10.0
间苯三酚	126	6	3－OH（1，3，5）	218	升华	12（弱）
芳香族						
苯甲酸	122	7	1 羧	122	249	8.0
水杨酸	138	7	1 羧，1 羟	159	升华	8.5
对羟基苯甲酸	138	7	1 羧，1 羟	215		12.0
龙胆酸	154	7	1 羧，2 羟	205		12.0
五倍子酸	170	7	1 羧，3 羟	255		不能萃取
吡喃酮						
香豆素	146	9	1 酮	71	301	7.0（强）
7－羟基香豆素	162	9	1 羟，1 酮	230	升华	10.0
6，2－二羟基香豆素	178	9	2 羟，1 酮	276	升华	不能萃取
稠环化合物						
萘	128	10		80	218	7.0（强）
菲	178	14		101	340	8.0
芘	202	16		156	393	9.0
并四苯	228	18		357	升华	30（弱）
脂类化合物						
十四烷醇	214	14	1 羟	39	263	7.0
胆固醇	386	27	1 羟	148	360	8.5
甘油三油酸酯	885	57	3－COOR		235	9.0

表 4－12　生物碱在 SC－CO_2 溶剂中溶解性能的初始压力定性

萃取初压/MPa	8.0	9.0	10.0	12.0	15.0	20.0
官能团分类	－OH	－OH，＝O	－OH（酚），－OH	2（－OH）	3（－OH）	2（－OH），－COOH
	2（＝O）	－OH（酚）	－OH（酚），＝O		2（－OH），内酯	
不能被萃取者	2（－OH）；3（－OH）；－COOH；2（－OH）OH（酚）；糖和氨基酸					

分析上面的数据可以得出这样的结论：可以用萃取初压来判断物质在 SC－CO_2 溶剂中溶解性，但仅为定性判断，只可作为参考数据。若需对超临界流体溶解性进行准确的理论性研究，应计算溶质在临界流体中的溶解度。

超临界流体的溶解性能常用溶解度常数 δ 表达，

可用数学式[91]定义为：

$$\delta = (E/\nu)^{1/2} \quad (4-10)$$

式中，E：分子的摩尔内聚能；ν：分子摩尔体积。

当临界压力 P_C 时，上式可改写为：

$$\delta = 1.25P_C^{1/2} \cdot \rho/\rho_1 \quad (4-11)$$

式中，ρ：在 P_C时的密度；ρ_1：化合物在液态下的密度；$1.25{P_C}^{1/2}$：化学效应项，与分子内部的作用力有关；ρ/ρ_1：状态效应项，与分子的摩尔体积有关。两组分的 δ 值相差越小，互溶性越好。通常认为，当两组分的 δ 绝对值差≤2.04 $mPa^{1/2}$时，该两组分能互相溶解。

CO_2可以说是目前应用最广的超临界流体，这主要是因为它没有毒性，且具有临界温度低与价格便宜等优点。SCF 主要体现在单味中药的有效成分的提取分离和复方中药制剂中有效成分的提取分离。从已有的资料文献来看，SCF 用于单味中药提取更广泛，主要包括挥发油、生物碱类、黄酮类、醌类、香豆素、木脂素、皂苷类、多糖等[92]。

2. 溶质分子结构与溶解度的关系 对比溶解度参数 Δ 可表现溶质的结构与溶解度的关系。对比溶解度参数 Δ 可用下式[93]表示：$\Delta = \delta_1/\delta_2$（$\delta_1$、$\delta_2$分别为超临界流体和溶质的溶解参数）。

通过大量实验证明这样一种趋势：Δ 越大溶解度越大。当 $\Delta = 1$ 时，溶解度达到最大。因此，当知道了溶质的分子结构后，这样的关系能有助于快速地估计出在类似操作条件下溶质的溶解度。

（二）超临界流体的传递性质

传递性质是指影响流体分子运动的性质，即密度、黏度、扩散系数和导热系数。超临界流体在不同于常态流体的状态下操作，其传递性质会发生很大变化。从表 4 - 10 数据可以看出超临界流体的黏度接近于气体，比液体小近 2 个数量级，因此流动性要比液体好的多；它的扩散系数介于气体和液体之间，溶质在超临界流体中的扩散系数比在液体中大几百倍；从导热系数来看，在超临界流体中的传质也比在液体中好的多。因而，超临界流体既具有液体对溶质有较大溶解度的特点又具有气体易于扩散和运动的特点，传质速度大大高于液相过程[94]。

（三）其他性质

超临界流体在临界点附近许多物理性质都发生变化，如：表面张力为零，音速最小，热容、导热系数发生突变等[95]。

三、超临界流体提取方法设计

设计超临界流体提取方法时，应考虑超临界流体的选择，夹带剂的选择与应用，超临界流体提取设备及其选用，影响超临界流体提取效果的因素等问题。

（一）超临界流体的选择

在超临界流体提取的工艺过程中，必须根据流体各自的特点、适应性以及所要提取溶质的性质来进行选择。目前能够作为超临界流体的物质种类较多，但适合于实际工业化生产应用的并不多。欲选择合理、恰当的超临界流体，除既要具有良好的溶解性能，又要有良好的选择性外，还应明确其基本要求及相关性质，这样才能有效地保证提取质量。

1. 超临界流体的基本要求 超临界流体作为提取溶剂应具备如下要求：

（1）化学性质稳定，无毒性和无腐蚀性，不易燃和不易爆，对设备没有腐蚀性，不与萃取物发生反应。

（2）超临界流体的化学性质与待萃取成分的化学性质相似。

（3）温度接近常温或操作温度。

（4）临界压力应尽可能的低，以节省动力费用。

（5）对目标物质具有较高的选择性且溶解能力强、传质性好。

（6）溶剂的临界点比被萃取物的临界点低，容易分离。

（7）货源充足、价格便宜。

2. 常用超临界流体的相关性质 常用的超临界流体有 CO_2、SO_2、C_2H_6、C_2H_4、C_3H_8、C_4H_{10}、C_5H_{12}、$CClF_3$等。这些萃取剂中以 CO_2超临界流体对药物的提取及分离最具优势，因此是研究最多、应用最广的一种超临界流体，以下对几种常用的流体及相关性质进行简要介绍：

（1）二氧化碳 二氧化碳由于具有无毒、价廉、不易燃爆等特性被视为替代有机溶剂的环境友好溶剂。CO_2超临界流体还具有一般流体不能比拟的优点：

① CO_2的临界温度为 31.4℃，操作温度接近于常温，对热敏性的原料无破坏性，因此不会影响药物中的热敏性成分如生理活性物质、酶及蛋白质等。

② CO_2的临界压力为 7.4 MPa，比较容易达到。

③ CO_2具有抗氧化和抑制好气性微生物活动的作用，因此药物在分离提取过程中不易腐变，对分离过程有利。

④ CO_2容易得到较纯的产品，来源方便，价格便宜。是目前可实际生产应用的超临界流体。

（2）水　自 Broeli 等[96]用水作为一种超临界流体进行研究以来，过热水（指水被减压并加热至温度超过 100℃，但低于临界温度 374℃）已被用于萃取中药材的有效成分。水的超临界流体具有以下特点：

①廉价、易得。

②超临界水具有超临界流体的一般特性，又具有与普通水和一般流体显著不同的性能。

③超临界水既是一种极性溶剂，又是一种非极性溶剂，可以溶解大部分物质（除无机盐），也可以将金属溶解分离，还可将 O_2、N_2和其他有机物一同互溶。

④尽管超临界水对萃取极性组分有一定的优越性，但是它不适合萃取热敏性物质。

（3）四氟乙烷　四氟乙烷无毒，不易燃，蒸气压比二氧化碳低，是近年来发展起来的一种超临界流体[97]。它具有能在亚临界状态下萃取，萃取压力小于 1 MPa 也能得到较好萃取效果等优点，因此可用于挥发性成分的提取。

（4）氟里昂 22 和氧化亚氮　是目前已有的两种极性的超临界流体，一般用来萃取极性的化合物组分，已成功用于萃取药材中极性有效成分[98,99]。其中氟里昂 22 用来萃取自由羧酸和甾族化合物。

（5）氨　氨是一种萃取温度范围最广（133 ~ 150℃），极性较强的流体，对氨的溶解力很强，适合于萃取极性化合物，但使用较危险，因此应用较少。

（6）丙烷　超临界丙烷临界压力较低（10MPa 左右），但其温度较高（100℃左右），在很多情况下对有机物的溶解度要大于超临界 CO_2，因此是一种可与超临界 CO_2竞争的超临界溶剂。

通过文献报道，总结了下列超临界流体可作为溶剂，见表 4 – 13 所示。

表 4 – 13　常见的超临界流体溶剂

序号	1	2	3	4	5	6
化合物	二氧化碳	水	氨	萘	甲苯	甲醇
序号	7	8	9	10	11	12
化合物	乙烯	乙醚	乙醇	乙烷	丙醇	异丙烷
序号	13	14	15	16	17	18
化合物	正丁烷	戊烷	正已烷	氟氯烷	四氯乙烷	四氢萘

（二）夹带剂在超临界萃取中的作用及选择

在超临界流体中加入一种物质，达到明显增加待提取物在超临界流体中的溶解度，或因加入物质不同而实现选择性提取与分离目的，加入的这种物质称为夹带剂。

由于多数超临界流体（如 CO_2）本身的非极性特点，单纯的 SCF – CO_2对于极性较大的亲水性分子、金属离子及相对分子质量较大的物质萃取效果不够理想，因此大大限制了其应用范围。为了有效提取那些非脂溶性的、强极性的中药有效成分，常常要在 CO_2中加入夹带剂，以改变 CO_2流体的极性。夹带剂是在纯超临界流体中加入的一种少量的、可以与之混溶的、挥发性介于被分离物质与超临界组分之间的物质。夹带剂可以是某一种纯物质，也可以是两种或多种物质的混合物[100]。

1. 夹带剂的作用原理　夹带剂可从两个方面影响溶质在超临界流体中的溶解度和选择性。一是溶剂的密度；二是溶质与夹带剂分子间的相互作用。影响溶质溶解度与选择性的决定因素是夹带剂与溶质分子间的范德华作用力，或夹带剂与溶质之间形成的特定分子间作用，如形成氢键及其他各种化学作用力等。例如，SC – CO_2萃取重金属，重金属离子带有正电荷，具有很强的极性，这类重金属具有毒性大、对环境有害等缺点，导致萃取效率不高，合成复杂[101]。一般采取的方法是选择带有负电的夹带剂（也称金属配合剂），中和金属离子的正电荷，由于配合衍生效应的缘故，生成的中性配合物的极性已大大降低，再结合另一种极性夹带剂，增强其在 SC – CO_2中的溶解度，进行萃取。夹带剂的用量必须是相对 CO_2流量而言的，其影响往往有一个最佳值，太大或太小都不会最好。

2. 夹带剂性质对 SC – CO_2萃取效果的影响

（1）夹带剂分子极性的影响　夹带剂的极性是影响 SC – CO_2含夹带剂萃取的主要因素之一。单纯的 CO_2只能萃取极性较低的亲脂性物质，对于极性较大的物质萃取效果不理想。加入极性较大的夹带剂可改善极性组分在 SC – CO_2中的溶解度。原因是极性夹带剂的引入增大了溶剂的极性，从而增大了极性物质的溶解度，符合“相似相溶”的原理，就其实质来说溶质的溶解度取决于夹带剂与极性间的分子作用力的大小[102]。常见的具有较强极性的夹带剂有水、甲醇、乙醇、丙酮、乙酸和乙酸乙酯等[103 ~ 105]。

（2）夹带剂的相对分子质量和分子体积的影响　上面提到分子间作用力不仅与分子的极性有关，而且与分子的变形性关系密切。分子在外界条件的影响下，电子云的重心与原子核发生相对位移，造成分子的形变，这种形变就是分子的变形性。夹带剂分子的相对分子质量越大，其变形性就越强；夹带剂分子体积越大，电子位移的可能性就越大，从而具有较强的变形性[106]。因此，在选择夹带剂时应考虑相对分子质量和分子体积影响的正反两方面的因素。

（3）特殊的分子结构的影响　考虑到 CO_2 是一个弱 Lewis 酸，若夹带剂分子结构中含有低溶解度参数、低极性或电子给予作用的 Lewis 碱性基团，则对 CO_2 表现出极大的亲和性。含有这些特性的亲 CO_2 官能团包括硅氧烷、全氟醚、全氟烷烃、叔胺、脂肪醚、炔醇和炔二醇等[107]。这些化合物的存在可有效地促进其他有机物在 SC－CO_2 中的溶解。人们在寻找高效的夹带剂的研究中还发现胺类及含有－OH、C＝O 等基团的夹带剂能有效地增大酸、醇、酚及酯等溶质在 SC－CO_2 中的溶解度[108]，原因在于夹带剂与溶质都具有形成氢键的分子结构。

3. SC－CO_2 萃取中夹带剂的选择　夹带剂的正确选择和使用对萃取效果影响甚大，能大大拓宽超临界 CO_2 在生理活性物质萃取上的应用范围，但目前在使用上还缺乏足够的理论方面的研究，可测性差，主要靠实验摸索。

4. 夹带剂在中药超临界 SC－CO_2 萃取中的应用　超临界 SC－CO_2 萃取技术在中药挥发油提取中应用较为广泛，采用 SC－CO_2 提取挥发油成分的显著特点是油的收率高、产品质量好、提取速度快，如果加入一定的夹带剂，则可以更好地对其进行萃取。

刘雯等[109]以总黄酮醇苷的提取率为考察指标，采用正交试验法探讨夹带剂在 SC－CO_2 法萃取银杏叶总黄酮醇苷中的工艺条件。结果显示，该试验优选的工艺明显提高 SC－CO_2 萃取银杏叶中总黄酮醇苷的提取效率。

尹文红[110]研究了 SC－CO_2 萃取穿心莲内酯原材料中无毒夹带剂（乙醇、水和乙酸）的影响。分别比较了不同温度（40、55 和 70℃），不同压力（8、16 和 24 MPa）对萃取过程的影响。研究结果表明，单独加入 3 种夹带剂时，晶体的纯度随着夹带剂加入量（在 5% 到 10% 范围内）的增加而提高，当加入 10% 的乙酸，温度为 70℃时晶体的纯度最高。结果表明 3 种夹带剂的加入都提高了萃取效率。

华梅等[111]采用 SC－CO_2 流体萃取油用牡丹籽油，用 GC－MS 对牡丹籽油中脂肪酸成分进行分析，探讨不同夹带剂及不同用量条件下对油用牡丹籽油脂提取率的影响。结果表明，不同夹带剂使 SC－CO_2 流体萃取油用牡丹带壳油脂提取率均有提高，乙酸乙酯提高了 16.72%，石油醚提高了 6.52%，正己烷提高了 12.85%。

（三）超临界流体提取设备及其选用

超临界流体提取装置是超临界流体能充分发挥提取效能的不可或缺的设备。德国在 1978 年建立了世界上第一台超临界流体提取装置，其后超临界流体提取技术在世界各国相继发展，美国、日本等发达国家都建立了自己的工业化装置[112]。1993 年我国在大连成功研制出第一套工业化超临界流体提取装置，随着十几年的发展，目前我国已能制造中型以上规模的超临界流体提取装置[113]。

1. 超临界流体提取工艺及设备分类　超临界流体提取装置可以分为两种类型，一是研究分析型，即主要应用于小量物质的分析或为生产提供数据；二是制备生产型，即主要是应用于批量或大量生产[114]，工业上常用的超临界流体萃取装置如图 4－11 所示。

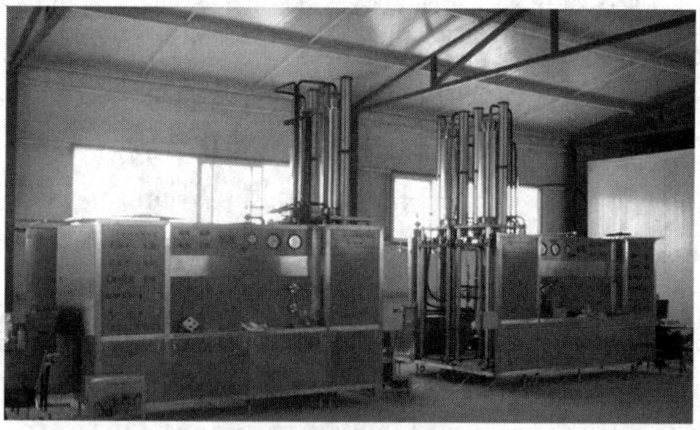

图 4－11　工业上常用的超临界流体萃取装置

在生产中，超临界流体提取设备可按工艺过程来划分，即等温法分离工艺设备、等压法分离工艺设备和吸附法分离工艺设备。

（1）等温法分离工艺设备　等温法分离工艺设备是由提取器、膨胀阀、分离槽、压缩机等设备组成。提取器（塔）与分离器（槽）的温度几乎相同，并通过膨胀阀进行减压分离，由分离器的下部取出溶质，气体则通过压缩机循环返回提取塔。优点：操作简单，可实现对高沸点、热敏性、易氧化物质接近常温的提取。提取工艺及设备见图 4－12。

（2）等压法分离工艺设备　等压法分离工艺设备是由提取器、加热器、分离槽、泵和冷却器等设备组成。在一定压力下，通过温度的变化而进行分离，由分离器下部取出提取物，气体则经冷却、压缩而返回提取塔。优点：压缩机能耗相对较少；缺点：对热敏性物质有影响。提取工艺及设备见图4－13。

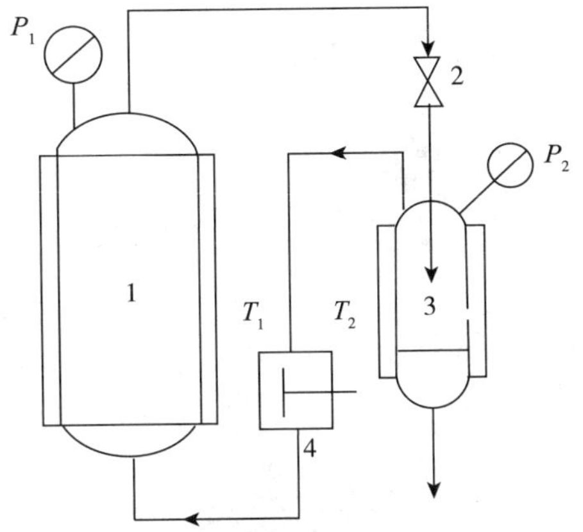

图4－12　等温法超临界流体提取工艺及设备图

$T_1 = T_2$，$P_1 > P_2$

1. 提取器；2. 膨胀阀；3. 分离槽；4. 压缩机

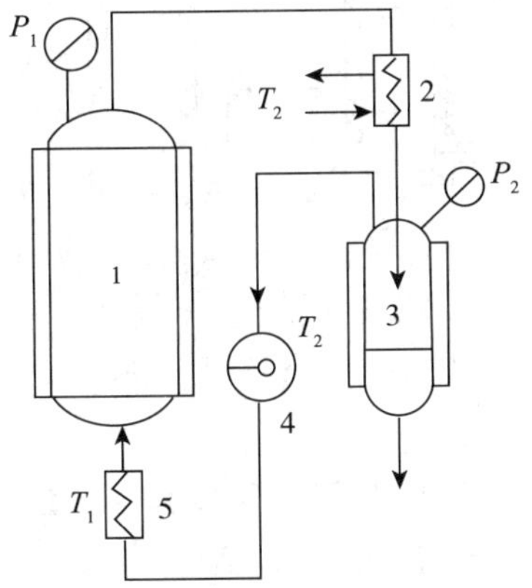

图4－13　等压法超临界流体提取工艺及设备图

$T_1 < T_2$，$P_1 = P_2$

1. 提取器；2. 加热器；3. 分离槽；4. 泵；5. 冷却器

（3）吸附法分离工艺设备　吸附法分离工艺设备是由萃取器、吸收剂（吸附剂）、分离槽和泵等设备组成。分离器中装有只吸附萃取物的吸附剂，气体则经压缩循环而返回萃取塔。优点：操作过程中始终恒定在超临界状态，十分节能。缺点：需特殊吸附剂。萃取工艺及设备见图4－14。

2. 超临界流体提取的主要设备　目前超临界流体提取使用的提取剂多为CO_2，超临界CO_2萃取设备应用最为广泛。主要设备装置简要介绍如下[114]。

（1）CO_2升压装置　CO_2升压设备可选用压缩机和高压泵，二者各有特点。

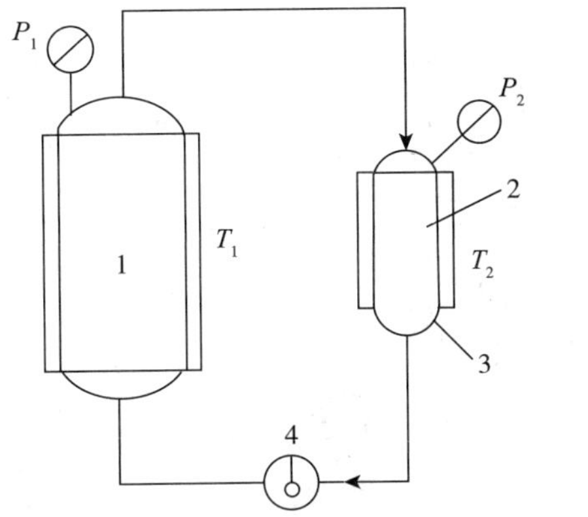

图4－14　吸附法超临界流体提取工艺流程图

$T_1 = T_2$，$P_1 = P_2$

1. 萃取器；2. 吸收剂；3. 分离槽；4. 泵

1）压缩机　优点：工艺流程比较简单，经分离后的CO_2不需冷却成液体即可直接加压循环使用，而且分离压力较低，解析也较彻底；缺点：压缩机的体积和噪声较大，维修工作量大，输送的CO_2流量较小，不能满足工业化过程对大流量CO_2萃取的要求。

2）高压泵　优点：CO_2流量大、噪声小、能耗低、操作稳定可靠等；缺点：CO_2进入高压泵前需将CO_2冷凝成液体。目前，国内外中型以上的超临界CO_2萃取升压装置一般采用高压泵，可大流量操作，保证在较高压力下长时间连续使用。图4－15为高压泵和压缩机装置系统示意图。

（2）萃取釜　萃取釜是整个装置的主要部件，它必须耐高压、耐腐蚀、密闭性能好、操作安全。应根据原料的性质设计和选择萃取釜，确定萃取釜的形状、装卸方式以及设备结构等。固体物料进入萃取釜可以分为间隔式萃取釜、快开式萃取釜和连续进料萃取釜。图4－16和图4－17分别为简写式萃取釜结构示意图和螺栓式萃取釜结构示意图。

（3）分离器　超临界流体萃取后，从萃取器中出来的是含有溶剂和溶质的混合流体，需要实现将两者分离，这种实现两者分离的装置称为分离器或分离釜。分离器不分固体原料和液体原料，主要有三种形式：

1）轴向进气分离器　轴向进气分离器是最常用的一种分离形式，其结构简单，使用及消毒方便，但有时由于轴向进气流速较大会导致萃取收率下降，甚至会堵塞管道。

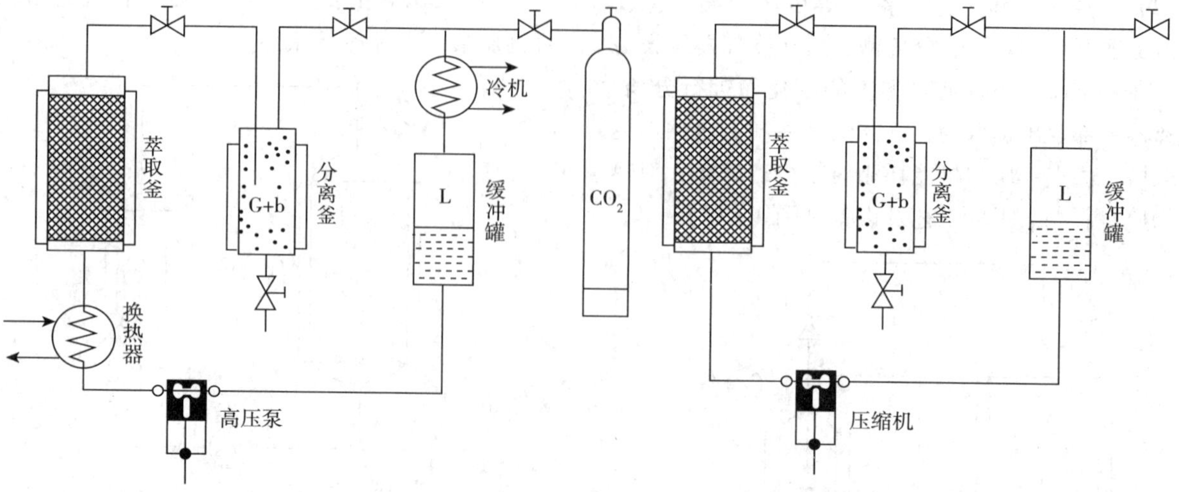

图4-15 高压泵和压缩机装置系统示意图

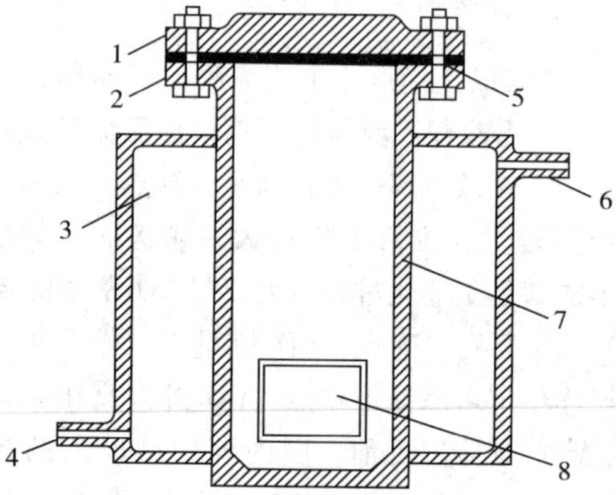

图4-16 简写式萃取釜结构

1. 法兰盖；2. 螺栓；3. 水冷套筒；4. 进水口；5. 透镜垫；6. 出水口；7. 筒体；8. 提篮

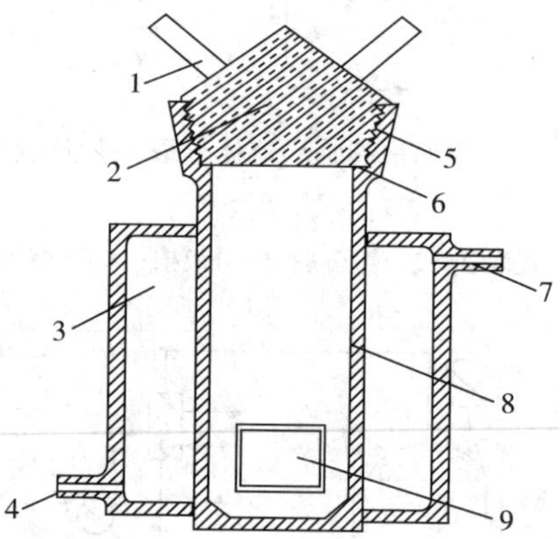

图4-17 单层螺栓式萃取釜结构

1. 顶部盖把手；2. 顶部螺栓旋转盖；3. 水冷套筒；4. 进水口；5. 螺纹；6. 密封垫；7. 出水口；8. 萃取釜筒体；9. 提篮

2）旋流式分离器　旋流式分离器是由旋流室和收集室组成。

3）内设热器的分离器　其特点是在分离器内，设有垂直式或倾斜式的壳管换热器，利用自然对流和强制对流与超临界流体进行热交换。见图4-18。

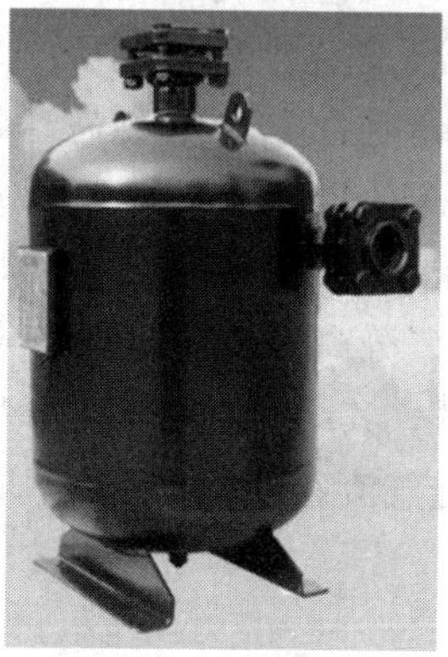

图4-18 内设换热器的分离器

3. 超临界萃取装置使用过程中应注意的问题

操作过程中应注意的问题包括[117]：

（1）在冬季使用SC-CO_2萃取时，由于气温较低，可能会引起CO_2钢瓶压力下降到4~5 MPa间。可使用加热装置或升高室温，使CO_2钢瓶压力升高到5~6 MPa后方可正常运行。

（2）注意防止膨胀阀发生堵塞，如果膨胀阀发生堵塞，制冷就达不到所需要求，为了保持正常运行，可以通过观察压力表的变化来判断。

（3）注意夹带剂的腐蚀问题，不锈钢材质在超临界状态下会出现不同程度的腐蚀，其中孔蚀（又称点蚀）的危害最为严重。

（4）当出现“水堵”现象时，应先停机，最好使用氮气吹洗盘管。如果没有氮气，也可将冷冻液放出，用加热的方法使水汽化，排出管外。

（5）超临界萃取装置停机时间较长时，需要加有改性剂（通常用乙醇）的 CO_2 清洗管路。更换萃取物料时，也要清洗管道和设备。

（四）影响超临界流体提取效果的因素

明确影响超临界流体提取效果的因素，合理设计超临界流体提取方法并优选工艺技术参数。

1. 萃取压力的影响 压力是影响超临界 CO_2 萃取工艺最重要的因素，萃取压力变化会引起超临界 CO_2 密度增加，而密度的增加会提高超临界 CO_2 的溶解能力。

2. 萃取温度的影响 温度也是超临界 CO_2 的萃取过程影响因素之一。超临界 CO_2 流体的溶解度会随温度的变化而变化。在一般情况下，温度升高，超临界 CO_2 的密度降低，其溶解度下降，但溶质挥发性增强，加快溶质的溶出及增加溶质溶出量。

3. 萃取流体流量的影响 在加大 CO_2 的流量时，会产生有两个方面影响，一方面增加了对原料的萃取次数，缩短了萃取时间，提高了流速，可增加萃取过程的传质效果，迅速地提出溶质；另一方面由于 CO_2 流速加快，与溶质的接触时间减少，当流量加大到一定程度时，溶质在 CO_2 中的数量会急速减小。

4. 夹带剂的影响 在超临界 CO_2 萃取过程中，对于极性高、分子量大的物质，一般需针对性地加入有关溶剂作为夹带剂，可较好地提取目标物质。极性夹带剂可明显增加极性溶质的溶解度，但对于非极性物质的作用不大；而非极性夹带剂如果分子量接近，对极性溶质和非极性溶质都有增大溶解度的效果。

5. 被萃取原料物理形态的影响 被萃取原料的物理形态可是固体、液体及气体，实际中应用最多的是固体，气体一般先采用吸附剂吸附后再萃取，液体则要根据物料性质来确定，在实际中一般先用吸附剂吸附后再萃取。

6. 粒度的影响 粒度指被萃取原料的破碎细度。它对于溶解提取溶质的影响很大。一般认为，原料的粒度越小，传递的路径越短，与流体的表面积接触越大，萃取率就越高。但原料粒度过小，会造成传输系统的堵塞。

7. 原料密度与层厚的影响 原料密度与层厚对超临界 CO_2 萃取过程中传递性质影响较大，即原料密度较大时与层厚较厚时，超临界 CO_2 不易渗透，使得萃取不完全。

四、超临界 CO_2（$SC-CO_2$）萃取技术

超临界流体萃取技术发展到今天，部分技术已经比较成熟，但还有待深入发展。目前使用的超临界流体溶剂范围有限，应用最多的是 CO_2 超临界流体。在此详细介绍 $SC-CO_2$ 萃取技术的相关内容。

（一）超临界 CO_2 的性质

将 CO_2 气体加温加压至临界点（$T_C = 31.19℃$，$P_C = 7.38MPa$）以上时即产生超临界 CO_2 流体。其性质既具有气体的部分性质，也具有液体的部分性质，但与液体 CO_2 又有不同，超临界 CO_2 流体表面张力为零，没有气液界面，折射率和压缩率与液体 CO_2 有别。其溶解度与密度有关，温度和压力决定了超临界 CO_2 流体的密度，压力越大密度越大，溶解性就越好，而温度在一般情况下，温度越高，超临界 CO_2 流体的密度越小，溶解性降低。

超临界 CO_2 流体有以下基本性质[115,116]：

（1）超临界 CO_2 流体的黏度小，当对比温度高于最小值时，与气体相似，黏度随温度升高而增大，但在最适合的对比温度和对比压力范围内时，超临界 CO_2 流体黏度随温度升高而降低。

（2）超临界 CO_2 流体的扩散系数介于气与液之间，随温度的变化而变化。

（3）CO_2 气体的导热率与分子传递、黏度、热容等因素有联系，一般随压力的升高而增大。

（4）超临界 CO_2 流体的表面张力为零。

由于超临界 CO_2 流体具有黏度小，传质好，扩散快，可压缩性好，无毒，价廉，不易燃爆等特性，常被作为替代有机溶剂的环境友好溶剂。CO_2 还具有防氧化和抑制好气性微生物活动的作用，因此药物在分离提取过程中不易腐变，对分离过程有利[117]。

（二）超临界 CO_2 萃取方式

1. 常规萃取 常规萃取即在萃取中只有超临界 CO_2 一种溶剂，萃取过程中仅通过调节压力和温度实现萃取，一般适合于非极性物质的萃取[82]。

2. 含夹带剂萃取 超临界 CO_2 是非极性溶剂，在许多方面类似于已烷。根据相似相溶原理，它对非极性的油溶性物质有较好的溶解能力，而对有一定极性的物质（如内酯、黄酮、生物碱等）的溶解性就较

差。通过添加极性不同的夹带剂，可以调节超临界CO_2的极性，以提高被萃取物质在二氧化碳中的溶解度，使原来不能用超临界CO_2萃取的物料变为可能[118]。

3. 液体物料萃取 液体物料的萃取与固体物料的萃取不相同，其主要区别在于固体物料萃取为间歇式，不能连续进料；而液体物料的萃取能够连续进料，因此，液体萃取比固体萃取的容器体积小，但萃取效率高[119]。

4. 超临界喷射萃取 该类萃取方法一般应用于黏稠物料。由于超临界CO_2流体是在细小的环状空间流动，故流速极快，当原料液体从小管喷出时会产生极大喷流，使原料与超临界CO_2流体强烈混合，以创造适于萃取的条件。

（三）常用的超临界CO_2萃取工艺

根据提取工艺技术参数不同，超临界CO_2萃取工艺可分为如下六种：

1. 等温法萃取工艺 是萃取和分离在同一温度下进行，但压力不同的提取工艺。在萃取过程中，萃取压力大于分离压力，在萃取完毕后，通过节流降压进入分离器，由于压力降低，CO_2流体密度降低，对溶质的溶解度降低，萃取物析出分离。等温变压工艺按压缩工艺的不同可分为萃取流体无相变流程（图4－19）和萃取流体有相变流程（图4－20）。其优点是操作简单，可实现对高沸点、热敏性、易氧化物质接近常温提取。缺点是投资大，耗能高。

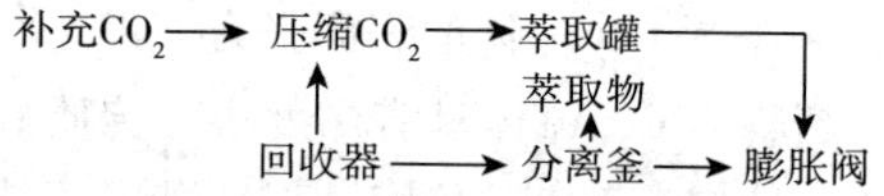

图4－19 萃取流体无相变流程图

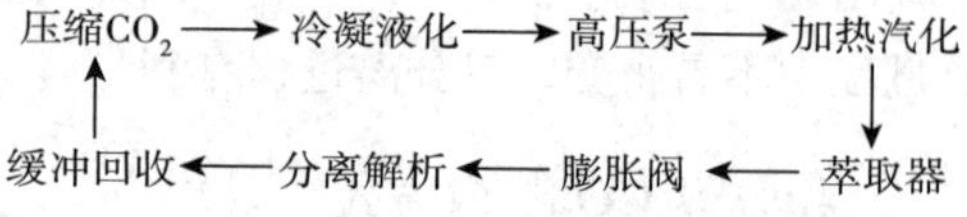

图4－20 萃取流体有相变流程

2. 等压法萃取工艺 是萃取釜与分离釜压力相同，温度不同的提取工艺。在萃取过程中萃取温度小于分离温度，萃取完毕后，通过热交换升高温度。在一般情况下，温度升高超临界CO_2的密度降低，其溶解度下降。该工艺流程如图4－21所示。

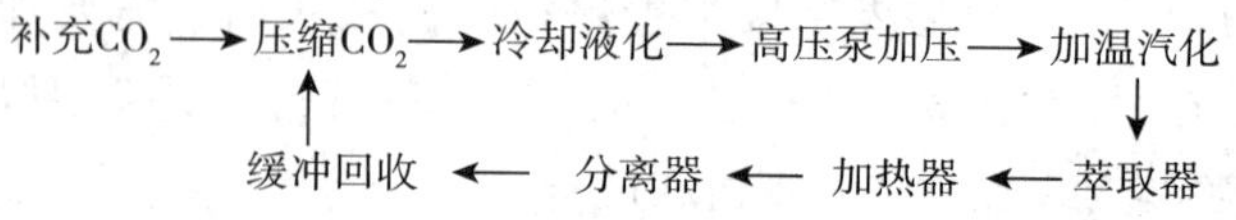

图4－21 等压法萃取工艺流程

3. 吸附分离工艺 吸附分离工艺即在提取过程中用特殊吸附剂，提取后CO_2混合相需经过一吸附柱，使提取物吸附在吸附剂上。

4. 超临界CO_2萃取精馏工艺 是超临界CO_2萃取与精馏工艺相结合的工艺。可对一些脂溶性物质进行高效分离。

5. 多级降压解析工艺 在超临界CO_2萃取过程中，被萃取出来的物质绝大部分是混合成分，有时需要对其进一步分离精制以富集其中的一些成分。如需从生姜中萃取出来的混合成分中将姜辣素和精油分离，从辣椒中萃取出来的混合成分中将辣椒红色素和辣素分离[120]。

6. 多级降压解析工艺 上述工艺多需在萃取完成后，另外对萃取出的混合物再次进行分离，而利用多级降压解析工艺均可一次达到目的。

五、SC－CO_2萃取技术在中药提取中的应用

近年SC－CO_2萃取技术在医药上有广泛应用，用于不同中药有效组分的提取屡见报道，获得令人注目的成果，显示该法用于中药提取是非常有潜力的。通过下述提取实例的介绍为在中药提取中应用SC－CO_2萃取技术提供设计思路与方法的参考。

（一）SC－CO_2萃取技术在挥发油提取中的应用

采用SC－CO_2萃取技术提取挥发油成分具有挥发油收得率高、产品质量好、提取速度快等显著特点。

1. SC－CO_2萃取肉桂挥发油 肉桂中挥发油的提取方法很多，如水蒸气蒸馏、分子蒸馏法等，乙醇、甲醇提取也常被采用。但这些方法常有有机溶剂残留，对人体有害，而且不能理想地控制提取物中有效成分的含量。而SC－CO_2萃取技术由于其成本低、无有机溶剂残留、操作简便、环保等优点，可很好的解决以上问题。如刘彤等[121]探讨了不同提取工艺对肉桂油提取率的影响。应用超临界流体萃取技术（SFE）、水蒸气蒸馏法（SD）、索氏提取法（SE）、

超声波辅助提取法（UAE）、己烷浸渍法（HM）提取肉桂油，结果表明SFE法的提取率最高（2.7%）。

2. SC－CO_2萃取莪术油　王晓慧等[122]采用正交试验方法研究了影响温莪术中挥发油提取的因素。通过试验表明SC－CO_2萃取法萃取温莪术油优于水蒸气蒸馏法。

（二）SC－CO_2萃取技术在生物碱提取中的应用

生物碱在植物中往往与酸性成分结合成盐存在，用纯CO_2难以将其有效提出，故在提取前常常需要碱化，使之变成游离态，同时还要加入夹带剂以增强溶剂的溶解能力或提高选择性。

1. SC－CO_2萃取黄连中生物碱　佟若菲等[123]采用SC－CO_2萃取法对黄连中生物碱提取进行了研究。采用单因素和正交实验的方法得出SC－CO_2萃取黄连中生物碱最佳工艺条件为：萃取压力30 MPa，物料粒度60目，萃取温度60℃，萃取时间1.5小时。此条件下黄连中生物碱萃取率为14.24%，表明该方法提取效率高、稳定、准确、重现性好。

2. SC－CO_2萃取浙贝母花生物碱　石一飞等[124]对SC－CO_2萃取浙贝母花生物碱进行了研究。通过单因素试验和正交试验优化，建立了浙贝母花生物碱超临界萃取的工艺，确定了最佳萃取工艺条件。结果表明，生物碱超临界萃取的最佳工艺条件为萃取温度70℃，萃取压力35 MPa，萃取时间50分钟，夹带剂流速0.15 ml/min。

（三）SC－CO_2萃取技术在黄酮类化合物提取中的应用

黄酮类化合物的传统提取方法中，较为常用的有醇提取、碱水或碱醇提取等。其粗提物的进一步分离主要用系统溶剂法、pH梯度萃取法、硼酸络合法、铅盐沉淀法等[10]。这些传统方法存在排污量大、有效成分损失多、提取效率低、成本高等诸多缺点，而采用SC－CO_2萃取技术提取则能得到较满意的结果。朱德艳等[125]通过正交试验确定乙醇回流法、大孔吸附树脂法、CO_2超临界流体萃取法提取湖北荆门地区葛根黄酮的最佳提取条件，并比较3种不同方法的提取率。结果表明，CO_2超临界流体萃取法提取率高于其他2种方法，适合应用于葛根黄酮产业化生产中。

（四）SC－CO_2萃取技术在香豆素和木脂素提取中的应用

SC－CO_2萃取技术对于香豆素和木脂素的提取是一种非常有效的方法，对于游离态的香豆素和木脂素一般只需要纯CO_2即可，对于分子量较大或极性较强的成分则有时需要加入一定量的夹带剂；而对于以苷形式存在者，则几乎不能用SC－CO_2萃取技术提取。

邱婧然等[126]进行了SC－CO_2萃取白芷中香豆素类成分的工艺研究。采用单因素试验研究夹带剂、萃取温度、萃取压力、药材粒径、CO_2流量、萃取时间等参数的影响，优选白芷中香豆素的SC－CO_2萃取工艺。结果优选工艺条件为：以40%的乙醇为夹带剂，夹带剂流量为0.10 ml/min，萃取温度为55℃，萃取压力为20 MPa，药材粒径为80目，CO_2流量为2.0 L/min，萃取时间为1.5小时。该工艺条件下，香豆素的平均得率为0.202%，纯度为18.5%。

（五）SC－CO_2萃取技术在醌及其衍生物提取中的应用

在许多中药中，如红花、黄精、芦荟、大黄、丹参、紫草、首乌等，都含有醌类成分。由于醌及其衍生物多数具有较大的极性，用SC－CO_2萃取时通常需要加入适当的夹带剂。

白研等[127]进行了SC－CO_2流体萃取制首乌中有效成分的研究。提取工艺：将150 g制首乌投入超临界萃取釜中，对萃取釜和两个解析釜加热，同时，将CO_2贮罐进行冷却，当温度分别达到预定温度时，打开CO_2气罐送气，当压力达到预定压力时，开始循环萃取，调节CO_2流量为每1 kg原料7 kg CO_2/h，并加入夹带剂95%的乙醇200 ml，于恒温恒压下萃取2小时，然后从解析釜Ⅰ、Ⅱ出料，见图4－22。

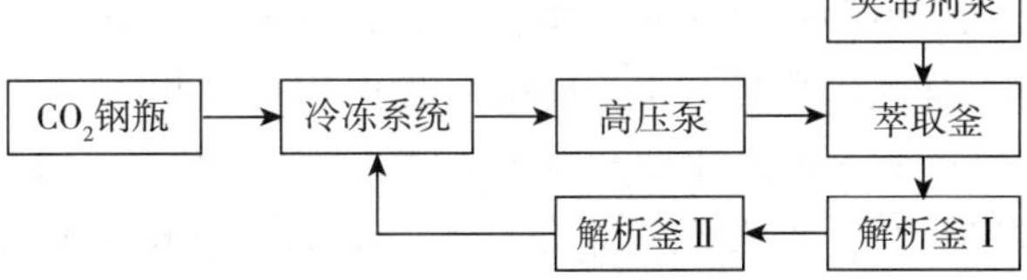

图4－22　工艺流程图

结果表明，解析釜Ⅰ的分离压力对有效成分的收率影响最大，表现为高度显著性，说明在一定范围内降低解析釜Ⅰ的分离压力，对有效成分收率的提高影响最大；萃取釜的温度及解析釜的温度对有效成分的收率具有显著性影响，适当提高萃取温度及解析温度对收率的提高有显著性意义；萃取釜压力的影响不显著，说明在实验所选择的萃取压力范围内，较低压力已可满足萃取要求。

（六）SC－CO_2萃取技术在中草药其他成分提取中的应用

除上述研究体系以外，一些脂溶性的种子油、天然维生素、植物甾醇、酚类等药用有效成分的提取也得到了详细的研究[128]。

魏贞伟等[129]对超临界CO_2流体萃取沙棘籽油及热敏性物质进行分析研究。通过正交试验确定最佳工艺条件：萃取压力25 MPa、萃取温度40℃、CO_2流量18 kg/h、萃取时间120分钟、分离压力8 MPa，在此工艺条件下沙棘籽油出油率为52%。高效液相色谱法检测沙棘籽油中α－VE含量为2.6%，经超临界CO_2流体萃取后热敏性物质α－VE损失3.7%，胡萝卜素含量为100.8 mg/100g。进一步说明有效成分不易被分解破坏，显示了超临界萃取技术在提取热敏感物质的优越性。

总之，研究实践证明，超临界流体提取法有以下特点：①具选择浸出特性。据成分性质使用超临界条件与夹带剂，可选择性浸出特定成分。②具高的提取效率，尤适于水不溶性成分。③适于不耐热组分提取。④溶剂易回收，不残留，节能显著。⑤以CO_2为SCF，安全，无污染，是中药提取分离中有应用前景的提取分离新技术。

（吴纯洁，蔡铮）

第六节　微波提取法的原理及其应用

微波提取又称微波辅助提取（microwave－assisted extraction，MAE），是指使用适合的溶剂在微波反应器中从药材或饮片中提取各种有效成分的技术和方法。

早在1975年，Abu－Izza等[130]首先将微波炉用于实验室研究，对生物样品中的金属进行跟踪研究。1986年，匈牙利学者Ganzler等[131]从食品中提取油脂，从土壤中提取杀虫剂，开创了微波用于提取的先河；Ganzler还从蚕豆里提取嘧啶糖苷[132]，从植物种子中提取药用有效成分[133]。在20世纪90年代初，欧洲开始利用为微波消解技术设计的微波炉，以三氯乙醇或丙酮－正庚烷为混合溶剂，从聚亚烃中提取添加剂[134,135]。1993年，Onuska和Terry考察了沉积物样品中各种杀虫剂的提取率，以及提取参数如溶剂选择、样品水含量和提取时间对提取率的影响[136]。同年Steinheimer从土壤和水样品里提取诱去津（一种除草剂）[137]。在食品技术领域，Greenway和Kometa从食品工业用橡胶中提取维生素[138]。不久后Lopez Avilal领导的小组从土壤和沉积物中提取出多环芳烃化合物（PAHs）和有机铬类的杀虫剂和酚类[139]。微波辐射被应用于各种有机污染物的提取，如从各类基体——土壤、沉积物、和大气尘埃中提取多环芳烃（Polycyclic aromatic hydrocarbons，PAHs）[140]、多氯联苯（Polychlorinated bipHenyls，PCBs）[141～143]、杀虫剂、苯酚和重金属。迄今微波提取技术已相对成熟，某些用于从固相基体中提取有机物的方法已作为标准方法发表。

微波提取技术以其高效、低耗、无污染的优点，成为近年来提取技术的佼佼者，被誉为“绿色”提取技术，越来越多地被中药及天然药物研究者所使用，已经成为当前和今后新型提取技术研究的热点之一。微波提取工艺与传统提取工艺相比，克服了药材细粉易凝聚、易焦化的弊病，提取时间短，成品得率高，能耗低，具有简便、快速、加热均匀等优点。但是微波存在穿透深度有限、微波泄露等问题，对设备的密闭性和安全性以及周围环境的要求较高，如何保证微波辐射的能量密度、辐射安全，以及如何与连续逆流提取等其他技术的有机结合，是今后的研究热点[24]。

一、微波热效应在中药提取中的原理

微波与无线电波、红外辐射、可见光等同属于电磁波（图4－23），它们间的主要区别在于波长、频率不同，微波是波长介于1 mm～1m、频率在300MHz～300GHz之间的电磁波，位于红外辐射和无线电波之间，与无线电波相比更为微小，故称之为微波[144]。它具有波动性、高频性、热效性和非热效性（生物效应）四大基本特点。微波提取主要是利用其热效应，故在此着重介绍其热效应在中药提取中的原理和应用。

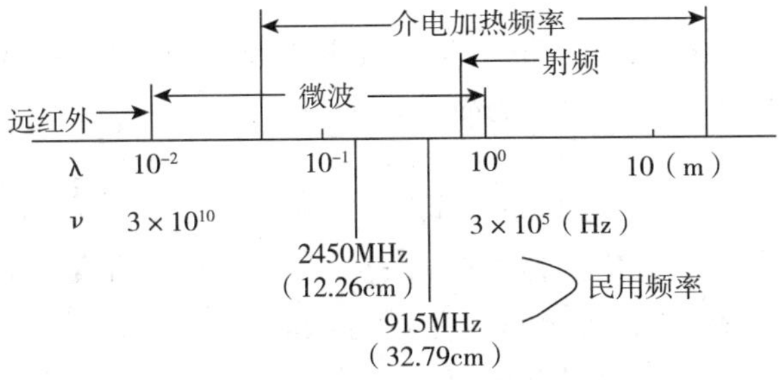

图 4-23　微波在电磁波谱中的位置

（一）微波的产生与传输

无线电波是由传统的电子管产生的，通过改进电子管的结构或控制电子运动速度，不断提高振荡频率，让它们一直高到微波段，从而可产生微波。

（二）微波的加热原理和特点

1. 微波加热机理　微波加热不同于一般的常规加热方式，常规加热是由外部热源通过热辐射由表及里的传导方式加热。微波加热是材料在电磁场中由介质吸收而引起的内部整体加热，它与高频介电加热技术类似，只是采用的工作频率不同。微波加热意味着将微波电磁能转变成热能，其能量是通过空间或介质以电磁波形式来传递的。对物质的加热过程与物质内部分子的极化有着密切的关系[145]。

微波在传输过程中遇到不同物质时，会产生反射、吸收和穿透现象，这主要取决于物质的介电常数 ε'、介质损耗因子 ε''、比热和形状等。大多数良导体能够反射微波基本上不吸收微波；绝缘体可穿透并部分反射微波，通常对微波吸收较少；而介质如水、极性溶剂、被处理的物料等，则具有吸收、穿透和反射微波的性质，统称为有耗介质。

微波场中介质的加热主要取决于介质的耗散因子（$\text{tg}\delta$）及穿透深度（D_P）。

$$\text{tg}\delta=\frac{\varepsilon'}{\varepsilon''} \tag{4-12}$$

穿透深度 D_P：当微波进入物料时，物料表面的能量密度是最大的，随着微波向物料内部的穿透，其能量呈指数衰减，同时微波能量释放给了物料。穿透深度常用给定频率下从介质表面到内部功率衰减到 1/e（36.8%）时离表面的距离来表示。

$$D_P\approx\frac{\lambda_0\sqrt{\varepsilon'}}{\varepsilon''}=\frac{\lambda_0}{\pi\text{tg}\delta\sqrt{\varepsilon'}} \tag{4-13}$$

式中，λ_0：微波辐射的波长（m）

由式（4-13）可见，介质的耗散因子 ε'' 越大，一定频率下介质的穿透深度越小，对金属等反射微波材料，穿透深度为零。穿透深度随波长（频率）变化而变化，微波穿透深度与其波长在相同数量级，其穿透能力比红外线、远红外线强得多。

能量转化的机理有许多种，一般来说，介质在微波场中的加热机理主要有两种，即离子传导和偶极子转动。在微波加热实际应用中，两种机理的微波能加热同时存在。

（1）离子传导机理　离子传导是电磁场中可离解离子的导电移动，在外电场作用下会被加速，并沿着与它们极性相反的方向运动，即定向漂移。离子移动在宏观上表现为传导电流，这些离子在运动中将与其周围的其他粒子发生碰撞，同时将动能传给这些被碰撞的粒子，使其热运动加剧。由于介质对离子流的阻碍而以 $Q=I^2R$ 产生热效应。溶液中所有的离子均起导电作用，但作用大小与介质中离子的浓度和迁移率有关。因此，离子迁移产生的微波能量损失依赖于离子的大小、电荷量和导电性并受离子与溶剂分子之间的相互作用的影响。这种方式单位体积物料内所消耗的功率为：

$$P_V=\sigma\cdot E^2 \tag{4-14}$$

式中，P_V：单位体积消耗的功率（W/m^3）；E：电场强度矢量（V/m）；σ：电导率（S/m）。

（2）偶极子转动机理　介质是由许多一端带正电，一端带负电的分子（或偶极子）组成。如果将介质放在两块金属板之间，介质内的偶极子作杂乱运动，当直流电压加到金属平板上，两极之间存在直流电场，介质内部的偶极子重排，形成有一定取向的有规则排列的极化分子。有极性分子的极化过程如图 4-24 所示。若将直流换成一定频率的交流电，两极之间的电场就会以同样频率交替改变，介质中的偶极子也相应快速摆动，在 2450 MHz 的电场中，偶极子就以 2.45×10^9 次/秒的速度快速摆动。

偶极子转动加热的效率与介质弛豫时间 τ、介质的温度 T 和黏度有关。当 $\omega=1/\tau$（$\omega=2\pi f$，ω 为圆频率，f 为微波频率）时，因偶极子转动引起有效耗

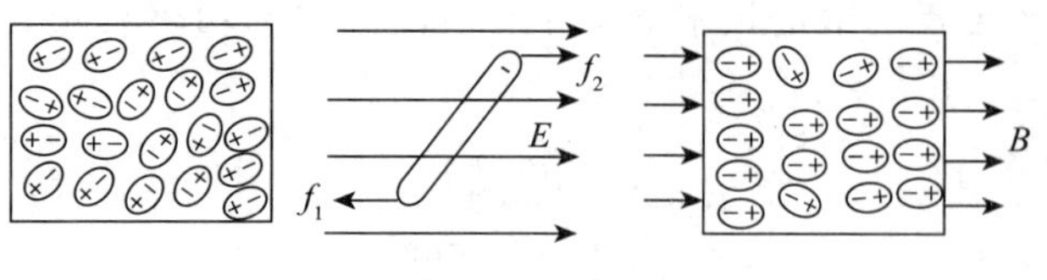

图 4－24 极性分子极化示意图

散的物质在每一周期中出现能量转换的最大值。当非电离的极性介质的 $1/\tau$ 与微波能的角频率接近时，介质的耗散因子较大，微波加热作用显著。

介质在频率为 f 的微波场中的升温（或电磁能转变为热能）速率由如下式确定：

$$\frac{\delta T}{\delta\tau}=\frac{K\varepsilon'' fE^2}{\rho Cp} \qquad (4-15)$$

式中，K：常数；E：电场强度；ρ：介质的密度；Cp：介质的热容。

由式（4－15）可见，为提高升温速度可提高电场强度或提高工作频率，但电场强度的提高有一定的限度，因为电场强度过高，电极间将会出现击穿现象。若过高地加大微波频率，由式（4－15）可知介质的穿透深度下降，不能有效地加热物料。一般微波加热使用的频率为 915 MHz 和 2450 MHz。在频率一定的情况下，升温速度主要与介质的损失因子及介质的热容、密度有关。同时，介质的形状、大小等亦影响介质的加热。

由式（4－16）可以看出，如果物料的损耗因子较低，则它在微波场中不能被加热或加热较慢，而有的物料具有较高的损耗因子，它们在微波场中得以快速加热。微波提取技术可以利用微波加热的这种特性来对目标成分进行选择性提取。通过选择不同的参数，可有效加热目标成分，而达到对目标成分的提取和分离。

微波加热理论与实践均表明，在单位体积物料内消耗的微波功率与该处的电场强度的二次方和微波频率及物料介电常数成正比。即：

$$P_V=\frac{5}{9}fE^2\varepsilon'\cdot\mathrm{tg}\delta\times10^{-12} \qquad (4-16)$$

式中，P_V：单位体积介质在微波场内吸收的微波功率，W/cm^2；f：频率，MHz；ε'：介质的介电常数。

由式（4－16）可见，如果整个物料所组成的各个部分介电性质不同，微波就对这种物料呈现出选择加热的特性，介电常数小及介质损耗小的物料，对微波入射可以说是“透明”的，它吸收入射微波能量极少。由式（4－14）和式（4－16）均表明：溶剂的介电常数和电导率影响物料的微波能的吸收和分布。溶质和溶剂的极性越大，微波提取的效率就越高。而对于不吸收微波的非极性溶剂，微波对其起不了加热作用，所以常常将极性和非极性的溶剂按照一定的比例混合，以期达到最佳的提取效果。微波具有选择性加热的特点，可通过选择适当的溶剂提高提取效率。

Debye 给出了极性溶质在非极性溶剂中构成的混合物的总损耗因子的简单公式：

$$\varepsilon''=C_0\frac{\varepsilon'+2}{k_BT}\mu^2\frac{\omega\tau}{1+\omega^2\tau^2} \qquad (4-17)$$

式中，C_0：物质浓度；k_B：玻尔兹曼常数；μ：偶极矩；ω：角频率；τ：弛豫时间。

2. 微波加热的特点

（1）加热速度快 微波加热方式不同于传统的加热方式。微波加热是使被加热物本身成为发热体，称之为整体加热方式。微波能直接作用于介质分子转换成热，且透射使介质内外同时受热，不需要热传导的过程。空气及容器对微波基本上不吸收和反射，从根本上保证了能量的快速传导和充分利用，这一特点克服了传统的传导式加热方式所存在的温度上升较慢的缺陷[146]。

（2）均匀加热 用外部加热方式加热时，为提高加热速度，就需升高外部温度，加大温差梯度，这样就容易产生外层结壳、内层夹生现象。微波加热时物体各部位不论形状如何，通常都能均匀透过电磁波以产生热量，因此介质材料加热的无效性可被大大改善。这一特点对提高产品质量很有利[2]。

（3）节能 高效微波对不同物质有不同的作用，含有极性的物质容易吸收微波能量而发热，不含极性的则很少吸收微波。

（4）易于控制、工艺先进 与常规加热方法比较，微波加热的控制只要操纵功率控制旋钮即可瞬间达到升降、开停的目的。

（5）低温杀菌保持药用成分 微波杀菌是微波热效应和非热效应共同作用的结果，与常规热力杀菌比较，在较低的温度和较短的时间就能获得所需的消毒杀菌效果。

（6）选择性加热 微波对不同物质有不同的作用，即选择性加热。这一特点对干燥加工很有利，因为水分子对微波的吸收损耗最大，所以含水量高的部位，吸收微波功率多于含水量较低的部位，因而利用微波可以选择性地加热。

（7）安全无害 通常微波能是在金属制成的封闭加热室波导管内传输的，所以微波泄漏的可能极小。而且微波不属于放射性射线，又无有害气体排放，是一种安全的加热技术。

（三）微波提取的原理及特点

1. 微波提取的基本原理　微波提取法是利用微波能来提高提取效率的一种新技术。微波提取的原理就是不同物质的介电常数不同，对微波的吸收程度也不同，由此产生的热能及传递给周围环境的热能也不相同[147]。在微波场中，吸收微波能力的差异使得基体物质的某些区域或提取体系中的某些组分被选择性加热，从而使得被提取物质从基体或体系中分离，进入到介电常数较小、微波吸收能力相对较差的提取剂中。微波提取离不开合适的溶剂，因此，实际上是溶剂提取的辅助措施[148]。采用微波辅助提取，可以使溶剂提取过程更为有效。

目前，尽管微波提取发展迅速，但关于其机制方面的研究却很少，尚未完全明确，主要有三种不同的假说：

（1）1991 年 Pare 等[149]提出了微波辅助提取天然产品成分的机制假设。微波射线自由透过对微波透明的溶剂，到达植物物料的内部维管束和腺细胞内，细胞内温度突然升高，连续的高温使其内部压力超过细胞壁膨胀的能力，从而导致细胞破裂，细胞内的物质自由流出，传递至溶剂周围被溶解。

（2）郝金玉等[150]的实验比较了新鲜银杏叶在微波、溶剂及热的作用下植物细胞的结构变化，结果微波辅助提取和传统的热提取都没有使细胞壁破裂。这就与 Pare 的细胞壁破裂假说相悖。其认为可能是微波的作用，导致细胞内物质的物理或化学结构、性质发生改变，原有的细胞结构遭到破坏变得疏松，主要表现在质壁分离现象，细胞器、淀粉粒等胞内物质被破坏，从而使有效成分快速溶出。无论微波破壁与否，微波对极性物质的提取的优越性，已得到了众多研究者的肯定。

（3）左春英等[151]通过对微波生物非热效应的机理研究结果表明，微波与生物体的作用包括热效应与非热效应两个方面，微波场提供的能量使生物体内的水不断从一个平衡态过渡到另外一个平衡态，在此过程中水分子要与周围其他分子发生频繁碰撞，因而将微波场的能量消耗掉并转化成热。

归结起来，微波提取主要是利用微波具有的热效应。由于吸收微波能，细胞内部温度迅速上升，使其细胞内部压力超过细胞壁膨胀承受能力，细胞破裂。另一方面，微波所产生的电磁场加速被萃取部分成分向萃取溶剂界面扩散速率，缩短萃取组分的分子由物料内部扩散到萃取溶剂界面的时间，从而使萃取速率提高数倍，同时还降低了萃取温度，最大限度保证萃取的质量[147]。

2. 微波提取法的特点与优势

（1）微波提取具有以下特点[152~154]

①操作简单，易于控制，工艺简化。

②加热均匀，热效率较高，提取速度快，节能省时。

③选择性好，改善产品质量。

④多种溶剂适用。

⑤溶剂消耗量少，有利于环境改善并减少投资。

⑥回收率较高。

（2）微波提取较其他提取方法的优势　传统的提取过程中选择性很差，有限的选择性也只能通过改变溶剂的性质或延长溶剂提取的时间来获得。化学溶剂提取法耗能大、耗材多、耗时长，提取效率低，工业污染量大。目前国外超临界流体提取技术已用于油脂、咖啡因等有效成分的提取的工业化生产，而国内基本处于实验室阶段，用于工业化生产的极少[155]。

微波提取技术与现有其他的提取技术相比有明显的优势。MAE 与常用提取方法的比较见表 4－14。

表 4－14　MAE 与常用提取方法的比较

	索氏提取	超声提取	微波提取	超临界流体萃取
样品量（g）	5.00～10.00	5.00～30.00	0.5～1.00	1.00～10.00
溶剂	根据需要选择	根据需要选择	根据需要选择	CO_2
溶剂体积（ml）	>300.00	300.00	10.00～20.00	5.00～25.00
温度（℃）	沸点	室温	可控	50，200
时间	16h	30min	30～45s	30～60min
压力（atm）	环境压力	环境压力	1.0～5.0	150.0～650.0
相对能耗	1.00	0.05	0.05	0.25

3. 微波提取应用的局限性 虽然微波技术在提取分离生物胞内耐热物质的过程中，具有穿透力强、选择性高、加热效率高等显著特点，且在实际生产过程中具有安全、节能的潜力，但这种方法仍具有一定的局限性[156]。

首先是微波提取只适用于热稳定性的产物。富含挥发性或热敏性成分的中药材不适合使用微波提取，富含淀粉以及树胶的天然植物同样也不适合。

另外，微波处理具有一定的选择性。微波提取要求被处理的物质具有良好的吸水性，或者说待分离的产物所处的位置容易吸水，否则细胞将难以吸收足够的微波将自身击破，产物也就难以释放出来。例如在红景天苷的提取中，料液比为1∶10，提取3次，每次90秒，目的就是让干药材中失水的细胞吸水膨胀，最大限度地吸收微波能，从而有利于细胞破裂，使胞内成分最大限度的溶出[157]。

二、微波提取技术的应用现状

至1986年匈牙利学者Ganzler等从食品中提取油脂，从土壤中提取杀虫剂以来，微波提取技术已在多个领域有广泛的应用。

（一）应用于环境分析

微波提取法需要的提取溶剂较少，对于分析农药残留低的样品非常有利，相当于提高了方法的灵敏度。与常规方法不同，微波提取不同基体中的农药残留，应选择适合的提取溶剂。微波提取法可用于土壤、沉积物中农药残留的分析，还可分析生物样品农药残量[158]。

土壤、沉积物、生物样品中存在有重金属元素及有毒元素（锡、汞、铅、砷等），利用微波提取法分离、富集上述元素及其化合物[159]，具有制样速度快、试剂消耗少、灵敏度高的优点。

土壤、沉积物、灰尘及水中的有机污染物包括高聚物、多环芳烃、氯化物、苯、润滑油、酚类等[160]，用微波提取法能快速、用较少溶剂提取分离有机污染物。

（二）应用于化工分析

在石油化工中，微波提取可用于聚合物及其添加物进行过程监控和质量控制。微波提取可用于提取PET薄膜中的低聚物、聚烯烃添加剂等过程中，还可用于从聚烯烃产品中分离稳定剂。

（三）应用于食品分析及生化分析

用微波提取法处理食品样品，可用于天然食品中微量组分的分析。

在生化分析方面，微波提取可用于提取苹果叶中的痕量金属；提取猪体中的有机酸物质；提取海洋动物脂肪中的有机氯化合物等，还可用于形态分析[161]。

（四）应用于天然产物提取

在天然产物提取过程中，微波提取可从植物物料中提取挥发油、萜类、多糖、黄酮、生物碱、苷类等多种有效成分，也可用于从动物组织中提取各种活性成分。

（五）其他

微波提取可应用于矿物处理，如镍黄铁矿的提取过程等[162]；在临床中，微波提取可用于提取人血（或血清）中药物[163]。

三、微波提取技术在中药提取中的应用

（一）微波提取的方法

微波提取的方法可分为常压法、高压法、连续流动法。

1. 常压法 即在敞口容器中进行微波提取，其优点是样品容量大、安全性能好、容器便宜；缺点是原料容易污染、挥发性成分容易损失、有时消解不完全。

2. 高压法 指物料在密闭消解罐中进行消解。高温提高了反应速度，减少了反应时间，酸也不会损失，节约了酸的用量，减少了酸雾对其他容器的腐蚀。

3. 连续流动提取法 就是将微波在线消解与流动注射联用（有关这方面的报道较少）。

（二）微波提取工艺

微波提取工艺流程为：选料→清洗→粉碎→微波提取→分离→浓缩→干燥→粉化→产品。

（三）影响微波提取的因素

影响微波提取的因素通常包括药材的粉碎度、提

取溶剂的种类、提取温度、提取时间、微波剂量、物料含水量、固液比、溶剂 pH 值等。

1. 药材的粉碎度 微波提取中，通常根据物料的特性将其粉碎为 2～10 mm 的颗粒，粒径相对不是太细小，可以方便地进行过滤[164]。有研究表明，当其他条件一定时，多糖得率随猴头菇粉末粒径的减小而增大，而当超过 30 目后，多糖得率有所下降。分析原因可能为猴头菇粉碎过筛目数越大，颗粒直径越小，吸收热量集中，导致多糖遭到破坏，使得率有所下降。根据实验结果，优选物料粒径为 20 目[165]。

2. 提取溶剂的种类 微波提取溶剂的选择所遵循的原则与传统溶剂提取法相似，要求目标成分与溶剂有类似的极性，这样，微波便可完全或部分透过提取剂，达到提取的目的。

在微波提取中药过程中，溶剂对微波能的吸收成为决定因素，而溶质本身的极性是次要的。当以水为主要提取溶剂时，微波提取对被提取成分极性的选择并不明显，以水为溶剂时，微波提取法可适用于含各种成分的中药提取[166]。报道用于提取物的有机溶剂有甲醇、乙醇、异丙醇、丙酮、乙酸、二氯甲烷等，无机溶剂有硝酸、盐酸、氢氟酸、磷酸等，混合溶剂有己烷－丙酮、二氯甲烷－甲醇和水－甲苯等[167]。

3. 提取温度 提取温度应低于提取溶剂的沸点，不同的物质最佳提取温度不同。

4. 提取时间 不同的提取样品和溶剂微波能吸收能力不同，所需要的汽化热也是不同的，从而决定最佳提取时间也不同。微波提取时间与被测样品量、溶剂体积和提取罐的加热功率有关。

提取回收率随提取时间的延长有所增加，但增长幅度不大，可忽略不计。提取时间也不可太长，否则容易引起溶剂沸腾，不仅造成溶剂的极大浪费，而且还会带走指标产物，降低产率。

5. 微波剂量 在微波提取过程中，剂量的选择应以最有效地提取出目标成分为原则。一般选用的微波功率在 200～1000W，频率在 2000～300000Hz，微波辐照时间不可过长。

6. 物料的含水量 水是介电常数较大的溶剂，可以有效地吸收微波能并转化为热能。物料湿度越大，吸收能量越多，物料加热蒸发就越剧烈，这是因为水分子在高频电磁场作用下发生高频取向振动，分子间产生剧烈摩擦，宏观表现为温度上升，从而完成高频电磁场能向热能转换。

7. 固液比 对于同一种待处理的物料，提取溶剂的用量因物料而有较大变动。微波提取溶剂的用量与物料之比（L/kg）一般在（1∶1）～（20∶1）。固液比是提取过程中的一个重要因素，主要表现在影响固相和液相之间的浓度差，即传质推动力。固液比的提高，必然会在较大程度上提高传质推动力，但同时也提高了生产成本和后续处理的难度，所以固液比不宜过高。

8. 溶剂 pH 值 溶剂的 pH 值也会对微波提取的效率产生一定的影响，针对不同的提取样品，溶剂有一个用于提取的最佳酸碱度。

（四）微波提取的适用性

微波提取的适用性主要取决于目标物质和溶剂性质的相似性，必须根据被提取物的性质选择极性或非极性溶剂[168]。一般有效成分极性较大的情况更适于微波提取。如果样品和溶剂两者均不吸收微波，则微波提取无法进行。

由于非极性溶剂不能吸收微波，为加速提取，通常的做法是在非极性溶剂中加入极性溶剂。极性较大的溶剂或目标成分，吸收微波能力强，在微波照射下能迅速升温，沸点低的溶剂甚至有过热现象，极性较低者吸收微波能力差，而非极性的三氯甲烷等则几乎不吸收微波。因此，利用不同物质在介电性质上的差异也可以达到选择性提取的目的[169]。

需要注意的是，由于微波提取也是通过其热效应，溶剂温度会在短时间内上升，所以对于热不稳定性药物，如蛋白质、多肽、生物酶、色素等，易变性甚至失活。如李忠军[170]等利用微波提取紫背天葵多功能花青色素，经微波处理后，色素的光降解服从零级反应动力学，微波提取紫背天葵色素的效果明显优于常规溶剂浸提法。

（五）微波提取设备

目前微波提取设备主要有两大类，一类是间歇式，另一类是连续式。间歇式微波提取设备主要有釜罐式，它是微波辐射与浸泡在同一台设备，配有聚四氟乙烯搅拌器，浸泡加热、辐射提取同时进行（或前段利用内置蒸汽加热管加热）。连续式微波提取设备有带有连续带式螺旋推进器的管道式逆流（以连续槽式渗漉器改进，原夹层加热改为微波辐射加热，带式推进器的材质为塑料），药材和溶剂在浸出容器中沿相反方向运动，利用浓度差和水流自然压力相结合的方法来完成提取过程。高效连续动态逆流提取机的提取原理：利用微波穿透力强的加热方式，使药材和溶媒能保持相对运动，使料液浓度扩散更新，持续作用，进而保证料液浸出速度[171]，常用的管道式多功能动态微波连续提取装置如图 4－25 所示。

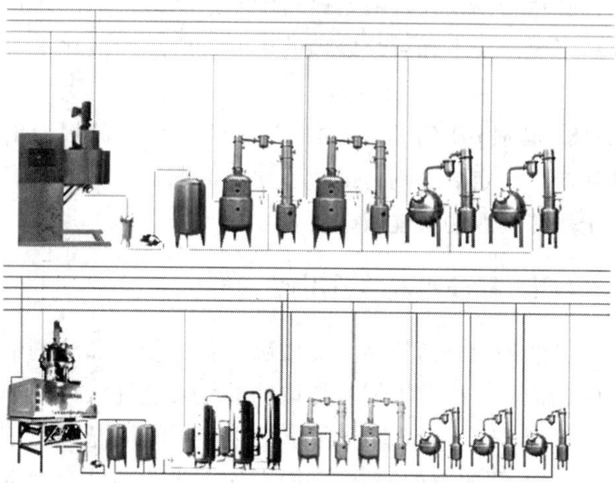

图 4－25　管道式多功能动态微波连续提取装置

（六）微波辐射的防护

同其他频率的无限电波一样，高能量或长时间的微波辐射会对人体健康产生不良影响。微波作为一种职业卫生因素的系统研究开始于 20 世纪 50 年代，1966 年成立了国际微波功率协会（IMPI），1973 年 IMPI 在华沙会议建议将微波效应的强度分为 3 种：热作用功率密度 $>10mW/cm^2$，微热作用功率密度 $1\sim10mW/cm^2$，非热效应功率密度低于 $100mW/cm^2$。微波生物效应按其作用机制一般分为微波加热作用引起的热效应和非热效应。

（七）应用实例

国内有关微波提取的报道越来越多，而且微波辅助提取法已列为我国 21 世纪食品加工和中药制药现代化推广技术之一，有报道用于中药的提取生产线，如葛根[172]。国内对微波的中药提取，主要研究了微波功率、微波辐射时间、药材粉碎度、提取溶剂、固液比等对提取效率的影响，并且将微波辅助提取法与其他提取方法进行比较。研究表明[152]，微波提取的提取率是索氏提取的 1.4 倍，提取速率是索氏提取的 27.4 倍，而时间是索氏提取的 1/194，微波提取的提取温度≤78℃，而索氏提取的温度为 100℃。

目前，微波技术应用于中药和天然产物生物活性成分提取的报道不断出现，已涉及的天然产物有黄酮类、苷类、多糖、萜类、挥发油、生物碱、甾体、有机酸等[173]。

1. 用于挥发油的提取　微波提取挥发油的报道较多，将剪碎的薄荷叶放入盛有正己烷的玻璃烧杯中，经微波短时间处理后，薄荷油释放到正己烷中。显微镜观察表明叶面上的脉管和腺体破碎，说明微波处理有一定的选择性，因为新鲜薄荷叶的脉管和腺体中包含水分，因此富含水的部位优先破壁。与传统的乙醇浸提相比，微波处理得到的薄荷油几乎不含叶绿素和薄荷酮。20 秒的微波诱导提取与 2 小时的水蒸气蒸馏、6 小时的索氏提取相当，且提取产物的质量优于传统方法的产物[174]。

谭承佳等[175]以柴胡挥发油得率为评价指标，采用单因素和正交试验法对微波法提取柴胡挥发油的工艺条件进行优化。结果显示为柴胡挥发油微波提取的最佳工艺条件为料液比 1∶8（g/ml）、微波功率为中火（462W）、提取时间 30 分钟，此条件下提取的柴胡挥发油得率为 0.18%，且所含组分与水蒸气蒸馏法所得挥发油类似。得到的微波提取工艺简单易行，可用于柴胡挥发油的提取的结论。

2. 用于萜类的提取　紫杉醇是从红豆杉属植物中分离出来的一种二萜类化合物，1992 年底被美国食品与药物管理局（FDA）批准作为抗晚期癌症的新药上市。从天然红豆杉属植物中提取紫杉醇的工作十分复杂，难度较大。Talebi[176]等建立了一种简便、快速的微波辅助提取紫杉醇的方法，并对其进行了优化。经验证所提出的 MAE 法与传统的溶剂萃取法（CSE）相比，其主要优点是时间（7 分钟∶16 小时）和溶剂消耗（20ml∶150ml）明显缩短与减少。MAE 程序产生的萃取物可以直接分析，无需任何初步的清洁或溶剂交换步骤。两种提取方法的相对标准偏差均小于 10%，紫杉醇的回收率为87%～92%。

青蒿素是一种含有过氧基团的单环倍半萜内酯，为我国唯一得到国际承认的抗疟新药。目前，青蒿素的研究已引起国际上的高度重视，而青蒿素提取率低是造成黄花蒿资源浪费的重要原因。李志英等[177]优化了微波提取青蒿中青蒿素的最佳工艺条件，对比研究索氏法和微波法提取，测定青蒿中的青蒿素含量。采用单因素和正交试验确定微波提取青蒿中青蒿素的最佳条件，用紫外分光光度法直接测定 3 种方法提取的青蒿素的含量。结果表明，微波法提取青蒿中的青蒿素优于索氏法，且具有简便快捷、灵敏度高等特点。

3. 用于多糖的提取　多糖类物质是一类具有显著生物活性的生物大分子物质，许多多糖具有抗肿瘤、增强免疫力、抗衰老和抗病毒等作用，因而受到国内外研究者的重视。关于多糖的提取分离方法，常规为水（或碱水）提醇沉法，个别也用盐沉法、超声提取法，而将微波技术用于多糖的提取，在选择性与提取时间上都表现出无可比拟的优越性。

卫强等[178]在单因素试验的基础上，采用 Box - Behnken 试验设计和响应面分析法，研究提取时间、微波功率、液料比对紫荆花中多糖提取量的影响，建立影响因素与响应值之间的数学模型，确立最佳提取工艺。结果表明，比较微波和煮沸两种方法提取的紫荆花多糖活性和提取效率，发现微波提取更佳。

陈玉霞等[179]为了优选黄芪多糖提取的工艺，分别用水提醇沉法、微波提取法提取黄芪多糖，比较两种工艺提取黄芪多糖的提取率和提取时间，并采用紫外分光光度法测定黄芪多糖含量。结果表明，微波提取法具有省时、高效、节能等优点，在提高黄芪多糖产率和有效缩短提取时间等方面优于传统的水提醇沉法，是获得较高黄芪多糖提取率及含量的方法。

张萍等[180]通过正交试验设计，以蒽酮 - 硫酸比色法测定黄芪多糖的含量，优化传统提取法和微波提取法工艺，来对比二者对黄芪多糖提取率的影响。结果表明，传统提取法优化后的最佳工艺条件为提取时间60 分钟，料液比为 12∶1，提取 2 次，黄芪多糖提取率为 89.34%；而微波提取法的最佳工艺条件为提取时间15 分钟，料液比为 12∶1，微波功率为 800 W，黄芪多糖提取率为 93.02%。因此，微波辅助提取时间短、有效成分提取率高，可用于黄芪多糖的提取。

4. 用于黄酮的提取　黄酮类成分在植物中分布较广，几乎大部分中药中都含有，具有降压、降血脂和抑制血小板聚集等多方面的生物活性。传统提取方法主要有水煎煮法、浸提法或索氏提取法，但费时费力且收率较低；微波提取在黄酮类物质的提取上具有良好的效果，在提取过程中具有反应高效性和强选择性等特点。近年来，已有较多文献报道微波用于中药中黄酮类成分的提取。

高品一等[181]以金樱子果实为研究对象，用黄酮得率作为衡量提取工艺的指标。通过单因素实验、正交试验优化传统加热提法和微波助提法提取金樱子果实中黄酮的提取工艺，并比较其工艺条件。验证试验表明，运用微波技术提取金樱子果实中黄酮减少了提取时间，提高了效率。李秀信等[182]比较微波辅助甲醇提取香椿黄酮与乙醇提取、甲醇回流和乙醇回流等工艺提取香椿黄酮的效果，结果表明，微波辅助甲醇提取和乙醇提取效果明显优于其他传统方法。

5. 用于生物碱的提取　多数生物碱具有较复杂的含氮杂环结构和特殊而显著的生理作用，是中药中的重要成分之一。

陈烨等[183]研究浙贝母花总生物碱微波提取工艺的优化。在单因素试验基础上，以提取温度、乙醇体积分数、料液比为影响因素，总生物碱含量和转移率为评价指标，正交试验优化提取工艺。结果表明，最佳条件为：提取温度 70℃，提取时间 25 分钟，乙醇体积分数 80%，料液比 1∶40，总生物碱含有量5.583 mg/g，转移率 98.46%。得到该方法快速节能，稳定高效，可用于微波提取浙贝母花总生物碱的结论。

文卓琼等[184]为了优化微波法提取石蒜中石蒜碱的工艺条件，用野生石蒜作原料，以乙醇为提取剂，探索了料液比、微波功率、提取温度、提取时间、提取次数等因素对微波法提取石蒜碱的影响，用正交试验获得了最佳提取工艺条件，并与常规溶剂法进行了比较。结果表明，微波法提取与常规溶剂法相比，微波法具备提取时间短、提取率高、提取次数少等优点，总体效果优于常规溶剂法。

6. 用于苷类的提取　郑时莲等[185]以茄子皮为原料，采用 3 种提取方法（微波提取法、有机溶剂提取法、超声波提取法）提取花色苷，结果表明，微波提取法的花色苷含量最高。在单因素试验基础上，采用响应面法优化工艺参数，得出最佳茄子皮花色苷微波提取工艺为：微波功率 480 W，微波时间 40 秒，液料比 50∶1ml/g，乙醇体积分数 80%。

程玉鹏等[186]采用正交试验优化龙胆中龙胆苦苷的提取工艺。结果表明，最佳提取工艺为：料液比1∶40、提取时间 10 分钟、提取温度 60℃和微波功率800 W，龙胆苦苷提取率为 4.85%，比加热回流法提取率（2.57%）高。因此，微波萃取法比加热回流法得到了更高的龙胆苦苷提取率。

7. 用于蒽醌类的提取　高岐[187]利用微波快速加热的特点，以乙醇作为提取溶剂，从中药材何首乌中提取蒽醌。通过正交试验，对提取条件进行优化，得到微波提取的最佳工艺条件，实验表明，该法操作简便，大大缩短了提取时间，对何首乌中蒽醌的开发利用提供了借鉴。

杨赛飞等[188]应用响应面法优化离子液体微波辅助

提取虎杖中芦荟大黄素、大黄酸、大黄素、大黄酚和大黄素甲醚的提取工艺。结果表明，此工艺下5种蒽醌类成分总提取率为11.69mg/g，理论值为11.74mg/g。结果显示该工艺提取时间短，操作简单，绿色环保，是快速高效提取虎杖蒽醌类物质的理想方法。

四、微波提取技术展望及前景

虽然国内外微波提取技术的研究才刚刚起步，但发展非常迅速，已经成为当前和今后新型提取技术研究的热点之一。由于微波提取技术具有的优点，越来越多地被应用于天然药物的化学成分及中药的有效成分研究，大大简化了样品提取的前处理过程，提高了分析效率。在中药现代化研究中，提取稳定的有效成分是保证处方量效关系的均一性和稳定性的前提，因此还需要加强微波提取技术在中药复方提取中的应用研究，开发微波提取新技术与其他技术的联用，进一步简化样品处理的步骤[189]。

（一）进一步简化样品预处理的步骤

利用微波加热的特点和微波提取的优点，把提取与后续处理结合起来，将简化样品预处理的步骤。Ro－driguez等研究了海洋生物组织中丁基锡和三苯基锡提取和乙基化同时进行的可能性；Llompart等实现了酚和甲基酚异构体的提取与同步催化乙酰化；Lalere等在测定沉积物中的有机锡时，先用甲醇微波提取出有机锡化合物，接着在微波能作用下加入四乙基硼化钠使其衍生化，然后再用异辛烷提取衍生化产物，从而建立了简洁、高效的样品预处理新方法。这方面的研究对于进一步缩短样品预处理的时间，提高分析速度具有重大意义。

（二）开发微波提取新技术或与其他技术联用

目前已有将微波提取与液体样品顶空提取结合的报道，也有文献报道了用微波提取代替固液萃取中的溶剂洗脱的研究，提出了固相萃取－微波提取联用技术，以及用于固体食物样品中调味剂提取的固相微萃取－微波提取联用技术。这方面的研究有助于综合利用各种技术的优点，提高处理效果，扩大样品适用范围。

（三）进一步探讨提取机理

虽然Pare等提出了从植物组织中提取天然产物时微波的作用机理，但是鉴于中药材和提取体系的复杂性，在微波提取的机理方面还有大量工作要做。可进一步参考微波提取技术在其他领域的应用并探索其作用机制。

（四）对原有微波提取系统进行改进或开发新的微波提取系统

微波提取的缺点是不易自动化，缺乏与其他仪器在线联机的可能性，如果能在仪器设计方面取得突破，实现与检测仪器在线联机，微波提取法将具有更光明的发展前途。

综上所述，微波提取法虽然还年轻，却为样品预处理方法带来了许多新的思维。目前传统的提取分离技术已经远远不能满足中药的提取分离需要，而微波提取技术具有选择性高、操作时间短、溶剂消耗量少、有效成分得率高、不产生噪音、适合于热不稳定成分且能在短时间内灭活药材中的水解酶等优点，使微波提取技术成为目前以水为主要提取溶剂的中药提取很好的应用平台，将会有良好的前景。

（吴纯洁，刘玉杰）

第七节　超声波提取法的原理及应用

超声波是指超出了人耳听觉上限（20 kHz）的声波。正常人的听觉可以听到20 Hz～20 kHz的声波，低于20 Hz的声波称为次声波或亚声波，超过20 kHz的声波称为超声波。超声波是声波大家族中的一员，和可闻声本质上是一致的，但不能引起人的听觉，是一种机械振动在媒质中的传播过程，具有聚束、定向、反射、透射等特性。它在媒质中主要产生两种形式的振动即横波和纵波，前者只能在固体中产生，而后者可在固、液、气体中产生。超声波可作为一种波动形式，也可作为一种能量形式，当其强度超过一定值时，就可以通过它与传声媒质的相互作用，去影响、改变后者的物理化学性质[190]。

早在1883年加尔顿就意识到了超声波的存在，1925年后随着电子学领域的迅速发展及战争经验的结果，人们对超声学的热情逐渐高涨，皮尔斯用石英晶体和镍制作的发射、接收超声波换能器已经将频率拓展至兆赫兹的范围。20世纪60年代，随着新材料、新技术的发现，微波传播技术得到极大的发展，人们已经可以产生频率高达100 GHz的超声波。目前，超声波已广泛应用于电子、航空、航天、造船、机械、冶金、轻工业、交通、能源、地质勘探、探伤测量、通讯、医学、化学、生物、食品、环保等行业中。超声波用于生物质资源加工是近年来研究和开发的热点，其中最具代表性的是利用超声波提取植物有效成分[191]。

超声波提取（ultrasonic wave extraction）技术是利用超声波产生的强烈的空化效应、机械振动、高加速度、乳化扩散、击碎和搅拌作用，增大物质分子运动频率和速度，增加溶剂穿透力，从而加速药物有效成分进入溶剂，促进提取进行的技术[192]。由于具有设备简单、操作方便、提取时间短、可以简化操作流程、提高分析速度等优点，且提取中无加热过程，可避免加热因素引起的药物成分结构发生变化，能用于热敏性成分的提取，近年来超声提取技术在提取中药方面的应用已受到了越来越多的重视，并展示出良好的应用前景。但超声波提取技术主要用在小型实验室，要用于大规模的工业生产，还要解决有关工业设备放大的问题[193,194]。

一、超声波提取法的原理

（一）超声波的产生与传播

1. 超声波的产生　超声波由超声发生器产生，超声发生器的种类很多，大致可分为机械型和电声型两种类型。机械型超声波发生器直接用机械方法使物体振动而产生超声波。机械型发生器大多构造简单，使用方便，但频率不够高，声强也不够大。发射超声波常用的电声换能器有压电式和磁致伸缩式两种[195,196]。

2. 超声波的传播　特性高频超声波的最明显的传播特性之一就是方向性好，因为频率高，波长就短，衍射不显著，射线能作定向传播。另一特性是超声波的穿透力强，在液体、固体中传播时衰减很小，在不透明的固体中超声波能穿透几十米的厚度，但超声波遇到杂质或介质分界面有显著的反射。

（二）超声波的三种提取机制

超声波提取技术的原理可以用三种机制来解释，即空化机制、热学机制、机械机制。

1. 空化机制　在超声产生的压力波作用下，媒质分子的平均距离随着分子的振动而变化，当对液体施加足够的负压时，分子间距离超过保持液体作用的临界分子间距，就会形成空穴，一旦空穴形成，它将一直增长至负压达到最大值，但是在相继而来的声波正压相内这些空穴又将被压缩，其结果是一些空化泡将进入持续振荡，而另外一些将完全崩溃。当大能量的超声波作用于提取介质时，在振动处于稀疏状态处，介质被撕裂成许多小空穴，这些小空穴瞬时即闭合，闭合时产生高达几千大气压的瞬时压力，即空化现象[197]。

2. 热学机制　超声波在媒质质点传播过程中其能量不断被媒质质点吸收变成热能，导致媒质质点温度升高，即超声波热学机制。当强度为I的平面超声波在声压吸收系数为r的媒质中传播时，单位体积媒质中超声波作用t秒产生的热量为$Q = 2rIt$，即与媒质的吸收系数、超声波强度及辐射时间成正比，这样媒质吸收热就会引起整体加热、边界处的局部高温高压等变化。热能使气泡崩塌之后，泡内“热点”骤然冷却，冷却速度达108 K/s。冷热变化如此剧烈，必将引起提取物内部结构的急剧变化，使被提取成分更易溶出。

3. 机械机制　超声波甚至是低强度的超声波作用都可使介质的质点交替压缩伸张，产生线性或非线性交变振动，引起相互作用的伯努利力、黏滞力等，从而增强介质的质点运动，加速质量传递作用。由此可产生力学效应，如搅拌作用、分散效应、破碎作用、除气作用、成雾作用、凝聚作用、定向作用[198]。

此外，超声波的凝聚作用也不容忽视。景永帅等[199]根据超声波有使悬浮于气体或液体中的微粒聚集成较大颗粒而沉淀的作用，对超声波辅助提取远志多糖的工艺进行优化，结果表明，超声波辅助提取远志多糖的优化工艺条件为：超声提取时间30min，超声提取温度67℃，液固比10∶1（ml/g），在该条件下远志多糖的得率为（5.87±0.21）%（n=3）。超声波作用时其效果不仅取决于超声波的强度和频率，而且与被破碎物的结构功能有一定的关系。计算表明：在水中当超声波辐射面上强度达3000 W/m^2时就会产生空化，气泡在瞬间就很快闭合，闭合时产生的压力脉冲形成瞬间的球形冲击波，从而导致被破碎生物体及细胞的完全破裂，从理论上确定被碎物所处介质中气泡大小后即可选择适宜的超声波频率[200]。

二、超声波提取法的特点

与其他提取方法相比，在超声波多种机制作用下，超声波提取能增大物质分子运动频率和速度，增加溶剂穿透力，提高药物溶解与扩散速度，缩短提取时间，显示出省时、节能、提取率高的独特优势。超声波提取与常规提取比较具有以下特点：

1. 提取效率高　超声波独具的物理性能促使植物细胞组织破壁或变形，使中药有效成分提取更充分，提取率比传统提取方法提高了50%～500%，可以节约宝贵的药材资源。

2. 不需高温，能耗低　超声波提取中药材的最佳温度为40～60℃，对遇热不稳定、易水解或氧化的药材中有效成分具有保护作用，温度可以实现自动控制，不会破坏热敏性药物的药性。同时可大大节约能源。

3. 提取时间大大缩短　超声波强化中药提取通常在20～40分钟可获得最佳提取率，提取时间较传统方法可缩短2/3以上，大大提高了药材原材料的处理量。其次，提取更充分，节约了能源，减少了投资。

4. 适应性广　超声波提取中药材不受药材成分极性、分子量大小的限制，适用于绝大多数种类中药材的各类成分的提取。

5. 提取药液杂质少，有效成分易于分离、纯化。

6. 溶媒用量少，亦可节约成本。

7. 操作简单易行，设备维护、保养方便。

表4－15汇集了公开报道的超声波提取法和传统提取法应用效果比较，由此亦可见其特点。

表4－15　超声波提取法和传统提取法应用效果比较

药材原料	提取成分	效果对比
陈皮	川陈皮素	超声提取60min比用传统方法提取6h的样品含碱量高129%[201]
枸杞	黄酮	超声提取15min的产量高于传统方法提取4h[202]
姜黄	姜黄素	超声提取30min和浸泡24h产量一致[203]
三叶青	总黄酮	超声提取25min的产量高于回流法提取100min[204]
香椿子	总黄酮	超声提取20min的产量高于用传统方法提取2.5h[205]
女贞子	总黄酮	超声提取20min的产量高于用传统方法提取1h[206]
玫瑰花	总黄酮	超声提取40min的产量高于用传统方法提取2h[207]
泽漆	总黄酮	超声提取30min的产量高于用传统方法提取3h[208]
黄芩	黄芩苷	以70%乙醇为溶剂超声提取3次每次30min比加热煎煮提取3h的产量高[209]
党参	党参皂苷	超声提取50min与常规提取法100min的产量相等[210]

超声波提取尚需注意的问题试验表明，在一定时间内，对药物成分提取影响最大的是超声波频率[211]，但有关标准均未对相关仪器的操作频率等加以说明，事实上也确实难以统一标准。

三、影响超声波提取效果的因素

超声波技术已广泛地应用于中药提取中，但要充分发挥其优势，不仅要掌握作用机理，还应熟悉其影响因素，否则将影响有效成分的提取效果。超声波在提取技术上有着广泛的应用，影响超声波提取效果的因素包括：提取溶剂的种类与用量、天然产物种类、粒度、含水量、提取时间、次数、温度、超声频率、声强、空占比等[192]。但主要有以下影响因素：

（一）超声波强度和频率对提取效果的影响

实验表明，超声波提取药材中的化学成分时，使用不同超声强度和频率会得到不同结果，即使是同一药材，若选择的参数不当，也会使药材中所含成分提不出或得不到预期结果。例如，在用超声波提取薯蓣中薯蓣皂苷时，50倍料液比，频率40kHz，每次提取20分钟，共3次为最佳提取条件[212]。而在用超声波提取废次烟叶中的烟碱时[213]，得到超声频率对烟碱提取量的影响结果如表4－16所示。

表4－16 超声频率对烟碱提取量的影响

超声频率（kHz）	20	800	1100
C（烟碱）（mg/ml）	20.3	18.7	17.1

可见，随超声频率的增大，烟碱提取量逐渐减少。又如利用超声波对益母草总生物碱进行提取时[214]，提取时间为40分钟，得到超声强度与提取率的关系如表4－17所示。

表4－17 超声频率对益母草总生物碱提取率的影响

超声强度（W/cm^2）	0.5	5	10	50
提取率（%）	0.250	0.244	0.235	0.225

发现在同一提取时间下，随着超声强度的增大提取率逐渐降低。而在采用超声波浸提法从多糖中提取青蒿多糖时[215]，得到的超声强度和提取率的关系却如表4－18所示。

表4－18 超声强度对青蒿多糖提取率的影响

超声强度（W/cm^2）	7.0	8.0	9.0	10.0
提取率（%）	9.9	14.5	10.0	9.1

由此可知，在其他条件相同，超声强度为8 W/cm^2时，提取率最高。以上结果的机理有待于进一步研究、探讨，但可看出，超声参数在提取中选择的适当与否是影响提取率的关键，必须针对不同的药材选择适宜的超声参数。

（二）超声波作用时间对提取效果的影响

在传统的提取法中提取时间的长短由提取药材的性质、产率等情况而定，在超声提取中也是如此。实验表明，超声提取的产率不是随提取时间的无限延长而继续增加。例如，利用超声提取黄连中的小檗碱[216]，得到提取率和提取时间的结果如表4－19所示。

表4－19 超声时间对黄连中的小檗碱提取率的影响

超声时间（min）	20	30	40	50
提取率（%）	6.65	7.42	8.38	8.02

可见，随超声提取时间的延长，小檗碱提取率提高，当超声时间大于40分钟时，小檗碱提取率趋于平稳。

由此可见，在超声提取过程中，提取时间和次数的多少应以将药材中所需成分尽可能地提取完全为标准，并结合生产成本、效率等综合考虑，优选最佳提取时间。

（三）溶剂的种类和浓度、用量对提取率影响

超声提取过程和传统方法一样，在提取中必须结合欲提成分的性质，选择适合的溶剂、浓度和用量。选择溶剂既要注意所提成分的性质，又要注意溶剂的浓度、用量、价格等因素。如用超声提取天麻中的天麻素成分，使用不同浓度的溶剂天麻素的提取率不同，以70%浓度的乙醇溶剂所得天麻素得率为高。

（四）温度对超声提取的影响

虽然超声提取过程中不需要直接加热，但超声波会产生热效应，所以提取溶媒的温度会发生变化，因此需要在提取过程中对温度进行必要的控制，有利于提取。

除上述四方面，还有粒度等影响因素，在超声提取条件选择中也应加以注意。只有这样才能提高效率，降低成本。

四、超声波提取法的应用技术

（一）超声波提取工艺流程

超声波提取工艺流程如图4－26所示[217]。其中，换能器制作工艺应达到下列要求：①环境温度：20～40℃；②大气压力：86～106 kPa，气密性试压0.15 MPa浸入式振合不变形，振子不脱落；③电源电压：220＋10% V，50＋1% Hz正常工作。

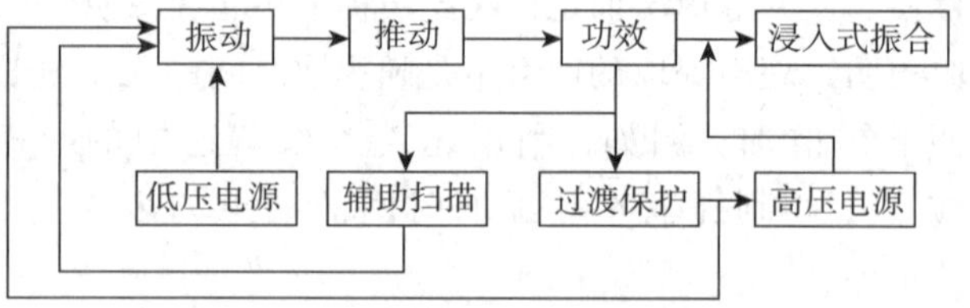

图4－26　超声波提取工艺流程示意图

（二）提取条件的选择

主要应对以下技术条件加以选择：

1. 超声波频率、输出功率等技术参数的选择 超声波在进行提取时，其效果取决于超声波的强度、输入功率、提取物的结构性能等因素。

2. 溶剂的选择 溶剂的选择极为重要，采用相似相溶的原理，不同成分的溶解度有明显的差异。

3. 提取时间的选择 超声波提取时间对药物提取率和中药有效成分的影响很大。在邓维泽等的超声波辅助提取金钗石斛多糖工艺优化研究中，在超声波提取时间10～50分钟的范围内，随着提取时间的延长，金钗石斛多糖提取得率也随之提高，但是超过50分钟后，继续延长超声波提取时间，金钗石斛多糖得率不再提高反而降低[218]。故应根据不同的有效成分而确定不同的提取时间。

4. 溶剂浸渍时间的选择 采用超声波技术提取植物中的有效成分，往往需要用溶剂将药材浸渍一段时间，再进行超声处理，这样可以增加有效成分在溶剂中的溶解度，提高提取率，具体浸泡时间应根据不同物料选择合理的时间。

（三）超声波提取设备

超声波提取设备基本构造：超声波设备的结构及组成，主要由超声波发生器（超声频电源）、换能器振子和处理容器组成，如图4－27所示[219]。

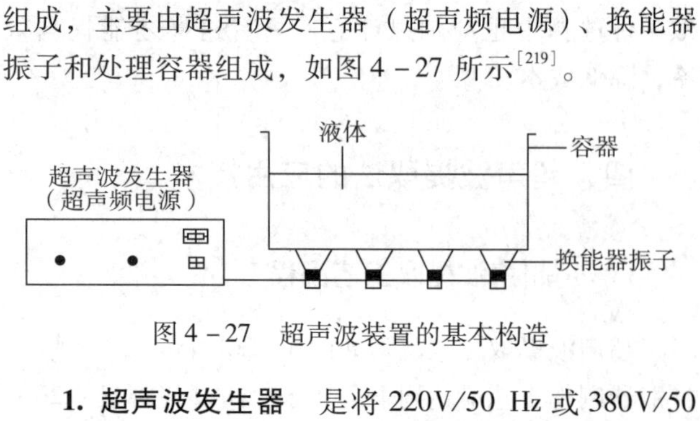

图4－27　超声波装置的基本构造

1. 超声波发生器 是将220V/50 Hz或380V/50 Hz的电信号转化为500～800 V/20～100 kHz的电信号，驱动换能器振子发出超声波。

2. 换能器振子 ①一种超声换能器为展宽喇叭形夹心式压电换能器。如图4－28所示。这种换能器的优点是成本低、性能稳定、作用面积大；缺点是功率强度小。②一种为聚能式换能器。优点是在顶端聚集发出较强的超声能量，可达48 W/cm^2；缺点是作用范围小。

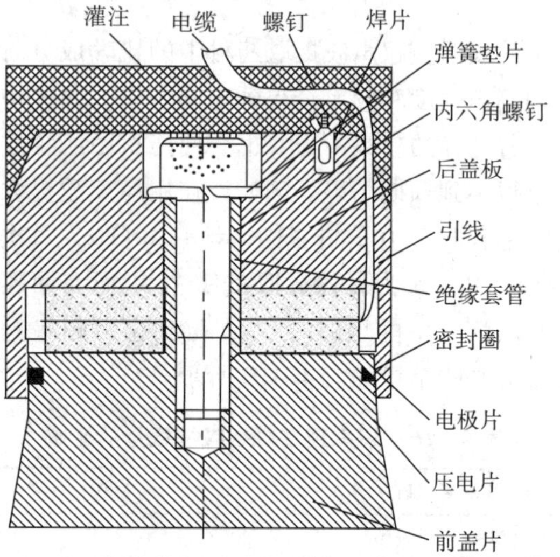

图4－28　喇叭形离散式换能器

3. 处理容器 容器的作用是盛装需要超声加工处理的物质。必须使用内壁圆滑的圆形管或罐。工业生产常用连续逆流超声提取设备，如图4－29所示。

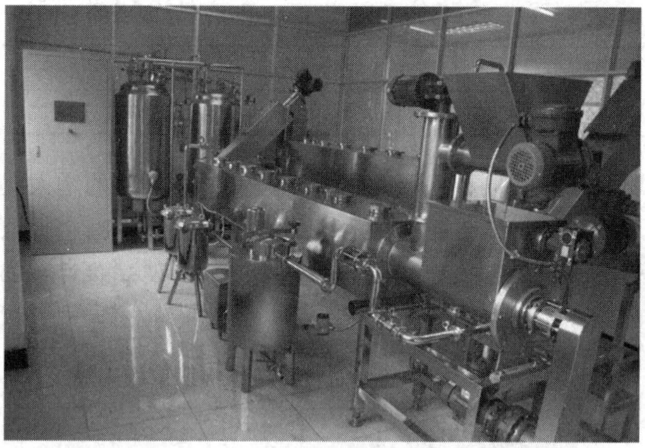

图4－29　连续逆流超声提取设备

五、超声波提取法在中药领域中的应用

超声波提取由于其提取效率高，可以应用于中药药材或制剂样品药效成分分析前的提取处理，主要还是以实验室小批样品的处理为主，目前大生产应用较少。

（一）超声波提取法在提取黄酮类成分中的应用

1. 超声提取枸杞总黄酮　吴韶梅等[220]研究枸杞总黄酮的提取方法，并比较不同方法所得提取物抗氧化作用的强弱。结果表明，超声提取法对总黄酮的提取量高于回流提取法，且超声提取物对油脂的抗氧化作用也较强。因此超声提取法更有利于枸杞总黄酮的提取及抗氧化活性的保持。

2. 超声提取刺梨总黄酮　王振伟[221]采用超声波辅助提取刺梨（*Rose roxburghii* Tratt.）中总黄酮，利用正交试验进行工艺优化，初步建立了刺梨中黄酮的HPLC测定方法。结果表明，超声功率、提取时间和温度均对刺梨中黄酮提取结果影响显著。与常规回流提取方法相比，超声提取最佳工艺条件下黄酮得率有所增加，同时缩短了提取时间且实验可在室温下进行，是提取刺梨中黄酮类物质的一种有效方法。

3. 超声提取黄芪总黄酮　2015年版《中国药典》黄芪药材含量测定项下的前处理方法需经过甲醇索氏提取、正丁醇萃取、氨试液处理、大孔树脂纯化等步骤[9]，处理过程复杂，会导致黄酮类成分的大量流失。胡文举等[222]采用超声法对黄芪根中的主要功能成分黄酮类化合物进行提取，对最佳提取工艺条件进行了研究和探讨。实验证明，以乙醇为溶剂的超声提取法对黄酮类化合物的提取效果优于乙醇浸提法。

4. 超声提取陈皮中橙皮苷　陈皮中有效成分橙皮苷一般采用乙醇回流法进行提取，但提取时间长，提出率低。杨晶等利用超声波具有的机械粉碎、空化效应等作用，对陈皮中橙皮苷的提取工艺进行了研究[223]。结果，最佳提取工艺条件为甲醇体积分数100%，超声温度70℃，超声时间60分钟，液料比80∶1。与传统方法比较，所得橙皮苷的含量高，提取时间短，溶剂消耗少，超声法具有省时、节能、提出率高等优点。

（二）超声波提取法在提取蒽醌类成分中的应用

1. 超声提取大黄蒽醌类成分　大黄蒽醌类成分的常规提取方法为水煎煮法、渗漉法、乙醇回流法等。谢伟雪等[224]利用不同溶剂浸提，借助于超声波进行萃取，详细研究了大黄蒽醌类物质的最佳提取工艺条件，并与传统提取方法做了比较。几种提取方法相比较，以乙醇作提取溶剂，超声波萃取法对大黄蒽醌的提取效果最佳，表明采用超声波技术进行提取具有明显的优势。

2. 超声提取虎杖蒽醌类成分　提取虎杖中总蒽醌的主要方法有水和醇的回流提取法，但提取时间长，能耗高，提取效率低。杨赛飞等[225]用超声波提取虎杖中总蒽醌，取得了较好的效果。实验优化确定出最佳的工艺条件条件下比水回流提取率高出32.45%，比醇回流提取率高出2.45%。

（三）超声波提取法在提取生物碱类成分中的应用

1. 超声提取苦参生物碱　付起凤等[226]为了优选苦参生物碱的超声提取工艺，以苦参中提取出苦参生物碱的百分含量为评价指标，通过正交试验，对影响超声法提取苦参中苦参碱和氧化苦参碱效果的四个因素（提取温度、提取时间、提取频率、提取次数）进行优选。结果表明，苦参药材粗粉在提取温度50℃、提取时间32分钟、超声频率35 kHz、提取1次即可达到最佳提取效果。

2. 超声提取阔叶十大功劳叶中小檗碱　张稳等[227]通过星点－响应面设计来筛选阔叶十大功劳叶中小檗碱的最优提取工艺。结果表明，阔叶十大功劳叶中小檗碱最优工艺为：液料比13∶1；乙醇浓度54%；超声时间35分钟，提取2次，经3次验证试验，最佳工艺提取的功劳叶中小檗碱为0.683%（RSD＝0.85%，n＝3），与预测值0.691%比较偏差为1.16%。

3. 超声提取苦参生物碱　陈远谷等[228]研究了苦参中总生物碱的最佳提取方法，采用紫外分光光度法和HPLC法综合测定了苦参药材水煎煮、乙醇回流、酸水煎煮、碱性乙醇回流、乙醇超声和碱性三氯甲烷超声等6种提取方法中总生物碱的含量。结果表明，6种提取方法中以碱性三氯甲烷超声提取法所得总生物碱含量最高。

（四）超声波提取法在提取三萜及甾体类成分中的应用

1. 超声提取人参总皂苷　人参总皂苷的提取多采用回流法，提取溶剂多为乙醇、甲醇、水饱和正丁醇。王维坚等[229]通过正交设计对传统的人参总皂苷提取方法进行优化，得到最佳提取工艺。实验根据预试验结果，考虑到提取过程中各种影响因素和设备的性能，以人参总皂苷为指标，进行正交实验。与传统提取方法比较，显示超声提取法具有省时、简便、快捷、得率高的特点。

2. 超声提取三七总皂苷 高强等[230]采用超声波辅助法提取三七总皂苷，通过单因素试验和正交分析，得到最佳工艺条件，并确定最优组合。结果表明，最佳工艺条件为：超声时间3小时，乙醇浓度75%，料液比1：20，此条件下三七总皂苷的提取率为11.68%。

（五）超声波提取法在提取多糖类成分中的应用

1. 超声提取白玉菇多糖 郭永月等[231]优选白玉菇多糖的提取工艺。采用热水浸提法、超声波辅助提取法、微波辅助提取法和碱提法4种方法提取白玉菇多糖，并采用响应面法优化超声波辅助提取法。结果表明，超声波辅助提取法提取白玉菇多糖的得率与其他3种方法比较有显著差异。响应面法优化超声波辅助提取法的最优条件为：液料比23：1，超声时间28分钟（300 W），在92℃下热水浸提2小时，重复3次，测定白玉菇多糖的得率为6.03%。超声波辅助提取法可以显著提高白玉菇多糖得率。

2. 超声提取白术多糖 郑莹丽等[232]以白术多糖得率为评价指标，以湖南龙山白术为原料，探讨白术颗粒度、提取温度、料液比和提取时间对白术多糖超声提取得率的影响。结果白术多糖超声提取的最佳工艺为：以水为提取溶剂，白术颗粒的粒度为20目，料液比为1：15，提取温度为80℃，提取时间为70分钟。在此条件下，白术多糖提取得率达12.44%。

（六）超声波提取法在提取挥发油中的应用

潘红亮等[233]采用GC－MS对水蒸气蒸馏法（SD）和超声辅助提取法（UAE）提取的华细辛挥发油化学成分分离分析。结果表明，两种方法提取的挥发油成分相同，但是超声辅助提取法所得部分成分质量分数比水蒸气蒸馏法提取的高1.2～24倍，其中芝麻素和6－十八烯酸的质量分数分别相差24及21倍，表明超声辅助提取法对华细辛挥发油中热不稳定和非挥发性化合物有更好的提取效果。

（七）超声提取技术在中药复方提取中的应用

中药复方是中医临床用药的主体，讲究中药的配伍使用，发挥的是多种中药的综合效能。目前，超声提取技术用于中药复方提取的研究相对滞后于单味中药，由于中药复方成分复杂，成分间性质各不相同，所需的超声工艺条件可能存在差异，这给超声技术用于中药复方提取带来了难度，但研究、探索仍在继续。

1. 超声提取复方风柜斗草 林艺华等[234]使用超声提取法进行正交试验，以总黄酮回收率作为指标，研究甲醇浓度、料液比、超声时间、提取温度对复方风柜斗草提取总黄酮含量的影响。结果显示为：无水甲醇，料液比1∶30，超声时间90分钟，提取温度在50℃时是最佳的提取工艺。

2. 超声提取四君子汤 周帅飞等[235]应用超声技术对四君子汤复方的提取工艺进行研究。最佳工艺为：80℃提取3次，每次提取30分钟，确定了四君子汤复方多糖超声法提取的最佳工艺条件，为其进一步的分离和活性研究打下基础。

（八）超声波提取法在提取海洋藻类植物中的应用

藻胆体是某些藻类的捕光色素，研究藻胆体光谱性质必须得到完整的藻胆体。邵明飞等[236]利用超声波破壁技术提取螺旋藻中的藻蓝蛋白，采用响应曲面法对工艺条件进行优化，得到的最佳工艺条件为：液料比为21ml/g，超声波功率为640W，超声时间为14分钟。此条件超声波提取法用时短，藻蓝蛋白得率高。

六、超声波提取法存在的问题及展望

经过大量的研究，超声波提取法在中药成分提取中的应用已经显示出明显的优势，取得了公认的优越性。但仍存在需要继续研究的问题[197,237]：一是超声提取技术的关键工艺参数尚待确定：超声提取不同中药材时最佳的超声功率、提取时间、提取频率以及提取溶剂不尽相同，对超声提取设备要求不同，实验研究多在超声清洗槽中进行，对超声波的详细参数设置较少。二是超声提取机理还需深入探究，目前普遍认为中药超声提取的机理是机械破碎、空化作用、振动搅拌等，但超声对中药的机械破碎强度、空化强度与作用机理对提取的影响等方面的实验研究尚少报道，超声提取方法的提取动力学理论分析研究报道较少。三是超声波提取法用于单味药材的成分提取研究较多，但应用于合剂或者复方中药的提取研究报道较少；研究中药材复方及合剂成分的超声提取有更大的实际意义。四是超声提取技术工程放大仍是一个难题，因而限制了该技术在国内广泛地工业化推广应用。

目前现有中药制药和天然产物提取厂家共约1万余家，基本还采用传统的提取器进行提取。对于提取方法落后、生产周期长的中药大规模生产，在提供更科学的工艺条件方面，超声波提取技术的推广应用价值非常高。随着现代制剂工艺的飞速发展，超声波提取技术的自身工艺研究也在不断完善和提高，在中药领域中具有广阔的应用前景和开发价值。

（吴纯洁，刘玉杰）

第八节　生产常用浸出工艺及设备工作原理

常用的浸出方法实际上是以基本（单元）浸出方法为基础，为克服基本浸出方法各自的不足，提高浸出效率，在实际生产中，多采用汇集各法优点的综合浸出方法。浸出工艺设计的实质是浸出溶剂、浸出设备与浸出条件的选择，浸出设备的设计及工作原理均以基本浸出方法为依据。为了能更好地与生产实践相结合，在此，对生产常用浸出工艺及设备工作原理进行讨论。基本浸出方法有煎煮法、浸渍法、渗漉法等；按浸出方式的不同，浸出工艺可分为间歇式浸出工艺、半连续式浸出工艺和连续式浸出工艺三类。超临界提取、超声提取、微波提取等新工艺及相关设备在本章上述几节已有介绍，本节不再赘述。

浸出工艺的设计与优选，直接关系到产品的质量和临床药效，亦与中药材的利用率和后续加工的难易紧密相关。因此，研究并优化中药浸出工艺具有重要意义。传统的中药浸出方法，如煎煮法等，大多为单级浸出，多用间歇式提取器。随着中药新剂型与新制剂的发展，对中药浸出工艺和设备提出了更高的要求，中药制剂质量控制手段的不断提高，也逐渐突显出稳定的生产工艺及先进的提取设备的重要性。

一、常用基本浸出方法及工艺技术条件筛选

根据上述原理设计的常用基本浸出方法有煎煮法、浸渍法、渗漉法等，熟悉这些方法，方能有针对性地优选其工艺技术条件。

（一）煎煮法

煎煮法泛指用加热煮沸浸出药材成分的方法，通常以水为溶剂，现已扩展到用不同浓度乙醇水溶液为溶剂的浸出。煎煮法发展至今，即或是以水为溶剂也采用配有冷凝装置的提取设备，废弃敞口煎煮，达到控制水量，减少能耗与环境污染的目的。

1. 一般制法　首先对药材进行前处理，取处方规定量药材，置适宜煎出器中，然后加水适量，浸泡，加热至沸，维持一定时间，分离煎出液，药渣按规定煎煮数次，至有效成分充分浸出，合并煎出液，滤过或沉降分离煎液后供使用（汤剂），或继续浓缩、干燥得浸出制剂的半成品。

若以不同浓度乙醇水溶液为溶剂则必须冷凝装置，其中挥发性溶剂馏出后又被冷凝流回浸出器中浸提药材，这样循环直至有效成分提取完全。回流提取有两种方式：①直接加热回流：将药材薄饮片或粗颗粒置于多能提取罐中，加规定量及规定浓度的乙醇，采用夹层蒸气直接加热，循环回流提取，溶剂用量一般较水提偏少。②回流冷浸：其原理同索氏提取器。一般操作是将薄饮片或粗颗粒置浸出罐内，由贮罐加入乙醇，待没过药面并达虹吸管时，则自动虹吸入蒸发锅中，乙醇在锅内受热沸腾蒸发至冷却器冷凝，又流入贮液罐回滴到药材浸出罐内浸提药材，至达虹吸管时进入再一次的循环提取，一般需提取较长时间。

2. 应用注意事项　煎煮法用于传统汤剂制备已上千年，其方法研究已有不少报道，可以借鉴。但当用煎煮法批量制备浸出制剂的半成品时，其制备工艺条件则不能完全等同于汤剂的煎煮，因其量大，无论用水或乙醇，其煎煮效果都将受到溶剂种类与浓度、药材粉碎度、溶剂量、浸泡时间、煎煮次数等因素的影响，这些均随药材不同而改变，欲获得最佳浸出效果，应针对这些影响因素进行相应的实验研究，达到最佳提取效果。煎煮法实际上是加溶剂及加热提取的方法，选用时仍应针对具体对象（药材）及其性质，

进行提取条件的优化设计，以确定最佳工艺条件。

3. 适用范围 煎煮法适用于有效成分能溶于水、乙醇，对湿热均稳定的药材，由于受热时间较长，故不适用于成分受热易破坏的药材的浸出。因符合中医传统用药习惯，溶剂易得、价廉，该法至今仍为最广泛应用的基本浸出方法之一。

（二）浸渍法

浸渍法是加定量溶剂浸泡提取药材有效成分的静态浸出方法。

1. 一般制法 取适当粉碎的药材，置有盖容器中，加入溶剂适量，密盖，搅拌或振摇，浸渍3～5日或规定的时间，倾取上清液，再加入溶剂适量，依法浸渍至有效成分充分浸出，合并浸出液，加溶剂至规定量后，静置24小时，滤过，即得。

2. 应用注意事项 该法多在常温下进行，浸出物稳定性受温度变化影响较小，但扩散达到平衡所需时间较长。虽然浸出溶剂定量，但可改一次浸出为多次浸出，并不时搅拌或振摇，以提高浸出效率，减少成分损失。药材炮制的粒度，溶剂种类、浓度与用量，浸渍时间、次数等因素均影响浸出效果，应筛选这些影响因素的最佳工艺条件。用该法制得的普通浸出制剂如酒剂等，其浸出液的浓度代表一定量药材。因此，对浸出液不进行稀释或浓缩。但若作为其他中药制剂的制备方法则应按剂型的要求，对浸出液作后续处理。

3. 适用范围 浸渍法简单、易行，适用于黏性、无组织结构、新鲜及易于膨胀的药材的浸出。由于溶剂用量受限，浸出效率较低，故对贵重、有效成分含量较低，或需制成较高浓度制剂的药材，不宜采用本法。

（三）渗漉法

渗漉法是将药材粉末盛于一定规格的装置中，使浸出溶剂渗过药粉，同时连续收集浸出液的动态浸出方法。渗漉法在现行版《中国药典》四部制剂通则项下有明确技术要求，选用时应予注意。

1. 一般制法 根据饮片的性质可选用圆柱形或圆锥形的渗滤器，饮片须适当粉碎后，加规定的溶剂均匀润湿，密闭放置一定时间，再装入渗漉器内，饮片装入渗滤器时应均匀、松紧一致，加入溶剂时应尽量排除饮片间隙中的空气，溶剂应高出药面，浸渍适当时间后进行渗漉。

2. 操作注意事项 渗漉法操作时尚需注意以下事项：渗漉器有圆柱形或圆锥形，以水为溶剂，药材吸水膨胀性大，宜选用圆锥形渗漉器，而膨胀性不大的药材可用圆柱形；渗漉速度是渗漉法的关键技术参数，其确定应以药材质地、性质和欲制制剂浓度高低为依据，通常快速为3～5ml/（min·kg），慢速为1～3ml/（min·kg）；在渗漉过程中应不时自上部补充溶剂，防止渗漉器内药面干涸，以使药材中有效成分充分浸出；在生产中，特别是对同一产品连续生产时，稀的渗漉液可作为另一批药材的浸出溶剂，以减少浓缩操作和成分受热的影响。

针对不同药材性质及剂型要求收集并处理渗漉液：流出液达规定量后，静置，滤过，即得酊剂。收集85%初漉液另器保存，续漉液经低温浓缩后与初漉液合并，调整至规定量，静置，取上清液分装，即得流浸膏。浸膏剂是将续漉液、初漉液先后低温浓缩至稠膏状，加稀释剂或干燥至规定标准而成。渗漉工艺中，药材粉碎粒度、润湿溶剂用量与润湿时间、渗漉筒选择与装筒压力、浸渍时间、渗漉速度、渗漉液收集与处理方式等关键技术条件的确定，均与药材质地、所含成分理化性质、稳定性及不同剂型对半成品原料的要求密切相关。

3. 适用范围 渗漉法系动态浸出，浓度梯度大，置换作用强，扩散效果好，较浸渍法用时短，浸出完全，由于多为冷渗漉，故受热影响小，且免于分离浸液和药渣，省工、省时。适用于能粉碎成适宜粒度的药材，需制备成较高浓度制剂的药材，及有效成分含量低的药材，但不适于新鲜、易膨胀及无组织性药材的浸出。

二、生产上常用浸出工艺及设备工作原理

实际生产中，为提高浸出效率，多采用综合浸出方法，而集基本浸出方法优点的综合浸出方法优势的发挥多体现在提取设备的设计与正确应用上。浸出工艺设计的实质是浸出溶剂、浸出设备与浸出条件的选择。近年来，人们在浸出方法、浸出设备方面进行了深入研究，目前生产用浸出设备种类很多，特点各异，根据被浸出药材在浸出器中的运动状态可分为静态提取和动态提取：静态提取通常是在提取罐内，被浸出药材基本处于静态的浸出，常用的方法为单级提取、索氏提取和罐组式提取等；动态提取通常指采用

机械搅拌、螺旋输送等形式，使药材处于运动状态的提取，又可分为动态间歇式提取和动态连续式提取两种：动态间歇式提取包括强制外循环式提取、搅拌提取等；动态连续式提取包括螺旋推进式连续提取、履带式连续提取等。根据浸出溶剂加入到被浸出药材中的方式或相对运动方向又可分为：间隙式浸出工艺或单级浸出工艺，半连续式浸出工艺或多级浸出工艺，连续式浸出工艺或连续式逆流浸出工艺。下面按此分类讨论其工艺特点与相应设备工作原理，以便合理选择与应用。

（一）间隙式浸出工艺及设备工作原理

1. 方法及特点 间隙式浸出系将药材加入提取器中，一次或分次加入浸出溶剂，经一定时间，分离浸出液排除药渣的工艺。水浸出多用煎煮法，乙醇浸出可用回流、浸渍与渗漉结合的方法，药渣中的乙醇或其他有机溶剂先回收，然后再将药渣排出。该工艺特点是，浸出过程中浓度差和浸出速度随时间延长逐渐变小直至为零，系非稳定浸出过程；该工艺受溶剂用量限制，扩散平衡时间长，浸出率低，药渣吸液损失大。为改变其不足，在浸出器械设计上力图缩短扩散平衡时间，用有限溶剂实现最大提取效果，并使一机多能。

2. 常用工艺及设备

单级浸出工艺 根据提取次数可分为单级单次提取和单级多次提取。前者工艺方法是将药材和溶剂一次加入提取罐中，工艺简单，提取效率低。常用于小批量、价值不高的药材提取。后者是指一批药材在同一提取罐中提取2～3次，每次提取后都将提取液放出，重新加入新鲜溶剂。在中成药生产中单级多次提取应用较广泛，一般为单级二次提取。该法提取率高，工艺较简单，但由于溶剂用量较大，收集提取液的平均浓度低，增加了浓缩工序的负荷，故能量消耗高。常用设备为气动多能提取器，除主体罐外，配有泡沫捕集器，冷凝器，气液、油水分离器，管道过滤器，温度、压力检测控制器等附件，提取溶剂可以是水或乙醇，既可提取挥发油，又可回收药渣中溶剂，上述四种基本浸出方法均可在此设备中进行。其他如温渗式连续浸出器，单级循环浸出器等，均是以单级浸出工艺为主的设备。

根据浸出方法的不同也可分为煎煮法浸出工艺、回流冷浸法浸出工艺、回流温浸法浸出工艺、回流热浸法浸出工艺、索氏提取法浸出工艺、渗漉法浸出工艺等，分别介绍如下[238, 239]：

（1）煎煮法 煎煮法小量生产常采用敞口倾斜式夹层锅，也可用搪玻璃或不锈钢罐等。为了强化提取，有的在提取器上加盖，增设搅拌器、泵、加热蛇管等，为了出药渣方便并装设假底。

（2）回流冷浸法 回流冷浸法主要用于中药醇提，将粗碎或切片的药材和一定量溶剂置于提取罐中，使药材全部润湿，并排出空气，进行常温提取。提取过程中，提取罐中的提取液不断进入缓冲罐，最初由于提取液浓度低于要求值，须经泵送回到提取罐，待提取液浓度达到要求值后，提取液不断经泵输送到浓缩罐中浓缩，浓缩罐排放出的蒸汽经气液分离器将气液分离后，溶剂蒸气通过冷凝器冷却成常温液体回补到提取罐中，反复浸提。浓缩后的浸出液经浓缩罐排出。

回流冷浸法采用溶剂回流工艺，节省溶剂；提取过程中药材不断接触新鲜溶剂，使药材外部表面周围的溶液与细胞组织内溶液有效成分之间保持最大浓度差，从而增大扩散速率，提高提取率。但有时由于提取液中含杂质较多，给分离造成困难。提取液在浓缩罐中加热时间较长，故不适宜热敏药材成分的提取。

（3）回流温浸法 回流温浸法的工艺流程与回流冷浸法的工艺流程相似，只是温浸时在提取罐的夹套中通入一定量的加热蒸气或热水，使罐内温度控制在40～50℃，温浸时间约1小时。生产中提取罐内所产生的少量溶剂蒸气，经冷凝后再回流到提取罐中。

（4）回流热浸法 经粗碎或切片的药材和一定溶剂量，置于提取罐中，夹套中通入蒸汽加热，控制罐内温度为65～90℃（视情况而定），溶剂蒸气经冷凝后再回到提取罐中，溶剂可循环使用，提取过程中还可以使用油水分离器提取挥发油。回流热浸法生产周期短，约2～3小时，适用于易挥发性溶剂的提取，多用于外用药和澄清度要求不高的酊剂。

（5）索氏提取法 索氏提取装置主要用于乙醇、乙醚、三氯甲烷等有机溶剂为浸出溶剂的浸出或用石油醚脱脂。经粗碎或切片的中药材和一定量溶剂置于提取罐中，使药材全部润湿，并排出空气，然后进行常温提取，提取罐中提取液不断通过缓冲罐、泵，输入浓缩罐中不断浓缩，蒸出的酒蒸气经冷凝器、冷却器及中间贮罐又不断回到提取罐中。每批料操作周期近10小时。该法优点是当加热提取时，热溶剂能连续进入提取器与药材接触浸出，使浸出过程始终保持最大浓度梯度，可加速浸出过程，提高浸出效率。缺点是药材成分受热时间长，对热敏性药材是不适宜的，杂质也较多，给过滤、分离带来了困难。一般用于药酒和含有挥发油类药材生产。

（6）渗漉法　渗漉法的主要设备为渗漉筒或罐，可用玻璃、搪瓷、陶瓷、不锈钢等材料制造。渗漉筒的筒体主要有圆柱形和圆锥形两种。一般情况下，膨胀性较小的药材多采用圆柱形渗漉筒。对于膨胀性能较强的药材，则宜采用圆锥形，这是因为圆锥形渗漉筒的倾斜筒能很好地适应药材膨胀时的体积变化。此外，确定渗漉筒的适宜形状还应考虑浸出剂的因素。由于以水或水溶液为浸出剂时易使药粉膨胀，故宜选用圆锥形；而以有机溶剂为浸出剂时则可选用圆柱形。为增加浸出剂与药材的接触时间，改善浸出效果，渗漉筒可采用较大的高径比。当渗漉筒的高度较大时，渗漉筒下部的药材可能被其上部的药材及浸出液压实，致使渗漉过程难以进行。为此，可在渗漉筒内设置若干块支撑筛板，从而可避免下部床层被压实，大规模渗漉浸出多采用渗漉罐。

（7）单级循环浸出　单级循环浸出系将液循环流动与药材接触浸出，它的特点是固液两相在浸出器中有相对运动。由于摩擦作用，使两相边界层变薄或边界层表面更新快，从而加速了浸出过程。该法获取的浸出液的澄明度明显高于前述几种工艺。由于是密闭提取，温度低，溶剂蒸气量也较少，但要求液固比大，溶剂量用大。此法适用于要求高澄明度的药酒和酊剂生产。

（8）强制外循环浸出　工艺采用浸渍法动态间歇式提取。将粗碎或切片的中药材和一定量溶剂置于提取罐中，提取液在泵的作用下进行强制外循环流动，固液两相边界层表面不断更新，从而提高了提取速率。为使循环能够顺利进行，该法要求液固比大，溶剂用量大，因此提取液的澄明度较高。

（9）搅拌式浸出　工艺采用浸渍法进行动态间歇式提取，将粗碎或切片的中药材和一定量溶剂置于提取罐中，在提取罐内安装了一个螺带式搅拌桨，药材在螺带式搅拌桨的作用下从罐的底部向上运动，固液两相边界表层表面不断更新，使提取速率得以提高。工艺同时兼有回流提取法和强制外循环提取的特点。搅拌式提取器分卧式和立式两大类，较常见的为立式搅拌式浸出器。

（10）间隙式浸出及气动多能提取器　多功能提取罐是一种可调节温度、压力的密闭间隙式提取器，这类提取器形式较多，其中气动活底出渣式多功能提取器是比较新型的密闭提取器，目前国内应用比较广泛。全器除罐体外，还有泡沫捕集器、热交换器、冷凝器、油水分离器、气液分离器、管道过滤器、温度及压力检测点等附件，具有多种用途，可供药材水提取、醇提取、提取挥发油、回收药渣中的溶剂等，适用于渗漉、温浸、回流、循环浸渍、加压或减压浸出等浸出工艺。该设备的主要特点是：①可进行常压常温提取，也可以加压高温提取，或减压低温提取；②无论水提、醇提、油提、蒸制、回收药渣中溶剂等均能使用；③采用气压自动排渣，操作方便，安全可靠；④提取时间短，生产效率高；⑤设有集中控制台，控制各项操作，大大减轻劳动强度，利于流水线生产。

（二）半连续式浸出工艺及设备工作原理

1. 方法及特点　半连续式浸出工艺或多级浸出工艺，是将药材置于浸出器中后，溶剂分次加入，或药材分别装于一组提取器中，加溶剂依次浸出至有效成分充分浸出的浸出工艺，亦称重浸出法。该工艺有效地利用了浓度差，形成了良好的置换条件，减少了药渣吸液引起的成分损失，明显提高了浸出效果。

关于分次浸出提高浸出效果的数学式有多种，其中通过严谨数学推导所得公式如下[240]。

$$r_n = \frac{na}{\left(1+\frac{V}{na}\right)^{n-1}\cdot V}\cdot X \qquad (4-18)$$

式中，r_n：n次浸出后药渣中有效成分的量；n：浸出次数；a：残留于药渣中的溶剂量；X：有效成分总量；V：浸出溶剂总量。该公式是在首次浸出时有效成分已全部浸出并达扩散平衡条件下提出的推论。从该式和实践可见多次浸渍可减少药渣吸液损失量，提高浸出效率，亦可在减少总溶剂用量的情况下达到同样浸出效果。但此工艺受药材吸液量、有效成分的溶解度与溶解速度的影响，必须根据实验对象筛选其最佳条件。重渗漉法、分次重复冷浸法、罐组式逆流提取法均属半连续式浸出工艺或多级浸出工艺。

2. 常用工艺及器械

（1）重渗漉工艺　重渗漉法是将渗漉液重复用作新药粉的溶剂，进行多次渗漉以提高浸出液浓度的方法。由于多次渗漉，则溶剂通过的粉柱长度为各次渗漉粉柱高度的总和，故能提高浸出效率。具体方法：例如欲渗漉1000g药粉，可分为3份：500g、300g、200g，分别装于3个串联的渗漉筒内，先用溶剂渗漉500g装的药粉。渗漉时先收集最初流出的浓漉液200ml，另器保存；继之又依次将续漉液流入200g装的药粉，收集最初漉液500ml，另器保存；最后收集其剩余漉液，供再渗漉同一品种新药粉之用。并将收集的3份最初漉液合并，共得1000ml渗漉液。由于重渗漉法中一份溶剂能多次利用，溶剂用量较单渗漉法减少；同时渗漉液中有效成分浓度高，可不必再加热浓缩，因而可避免有效成分受热分解或挥发损失，成品质量较好；但所占容器太多，操作麻烦，较为费时。实际工作中，应尽可能选用重渗漉法。

（2）多次重复冷浸工艺　即重浸渍法，此法可减少药渣吸附浸液所引起的药材成分的损失量。其操作方法是：将全部浸出溶剂分为几份，先用其第一份浸渍后，药渣再用第二份溶剂浸渍，如此重复2～3次，最后将各份浸渍液合并处理，即得。重浸渍法能大大地降低浸出成分的损失量，提高浸提效果。浸渍法所用的主要设备为浸渍器和压榨器，前者为药材浸渍的盛器，后者用于挤压药渣中残留的浸出液。

（3）罐组式逆流提取及设备　由一定数量的提取罐串联而成，溶剂顺次通过并与药材保持一定的接触时间，溶剂与药材互成逆流。浸出液在流动过程中浓度逐渐增高，药材出口虽然浓度很低，但因和加入溶剂接触，能使其中有效成分浓度继续降低至最低程度，所以既有较高的提取率，又能获得浓的提取液。罐组式逆流提取过程实际上是一种半连续提取过程，又称为阶段连续逆流提取过程。实际生产中，通过管道、阀门等若干组提取单元组合在一起，即成为罐组式逆流提取机组。操作中可通过调节或改变提取单元组数、阶段提取时间、提取温度、溶剂用量、循环速度及颗粒形状、尺寸等参数，以达到缩短提取时间、降低提取剂用量、并最大限度地提取药材中的有效成分的目的。半连续逆流提取串联的级数根据药材特性和实际需要来确定，可多可少，灵活性大。对于批量大、价值高的品种宜用较多逆流级数；品种多、批量小、价值低的药材宜用较少的逆流级数。适用于大批量的品种生产，但对于热敏性药材，以及药渣因受热会膨胀结团、导致堵塞筛网的药材则不宜应用。

3. 研究应用实例　罗喜荣等[241]将罐组式动态逆流提取技术应用于当归挥发油的提取，三罐与单罐逆流提取比较当归油得率提高26.57%，节省乙醇用量23.53%，缩短提取时间17.86%。梁华伦等[242]分别用罐组式动态逆流提取与传统单罐煎煮提取工艺对丹参进行提取，罐组式动态逆流提取与传统单罐煎煮提取工艺比较，减少了有效成分的降解，节省了能源，缩短了生产周期。

（三）连续逆流浸出工艺及设备工作原理

1. 方法及特点　连续逆流浸出工艺是药材与溶剂在提取器中作相对运动，实现连续提取、出料、出渣的工艺。其特点是在一定时间内其浓度差与浸出速度基本不变，系稳定浸出过程，浸出效率最高。连续逆流提取也被称为连续动态逆流提取，在提取过程中，物料和溶剂同时作连续的逆流运动，物料在运动过程中不断改变与溶剂的接触情况，有效改善了提取状态，通过机械传输机构，连续定量加料，在不打乱进料次序的情况下，缓慢翻捣物料，使物料在提取过程中与溶剂充分接触，最终连续出渣。在连续进液和连续出液的过程中，溶剂中存在稳定的浓度梯度，从而获得比较快的浸出速度与较高的提取液浓度。在具体操作过程中，可以通过改变推进装置的运动状态，简便地调整提取的工艺条件。连续逆流提取工艺具有如下优点：浸出效率高，浸出液浓度亦较高，单位重量浸出液浓缩时消耗的热能少，浸出速度快。

目前主要的几种连续逆流提取设备中最有优势的是U形螺旋式提取设备[15]，喷淋渗漉式连续浸出器等亦属此种类型。

2. 常用工艺及设备

（1）U形螺旋式连续浸出器　U形螺旋式连续浸出器是一种浸渍式连续逆流提取器，系由进料管、出料管、连接用的水平管及螺旋输送器组成。各管均有蒸汽加热夹层，供加热用。在螺旋形表面上设有许多小孔，浸出溶剂可经小孔由一个螺旋进入下一个螺旋，从而实现与药材的逆流流动。操作时，药材自加料口进入进料管，再由螺旋输送器推向出料管，溶剂从出料口下端反方向逆流向加料口流动，得到的浸液在浸液出口处收集，残渣自动送出管外，进行溶剂回收。由于U形螺旋式连续浸出器属于密闭系统，适用于挥发性有机溶剂的浸出操作。进料、卸料均为自动连续操作，劳动强度明显降低，且提取率高，常用于提取轻质及渗透性较强的药材。

（2）螺旋推进式提取器　螺旋推进式浸出器是一种浸渍式连续逆流浸出器，主要由壳体、螺旋推进器、出渣装置及夹套等组成。提取器的上部壳体可以打开，下部壳体外部设有夹套。推进器可采用多孔螺旋板式，也可将螺旋板改成桨叶，此时称为旋桨式浸出器。浸出器以一定角度倾斜安装，且推进器的螺旋板上设有小孔，以便于浸出溶剂流动。当采用煎煮法时，可向夹套内通入水蒸气进行加热，产生的二次蒸汽可由上部排气口排出。

（3）肯尼迪（Kennedy）式连续逆流提取器　肯尼迪式连续逆流提取器是一种浸渍式连续逆流提取器，主要要由提取槽、桨、螺旋进料器及链式输送器等组成。多个具有半圆断面的提取槽呈水平或倾斜排列，槽内有能够旋转的四片叶桨，通过它的旋转，带动药材沿槽顺序向前移动，并与溶剂发生接触而提取，通过改变桨的旋转速度和叶片数目，可适应不同品种药材的提取。

（4）波尔曼（Bollman）式连续提取器　波尔曼式连续提取器是一种连续混流式提取器，故又称为篮式连续提取器。主要由壳体、篮子、链条、链轮及循环泵等组成。提取器右边固液两相成逆流接触提取，提取器内有许多悬于无端链上的篮子，篮子的底为多孔板或钢丝网，由链轮的转动，篮子呈顺时针方向上下循环回转。工作时，固体药材在料斗由半浓液冲入篮内，与篮子回转内固体药材接触提取，篮子由下而上，溶剂自上而下流动。半浓液集中于贮槽中，并用输送泵送到半浓液高位槽，再进行上述半浓液的提取。篮内的固体药材经提取器右边被溶剂提取后，再转到提取器左上角，并有片刻时间使其喷淋，随即自动翻转。将药渣倒进渣贮槽，并由桨式输送机排出。婆尔曼式连续提取器的特点是生产能力较大，缺点是提取剂与药材在设备内只能部分逆流，且存在沟流现象，因而效率较低。

（5）平板式连续浸出器　采用喷淋渗漉式浸出工艺，提取器中溶剂均匀地喷淋到药材层表面，并渗漉而下与药材接触，浸出可溶性成分。该提取器可用于常温渗漉，也可温渗浸出。平转式连续浸出器主要由圆形容器、扇体料格、循环泵及传动装置等组成，生产能力大，能耗低，操作简便，易实现自动化。

（6）履带式连续提取器　履带式连续提取器由履带传送装置、泵、喷淋管、受液槽、加料装置和卸渣装置组成。工作时把药材装在螺旋式皮带输送机上，一边输送一边从上面喷淋溶剂；并用泵将溶剂逆流输送，进行提取。该设备提取均匀，效率高，适用于适合渗漉法提取的药材。为适合不同温度的提取，还可在受液槽下部装配加热器，每一加热器的温度可以分别控制。

3. 研究应用实例　连续逆流提取技术在中药提取方面已被广泛应用，提取过的中药有效成分包括：黄酮类、多糖类、皂苷类、生物碱类与挥发油类[15]。戴晓燕等[17]分别采用三级逆流提取与三效逆流提取工艺模型的实验室模拟方法提取山楂中总黄酮，并与常规回流提取方法进行比较。结果显示：三级逆流、三效逆流提取与常规回流提取相比，山楂总黄酮提取得率结果相近，但溶剂用量明显减少，提取时间也大大缩短，在节省提取成本的同时也保证了提取的质量。陈红专等[243]以人参皂苷 Rb1、Rg1 和 Re 的总提取率为考察指标，采用正交试验设计对人参超声逆流提取工艺参数进行了考察，确定了人参超声逆流提取工艺最佳条件是：药材粉碎过 30 目筛，用 70% 乙醇，溶媒逆流体积流量与进料质量流量之比为 8。结果显示：优选的提取工艺科学合理，适于大规模生产。张静等[244]采用以齐墩果酸和熊果酸总量为指标，通过正交试验考察女贞子的连续超声逆流提取工艺，得到最佳提取工艺为加 15 倍量 80% 乙醇于 30kHz 提取。

三、中药生产用浸出工艺和设备选择的思路与方法

上述中药生产用浸出工艺和设备各有其特点与适用范围，选择时一般应考虑如下问题：提取的目的和要求、被处理物料的性质和数量、生产规模、产品的价值、生产成本、投资预算、现实的设备安装场地等。所追求的目标是提高产品质量，以最简便的操作，最低的能耗获最理想的提取率与最大的投资回报率，从而降低生产成本，提升企业的市场竞争力。欲达此目标，通常应采用对比研究的方法，择优而用，下面以研究实例说明。

（一）三灌组动态逆流提取当归中阿魏酸的工艺研究

宋晓春等[245]采用三灌组动态逆流的方法对当归中阿魏酸的提取工艺进行优化。当归的药效成分主要为挥发油和水溶性成分，其水溶性成分主要为阿魏酸、烟酸、尿嘧啶及多糖等，有研究表明当归水溶性成分具有增强心肌血液供应、缓解心肌缺血的作用。该研究对已提取过挥发油的当归药渣采用三罐组动态逆流提取法进行再次提取，提高资源利用率。

所采用三罐组的模式见图 4－30：第 1 罐的 3 次提取为第 1 阶段 — 梯度形成阶段，即提取 3 次，每次均加入新溶剂（纯水），得到提取液 A1、A2、A3，收集提取液 A1；然后开始第 2 阶段 — 逆流提取阶

段，提取液 A2 作为第 2 罐第 1 次提取的溶剂，得提取液 B1 并收集；提取液 A3 作为第 2 罐第 2 次提取的溶剂，得提取液 B2；提取液 B2 作为第 3 罐第 1 次提取的溶剂，得提取液 C1 并收集；依次循环提取。每罐的第 3 次提取均加入纯溶剂（纯水）。

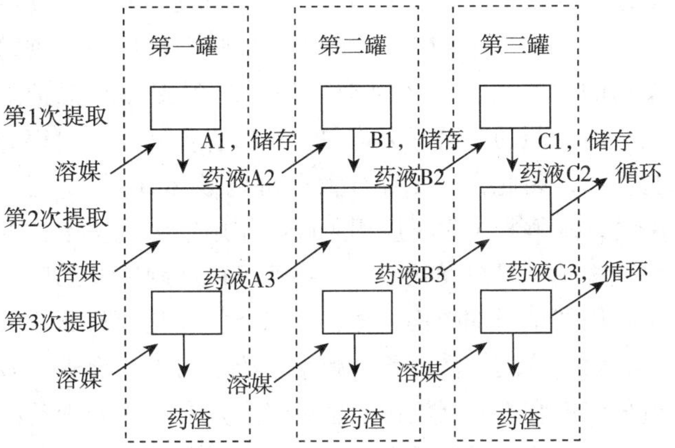

图 4-30　三罐组式动态逆流提取示意图

（二）丹归通络颗粒动态逆流提取工艺优选

饶双超等[246]采用动态逆流提取技术改进中药复方制剂丹归通络颗粒的提取工艺。丹归通络颗粒是在清代张锡纯的活络效灵丹的基础上加减而成的院内制剂。具有活血化瘀通络、行气止痛的功效，用于治疗瘀血型腰痛。该制剂采用常规的水煎法提取，存在着提取率低、提取时间长、溶剂用量大、后续工段能耗大等缺点。因此，采用连续逆流提取技术替代传统的水煎法提取工艺。

根据单因素试验结果，选取主要影响动态逆流提取工艺的关键参数，即每级料液比、提取时间、提取温度，采用 $L_9(3^4)$ 正交设计试验（表 4-20），以芍药苷转移率为指标，同时综合考虑干膏率，优选丹归通络颗粒的最佳提取工艺。

表 4-20　单罐和连续逆流提取参数比较

水平	料液比（g/ml）	提取时间（min）	提取温度（℃）	提取组数（级）
1	1：6	20	40	1
2	1：9	30	50	2
3	1：12	40	60	3

从正交试验结果可知，各因素对综合评分的影响大小顺序为提取组数 > 提取温度 > 提取时间 > 料液比，确定最优提取工艺为料液比 1：12，每次提取 20 分钟，提取温度为 60℃，动态逆流罐组数为 2 级。此外，将常规水煎法与动态逆流提取工艺进行比较，结果芍药苷转移率分别为 71.42%、89.81%，表明动态逆流提取丹归通络颗粒可降低溶剂用量、缩短提取时间、提高生产效率。

四、存在问题与展望

目前，在我国以多能提取罐为提取单元设备的单级浸出工艺、单级回流浸出工艺在各类中药厂内广泛使用；对于半逆流多级浸出工艺、连续逆流浸出工艺等在少数生产厂家的典型品种中使用，而各种方式的强化浸出工艺则更多地处于试验之中。

由于提取药材形状、性质的多样化，加上国内大多数中药生产厂家产品工艺研究相对滞后，致使多能提取罐广泛使用，但多能提取罐多采取单级浸出工艺，其提取液体积大，浓度较低，对提取液后处理产生较重的负担。采用半连续逆流多级浸出工艺、连续逆流浸出工艺可以克服单级浸出工艺的以上缺点，但是由于该类工艺及其设备使用较少，且各生产厂家的品种、规模千差万别，加上此两类设备开发和研究的不够深入，使其应用受到了很大的限制。近些年还出现了一些与其他方法相结合提高提取效率的技术，如微波连续逆流提取装置、超声波强化连续逆流提取装置以及离心式连续逆流提取装置、电脉冲辅助逆流提取装置等，但是这些中药逆流提取新技术的实用性还需进一步加强。

此外，将自动控制技术应用于中药提取过程，进行在线监控是中药提取工艺与设备发展的方向。通过可编程逻辑控制器和各种传感器对于那些影响中药产品内在质量的关键性工艺参数，如温度、压力、液位、流量、体积、密度、时间、pH 值等加以实时监测和分析，根据质量要求，建立数学模型，用计算机控制工艺参数，并对生产状态的信息进行实时采集。由于避免手工操作带来的人为误差而引起产品的质量差异，可以使中药生产的工艺操作和参数得到科学、有效、严格的监控，实现中药生产的连续化和自动化，从而提高生产效率，降低成本，同时使产品更安全、卫生，更符合 GMP 要求。这有望从根本上改变中药生产工艺技术落后、工程化水平低、设备现代化程度低等问题。

（蔡铮）

第九节　中药提取新技术与新方法进展

在中药制剂提取技术和工艺中，传统方法主要是热提取法（如煎煮、回流提取）及浸泡提取法（如渗漉、冷浸），由于其存在着有效成分提取不完全、杂质量大、能耗高、生产周期长等不足之处，直接影响中药提取物的质量[247]。因此，利用不断出现的新技术、新方法提取中药中的有效组分成为中药制剂提取工艺研究的热点领域之一。提取新技术、新方法是根据前述溶剂浸出原理，充分利用影响浸出的有利因素而设计，其基本原理有的是利用物理技术，外加能量，最大限度增加提取溶剂与药材接触面，增强溶剂润湿、渗透作用，增大浓度梯度，降低扩散层厚度，达到强化提取的目的；有的是利用生物技术，将植物组织酶解，加速有效组分溶解与扩散。这些新技术、新工艺具有提取快速、高效、安全、节能、省时的特点，有的已用于生产，有的尚属试验研究。

目前，用于中药提取的新技术主要包括：超声波提取技术、微波提取技术、酶解技术、超临界流体提取技术、动态逆流提取技术、亚临界水提取技术、高压差低温连续式提取技术等。在前述各节中已对超临界流体提取、超声波提取、微波提取等部分新技术与新方法进行了详细的介绍，本节将介绍近年来新兴的提取技术与方法，如酶解技术、动态逆流提取技术、亚临界水提取技术、高压差低温连续式提取技术等，并对浸出新技术与新方法予以展望。

一、酶法提取技术

中药大多数为植物药，由于植物药的细胞壁是由纤维素构成，而有效组分常被包裹在细胞壁内，酶法提取是用纤维素酶或其他酶，对药材组织进行酶解后，再用溶剂将药材中的药效成分提取出来的方法。由于酶解可加速溶剂的浸润和有效组分的溶解与扩散，明显提高提取效率。

（一）基本原理

植物器官根、茎、叶、花、果实皆由细胞形成，每个细胞多由细胞壁、原生质体、液泡等组成，其中组成植物细胞壁及细胞间质的架构物质主要为纤维素、半纤维素、果胶质等。纤维素由 $\beta-D-$ 葡萄糖以1，4-β-葡萄糖苷键连接，果胶类物质是细胞壁架构的填充物，二者对细胞外壁起到支撑和保护作用。而中药的有效组分都包含在植物各器官的组织细胞壁内，因此，应用纤维素酶可以破坏 $\beta-D-$ 葡萄糖键，水解纤维素，应用果胶酶作用于细胞壁架构的填充物——果胶类物质，这些酶可使细胞壁及细胞间质结构产生局部疏松、膨胀、崩溃等变化，从而增大了有效组分的扩散面积，减小了传质阻力，促进有效组分由细胞内向外浸出。也可以用蛋白酶来处理动物类药材，防止蛋白质遇热凝固，影响其他有效成分的提取。

可见，选用恰当的酶，通过酶反应较温和地将组织细胞分解，可加速有效组分的提取，选用相应的酶可使液体制剂的杂质如淀粉、蛋白质、果胶等分解除去，也可促进某些极性低的脂溶性成分转化为糖苷类易溶于水的成分而有利于提取。目前在中药提取方面研究较多的是纤维素酶。

（二）特点

1. 提高有效成分的提取率　由于大部分中药材的有效成分都被包裹在植物细胞壁内，用一般的有机溶剂提取，细胞壁难以破坏，有效成分不易提取或提取率较低，而酶法可以使细胞壁疏松、破裂，减小传质阻力，有利于成分释放，从而提高提取率，提高原料的利用价值。

2. 保持有效成分药效能　酶解法反应条件比较温和，一般不破坏化学成分的结构、生物活性，有利于保持有效成分原有的药效。酶的选择性较高，可以破坏细胞壁结构，反应条件温和。且酶的专一性较强，可防止对底物以外的物质的破坏。所以酶法尤其适用于提取热稳定性差的化学成分。而一般的药物提取法均用醇处理，而醇为有机溶剂，可以使有效成分发生改变甚至丢失，最终导致中药制剂疗效降低[248]。

（三）酶法提取的工艺流程[248]

酶法提取过程，包括酶解处理和有效成分提取两个步骤。

影响酶法提取的因素有酶的种类和用量、酶解条件及药材颗粒度、提取溶剂、提取时间等。目前常用的酶类主要是纤维素酶、果胶酶、中性蛋白酶等。由于中药材的种类不同，有效成分和生物体细胞结构也有所不同，因此需根据实际情况选用合适的酶类。药材在应用前需先被粉碎，颗粒越细，越容易溶解，但是过细也会影响扩散速度。酶解工艺中，酶的活性容易受温度、pH 值、酶的浓度等因素的影响，因此需选择合适的工艺条件，最好根据实验来确定，以发挥酶的最大作用。在一定范围内，酶的浓度的升高，酶解反应速率会增大，但当酶的浓度达到过饱和时，再增加酶的浓度，反而会产生抑制作用。

提取工艺中，溶剂是重要的影响因素，如果溶剂合适，有效成分容易释放出来。一般提取水溶性成分用水作为溶剂，提取脂溶性成分用乙醇溶液作为溶剂。另外，溶剂用量、提取时间等工艺条件需要实验进行优化。

（四）应用实例——酶法辅助提取巴戟天中多糖及耐斯糖工艺[249]

1. 设计　巴戟天中含有的近 50% 的糖类成分是以低聚糖类为主，目前分离得到的活性低聚糖有巴戟甲素、蔗果三糖、耐斯糖、及 1*F* - 果呋喃耐斯糖等。生物酶因其反应条件温和、高效、无毒等优点，在中药提取中得到了广泛的关注，但在有关生物酶辅助提取中药多糖的文献报道中，许多报道仅以总多糖含量的高低来说明生物酶辅助提取法优于传统提取法，而忽略了生物酶在自身降解和将植物细胞壁降解为多糖或单糖后可能引起的多糖含量增加，因此，选择适宜的评价指标优化生物酶辅助提取中药材的工艺参数显得非常重要。实验以多糖及活性低聚糖（耐斯糖）的含量为考察指标，采用二次通用旋转组合设计优化巴戟天的生物酶辅助提取工艺，以期为巴戟天的高效利用提供参考依据。

2. 试验方法　以单因素结果为基础，确定试验因素和水平，采用四元二次通用旋转组合设计，筛选巴戟天多糖及耐斯糖的最佳酶解提取工艺为加入 0.18% 的纤维素酶、55℃ 酶解 2.0 小时，加 20 倍量水提取 3.5 小时，提取 3 次。

3. 结果　在上述工艺条件下多糖及耐斯糖提取率分别为 10.44% 和 8.3%（g/g），而在相同提取条件下，不加纤维素酶，多糖及耐斯糖提取率分别为 4.37% 和 4.1%（g/g），均低于酶解提取工艺得率，说明生物酶辅助提取技术可以有效地提高提取巴戟天多糖类成分的提取得率。

二、动态逆流提取技术

（一）动态逆流提取技术原理

动态逆流技术是近年新兴的一种提取技术，它是通过多个提取单元之间物料和溶剂的合理浓度梯度排列和相应的流程配置，结合物料的粒度、提取单元组数、温度和溶媒用量，循环组合，对物料进行提取的一种新技术。它是集萃取、渗漉、动态逆流技术为一体，具有节省溶媒、能耗低、提取效率佳等特点[24]。

连续动态逆流提取原理，就是将溶剂和物料分别从设备两端连续加入，物料向出渣口方向运动，而溶剂从另一端（靠近出渣口一侧）加入，向药材运动的反方向流动，两者逆流接触，浓度梯度可以始终保持在较高水平，从而形成较大的传质推动力，药液出来即可达到较高浓度。连续逆流提取由湿润、渗透、解析、溶解、扩散和置换等相互关联的过程组成。提取过程是物料中的溶质由固相传递到液相的传质过程，用扩散理论解释，就是溶质从高浓度向低浓度渗透的过程，其浸出扩散力来源于液态提取溶剂和固态物料组织内有效成分的浓度差，浓度差越大，其扩散传质的动力越大，有效成分浸出速率越大。因此，要快速完全地提取出物料中的有效成分，就必须经常更新固液两相界面层，使两相的浓度差保持在较高的水平。

（二）动态逆流提取技术特点[15]

1. 连续动态逆流提取技术的优点

（1）提高有效成分的收率　提取过程中固液两相浓度梯度大，溶液始终未达到饱和状态，溶剂与物料间的相对运动使溶剂与物料间界面层更新加快，有效成分的收率和提取效率都得到提高。

（2）能连续作业，生产效率高　动态逆流提取设备适用于大规模生产，可连续不间断工作，产量大，生产效率高，且节约能源。

（3）应用范围广　动态逆流提取作业一般可在 25 ~ 100℃之间任意选择，既适用于热稳定好的物料的提取，又适用于热敏性物料的提取；既适用于水为溶媒的提取，又适用于有机溶媒的提取。

（4）降低生产成本　动态逆流提取液系数小，

所需的提取溶剂少，浸出液浓度高，节省溶剂就可节省后道工序的生产成本。

2. 连续动态逆流提取技术的缺点

（1）药材需特殊加工炮制，提取溶媒需提前预热，有效成分如果一次提取不完全，需将分离出的药渣重新返回动态提取罐再提取一次，在某种意义上，增加了劳动强度，增加了生产成本。

（2）生产过程复杂，技术要求高，对操作人员要求高。

（3）因物料过细，容易将植物淀粉、树脂、鞣质、植物蛋白一并提出，有时容易糊化，给后道工序分离杂质带来困难。

（4）动态逆流提取过程中，药材和溶媒均匀分散同步运动，不适用于比重相对较大、质地较硬的中药材，更不适用于动物药类材和矿物类药材。

（5）设备造价高，占地面积大，需要人员多，维修费用大。

（三）连续逆流提取设备

连续逆流提取装置按传动机构形式划分，主要有螺旋推进式、平转式和拖链式等。其中，应用较广泛的是螺旋推进式逆流提取设备和罐组式逆流提取机组。

螺旋推进式逆流提取设备的特点是设有一个带夹套的管式螺旋输送机，物料从设备的一端连续加入，通过螺旋叶片的运动将其推向另一端，溶剂则从另一端加入，流向中药材进料的一端，期间固体物料完全浸泡在溶剂中，同溶剂呈逆向流动，使有效成分能尽可能溶出。虽然该技术所需的溶剂剂量小，提取液浓度高，能节省浓缩所需的能源，但固体物料和溶剂缓慢对流的返混现象比较严重，相对运动速度缓慢，降低了提取的效率。

外循环式罐组逆流提取机组如图 4－31 所示，一般由 4～9 个单元罐组成，以 5 个单元罐为例，成套设备由 A～E 共 5 个相同的动态循环提取单元组成，通过总管 K 连接。提取单元 A 由提取罐 2、储液罐 3、循环泵 6、阀门 4、5、8、管道 1、7 等组成。循环泵 6 的进口通过进液管道 7 与储液罐 3 的底连接，循环泵 6 的出口通过阀门 4、5 分别与提取罐 2 的下封头和总管 K 连接，提取罐 2 的上封头通过管道 1 与储液罐 3 连接，储液罐 3 通过阀门 8 与总管 K 连接，管道连接可采用市售卡箍式快装接头，便于拆卸和清洗[15]。

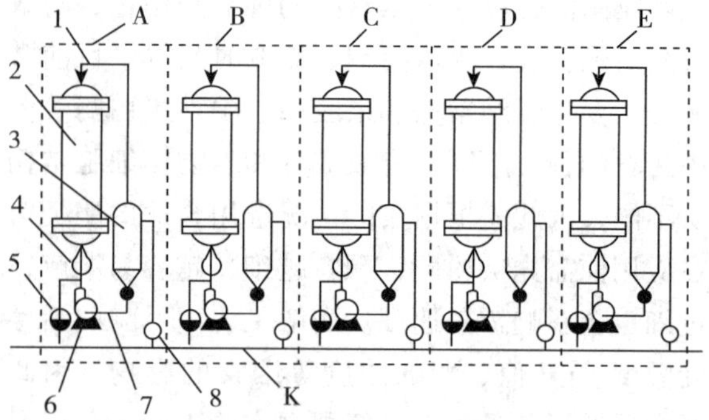

图 4－31　外循环式罐组逆流提取机组

1. 管道；2. 提取罐；3. 储液罐；4、5、8. 阀门；6. 循环泵；7. 管道；A、B、C、D、E. 动态循环提取单元；K. 总管

（四）应用实例——三罐组动态逆流提取当归中阿魏酸的工艺[245]

1. 设计　罐组动态逆流提取技术主要利用药材与溶媒两相的浓度梯度差，逐级将药材中有效成分扩散至起始浓度相对较低的套提溶液中，从而达到最大限度转移物料中溶解成分的目的。实验对已提取过挥发油的当归药渣采用三罐组动态逆流提取法进行再次提取，有利于增加提取推动力，加快提取速率，减少溶剂用量，减小浓缩能耗，降低生产成本。同时，对当归药渣的再提取可提高资源利用率。

2. 三罐组动态逆流提取工艺　采用三罐组的模式（图 4－32）：第 1 罐的 3 次提取为第 1 阶段（即梯度形成阶段），即提取 3 次，每次均加入新溶媒（纯水），得到提取液 A1、A2、A3，收集提取液 A1；然后开始第 2 阶段（即逆流提取阶段），提取液 A2 作为第 2 罐第 1 次提取的溶媒，得提取液 B1 并收集；提取液 A3 作为第 2 罐第 2 次提取的溶媒，得提取液 B2；提取液 B2 作为第 3 罐第 1 次提取的溶媒，得提取液 C1 并收集；依次循环提取。每罐的第 3 次提取均加入纯溶媒（纯水）。

3. 结果　采用纯水为溶剂，每罐称取当归药材 500g，按动态逆流提取模式进行提取。单次提取时间为 20 分钟、总加水量为 10 倍，提取液中阿魏酸含量 23mg/（100g 药材）。将本工艺水提后的当归药渣干燥后，再用《中国药典》方法测定剩余的阿魏酸，结果药渣中残留阿魏酸不足 0.01%，表明阿魏酸已基本提取完全。

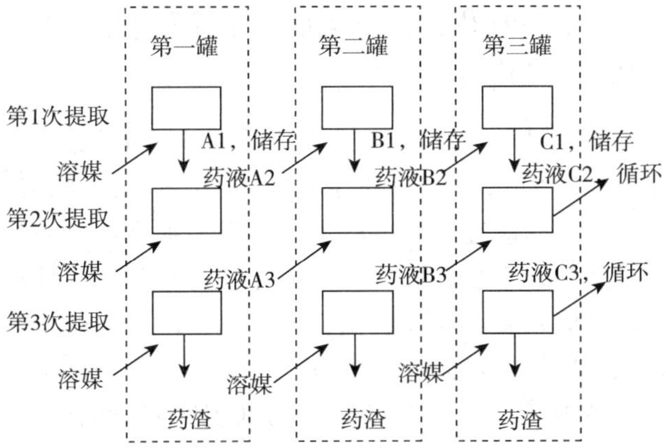

图 4-32　三罐组式动态逆流提取示意图

三、破碎提取技术

破碎提取（smashing extraction）技术作为中药化学及相关学科一种提取方法于 1993 年首次提出[250]，系指在适当溶剂存在下，药材经高速粉碎至细微颗粒，使在高速搅拌、振动及局部负压渗透等综合外力作用下迅速达到药材内外化学成分的平衡，以达到充分提高提取效率之目的的一种提取新方法。

（一）设备与特点

完成一次破碎提取过程一般在 30 秒左右，其速度是任何传统方法都无法比拟的，可以说是眨眼工夫，因此被称之为闪式提取，其设备称之为闪式提取器[251]。闪式提取器由破碎刀具、动力部分、升降系统、控制系统及物料容器所组成，其中破碎刀具和动力部分为关键部件。破碎刀头的设计充分吸收了用于动物组织匀浆化的均质器的优点，避免了普通组织捣碎机的单刀切碎的不足。内外刃之间保持 0.15～1mm 间隙，这一间隙的大小不仅决定了破碎颗粒度的大小，而且影响双刃间的切割效率与锋利性。双刃通过精密的同心轴相连，外刃固定，内刃在高速电机的带动下旋转，从而对被破碎的材料产生破碎作用。该仪器吸收了传统的粉碎、搅拌、振动、浸渍及萃取等技术的优点，使完成一次提取所需要的时间比常规方法缩短至数十分之一至数百分之一，仅需数秒至数十秒，同时由于免去了加热，从而可有效避免不耐热成分的破坏，因此可以节约大量的时间、溶剂和能源。

（二）提取原理

对闪式提取器工作过程进行仔细分析，不难发现包含以下基本原理[252]：

1. 快速破碎　该仪器内刃的转速为 15000～30000r/min，剪切力强，破碎速度快，可迅速增加溶剂对药材的接触面。若用普通研钵或碾槽对 100g 的中等脆性的中药根、茎等饮片，手动反复研磨 15000 遍，也会获得与仪器相同的细碎程度，但达到这一目的即使在不停的情况下（2 次/秒），可能要花 2 小时以上，而该仪器仅需不足 1 分钟。

2. 剧烈搅拌　在内刃高速转动并与外刃间发生切割作用过程中，在内刃中心形成强力涡流，并带动已粉碎的物料内外翻动，从而产生剧烈搅拌作用，加快提取组分的扩散速度，使整个体系处于快速的浓度变化之中，提取溶剂与药材颗粒间提取组分随着破碎的进行在扩散平衡与不平衡之间快速交替进行，最终达到彻底粉碎、完全平衡的提取。

3. 超速动态分子渗透作用　在工作状态，整个体系处在一个高速动态体系之中，内外刃之间不仅发生了对药材的剪切作用，同时借助内刃旋转、外刃固定而产生一种涡流负压，在这种负压的作用下，在外刃窗口的内外发生分子渗透现象，即已通过剪碎而充分暴露的提取组分在负压作用下，被溶剂分子包围、解离、替代，最后脱离药材进入溶剂中而实现提取的目的。

4. 强力振动作用　超声波对浸渍法的加速作用早已被公认，振动对植物组织间结构的破坏作用及对改变一种分散体系的作用也不言而喻。该仪器在高速旋转中能够产生相当于超声波 1/60 的振动，在这种振动作用下，无疑对加速提取组分在提取溶剂与药材颗粒间的扩散平衡起到强力促进作用。

（三）应用实例——组织破碎法提取牡丹皮中有效成分[253]

1. 设计　组织破碎法的一个核心优势就是提取有效物质的速度非常快，且可在常温下进行。这种方法是在适当溶剂存在下，利用闪式提取器将物料高速粉碎至适当粒度，同时伴有高速搅拌、振动、负压渗滤等外力，一般在几十秒至几分钟即可提取完全。该试验以牡丹皮中丹皮酚和芍药苷为指标成分，利用闪式提取器优化提取工艺。

2. 方法　取牡丹皮饮片适量，粉碎 60 目筛，用 65% 乙醇 15 倍量，超声时间为 20 分钟，闪式提取器提取 1 分钟，并与双提法进行比较。其中，双提法需先进行水蒸气蒸馏，药渣滤过后再进行水提。

3. 结果 采用双提法提取牡丹皮，并与组织破碎法进行比较，结果显示采用双提法得到的丹皮酚质量分数为 0.971%、芍药苷质量分数为 0.354%%，而组织破碎法丹皮酚的平均质量分数为 1.185%、芍药苷的平均质量分数为 0.811%，说明组织破碎法提取牡丹皮中芍药苷、丹皮酚的效果明显优于双提法。

四、亚临界水提取技术

（一）提取原理

亚临界水是指在适宜的温度和压力下，只要水保持为液态，这种液态水称为亚临界水。这种液态水对温度敏感，其极性会随温度变化而变化。亚临界水的物理、化学特性与常温常压下的水有较大差别，随着温度的升高，水的极性、表面张力和黏度都急剧下降，对中极性和非极性化合物的溶解能力会大大增加，其性质更接近于有机溶剂。亚临界水物理、化学特性的改变，主要与流体微观结构的氢键、离子水合、离子缔合、簇状结构的变化有关。水在常温常压下介电常数约为 80，而升温升压至 250℃、5MPa 时，水的介电常数降低到 27，这个值和 25℃、0.1MPa 下的乙醇相同，这表明亚临界水对中极性和非极性化合物具有一定的溶解能力。亚临界水类似于有机溶剂，具有廉价、污染少的特点，在植物有效成分提取分离中得到了迅速发展。亚临界水提取是一种极具潜力开发成为工业化生产的绿色提取技术[254]。

（二）提取方法

亚临界水提取装置见图 4－33。

精密称取药材粉末适量，装入提取柱中，用输液泵以恒压模式泵入提取剂水，在一定的温度和压力下提取一定时间后，先排空提取柱后管路体积，然后收集约 3 倍池体积提取液。

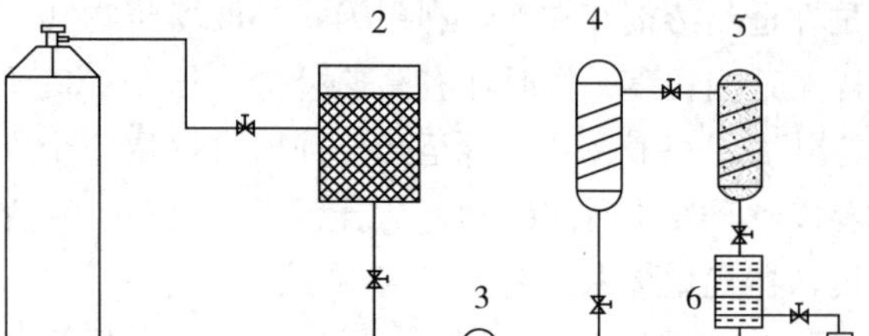

图 4－33　亚临界水提取设备示意图

1. 氮气罐；2. 水箱；3. 加压泵；4. 预加热器；5. 提取柱；6. 冷却器；7. 收集器

（三）应用实例——亚临界水提取技术在沙棘叶加工中的应用研究[255]

1. 设计 亚临界水提取技术在一定的压强下，通过加热使水的温度高于 100℃ 达到亚临界状态，具有极强的渗透力与溶解力，能降解细胞壁中的半纤维素等细胞壁多糖，有助于释放与细胞壁多糖结合的酚酸、黄酮等抗氧化物质。和普通茶树的叶片相比，沙棘叶膳食纤维含量更高，传统绿茶加工工艺有可能无法使沙棘叶较厚的细胞壁充分地破壁，影响细胞内多酚类物质的溶出以及与细胞壁多糖结合多酚的释放，而亚临界水提取技术可以更好地破壁。本试验拟尝试应用亚临界水提取技术提取沙棘叶，制备沙棘叶的亚临界水提液，并在优化工艺条件后，通过对比与常温晾干、绿茶加工制备的沙棘叶茶水，探索加工工艺对沙棘叶茶水改良结肠氧化应激的影响差别。

2. 试验方法 沙棘叶常温单层平铺晾干 72 小时，粉碎机粉碎后过 80 目筛，制成沙棘叶粉。沙棘绿茶使用同期生长的沙棘叶，并采用传统绿茶加工工艺制作而成。于 80℃ 烘干 3 小时，粉碎机粉碎后过 80 目筛，制成沙棘绿茶粉，均放入干燥器中储藏备用。

准确称取 7.0g 沙棘叶粉，放入高压反应釜中，加入 70ml 蒸馏水，使料液比为 1∶10（g/ml），分别设定温度为 140℃ 和 160℃，处理 30 分钟后，另外在同样料液比和提取时间下，将样品放入立式压力蒸汽灭菌器中，提取温度设定为 121℃。处理完毕后将水渣全部取出，抽滤，并用蒸馏水将水提液定容到 140ml 待用。分别按照与亚临界水提取相同的料液比即 1∶20（g/ml），相同的处理时间即 30 分钟，在 100℃ 沸水冲泡沙棘叶晾干粉、沙棘叶绿茶粉，4000r/min 离心 15 分钟，取上清液即得沙棘叶水和沙棘叶绿茶水。

分别取 2ml 沙棘叶水、沙棘叶绿茶水和沙棘叶亚临界水提取液，测定 DPPH 清除率，以研究不同处理对沙棘叶水提物抗氧化能力的影响，然后将不同处理的水提液经过体外消化发酵模型后再测定 DPPH 清除率，进一步比较不同处理对沙棘叶水提物改良结肠菌悬液氧化应激水平的影响。

3. 结果 常温晾干、绿茶加工和亚临界水处理对沙棘叶水提液 DPPH 清除率的影响差别显著。未经过人体消化发酵模型前，绿茶加工可以最好地促进沙棘叶中的抗氧化物质的溶出，其水提液 DPPH 清除率显著地高于亚临界水提取（$P<0.05$），而亚临界水

提取又显著地优于常温晾干处理（$P<0.05$）。但是经过人体消化发酵模型后，亚临界水提取显著地优于绿茶加工（$P<0.05$），而绿茶加工又显著地优于常温晾干处理（$P<0.05$）。

五、高压差低温连续式提取技术

（一）提取原理

高压差提取分离装备的核心技术来源于发明专利“压差式提取器”（ZL200420102481.9）[256]，其结构组成见图4－34。该装备通过机械力形成－0.1～0.6MPa的高压差并形成高速流，在较小空间（5～50cm³）、极短（小于0.5秒，近似瞬时）时间内使生物质材料的细胞完全破碎，胞内溶质在高压下与溶媒快速混合、直接溶解，从而将药材中有效成分高效率地提取出来[257]。

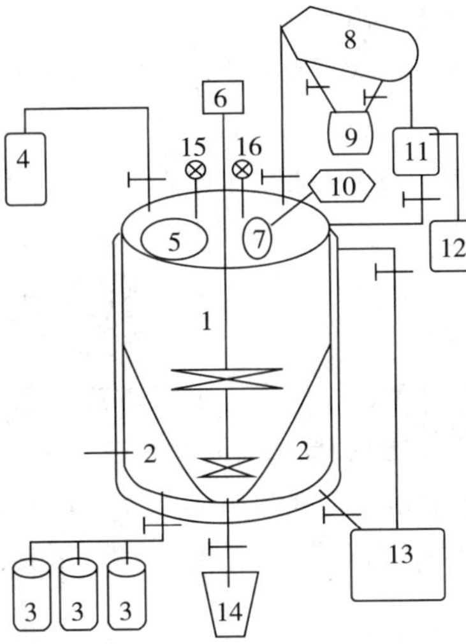

图4－34　压差提取器的结构示意图

1. 提取室；2. 收料室；3. 提取液储罐组；4. 压缩空气站；5. 投料口；6. 搅拌器；7. 溶媒喷雾器；8. 冷凝器；9. 冷冻水站；10. 溶媒储罐；11. 冷凝缓冲罐；12. 真空站；13. 调温液站；14. 提取渣储罐；15. 温度测控器；16. 压力测控器

（二）连续式提取分离浓缩技术

高压差连续提取分离装置及其自动控制系统，集成了高压差提取－离心固液分离－多级膜分离浓缩工艺单元的包含自动操作、在线检测及在位清洗功能的连续式生产的机电一体化整机设备。连续式提取分离浓缩器（图4－35）由6个模块组成：Ⅰ提取物料缓冲模块、Ⅱ提取模块、Ⅲ固液分离模块、Ⅳ多级膜物料缓冲模块、Ⅴ多级膜动力模块、Ⅵ多级膜工艺模块。模块内工艺流程自成体系，模块间通过工艺管路、控制电路相连接。该装置的重要组成部分多级膜工艺模块主要由陶瓷膜组件和卷式膜组件构成，陶瓷膜组件一般2～6组，分别配置500nm和50nm陶瓷膜各1～3组；卷式膜组件一般3～9组，分别为过滤精度1～10kDa的卷式超滤膜1～3组，过滤精度150～300Da的卷式纳滤膜1～2组和卷式反渗透膜2～6组。

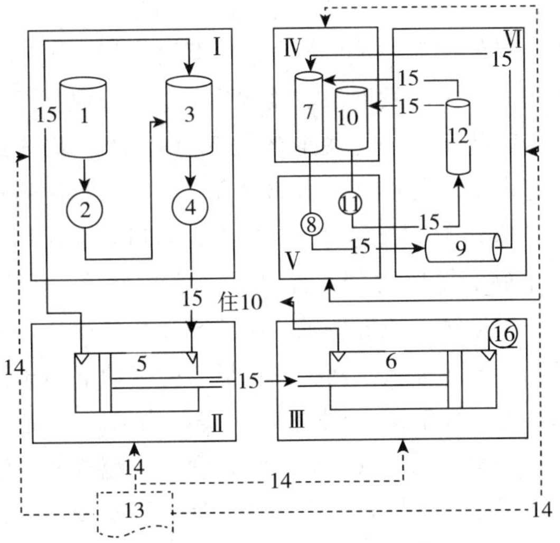

图4－35　连续提取分离浓缩器原理流程图

1. 提取进料缓冲罐；2. 提取进料缓冲泵；3. 提取进料循环罐；4. 提取进料循环泵；5. 高压均质机；6. 卧式螺旋离心机；7. 微滤物料缓冲罐；8. 微滤动力泵；9. 微滤膜组件；10. 反渗透物料缓冲罐；11. 反渗透动力泵；12. 反渗透组件；13. 控制系统；14. 信息反馈线路；15. 物料运行管路；16. 螺旋出渣器

（三）应用实例——巴戟天的高效高压差低温连续式提取技术研究[258]

1. 设计　巴戟天含有丰富的营养成分，其糖类物质的总含量达50%左右，其中低糖类物质含量高、成分复杂、药理作用明显。实验以耐斯糖的含量转移保留率为指标，采用高效高压差低温连续式提取分离浓缩技术及其成套装备对巴戟天单味水提工艺中耐斯糖的含量进行研究。

2. 试验方法　取巴戟天粗粉5kg，加水150L于0.1～35MPa高压差提取1次，离心，收集提取液，200目滤过，滤液用500nm陶瓷膜过滤器滤过，滤液经反渗透浓缩，得巴戟天浓缩液，喷雾干燥（进风175℃、出风75℃），收集喷雾干燥粉，测定水分和耐斯糖含量。

3. 结果　高效高压差低温连续式提取分离浓缩技术用于巴戟天糖类成分的提取，其优化工艺提取率能够达到80%以上，能够有效地对巴戟天进行提取。

六、浸出新技术与新方法展望

随着科学技术的不断发展，中药提取的新技术、新方法也不断涌现。中药浸出新技术与新方法由于具有针对性强、提取效率高、成分损失少、周期短等特点，显示出在中药有效成分提取方面具有广泛的应用前景。另外，新技术、新方法的联合应用，也助推了中药提取技术的发展。如微波强化逆流提取技术，在微波的强化下，逆流提取的效率更高[259]。将连续逆流和超声提取两种新技术相结合，一方面利用超声提取的加速介质质点运动、空化效应和超声振动均化作用，缩短了提取时间，提高了产品的得率；另一方面，采用连续逆流提取工艺将溶剂和药材饮片分别从设备两端连续加入，药材在机械力的推动下向出渣口方向运动，而溶剂从另一端（靠近出渣口一侧）加入，向药材运动的反方向流动，两者逆流接触，浓度梯度可以始终保持在较高水平，从而形成较大的传质推动力，药液出来即可达到较高浓度[260]。

虽然这些新技术给中药提取带来了进步，但还存在着不同层次的局限性，比如酶法提取技术，不同的药材选择不同酶进行酶解，因而多数用于单味药材的提取，用于复方中药制剂的提取相对较难，而中药制剂多数为复方中药制剂，因此难以中药制剂生产中推广应用。目前一些新技术、新工艺的原理和参数还在不断完善阶段，对工艺以及工艺参数的优化、革新和强化将是工作重点。迄今，这些新技术多为实验室研究阶段，如何应用于中药制剂的生产，需要解决的技术问题还很多。因此，加强新技术在中药提取方面的研究，加速其在工业化生产中的应用与推广，也是目前浸出新技术亟待解决的问题；与此同时，还要继续探索新的技术和方法以促进中药产业化发展。

当前我国的中医药事业正面临前所未有的发展机遇，国家和有关部门十分重视中医药事业，提出实现中药现代化的宏伟目标。近年来，国内中药研究人员注意吸收现代的新技术和方法，并将其应用到中药制剂的制备和生产中。运用高新技术发展现代中药，是提高中药市场竞争力、实现中药现代化的重要途径，必将为中药现代化的研究注入新的活力。

（奉建芳，梁健钦，涂亮星）

参考文献

[1] 杨明. 中药药剂学. 北京：中国中医药出版社，2016.

[2] 李小芳. 中药提取工艺学. 北京：人民卫生出版社，2014.

[3] 国家药典委员会. 中华人民共和国药典. 北京：化学工业出版社，1985.

[4] 国家药典委员会. 中华人民共和国药典. 北京：化学工业出版社，1990.

[5] 国家药典委员会. 中华人民共和国药典. 北京：化学工业出版社，1995.

[6] 国家药典委员会. 中华人民共和国药典. 北京：化学工业出版社，2000.

[7] 国家药典委员会. 中华人民共和国药典. 北京：化学工业出版社，2005.

[8] 国家药典委员会. 中华人民共和国药典. 北京：中国医药科技出版社，2010.

[9] 国家药典委员会. 中华人民共和国药典. 北京：中国医药科技出版社，2015.

[10] 匡海学. 中药化学. 北京：中国中医药出版社，2017.

[11] 徐莲英，侯世祥. 中药制药工艺技术解析. 北京：人民卫生出版社，2003.

[12] 孙浠哲，吴倩倩，马文保，等. 中药药代动力学研究进展. 河北中医药学报，2018，33（5）：52－55.

[13] 贺颖，王志萍，王力宁，等. 不同粉碎度对麻杏石甘汤煮散中盐酸麻黄碱和苦杏仁苷的影响. 中成药，2013，35（3）：631－633.

[14] 杨必成，刘海，杨义芳，等. 油菜花粉中黄酮类化合物的提取与分析. 中草药，2011，42（12）：2451－2455.

[15] 王艳艳，王团结，陈娟，等. 连续动态逆流提取技术及其设备研究. 机电信息，2015（5）：1－9.

[16] 章志雄，熊富良，石召华，等. 淫羊藿动态逆流提取工艺的研究. 中成药，2011，33（2）：355－357.

[17] 戴晓燕，余陈欢，吴巧凤，等. 山楂总黄酮的逆流提取研究. 中成药，2012，34（9）：1688－1692.

[18] 李慧，焦丽丽，章国磊，等. 液相色谱－质谱联用技术分析提取温度对药材中人参皂苷单体提取率的影

响．天然产物研究与开发，2018，30（7）：1119－1125.

［19］韩丽，黄娟，杨秀梅，等．丹参水溶性成分丹酚酸 B 减压提取工艺研究．中华中医药杂志，2013，28（11）：3201－3203.

［20］李冬华，马潇，宋平顺，等．三种方法提取当归挥发性成分的气相色谱－质谱联用分析．西部中医药，2013，26（8）：15－18.

［21］金林，赵万顺，郭巧生，等．响应面法优化白芍提取工艺的研究．中国中药杂志，2015，40（15）：2988－2993.

［22］杨学东，伍勋，胡立翠，等．不同溶剂对川芎药材中有效成分提取效果的影响．中国中药杂志，2012，37（13）：1942－1945.

［23］王兆华，纪义波，张大军，等．不同提取溶剂对银杏叶药材中多种成分含量的影响．山东化工，2016，45（2）：22－24.

［24］王赛君，伍振峰，杨明，等．中药提取新技术及其在国内的转化应用研究．中国中药杂志，2014，39（8）：1360－1367.

［25］李慧婷，伍振峰，万娜，等．浸提辅助剂在中药提取中的应用及研究进展．中国实验方剂学杂志，2017，23（23）：212－219.

［26］吴剑．酸碱性水梯度提取柑橘皮渣类黄酮、柠碱及初步纯化工艺研究．重庆：西南大学，2011.

［27］王智荣，林宗毅，崔春，等．酸法提取海带多糖的效果评价及工艺优化．中国食品添加剂，2016，（2）：126－131.

［28］郭占京，刘雄民，黄宏妙，等．响应面试验优化超声辅助提取萝芙木中育亨宾工艺．食品科学，2015，36（16）：66－71.

［29］刘沛，刘翠哲．溶液 pH 值对丹参、三七中有效成分提取效果的影响．中国药房，2011，22（11）：1017－1019.

［30］彭晓敏，贾志伟，麻明亮，等．碱水提取斑蝥药材中斑蝥素的研究．中国当代医药，2012，19（13）：66－67.

［31］张晓云，谢玲燕，季明敏，等．超声波辅助碱法提取芡实蛋白工艺．食品研究与开发，2012，33（11）：96－99.

［32］张黎明，王艳乔，左北梅，等．微碱法提取山药糖蛋白的工艺研究．食品科技，2012，37（3）：206－209.

［33］管清香，孙士淋，张广远，等．表面活性剂协同提取木蝴蝶中总黄酮的研究．特产研究，2016，38（2）：20－22.

［34］李祥，兀浩，文星，等．表面活性剂及其复配体系对盾叶薯蓣中薯蓣皂苷提取率影响的研究．中成药，2013，35（2）：407－411.

［35］何节玉，廖德仲，邵东旭，等．水蒸气蒸馏教学实验的改进．高校实验室工作研究，2013，（2）：36－38.

［36］高海荣，陈秀丽，金岳恒，等．水蒸气蒸馏提取橙皮精油教学实验装置改进．郑州师范教育，2014，（4）：60－62.

［37］杨金娟．顶空离子液体单滴微萃取法对孜然和连翘中挥发性成分的测定．长春：吉林大学，2013.

［38］王峥涛，梁光义．中药化学．上海：上海科学技术出版社，2009.

［39］刘红波，唐志书，张婷，等．牡丹皮中丹皮酚的提取及包合工艺研究．中南药学，2016，14（2）：166－169.

［40］赵志鸿，耿楠，黄勇勇，等．艾叶挥发油提取工艺的优化［J］．中国医药导报，2014，11（35）：66－69.

［41］康廷国．中药鉴定学．北京：中国中医药出版社，2016.

［42］朱文学．中药材干燥原理与技术．北京：化学工业出版社，2009.

［43］任红兵．真空冷冻干燥技术及其在中药领域的应用．机电信息，2016（20）：12－21.

［44］Tang Xiaolin，Pikal Michael J. Design of Freeze－Drying Processes for Pharmaceuticals：Practical Advice. Pharmaceutical Research（Dordrecht），2004，21（2）：191－200.

［45］森克·恩迪．过程分析技术在生物制药工艺开发与生产中的应用．北京：化学工业出版社，2019.

［46］Kasper JC，Pikal MJ，Friess W. The freezing step in lyophilization：Physico－chemical fundamentals，freezing methods and consequences on process performance and quality attributes of biopharmaceuticals. European Journal of Pharmaceutics and Biopharmaceutics，2011，78（2）：0－263.

［47］闫婷．蔬菜类真空干燥设备的设计及数值模拟．西安：陕西科技大学，2017.

［48］李海波．甘薯的微波真空干燥工艺及其数值模拟研究．南宁：广西大学，2016.

［49］ Yu Zhu, Haitao Hu, Shuo Sun. Flow boiling of refrigerant in horizontal metal－foam filled tubes: Part 2－A flow－pattern based prediction method for heat transfer. International Journal of Heat & Mass Transfer, 2015, 91: 502－511.

［50］ Badelin V G. Relationship between molecular descriptors and the enthalpies of sublimation of natural amino acids. Russian Journal of Physical Chemistry A, 2016, 90（7）: 1306－1311.

［51］ 尔朝娟，王洪新，金循，等．真空升华法脱除绿茶中咖啡碱工艺研究．食品工业科技，2012，33（17）：223－226.

［52］ 邢其毅．基础有机化学．北京：北京大学出版社，2016.

［53］ 闫芳，李君，郭金甲，等．冷冻干燥技术在中药制剂应用中关键因素的探讨．中国当代医药，2013，20（25）：128－129.

［54］ 康青，于颖．基于模型的冷冻干燥的过程监测和优化的研究进展．中国医药工业杂志，2018，9（10）：1353－1360.

［55］ 马青．冻干保存中相变传热过程的数值仿真研究．成都：电子科技大学，2018.

［56］ 徐磊，王礼中，崔秀明，等．白芨真空冷冻干燥特性研究及其质量评价．中国医药工业杂志，2019，（3）：325－331.

［57］ Abascal K. The effect of freeze－drying and its implications for botanical medicine: a review. Phytotherapy Research, 2010, 19（8）: 655－660.

［58］ 王小浩，朱邵晴，谷巍，等．栀子药材不同干燥方法水分动态过程模拟及其对多元活性成分的影响．食品工业科技，2019，（1）：1－12.

［59］ Lei Qian, Haifei Zhang. Controlled freezing and freeze drying: a versatile route for porous and micro－/nano－structured materials. Journal of Chemical Technology & Biotechnology, 2011, 86（2）: 172－184.

［60］ 崔清亮，郭玉明，郑德聪，等．基于干燥动力学特性的冷冻干燥过程判别．农业机械学报，2010，41（4）：124－127.

［61］ 曾向潮．有机化学实验．武汉：华中科技大学出版社，2015.

［62］ 周宛平．化学分离法．北京：北京大学出版社，2008.

［63］ 沈凤翠，张荣莉，孙菲，等．茶叶中提取咖啡碱的研究进展．广东化工，2018，45（8）：133－150.

［64］ 陈琼，毛红骞．龙井绿茶咖啡碱的提取工艺研究．江苏调味副食品，2010，27（1）：34－38.

［65］ 马云飞，舒雅键，高师泉，等．咖啡因的升华装置的优化和形象化展现．化学教育（中英文），2018，39（10）：36－38.

［66］ 陈楚阳，毕亚凡．从龙脑樟中提取天然冰片的工艺改进．武汉工程大学学报，2016，38（5）：425－430.

［67］ 张勇，谢丽玲，张振霞，等．硫磺在中医药中的应用概述．世界科学技术－中医药现代化，2013，15（6）：1463－1468.

［68］ Steger H F. Determination of the elemental sulphur content ofminerals and ores. Talanta, 1976, 23（5）: 395.

［69］ 王卫，王奎龙，单雪莲，等．有毒中药的炮制解毒技术及共性解毒机制．南京中医药大学学报，2017，33（5）：448－462.

［70］ 张贵君等．中药鉴定学．北京：科学出版社，2016.

［71］ 王玉涛，张广超，李勉，等．微量升华法在中药材鉴别中的应用．中国药师，2003，（9）：559－560.

［72］ 徐钢，单国顺，鞠成国，等．狗脊升华与挥发性成分的 UPLC/Q－TOF－MS 分析．中草药，2013，44（16）：2308－2312.

［73］ 刘亮亮，刘昊，竺晓程，等．涡轮动叶顶部换热的萘升华模拟实验研究．中国科技论文，2016，11（11）：1206－1209.

［74］ 曾军明，何燕，王明红，等．旋转圆盘周向表面对流换热萘升华比拟研究．青岛科技大学学报（自然科学版），2011，32（5）：514－517.

［75］ 宋锡高，杨正光，陆兴忠，等．升华法精制碘的设备腐蚀及其处理．广州化工，2013，41（19）：117－119.

［76］ 谢燕红．碘化法提金工艺中碘及碘离子连续测定研究．中国无机分析化学，2018，8（3）：50－53.

［77］ 黄成加，王爱平，王腊梅，等．碘的升华与凝华实验的改进．实验教学与仪器，2013，30（4）：23.

［78］ 周礽，李臻峰，李静，等．真空冷冻干燥技术的研究进展．黑龙江科技信息，2014，（30）：76－77.

［79］ 戚永明．冻干片制剂研究新进展．中国处方药，2012，10（04）：57－59.

［80］ 田烨，吴明媛．生物制品冻干保护方法研究

进展. 中国医药生物技术，2018，13（1）：73－76.

［81］张华，邱镇，陈红，等. 丹参冻干粉针对大鼠体内硝苯地平药动学的影响. 重庆医学，2018，47（22）：2917－2920.

［82］柏立浩，张丽，等. 超临界流体萃取技术在中药研究中的应用与发展. 西部中医药，2013，26（2）：114－118.

［83］夏伦，汪永，高家荣，等. 超临界萃取与药学研究. 北京：化学工业出版社，2017.

［84］陈维扭. 中药超临界二氧化碳萃取技术研究. 北京：中国医药科技出版社，2014.

［85］刘吉成，谢巍. 超临界流体萃取技术在中药提取分离方面应用的研究进展. 中国执业药师，2014，11（8）：31－35.

［86］李杏花，孙晖，王喜军，等. 超临界萃取技术在中药成分提取分离中的应用研究进展. 亚太传统医药，2011，7（02）：154－156.

［87］姜欣欣，李跃金，陈维，等. 超临界CO_2萃取技术在中药有效成分提取中的应用. 广东化工，2015，42（1）：53－54，59.

［88］舒展. 超临界流体萃取油品的工艺研究进展. 广东化工，2019，46（05）：144－145.

［89］王志锋. 超临界流体萃取技术在中药提取中的应用. 科技与创新，2018，（14）：13－15.

［90］张龙，张曜武，杨浩. 生物碱的超临界CO_2萃取研究进展. 天津化工，2012，26（1）：1－4.

［91］王鉴，张楠，武芹，等. 超临界CO_2溶解性能的研究进展. 炼油与化工，2011，22（5）：1－5.

［92］刘娜. 超临界流体萃取技术在中药提取的应用. 广州化工，2017，45（24）：31－33.

［93］陈兵. 固体溶质在超临界流体中溶解度的关联模型研究. 杭州：浙江工业大学，2010.

［94］Brunner G. Supercritical fluids：technology and application to food processing. Journal of Food Engineering，2010，67（1）：21－33.

［95］李淑芬. 超临界流体技术及应用. 北京：化学工业出版社，2014.

［96］Dirk Broell ，Claudia Kaul ，Alexander. ChemInform Abstract：Chemistry in Supercritical Water. Cheminform，2010，31（1）：22－31.

［97］张元，闫加庆，刘敏，等. 超临界流体色谱技术在药物分析领域的应用研究进展. 中国药房，2018，29（2）：283－288.

［98］刘美，张成，赵德智，等. 中东常压渣油及其超临界流体萃取分馏馏分中极性化合物的分子表征. 分析科学学报，2018，34（1）：67－72.

［99］王劼，陈保业，晁玉龙，等. 斑唇马先蒿挥发油的超临界萃取及GC－MS分析. 甘肃农业大学学报，2017，52（2）：100－106.

［100］朱自强. 固体物料的超临界流体萃取. 北京：中国医药科技出版社，2014.

［101］谢尧平. 运用超临界二氧化碳技术络合萃取重金属离子的研究. 武汉工程大学，2009.

［102］Miguel Herrero ，Jose A. Mendiola ，Alejandro Cifuentes . Supercritical fluid extraction：Recent advances and applications. Journal of Chromatography A，2010，1217（16）：2495－2511.

［103］魏远，杨劼，焦宁，等. 中药制剂工艺中新技术应用进展. 临床合理用药杂志，2019，12（7）：180－181.

［104］张锦. 夹带剂条件下动态超临界CO_2流体对煤体吸附性能的作用规律和机理. 昆明：昆明理工大学，2018.

［105］赵丹，尹洁. 超临界流体萃取技术及其应用简介. 安徽农业科学，2014，42（15）：4772－4780.

［106］王林凤. 夹带剂在超临界CO_2萃取黄芪甲苷中的影响. 中国药师，2016，19（4）：667－670.

［107］李卫民，王治平，刘杰，等. 超声强化超临界提取大黄中5种蒽醌衍生物的研究. 中成药，2011，33（4）：718－720.

［108］Larson KA ，King ML. Evaluation of Supercritical Fluid Extraction in the Pharmaceutical Industry. Biotechnology Progress，2010，2（2）：73－82.

［109］刘雯，李素娟，马丹凤，等. 超临界CO_2萃取银杏叶中总黄酮醇苷的夹带剂工艺条件. 中国现代医学杂志，2017，27（3）：41－44.

［110］尹文红，陈克勋. 夹带剂对穿心莲内酯超临界萃取的影响. 中成药，2011，33（6）：958－962.

［111］华梅，马惠芬，陈中华，等. 不同夹带剂条件下超临界CO_2流体萃取油用牡丹及成分分析. 西南林业大学学报（自然科学），2017，37（05）：198－202.

［112］靳杰. 中药超临界CO_2萃取设备及技术应用. 机电信息，2014，（8）：9－13.

［113］国家标准《钢制压力容器》（GB150—1998）.

［114］罗运柏. 化工分离—原理、技术、设备、实

例．北京：化学工业出版社，2013.

［115］张红英，姚元虎，颜雪明，等．超临界流体萃取分离技术及其应用．首都师范大学学报（自然科学版），2016，37（6）：50－53.

［116］吴秉衡.21世纪新型溶剂萃取技术及应用研究．机械管理开发，2010，25（4）：34－35.

［117］王文仲，刘公文．超临界萃取技术在农产品深加工中的应用．现代农业，2018，(8)：96－97.

［118］葛发欢．中药超临界二氧化碳萃取技术研究．北京：中国医药科技出版社，2014.

［119］吴芳，李雄山，陈乐斌，等．超临界流体萃取技术及其应用．广州化工，2018，46（2）：19－20.

［120］邢晓晓，田卫环．超临界CO_2萃取生姜油中姜辣素含量的测定．食品工业科技，2015，36（23）：294－296.

［121］刘彤，付彬．肉桂油五种提取工艺的比较研究．天津药学，2018，30（1）：28－30.

［122］王晓慧，姜程曦，魏雯雯．不同方法萃取温莪术中挥发油的比较研究．北方园艺，2011，(17)：194－195.

［123］佟若菲，张秋爽，朱雪瑜．黄连中生物碱的超临界CO_2萃取工艺研究．天津药学，2010，22（5）：71－73.

［124］石一飞，陈巧青，徐永进．超临界流体CO_2萃取浙贝母花生物碱的工艺研究．农产品加工，2017，(19)：34－36.

［125］朱德艳．葛根黄酮不同提取方法比较．江苏农业科学，2015，43（5）：265－267.

［126］邱婧然，王志祥，戈振凯，等．超临界CO_2萃取白芷中香豆素类成分工艺研究．辽宁中医药大学学报，2014，16（2）：59－62.

［127］白研，葛发欢，史庆龙，等．超临界CO_2流体萃取制首乌中的有效成分．中药材，2005，28（4）：290.

［128］李海池，马晋芳，陈天玲，等．超临界CO_2萃取磨芋脂溶性成分工艺研究及其成分分析．中药材，2017，40（5）：1154－1158.

［129］魏贞伟，邵弘，王俊国，等．超临界CO_2萃取沙棘籽油及热敏性物质分析．食品科学，2012，33（24）：97－100.

［130］Abu－Izza KA，Garcia－Contreras L，Lu DR. Preparation and evaluation of sustained release AZT－loaded microspheres：Optimization of the release characteristics using response surface methodology. Journal of Pharmaceutical Sciences，1996，85（2）：144－149.

［131］Ganzler K，Salgó A，Valkó K. Microwave extraction：A novel sample preparation method for chromatography. Journal of Chromatography，1986，371：299－306.

［132］Ganzler K，Szinai I，Salgó A. Effective sample preparation method for extracting biologically active compounds from different matrices by a microwave technique. Journal of Chromatography A，1990，520（520）：257－262.

［133］Katalin Ganzler，Andrús Salgó. Microwave－extraction－a new method superseding traditional Soxhlet extraction. ZeitschriftfürLebensmittel－Untersuchung und Forschung，1987，184（4）：274－276.

［134］Zlotorzynski A. The application of microwave radiation to analytical and environmental chemistry. Critical Reviews in Analytical Chemistry，1995，25（1）：43.

［135］Albert P，Hölderle M，Mülhaupt R. Thermal and microwave－activate non－aqueous free－radical dispersion polymerization of methyl methacrylate in n－heptane. Acta Polymerica，2010，47（2－3）：74－78.

［136］Onuska F I，Terry K A. Extraction of pesticides from sediments using a microwave technique. Chromatographia，1993，36（1）：191－194.

［137］Steinheimer. HPLC determination of atrazine and principal degradates in agricultural soils and associated surface and ground water. Journal of Agricultural and Food Chemistry，1993，41（4）：588－595.

［138］Gillian M. Greenway，Nsanyi Kometa. On－line sample preparation for the determination of riboflavin and flavin mononucleotides in foodstuffs. Analyst，1994，119：929

［139］Lopez Avila V，Young R，Beckert WF. Microwave－Assisted Extraction of Organic Compounds from Standard Reference Soils and Sediments. Analytical Chemistry，1994，66（7）：1097－1106.

［140］Yaping L. Loading controlled magnetic carbon dots for microwave－assisted solid－phase extraction：Preparation，extraction evaluation and applications in environmental aqueous samples. Journal of Separation Science，2018，12（6）：101－105.

［141］He Zeying，Wang Lu，Peng Yi. Determination of

selected polychlorinated biphenyls in soil and earthworm using a QuEChERS – based method and gas chromatography with tandem MS. Journal of Separation Science, 2015, 38 (21): 3766 – 3773.

[142] Ahmed Halfadji, Abdelkrim Touabet. Determination of 26 polychlorinated biphenyls congeners in soil samples using microwave – assisted extraction with open vessel and gas chromatography. Green Chemistry Letters & Reviews, 2018: 11 (3): 209 – 216.

[143] Haskins Stacey D, Kelly David G, Weir Ron D. Field confirmation of modified pressurized solvent extraction vessels for the analysis of polychlorinated biphenyl congeners in blood samples from Great Lakes Mallards (Anas platyrhynchos). Environ Sci Process Impacts, 2013, 15 (6): 1172 – 1180.

[144] 赵凯华．电磁学．北京：高等教育出版社，2011.

[145] 王家万，王亚夫．微波加热原理及应用．吉林师范大学学报（自然科学版），2012，33（4）：142 – 144.

[146] 祝民鹏，侯德亭，陈丹，等．国外高功率微波技术发展及应用．飞航导弹，2018，(2)：67 – 71.

[147] 席彩彩，张文芳，侯明月，等．微波提取技术在中药有效成分提取中的应用．中国药业，2014，23 (3)：94 – 96.

[148] 曹洪斌，申明金，陈莲惠，等．微波萃取在中药提取中的应用．广州化学，2013，38（1）：72 – 76.

[149] Pare J R J. Microwave – assisted Natural Products Extraction. USA Patent 5002784.

[150] 郝金玉，韩伟，邓修，等．新鲜银杏叶经微波辅助提取后微观结构的变化．中草药，2002，33 (8)：739.

[151] 左春英，丁言镁，王建华，等．微波的生物非热效应的机理研究．沈阳师范大学学报（自然科学版），2005，23（3）：254.

[152] 王大元，刘红霞．微波技术在中药生产及研究中的应用．化工时刊，2018，32（6）：40 – 43.

[153] 韩静．制药设备设计基础．北京：化学工业出版社．2018.

[154] 黄祖林，吴晓琼，邱晓敏，等．微波辅助提取决明子总蒽醌的工艺条件研究．中华中医药学刊，2014，32（3）：655 – 660.

[155] 徐浩锋，杨华俊，俞岚，等．中药有效成分现代提取技术研究进展．海峡药学，2012，24（1）：13 – 18.

[156] 徐逸凡，杨志空，孟煜嘉，等．微波萃取技术在三萜类化合物提取中的应用．机电信息，2015，(32)：21 – 27.

[157] 闵建华，曹旻旻，韦冬菊，等．微波辅助提取红景天苷的工艺研究．中草药，2012，43（8）：1536 – 1539.

[158] Zhou Ting, Xiao Xiaohua, Li Gongke. Microwave Accelerated Selective Soxhlet Extraction for the Determination of Organophosphorus and Carbamate Pesticides in Ginseng with Gas Chromatography/Mass Spectrometry. Analytical Chemistry, 2012, 84 (13): 5816 – 5822.

[159] Jiang – Shan Li, Qiang Xue, Ping Wang. Enhanced washing for Cr (VI) removal from contaminated soil using EDTA and microwave radiation. Environmental Earth Sciences, 2015, 74 (3): 2167 – 2172.

[160] Li Nan, Qi Li, Shen Ying. Amphiphilic block copolymer modified magnetic nanoparticles for microwave – assisted extraction of polycyclic aromatic hydrocarbons in environmental water. Journal of Chromatography A, 2013, 1316 (21): 1 – 7.

[161] Imaizumi Kazuhiko, Taniguchi Kei, Ogawa Yoshinori. An evaluation of the effect of microwave irradiation on bone decalcification aimed to DNA extraction. Legal Medicine, 2013, 15 (5): 272 – 277.

[162] Mamdouh Omran, Timo Fabritius, Riku Mattila. Thermally assisted liberation of high phosphorus oolitic iron ore: A comparison between microwave and conventional furnaces. Powder Technology, 2015, 269 (269): 7 – 14.

[163] R. Wietecha – Posuszny, M. Woniakiewicz, A. Garbacik. Microwave – assisted liquid – liquid extraction of psychotropic drugs from human serum. Toxicology Letters, 2011, 205 (3): S209 – S210.

[164] 党蓓蕾，乐龙，王志祥，等．微波提取天麻中天麻素的工艺研究．西北药学杂志，2011，26 (03)：174 – 176.

[165] 徐逸凡，孙斯琪，韩伟，等．微波辅助提取猴头菇多糖的工艺研究．机电信息，2016，(32)：38 – 44.

[166] Xiao – Feng Feng, Nie Jing, Zu – Guang Li. Ultrasound – Microwave Hybrid – Assisted Extraction Coupled to Headspace Solid – Phase Microextraction for Fast Analysis of Essential Oil in Dry Traditional Chinese Medicine by GC – MS. Chromatographia, 2014, 77 (7 – 8): 619 – 628.

[167] Xinran Li, Fengli Chen, Shuangyang Li. An efficient homogenate - microwave - assisted extraction of flavonols and anthocyanins from blackcurrant marc: Optimization using combination of Plackett - Burman design and Box - Behnken design. Industrial Crops & Products, 2016, 94: 834 - 847.

[168] 高镱萌，徐愿坚，杜洪飞，等．中药提取新技术的研究进展．世界科学技术 - 中医药现代化，2014，16 (4): 890 - 894.

[169] 赵欣．微波吸收介质在微波快速提取法中的应用．长春：吉林大学，2013.

[170] 李忠军．天然紫背天葵多功能花青色素的提取及其光降解动力学研究．安徽农业科学，2010，38 (16): 8685 - 8686.

[171] 樊亚鸣，周叶燕，陈永亨，等．工业化微波提取工艺及设备的关键技术研究．广州大学学报（自然科学版），2011，10 (4): 20 - 23.

[172] 王辉，刘长路．微波辅助乙醇提取葛根素技术研究．绿色科技，2015 (9): 308 - 309.

[173] 张琳琳．微波萃取技术提取天然产物研究进展．生物学教学，2016，41 (4): 2 - 5.

[174] 颜秀英．用于中药提取的新技术进展．中国医药指南，2018，16 (11): 52 - 53.

[175] 谭承佳，温荣伟，马家骅，等．微波提取柴胡挥发油的工艺研究．中成药，2014，36 (6): 1315 - 1317.

[176] Talebi Mohammad, Ghassempour Alireza, Talebpour Zahra. Optimization of the extraction of paclitaxel from Taxus baccata L. by the use of microwave energy. Journal of Separation Science, 2015, 27 (13): 1130 - 1136.

[177] 李志英，吕红艳，张海容．微波提取青蒿中青蒿素的研究．药物分析杂志，2010，30 (8): 1459 - 1461.

[178] 卫强，桂芹，邱镇，等．紫荆花中多糖的微波提取工艺优化及其抗氧化活性．食品科学，2015，36 (4): 39 - 44.

[179] 陈玉霞，林峰，莫娟，等．两种黄芪多糖提取方法比较．实验室研究与探索，2015，34 (3): 20 - 22.

[180] 张萍，梁新丽，廖正根，等．正交设计优选黄芪多糖的微波辅助与传统提取工艺研究．江西中医学院学报，2009，21 (1): 33 - 35.

[181] 高品一，金梅，杨頔，等．金樱子黄酮两种提取工艺优化及比较．食品工业科技，2014，35 (1): 237 - 241.

[182] 李秀信，王建华，刘莉丽，等．微波辅助提取香椿叶黄酮工艺的研究．中国食品学报，2012，12 (1): 46 - 51.

[183] 陈烨，赵永钦，梅紫薇，等．浙贝母花总生物碱微波提取工艺的优化．中成药，2018，40 (5): 1074 - 1077.

[184] 文卓琼，蒋利华，熊海蓉，等．微波法提取石蒜中石蒜碱的工艺优化．中国农学通报，2015，31 (24): 247 - 251.

[185] 郑时莲，邓泽元，蒋海伟，等．茄子皮中花色苷提取方法的比较及其抗氧化活性研究．中国食品学报，2017，17 (1): 92 - 99.

[186] 程玉鹏，马爱萍，陈琦，等．微波法提取龙胆中龙胆苦苷工艺研究．辽宁中医药大学学报，2017，19 (3): 38 - 40.

[187] 高岐．微波提取何首乌中蒽醌含量的应用研究．食品研究与开发，2015，36 (17): 81 - 82.

[188] 杨赛飞，孙印石，王建华．响应面法优化离子液体微波提取虎杖中 5 种蒽醌类成分．中药材，2014，37 (5): 871 - 875.

[189] 韩伟，夏玉婷，谷旭晗，等．对中药提取分离新技术及其设备的研究．机电信息，2013 (32): 1 - 9.

[190] 齐百栋．超声无损检测的若干新进展研究．中国石油和化工标准与质量，2018，38 (17): 51 - 52.

[191] 王颖，吴丹，马来波，等．超声波在化学工业中的应用与研究进展．盐科学与化工，2017，46 (3): 1 - 4.

[192] 廖维良，赵美顺，杨红．超声波辅助提取技术研究进展．广东药学院学报，2012，28 (3): 347 - 350.

[193] 张强，孙昱东，施宏虹，等．超声波技术及其在应用技术领域的机理研究．广东化工，2013，40 (13): 90 - 91.

[194] 秦梅颂．超声提取技术在中药中的研究进展．安徽农学通报（上半月刊），2010，16 (13): 54 - 55.

[195] 贾利成，何常德，杜以恒，等．电容式微超声波换能器的设计与电容值测试．应用声学，2018，37 (4): 504 - 508.

[196] 时亚，石文泽，陈果，等．钢轨踏面检测电磁超声表面波换能器优化设计．仪器仪表学报，2018，39 (8): 239 - 249.

[197] 薛峰，李春娜，李朋收，等．超声提取在中药化学成分提取中的应用．中国实验方剂学杂志，2014，

20（18）：231 – 234.

［198］杨春瑜，柳双双，梁佳钰，等．超微粉碎对食品理化性质影响的研究．食品研究与开发，2019，40（1）：220 – 224.

［199］景永帅，吴兰芳，王乾，等．远志多糖提取工艺优化及其抗氧化活性研究．食品与机械，2016，32（5）：152 – 156.

［200］郭伟．超声检测．北京：机械工业出版社，2014.

［201］罗琥捷，杨宜婷，黄寿根，等．超声提取法与索氏提取法提取陈皮黄酮类有效成分的分析比较．中药材，2016，39（2）：371 – 374.

［202］韩秋菊．3 种方法提取枸杞黄酮效果的比较．江苏农业科学，2013，41（2）：271 – 273.

［203］孙鹏尧，马宏飞，李宁豫，等．响应面法优化超声波辅助提取姜黄素类化合物工艺及动力学分析．中国食品添加剂，2016（12）：99 – 108.

［204］谢海荣，孙永，李红艳，等．响应面法优化提取三叶青叶中总黄酮的两种工艺比较．中国食品学报，2015，15（11）：105 – 112.

［205］李思阳，孔庆新，庄润泽，等．香椿子中总黄酮提取工艺的优化和比较．中成药，2017，39（10）：2178 – 2182.

［206］张雪娇，李罗．女贞子中黄酮类化合物的提取方法比较．安徽农业科学，2012，40（22）：11187 – 11188.

［207］李淑芳，桑小军．玫瑰花中总黄酮提取方法比较研究．中国现代药物应用，2012，6（8）：12 – 13.

［208］王玲，王天杰，董媛媛，等．泽漆总黄酮不同提取方法比较研究．中医学报，2014，29（8）：1172 – 1174.

［209］刘璐，杨丽杰，李希娜，等．正交设计法优选黄芩苷提取工艺．中华中医药学刊，2010，28（7）：1437 – 1438.

［210］王婧，刘慧婷，柴庆凯，等．响应面分析法优化超声提取党参皂苷的工艺研究．天津农业科学，2017，23（10）：14 – 20.

［211］张素萍．超声频率对中药有效成分提取的影响．广州化工，2015，43（2）：13 – 14.

［212］胡怀明，彭芬芬，杨光义，等．薯蓣总皂苷水解物中提取薯蓣皂苷元工艺研究．中国药师，2016，19（11）：2026 – 2028.

［213］李海洋，李莹，李荣华，等．响应面法优化超声波辅助提取废弃烟叶中芦丁的研究．食品研究与开发，2017，38（5）：80 – 84.

［214］付君叶，宋秋华．利用超声法从益母草中提取总生物碱的研究．江西理工大学学报，2012，33（1）：18 – 20.

［215］姜晓东．青蒿多糖的超声提取及其免疫活性的研究．吉林大学，2010.

［216］韩宁娟，方欢乐，牛睿，等．盐酸小檗碱提取方法研究进展．生物化工，2018，4（2）：135 – 137.

［217］谢靖欢，易佳佳，姚嘉禄，等．红枣多糖工艺研究进展．山东化工，2016，45（16）：62 – 66.

［218］邓维泽，唐显福，古霞，等．超声波辅助提取金钗石斛多糖工艺优化研究．食品与生物技术学报，2015，34（10）：1101 – 1106.

［219］蒋晓龙．多频变功率式超声波中药提取设备的研究．北京化工大学，2015.

［220］吴韶梅，哈婧，冀亚敏．枸杞总黄酮的提取及抗氧化作用研究．中国食品添加剂，2013，（5）：133 – 137.

［221］王振伟，申森，胡晓冰．刺梨中黄酮的超声提取及 HPLC 测定．湖北农业科学，2014，53（19）：4684 – 4687.

［222］胡文举，杨润军．正交试验优化超声法提取黄芪总黄酮工艺研究．中兽医学杂志，2014，（3）：12 – 16.

［223］杨晶，张琳，赵梓邯，等．正交试验法优选陈皮橙皮苷超声提取工艺．中国现代中药，2017，19（8）：1176 – 1180.

［224］谢伟雪，刘孝敏，谢伟敬．超声波法提取大黄蒽醌类成分的工艺研究．中国处方药，2015，13（11）：22 – 24.

［225］杨赛飞．虎杖主要活性成分提取及抗氧化活性研究．山东农业大学，2014.

［226］付起凤，曹琦，吕邵娃，等．正交法优化苦参中苦参生物碱的超声提取工艺．中医药信息，2015，32（1）：11 – 13.

［227］张稳，刘杉杉，肖雪峰，等．功劳木生物碱提取工艺研究进展．医药论坛杂志，2018，39（8）：171 – 173.

［228］陈远谷，李春燕，王若焱，等．不同提取方法对苦参中生物碱提取率的影响．山地农业生物学报，2015，34（6）：41 – 45.

［229］王维坚，侯丽丽，陈洪海．人参总皂苷提取工艺研究．食品安全导刊，2018，（27）：169 – 170.

［230］高强，姜忠丽．超声波辅助提取三七皂苷的工艺优化．农业科技与装备，2016，（6）：44 – 46.

［231］郭永月，陶明煊，赵云霞，等．白玉菇多糖提取方法的比较和优化．南京师大学报（自然科学版），2013，36（3）：87－92.

［232］郑莹丽，杨朝霞，余高照，等．响应面分析法优化白术多糖超声提取工艺．中国药业，2014，23（18）：60－62.

［233］潘红亮．水蒸气蒸馏法和超声辅助提取法提取华细辛挥发油的比较．食品科学，2011，32（10）：190－193.

［234］林艺华．正交实验法优选复方风柜斗草总黄酮提取工艺研究．内蒙古中医药，2017，36（20）：133－134.

［235］周帅飞，刘玉红．四君子汤复方多糖超声提取及脱蛋白工艺优化．山东中医杂志，2015，34（02）：134－136.

［236］邵明飞，张宏宇，杨金萍，等．响应面法优化螺旋藻藻蓝蛋白的超声波提取工艺．生物学杂志，2013，30（4）：93－96.

［237］董翠英，陈娟．超声提取植物药有效成分的研究进展．中成药，2017，39（7）：1473－1477.

［238］刘落宪．中药制药工程原理与设备．第2版．北京：中国中医药出版社，2007：133－147.

［239］王志祥．制药工程原理与设备．北京：人民卫生出版社，2007：105－110.

［240］朱家壁．分次浸渍法提高浸出率的数学证明．药学通报，1984，19（12）：716－717.

［241］罗喜荣，苑天红，余德顺，等．罐组式动态逆流提取当归的工艺研究．时珍国医国药，2011，22（10）：2433－2444.

［242］梁华伦，黄颖然，江秀娟．罐组式动态逆流提取工艺在丹参提取酚酸类成分中的应用．中国药房，2010，21（11）：992－994.

［243］陈红专，王曙宾，高鹏．人参超声逆流提取工艺研究．中草药，2012，43（6）：1115－1117.

［244］张静，陈红专，董立彬，等．女贞子连续超声逆流提取工艺优选．中国实验方剂学杂志，2014，20（13）：16－18.

［245］宋晓春，刘晓霞，魏舒畅，等．三灌组动态逆流提取当归中阿魏酸的工艺研究．中国中医药信息杂志，2015，22（8）：96－98.

［246］饶双超，冯玲华，姜胜琴．丹归通络颗粒动态逆流提取工艺优选．中药材，2015，38（3）：264－266.

［247］刘增琪，景涛．中药提取分离技术的应用进展．天津药学，2003，15（4）：64－67.

［248］姜永昌．酶法在中药提取中的技术和应用研究．亚太传统医药，2011，7（9）：179－180.

［249］高建德，宋开蓉，刘雄，等．酶法辅助提取巴戟天中多糖及耐斯糖工艺研究．药物分析杂志，2018，38（12）：2204－2212.

［250］刘延泽，袁珂，冀春茹．中草药化学成分提取新方法：植物组织破碎提取法．河南科学，1993，4（11）：265.

［251］刘振洋，周湛，汪中博，等．闪式提取技术在天然药物提取中的应用．第三届中药现代化提取纯化关键技术及新工艺交流大会论文集．2008.

［252］刘延泽．植物组织破碎提取技术．中国天然药物，2007，5（6）：401.

［253］王玥，杜守颖，袁航，等．组织破碎法提取牡丹皮中有效成分的研究．中国药房，2013，24（27）：2529－2532.

［254］邓丽娟，洪霞，钱滢文，等．亚临界水提取黑枸杞花青素工艺研究．食品研究与开发，2018，12（39）：14－18.

［255］邓志云，许艺铧．亚临界水提取技术在沙棘叶加工中的应用研究．食品工业，2018，39（11）：64－69.

［256］刘乡乡．压差式提取器．中国，CN200420102481.9，2006－01－22.

［257］周立雄，宋立飞，刘乡乡，等．移动式高压差连续提取分离装置及其自动控制系统．食品与机械，2014，30（4）：89－92.

［258］刘乡乡，颜东亮，周绍春，等．巴戟天的高效高压差低温连续式提取技术（HHLSE）研究．中国医药指南，2013，11（21）：458－459.

［259］刘刚，张娟．一种用于中药材提取的网带式微波连续逆流提取方法及其装置．中国，CN102233197A，2011－11－09.

［260］王成东．出液口带反冲机构的超声连续逆流提取装置．中国，CN202212024U，2011－08－22.

第五章

中药浸出物的分离与纯化

中药材浸出物中，除有效成分外，通常伴随有大量的无效成分（杂质），将其作为半成品直接用于中药制剂的生产，不但会影响中药制剂生产过程及其产品质量，更不利于中药新剂型、新制剂的研究与开发，难以使中药制剂达到“三效、三小、五方便”的要求。因此，如何选择合适的精制、分离及纯化方法，从中药浸出物中除去大量的无效成分或杂质，同时保留其有效组分，便成为现代中药制剂工艺设计的关键之一。

本章将在第一节概述中介绍分离纯化的含义与目的意义、中药成分类型、中药浸出液的性质、分离纯化的要求与分离纯化工艺的设计思路、分离纯化方法的分类等，重点在第二节到第十一节依次介绍滤过法、沉降法、反渗透法、浓缩、干燥、水-醇法与热处理冷藏法、超滤法、大孔树脂吸附分离法、分子蒸馏法、化学纯化法等常用分离纯化方法的分离原理及其应用技术。在中药制剂工艺设计与生产实践中，理解常用中药分离和纯化的方法与原理，掌握其应用技术，将有助于选择合适的分离与纯化方法，进而对影响分离与纯化的主要工艺条件进行优化与控制，从而达到既充分保留中药中原有的诸多有效成分，又能尽可能多地去除杂质，达到“去粗取精”的目的，为现代中药制剂的创制奠定良好的物质基础。

第一节　概　　述

一、分离、纯化的含义、目的及意义

（一）分离、纯化的含义

分离（separation）：本书所提分离是指采用适当的方法使中药浸出物（非均相或均相体系）中的固体与液体、液体与液体（两种互不相溶的液体）、或溶质与溶剂分开的操作过程。如药渣与药液的分离，微粒与真溶液的分离，挥发油与水溶液的分离，及浓缩与干燥时溶剂与溶质的分离等。

纯化（purification）：本书所提纯化是指采用适当的方法除去中药浸出物中的无效组分（杂质），保留有效、辅助组分的操作过程。如采用醇沉法除去中药提取液中的淀粉、蛋白质等成分，采用大孔树脂吸附法从中药提取液中富集有效部位（如总黄酮、总皂苷等），采用重结晶法获得化合物（单体）等操作。

（二）分离、纯化的目的与意义

中药制剂中药材提取液分离操作的对象为粗分散体系，其主要目的是将药渣及其可见微粒分离，一般可采用滤过法、沉降法。应根据分离原理、影响因素、待分离药液的性质，选择合适的滤材种类、滤过方法，确定是否使用助滤剂，确定是否采用粗滤与精滤结合方法，还要控制滤过时的温度等，以得到澄清的药液。

浓缩与干燥是分离溶剂与溶质的过程，多用蒸发来实现。可根据待浓缩、干燥物料的性质，及影响蒸发的因素，筛选确定蒸发的温度、速度、压力及时间等工艺参数。

纯化操作对象多为分子分散体系，其主要目的是除去中药浸出物中杂质。分离与纯化二者在中药提取

液的处理中常交替进行，以达到“去粗取精”的目的。

中药材提取物是一组成非常复杂的混合物，欲弄清有效物质基础，“去粗取精”，提高中药制剂水平与质量，改变传统剂型面貌，一般应对提取物进行纯化，除去无效组分、有害组分，保留有效组分、辅助组分，以便为不同类型制剂的成型工艺提供优质的原料或半成品。可以说提取物的分离与纯化是实现中药制剂现代化的关键步骤，是达到中药制剂“三小、三效、五方便”的必备措施，是改变传统制剂面貌的重要手段。

分离与纯化操作在现代中药制剂生产中是一个必不可少而又极其重要的操作单元。中药浸出物一般为多组分的复杂体系，除含有少量的药渣和固体微粒性杂质外，还含有大量的糊化淀粉、黏液质、蛋白质、果胶、树胶、鞣质等与功效无关的其他杂质。这些杂质的存在增加了中药的剂量，限制了中药剂型的选择，如缓控释制剂、靶向制剂等中药新型制剂具有药物剂量小、有效成分明确、精确给药特点等，如果中药浸出物不进行分离纯化，就很难做成这类剂型，也达不到精确给药的目的。而且杂质的存在也会影响中药制剂的质量，如中药口服液、注射液等剂型在贮存过程中会出现可见异物的增多等现象。因此，选择合适的分离与纯化方法，并严格控制相关工艺条件，尽可能多地除去杂质，减少固形物总量，提高有效成分含量，对于提高中药制剂水平与质量，从根本上改变传统中药制剂“粗、大、黑”的面貌，创制新型中药制剂，加速中药制剂现代化，增强中药制剂在国际市场的竞争力，都具有重要的现实意义。

二、中药成分类型及浸出液的性质

中药材所含的化学成分极其复杂，不同成分的理化性质、药理作用或生物活性各不相同。中药浸出液的性质也因溶剂与处理方法等不同有较大的差异。为了选择合理的分离纯化方法及其工艺参数，有效地除去浸出物中的杂质，并减少有效成分的损失，必须先知晓中药所含成分类型及理化性质，掌握中药浸出液的整体性质，这是中药制剂分离纯化工艺设计的依据与基础。

（一）中药成分类型

大致可从疗效、化学组成与结构、溶剂中的溶解性三个方面对中药材中的化学成分进行分类。

1. 按疗效分类 按疗效对中药成分进行分类，有助于区别中药浸出物中哪些成分是有效的，哪些是无效的，或虽无特殊疗效但有某些辅助作用，从而提高分离纯化操作的目的性与选择性。

中药成分可分为有效成分、辅助成分、无效成分三类[1]。

（1）有效成分　是指具有生物活性（或医疗效用）的物质，可以是单一有效成分（即单体化合物），也可以是一大类有效成分（有效部位），或数个大类有效成分的组合（有效部位群）。单一有效成分可以用分子式和结构式来表示，具有一定的熔点、沸点、旋光度、溶解度等理化常数，所以又称为有效单体，如黄芩浸出物中的黄芩苷、黄连浸出物中的盐酸小檗碱、麻黄浸出物中的麻黄碱等成分。如果尚未提纯成单体而是含类似结构活性成分的混合物，如中药材浸出物中所得到的总生物碱、总苷、总黄酮、总皂苷等，一般称之为有效部位。如果混合物同时含有多种结构类型的活性成分或多个有效部位，如总皂苷与总黄酮等，称之为有效部位群。有效部位或有效部位群能够代表或部分代表原来中药或中药复方的疗效，有利于发挥其综合作用，也符合中医用药的特点。

（2）辅助成分　系指本身无生物活性，但能增强或缓和共存有效成分的作用，或有助于有效成分的浸出，或能增强制剂稳定性的物质。如大黄中所含的鞣质能缓和大黄的泻下作用，大黄流浸膏比单独服用大黄蒽醌苷泻下作用缓和，副作用小；葛根淀粉可使麻黄碱游离，增加溶解度；黄连流浸膏中小檗碱的含量大大超过小檗碱的溶解限度；这些都是由辅助成分所致。因此，在中药设计分离与纯化方法时，应充分兼顾辅助成分，以充分发挥其作用。

（3）无效成分　系指无生物活性，不起药效或治疗作用的物质，通常指蛋白质、鞣质、脂肪、树脂、糖类、淀粉、黏液质、果胶、色素、无机盐等化学成分。

值得注意的是，有效成分和无效成分的划分不是固定不变的。随着医药学的发展，“有效”和“无效”的界限正逐渐被打破，某些过去认为是无效的成分，现在发现了它有新的生物活性。如天花粉中的蛋白质可用于中期妊娠引产；猪苓多糖对某些肿瘤有一定的抑制作用；金龙胆草中含有的树脂具镇咳平喘功能；叶绿素用于外伤敷贴能促使肉芽生长。鞣质在五倍子和没食子中被认为是具收敛作用的成分，在薯莨中具有清除自由基、抗辐射、抗氧化作用，是薯莨最重要有效成分之一[2]，在大黄中是辅助成分，而在桂皮及其他多数药材中则是无效成分，等等。天然黑豆中的红色素具有抗氧化、延缓衰老、保肝、抗肥胖、降血脂等重要生物学活性[3]，人参果胶对 S－180 瘤株具有一定的抑制作用[4]。

因此，不论是有效成分，辅助成分，还是无效成分，对它们的生物学性质都应有比较全面的了解；或者根据研发目的，进行适当的中药、尤其中药复方中各类成分的分离工作，并建立有针对性的药效学模型予以评价，为纯化目标物的判定提供可靠依据。这样才能在纯化工艺设计中尽可能保留有效成分（或有效部位）或辅助成分，去除无效成分，并对纯化提取过程中所产生的现象和遇到的问题，具有分析和解决的能力。

2. 按化学组成和结构分类　按化学组成与结构分类，有助于了解不同类型成分的理化特性，如极性、化学稳定性等，指导分离纯化方法及其工艺技术条件的设计，从而提高分离纯化操作效果。

中药成分按化学组成和结构可分为：糖类、氨基酸、蛋白质与酶、有机酸、油脂和蜡、树脂、色素、生物碱类、苷类、挥发油、鞣质、无机成分[5]等。各类成分的结构与相关性质简述如下：

（1）糖类　糖类是植物光合作用的主要产物，占植物体 50%～80%，是植物细胞和组织的重要营养物质和支持物质，也是人体的重要营养成分之一。比较重要的糖类有：葡萄糖、果糖、半乳糖、蔗糖、麦芽糖、淀粉、糊精、右旋糖酐、阿拉伯胶、西黄芪胶、纤维素等，它们在制药上有广泛的应用。在多数情况下，植物类中的糖类成分被认为是无效成分。但自 20 世纪以来，一些多糖的活性相继被发现，如香菇多糖、茯苓多糖具有抗癌作用；黄芪多糖具有解毒作用，阿克苏灰枣多糖可显著增强小鼠细胞免疫、体液免疫及非特异性免疫等作用[6]。

中药糖类成分又可分为单糖、低聚糖、多糖类。

1）单糖和低聚糖　单糖化学通式为 $C_n(H_2O)_m$ 的不能水解的糖。根据单糖官能团的结构类型分为醛糖和酮糖；根据分子中碳原子数目的不同分为 5、6、7 碳糖（又称戊糖、己糖、庚糖）；糖的衍生物常见的有去氧糖、甲基糖、糖酸、糖醇等。主要的单糖有葡萄糖、果糖、鼠李糖等。

低聚糖为水解后可以得到 2～9 个单糖的糖，又名寡糖。往往根据其来源进行命名，如麦芽糖（glc＋glc）、蔗糖（glc＋fruc）、乳糖（glc＋gala）、芸香糖（glc＋rham）、龙胆三糖（fruc＋2glc）、水苏糖（gala＋gala＋glc＋fruc）等。根据结构中是否有半缩醛羟基（即是否具有还原性）分为还原性糖和非还原性糖两种。常见的还原性糖有麦芽糖、乳糖等。常见的非还原性糖有蔗糖、龙胆三糖、水苏糖等。但是，它们一旦完全水解，所产生的每个单糖都具有半缩醛羟基，因而全都具有还原性。

中药中的单糖和低聚糖有的以游离状态存在，有的与非糖成分结合成苷而存在。糖类成分一般呈结晶状，有甜味，易溶于水，难溶于乙醇，不溶于乙醚、三氯甲烷、苯等亲脂性有机溶剂，其水溶液容易发霉及发酵。据糖类成分性质，可用透析法从提取液中去除单糖；可在水提取液中加乙醇、丙酮等试剂使低聚糖析出而被去除。

2）多糖。多糖通常是由 10 个分子或更多的单糖分子脱水缩合而成。分子量大，分子中糖链盘绕成螺旋型，故多糖不再具有单糖的理化性质。多糖不溶于水，少数可溶于热水形成胶体溶液；不溶于乙醇等有机溶剂。多糖无甜味，也无还原性，可以在酸催化或者酶催化下发生水解，水解前后的显著不同是溶液旋光性的出现和还原性的出现。含有这些成分较多的中药易生霉或被虫蛀，其水提取液也极易生霉，也常常影响其他成分的提取和产品质量。所以在提取过程中，若不是提取该类成分，应尽早除去。中药多糖类成分主要有淀粉、菊糖、黏液质、果胶、树胶以及纤维素等，有关性质分述如下：

①淀粉。广泛存在于植物体中，由 1000～4000 个葡萄糖分子（间或杂有其他单糖）以 α－1，4 苷键脱水缩合而成，一般由胶淀粉（支链淀粉）和糖淀粉（直链淀粉）所组成。直链淀粉不溶于冷水，可溶于热水成为澄清的液体，遇碘呈鲜蓝色。支链淀粉不溶于冷水，但在 60℃以上的热水中则膨胀糊化成黏稠的胶体溶液，遇碘呈红紫色。淀粉不溶于有机溶剂，常采用乙醇沉淀法除去。

②菊糖。广泛存在于菊科植物中，是一种由 35 个果糖分子与末尾的 1 个葡萄糖分子脱水缩合而成的多糖，难溶于冷水，易溶于温水形成糊状，不溶于乙醇及其他有机溶剂，不与碘产生颜色反应。多为无效成分，亦可用乙醇沉淀法除去。

③黏液质、果胶、树胶类。都是植物体中的黏性成分，属于复杂的多糖类衍生物，相互之间无明显界

限，分子量很大；通常均可被水解成多种单糖（戊糖及己糖）及糖醛酸（葡萄糖醛酸、半乳糖醛酸、果胶酸等），这些酸性化合物中一部分常与钙、钾、镁等结合成盐存在于植物中。

a. 黏液质。是由糖及糖酸的钾盐、钙盐、镁盐聚合而成，易溶于水，不溶于乙醇和其他有机溶剂。在水中能膨胀成黏稠的胶体溶液；可与醋酸铅或碱式醋酸铅产生沉淀。中药白及、百合、玉竹、车前子、亚麻仁、黄精、知母等陆生植物及昆布、海藻等水生藻类都含有较多的黏液质。有的黏液质有滑润肠壁、通解大便、防护创面、抑菌止血的作用，纯化时应予保留。但是在提取其他成分时，少量黏液质的存在会使水提取液黏稠而极难过滤，此时可先加入乙醇使它从水溶液中沉淀出来；或加入石灰水或醋酸铅溶液与黏液质分子中的羧基络合，形成钙盐或铅盐络合物沉淀，过滤除去，但此法也能同时使某些其他成分析出。

b. 果胶。是一种酸性多糖的混合物，主要由D－半乳糖醛酸以α－1，4苷键连接而成的直链分子，其羧基常与Ca^{2+}、Mg^{2+}结合成盐而存在，还混有少量的多聚半乳糖和多聚阿拉伯糖。果胶可溶于水，不溶于乙醇和其他有机溶剂，其水解产物为D－半乳糖醛酸、甲醇及少量半乳糖与阿拉伯糖。果胶内服用于婴儿肠炎、腹泻等症，制成凝胶用于溃疡和创伤，纯化时应予保留。中药中的少量果胶若被视为无效成分，则可用乙醇沉淀法除去。

c. 树胶。是植物茎干的裂口或破伤处分泌出来的透明或半透明的保护性多糖类化合物，一般易溶于水，或吸水膨胀而成半透明的胶状溶液或胶块；在乙醇或大多数有机溶剂中均不溶解。医药上所用的桃胶、阿拉伯胶、西黄芪胶都属树胶类，可用作乳化剂、赋形剂、混悬剂等药用辅料。其他大多为无效成分，可采用醇沉法除去。

④纤维素。是由几千个葡萄糖分子以β－1，4苷键脱水缩合而成的多糖，不溶于水及其他有机溶剂，无还原性，水解比淀粉困难。在高温、高压及强无机酸的催化下才可水解。因为人类以及食肉类动物体内能够水解β－苷键的酶很少，故无法消化利用纤维素。多为无效成分，在用溶剂提取有效成分时，纤维素不被提出，留在药渣中而被除去。而某些微生物、原生动物、蛇类和反刍动物则可消化利用纤维素，是反刍动物的主要饲料。

（2）氨基酸　是广泛存在于生物中的一种含氮有机物，分子中既有氨基又有羧基。中药中的氨基酸多为α－氨基酸，多为左旋的无色晶体，能溶于水；据结构中氨基和羧基数目的不同，其水溶液可呈现中性、酸性或碱性，设计纯化方法时应充分考虑酸碱性的影响。氨基酸在中药中分布较广，板蓝根、南瓜子、蔓荆子、槲寄生、半夏、五味子、天南星等都含有此物，其中有些氨基酸为有效成分，如南瓜子中含的南瓜子氨基酸能治疗血吸虫病，五味子中氨基酸和木质素一样具有较好的助眠功效[7]，纯化时应予保留。

（3）蛋白质及酶　蛋白质是高分子化合物，由氨基酸通过肽键结合而成，大多能溶于水，有些需在弱酸或弱碱条件下才能溶解，并多呈胶状；不溶于甲醇、乙醇、丙酮等有机溶剂，仅有少数蛋白质能溶于一定浓度的乙醇中；蛋白质的性质不稳定，在酸、碱、热以及某些试剂作用下会发生变性反应而产生沉淀；中药中的蛋白质多为无效成分，常用水煮变性沉淀法和乙醇变性沉淀法除去。

酶是有机体内具有催化能力的蛋白质，它的催化作用具有专一性。与蛋白质具有相似的性质，能溶于水，在加热或用强酸、强碱、乙醇等处理时则失去活性。中药浸出物的分离纯化中，可利用酶引起的分解作用，外加酶类澄清剂，达到使中药液体制剂澄清的目的。

（4）有机酸　有机酸是结构中含有羧基的一类化合物，通常分为脂肪酸和芳香酸两类，低分子脂肪酸有酒石酸、草酸、琥珀酸、苹果酸、枸橼酸等，芳香酸有水杨酸、咖啡酸等，它们在植物体中除少数以游离状态存在外，一般都与钾、钙、镁等金属离子或生物碱结合成盐，易溶于水、乙醇等溶剂，难溶于亲脂性有机溶剂；高级脂肪酸则能与甘油结合成脂肪，或与其他高级醇结合成蜡，较易溶于有机溶剂而难溶于水。有机酸的一价碱金属盐一般能溶于水而难溶于有机溶剂，但在含有机酸的提取液中加入硝酸银、氢氧化钡或氧化钙、醋酸铅或碱式醋酸铅溶液时，能分别生成银盐、钡盐、钙盐、铅盐沉淀，此性质常用于植物中少量有机酸无效成分的去除。

（5）油脂和蜡　油脂是高级脂肪酸的甘油酯所组成的混合物，其水解产物主要是甘油和脂肪酸。油脂不溶于水，难溶于冷醇（蓖麻油和巴豆油例外），在热醇中溶解度较大，易溶于乙醚、石油醚、二硫化碳等有机溶剂中。油脂加热至290～340℃时可分解产生丙烯醛，有特殊刺激性臭味，以此可鉴别油脂。

蜡是分子量较大的高级一元醇和高级脂肪酸结合而成的酯类成分，在常温下为固体，理化性质与油脂相似，只是更稳定，不易酸败、不易皂化，加高温时不产生丙烯醛臭味。

当油脂类成分作为无效成分时，常常需要在提取前除去油脂。除去植物中油脂的方法有：压榨法、石油醚或乙醚脱脂法、固体石蜡热萃取法等。

（6）树脂　树脂多系高等植物体内树脂道所分泌的渗出物，其化学构成与树胶截然不同，是由结构复杂的多种成分所组成。一般分为树脂酸类、树脂醇类、树脂烃类等三类。树脂为非结晶性固体，不溶于水或石油醚，能溶于乙醇、乙醚、丙酮、二硫化碳、三氯甲烷等有机溶剂中，能部分或完全溶于碱性溶液中，加酸则又沉淀，遇热则先软化而后变为液体；可燃烧发生浓烟，有明亮的火焰，并且有特异的香味。

通常中药含有的少量树脂，会影响其他成分的提纯，可利用树脂的溶解性将其除去，即将中药的乙醇提取液回收乙醇后，残留物用水处理，树脂不溶解可滤去。倘要除去水提取液中的少量树脂，可加醋酸铅溶液或碱式醋酸铅溶液使沉淀滤去。

（7）色素　据其溶解性能可分为脂溶性色素和水溶性色素两大类。脂溶性色素主要为叶绿素、四萜色素、胡萝卜素、紫杉红素等；水溶性色素包括黄酮类、花青素、蒽醌类等。前者可溶于浓乙醇、乙醚、石油醚、苯、油脂等，后者可溶于水和乙醇溶液。

叶绿素是一种分布甚广的色素，几乎所有的绿色植物均含大量的叶绿素。叶绿素和其他脂溶性色素一样，难溶于水、甲醇、石油醚，能溶于乙醇、丙酮、乙醚、苯、二硫化碳、三氯甲烷等有机溶剂中。在进行中药提取分离时，叶绿素常作为杂质被除去，可在乙醇提取液浓缩后，加入等量的水，使叶绿素沉淀析出而被去除，也可用有机溶剂提取除去；在分离、精制操作中，如有微量叶绿素的存在，可用活性炭、硅胶、氧化铝或碳酸钙等吸附脱色除去。

（8）生物碱类　生物碱是存在于生物界的含氮有机化合物，多具有碱性，是中药的一类重要成分，多具有特殊的生物活性。游离的生物碱一般不溶或难溶于水，能溶于乙醇、三氯甲烷、苯、乙醚等有机溶剂；与酸生成的盐则能溶于水及含水的醇，不溶或难溶于三氯甲烷、乙醚、苯等有机溶剂。通常利用这些性质从中药提取液中分离纯化生物碱。

（9）苷类　苷又称配糖体，是一类可被稀酸或酶水解产生糖和非糖成分的化合物。苷多数是无色无臭的结晶物质，有苦味，大多可溶于水、乙醇，有的也可溶于乙酸乙酯和三氯甲烷，难溶于苯或醚。非糖成分常称为苷元（配糖基），可以是醇、酚、醛、酮、蒽醌、黄酮类、甾醇类、三萜类等多种化合物，一般易溶于有机溶剂，难溶于水。苷的种类很多，如强心苷、皂苷、黄酮苷、蒽苷、香豆精苷、氰苷、酚苷等，由于其苷元的不同，各类苷都有其不同的生物活性。苷在中药中分布较广，是一类重要的中药成分。

（10）挥发油　挥发油又称精油，是一类可随水蒸气被蒸馏的、与水不相混合的挥发性油状成分的总称，是由几种或几十种不同性质的化合物组成的复杂混合物。挥发油为无色或微黄色或其他颜色的透明油状液体，具有香气，常温下能挥发，有较强的折光性，在水中溶解度极小，易溶于有机溶剂及脂肪油。有气味的中药中往往含有挥发油，如薄荷、肉桂、荆芥、紫苏等。可通过冷冻法、分馏法、化学方法、色谱分离法进行分离纯化。

（11）鞣质　鞣质广泛存在于植物界，是一类分子较大、结构复杂的多元酚类衍生物的总称。鞣质通常为无定形粉末，能溶于水、乙醇、丙酮，不溶于乙醚、三氯甲烷、苯、石油醚，可溶于醇和醚的混合溶液及乙酸乙酯。其典型特点是能与蛋白质产生难溶性沉淀，重金属盐及生物碱也能与之产生不溶于水的沉淀，是鞣质作为无效成分需要除去时的理论依据。

（12）无机成分　植物体内的无机成分主要为钾盐、钙盐、镁盐，它们或与有机物质结合存在，或者成为特殊形状的结晶存在，例如草酸钙结晶、碳酸钙结晶等。一般情况下中草药中的无机成分为无效成分，但有的中草药内无机盐成分含量很高，如夏枯草内主要为钾盐的无机成分，其含量在3%以上，产生钾盐的药理作用；附子中的钙与其强心作用有关；海带和海藻所含的碘、福寿草中的锂都有一定的药理作用。在中药提取过程中，这些盐的存在会影响有效成分的纯度，必须除去。可根据大多数无机盐能溶于水而不溶于有机溶剂的性质除去，有时也用透析法、离子交换法、活性炭柱层析等法来分离除去。

（二）浸出液的性质

溶剂浸出药材中可溶性成分所得的溶液称为浸出液。溶剂的性质不同，则药材浸出液成分的种类及浸出量也不同。中药生产中最常用的溶剂为水和不同浓度的乙醇。

1. 水浸出液 水的极性大，溶解范围广，且价格低廉。以水为溶剂，一般可浸出中药材中的生物碱盐、苷类、有机酸、有机酸盐、鞣质、蛋白质、糖类、色素、树胶、多糖类（果胶、黏液质、菊糖、淀粉等）、酶及无机盐等。可见水浸出液中的水溶性杂质较多，直接浓缩干燥后的浸膏得率较高，使服用量偏大，不利于片剂、胶囊剂等剂型的制备。若直接制成液体制剂，制备与贮存中均易产生沉淀而影响制剂的质量与稳定性。常需要采用适当方法进一步纯化，以满足某些中药制剂的成型与质量控制的需要。

2. 醇浸出液 乙醇是一种半极性溶剂，它对脂溶性成分及水溶性成分均具相当的溶解度，所以应用较广，且不同浓度的乙醇具有不同的选择浸出性。但醇浸出液中会含一定量油脂、树脂类和鞣质等杂质，回收乙醇后易析出，一些脂溶性有效成分被其包裹而造成损失。如五味子醇浸出液回收乙醇后，被滤除的析出物带走了相当部分的五味子甲素，导致上清液中五味子甲素含量极低。另外，醇浸出液的浓缩干燥产物黏软，不便于粉碎，故应预先除去。

综上可见，不论是有效成分，或是辅助成分，或是无效成分，只有全面了解它们的理化性质和生物学性质，才能在分离纯化中做到最大限度地保留有效成分与辅助成分，去除无效成分，有效地分析和解决分离纯化过程中所产生的现象和出现的问题。

三、分离纯化的要求

明确分离纯化的要求是中药浸出物分离纯化工艺进行设计的前提。一般有两个方面的要求：一个是分离纯化的选择性要求，即在分离纯化过程中要将哪些成分保留或将哪些成分除去；另一个是纯化程度要求，即要求通过分离纯化将中药浸出物中有效成分或有效部位的含量提高到什么标准，或使其服用量与杂质量减少到一个什么程度。在明确分离纯化的具体要求前提下，选择合理的分离纯化方法，设计出切实可行的分离纯化方案，经济并有效地实现中药制剂工艺研究的预期目标。

（一）分离纯化的选择性

分离纯化过程实际上是对药液中不同成分（或物质）的去留进行选择的过程。纯化方法的选用宜以提取物中所含各类成分性质为依据，基本的要求是尽可能保留有效成分、辅助成分，除去无效成分。要达到这一要求，需要明确药液中哪些成分是有效的，哪些成分是无效的。一般来说，中药方剂由多味中药组成，其浸出液所含成分十分复杂。对于组成简单，且所含药味有关化学成分、药理毒理、及临床研究报道较多的方剂，可根据文献，结合方剂的功能主治推测可能的有效成分（或有效部位）。而对于大多数组成复杂的方剂，通常尚有一部分药缺乏系统的化学成分、及药理毒理等方面的研究资料，在这种情形下要推测能代表全方的有效成分则较为困难，需要作深入的有效物质基础研究：首先根据方剂的功能主治选择或建立合适的药效筛选模型，然后将浸出液分成主含不同类型成分的若干个部位，再用已选定的筛选模型检验各个部位的生物活性或药理作用，从而确定有效成分的存在部位（或有效部位）。对（有效）部位再进行反复的分离纯化，并进行药效筛选，可最终确定有效成分。

（二）纯化程度

当各类成分在方剂中的功效尚不太明确时，须充分注意中药复方有效物质多靶点、综合作用的特点。纯化的程度，可随注册药品类别、剂型、给药途径、方剂剂量要求、对有效组分性质及其阐明程度不同而异。原则上，既要满足现代中药制剂成型的需要，又要保证制剂的安全有效。过度的纯化，必然造成一些有效成分的损失而影响中药方剂的疗效，同时也会使生产成本大幅提高。从未在国内上市销售的中药、天然药物中提取的有效成分，纯度应在90%以上；未在国内上市销售的中药、天然药物中提取的有效部位，纯度应在50%以上；中药注射剂，以有效部位投料，纯度应在80%以上[8]。

一般来说，中药注射剂中的浸出液经过处理后会有很高的纯度，以降低或避免不明杂质给临床用药带来不可预测的安全隐患；而大多数中药口服固体剂型（如颗粒剂、丸剂等）的纯化程度可随具体品种而定。对于服用剂量大的方剂（日服生药量大于100g），如要求制成服用量少的片剂或胶囊剂（每次服用量不超过4片或粒），则需采用适当的方法使浸出液达到较高的纯化程度（其固体物含量应达到相当于原生药服用剂量的5%以下）。处方中含有皂苷、黄酮苷等水溶性不太强的有效成分时，可采用大孔树脂吸附分离法等选择性强的方法富集有效成分，使之达到较高的纯度。对于有效物质基础尚不太明确的方剂，一般不宜对其浸出液进行过度的纯化，以免有效成分损失，影响临床疗效，同时考虑选择载药量较大的剂型（如颗粒剂、散剂、丸剂等）。

四、分离纯化工艺的设计思路

明确分离纯化要求后，便可开始进行中药浸出物分离纯化的工艺设计，即采用合适的方法和实验，优化分离纯化方法，并确定其最佳工艺条件。分离纯化工艺设计的基本思路如下：

（一）建立分离纯化的评价体系

评价体系一般由反映分离纯化要求的多个指标及其检测方法构成，是分离纯化工艺设计的“眼睛”或“指南针”。没有评价体系，工艺设计就会失去方向，找不到目标。因此，无论是选择分离纯化方法，还是优化分离纯化的工艺条件，都需要选择适当的指标，并建立其检测方法，以便对不同分离纯化方法及其工艺条件的分离纯化效果或可行性作出科学合理的评判，达到确定最佳分离纯化工艺的目标。

在分离纯化工艺设计中，一般多采用理化指标，因其检测操作相对简便；但在某些情况下，如中药方剂的疗效物质基础不明，或已有的理化指标难以作出正确的评判时，亦可根据中药方剂的功能主治，选用相关的生物学或药效学指标。目前常用的评价指标如下：

1. 固体物收率　亦称固含物收率、干膏得率、得膏率等，即中药经浸出或分离纯化所得固体物（或干膏）的量相对于原生药量的百分率。通过比较分离纯化前后固体物得率，可以初步判断某一方法或工艺条件对中药浸出物的分离纯化程度。一般地，纯化后固体物收率越低，表明纯化程度越高。但它不能反映中药浸出物中有效成分或有效部位的变化情况，故常与有效成分含量指标配合使用。

2. 有效成分含量　一般根据文献与前期基础研究，选择能反映中药治疗作用的有效成分（如人参皂苷、黄芪甲苷、黄芩苷、小檗碱、天麻素等）或有效部位（如总多糖或粗多糖、总生物碱、总黄酮、总皂苷、总蒽醌等）进行含量测定。通过测定纯化后溶液或固体物中有效成分与有效部位的含量，与纯化前进行比较，可较好地判断某一方法或工艺条件对中药浸出物的分离纯化程度和效果。目前，有效成分的测定方法主要有高效液相色谱法、气相色谱法、薄层扫描法、液-质联用法等；有效部位的测定多用比色法、紫外分光光度法、滴定法等。

3. 指纹图谱　指纹图谱是利用光谱或色谱技术（薄层色谱、高效液相色谱、气相色谱、毛细管电泳等）与二极管阵列检测器或质谱等联用而获得的组分群体的特征图谱或图像[9]。由于指纹图谱能同时提供多成分的信息，若能结合药效学等试验揭示指纹图谱中与中药疗效相关的组分信息，则该指纹图谱就能较好地表征中药有效成分的整体，以其作为评价指标，将能更有效地评价所考察的分离纯化方法及其工艺条件的合理性，避免中药有效成分在分离纯化过程中的损失。

4. 生物学或药效学指标　采用不同的方法对中药浸出物进行分离纯化，其纯化后的产物化学组成可能会有差异，生物活性或药理作用亦可能有所不同。在目前对许多中药方剂药效物质基础尚不十分清楚的情况下，仅依靠单一的化学成分指标往往难以对不同分离纯化方法作出合理的评价，此时可结合生物学指标（如抑菌谱、抑菌效率）或主要药效学指标（如镇痛、抗炎、抗心肌缺血等作用）对其进行评价，并依据生物学或药效学试验结果确定适宜的分离纯化方法及其工艺条件。

5. 经济学指标　通常是指某一分离纯化工艺的生产成本与产业化代价。当有两种或两种以上的分离纯化工艺具有相似的分离纯化效果时，可结合生产成本与产业化难易进行综合评价与选择。

（二）分离纯化方法的选择

不同的分离纯化方法对浸出液中不同成分的分离纯化的选择性或效果是不相同的，一般可根据待分离纯化物料的性质，分离纯化目的，及可采用方法的原理和影响因素，选择适宜的分离纯化方法；设计有针对性的试验，考察纯化方法各步骤的合理性及所测成分的保留率，初步评价方法的可行性。当浸出液有效成分或有效部位十分明确时，可根据有效成分的理化性质采用一些选择性强的分离纯化方法，如大孔树脂吸附分离法、超滤法、离子交换法等，通常可获得较高的分离纯化效果。对新的纯化方法宜进行方法的可行性、可靠性、安全性研究，制订成熟的工艺流程和可行的质量控制指标与方法。当浸出液有效成分与有效部位不太清楚时，可主要针对浸出液中的杂质（如淀粉、蛋白质、树胶、树脂、鞣质、黏液质、菊糖、色素等），采用一些通用的方法，如沉淀或吸附等方式将其除去，从而达到纯化浸出液的目的，如水提醇沉法、醇提水沉法、石硫法、絮凝澄清法、热处理冷藏法、活性炭吸附法等。应用这类方法纯化时，应注意控制操作条件，以尽量减少有效成分因沉淀物的包裹或吸附等方式造成的损失。有时也可根据不同方法的优点，将两种或多种方法联用，以达到更好的分离纯化效果。

（三）分离纯法方法的实验比较

基于上述评价体系的建立与分离纯化方法的选择，为获得合理可行的分离纯化方法，一般需要对两种以上的备选分离纯化方法及方案进行实验对比考察。如对某一中药方剂浸出物，可按常规的工艺条件分别用醇沉法、絮凝澄清法、超滤法进行分离纯化，然后对纯化产物进行检测，再分析检测结果，从中选择确定最适宜的分离纯化方法。

（四）分离纯化工艺技术条件的优化

在通过实验比较选定一种方法用于某一中药方剂浸出物的分离纯化工艺之后，尚需对应用该方法的工艺技术条件（或参数）做进一步的优化，以获得最佳的分离纯化效果。优化分离纯化工艺技术条件的基本步骤如下：

1. 分析影响分离纯化的因素 应用不同的方法进行分离纯化，其工艺影响因素亦有不同。一般可根据文献和经验确定欲考察的工艺影响因素，如醇沉工艺的主要影响因素有药液浓度（相对密度）、加醇量、醇沉次数、温度、pH 值等；大孔树脂吸附分离工艺的主要影响因素有药液浓度、树脂的种类与用量、药液 pH、药液流速、柱的径高比、洗脱剂的种类与用量等；絮凝澄清工艺的主要影响因素有药液浓度、絮凝剂的种类与用量、药液 pH、絮凝温度、搅拌速度等；超滤工艺的主要影响因素有药液浓度、超滤膜的规格、超滤压力、药液温度、药液 pH 等。

2. 进行单因素的实验考察 即固定其他工艺影响因素，仅对某一工艺影响因素进行实验考察，以了解其对分离纯化的影响规律与影响程度，并找出该工艺影响因素可能的最佳参数。

3. 进行多因素的实验优选 任何一种分离纯化工艺都同时受到多种因素的影响，其最佳工艺参数必定是多种因素综合作用的结果，也就是说多种因素的不同工艺技术条件进行组合必定有一个最佳搭配。为寻找这种多因素工艺技术条件的最佳搭配，可应用正交设计、均匀设计、星点设计等优选法[10~13]对多因素多水平（工艺条件）同时进行考察。应用上述优选法时，一般是先进行因素水平的设计，然后根据因素与水平的数目，选择合适的正交设计表或均匀设计表等进行试验安排，并依据表中的试验方案进行实验，再对实验结果进行数据处理，分别进行直观分析、方差分析、或多元回归分析等，即可结合专业知识确定多因素工艺条件的最佳搭配，从而获得分离纯化的最佳工艺技术条件，并经验证实验对优选方案的合理性予以确认。

五、分离纯化方法的分类

为便于系统学习和掌握各种分离纯化方法的原理，并在实践中正确地选择和应用，就要先了解有哪些分离纯化方法。常用的分离方法与纯化方法分别简述如下：

（一）分离方法

常用的分离方法有沉降分离法、离心分离法、滤过分离法、浓缩法与干燥法等。前三种分离方法可用于固－液非均相体系的固液分离，也可以用于液－液非均相体系的液液分离；后两种分离方法可用于溶液或湿物料中溶剂的去除。

1. 沉降分离法 系利用固体物质与液体介质的密度不同，使固体物质依靠自身的重力自然沉降，然后用虹吸法分取上清液，而达到固－液分离的一种分离方法。此法多用于固体与液体的密度相差悬殊，且固体物含量多，易于下沉的固－液非均相体系的分离。

2. 离心分离法 系借助离心机的高速旋转，使固体物质与液体介质（或两种互不相溶的液体介质）因密度不同而产生大小不同的离心力，从而达到分离目的的一种分离方法。一般来说，离心机的转速越高，所产生的离心力越大，分离效果越好。此法分离效果优于沉降法，常用于黏性料液中微粒性物质的分离及两种互不相溶液体的混合物（乳化物）分层。

3. 滤过分离法 系利用固－液混合料液通过多孔介质时，其中固体粒子被介质截留，而达到固－液分离的一种分离方法。此法常用于获得澄清的药液和有效物质的沉淀物（或结晶），或除去药液中的细小微粒与细菌。滤过分离法又可分为常压滤过法、减压滤过法、加压滤过法、及薄膜滤过法等。薄膜滤过法又可分为微滤、超滤、反渗透等。

4. 浓缩法　系借助适当的方法（如蒸发），从大量的溶液中分离除去部分溶剂，而使溶液的体积缩小、浓度提高的一种方法。浓缩法包括常压浓缩、减压浓缩、薄膜浓缩及多效浓缩等。

5. 干燥法　系采用适当的方法，分离除去湿物料中的残留溶剂，从而获得干物料的一种方法。中药制药中常用的干燥方法有烘干法、减压干燥法、喷雾干燥法、沸腾干燥法、冷冻干燥法、红外线干燥法、微波干燥法等。

（二）纯化方法

根据纯化过程中是否发生化学变化，将纯化方法分为物理纯化法和化学纯化法两种。

1. 物理纯化法　系利用不同成分的溶解性、分子量、极性等物理性质的差异进行纯化的一类纯化方法，如水提醇沉法、醇提水沉法、超滤法、透析法、大孔树脂吸附分离法、分子蒸馏法等。

2. 化学纯化法　系通过化学反应形成难溶物质或通过离子交换等进行纯化的一类纯化方法，如明胶沉淀法、石硫法、铅盐沉淀法、醇溶液调 pH 法、酸碱法、离子交换法等。

本章将按此分类方法逐一阐述上述分离纯化方法的原理与应用技术。

（程建明，井山林）

第二节　中药浸出物的滤过分离原理与方法

在中药制剂生产中，常用滤过法分离出料液中不溶性固体微粒。例如从中药浸出液中分离除去不溶性杂质，得到澄明的药液，或从已经碱化的生物碱提取溶液中滤过获得析出的生物碱沉淀。中药提取液中的各种固体微粒凡不能在适当的时间内以沉降法得到固液分离时，可采用滤过法加以分离。

滤过是将药液通过多孔性介质，使药液中混悬的固体微粒截留在滤过介质上以达到固液分离的一种操作技术。在实际工作中，通常将待滤过的药液称为滤浆（又称悬浮液），被截留而聚集在滤过介质上的固体微粒的聚集体称为滤渣或滤饼，通过滤饼和滤过介质的澄明液体称作滤液。

滤过操作的推动力是滤饼与滤过介质两侧的压力差，这种推动力的形成可根据滤过方法的不同而不同，常压滤过是来自于滤浆液体的静压力；加压滤过是来自于加压仓内的压缩空气对滤浆所施加的正压；真空滤过是来自于在滤过介质一侧抽真空而产生的负压；而离心滤过则是利用转鼓高速旋转产生的离心力。

一、滤过原理及其指导意义

有效而理想的滤过必须借助于滤材及其滤器，了解药液通过滤材达到分离的原理，有利于解释滤过现象，从而有效而正确地指导滤过操作。

（一）滤过原理

含混悬微粒的药液通过滤材达到固液分离的原理主要有两种：一是过筛作用，主要借助滤材孔径的大小，将滤浆中大于滤器孔径的固体微粒截留在滤过介质的表面，如 G1 ~ G5 号锤熔玻砂滤器、微孔滤膜等；二是深层滤过作用，借助滤材的过筛作用、范德华力与滤渣的“架桥”现象，使小于滤材孔径的固体微粒也可被截留，如 G6 号锤熔玻砂滤器等。

深层滤过产生的滤过作用较为复杂，除具有过筛作用外，在滤过介质固体表面与孔隙内存在范德华力以及静电作用或吸附作用。此外，由于多孔滤器中孔隙错综复杂，孔道繁多（每 1cm 厚度，约有 2000 个弯曲的孔道）。在滤过过程中，滤渣可在滤过介质的孔隙上形成“架桥”，即固体颗粒堆积在滤过介质孔隙的表面，形成坚固的针状和粒状物，进而形成具有间隙的滤饼。滤液可继续通过滤饼间隙，而粒径大于滤饼间隙的微粒则被阻留以达到滤过的作用。因此深层滤过所截留的颗粒往往小于介质空隙的平均大小。

（二）指导意义

微孔滤膜的滤过原理主要是过筛作用，选用孔径小于细菌（直径约 1μm）和芽孢（直径约 0.5μm）的微孔滤膜（如孔径为 0.3μm 或 0.22μm 及以下的微孔滤膜），可以达到滤过除菌的效果。

G1～G5 号锤熔玻砂滤器的滤过原理主要是过筛作用，只能滤除直径大于其孔径的微粒，其中 G5 号锤熔玻砂滤器（孔径 2～5μm）还可以滤除直径较大的细菌。而 G6 号锤熔玻砂滤器的滤过原理主要是深层滤过作用。虽然 G6 号锤熔玻砂滤器的孔径在 2μm 及以下，大于细菌和芽孢。但是它能借助滤材的过筛作用、范德华力与滤渣的“架桥”现象，使小于其孔径的固体微粒也可被截留，故可滤除小于其孔径的细菌和芽孢，从而产生除菌过滤的效果。

此外，由于滤过开始时滤过作用以过筛作用为主，可能会有小于滤孔直径的粒子通过滤器，出现初滤液混浊的现象，当滤过操作进行一段时间后，由于“架桥”作用而形成致密的滤渣层，这时的滤过转为以深层滤过为主，滤液可变至澄清。因此初滤液常要倒回料液中再滤，这种操作称为“回滤”，可将药液滤至澄清。

二、影响滤速的因素与提高滤速的措施

（一）影响因素

当滤渣层是由大量的颗粒构成，液体从颗粒间的空隙形成的细小通道滤过。如假定滤渣层的空隙连通为细小均匀的毛细管束，滤过时液体通过滤渣层的流动则应为层流。那么，滤过时液体的滤速可用 Poiseuille′s 方程表示：

$$\frac{V}{t}=\frac{\Delta P\pi r^4}{8\eta l} \qquad (5-1)$$

式中，ΔP：滤渣层两侧的压力差；r：滤渣层毛细管的半径；l：滤渣层毛细管长度；η：液体的黏度；V：滤液的体积；t：滤过的时间；V/t：滤过速度。

由 Poiseuille 方程，并结合滤过时的实际情况，可以看出影响滤过速度的主要因素为：

1. 滤渣层两侧的压力差（ΔP） 两侧的压力差越大，则滤速越快。故常用加压或减压滤过法增加滤层两侧的压力差，以提高滤速。

2. 滤浆的黏度（η） 滤速与滤浆的黏度成反比，滤浆的黏度越大，滤速越慢。

3. 滤材和滤饼毛细管半径（r） 滤速与滤材和滤饼毛细管半径成正比。对于坚固非压缩性滤渣层，毛细管半径大致有一定值；而对软而易变形的滤渣层，孔隙直径会变小，孔隙数目减少，则阻力增大，滤速变慢。对可压缩性滤渣，常在料液中加助滤剂，以减少滤饼的阻力。

4. 毛细管长度（l） 滤速与毛细管长度成反比，故沉积的滤渣层越厚，则滤速越慢。

（二）提高滤速的措施

根据 Poiseuille’s 方程增加滤渣层两侧的压力差，降低滤浆的黏度，减小滤材和滤饼毛细管半径（r），缩短毛细管长度（l）等都可以提高滤速，具体措施如下：

1. 加压或减压 常用的加压或减压滤过方法是以提高滤层两侧的压力差为原理。实际操作中，滤过初期采用恒速滤过（恒定流量），当滤液较澄清时采用恒压滤过（滤饼已形成）。如果滤过一开始就使用较大的压力，会使最初形成的滤渣层过于致密，甚至造成孔隙堵塞，使整个滤过周期的平均滤速降低。因此，在滤过的初期滤过压力应较低，这样最初形成的滤渣层较为疏松，可维持较高的滤过速度。滤渣一经形成，滤速会急剧下降，此时应增加压力，以提高滤速。

2. 趁热、保温 因液体的黏度可随温度的升高而降低，故常趁热滤过或保温滤过，以降低滤浆的黏度，增加其流动性，减少滤过阻力。

3. 粗滤、精滤结合 先使用具有较大孔径和孔隙率的滤过介质进行粗滤（预滤），除去滤浆中药渣与大部分悬浮颗粒，以减少后精滤滤渣层的厚度。然后使用较小孔径和孔隙率的滤过介质，进行精滤，使滤液澄清。

4. 使用助滤剂 对于可压缩性滤渣，常在滤浆中加入具有一定机械强度的助滤剂，以降低滤渣的可压缩性，增加滤渣层的孔隙率，减少滤渣层的阻力。常用助滤剂有滤纸浆、滑石粉、活性炭、硅藻土等。使用助滤剂时应合理选用，避免因吸附而损失有效组分。

5. 分层先后滤过 将滤浆静置一定时间，或适当离心，使悬浮颗粒沉降或沉淀下来，然后取上层滤浆（上清液）先行滤过，再滤过下层滤浆（沉淀物）。这样操作有利于提高滤过的效率和滤液的质量。

三、滤过方法及设备

滤过方法包括滤材种类选择及其处理方法、滤器种类选择及其处理方法、滤过装置、滤过方式、助滤

剂的选择与应用等等。由于中药浸出液大多含高分子物质，稠度较大，滤过较困难，因此，选择先进而适宜的滤过方法及设备直接关系到滤过的质量与效率。

（一）滤材及滤器

1. 常用滤材与滤器　常用滤材有纱布、麻布、棉花、绸布、滤纸、石棉板以及各种高分子物质制成的多孔性薄膜等。常用滤器有漏斗（玻璃漏斗、布氏漏斗、垂熔玻璃漏斗）、陶瓷或垂熔玻璃滤棒、压滤器、板框压滤机、微孔滤器及超滤器等。

2. 常用滤器简介

（1）垂熔玻璃滤器　系以硬质玻璃烧结成具有一定孔径的滤板，再粘连到不同规格的漏斗或滤球上而成。按滤板孔径大小分为1~6号（G_1~G_6）六种规格。一般1~2号可滤除大颗粒沉淀，3~4号可滤除一般颗粒沉淀物，5~6号可滤除细小颗粒沉淀及细菌。应用时在板上面盖1~2层纸，减压抽滤即可。

（2）微孔滤器　系以高分子材料（如混合纤维素酯等）制成的多孔性薄膜为滤过介质的滤过装置，孔径约14~0.025μm左右。低孔径的微孔滤膜（孔径为0.3μm或0.22μm及以下的微孔滤膜）能滤除细菌，制备注射液时可选用这种滤器。

（3）超滤器　系采用超滤膜为滤过介质的滤过装置。超滤膜的孔径范围在0.01μm以下，而且孔径规格基本一致。超滤能从含有微粒介质中分离出100~1000nm的微粒，是一种能用于分子分离的滤过方法。它具有不需加热，消耗量少，不破坏热敏药物等优点。超滤法可以用于脱盐、浓缩、分离及纯化等工艺。

（二）滤过方式、方法与设备

1. 滤过方式[14]

（1）表面滤过　表面滤过（图5-1）的滤过介质常用多孔织物，这些滤过介质的孔径未必小于被截留的颗粒直径。滤过时，悬浮液（滤浆）置于滤过介质的一侧。在滤过的初始阶段，会有少量颗粒穿过滤过介质而混于滤液中；但是大部分颗粒进入滤过介质后，停留在孔道内形成“架桥”现象，如图5-1（b）所示。后来的颗粒停留在滤过介质的上表面，逐渐堆积成一个滤饼层。对于表面滤过，滤饼才是最终有效的滤过介质，才能使滤液澄清。因此，开始所得的混浊液（初滤液）需要在滤饼形成之后返回重滤。

表面滤过在生产过程中应用较多，适用于处理固相含量较高（固相体积分率约在1%以上）的悬浮液（滤浆），如浸出或纯化液的预滤或粗滤。

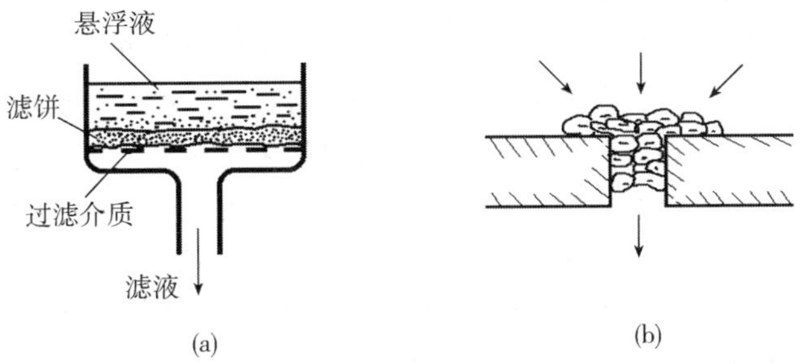

图5-1　表面滤过示意图

（2）深层滤过　在深层滤过中（图5-2），固体颗粒不形成滤饼而沉积于较厚的滤过介质内部。孔道的尺寸大于颗粒直径，颗粒进入介质内部构成长而曲折的通道，在惯性碰撞、扩散沉积等作用下，使颗粒沉积在滤过介质的孔道中。

深层滤过适用于含颗粒甚小而且含量甚微（固相体积分率在0.1%以下）的悬浮液（滤浆），如中药注射液等。

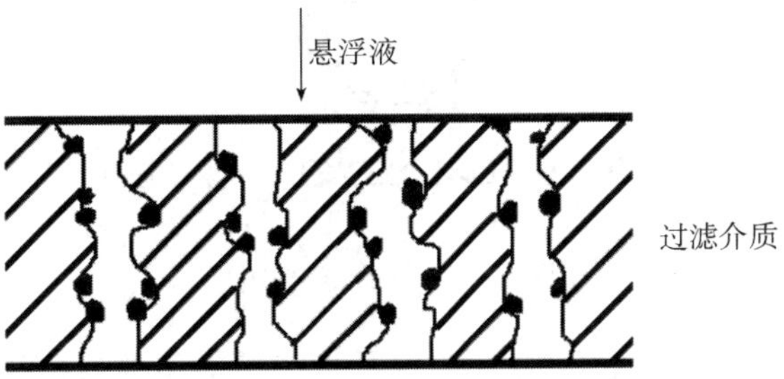

图5-2　深层滤过示意图

2. 滤过方法与设备

（1）常压滤过　常用玻璃漏斗、搪瓷漏斗、金属夹层保温漏斗。此类滤器常用滤纸或脱脂棉作滤过介质。减压滤过：常用布氏漏斗、垂熔玻璃滤器（包括漏斗、滤球、滤棒）。布氏漏斗滤过多用于非黏稠性料液和不可压缩性滤渣的料液，在注射剂生产中，常用于滤除活性炭。垂熔玻璃滤器常用于注射剂、口服液、滴眼液的精滤。

（2）减压滤过　常用布氏漏斗、垂熔玻璃滤器（包括漏斗、滤球、滤棒）。布氏漏斗滤过多用于非黏稠性料液和不可压缩性滤渣的料液，在注射剂生产中，常用于滤除活性炭。垂熔玻璃滤器常用于注射剂、口服液、滴眼液的精滤。

（3）加压滤过　加压滤过常用的设备有压滤器

或板框压滤机等。

1）压滤器　结构如图5-3所示。可用加压（或减压）的方法将料液压入（或吸入）滤器内，并通过包有滤布或滤纸的多孔性空心圆钢柱或陶瓷质砂滤棒而滤过。固体被截留在柱外滤材上，滤液经柱内自滤器上端被压出。滤器下端进口处可接洗液管，滤过结束后即可将洗液压入，冲洗器壁，也可以将钢柱取出进行刷洗。实际生产中可用多根钢柱或砂滤棒并列同时使用，以提高滤过速度。压滤器具有使用简便，滤过效率高等优点，因而使用广泛。

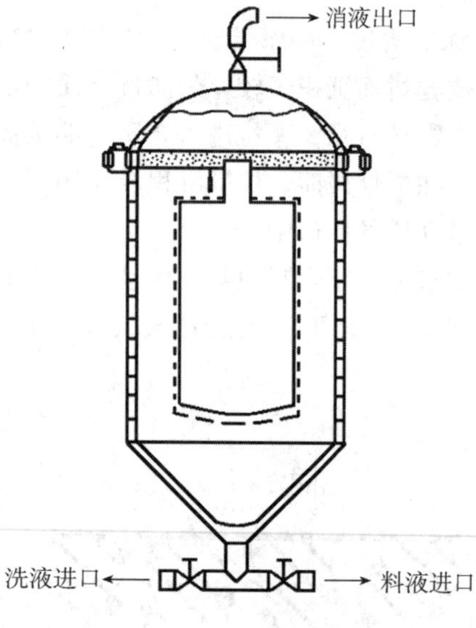

图5-3　压滤器结构图

2）板框压滤机　目前，生产中应用的板框压滤机，将滤板与滤框合在一起叫滤板，由数块至数十块滤板组成一套，滤板之间夹置滤材。滤板一般为正方形，采用凹凸网式结构，进料管与通孔相连，但进料管与出料管在滤板上的位置不同，有进料管和出料管的两种滤板间隔排列，组成间隔板进料与间隔板出料。工作原理（图5-4）是：滤浆由机头（封头）进入，经滤过介质，由滤液流出口排出。封尾上的滤镜除观察滤过情况外，还可当作排气口使用：待机内空气排净，并有浓液流出时，拧紧旋塞。

因本机应用时密闭加压滤过，故其效率高，滤过质量好，滤液损耗小。但应保持进液压力稳定，以保证滤过效果。

本机适用于黏度较低，含渣较少的滤浆作密闭滤过，以达到澄清等预滤或半精滤的要求。如与除菌微孔滤膜滤过器串联使用，可达到滤过除菌的目的。

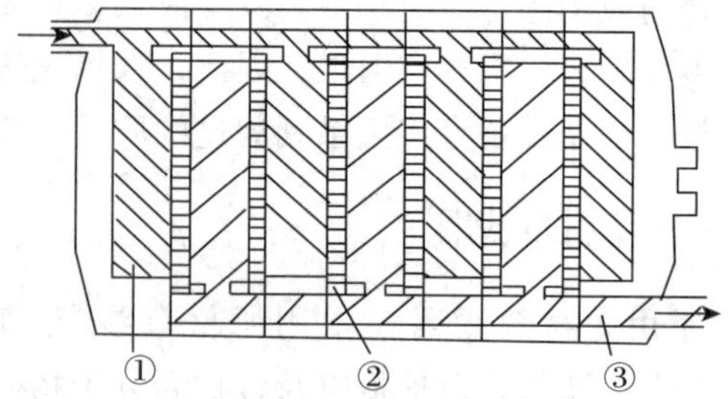

图5-4　板框压滤机

①未滤液　②滤过层　③滤清液

（4）薄膜滤过　薄膜滤过器是以薄膜为滤过介质的一类滤过装置。其滤过分离的推动力，不仅利用浓度差，也有压力差、分压差和电位差等。依据膜孔从粗到细可分为有微滤器（装置）、超滤器（装置）、纳滤器（装置）和反渗透膜滤器（装置）等。

微孔滤膜滤器是以孔径在0.22～1.2μm之间的微孔滤膜为滤材的一类滤过装置。它以过筛作用为滤过机理，能除粒径在0.1～10μm之间的细菌和微粒，普遍用于药液的精滤，如水针剂及大输液的滤过；热敏性药物的除菌净化。微孔滤膜滤过的特点是：①微孔滤膜的孔径比较均匀，孔隙率高，占薄膜总体积约80%，故滤速快；②滤膜质地薄（0.10～0.15mm），对料液的滤过阻力小，且吸附少；③滤过时无介质脱落，对药液无污染；④但易堵塞，故料液必须先经预滤处理。大生产时，各类型微孔膜滤器可设计为管道密封式滤过并控速的滤过设备，以避免污染，提高滤过质量。

超滤器（装置）是以孔径在0.01μm（10nm）以下的超滤膜为滤材的一类滤过装置。在膜的一侧施以适当压力，就能透过小于孔径的分子或离子，而截留分子量大于500Da、粒径大于10nm的颗粒。

膜分离过程通常是一个高效的分离过程，例如，以重力为基础的分离技术的最小极限是微米，而膜分离技术中可做到将分子量为几千道尔顿，甚至几百道尔顿的物质进行分离。膜分离过程中，被分离的物质大多数不发生相的变化，且通常是在室温附近的温度下进行的，故能耗低。膜分离操作十分简便，不产生二次污染。与蒸发、萃取、离子交换等分离操作相比较，不仅可避免组分受热变质或混入杂质，通常还有显著的经济效益。

四、中药浸出液的滤过难点与助滤剂的应用

1. 中药浸出液的滤过难点 中药浸出液中的微粒大致有两类：一类微粒有一定的刚性，另一类微粒比较柔软。由刚性微粒所形成的滤饼在压差作用下变形小，这种滤饼称为不可压缩滤饼。有的由比较柔的微粒所形成的滤饼在压差作用下发生变形，导致滤饼中的孔道变小，滤过阻力增加，这种滤饼称为可压缩滤饼。由于中药浸出液常含多糖、蛋白、树脂等高分子组分，滤过形成的滤饼多为可压缩滤饼，这就给中药浸出液的滤过增加了阻力和难度。

2. 助滤剂

（1）助滤剂概念　为减少这种滤过阻力，可加入适当材料来改变滤饼结构，增加滤饼的刚性和空隙率，这种材料就是助滤剂。助滤剂通常是一些不可压缩的粒状或纤维状固体。

（2）助滤剂具备的条件　理想助滤剂具备的条件是：①适当的细度，表面粗糙，形状复杂；②分散性好，能悬浮于料液之中；③在滤浆中形成不可压缩的沉淀，以形成多孔性的滤渣；④不含可溶性盐类；⑤不溶于液体，具有化学稳定性，等。

（3）助滤剂种类　常用助滤剂有滤纸浆、滑石粉、活性炭、硅藻土、白陶土、膨胀珍珠岩、纤维素等。①纸浆的澄清作用在于机械作用，使用时将纸浆投入悬浮液中，搅拌均匀后静置，经滤过即可得澄明溶液。②滑石粉有良好的吸附作用，质细而重，常作为分散剂和助滤剂应用于芳香水的制备。③活性炭具有强吸附性，是一种良好的澄清剂、脱色剂或除臭剂，能吸附溶液中的许多杂质，且有吸附除去热原的作用。④硅藻土滤过是以硅藻土作为滤过介质，预涂成硅藻土层后，靠硅藻土层滤过使药液澄清，工艺过程为预涂、滤过、反冲洗。⑤白陶土对悬浮物及色素等均有吸附作用，可用作澄清剂，有时也可供脱色用。

（4）助滤剂的使用方法　助滤剂的使用方法有两种：

1）预涂法　在滤布表面涂上一层助滤剂，这个预涂层和滤布一起构成了新的滤过介质，助滤剂在滤过后可与滤饼一起被除去。如果所有的固体微粒均能被助滤剂层截留，则这一层已成为实际意义上的滤过介质。

2）加入法　将助滤剂加到滤浆中，搅拌均匀，使部分胶体物被破坏或被助滤剂吸附，在滤过时形成较疏松的滤饼，减小滤过阻力，从而提高滤过效率。

（5）助滤剂使用注意事项　使用助滤剂时须考虑其对滤液可能带来的不利影响：如活性炭对黄酮、生物碱及挥发油等成分具有吸附性，应用时要注意控制用量，以减少这些成分的吸附损失；滑石粉对胶质有较好的分散作用，但也会吸附挥发油等成分。助滤剂的常用量一般为滤浆的0.1%～5%。此外，当滤饼是产品时，不能使用助滤剂。

五、滤过分离技术在中药制剂中的应用

1. 陶瓷膜分离技术在清脑复神液精制工艺再评价研究中的应用 清脑复神液是由人参、黄芪、鹿茸、菊花、黄柏、山楂等药材组成的纯中药口服液，收载于卫生部颁布的药品标准中药成方制剂第九册（WS3－B－1838－94），具有清心安神、化痰醒脑、活血通络的功效，临床用于治疗神经衰弱、失眠、顽固性头痛，脑震荡后遗症所致头痛、眩晕、健忘、失眠等症[15]。目前，其精制工艺为静置15天，该工艺存在生产工时长，生产成本高，生产效率低等缺点。

清脑复神液的溶剂为10%～20%乙醇，对有机膜材质有一定的溶蚀性能，刘涛等[16]采用陶瓷膜分离技术，对其精制工艺进行再评价研究。并用活性炭吸附的方法对滤过前药液进行预处理，以减少对陶瓷膜的污染，同时以盐酸小檗碱转移率、总黄酮转移率、固含物降低率为指标，对陶瓷膜孔径大小、滤过压力、滤过温度以及滤液收集量等进行考察，优化滤过工艺参数。以解决目前的清脑复神液生产工时长、生产成本高、生产效率低等问题，为陶瓷膜分离技术在中药口服液中的应用提供参考。

（1）陶瓷膜孔径的筛选　取经活性炭预处理的清脑复神液浸渍提取液18 L，平行3组，每组6 L，连接过滤装置，控制压力0.1 MPa，温度室温，分别用孔径为50、100、200nm的陶瓷膜进行滤过，结果见表5－1。药液经3种孔径陶瓷膜滤过后固含物降低率相近，而采用200nm的微滤膜时，盐酸小檗碱、总黄酮的转移率较高，平均体积流量较大，膜污染度相对较低，故选择孔径为200nm的陶瓷膜进行滤过。

表5-1 不同孔径陶瓷膜对考查指标的影响

孔径（nm）	盐酸小檗碱转移率（%）	总黄酮转移率（%）	固含物降低率（%）	平均体积流量（ml/min）	膜污染度（%）
50	57.85	59.87	12.38	33	76.92
100	71.59	79.60	13.17	97	75.53
200	80.00	86.68	12.49	245	50.55

（2）滤过工艺参数优化

1）压力考察　取经活性炭预处理的清脑复神液浸渍提取液18 L，平行3组，每组6 L，连接滤过装置，用孔径为200nm的陶瓷膜进行滤过，温度为室温，分别控制压力为0.10、0.15、0.20MPa，结果见表5-2。随着压力的升高对滤过的体积流量及膜污染度影响不大，当压力为0.10 MPa时，盐酸小檗碱、总黄酮转移率、固含物降低率均较高，而当压力达到0.20 MPa时，总黄酮转移率降低较多，同时压力为0.10 MPa时，在操作过程中也更容易操作，故选择微滤压力为0.10 MPa。

表5-2 不同微滤压力对考查指标的影响

压力（MPa）	盐酸小檗碱转移率（%）	总黄酮转移率（%）	固含物降低率（%）	平均体积流量（ml/min）	膜污染度（%）
0.10	88.60	87.56	11.39	112	53.66
0.15	88.40	86.83	8.53	113	52.41
0.20	86.74	79.72	10.56	115	52.32

2）温度考察　取经活性炭预处理的清脑复神液浸渍提取液18 L，平行3组，每组6 L，连接滤过装置，用孔径为200 nm的陶瓷膜进行滤过，压强为0.10 MPa，分别控制温度为20℃、30℃、40℃，结果见表5-3。随着温度的升高对滤过的体积流量及膜污染度影响较大，对固含物的降低率影响较小，当温度升高到40℃时，盐酸小檗碱、总黄酮转移率较高，故选择微滤温度为40℃。

表5-3 不同微滤温度对考查指标的影响

温度（℃）	盐酸小檗碱转移率（%）	总黄酮转移率（%）	固含物降低率（%）	平均体积流量（ml/min）	膜污染度（%）
20	84.03	87.82	14.69	107	53.01
30	84.31	88.67	13.19	190	49.40
40	86.91	91.92	12.98	308	41.46

3）滤液收集量的考察　取经活性炭预处理的清脑复神液浸渍提取液6 L，连接过滤装置，用孔径为200 nm的陶瓷膜进行滤过，控制压力为0.10MPa，温度为40℃，至收集的滤液体积为原体积85%左右时，加入相当于原体积15%的10%乙醇至储液罐中，继续滤过，至收集的滤液与原体积相同时，取样（等体积滤液，A）待测，计算转移率。经储液罐中加入相当于原体积25%的10%乙醇，继续滤过，至收集的滤液相当于加入乙醇的量时，取样（1.25倍体积滤液，B）待测，计算转移率。同法继续滤过，得到1.5倍体积滤液（C），2倍体积滤液（D），3倍体积滤液（E），结果见表5-4。当滤液收集量达原体积1.25倍时，药液中的指标已基本上转移到滤液中，继续滤过的意义不大，故可确定滤液收集量为1.25倍于原体积时即可停止滤过。

表5-4 不同滤液收集量对指标的影响

编号	盐酸小檗碱转移率（%）	总黄酮转移率（%）	固含物降低率（%）
A	87.27	96.46	5.97
B	91.36	99.12	5.49
C	89.45	99.24	5.05
D	89.82	98.99	3.94
E	91.64	98.48	2.47

优选的过滤工艺参数，即采用孔径为200 nm的陶瓷膜，控制压力0.10 MPa，温度40℃，滤液收集量为原体积的1.25倍。进行了3次验证试验，得到盐酸小檗碱的转移率分别为94.28%、96.03%、94.49%，总黄酮的转移率分别为99.24%、97.99%、98.62%，固含物的降低率分别为5.29%、5.04%、5.16%。说明本工艺稳定、合理、可行。

（3）静置工艺与微滤工艺比较　采用传统的静置工艺和本实验所筛选的微滤工艺分别对清脑复神液进行精制，对其指标成分、生产工时及不溶性微粒进行比较，结果见表5-5，采用微滤工艺与静置工艺所得到的清脑复神液的盐酸小檗碱与总黄酮的质量浓度相似，但采用微滤工艺明显缩短了工时，提高了效率，同时经微滤工艺得到的药液的不溶性微粒明显比静置工艺得到的药液降低了，故采用微滤工艺替代清脑复神液原有的静置工艺是可行的。

表 5－5　静置工艺与微滤工艺结果比较

工艺	批号	盐酸小檗碱	总黄酮（MG/ML）	生产工时	≥10μm 不溶性微粒（个/ml）	≥25μm 不溶性微粒（个/ml）
静置	140340	0.0130	0.2200	15d	993.2	2.0
	140345	0.0138	0.2200	15d	1111.4	3.0
	140346	0.0119	0.2400	15d	1100.6	2.1
微滤	20150330	0.0131	0.2625	4.3h	83.6	0.0
	20150331	0.0135	0.2602	4.5h	76.6	0.0
	20150401	0.0141	0.2617	4.8h	81.8	0.0

2. 微滤、超滤、纳滤等过滤技术在鱼腥草芩蓝口服液制备中的应用　鱼腥草芩蓝口服液的处方来源于《国家中成药标准汇编内科肺系（一）分册》收载的复方鱼腥草合剂。若鱼腥草芩蓝水提液采用传统水提醇沉的除杂工艺，则酒精用量大，成本高。陆安等[17]采用膜分离技术，利用不同膜组件截留不同分子量的原理，将微滤、超滤和纳滤相结合，对鱼腥草芩蓝水提液进行膜过滤除杂并进行膜浓缩，开展优化除杂工艺的实验研究，并与传统水提醇沉工艺进行比较，为该技术在鱼腥草芩蓝水提液除杂精制过程中应用的适用性提供参考，并为其提取纯化工艺的优化提供科研数据支持，为提升产品品质提供质量保障。

按组方配比称取各味药材，加 10 倍量水，煎煮两次，每次 2 小时，水煎液过滤，合并滤液，作为鱼腥草芩蓝水提液。取上述水提液置膜分离设备进料筒，并由进料泵输入膜分离组件，以错流方式过滤，同时用冷却水循环机组对系统进行冷却，以控制样品液温度。透过液从膜组件外侧出口端流出，截留液返回进料筒中再次循环。待循环药液体积较小，系统压力不稳时，加入 2 L 水继续过滤，至过滤完全，分别收集不同孔径（截留分子量）膜透过液及未透过液，观察药液性状、测定固形物和有效成分（绿原酸与黄芩苷）含量，计算转移率、固形物去除率及有效成分占比，并对原工艺制剂与膜工艺制剂的质量进行比较。结果如下：

（1）不同膜孔径对药液性状及有效成分转移率的影响情况　结果见图 5－5 和表 5－6，膜孔径 50kd 时，药液透明澄清，而且绿原酸与黄芩苷转移率均较高。

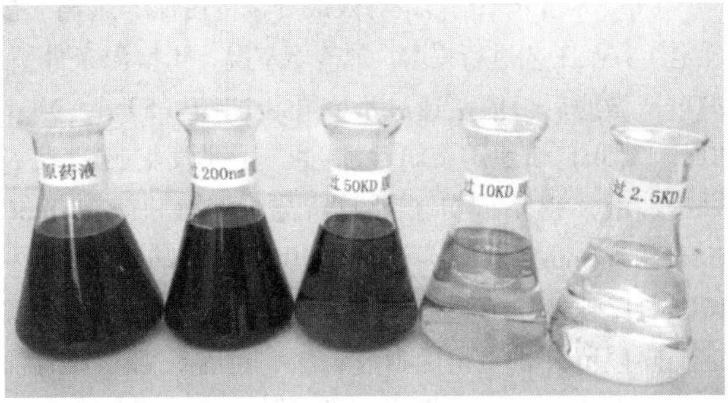

图 5－5　水提液过滤前后药液澄清度

表 5－6　滤过前后药液性状及有效成分转移率情况

孔径	性状		绿原酸转移率（%）	黄芩苷转移率（%）
	滤过前	滤过后		
200nm	浑浊	透明澄清	92.36	89.13
50kd	透明澄清	透明澄清	89.21	87.25
10kd	透明澄清	透明澄清	59.23	29.14
2.5kd	透明澄清	透明澄清	12.56	2.87

注：转移率（%）＝滤过液中有效成分的量/水提液中有效成分的量×100%。

（2）膜分离前后药液固形物去除率情况　结果见表 5－7，膜孔径越小，出膏率越低，固形物去除率越大。

表 5－7　不同膜孔径膜固形物去除率情况

孔径	出膏率（%）		固形物去除率（%）
	滤过前	滤过后	
200nm	39.84	35.04	12.05
50kd	39.25	27.25	30.57
10kd	39.79	20.95	47.59
2.5kd	39.98	8.73	78.16

注：固形物去除率（%）＝（水体液固形物总量－滤液固形物总量）/水体液固形物总量×100%。

（3）膜孔径对鱼腥草芩蓝口服液制剂质量的影响　结果见表 5－8，膜孔径越小，口服液黏度较小，也越透明澄清。

表 5－8　膜孔径对鱼腥草芩蓝口服液制剂质量的影响

孔径	绿原酸（mg/g）	黄芩苷（mg/g）	口服液性状
200nm	1.21	9.17	黏稠，沉淀较多
50kd	1.15	8.92	黏度适中，较澄清
10kd	0.75	3.33	黏度较小，澄清
2.5kd	0.14	0.21	黏度较小，澄清透明

(4) 不同分子量范围有效成分含量占比的影响　按确定组方及工艺进行提取，放冷至室温，于室温条件下，200 nm 微滤后，依次通过不同孔径滤膜（50kd、20kd、10kd、2.5kd、1.5kd、1kd）滤过，分别收集透过液及未透过液，得不同分子量截留范围溶液（>200nm、50kd～200nm、20kd～50kd、10kd～20kd、2.5kd～10kd、1.5kd～2.5kd、1kd～1.5kd、<1kd），分别测定不同截留分子量范围内绿原酸、黄芩苷含量，计算两种有效成分所占比例，以确定膜分离技术在鱼腥草芩蓝口服液应用时的分子量截留范围。由表 5－9 和图 5－6 可知，膜孔径在 2.5kd～10kd 之间，有效成分含量占比最大。综上，为了兼顾有效成分的高转移率和固形物高去除率，即在保证有效成分损失最小的前提下，尽可能多地去除杂质，确定膜孔径在 1.5kd～50kd 之间。

表 5－9　不同分子量范围有效成分含量占比

名称	绿原酸含量占比/%	黄芩苷含量占比/%
大于 200nm	4.34	4.21
50kd～200nm	4.13	4.59
20kd～50kd	3.14	10.78
10kd～20kd	11.85	24.25
2.5kd～10kd	51.97	42.02
1.5kd～2.5kd	13.12	2.70
1kd～1.5kd	0.15	0.15
小于 1kd	0.00	0.00
累计	88.70	88.70
损失率	11.30	11.30

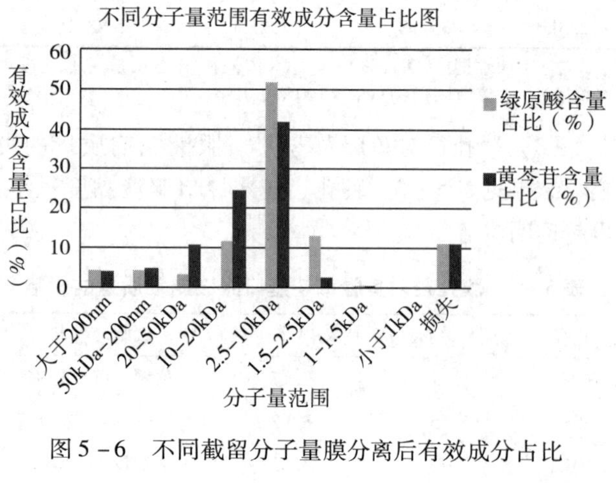

图 5－6　不同截留分子量膜分离后有效成分占比

(5) 不同工艺制备的鱼腥草芩蓝口服液主要质量指标的比较　膜分离技术制备鱼腥草芩蓝口服液：取微滤液及不同孔径超滤膜浓缩液，进一步减压浓缩至适量，加入 3‰苯甲酸钠，搅匀，滤过，即得。

水提醇沉法制备鱼腥草芩蓝口服液：按组方配比称取各味药材，加 10 倍量水，煎煮两次，每次 2 小时，水煎液过滤，合并，滤液减压浓缩置至适当相对密度的清膏，加乙醇至含醇量为 70%，摇匀，静置，滤过，滤液回收乙醇并浓缩至适量，加入 3‰苯甲酸钠，搅匀，滤过，即得。

分别测定两个工艺产品中绿原酸、黄芩苷及蛋白质含量。结果见表 5－10，膜分离法制备的口服液中绿原酸和黄芩苷的含量均高于水提醇沉法；而且，蛋白质检测时样品未出现浑浊，醇沉工艺制备的样品出现浑浊。因此，膜分离技术用于鱼腥草芩蓝水提液的除杂精制是切实可行的。

表 5－10　不同工艺鱼腥草芩蓝口服液有效成分含量的比较（n＝3）

除杂工艺	项目	绿原酸（mg/ml）	黄芩苷（mg/ml）	蛋白质
水提醇沉	批次 20180201	0.97	5.24	+
	批次 20180202	0.94	5.45	+
	批次 20180203	0.93	5.34	+
	$\bar{x}$	0.95	5.34	
	RSD/%	2.20	1.97	
膜分离	批次 20180201	1.12	8.62	－
	批次 20180201	1.10	8.57	－
	批次 20180203	1.10	8.39	－
	$\bar{x}$	1.11	8.53	
	RSD/%	1.05	1.42	

注：“－”表示未出现浑浊，“＋”表示出现浑浊。

（程建明，井山林）

第三节　中药浸出物的沉降分离原理与方法

中药浸出液中常混有细小药渣、泥沙、粗纤维等固体杂质，同时还含有许多极细微粒以及大分子物质，如多糖、蛋白质、鞣质、树胶等，严重影响到中药水提液的澄清度和稳定性。因此，中药的分离便成为实现中药制剂现代化的瓶颈问题之一。而沉降分离技术则是诸多分离技术手段中一种行之有效的方法，值得应用与推广。

一、自然沉降分离原理及应用

重力沉降是由于重力作用而发生的沉降过程。在中药生产中利用重力沉降实现分离的典型操作是中药浸出液的静置澄清，就是在浸出液中固体微粒密度大于浸出液密度的前提下，微粒借助自身重力而沉降分离的方法。

（一）自然（重力）沉降规律

自然沉降是分离药液与微粒的方法之一，其沉降规律可用Stokes定律表达：

$$v = \frac{2r^2(\rho_1 - \rho_2)g}{9\eta} \qquad (5-2)$$

式中，v：球形微粒的沉降速度；r：微粒半径；ρ_1：分散相密度；ρ_2：分散介质密度；g：重力加速度；η：黏度。

斯托克斯公式是指用来计算固体颗粒在液体中沉降速度的。它取决于颗粒大小和液体性质。Stokes公式是根据在理想状态下推导出来的，即微粒是大小均匀的球体，混悬液中所含的固体一般在2%以内，微粒下沉时不发生湍流，各不相扰，也不受器壁影响，在这样的理想条件下微粒下沉的速度才符合Stokes公式。但大多数中药浸提液都不符合理想条件，而处于非理想的状态。因此，不能运用Stokes公式来准确计算中药混悬液的微粒沉降速度。但公式表达的沉降原理能合理地说明影响微粒沉降速度的重要因素，并为中药浸提液的沉降分离提供理论依据。

根据粗分散系中微粒的大小，可将粗分散系分三类：粗粒子悬浮液（>100μm）、细粒子悬浮液（0.5～100μm）、混浊液（0.1～0.5μm）。沉降法适用于粗悬浮体系，当物料的体积较大同时又含有大量固体物质，且固体物质和液体的密度相差悬殊时，可在沉降器进行沉降分离。

（二）影响自然（重力）沉降的因素

根据Stokes定律，微粒的沉降速度与微粒半径的平方、分散相与分散介质的密度差成正比，与药液黏度成反比。

中药浸出液多为粗分散系，其沉降多是非理想状态，除了上述影响因素外，微粒的沉降速度还与微粒的数量有关。在稀溶液中微粒（含量低于10%）沉降互不干扰，因此沉降缓慢；在浓溶液中微粒（含量高于10%）因相互作用而聚集并形成大微粒，故沉降较快。

总之，影响自然（重力）沉降的主要因素除了悬浮微粒的粒径与密度及液体的密度与黏度外，还与混悬微粒的数量有关。

（三）沉降设备的设计与应用[18]

1. 沉降槽　分离悬浮液的自然（重力）沉降设备称为沉降槽，它可从悬浮液中分出清液并获得稠厚的沉渣，故又称增稠器。沉降槽分为间歇沉降槽与连续沉降槽两种。

（1）间歇沉降槽　实际上是间歇沉降试验用的玻璃筒放大了的设备。需处理的悬浮料浆装入槽内，静置足够时间以后，用泵或虹吸管将上清液抽出，由底口将沉渣放出。

（2）连续沉降槽　如图5－7所示，连续沉降槽是一个底部稍带锥形的大直径圆槽。悬浮液经中心处的进料管送至液面下0.3～1.0m处。固体颗粒向下沉降，清液向上流动。清液经槽的周边溢流出去，沉渣在底部齿形耙的缓慢转动下汇集到中央的卸渣口，然后排出。强化沉降槽操作的一种方法是在悬浮液中加入少量电解质，以提高颗粒的沉降速度。

沉降槽适用于处理量大、浓度不高、颗粒也不甚微的悬浮料浆。作为一种预处理装置，它可以节省后续分离能耗，也有利于发挥后续分离设备的生产能力。

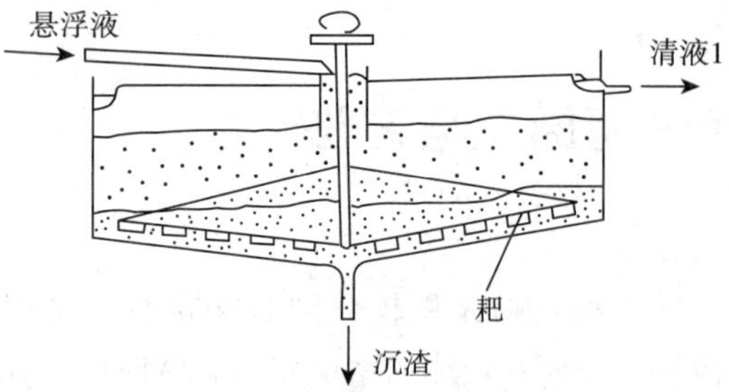

图5－7　连续沉降槽

连续沉降能连续操作，故生产能力较间歇沉降高，但同样具有占地面积较大的弊端。为了克服这一弊端，可将沉降槽做成多层，以减少占地面积。

连续沉降槽的设计必须满足沉降工艺所要求的澄清液与增稠液的分离总体要求。因此，连续沉降槽要达到如下具体要求：①连续沉降槽直径要满足其任一截面上颗粒的沉降速度大于液体向上流动的速度；②连续沉降槽的进料口以下的高度要满足稠液有足够的停留时间，以达到沉渣压紧到要求的程度。

2. 分级器　利用颗粒在流体中的沉降速度不同，而将直径或密度不同的颗粒分开的设备称为分级器。工业上分级用的流体多为液体（如水）。分级器的形式根据生产具体情况来定。

以双锥式分级器（图5－8）来阐述分级器的分级过程，用来将沉降速度不同的颗粒分离成两个部分。混合颗粒由上部加入，水经可调锥与外壁的环形间隙向上流。调节水在环形间隙中的流速，可使沉降速度大于水上升流速的颗粒Ⅱ下沉进入底流，而沉降速度小于上升流速的颗粒Ⅰ则被水从溢流中带出。

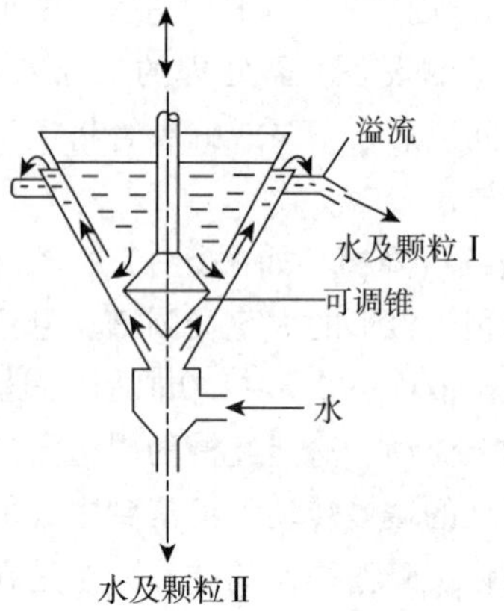

图5－8　双锥式分级器

二、离心分离原理及应用

在制剂生产中常遇到含水率较高、含不溶性微粒粒径细小或黏度很大的滤浆，用一般的方法不易奏效或难以进行时，可考虑采用离心分离的方法。离心分离是以离心力为推动力分离液－固、液－液等分散体系的分离方法，离心分离的机器称离心机。

（一）离心分离原理

离心分离是发生在离心力场中的沉降与滤过过程。离心力大于自然沉降的重力或压力作用，作用强度参数是离心分离因数：

$$\varphi = \frac{\omega^2 r}{g} \qquad (5-3)$$

式中，φ：分离因数；ω：转鼓旋转角速度（弧度/秒）；r：转鼓半径（米）；g：重力加速度（9.8米/秒^2）。

分离因数为物料在离心力场中所受离心力和重力大小之比。从式（5－3）可以看出，分离因数与微粒的旋转角速度和旋转半径的大小有关，转速越高，旋转半径越大，则离心力也越大。φ越大分离能力越高，分离程度越好。

由于物料的质量一定，所受重力也相同，所以提高分离能力的措施主要是增大转速与旋转半径。

（二）离心机的种类及应用[19]

离心机的种类很多，外形、适用性亦不一，根据其不同的特性可作如下分类：

1. 按分离因数φ的大小分类

（1）常速离心机　$\varphi<3000$r/m（一般600～1200 r/m），适用于易分离的混悬滤浆的分离及物料的脱水。

（2）高速离心机　$\varphi=3000\sim5000$ r/m，主要用于细粒子，黏度大的滤浆及乳浊液的分离。

（3）超高速离心机　$\varphi>5000$ r/m，主要用于微生物学、抗生素发酵液等生物化学制品的固液分离。超高速离心机中常伴有冷冻装置，可使离心操作在低温下进行。

2. 按操作性质分类

（1）滤过式离心机　转鼓上有小孔，并衬以金属网和滤布，混悬液在转鼓带动下高速旋转，液体和其中悬浮颗粒在离心力作用下快速甩向转鼓而使转鼓两侧产生压力差，在此压力差作用下，液体穿过滤布排出转鼓，而混悬颗粒被滤布截留形成滤饼。如三足式离心机。

（2）沉降式离心机　即实验室用沉淀离心机。

（3）分离式离心机　常见的是管式超速离心机，用以分离乳浊液中油相与水相。

此外，尚可按加料、分离、洗涤卸载操作方法的不同而分为间歇式和连续式离心机，根据离心机转鼓轴线在空间的位置分为立式离心机和卧式离心机，等等。

（三）离心分离法在中药制备中的应用

近年来离心分离法在中药制剂的分离方面已显示出良好的应用前景，由于分离效率高，适合于大生产，已广泛用于中药工业化生产中，也常作为超滤法分离纯化中药浸出液的一种预处理方法。为了达到高效分离目的，应针对具体分离对象，选择合理的分离评价指标来筛选确定离心分离的技术参数。

1. 高速离心法等分离技术在归脾汤等口服液制备中的应用　在多数情况下，植物中的糖类成分被认为是无效成分，可采用水醇法等方法将中药中的多糖作为杂质除去。但是随着中药多糖生物活性的相继发现，有些情况下不能将中药多糖作为杂质除去，如香菇多糖、茯苓多糖、黄芪多糖等。因此，水醇法精制工艺已经不适合以多糖为有效成分的中药口服液。

小柴胡汤、归脾汤以及一贯煎是三个比较常用的经典名方。归脾汤含有黄芪、人参、甘草等药材，小柴胡汤含有人参、甘草、大枣等药材，一贯煎含有北沙参、麦冬、生地、枸杞子等药材；这些药材都含有多糖类成分，在制备中药复方口服液过程中应予以保留。奉建芳等[20]以多糖含量、黄芪甲苷含量（归脾汤）、黄芩苷含量（小柴胡汤）及物理稳定性等作为评价指标，对上述三个复方中药口服液制备中的离心法与多级过滤法两种分离方法进行了比较研究，结果如下：

（1）高速离心法等对三种口服液的纯化处理　按小柴胡汤、归脾汤、一贯煎处方中各药物比例称取一定量的药材，各2份，依照已确定的提取条件分别加水煎煮，煎出液水浴浓缩至药液与药材量之比为（1∶1），分别进行高速离心和分级过滤。醇沉时加乙醇使各药液含醇量达50%，静置24小时，过滤，测量滤液的体积。离心分离时在10000r/min下离心20分钟，倾出上清液，测量其体积。用于分级过滤的药液选用纱布包棉花初滤，然后依次用滤纸、微孔滤膜（0.8μm）过滤，测量滤液体积，备用。

（2）高速离心法等对三种口服液中多糖含量影响的考察　采用苯酚－硫酸－分光光度法测定上述纯化样品中多糖的含量，结果见表5－11，方差分析见表5－12，不同处方组成的中药口服液中多糖含量不同，同一处方采用不同方法制备的口服液样品中多糖的含量亦不同，不同方法与不同处方间的差异均具有非常显著性意义（$P<0.01$）。但是，从多糖类成分的保留看，高速离心法与多级过滤法无明显差异（表5－11）。

表5－11　不同分离方法制备的口服液中多糖含量

品名	多糖含量（%）		
	水醇法	高速离心法	多级过滤法
小柴胡汤口服液	7.489	10.81	10.33
归脾口服液	9.083	11.86	12.14
一贯煎口服液	16.050	20.79	19.94

表5－12　不同样品中多糖含量的方差分析

变异来源	SS	ν	MS	F	P
总变异	177.631	8			
方法间	23.826	2	11.913	42.395	<0.01
处方间	152.682	2	76.340	271.673	<0.01
误差	1.123	4	0.281		

注：$F_{0.05}$（2，4）=6.94；$F_{0.01}$（2，4）=18.00。

（3）高速离心法等对归脾口服液与小柴胡汤中有效成分影响的考察　采用薄层色谱扫描法（TLCS法）测定上述归脾口服液样品中黄芪甲苷的含量，采用高效液相色谱法（HPLC法）测定上述小柴胡汤中黄芩苷的含量，结果见表5－13、表5－14，高速离心法、多级过滤法制备的归脾口服液、小柴胡汤口服液中黄芪甲苷或黄芩苷含量均明显高于水醇法（$P<0.01$），说明两法优于水醇法。对于黄芪甲苷的保存，高速离心法优于多级过滤法（$P<0.05$）；而对于黄芩苷的保存，高速离心法与多级过滤法间差异不显著（$P>0.05$）。

表5－13　归脾口服液样品中黄芪甲苷的含量（n=3）

编号	方法	黄芩苷含量（$\bar{X}\pm S$）（%）	P
1	水醇法	$0.0042\pm8.72\times10^{-4}$	
2	高速离心法	$0.0634\pm2.18\times10^{-3}$	
3	多级过滤法	$0.0494\pm2.90\times10^{-3}$	<0.05

表 5-14 小柴胡汤口服液样品中黄芩苷的含量（n=3）

编号	方法	黄芩苷含量（X±S）（%）	P
1	水醇法	0.74±0.055	
2	高速离心法	1.50±0.132	
3	多级过滤法	1.40±0.089	>0.05

（4）高速离心法与多级过滤法对三种口服液稳定性影响考察　两种不同的制备方法制备的不同中药口服液于室温下留样观察3个月，可见多级过滤法制备的小柴胡汤口服液有不同程度的沉淀产生，而高速离心法制备的各样品无沉淀或仅有极少量沉淀产生。

综上，评价分离方法的效果时应采用综合指标，既要考虑可见与不可见微粒除去率，以保障药液澄清度，又要注意分离方法中分离介质对可溶性成分的吸附，减少有效成分的损失。综合指标评价说明，高速离心法在保证中药口服液成品外观质量上要优于多级过滤法。

2. 高速离心法等分离技术在桑姜浸膏精制工艺中的应用　桑姜感冒胶囊（国药准字 Z20050067）、桑姜感冒片（国药准字 Z14020935、Z19983141）及桑姜颗粒（食品）等3个桑姜系列产品原工艺存在如下缺陷：①非有效成分不能被最大限度的除去；②提取液中杂质较多，给精制带来不利；③收膏量较大，不利于制剂。因此谭瑾等[21]采用高速离心和超滤等现代技术对桑姜浸膏的提取分离工艺进行改进研究。高速离心分离参数的确定如下：

按原工艺取桑叶150g、菊花120g、紫苏叶160g、连翘160g、苦杏仁160 g、干姜100g净药材置于不锈钢中，加入5倍量纯化水煎煮1.5小时，200目筛网过滤；再加5倍量纯化水煎煮1小时，200目筛网过滤；再加4倍量纯化水煎煮1小时，200目筛网过滤。合并以上过滤后的水煎液，分别取10个1000ml样品，编号A～J。精密量取A样品50ml，精密称定重量；B～J样品分别采用不同转速进行离心，分别精密量取50ml，精密称定重量。采用HPLC法测定A～J样品中连翘苷的含量。结果由表5-15可知，高速离心能分离出水煎液中的固体杂质，而且有效成分基本无损失；在离心速度达到18000rad/min的条件下基本能分离出水煎液中的固体杂质。因此，实验室选用18000rad/min的离心转速。由于工业型管式离心机的最大转速一般为16000rad/min，且在这两个转速条件下分离效果极为接近，故生产上可以选用为16000rad/min的离心转速。后续的试验结果表明，制剂的连翘苷含量基本不变，含水量也几乎无差异，崩解时间缩短，吸湿性降低，制剂更加稳定。

表 5-15 桑姜系列产品配方水煎液离心分离结果

编号	体积（ml）	离心转速（rad/min）	重量（g）	连翘苷含量（μg/ml）
A	50	--	51.8264	43.2
B	50	6000	51.0618	42.5
C	50	8000	50.8156	42.9
D	50	10000	50.5466	43.0
E	50	12000	50.2930	43.1
F	50	14000	50.1722	43.1
G	50	16000	50.1236	43.2
H	50	18000	50.1220	43.2
I	50	20000	50.1216	43.5
J	50	22000	50.1212	43.6

3. 高速离心法等多种分离技术在痛安注射液精制工艺研究中的应用　痛安注射液由汉桃叶、青风藤、白屈菜等三味药材组成，活血通络、散瘀止痛。其主要用于治疗放化疗或非放化疗的肺癌、肝癌、胃癌等属血瘀引发的癌性中度疼痛等。为优化痛安注射液组方药材白屈菜提取物精制纯化工艺，提高白屈菜提取物中白屈菜碱的量，杨绪芳等[22]以白屈菜碱转移率、干膏得率为评价指标，分别考察了平板直联式离心、高速管式离心、碟片离心等不同离心分离方式。结果如下：

（1）不同分离方式对白屈菜酸沉液分离效果的影响　分别称取3批次白屈菜酸沉冷藏液各40 kg，每个批次平均分成3份，分别用平板直联式离心机、高速管式离心机、碟片离心机离心，记录各个设备离心相同量药液所需时间，收集离心液称定质量并取样进行白屈菜碱量及干膏得率的测定，计算白屈菜碱转移率。结果由表5-16可见，平板直联式离心机、高速管式离心机、碟片离心机在分离时间方面没有较大差异；采用高速管式离心机所得离心液白屈菜碱转移率均最低，采用碟片离心机对酸沉液进行分离，所得的离心液的白屈菜碱转移率最高，且干膏得率与平板直联式离心机相比较低，说明所得离心液中白屈菜碱纯度优于平板直联式离心机，而且操作比平板直联式离心机简便，既保证了白屈菜碱转移率，又保证了干膏得率。因此，痛安注射液中白屈菜酸沉液除杂分离采用碟片离心的方式。

表 5－16　不同分离方式对白屈菜酸沉液分离效果的影响

分离方式	分离时间（min）	离心液干膏得率（%）	离心液中白屈菜碱（mg/g）	白屈菜碱转移率（%）
平板直联式离心	23	12.55	1.15	82.68
	23	12.64	1.17	82.91
	23	12.49	1.14	82.06
高速管式离心	20	9.86	1.09	75.36
	20	9.93	1.10	76.18
	20	9.72	1.07	74.91
碟片离心	25	11.67	1.24	88.26
	25	11.51	1.21	89.13
	25	11.61	1.23	90.04

（2）不同分离方式白屈菜酸水溶解液分离效果的考察　白屈菜碱等生物碱与盐酸成盐而溶于酸水中，但酸水溶解液还含有一些油脂性杂质和不溶性沉淀，为进一步去除杂质，纯化富集白屈菜碱，同时考虑大批量生产的适应性，以白屈菜碱转移率、干膏得率及中间体提取物中白屈菜碱量为指标，考察减压滤过、高速管式离心、平板直联式离心不同的分离方式对白屈菜酸水溶解液的分离效果。

称取三组白屈菜酸溶液，各 30 kg，每组平均分成 3 份，分别采用减压滤过、高速管式离心和平板直联式离心方式进行分离，记录各个设备离心相同量药液所需时间，收集滤过液（离心液），称定质量，混合均匀后取样，浓缩离心液，干燥得中间体。配制成供试品，测定其中的白屈菜碱量并计算其转移率，结果见表 5－17，可以看出：①采用减压抽滤进行分离，中间体中白屈菜碱量最高，干膏得率最低，药液澄清，但是滤过介质容易被杂质堵塞，需要频繁更换滤纸，操作繁琐，且生产周期过长，不适合大批量生产的要求。②高速管式离心和平板直联式离心的生产周期均较短，但平板直联式离心机分离得到的离心液中仍含有少量油性杂质，导致所得中间体中白屈菜碱的量较低，达不到精制的最佳效果；速管式离心机分离得到的离心液呈淡黄色，澄清，不含明显的杂质，白屈菜碱转移率较高，而且操作简单。因此，白屈菜酸水溶解液宜采用高速管式离心机进行离心。

表 5－17　不同分离方式对白屈菜酸水溶解液分离效果

分离方式	分离时间	离心前药液中白屈菜碱含量（mg/g）	干膏得率（%）	离心液中白屈菜碱含量（mg/g）	白屈菜碱转移率（%）	中间体中白屈菜碱含量（mg/g）
减压滤过	8 h	1.78	7.88	1.51	84.97	125.23
	7.5 h	1.78	7.81	1.52	85.12	125.61
	8.2 h	1.78	7.96	1.51	84.90	124.94
高速管式离心	15min	1.78	8.37	1.55	86.81	123.12
	15min	1.78	8.43	1.54	86.73	122.81
	15min	1.78	8.32	1.56	86.92	122.43
平板直联	13min	1.78	8.92	1.39	78.23	107.31
式离心机	13min	1.78	9.14	1.40	79.06	107.75
	13min	1.78	9.05	1.39	78.64	106.83

三、加速沉降措施——澄清法

一般的沉降方法虽简单易行，但当悬浮微粒细微时，沉降速度慢，分离效果差，此时需辅以澄清操作，以加快分离速度，提高分离效果。常用的澄清操作方法有以下两种。

（一）加热澄清

加热能使中药浸出液的黏度（η）和密度减小，故有利于其悬浮物的分离。加热也能使某些浸出液中的蛋白质凝固而析出。加热也能使液体中的脂肪或蜡类物质熔融成液态，浮至液面；放冷后脂肪凝固，得以除去。

（二）澄清剂的应用

澄清剂是指加到中药浸出液后有助于溶液澄清的一类辅助物质，其作用原理是：使药液中的微粒聚集或絮凝形成较大的颗粒而沉淀析出；或能将固体微粒吸附于表面，避免其通过滤过器；或在滤器表面形成滤渣层等。

理想的澄清剂应符合化学惰性、无毒、不溶于药液中和不吸附药液中有效成分等要求。常用澄清剂有：

（1）絮凝剂　主要是利用某些化学物质在水中能形成吸附性很强的胶体氢氧化物吸附悬浮微粒后沉降。常用的絮凝剂有碱式氯化铝、三氯化铝、明矾、硫酸高铁、三氯化铁等。

（2）蛋清　是利用蛋白质受热变性凝固，在凝固时将溶液中的悬浮液微粒包裹凝聚在一起而浮于液面而除去。操作时，可取蛋清粉制成一定浓度的溶液（或用新鲜的鸡卵分得蛋清加等量水稀释），加到待澄清的溶液中，再缓慢加热溶液，蛋清即连同悬浮物质凝固上浮而除去。

（3）澄清剂[23]

1）甲壳质和壳聚糖　甲壳质和壳聚糖是一种天然的阳离子型絮凝澄清剂，可中和中药水提液中微粒所带的负电荷，同时其所含的氨基和羟基对微粒具有较强的吸附作用，能通过吸附架桥方式使微粒形成大絮团，加速沉降而达到澄清的目的。此外，甲壳质或壳聚糖中的氨基和羟基对金属离子具有螯合作用，能有效地捕集和吸附中药水提液中的金属离子，并形成稳定的螯合物。由于氨基N原子是作为给电子基和金属离子螯合的，因而壳聚糖中的氨基比甲壳质中的乙酰氨基更容易与金属离子螯合。一般来说，壳聚糖螯合金属离子 Hg^{2+}、Pb^{2+}、Zn^{2+}、Ni^{2+}、Cr^{6+}、Cu^{2+}、Fe^{2+}、Mn^{2+}、Ag^{+}、Au^{3+}、Pt^{4+} 的量在0.5～5.0mg/g。螯合量最大的是 Hg^{2+}、Cu^{2+}，其次是 Fe^{2+}、Ni^{2+}。壳聚糖的加入量一般在0.02%～0.1%。若絮凝温度在40～50℃，应先用1%醋酸将壳聚糖配制成1%的醋酸溶液使用。

2）101澄清剂　101澄清剂的主要成分是变性淀粉，具有优良的凝聚澄清功能，常与其助剂配合使用。其作用原理是：选择性吸附提取液中各种大分子杂质，并一同快速凝聚，析出沉淀，从而达到除杂澄清的目的。101澄清剂能除去中药提取液中的蛋白质、鞣质、色素及果胶等大分子不稳定性杂质，滤过后的提取液澄明度高，稳定性好，久置不浑浊，不沉淀，且口味及有效成分不改变。

3）ZTC 1+1天然澄清剂　ZTC 1+1天然澄清剂是一种新型澄清剂，由A、B两组分组成，具有脱色、澄清、去除重金属、不残留、使用方便、周期短、生产成本低的特点，可代替醇沉工艺，节省费用50%以上。其作用原理是：A组分加入后在不同的可溶性大分子间“架桥”连接使分子迅速增大，B组分在A组分所形成的复合物基础上，通过再“架桥”使絮状物尽快形成，并沉淀析出。B组分的加入量一般为A组分的一半，既可保证B组分作用完全，又能使这两种组分在溶液中不残留。目前，ZTC1+1天然澄清剂有ZTC－Ⅰ型、ZTC－Ⅱ型、ZTC－Ⅲ型、ZTC－Ⅳ型四种型号：Ⅰ型主要用于去除蛋白质、鞣质等；Ⅱ型为固体制剂和颗粒剂型，除去蛋白质、鞣质、树胶等大分子物质，使溶液易于过滤，保留氨基酸、苷、多糖成分，为造粒提供方便；Ⅲ型除去胶体等不稳定成分，用于各种营养液、口服液、酒剂、洗液的澄清；Ⅳ型应用范围同1型，可在浓缩液中使用，对液体制剂的稳定性比Ⅱ型高[24,25]。

（4）其他　某些溶解度小的无机化合物，如氧化镁、硫酸钙、磷酸氢钙等，有时亦可考虑作为澄清剂，但在选用时应注意到这些化学物质对溶液pH的影响。

（三）澄清技术在中药制剂中的应用

近年来，作为一种澄清与纯化方法，澄清法在中药浸出液或中药口服液、颗粒剂等制备中广为应用。目前，使用较多的澄清剂主要为壳聚糖与ZTC1+1天然澄清剂。应用时，宜针对具体样本，依据澄清原理，考察影响澄清效果的诸多因素，以筛选合理的澄清分离技术参数，达到有效澄清的目的。下面以实例简介常用澄清剂在中药制备中的应用情况。

1. 壳聚糖澄清剂的应用技术

（1）壳聚糖澄清剂在蒲公英水提液除杂工艺中的应用实例　夏新华等以壳聚糖为澄清剂对蒲公英水提液进行絮凝澄清，考察了药液浓度、壳聚糖溶液用量、搅拌速度、絮凝温度、药液pH等因素对澄清效果等的影响，并与醇沉法进行了比较[26]。

1）壳聚糖溶液的配制　取壳聚糖适量，加1%冰醋酸配成1%的溶液，放置备用（使用前临时配制）。

2）药液浓度对絮凝澄清效果的影响　取等量蒲公英水提液4份，分别真空浓缩至生药量（g）与药液体积（ml）之比为1∶2、1∶5、1∶8、1∶10，置于集热式恒温加热磁力搅拌器上加热至60℃保温，搅拌（150r/min）10分钟，加入壳聚糖溶液（按药液中生药量计，每1g生药加入1.6ml），边加边搅拌，加完后继续搅拌10分钟，取出放冷，静置12小时，观察并记录溶液的澄清度与沉淀物形状，结果见表5－18，采用壳聚糖絮凝澄清时，药液浓缩程度在1∶8或1∶10时为佳。考虑1∶10的药液体积相对较大，大生产时可能操作不便，故确定药液浓缩程度为1∶8。

表5－18　药液浓度对澄清效果影响

水提液浓缩程度	溶液澄清度*	沉淀物形状
1∶2	－	片状
1∶5	＋	片状
1∶8	＋＋	絮状
1∶10	＋＋	絮状

*“－”表示溶液混浊；“＋”表示溶液变清；“＋＋”表示溶液澄清。

3）壳聚糖溶液用量的考察　取浓度为1∶8的蒲公英水提浓缩液7份，每份25ml，分别加入不同量的壳聚糖溶液，其他操作同上，取静置后的药液抽滤，滤液定容至50ml。精密量取滤液与絮凝前药液适量，测定咖啡酸含量并计算其转移率，在450nm处测定药液透光度，并计算其透光率，测定固含物并计算浸膏得率，结果见表5－19，壳聚糖用量为30%时，药液透光率最大，药液最澄清，且浸膏得率最小；其用量在10%～40%之间时，咖啡酸保留率变化不大。另外，溶液澄清度与透光率高时，咖啡酸保留率亦较高，故从检测快速简便的角度考虑，以下实验主要以药液透光率、溶液澄清度作为评价指标。

表5－19　壳聚糖溶液用量考察结果

考察指标	用量（%）*						
	0	10	20	30	40	50	60
透光率/%	17.0	69.4	83.7	84.6	81.8	81.2	81.3
咖啡酸保留率/%	63.64	58.18	59.39	60.30	58.79	52.73	56.36
浸膏得率/%	33.30	23.78	23.32	18.85	18.99	19.01	19.05
溶液澄清度	－	＋	＋＋	＋＋＋	＋＋	＋	＋
沉淀物形状		片状	絮状	颗粒状	颗粒状	片状	片状

*壳聚糖溶液用量按蒲公英水提浓缩液体积的百分数计算。

4）搅拌速度的考察　取浓度为1∶8的蒲公英水提浓缩液4份，每份25ml，以不同的速度搅拌，加入占药液体积30%的壳聚糖溶液，其他操作同上，精密量取滤液适量，测定药液透光率，结果见表5－21。

5）温度的考察　取浓度为1∶8的蒲公英水提浓缩液4份，每份25ml，分别加热至50℃、60℃、70℃、80℃保温，搅拌10分钟（150r/min），以下操作同上。结果见表5－20。

6）pH的考察　取浓度为1∶8的蒲公英水提浓缩液（pH＝5.0）25ml，共4份，分别用氨试液调节药液的pH为5.0，6.0，7.0，8.0，加热至60℃保温，以下操作同上。结果见表5－20，搅拌速度为150r/min，絮凝温度为60℃，药液pH为6时，絮凝澄清效果最佳。

表5－20　搅拌速度、絮凝温度及药液pH的考察

考察因素		透光率/%	药液澄清度	沉淀物形状
搅拌速度/r/min	100	78.9	＋	片状
	150	79.6	＋＋	颗粒状
	200	79.2	＋＋	颗粒状
	250	77.5	＋	片状
絮凝温度/℃	50	78.5	＋	片状
	60	79.6	＋＋	颗粒状
	70	78.6	＋	片状
	80	77.5	＋	片状
絮凝pH	5.0	78.9	＋＋	颗粒状
	6.0	80.2	＋＋＋	颗粒状
	7.0	75.1	＋	片状
	8.0	67.5	－	絮状

7）絮凝澄清工艺与醇沉工艺的比较　根据上述试验选定的絮凝条件，取浓度为1∶8的蒲公英水提浓缩液25ml，调节药液pH为6.0，加热至60℃保温，搅拌10分钟（150r/min），加入药液体积30%的壳聚糖溶液，边加边搅拌，加完后继续搅拌10分钟，取出放冷，静置12小时，抽滤，滤液定容至50ml。另取浓度为1∶1的蒲公英水提浓缩液25ml，在搅拌下加入95%乙醇，使药液含醇量达70%，静置24小时，抽滤，滤液定容至50ml。测定咖啡酸含量、药液透光度与固含物，计算咖啡酸保留率、透光率及浸膏得率，结果见表5－21，壳聚糖絮凝澄清工艺在咖啡酸保留率和药液澄清度方面都优于传统的醇沉工艺。

表 5－21　絮凝澄清与醇沉的比较

工艺	咖啡酸保留率	透光率	浸膏得率
絮凝	59.6	81.1	24.4
醇沉	53.3	72.0	22.3

由上述系列实验结果可知，药液浓度、壳聚糖溶液加入量及药液 pH 对蒲公英水提液絮凝澄清的效果影响较大，提示实际生产操作中应注意严格控制相应的工艺条件。另外与传统的醇沉工艺进行对比，采用壳聚糖絮凝澄清工艺不但药液澄清度高、有效成分保留率高，而且还具有操作简便、生产安全、周期短、生产成本低等优点。

（2）壳聚糖在苦参醇提工艺研究中的应用实例　巩晓宇等[27]以苦参碱、氧化苦参碱含量为指标，考察苦参醇提取液加入壳聚糖絮凝剂的浓度、比例及静置时间，以确定壳聚糖絮凝剂纯化苦参醇提液的最佳工艺参数。

1）壳聚糖溶液的配制　分别取 0.1g，0.25g，0.5g，0.75g，1.0g 壳聚糖粉末，加入 50ml 的 1% 的醋酸溶液定容为 100ml，混匀，即得 0.1%，0.25%，0.5%，0.75%，1.0% 的壳聚糖醋酸溶液。

2）苦参药液浓缩比例的考察　制备 3 份苦参醇提取液，分别浓缩至药材与浓缩液之比为 1∶4，1∶6 和 1∶8，放冷至室温，分别于搅拌下加入新鲜配制的 0.25% 的壳聚糖溶液，至溶液中有絮状沉淀产生，静置 12 小时，滤过，滤液按文献中方法测定苦参碱和苦参总碱含量。结果见表 5－22，当浓缩比为 1∶4 时，经澄清后苦参碱的转移率很低，浓缩至 1∶6 和 1∶8 的壳聚糖澄清效果差别不大，但是 1∶8 的浓缩液耗用壳聚糖溶液的量较大，故选择药液浓缩比例为 1∶6。

表 5－22　苦参药液浓缩比例的考察

药液浓缩比例	苦参碱含量（%）	氧化苦参碱含量（%）
1∶4	2.12	10.38
1∶6	3.43	16.71
1∶8	3.62	17.01
苦参提取原液	1.46	7.72

3）壳聚糖溶液浓度的考察　制备 5 份苦参提取液，分别浓缩至药材与浓缩液比为 1∶6，分别于室温搅拌下加入配好的壳聚糖溶液，至溶液中有絮状沉淀产生，静置 24 小时，滤过，观察澄清过程，滤液按文献中方法测定苦参碱和苦参总碱含量。结果见表 5－23，壳聚糖的加入量，一般在 0.1%～1%。根据澄清后含量测定结果可知，应选用 0.75% 的壳聚糖溶液进行澄清。

表 5－23　壳聚糖溶液浓度的考察

壳聚糖浓度（%）	苦参碱含量（%）	氧化苦参碱含量（%）
0.1	2.96	13.91
0.25	3.34	16.03
0.5	3.22	14.46
0.75	3.78	18.52
1.0	3.39	15.59

4）壳聚糖静置时间的考察　制备 3 份苦参醇提取液，分别浓缩至药材与浓缩液比为 1∶6，与室温搅拌下加入配好的 0.75% 壳聚糖溶液，分别静置 12 小时、18 小时、24 小时，滤过，观察澄清过程。滤液按文中方法测定苦参碱和苦参总碱含量，结果见表 5－24，壳聚糖静置时间 12 小时，药液基本澄清，但含量较静置 18 小时，24 小时的低，说明静置时间不足，而静置 18 小时的与静置 24 小时的样品含量无显著差别，所以选静置 18 小时。

表 5－24　壳聚糖静置时间的考察

静置时间（h）	苦参碱含量（%）	氧化苦参碱含量（%）
12	3.46	15.92
18	3.97	19.45
24	4.02	19.62

综上，当苦参醇提取液浓缩至生药质量与浓缩液体积比为 1∶6 时，加入 0.75% 的壳聚糖的醋酸溶液，静置 18 小时，过滤，所得溶液的干浸膏中苦参碱、氧化苦参碱的含量由原来的 9.18% 升至 23.42%。因此，壳聚糖絮凝法可替代传统的醇沉工艺，用于苦参醇提液的澄清工艺。

2. ZTC 1＋1 天然澄清剂的应用技术　ZTC 1＋1 天然澄清剂是一种新型食品添加剂，目前主要有 ZTC－Ⅰ型、ZTC－Ⅱ型、ZTC－Ⅲ型、ZTC－Ⅳ型等四种型号。Ⅰ型主要用于去除蛋白质、鞣质等；Ⅱ型为固体制剂和颗粒剂型，除去蛋白质、鞣质、树胶等大分子物质，使溶液易于过滤，保留氨基酸、苷、多糖成分，为造粒提供方便；Ⅲ型除去胶体等不稳定成分，用于各种营养液、口服液、酒剂、洗液的澄清；Ⅳ型应用范围同 1 型，可在浓缩液中使用，对液体制剂的稳定性比Ⅱ型高。其中ZTC－Ⅰ型澄清剂主要用于澄清中药提取液，对鞣质和蛋白质的一次、二次清除率分别大于70%和大于90%，对于澄清热、沸水状态下的中药提取液的效果更好。在黄芪精口服液澄清中，戴军平等研究显示，对比水提醇沉法，黄芪甲苷的含量在使用ZTC 1＋1澄清剂后有效成分的含量上升了30%左右。同时龚涛等对乐脉口服液用澄清剂处理后，与醇沉法相比保留丹参素、芍药苷更多，并且在稀溶液中ZTC 1＋1澄清剂澄清效果较好[28]。

ZTC 1＋1天然澄清剂在赤芍药液除杂工艺中的应用实例

刘卫红[29]采用单因素实验设计方法对ZTC 1＋1天然澄清剂的影响因素进行考察，并得出最佳因素组合与醇沉方法进行对比。研究结果如下：

1）澄清剂的配制　按照澄清剂说明书配制其溶液，称取A组分5g，先用少量水搅成糊状，再加水至500ml，充分溶胀24小时。搅拌，双层纱布过滤，即得1%A黏胶液；称取B组分5g，用少量1%醋酸溶液溶解并搅拌成糊状，然后加入1%醋酸溶液至500ml。充分溶胀24小时。搅拌，双层纱布过滤，即得1%B黏胶液。

2）澄清剂用量的考察　取供试品溶液50ml 6份，水浴加热至70℃，按2%，4%，6%，8%，10%量分别依次加入ZTC1＋1澄清剂B组分和A组分，边加边搅拌。水浴静置30分钟后，3000r/min离心15分钟，精密吸取上清液1ml于25ml量瓶中，加入甲醇定容，利用HPLC测定芍药苷含量变化，并观察澄清情况。结果如下：澄清剂加入量在2%时芍药苷保留量最多，药液澄清；用量在8%以上时药液较为澄清，但是芍药苷保留量降低，在6%时药液出现浑浊现象，有较大的团块出现，溶液颜色较重，但芍药苷含量不是很高，考虑到实际应用情况，选用2%加入量更为合适（表5－25）。

表5－25　不同澄清剂用量除杂效果比较

用量/%	芍药苷/%	澄清情况	絮凝情况	颜色变化情况
2	81.51	澄清	疏松片状	颜色重
4	60.98	较混浊	大块片状	颜色较轻
6	72.51	浑浊	大团块状	颜色较重
8	66.57	较澄清	小片状	颜色较轻
10	74.12	较澄清	较小片状	颜色轻

3）澄清剂加入次序的确定　根据ZTC 1＋1澄清剂使用说明，对澄清剂A，B组分的加入次序进行筛选。分别取前述浓缩液50ml 2份，水浴加热至70℃，以加入量2%进行筛选，其他条件同上。样品液1先加入B组分，后加入A组分；样品液2则相反。考察2种加入次序对澄清效果的影响。结果显示样品液1溶液较为澄清，芍药苷含量为81.51%，加入絮凝剂后沉淀状态为疏松片状，而样品液2溶液浑浊，其芍药苷含量为28.75%，沉淀为细小片状；综合实验结果可以看出，澄清剂的加入次序对溶液有较大的影响，先加入B组分比先加入A组分好，溶液的各种情况都有较大的差别，故最终确定加入次序定为先加入B组分再加入A组分。

4）搅拌速度的考察　取浓缩液50ml 4份，水浴加热至70℃，以加入量2%进行筛选，其他条件同上。结果如下：加入澄清剂时搅拌速度在150r/min时溶液中芍药苷保留量最大，溶液状态较好，在100r/min时溶液中沉淀沉降速度很快，但是絮体为大团块状，可能是大团块包藏了溶液中的芍药苷，导致溶液中芍药苷含量降低。结合上述情况，选择搅拌速度为150r/min较合适（表5－26）。

表5－26　搅拌速度对澄清效果的影响

No.	搅拌速度（r/min）	芍药苷（%）	絮凝状态	沉降情况	澄清情况
1	50	57.68	疏松片状	逐渐沉降	澄清
2	100	70.32	大团块状	很快沉降	澄清
3	150	81.51	较小片状	沉降	较澄清
4	200	75.18	小片状、分散	逐渐沉降	澄清

5）提取液浓度的考察　取浓缩液再浓缩至1∶2、1∶5、1∶10（药材质量∶提取液体积）3个不同浓度，按照上述方法加入2%澄清剂，搅拌速度为150r/min，观察澄清效果。结果见表5－27，溶液浓缩程度越大，药液中芍药苷含量越少，溶液的澄清情况越差，浓缩量为1∶10和1∶16的两种情况，芍药苷含量相差不大，但是由于浓度为1∶16的浓缩液体积较多，结合实际情况，浓缩药液浓度定为1∶10。

表5－27　提取液浓度对澄清效果的影响

浓缩液	芍药苷/%	沉淀描述	澄清情况
1∶2	64.42	大块团状、量多	浑浊
1∶5	68.30	片状、液面浮有小片	澄清
1∶10	78.48	大块片状、量多	较澄清
1∶16	81.51	片状、量多	较澄清

综上，ZTC 1 +1 天然澄清剂的除杂效果优于醇沉法，而且使用方便，经济安全。说明 ZTC1 +1 天然澄清剂对中药水提液除杂是一种较好的方法。

3. ZTC 1 +1 – Ⅱ型天然澄清剂的应用技术

（1）ZTC 1 +1 – Ⅱ天然澄清剂在玉屏风口服液工艺研究中的应用实例

玉屏风口服液是由黄芪、防风、白术三味药组成，为益气固表止汗的经典方剂，该方中多糖对机体免疫功能具有调节作用。目前生产玉屏风口服液常用醇沉法除杂，但该方法多糖损失率较大，且存在药液澄明度差、易析出沉淀的不稳定情况。赵韶华等[30]采用 ZTC 1 +1 – Ⅱ天然澄清剂去除玉屏风口服液制备中水提液中的杂质，考察了澄清剂的用量与加入次序、提取液浓度、搅拌速度等影响因素，并与醇沉法进行了比较。

1）澄清剂溶液的配制　采用 ZTC 1 +1 – Ⅱ天然澄清剂。按说明书配制如下组分：

A 组分溶液：称取 A 组分细粉 5.0g，先用少量水搅拌成糊状，再加水至 500ml，溶胀 24 小时，搅拌，双层纱布滤过，取滤液，即得 1% 黏胶液。

B 组分溶液：称取 B 组分细粉 5.0g，用少量 1% 醋酸溶液溶解并搅成糊状，再加 1% 醋酸至 500ml，溶胀 24 小时，搅拌，双层纱布滤过，取滤液，即得 1% 黏胶液。

2）澄清剂用量考察　取药材水提液浓缩至药材（g）与药液（ml）之比为 1∶10，取浓缩液 3 份，每份 500ml，加热至 70℃左右，分别按 2%、5%、10% 的量，加 ZTC1 +1 – Ⅱ澄清剂 B 组分和 A 组分，边加边搅拌（50r/min）。静置 30 分钟，离心 10 分钟（2000r/min），取上清液，测定各指标并观察澄清情况，结果见表 5 – 28，2% 用量对总多糖的保留率较好，但离心后药液微有浑浊；10% 用量总多糖保留率最低，离心后药液澄清度也不是很好；5% 用量总多糖保留率较 2% 稍低，离心后药液澄清；3 个浓度黄芪甲苷的保留率无差别；综合考虑多糖保留率及药液澄清情况，以 5% 用量为佳。

表 5 – 28　澄清剂不同用量对除杂效果的影响

用量（%）	总多糖保留率（%）	黄芪甲苷保留率（%）	澄清情况
2	86.26	90.36	微有浑浊
5	78.63	91.22	澄清
10	70.52	90.23	较澄清

3）澄清剂加入次序的确定　根据 ZTC 1 +1 – Ⅱ澄清剂使用说明，对澄清剂 A、B 组分的加入次序进行筛选。取前述浓缩液（1∶10）两份，每份 500ml，加热至 70℃，加 A、B 组分各 25ml。样品 1 液先加 B 组分，后加 A 组分；样品液 2 相反。考察两种加入次序澄清效果，结果见表 5 – 29，ZTC 1 +1 – Ⅱ澄清剂 A、B 组分的加入次序是：先加 B 组分，后加 A 组分。

表 5 – 29　各加入次序对除杂效果的影响

样品液	沉淀描述	澄清情况
1	大块片状、量多	澄清
2	量少、液面浮有小片	有浑浊

4）提取液浓度的考察　取浓缩至处方药材重（g）与药液体积（ml）之比为 1∶2、1∶5、1∶10 的浓缩液各 500ml，70℃左右按 5% 浓度加入澄清剂，搅拌速度为 50r/min，观察澄清效果（多糖测定时取样量依次为 1.0、2.5、5.0ml），结果见表 5 – 30，提取液浓度越稀，澄清效果越好，总多糖和黄芪甲苷的保留率也越高；而浓度越大时，澄清效果越差，总多糖和黄芪甲苷的保留率也越低。因此，选择药液浓度为 1∶10。

表 5 – 30　提取液浓度对除杂效果的影响

浓缩液	沉淀描述	澄清情况	总多糖保留率（%）	黄芪甲苷保留率（%）
1∶2	大块团状、量多	浑浊	74.10	79.42
1∶5	片状、液面浮有小片	较澄清	76.72	83.28
1∶10	大块片状、量多	澄清	79.02	91.36

5）搅拌速度的确定　取提取液（1∶10）5 份，每份 100ml，分别倒入 5 个烧杯中，依次在 50、100、150、200、250r/min 转速下搅拌，各先后加入 ZTC 1 +1 – Ⅱ澄清剂 B、A 组分各 5ml，每组均搅拌 10 分钟，停止搅拌后观察絮状沉淀形态和沉降情况，结果见表 5 – 31，当搅拌速度为 100r/min 时，很快形成大块的团状沉淀，而且很快地沉降到烧杯底部，因而将搅拌速度定为 100r/min。

表 5 – 31　不同搅拌速度对澄清效果的影响

杯号	搅拌速度（r/min）	沉淀形态	沉降情况
1	50	疏松团块	10min 内逐渐沉降
2	100	大块团状	10min 内很快沉降
3	150	较小片状	10min 内沉降
4	200	分散小片	15min 内沉降
5	250	完全分散	15min 内逐渐沉降

6）澄清法与醇沉法的比较　根据以上考察结果，可确定澄清法的最佳工艺条件为：提取液浓缩至 1∶10，

澄清剂用量为5%，先加B组分，后加A组分，搅拌速度为100r/min。按此工艺生产3批样品（10 000ml），同时采用醇沉工艺生产3批样品，验证试验结果见表5－32，澄清法在总多糖保留率方面远远优于醇沉法，在黄芪甲苷保留率方面也优于醇沉法，而且耗时短，生产成本较低。此外，稳定性研究结果表明：药液室温放置3个月后，仍保持澄明，未见沉淀，而醇沉法处理的药液澄清度有所降低。由此可见，澄清法生产的药液稳定性好。

表5－32　澄清法与醇沉法生产样品的检测结果

除杂方式	总多糖保留率（%）			黄芪甲苷保留率（%）			澄清情况		
	1	2	3	1	2	3	1	2	3
澄清法	79.64	78.42	78.96	90.32	89.88	90.51		药液澄明，无沉淀	
醇沉法	17.02	16.96	17.12	81.38	80.69	80.94		药液澄明，无沉淀	

（2）ZTC1＋1－Ⅱ天然澄清剂在菊芋多糖提纯中的应用实例

王丽娜等[31]用L_{16}（4^5）正交设计试验，以多糖含量为指标，先后采用单因素实验和正交试验优选菊芋多糖的澄清工艺参数。研究内容如下：

1）澄清工艺　称取一定量的原料，按所述工艺提取浓缩，按所给设计条件进行澄清工艺试验。试验方法：将ZTC1＋1－Ⅱ天然澄清剂A组分用水配制成1%黏胶液，ZTC1＋1－Ⅱ天然澄清剂B组分用1%醋酸配制成1%黏胶液。取备用药液500ml，加热至试验温度，先加入组分B（pH＞4.8），搅拌，使其均匀分散，再加入等量A组分，搅拌，高速离心，分离沉淀，观察澄清度，测定多糖含量。

2）单因素实验　在纯化方法确定的情况下，纯化时絮凝时间（min）、澄清剂加入量（%）、温度（℃）和料液比（g∶ml）等因素都会对提纯效果产生影响，不同因素对同一提取方法的影响程度不同。本试验以多糖含量（%）为评价指标，对以上三因素对提纯效果的影响分别考察，结果见图5－9至图5－12，多糖含量与絮凝时间呈正比关系，至45分钟时略有下降；含量随澄清剂加入量的增加而升高，当加入量超过5%时，含量逐渐下降；含量随温度的升高而升高，在50℃时最高，而后逐渐下降，至80℃时略有回升，后又呈下降趋势；此外，多糖含量亦随料液比的增加而升高。

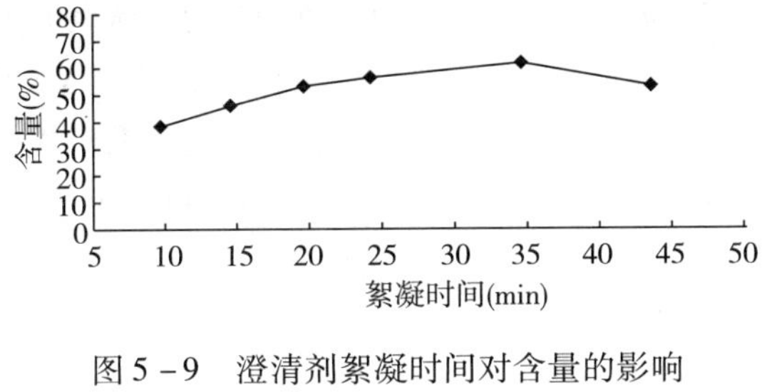

图5－9　澄清剂絮凝时间对含量的影响

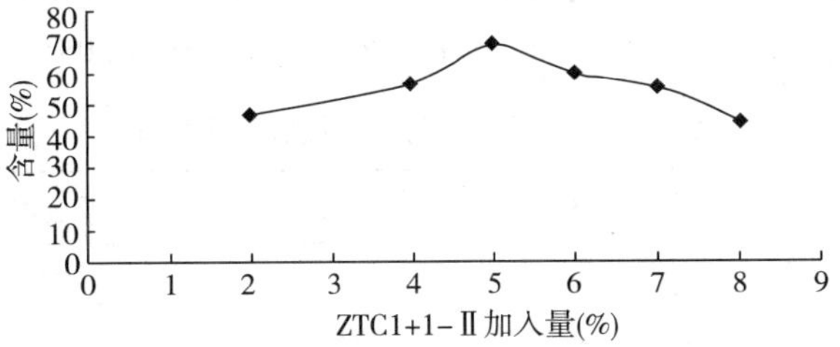

图5－10　澄清剂加入量对多糖含量的影响

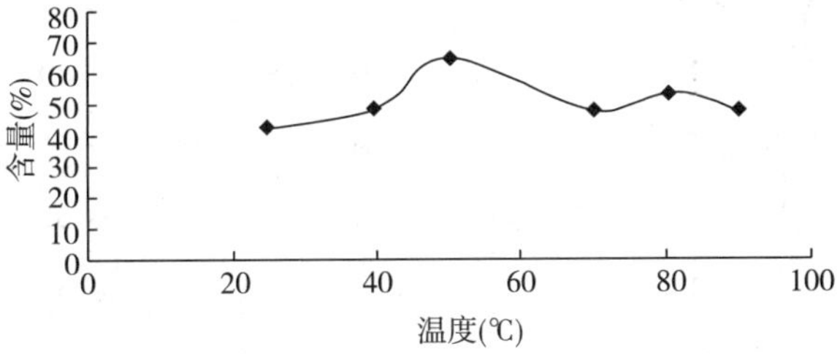

图5－11　澄清剂絮凝温度对含量的影响

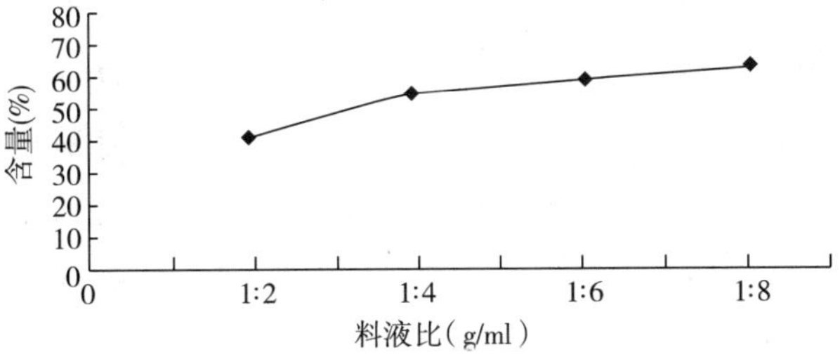

图5－12　料液比对含量的影响

3）正交试验设计及实验　综合前述试验结果，选择絮凝时间、温度、澄清剂加入量和料液比为考察因素，并确定各因素水平，选用L_{16}（4^5）正交表，以多糖含量为评价指标进行试验。澄清工艺因素水平见表5－33。

表 5-33　澄清工艺因素水平表

水平	因素			
	A 絮凝时间（min）	B 澄清剂加入量（%）	C 温度（℃）	D 料液比（g∶ml）
1	30	3	25	1∶2
2	20	5	50	1∶4
3	15	7	60	1∶6
4	40	8	80	1∶8

按前述方法进行澄清实验，观察澄清度，测定多糖含量。正交试验结果见表5-34，方差分析见表5-35，4个因素对结果的影响强弱顺序为 B > C > A > D，其中 B 因素对结果影响具显著性差异（$P<0.05$）。

表 5-34　澄清工艺正交试验表及结果

编号	A	B	C	D	E	多糖含量/%
1	1	1	1	1	1	63.78
2	1	2	2	2	2	85.48
3	1	3	3	3	3	73.99
4	1	4	4	4	4	72.08
5	2	1	2	3	4	68.20
6	2	2	1	4	3	77.26
7	2	3	4	1	2	69.31
8	2	4	3	2	1	66.58
9	3	1	3	4	2	62.4
10	3	2	4	3	1	67.78
11	3	3	1	2	4	73.03
12	3	4	2	1	3	77.45
13	4	1	4	2	3	65.64
14	4	2	3	1	4	75.63
15	4	3	2	4	1	80.98
16	4	4	1	3	2	70.77
均值1	78.832	65.005	71.210	71.543	69.780	
均值2	70.338	76.537	78.028	72.683	71.990	
均值3	70.165	74.328	69.650	70.185	73.585	
均值4	73.255	71.720	68.703	73.180	72.235	
极差	3.667	11.532	9.325	2.995	3.805	

表 5-35　澄清工艺方差分析

因素	偏差平方和	自由度	F比	F临界值	显著性
絮凝时间	44.0889	3	1.479	9.280	–
澄清剂加入量	299.890	3	10.058	9.280	<0.05
温度	213.235	3	7.152	9.280	–
料液比	21.279	3	0.714	9.280	–
误差	29.82	3	–	–	–

综上，结合实际生产情况，将最佳条件确定为 $A_1B_2C_2D_4$。即加入5%的澄清剂，在50℃条件下以料液比为1∶8（g/ml）的水提浓缩液进行澄清工艺，絮凝时间30分钟。

4. ZTC-Ⅲ型天然澄清剂应用技术

（1）ZTC-Ⅲ型天然澄清剂在中风安口服液制备中的应用实例

中风安口服液由水蛭、黄芪等中药组成，用于预防和治疗中风。因水蛭的水提液中含有动物蛋白，故原醇沉工艺需48小时以上方可将其除去。为缩短生产周期，提高制剂的质量，张咏梅等[32]将 ZTC-Ⅲ型天然澄清剂应用于中风安口服液制备中的沉淀工序，采用正交试验法优化了其技术条件，并与原醇沉工艺进行了比较。

1）ZTC1+1-Ⅲ天然澄清剂溶液的配制　1%（g/ml）ZTC Ⅲ-A 胶黏液配制：A 组分（白色至微黄色粉末）加少量蒸馏水，搅拌成糊状，加蒸馏水至足量，溶胀24小时，80目筛过滤，备用。

1%（g/ml）ZTC Ⅲ-B 胶黏液配制：B 组分（微黄色至浅黄色粉末）加少量1%醋酸溶液，搅拌成糊状，加1%醋酸溶液至足量，溶胀24小时，80目筛过滤，备用。

2）正交试验优化 ZTC-Ⅲ沉淀工艺　根据文献与预试验结果，确定试验因素及水平，见表5-36。

以沉淀量、沉降时间、上清液澄明度为评价指标，采用 $L_8(4\times2^4)$ 正交表设计进行试验，共8个试验号，每个试验号平行做3次，实验结果为3次实验结果的平均值。具体操作如下：将提取液浓缩至所需浓度，以醋酸调 pH 值，先在规定温度加入 B 组分在搅拌下反应一定时间，再在规定温度加入 A 组分在搅拌下反应一定时间，静置，取样，测定，结果见表5-37，各工艺条件对澄清效果的影响强弱程度依次为：pH 值 > ZTC 用量 > 温度 > 药液浓度 > 反应时间。其中，最佳工艺条件为 $A_4B_2C_2D_2E_2$。但考虑 A_3 和 A_4 结果差别甚微，且 A_3 相应节约醋酸，所以生产中选

用 $A_3B_2C_2D_2E_2$ 工艺条件组合。此工艺表明微酸环境有利于沉淀的形成，适宜的 pH 值为 4.5（在澄清剂加入前，此条件应严格控制）。采用醋酸调 pH 值，可辅助矫正水蛭特殊的腥臭味。另外，适度搅拌既要使澄清剂均匀分布，有利于澄清剂与提取液中杂质充分反应，又要以不破坏所形成的沉淀为宜。

表 5－36 因素水平表

水平	因素				
	A（pH）	B（药液浓度）（生药：药液）	C（ZTC 用量）（1%B：1%A）	D（反应温度）	E（反应时间）（min）
1	7.0	1：2	4%：2%	90～95℃，90～95℃	5，30
2	5.5	1：3.3	6%：3%	90～95℃，55～60℃	15，30
3	4.5				
4	4.0				

表 5－37 L_8（4×2^4）正交试验及结果一览表

试验号	因素								综合评分
	A	B	C	D	E	沉降量（g）	沉降时间（h）	上清液澄明度	
1	1	1	1	1	1	3.0452	8.0	50	84.91
2	1	2	2	2	2	7.7868	5.75	70	91.74
3	2	1	1	2	2	7.9703	5.25	70	91.98
4	2	2	2	1	1	8.5987	4.75	80	94.43
5	3	1	2	1	2	9.7031	3.25	90	97.47
6	3	2	1	2	1	9.3379	3.75	90	97.13
7	4	1	2	2	1	10.5227	2.75	100	100
8	4	2	1	1	2	9.0650	4.0	90	95.72
K_1	176.65	374.46	369.74	372.53	376.47				
K_2	186.41	378.75	383.37	380.58	376.64				
K_3	194.60								Σ753.11
K_4	195.72								
R	19.07	4.39	13.63	8.05	0.17				

注：沉淀量（g）＝过滤所得沉淀量（干燥至恒重，g）－ZTC（A＋B）加入量（g）；沉降时间（h）：沉淀不再继续出现，且上清液澄明度不再变化的最短时间；综合评分＝沉淀量得分×40%＋沉降时间得分×40%＋澄明度得分×20%。

3）ZTC－Ⅲ沉淀工艺与醇沉工艺的比较　分别量取适量按醇沉工艺（水提取液浓缩至比重约为 1.15g/ml，加 8～10 倍量乙醇，使含醇量达 80% 以上，搅拌，静置 48 小时，上清液回收乙醇）和 ZTC－Ⅲ沉淀工艺处理后所得药液，加入甜味剂等辅料，加去离子水至处方量，加热灭菌，加入香精等矫味剂，过滤，灌装。分别配制 5 批，批量为 100 支。依质量标准要求进行检测和留样观察，结果见表 5－38，与醇沉法相比，ZTC－Ⅲ型澄清剂沉淀工艺能有效除去中药材水提取液中的杂质，对黄芪甲苷含量的影响无显著差异，能较多地保留水蛭中的有效成分，口感比较好；在保证口服液质量和稳定性的同时，明显降低成品沉淀析出量，缩短生产周期约 10 倍，也明显地节约了生产成本。

表 5－38　两种澄清工艺制剂质量及其稳定性对比

澄清工艺	黄芪甲苷含量（mg/ml）	水蛭 TLC 斑点数	口感	生产周期（H）	稳定性（室温 43 个月）	
					澄明度	沉淀物
ZTC－Ⅲ	0.1683	6 个（色深）	甜、微酸腥臭味小	5	澄清	15.3mg（絮状）
醇沉	0.1679	6 个	甜、腥臭味较大	56	澄清	17.5mg（不溶）
P 值	$P>0.01$（t 检验）					$P<0.01$（t 检验）

（2）ZTC1＋1－Ⅲ澄清剂对淫羊藿酒澄清效果的影响实例

侯丽丽等[33]以澄清处理前后酒中黄酮、多糖含量以及酒的色度、透光率、pH 值等为考察指标，研究 ZTC1＋1－Ⅲ天然澄清剂对淫羊藿酒质量的影响。研究结果如下：

1）淫羊藿酒生产工艺　将淫羊藿干燥叶子粉碎后，按料液比 1∶20（g/ml）加入 50% 白酒，混合后放入塑料袋中密封，浸泡 2.0 小时，然后放入高压容器内，升压至 200MPa，保持压力 5 分钟后迅速卸掉压力，取出塑料袋，将浸泡后的酒离心分离，取上清液灌装、灭菌即可。

2）ZTC1＋1－Ⅲ澄清剂的澄清工艺　取 3 个干净的烧杯，每个中加入 500ml 淫羊藿酒，将已经按使用说明制备好的澄清剂分别以不同浓度加入到淫羊藿酒中，充分振荡，静置 48 小时后离心，取上清液密封，室温下保存。

3）实验结果

①澄清剂对黄酮含量的影响：加入澄清剂前后淫羊藿酒中黄酮含量的变化结果见表 5－39。从表中可以看出，添加澄清剂后，酒中的黄酮含量损失不大，只有当澄清剂的加入量达到 1.0g/L 时，黄酮保留率才低于 90%。从下表还可以看出，随着澄清剂加入量的增加，黄酮的损失率也变大，澄清剂对黄酮具有一定的吸附作用。

表 5－39　使用 ZTC 1＋1－Ⅲ澄清剂前后黄酮含量变化

项目	澄清剂加入量（g/L）			
	0	0.2	0.6	1.0
黄酮含量（mg/ml）	1651	1534.9	1499.8	1436.4
黄酮保留率（%）	100	92.97	90.84	87.00

②澄清剂对多糖含量的影响：加入澄清剂前后淫羊藿酒中多糖含量的变化结果见表 5－40。从表中可看出，澄清剂对于多糖的吸附性很大，多糖的损失率几乎达到一半。

表 5－40　使用 ZTC 1＋1－Ⅲ澄清剂前后多糖含量变化

项目	澄清剂加入量（g/L）			
	0	0.2	0.6	1.0
黄酮含量（mg/ml）	2166.25	1327.67	1264.78	1159.96
黄酮保留率（%）	100	61.29	58.39	53.55

③添加澄清剂前后酒色度的变化：将原酒、加入澄清剂的酒在室温下存放 4 个月，在 665nm 下测定色度的变化，其结果见图 5－13。

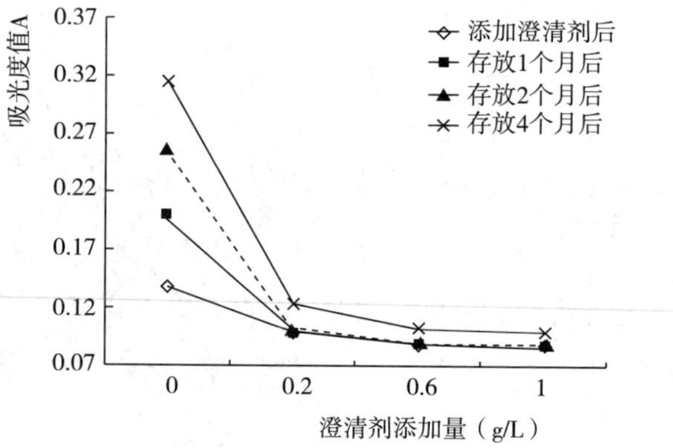

图 5－13　处理前后淫羊藿酒色度（665nm）变化

从图 5－13 可以看出，随着澄清剂添加量的增加，酒的色度随之下降，同时随着存放时间的延长，酒的色度加深。加入澄清剂后的酒色度变化范围很小，与新生产的原酒接近，而不加澄清剂的酒色度变化很大，颜色变深。

④添加澄清剂前后酒的澄清度变化：将原酒、加入澄清剂的酒在室温下存放 4 个月，在 800nm 下测定澄清度的变化，结果见图 5－14。

图 5－14 表明，加入澄清剂后，酒体透光率均达到 90% 以上，同时随着存放时间的延长，透光率下降，但是都在 90% 以上。未加入澄清剂的酒存放 1 个月后，透光率不足 90%，4 个月后只有不到 70%，透光率下降非常明显。

⑤澄清剂对淫羊藿酒 pH 值的影响：通过测定，经过澄清处理后淫羊藿酒的 pH 值比澄清前有所下

降，但是没有显著性差异。其结果见表5－41。

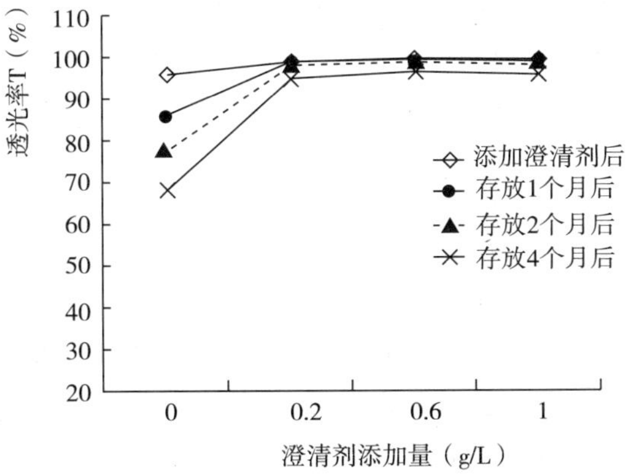

图5－14　处理前后淫羊藿酒透光率变化

表5－41　加入澄清剂前后酒pH的变化

淫羊藿酒	原酒	ZTC－Ⅲ（g/L）		
		0.2	0.6	1.0
pH值	5.41	5.25	5.21	5.20

澄清剂对淫羊藿酒有很好的澄清效果，处理后的酒在色度和澄清度上稳定性都明显增加。但是比较澄清前后黄酮和多糖的损失量来看，ZTC 1＋1－Ⅲ澄清剂对大分子多糖的吸附较严重，对于黄酮的吸附量较小，所以在以多糖等大分子为主要成分的产品上，要控制ZTC 1＋1－Ⅲ澄清剂的使用量。

5. KBT－ZTC中药澄清剂在中药制备中的应用

（1）KBT－ZTC絮凝法等澄清方法在参精口服液澄清工艺研究中的应用实例

参精口服液是由人参3g、黄精6g、山药6g、麦冬9g组成的复方制剂，为院内制剂，具有补气养阴，润肺清心等功效。但该处方经水煎煮易提取出大量的淀粉、黏液质、蛋白质等无效成分，严重影响产品的质量。为提高参精口服液的澄明度和有效成分的保留率，常桂娟等[34]采用高速离心法、乙醇沉淀法、酶解法、KBT－ZTC絮凝澄清法、微滤法、乙醇沉淀－高速离心－微滤法、酶解－高速离心－微滤法、絮凝澄清－高速离心－微滤法对参精口服液进行了澄清工艺研究，以得出最佳澄清工艺。

1）水提液的制备　按处方称取8个处方量的药材，加水浸泡30分钟后，煎煮3次，第1次以料液比为1∶8的比例加水煎煮2小时，第2次以料液比为1∶6的比例加水煎煮1小时，第3次以料液比为1∶4的比例加水煎煮30分钟，合并水煎液，过滤，滤液浓缩至适量，平均分为8份，备用。

2）澄清工艺考察　①高速离心法：取浓缩液1份，置转速为10000r/min的离心机中离心20分钟后，取上清液，加水定容到200ml，于121℃高压蒸汽灭菌锅中灭菌30分钟后取出，常温放置，观察澄明度和稳定性，观察结果见表5－42。

②乙醇沉淀法：取浓缩液1份，向其中加入95%的乙醇，边加边搅拌，使含醇量达60%，置4℃冰箱静置24小时，过滤，取上清液挥发至无醇味，加水定容到200ml。以下操作同前述对应步骤。

③酶解法：取浓缩液1份，调节pH为6.0，水浴加热至60℃，向其中加入0.2g的淀粉酶和0.2g的木瓜蛋白酶，搅拌均匀，酶解30分钟，取出放凉，过滤，取上清液，置100℃水浴中灭酶30分钟，取出放凉，过滤，取上清液，加水定容至200ml。以下操作同前述对应步骤。

④KBT－ZTC絮凝澄清法：取浓缩液1份，然后向其中加入5%的A组分溶液，搅拌均匀后置于60℃恒温干燥箱中保温60分钟，再在搅拌下加入同样剂量的B组分溶液，搅拌3分钟混匀后，停止搅拌，静置20分钟，过滤，取上清液加水定容至200ml，以下操作同前述对应步骤。

⑤微滤法：取浓缩液1份，加入到中空纤维（陶瓷复合膜孔径0.2μm）系统的循环瓶中，启动中空纤维系统，收集滤液，加水定容到200ml。以下操作同前述对应步骤。

⑥乙醇沉淀－高速离心－微滤法：取浓缩液1份，向其中加入95%的乙醇，边加边搅拌，使含醇量达60%，至4℃冰箱静置24小时，置于10000r/min的离心机中离心20分钟，取上清液，再通过0.45μm的中空纤维滤膜，收集滤液，加水定容到200ml。以下操作同前述对应步骤。

⑦酶解－高速离心－微滤法：取浓缩液1份，调pH为6.0，水浴加热至60℃，向其中加入0.2g的淀粉酶和0.2g的木瓜蛋白酶，搅拌均匀，酶解30分钟，取出放凉，置于10 000r/min离心机中离心20分钟，取上清液，置100℃水浴中灭酶30分钟，取出放凉，置于10 000r/min离心机中再离心20分钟，取上清液，再通过0.45μm的中空纤维滤膜，收集滤液加水定容至200ml。以下操作同前述对应步骤。

⑧絮凝澄清－高速离心－微滤法：取浓缩液1份，然后向其中加入5%的A组分溶液，搅拌均匀后置于60℃恒温干燥箱中保温60分钟，再在搅拌下加入同样剂量的B组分溶液，搅拌3分钟混匀后，停止搅拌，

静置20分钟，于10000r/min离心机中离心20分钟，取上清液，再通过0.45μm的中空纤维滤膜，收集滤液加水定容至200ml。以下操作同前述对应步骤。

3）含量测定及外观观察结果　参照《中国药典》，采用HPLC法测定人参皂苷Rg1、人参皂苷Re和人参皂苷Rb_1的含量。采用苯酚-硫酸-分光光度法测定总多糖的含量，实验结果见表5-42，高速离心>微滤>KBT-ZTC絮凝澄清>絮凝澄清-高速离心-微滤>酶解>乙醇沉淀>酶解-高速离心-微滤>乙醇沉淀-高速离心-微滤。但从综合评分法和外观可知，高速离心法、微滤法和KBT-ZTC絮凝澄清法的有效成分保留率相较高，但澄明度和稳定性不好，长时间放置易产生沉淀。而絮凝澄清-高速离心-微滤连用法，有效成分保留率和澄明度及稳定性都相对较好。所以本工艺确定絮凝澄清-高速离心-微滤法为最佳澄清方法。

4）工艺验证　按“1）”项下的方法制备6个处方量的提取液，平均分为2份，每份分3组平行处理，其中1份的3组不作澄清处理，另1份的3组按最佳澄清工艺处理，测定各个指标含量。保留率（%）=澄清处理后指标成分的平均含量/处理前指标成分的平均含量×100%，结果见表5-43。

表5-42　不同澄清工艺对参精口服液中各含量指标及外观影响（mg/g）

澄清方式	人参皂苷Rg1含量	人参皂苷Re含量	人参皂苷Rb_1含量	总多糖含量	水浸出物量	综合评分	外观
离心	0.9433	1.267	0.4400	108.8	29.45	100.0	--
醇沉	0.9148	1.143	0.4315	84.78	19.81	88.38	+
酶解	0.9114	1.141	0.4161	94.79	25.64	91.38	-
絮凝	0.9247	1.192	0.4205	99.08	26.24	94.06	+
微滤	0.9395	1.248	0.4390	104.2	28.27	98.16	+
醇沉-离心-微滤	0.8635	0.986	0.3928	82.89	17.49	80.69	++
酶解-离心-微滤	0.8933	1.049	0.4144	89.42	24.88	87.50	+
絮凝-离心-微滤	0.9038	1.188	0.4190	97.25	25.92	93.01	++

注1：--表示浑浊；-表示较浑浊；+表示较澄清；++表示澄清。

表5-43　絮凝澄清-高速离心-微滤法工艺验证结果

样品	编号	人参皂苷Re含量（mg/g）	人参皂苷Rg1含量（mg/g）	人参皂苷Rb1含量（mg/g）	总多糖含量（mg/g）	水浸出物量（mg/g）
未澄清处理的溶液	1	1.314	0.9642	0.4528	109.74	31.88
	2	1.320	0.9625	0.4567	109.19	32.76
	3	1.298	0.9587	0.4519	110.96	31.32
已澄清处理的溶液	1	1.179	0.9045	0.4196	97.67	25.28
	2	1.192	0.9086	0.4203	97.29	25.99
	3	1.182	0.9032	0.4181	97.46	25.58
有效成分保留率（%）		90.31	94.14	92.40	88.64	80.09

从测定结果可以得出：人参皂苷Re的平均含量为1.184mg/g，人参皂苷Rg1的平均含量为0.9054mg/g，人参皂苷Rb1的平均含量为0.4193mg/g，总多糖的平均含量为97.47mg/g，水浸出物的平均含量为25.62%，有效成分保留率分别为90.31%、94.14%、92.40%、88.64%、80.09%。验证实验的结果与澄清工艺考察的最佳结果差距很小，且澄明度和稳定性都较好，同时最大程度保留了有效成分的含量。所以絮凝澄清-高速离心-微滤法可作为参精口服液的最佳澄清工艺。

本实验采用单一因素与多因素联合的方式进行澄清工艺考察，最终确定以絮凝澄清-高速离心-微滤法为最佳澄清方法。通过絮凝澄清-高速离心-微滤法处理后的口服液，经验证总多糖和皂苷含量相对较高，且笔者经过3个月的稳定性考察，其具有较好的澄明度和稳定性，说明该澄清工艺稳定可行，本研究为参精口服液产品的二次开发提供理论依据。

（2）KBT-ZTC澄清剂在补肾温肺合剂水提液的

澄清工艺研究中的应用实例

冯传平等[35]以黄芪甲苷、淫羊藿苷保留率和固形物去除率为考察指标，先后通过单因素实验和正交实验对水提液浓度、加入 KBT－ZTC 时的温度、加入顺序及其用量、保温时间和搅拌等因素进行了考察，筛选确定补肾温肺合剂提取液的最佳纯化澄清工艺。

1）澄清剂溶液的配制　5% A 组分溶液的配制：取 1 份中药澄清剂 A 组分，用纯净水溶解稀释成 20 份，搅拌溶解均匀。5% B 组分溶液的配制：取 1 份 B 组分用纯净水分散稀释成 20 份，搅拌充分分散，放置 2～3 小时，再搅拌混匀 1 次。

2）单因素考察澄清剂除杂工艺　加入 KBT－ZTC 两组分顺序对纯化除杂效果的影响按说明书的要求及注意事项操作，结合本实验需处理的提取液 pH 情况，确定 KBT－ZTC 澄清剂在实验中的加入顺序为先 B 组分后 A 组分，且比例为 2∶1。

3）澄清剂用量的考察　取含生药量浓度为 1∶7 的提取液各 100ml，先按百分体积用量分别为 2%、3%、4%、5%、6% 加入 KBT－ZTC 澄清剂 B 组分，在 50℃条件下搅拌 10 分钟，再保温 20 分钟，然后按百分体积用量分别为 1%、1.5%、2%、2.5%、3% 加入 KBT－ZTC 澄清剂 A 组分，在 50℃条件下搅拌 10 分钟，再保温 20 分钟，过夜静置 24 小时后滤过，滤液定容至 100ml，测定固形物去除率、黄芪甲苷和淫羊藿苷保留率，结果表明 KBT－ZTC 用量对澄清效果影响明显，固形物去除率随着 KBT－ZTC 用量增加同时也增大，而黄芪甲苷、淫羊藿苷保留率则随之下降。

4）水提液浓度、操作温度、保温时间、搅拌速度及持续时间的考察　取含生药量浓度为 1∶7 的水提液进行单因素试验，其中 B/A 组分用量分别为 3% 和 1.5%。结果表明，水提液浓度、搅拌速度对纯化除杂效果影响较大，而搅拌持续时间及保温时间影响较小，因此，保温 10 分钟，搅拌持续 10 分钟，就可达到满意的纯化除杂效果。

5）正交设计优选除杂工艺条件　根据上述实验结果，选择澄清剂 B/A 组分加入量、水提液浓度、搅拌速度 3 个因素作为考察因素，以固形物保留率及黄芪甲苷、淫羊藿苷的含有量作为综合评价指标，按 $L_9(3^4)$ 正交表安排试验方案。取生药量为 1∶7 的浓缩液 100ml，加 5% B 组分，搅拌，混合均匀（50℃保温）10 分钟，静置 20 分钟（50℃保温），再加 5% A 组分，混合均匀（50℃保温）10 分钟，静置 20 分钟（50℃保温）。因素水平见表 5－44，实验结果见表 5－45，方差分析结果见表 5－46。

表 5－44　正交实验因素水平

水平	A 水提液浓度	B 加入量	C 搅拌速度（r/min）
1	1∶5	2%/1%	100
2	1∶7	3%/1.5%	150
3	1∶10	4%/2%	200

表 5－45　正交实验及结果

	因素				结果			
	A	B	C	D	固形物去除率（%）	淫羊藿苷/（mg/ml）	黄芪甲苷（mg/ml）	综合评分（%）
1	1	1	1	1	17.45	86.55	87.5	91.78
2	1	2	2	2	18.65	88.26	88.56	93.96
3	1	3	3	3	19.80	85.45	87.58	93.15
4	2	1	2	3	20.20	86.32	88.45	94.24
5	2	2	3	1	21.50	87.45	89.15	96.08
6	2	3	1	2	22.55	87.5	89.1	95.50
7	3	1	3	2	19.10	82.25	83.4	89.29
8	3	2	1	3	23.95	82.35	83.00	92.94
9	3	3	2	1	25.65	81.20	81.95	92.28
k_1	92.96	91.77	93.41	93.38				
k_2	95.27	94.33	93.49	92.92				
k_3	91.50	93.64	92.84	93.44				
R	3.77	2.56	0.65	0.52				

表 5－46　方差分析结果

误差来源	偏平方和	自由度	F 值	P 值
A	21.681	2	43.705	<0.05
B	10.513	2	21.192	<0.05
C	0.756	2	1.523	>0.05
D（误差）	0.496	2		

注：$F_{0.05}$（2，2）＝19.000；$F_{0.01}$（2，2）＝99.000。

由表 5－45 可知，各因素对 KBT－ZTC 澄清剂的纯化除杂效果影响大小依次为 A＞B＞C，即水提液浓度＞KBT－ZTC 澄清剂加入量＞搅拌速度。由直观分析最佳方案为 $A_2B_2C_2$。方差分析显示 A、B 因素对纯化除杂效果影响有显著性差异，C 因素无显著性差异（表 5－46）；考虑到搅拌速度的便利性并结合单因素试验优选出 KBT－ZTC 的澄清纯化最佳工艺条件为 $A_2B_2C_1$，验证试验结果见表 5－47。

表 5－47　澄清工艺验证结果（n＝3）

编号	固形物去除率（%）	淫羊藿苷含量（mg/ml）	黄芪甲苷含量（mg/ml）
1	21.68	86.50	86.90
2	22.85	85.90	87.15
3	22.35	86.25	87.05
均值	22.29	86.22	87.03
RSD（%）	2.63	0.35	0.14

表 5－47 说明该澄清纯化工艺条件稳定、可行。因此，确定最佳工艺条件为 $A_2B_2C_1$，即取生药量浓度为 1∶7 的提取液，在 50℃条件下先滴加 3% 的 B 组分，100r/min 搅拌 10 分钟，然后 50℃条件下水浴保温 20 分钟，再滴加 1.5% 的 A 组分，100r/min 搅拌 10 分钟，50℃条件下水浴保温 20 分钟，过夜静置 24 小时，滤过，即得。

6）不同工艺的纯化效果比较　量取 100ml 生药量浓度 1∶7 的水提液，加入乙醇，分 3 次加入，边加边搅拌，使含醇量达到 55%，过夜静置 24 小时，过滤，然后浓缩至无醇味，再用纯化水定容至 100ml，制备得水醇法样品。另取 100ml 生药量浓度 1∶7 的水提液，在 50℃下先加入 KBT－ZTC 澄清剂 B 组分 3%，搅拌 10 分钟，50℃水浴保温 20 分钟，再加入 A 组分 1.5%，搅拌 10 分钟，50℃水浴保温 20 分钟，过夜静置 24 小时，滤过，100ml 量瓶定容，制备得澄清样品。再取 100ml 的 1∶7 的水提液，作为水提液原液，以上 3 种样品按样品测定方法进行处理，分别测定浸膏得率、固形物去除率、淫羊藿苷、黄芪甲苷，结果见表 5－48，水醇法处理后，固形物去除率为 24.25%，而淫羊藿苷保留率和黄芪甲苷保留率分别为 43.56% 和 47.65%；经澄清剂处理后固形物去除率为 22.42%，而淫羊藿苷保留率和黄芪甲苷保留率分别为 85.54% 和 86.35%，说明水醇法和澄清法在沉淀除杂方面差异不大，但水醇法对有效成分吸附多，导致损失较多，结果表明澄清剂法效果优。

表 5－48　不同工艺的纯化效果比较（n＝3）

纯化方法	浸膏得率（%）	固形物去除率（%）	淫羊藿苷保留率（mg/ml）	黄芪甲苷含量（mg/ml）
水提液原液	36.54	100	100	100
水醇法	25.76	24.25	43.56	47.65
澄清法	26.95	22.42	85.54	86.35

综上，KBT－ZTC 澄清剂可用于补肾温肺合剂水提液的纯化除杂，其最佳工艺参数为：水提液浓度 1∶7，搅拌速度为 100r/min，温度 50℃，操作时先加 3% B 组分，然后加 0.15% A 组分。

6. 101 澄清剂在中药制备中的应用

101 果汁澄清剂是新型饮料澄清剂的一种，成分为食用原料，无杂质、安全无毒。与乙醇沉淀法相比，该手段快捷简单，且节约设备物资、安全、费用低、澄清效果好，能将口服液的口味及成分保留。现以 101 澄清剂在心复康口服液制备工艺的应用研究[36]为例介绍如下：

葛新等对含生物碱类有效成分的中药（如莲子心、益母草、麻黄等）提取液采用 101 澄清剂处理，并进行了定量定性分析，结果显示 101 澄清剂不仅能将药液生物碱成分保持，还能将药液澄清。对麻黄煎液中生物碱含量以不同澄清剂进行了研究分析，王曙东得出样品中指标成分含量由少至多为 101 果汁澄清剂、ZTC 天然澄清剂、壳聚糖、醇沉法，可见醇沉法不能被 101 澄清剂完全代替。本实验将 101 澄清剂首选为心复康口服液制备工艺的除杂剂，并与原水提醇沉除杂工艺进行比较。

（1）不同工艺的制备方法

1）5% 的 101 澄清剂的制备　取 101 澄清剂 50g 加蒸馏水至 1000ml，放置过夜，每间隔一段时间搅拌 1 次，直至完全溶解。

2）水提液的制备　按处方量取黄芪、人参、丹参、附子（制）、淫羊藿、当归等 9 味药，先加水浸泡 0.5 小时，再加 6 倍量水煎煮 3 次，每次 1 小时，水提液浓缩至相对密度为1.20～1.25g/ml。

（2）含量测定结果　采用HPLC法分别测定不同工艺心复康口服液制剂中人参皂苷Rg_1含量和黄芪甲苷含量。测定结果见表5－49。

表5－49　不同制备工艺样品中2种指标成分含量

工艺	序号	人参皂苷Rg_1（g/L）	黄芪甲苷（g/L）
原工艺	2010626	0.061 57	0.175 5
	2010627	0.058 76	0.180 3
	2010628	0.060 25	0.169 7
新工艺	2010626	0.091 25	0.291 3
	2010627	0.094 23	0.289 9
	2010628	0.089 80	0.301 2

原工艺和新工艺所制备的口服液均为棕褐色液体，相同条件下放置1个月之后，均无沉淀。但是，本制剂主要药味人参和黄芪的指标成分含量却有较大幅度提高，增幅约为原工艺的1.5倍。由此可见，由原工艺采用水提醇沉除杂制备的口服液有效成分损失较大，而新工艺采用的101澄清剂除杂能够较好的保留本制剂中的有效成分，且能保持外观性状与原工艺的基本一致。除此之外，新生产工艺对设备的要求较低，操作简单，而且可缩短生产周期。

（程建明，程建明）

第四节　中药浸出物的反渗透法分离原理与方法

膜分离技术是一种新型的分离技术，它利用经特殊制造的具有选择透过性的薄膜，在外力（如膜两侧的渗透压差、浓度差、电位差等）推动下对混合物进行分离、分级、提纯和浓缩等操作，以获取需要的产品。膜分离技术应用广泛，既可用于液体混合物的分离，也可用于气体混合物的分离。目前，不仅在电子工业、食品工业、环境保护和生物工程等领域得到了广泛应用，而且也逐渐成为医药工业分离纯化、液体制剂除菌和除微粒工艺的基本操作单元。膜分离技术自1979年开始应用于中药领域，与传统的醇沉、离心、过滤、沉降等分离纯化方法相比，有工艺简单、节约能源、成本低、除杂效率高、有效成分损失少等优点，在中药领域具有广阔的应用前景。膜分离技术按照分离过程可分为微滤、反渗透、电渗析、透析、超滤、渗透气化等技术。

其中反渗透技术在美国、日本的研究应用较早，我国始于1966年，最初只用于海水淡化，后来逐步扩大到苦咸水淡化。随着相关技术的开发，反渗透这一膜分离技术也逐渐应用到化工食品加工、医药卫生、饮料净化、超纯水制备等行业的分离、精制、浓缩操作等方面，近年来已得到广泛应用，是注射用水的制备方法之一。

对于受热易分解的产品以及化学上不稳定的产品，例如生物制品、药品以及食品等，反渗透技术有特殊效果，能产生很高的经济效益。如用反渗透法分离中药药液，可以从药液中分离溶剂，起到浓缩的作用，很适合不耐热的中药药液的浓缩。

一、反渗透法分离的原理与特点

反渗透（reverse osmosis，RO）又称逆渗透，一种以压力差为推动力，从溶液中分离出溶剂的浓缩操作。使用半透膜制成的装置将不同浓度的溶液分隔开，对膜一侧的溶液施加压力，当压力超过它的渗透压时，溶剂逆着自然渗透的方向作反向渗透，从而对加压一侧的溶液进行浓缩。

（一）反渗透原理

在一个容器中用一层半透膜把容器隔成两部分，一边注入纯水，另一边注入盐水，并使两边液位相等，这时纯水会自然地透过半透膜至盐水一侧，盐水的液面达到某一高度后，产生一定压力，抑制了纯水进一步向盐水一侧渗透，此时的压力即为盐水的渗透压。如果在盐水一侧加上一个大于渗透压的压力，盐水中的水分就会从盐水一侧透过半透膜至纯水一侧，这一现象称为反渗透[37]。如图5－15所示。

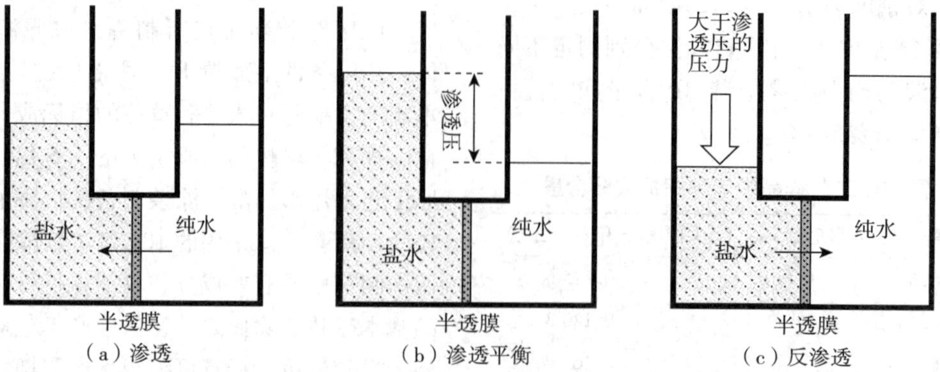

图 5－15 反渗透原理图

反渗透技术用于中药药液的浓缩是依据其选择性吸附—毛细管流动机理的净水原理，从溶液中分离出溶剂的方法。在恒温下 Gibbs 吸附式为[38]：

$$\Gamma = \frac{-C}{RT}\left[\frac{d\sigma}{dc}\right] \qquad (5-4)$$

式中，Γ：溶质在界面上的吸附量；σ：溶液的表面张力；C：溶质的浓度。

当 $d\sigma/dc>0$，则 $\Gamma<0$，即可使溶液中溶质在反渗透膜的界面上形成负吸附而存在一个纯水层，外加大于溶液渗透压的压力即可使溶液中的溶剂水分子反渗透通过半透膜而与溶质分离，从而达到浓缩的目的。

（二）反渗透法分离的特点与应用[39,40]

反渗透技术应用在中药提取物分离纯化过程中有比较明显的优势：①在分离、浓缩时不需加热，可以高度保持各种有效成分的稳定，避免热敏性成分的受热破坏，减少挥发性成分的损失。②在进行浓缩时，不发生相变，所以能耗低，所需费用大约为蒸发浓缩法或冷冻浓缩法的 1/2～1/5。③工艺简单，操作便利，只有简单的加压输送与反复循环。④可用于对稀溶液中微量有效成分的回收和低浓度溶液的浓缩等。

但是反渗透法也有其局限性，主要问题是分离浓缩的程度较小。反渗透法药液的浓缩程度（倍数）取决于浓缩液的渗透压。在浓缩过程中，随着待浓缩液浓度的提高，其渗透压也增高。同时，浓差极化现象的存在也使膜表面处的渗透压更高。当渗透压增至一定值时，所需的操作压力将很高，浓缩将无法继续进行。所以，很难一步把待浓缩液浓缩到蒸发浓缩所达到的程度。这一缺陷使反渗透分离浓缩在中药工业中的应用受到限制，进展缓慢。例如，黄炳勋等[41]将浓度为 6.07g/L 的感冒灵（该制剂含银花、板蓝根、野菊花等六味中药）水提液用滑石帆布滤层，板框压滤机预滤后，在压力 $45kg/cm^2$、截留率 98%、透水速度 0.1～0.2 吨/（m^2/d）的工作参数下，用外压管束式二醋酸纤维素膜组装的反渗透装置“浓缩”了 135 小时后浓度才达到真空浓缩的程度（浓度为 58.20g/L）。可见，需近 17 个工作日才浓缩 9.6 倍，其效率显然不能满足生产需要，实际应用受到限制。应从改进设备性能，增加渗透有效面积，强化分离措施等方面着手，以提高其效率。

二、RO 膜的选择

反渗透是以压力为传质推动力，通过膜对物质进行分离和浓缩的过程。反渗透的关键技术是根据欲分离物质的性质，选择合适的反渗透膜，包括膜孔径的大小、膜的结构和形式等。相对于微滤和超滤，反渗透的孔径更细（0.0001～0.001μm），操作压力更大（1.0～10.0MPa）。

（一）RO 膜的材料、结构与特征

反渗透膜的结构为非对称复合膜，其分离机理为吸附－扩散式。反渗透过程的特点是膜仅能透过水等溶剂而截留各种分子、无机盐和金属离子。一般要求反渗透膜材质必须具备下列条件：①高的截留率和高的透水率，反渗透膜的孔径必须小于或等于纯水层厚度的 2 倍（等于纯水层厚度的 2 倍时，分离效果最佳）；②强抗微生物侵蚀性能；③好的柔韧性和足够的机械强度；④抗污染性能好，使用寿命长，适用 pH 值范围广；⑤运行操作压力低；⑥制备简单，便于工业化生产；⑦耐压密性好；⑧具有化学稳定性，能在较高温度下使用。醋酸纤维素（CA）膜是最早应用的反渗透膜。目前反渗透膜多为有机膜，所用材质有醋酸纤维素酯、三醋酸纤维素酯、醋酸纤维素丙酸酯、纤维素、芳香共聚多酰胺以及复合膜等。

1. 醋酸纤维素膜（简称 CA 膜）[37] 醋酸纤维素膜系由将溶胀剂（又称发孔剂）高氯酸镁 $\{Mg[(ClO_4)]_2\}$ 和水加到醋酸纤维素的丙酮溶液中制得的铸膜液在玻璃上刮成的薄膜。目前市场上销售的 CA 膜是以甲酰胺为发孔剂铸膜而成。CA 膜的形态有平板式、管式和螺旋卷式、中空纤维式膜等。其外观为乳白色，半透明，有一定的韧性。其表层（与空气接触层）结构致密，孔隙很小，厚度约 1～10μm，孔隙直径 8～20μm；下层结构疏松，孔隙大，通称为多孔层或支撑层，其厚度约占膜厚的 99%，孔隙直径约在 0.1～0.4μm 之间。其渗水率一般为 0.4～1.4m^3/（m^2·d）；对电解质的排斥性较非电解质为强，对大分子的排斥性比小分子的为强。反渗透膜对常见离子的去除能力见表 5－50。

表 5－50 反渗透膜对离子的去除能力

离子种类	去除率（%）	离子种类	去除率（%）
Al^{+3}	95～99	HCO_3^-	80～95
Mn^{+2}	95～99	CO_3^{-2}	80～95
Ca^{+2}	92～99	Na^+	75～95
Mg^{+2}	92～99	K^+	75～93
SO_4^{-2}	90～99	SiO_3^{-2}	75～90
PO_4^{-3}, HPO_4^{-2}, $H_2PO_4^-$	90～99	NH_4^+	70～90
F^-	85～95	NO_3^-	50～75
Cl^-	80～95	BO_2^-	30～50

2. 芳香聚酰胺膜[37] 主要原料为芳香聚酰胺，芳香聚酰胺－酰肼以及其他一些含氮芳香聚合物。它具有良好的透水性能，较高的脱盐率，优越的机械强度和化学稳定性，耐压，能在 pH 值 8～10 范围内使用。

（二）反渗透（RO）膜的性能

反渗透（RO）膜的性能一般用驱动压力和食盐阻止率表示，具体如下：

1. 低压型 RO 膜（驱动压力不超过 1.96×10^6 Pa） 驱动压力不超过 1.96×10^6 Pa 的反渗透膜叫低压型 RO 膜。食盐阻止率高的 RO 膜常用于稀薄溶液的净化或浓缩，食盐阻止率低的 RO 膜常用于有机物脱盐浓缩。

2. 中压型 RO 膜（驱动压力不超过 1.96×10^6 Pa～3.92×10^6 Pa） 中压型 RO 膜的驱动压力在 1.96×10^6 Pa～3.92×10^6 Pa 之间，是最普遍的 RO 膜。其食盐阻止率为 95% 左右，常用于氨基酸、蛋白质的浓缩和稀薄溶液的净化。

3. 高压型 RO 膜（驱动压力为 3.92×10^6～6.68×10^6 Pa） 高压型 RO 膜的驱动压力在 3.92×10^6 Pa～6.68×10^6 Pa 之间。其食盐阻止率为 99% 以上，常用于海水淡化，香味成分浓缩及生产低或无酒精成分的啤酒等。

（三）反渗透膜的选择依据

对反渗透膜的选择除要考虑膜材料、允许使用的最高压力、温度以及 pH 值的适用范围外，还应注重膜对被分离物质的截留效果，以及在浓缩过程中的膜通量情况，因为这是确定中药提取液分离浓缩效果的决定性因素。

1. 耐热性 反渗透膜对温度一般都比较敏感，过高的温度不仅会影响到浓缩效率，还会缩短膜的使用寿命。因此，反渗透膜都有一个温度的适用范围，一般在 10～45℃ 范围内。应尽量选择耐热性能较好的反渗透膜。

2. 耐压性 物质通过膜的速率和操作压力成正比，所以应选用耐压性较大的反渗透膜。

3. 透过速率 透过速率是决定生产效率的主要因素，随着分离时间的增加，膜的透过速率会逐渐减少。

4. 区分能力 选择适当区分数值的反渗透膜，以便使绝大多数需透过物流出，同时有效阻止所需成分的透过。

5. 膜的寿命 膜的更换是主要成本，所以膜寿命是评价系统可行性的因素。

6. 其他 如：操作时膜没有渗出成分；耐微生物侵袭性能好；耐溶剂性能好。

（四）反渗透膜组件

反渗透分离装置包括膜分离组件、泵、阀门、仪表和管道等，还可配备常规预滤器、贮液罐和自动化控制装置等。膜分离组件是反渗透分离的核心部件，与超滤膜组件类型相似，主要有管式、板式、卷式和中空纤维式 4 种类型。在中药反渗透分离工艺中，应根据待处理药液的理化性质和各种膜组件的特点选择最合适的膜组件，常用膜分离组件为卷式膜和中空纤维膜。

三、反渗透法分离工艺

应用反渗透法进行中药提取液的分离浓缩时，一般有以下工艺过程：

（一）药液的预处理

药液在反渗透膜分离浓缩前必须达到膜的进液要求，所以需要对药液进行预处理，以去除大分子物质及其他杂质。一般需依次经过粗滤、精滤、超滤等过程，才能达到要求。

（二）反渗透膜的选择

为了选择合适的反渗透膜，应以膜的水通量、膜对有效物质的截留率等为考察指标，对不同材质、不同孔径（分子截留量）、不同型号的反渗透膜进行筛选，即考察不同反渗透膜对中药相关成分的适用性，以达到既有高透过效率，又能尽量减少有效成分在分离浓缩过程中损失的膜。

（三）反渗透分离工艺条件的确定

影响反渗透膜分离效率的因素，除反渗透膜自身的内在因素外，还有操作压力、流量、药液的浓度、温度、pH 值、反渗透膜的寿命和使用时间等影响因素。一般应以膜的水通量和有效成分的截留率等为主要考核指标，采用正交试验等优化方法综合考察上述工艺参数对反渗透分离过程的影响，以确定最佳的反渗透分离工艺条件。

（四）反渗透膜的清洗

尽管可通过合理的预处理系统以及良好的运行管理，使反渗透膜的污染程度降到最低限度，但要完全消除膜的污染是不可能的。膜受到污染后，会出现水通量下降，进出口压力差增大等明显现象。膜的清洗是保证工作效率和使用寿命的重要措施。一般来说，当水通量衰减 40% 时应对膜进行清洗，并建立污染膜的清洗方法与步骤，包括膜清洗操作起点和终点的判定、清洗剂的种类和用量、清洗时间和清洗效果判定等。

四、反渗透法在中药提取液浓缩中的应用技术

鉴于反渗透法的分离浓缩优势，近年它在中药提取或纯化液的浓缩方面已有较多应用，下面以实例介绍其应用技术。

（一）反渗透法浓集中药葫芦巴中的 4－羟基异亮氨酸

胡芦巴 *trigonella foneum graecun* L. 在我国大部分地区均有栽培，其中富含的 4－羟基异亮氨酸具有显著刺激 B 胰岛细胞分泌胰岛素的作用，可以降低血糖浓度，提高血糖耐受性，缓解糖尿病患者对体外胰岛素的依赖，提高自身胰腺活力。由于 4－羟基异亮氨酸受热易与糖分子发生梅拉德反应而遭破坏，因此在胡芦巴提取 4－羟基异亮氨酸的生产过程中应尽量避免加热。为避免传统的加热浓缩方式存在的能耗大、效率低、设备庞大、热敏性有效成分易被破坏等缺点，洪宜斌等[42]采用反渗透法分离浓缩了胡芦巴中的 4－羟基异亮氨酸。

1. 设备与方法

（1）设备　NF/RO 纳滤反渗透系统（聚砜材料，长 1200mm、内径 120mm 卷筒型），由上海大加信化工机械有限公司生产。

（2）方法　取已知 4－羟基异亮氨酸浓度的胡芦巴提取液，装入供料槽，开启 RO 系统所有阀门（NF 系统自然关闭），启动供料泵，待过滤器内形成一定压力以后启动高压泵，调节各阀门控制进料流量、出料流量和回流量。

2. 反渗透膜浓缩的适用性研究　测定不同批号样品溶液反渗透膜浓缩后固形物的损失率和有效成分 4－羟基异亮氨酸的损失率，以考察反渗透法对该产品的适用性。结果见表 5－51，浓缩后含固损失较小，一般都在 0.7% 以下，符合并超过生产上对于含固损失率的要求，而有效成分损失小于 0.2%，反渗透法对于 4－羟基异亮氨酸溶液的浓缩是可靠的。

表 5－51　反渗透膜浓缩过程中固形物和有效成分的损失率

批号	固形物损失率(%)	4－羟基异亮氨酸的损失率(%)
FSEC14－16	0.68	0.17
FSED26－29	0.66	0.17
FSED31－32	0.63	0.18

3. 对影响浓缩效率因素的考察 影响浓缩效率因素主要有压力、流量、浓度等影响因素，本实验分别对上述影响因素进行了考察。

（1）压力和流量对浓缩效率的影响 理论上，压力越大浓缩效率越明显，但反渗透膜具有的承压范围，很大程度上限制了压力的调节范围。该中试设备要求压力控制在19kg以下，实验大都采用了12～15kg的压力，所以压力对于实验的影响不甚明显。流量和压力存在对应关系，压力调节范围的缩小，同样也导致流量对实验的影响不够明显。

（2）浓度对浓缩效率的影响 该实验采用循环浓缩方式，即浓缩液返回原料液中继续浓缩。试验结果显示：在浓度相近的情况下，透过液流量并不相同，且随浓度的升高，透过液流量变化无明显规律。考虑到透过液流量还受到其他因素的影响，可以认为在对稀溶液进行浓缩的情况下，浓度对于浓缩效率的影响并不明显。

（3）温度对浓缩效率的影响 反渗透膜对于温度一般都比较敏感，过高的温度不仅会影响到浓缩效率，还会缩短膜的使用寿命。因此，反渗透膜都有一个适用温度的范围。一般控制在10～45℃这个范围，否则将会对膜产生不良影响。考虑到液体在循环流动的情况下温度将会升高，对于温度的控制就显得非常重要。当实验温度接近40℃时，就应该立即终止实验。

试验结果显示，虽然受到设备状态和压力的影响，透过液流量还是表现出随温度变化的一定规律，在温度18～30℃这个范围内，随温度的升高透过液流量增大；当温度高于这个范围时，随温度的升高透过液流量将减小。在以上温度范围内透过液流量随温度变化曲线见图5－16，可以看出，当温度低于26℃时，随温度的升高，透过液流量增大。当温度高于28℃时，随温度的升高，透过液流量逐渐减小。在温度26～28℃这个范围内，透过液流量是最大的，这时设备处于最佳状态。至于相同温度下流量的差别，可能与每次实验的压力和供料流量的差异以及设备清洁状态有关。

（4）其他因素对浓缩效率的影响 设备清洁状况对于浓缩效率影响是比较明显的。在做完批号为FSED10－13料液的实验后，使用了三聚磷酸钠、十二烷基苯磺酸钠对设备进行了清洗，并用1%亚硫酸氢钠溶液进行了处理。在随后的FSED26－29的实验中，压力和供料流量于前次实验一致的情况下，FSED26－29的透过液流量－温度曲线普遍高于FSED10－13。所以，良好的清洁也是保证设备工作效率和使用寿命的重要因素。

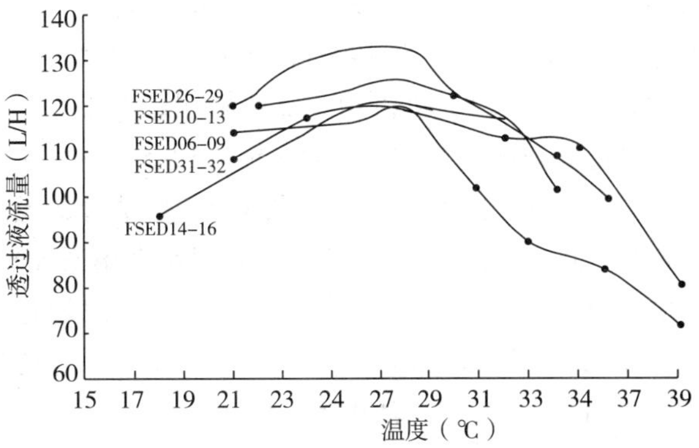

图5－16 透过液流量随温度变化曲线

对于固定物料而言，溶液的pH值一般是固定的。就4－羟基异亮氨酸溶液而言，溶液的pH值为4～6之间，符合设备对于pH值在2～10之间且最好为中性的要求。所以，对4－羟基异亮氨酸溶液实验，pH值对透过液流量无明显影响。

以上研究表明，反渗透法对于4－羟基异亮氨酸溶液的浓集是可行、高效的，可以代替常规的加热浓缩方式，能充分保护热敏性有效成分不受破坏。浓缩效率受温度影响较大，若进行大规模生产，需要加装控温装置，控制温度在26～28℃之间。除正确使用设备外，还要对设备进行认真的维护和保养，保证设备的清洁，以便提高效率和延长使用寿命。

（二）柑桔汁反渗透浓缩的研究

钟海雁等[43]采用反渗透法进行了柑桔汁浓缩工艺的研究。

1. 设备与原料 反渗透膜（丹麦DDS公司，型号HR98，脱盐率98%，单片膜面积0.018m^2，实际用膜数20片）；反渗透设备（丹麦DDS公司，型号20－0.72 LAB－UNIT，平板型，实际用膜面积0.36m^2）；高效超滤膜清洗剂（德国P3－Ultra 10，1%浓度时pH12.6）。原料为经超滤脱除果胶及类胡萝卜素的柑桔汁。

2. 反渗透浓缩工艺的研究

（1）反渗透膜的选择 实验从若干膜中选出了RO－1和RO－2两种较为理想的膜，在反渗透装置上进行下一步的实验。反渗透操作条件为：压力

4.2MPa、温度25℃、流速1m/s，1小时后取样。分别测定各膜的水通量及膜对有效物质的截留率，结果见表5-52，RO-1膜和RO-2膜经测试1小时后膜的平均通量分别为12.5ml/cm²·h和13.5ml/cm²·h，两种膜均具有较高的水通量，均适合于柑桔汁的反渗透浓缩。而就有效物质NaCl、葡萄糖和柠檬酸的截留方面看，RO-1膜优于RO-2膜。从在浓缩过程中尽量减少有效成分的损失方面考虑，最终选用RO-1膜作为浓缩柑桔汁用膜。

表5-52　反渗透膜的选择试验

反渗透膜	水通量[ml/(cm²·h)]	截留率（%）		
		0.25% NaCl	2%葡萄糖	2%柠檬酸
RO-1	12.5	97.5	99.8	99.7
RO-2	13.5	95.0	99.2	99.2

（2）操作压力的确定　渗透平衡的热力学要求在膜两侧溶液中的化学位相同，为了使水透过膜，除要克服膜两侧的渗透压外，在膜的高压侧还要多加一个正压力作为水透过膜的推动压力。表5-53给出了柑桔汁的浓度与渗透压的关系。

表5-53　柑桔汁的浓度与渗透压的关系

柑桔汁的浓度（°Bx）	渗透压（atm）	膜的透过系数[L/(m²·d·atm)]
0	0	0.67
10.5	15	0.61
21.5	30	0.55
31.5	58	0.49
42.0	93	0.44

从表5-53可知，随着果汁浓度的增加，其渗透压也逐渐升高，故在反渗透浓缩柑桔汁的过程中，适当地提高操作压力是必要的。考虑到本实验反渗透系统的最高工作压力为5.0MPa，以及在操作过程中压力略有波动，操作压力确定为4.5MPa。

（3）操作温度的确定　温度升高有利于膜通量，这通常被认为是温度的升高，使分子的迁移速度加快，进而提高了水透过膜的机会。同时温度升高，也使膜表面的浓差极化现象减弱，从而减少了膜被污染的机会。在柑桔果汁的浓缩过程中，由于采用超滤分离实验滤去了影响反渗透浓缩效果和效率的果胶和类胡萝卜素等大分子物质，使温度对反渗透浓缩的影响没有比对超滤分离的影响复杂。一般来说，操作温度越高，膜的水通量越大。实验所采用的丹麦DDS平板反渗透装置及反渗透膜可以耐受较高温度，且温度与通量成正比。但由于过高的温度会破坏柑桔果汁中的芳香成分及维生素C等营养成分，严重影响果汁的品质，所以在实际操作时，温度定在40℃左右以不破坏果汁的营养成分较为适宜。

（4）操作流量的确定　提高操作的流量（进料速度），通常可减少浓差极化现象和边界层的厚度，从而降低膜的污染程度。这在高浓缩比的情况下尤为重要。但过高的提高进料速度不仅经济上不合算，而且水通量的增加也不显著。考虑到经济方面的因素，以及本实验所处理的料液由于经过了超滤预处理而黏度较低，所以确定实验的料液流速为1m/s左右。

（5）浓缩比的确定　果汁由于富含小分子的糖和有机酸等成分，因此一般具有较高的渗透压。在浓缩过程中随着果汁浓度的提高，其浓缩果汁的渗透压会增至很高。此外在反渗透的实际操作过程中，由于浓差极化现象的存在，极化层中的溶质浓度一般要高于本体溶质的浓度，所以在膜表面处的渗透压将更高。由于反渗透的操作压力不可能无限提高，当渗透压增至一定值时，浓缩将无法继续进行，所以反渗透浓缩总有一个浓缩比的问题。为了既能达到较高的浓缩比又能使浓缩高效率进行，进行了柑桔汁的浓缩比的测定实验，结果见图5-17。

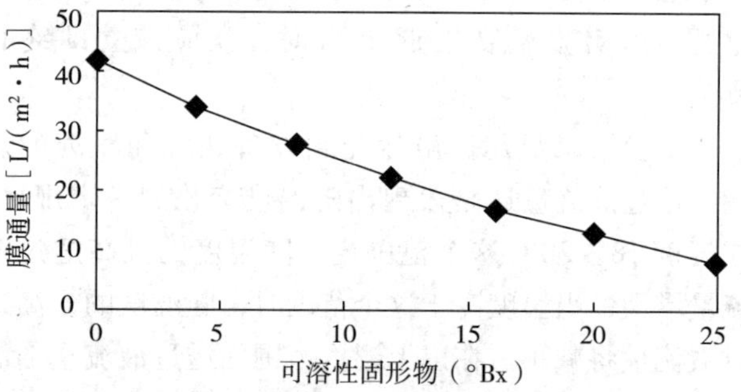

图5-17　反渗透浓缩柑桔汁膜通量与可溶性固形物关系图

从图5-17可知，随着果汁浓度的提高，反渗透膜的通量呈现稳步下降趋势，说明膜表面的渗透压越来越高。将柑桔汁浓缩至25°Bx时，水通量已降至8.3 L/（m²·h），此时的水通量太小，浓缩效率太低，如果再继续浓缩，将是不经济的。而在23°Bx时，膜的通量为11L/（m²·h），基本能达到水通量的要求，因此最终确定将柑桔汁浓缩至23°Bx为止。

（6）反渗透膜的清洗　本研究选用0.1% NaOH、0.5% P3-Ultrasil（U10）溶液分别对膜进行了清洗实验，清洗结果见表 5-54。清洗条件为：压力 1.4MPa、温度 40℃、流速 1m/s。

表 5-54　膜的清洗条件与效果

清洗剂种类	清洗时间（min）	原始水通量（$L/m^2 \cdot h$）	污染后水通量（$L/m^2 \cdot h$）	清洗后水通量（$L/m^2 \cdot h$）
NaOH	90	42	28	42
U10	60	42	28	42

由表 5-54 可知，当污染后的水通量仅为原始水通量的 67% 时，分别用 0.1% NaOH 和 0.5% U10 溶液在 1.4MPa 压力和 40℃ 条件下对膜清洗 90 分钟和 60 分钟，然后测试膜的水通量。数据显示清洗后膜的水通量达到了原始水通量的水平，说明 0.1% NaOH 和 0.5% U10 溶液的清洗效果均很好，将污染的膜能完全恢复。0.1% NaOH 溶液和 0.5% U10 溶液均适合于柑桔汁的反渗透浓缩膜的清洗。

（三）肾石通颗粒提取浓缩工艺和节能性研究

肾石通颗粒收载于《中华人民共和国卫生部药品标准·中药成方制剂》（第二册），由金钱草、王不留行、萹蓄、延胡索等 10 味中药组成，具有清热利湿、活血止痛、化石、排石的作用，主要用于肾结石、肾盂结石、膀胱结石、输尿管结石等症。其提取液含有淀粉、蛋白质等大分子胶体、悬浮的颗粒、表面活性剂的胶团、小分子有效成分等多种成分的复杂体系。宋晓燕等[44]在提取液反渗透浓缩过程中发现，膜堵塞导致通量迅速下降，故先用 10μm 的滤袋对提取液进行初滤后，再进行反渗透浓缩。

1. 反渗透浓缩工艺正交试验　采用正交表 L_9（3^4）进行正交实验设计，以丹酚酸 B 转移率为指标，考察 10 味药材提取液的浓度（A）、温度（B）、操作压力（C）三因素对丹酚酸 B 转移率的影响，试验因素水平表见表 5-55。

表 5-55　肾石通颗粒反渗透浓缩工艺正交因素水平表

水平	因素		
	A（%）	B（℃）	C（MPa）
1	5	25	0.1
2	10	30	0.2
3	15	35	0.3

按正交设计要求，将 10 味药材提取液平均分成 9 份，以 1 号试验为例，取 1 份提取液，料液浓度稀释至 5%，温度控制为 25℃，置原料罐中，设定操作压力为 0.1 MPa，使溶液相对密度为 1.03。采用 HPLC 法测定膜浓缩前后丹酚酸 B 的含量，并计算其转移率（浓缩后含量/浓缩前含量 ×100%）。试验结果见表 5-56。

表 5-56　肾石通颗粒反渗透浓缩工艺 L_9（3^4）正交试验结果

试验号	因素				丹酚酸 B 转移率（%）
	A	B	C	D（空）	
1	1	1	1	1	85.57
2	1	2	2	2	95.38
3	1	3	3	3	92.76
4	2	1	2	3	98.73
5	2	2	3	1	96.86
6	2	3	1	2	90.39
7	3	1	3	2	92.78
8	3	2	1	3	88.87
9	3	3	2	1	93.96
K_1	91.237	92.360	88.277	92.130	
K_2	95.327	93.703	96.023	92.850	
K_3	91.870	92.370	94.133	93.453	
R	4.090	1.343	7.746	1.323	

由表5－56可知，本实验的最佳反渗透浓缩条件为$A_2B_2C_2$，即在提取液的浓度10%、温度30℃、操作压力0.2MPa下进行反渗透浓缩，所得干膏的丹酚酸B的转移率最高。

表5－57　肾石通颗粒反渗透浓缩工艺正交试验结果方差分析

方差来源	SS	ν	MS	F	显著性
料液浓度	29.078	2	14.539	11.039	
温度	3.582	2	1.791	1.360	
操作压力	97.883	2	48.942	37.161	*
误差	2.63	2	1.315		

注：*$P<0.05$，$F_{0.05}$（2，2）=19。

对实验条件因素进行方差分析（表5－57）表明，操作压力对转移率的影响达到显著水平（$P<0.05$），而其他因素未达显著水平。因此，提高操作压力，有利于丹酚酸B等有效成分的透过，但压力继续增高会导致膜的破坏，缩短其使用寿命。压力越大，通量的衰减越大，当压力逐渐增大，膜通量增加的同时通量衰减系数也在增加。压差增大会加速物料在膜表面压实，膜通量下降速度增加，浓差极化也越容易形成。

2. 反渗透膜浓缩的节能效果评价　取10味药材的提取液10 kg，按正交实验的最佳实验条件进行反渗透膜浓缩，计算浓缩至相对密度为1.03时所消耗的时间。将同等重量的提取液置单效浓缩器中，在80℃下真空蒸发浓缩，计算浓缩至相对密度为1.03时所消耗的时间。测定浓缩前后的固体含量和丹酚酸B的含量，结果见表5－58。

表5－58　石通颗粒反渗透浓缩与真空蒸发浓缩耗能与质量比较

浓缩方法	时间（min）	功率（W）	丹酚酸B（mg/100g干膏）	外观
反渗透膜	20	160	502.8	均一，透明
真空蒸发	30	320	353.7	有肉眼可见颗粒

表5－58显示，反渗透膜浓缩比真空蒸发浓缩效率高，浓缩效果好，耗能低。对于10 kg 10味药材的提取液，反渗透膜浓缩所耗电能是真空蒸发浓缩的1/2，所耗时间是蒸发浓缩的70%，同时反渗透膜浓缩后丹酚酸B含量高，约为真空蒸发浓缩的1.5倍。因此，逆流提取反渗透浓缩工艺是一种比较科学的中药提取方法，适合在工业化生产中应用，可节能、提高产品品质。

（四）超滤－反渗透集成工艺浓缩黄芩水提液的可行性研究

目前，生产中黄芩水提液主要采用加热蒸发浓缩的方式，该法存在药液焦化、有效成分损失大、能耗高、设备维护困难等问题，而反渗透浓缩技术具有操作简便、浓缩效率高、节约能耗降低生产成本等优势。张刘红等[45]以黄芩水提液为研究对象，探究超滤－反渗透膜集成技术在中药水提液浓缩方面应用的可行性。

1. 黄芩水提液的制备　称取黄芩饮片625 g，分别加10、8倍量水煎煮2次，煎煮时间分别为2小时、1.5小时，趁热过滤，合并滤液，加水至25L，即得。

2. 黄芩水提液预处理　取水提液以5000r/min离心10分钟，取离心液共4份，每份2L，分别过不同相对截留分子质量的超滤膜，得超滤液。操作压力0.1MPa，药液恒温30℃，错流速度0.1m/s。在30℃条件下，分别测试离心液及各超滤膜过滤所得渗透液的电导率、浊度、黏度、溶解性总固体质量浓度（TDS）及pH值。淀粉含量采用酶解法测定，蛋白质含量采用考马斯亮蓝染料比色法测定，果胶含量选用质量法测定，鞣质含量测定参照2010年版《中国药典》附录XB项下方法。黄芩苷含量采用HPLC法测定。截留相对分子质量10kDa、20～50kDa、60～80kDa、80～100kDa超滤膜的渗透液分别标注为A、B、C、D，理化参数与高分子截留率分别见表5－59、表5－60。

表5－59　黄芩水提液处理后各试液的理化性质

样品	电导率（μS/cm）	TDS（mG/L）	浊度（NTU）	黏度（mPa·s）	密度（g/cm^3）	pH	浸出物（g/L）	黄芩苷保留率（%）
离心液	1499	749	123.00	1.23	1.007	5.02	10.136	99.35
A	1421	711	0.00	1.09	0.990	5.43	7.324	80.24

续表

样品	电导率（μS/cm）	TDS（mG/L）	浊度（NTU）	黏度（mPa·s）	密度（g/cm^3）	pH	浸出物（g/L）	黄芩苷保留率（%）
B	1448	724	1.08	1.08	0.990	5.31	7.744	85.65
C	1451	725	36.73	1.11	1.005	5.09	8.056	73.75
D	1466	733	82.65	1.15	1.007	5.04	9.296	84.99

注：TDS 为溶解性总固体质量浓度。

表 5-60　黄芩水提液处理后各试液中高分子截留率（%）

样品	淀粉	蛋白质	果胶	鞣质
A	90.99	84.21	97.69	62.50
B	85.78	82.28	97.24	44.37
C	54.97	22.29	52.46	38.12
D	0.47	23.35	44.30	40.00

离心液经过不同截留分子量的超滤膜处理后，除了 pH 外，其他指标值均有所降低。反渗透进水要求浊度≤1NTU，经截留相对分子质量 10kDa 与 20～50kDa 的超滤膜处理所得超滤液可认为符合这个要求；同时截留相对分子质量 10kDa 和 20～50kDa 的超滤膜对黄芩水提液中存在的 4 种高分子物质均具有较高的截留率；超滤液中高分子物质含量高低会对反渗透膜过程通量有一定影响，但指标成分保留率是评价预处理手段的重要参数，20～50kDa 的超滤膜处理所得超滤液中黄芩苷保留率最高，故选择 20～50kDa 的超滤膜作为反渗透预处理用膜。

3. 黄芩水提液反渗透膜过程

（1）膜过程通量及通量衰减率的变化　取前述离心液与经 20～50kDa 超滤膜处理所得超滤液各 20L，分别进入反渗透系统，经前期研究确定最佳操作条件为压力 0.45MPa，药液恒温 30℃，泵流量 25L/h。试验过程中每间隔 5 分钟取样 1 次，分析膜通量及通量衰减率随时间的变化趋势。

$$J = V/St$$

通量衰减率 =（干净膜纯水通量 - 膜过程通量）/ 干净膜纯水通量 ×100%

式中，J 为膜过程通量；V 为单位时间内渗透液的体积；S 为反渗透膜的有效膜面积；t 为运行时间。

反渗透膜过程中通量及通量衰减率的变化见图5-18。结果显示超滤液的反渗透初始通量 20.7L/（h·m^2），膜通量在初始阶段急速下降，当降至 8.5L/（h·m^2）时趋于稳定；膜通量衰减率随着运行时间逐渐变大，当浓缩结束时，通量衰减率 67.64%。离心液反渗透初始通量 17.1L/（h·m^2）当降至 4.7L/（h·m^2）时，通量趋于稳定；当浓缩完成后，通量衰减率 35%，说明此时膜污染已较严重。试验表明在试验初始阶段，药液在膜表面产生浓差极化，造成膜污染，使得通量急速下降；当溶质在膜表面形成一层疏松的滤饼层后，通量不再降低，趋于稳定。同时，在运行 4 小时时，超滤液的体积浓缩倍数为 3.2 倍，药液密度从 0.992g/cm^3 浓缩至 1.008g/cm^3，而离心液的体积浓缩倍数为 1.6 倍，药液密度从 1.007g/cm^3 浓缩 1.013g/cm^3。以上数据均说明了预处理对反渗透膜过程具有显著影响，在进入反渗透系统前，有必要对药液进行适当预处理。

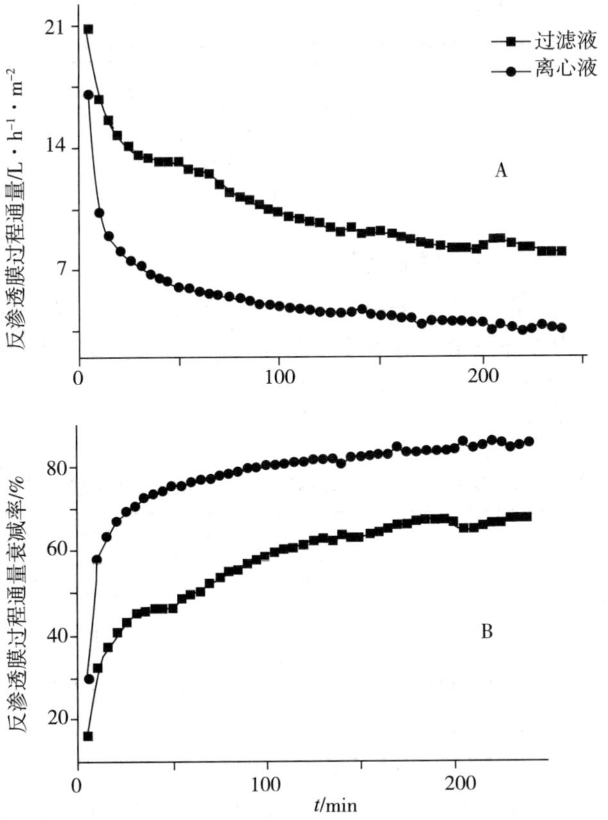

图 5-18　黄芩水提液膜过程中通量（A）和通量衰减率（B）的变化

（2）浓缩液与渗透液中黄芩苷质量浓度的变化

由图5－19可知，使用上述浓缩方法，浓缩液中黄芩苷质量浓度随着浓缩倍数的变化具有显著变化，质量浓度逐渐增加，但增加速度逐渐降低，这是因为膜过程通量随着运行时间的延长而降低造成的。黄芩苷保留率有2种计算方法：①以黄芩苷总量减去渗透液中黄芩苷含量，渗透液中黄芩苷质量浓度0g/L，不随运行时间的变化而变化，计算黄芩苷保留率100.0%，说明黄芩苷未渗透到渗透液中；②浓缩液中黄芩苷质量与超滤液中黄芩苷质量之比计算黄芩苷保留率47.4%，黄芩苷质量浓度从1.03g/L浓缩至8.78g/L。产生上述现象的原因可能是由于装置死体积的存在导致数值比例偏小，同时由于部分黄芩苷在膜表面及膜孔内产生吸附。

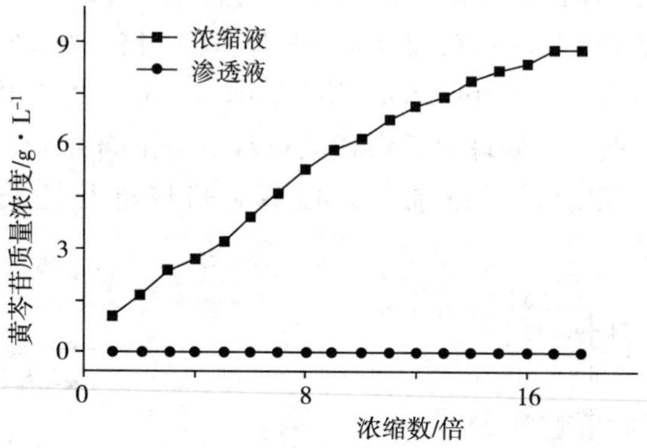

图5－19　黄芩水提浓缩液与渗透液中黄芩苷质量浓度变化

4. 黄芩水提液特征图谱　采用《中药色谱指纹图谱相似度评价系统软件》2004A版，以黄芩离心液S1为参照图谱，对黄芩超滤液（S2）、反渗透浓缩液（S3）进行匹配。特征图谱相似度分析结果见表5－61和图5－20。

表5－61　黄芩水提液处理后各试液的指纹图谱相似度比较

样品	S1	S2	S3	对照指纹谱
S1	1.000	1.000	0.994	0.996
S2	1.000	1.000	0.995	0.997
S3	0.994	0.995	1.000	1.000
对照指纹谱	0.996	0.997	1.000	1.000

结果显示各试液相似度均>0.99，说明浓缩前后样品的相似性良好。在浓缩过程结束后，渗透液的主要成分为水和极少量的无机盐，未检测出指标成分。

综上，本研究采用膜浓缩技术浓缩黄芩水提液，

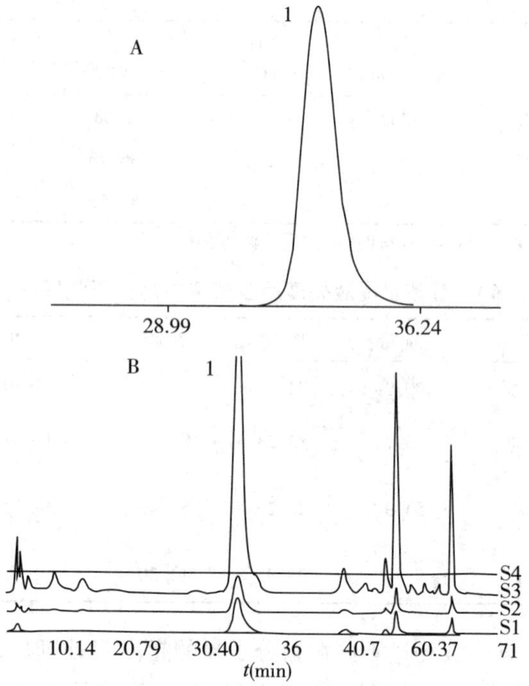

图5－20　黄芩水提液各试液HPLC

A. 对照品；B. 供试品；1. 黄芩苷；

S1. 离心液；S2. 超滤液；S3. 浓缩液；S4. 渗透液

操作简便、浓缩效率高、节约了能耗并降低了生产成本；而反渗透过程在常温下进行，无相变过程，使黄芩苷免于热分解，提高了黄芩苷的保留率。此外，采用超滤－反渗透膜集成工艺，解决了浓缩黄芩水提液膜过程中膜污染问题。

（五）反渗透技术在鼻炎康等中药提取液中的浓缩应用[46]

反渗透浓缩可以除去药液中的大部分水分，达到浓缩的效果，这样可以减少后续蒸发浓缩过程的生产成本，避免温度对提取液中有效组分的影响。本研究以鼻炎康、复方珍珠暗疮、VC银翘片的中药提取液为研究对象，初步研究离心分离－反渗透工艺在浓缩分离中药提取液中的应用，以期为膜技术应用于中药现代工业化生产提供实验基础和理论依据。先采用离心分离处理鼻炎康、复方珍珠暗疮和VC银翘片的初始提取液，主要除去提取液中的悬浮物和大分子胶体物质，然后取其离心上清液进行膜分离处理试验，温度约60～70℃，固形物质量分数1%～5%，pH5.0每种药品分3个批次进行处理。

1. 反渗透浓缩液和透过液的制备　一定量的中药提取液经离心预处理除去悬浮物和大分子胶体物

质，取上清液经5μm滤袋过滤后加入反渗透膜系统；启动设备，定时记录系统运行压力、温度，并测量膜通量，收集滤液。得到中药提取液的浓缩液和透过液。

2. 分析项目及方法

（1）脱水率　反渗透在此过程中主要起到浓缩中药提取液的作用，其浓缩程度采用脱除水的体积来表征，采用处理后提取液的体积（V_1）与膜分离前提取液体积（V_0）的比值由以下公式来表示：

$$脱水率 = (1 - V_1/V_0) \times 100\%$$

对鼻炎康、复方珍珠暗疮、VC银翘的中药提取液进行反渗透膜分离浓缩，以脱水率为指标，考察反渗透膜脱水浓缩效果。各批次膜操作参数及脱水率实验结果见表5-62。

表5-62　鼻炎康提取液各批次操作脱水率实验结果

批次	运行时间（min）	操作压力（MPa）		平均操作温度（℃）	脱水率
		进膜	出膜		
1	370	3.2	2.7	53	63
2	360	3.0	2.5	57	61
3	360	3.0	2.5	60	63

表5-63　复方珍珠暗疮提取液各批次操作参数及脱水率实验结果

批次	运行时间（min）	操作压力（MPa）		平均温度（℃）	脱水率
		进膜	出膜		
1	430	2.9	2.5	56	63
2	420	2.8	2.8	61	61
3	400	2.9	2.7	61	61

表5-64　VC银翘片提取液各批次操作参数及脱水率实验结果

批次	运行时间（min）	操作压力（MPa）		平均温度（℃）	脱水率
		进膜	出膜		
1	370	3.3	2.8	62	62
2	360	3.0	2.6	58	65
3	360	2.9	2.7	59	64

从表5-62至表5-64可知，每种中药提取液的各批次试验进料量为120～150kg，受试验条件、场地和工况等限制，各批次的运行时间稍有不同。在温度50～60℃，入膜压力2.8～3.3MPa、出膜压力2.5～2.8MPa的条件下，各批次的脱水率保持在60%以上，基本符合实际生产要求，能够达到药液浓缩的目的。

（2）指标成分的保留率　保留率T采用分离或浓缩后有效成分含量与处理前提取液中有效成分含量的比值表示。反渗透工艺的保留率数值可分为正算和反算两种方式。正算是通过浓缩液中有效成分的质量m_c除以原提取液中有效组分的总量m_0。反算是通过总量减去透过液中有效组分的比例来表征。膜设备中由于包括了管路、泵等存在一定体积空间的设备，设备本身有死体积。正算方式会由于死体积的存在出现保留率T_a数值比例偏小，反算方式保留率T_b相对会比较精确。

$$T_a = \frac{m_c}{m_0} \times 100\% = \frac{C_C \times V_C}{C_0 \times V_0} \times 100\% \tag{5-5}$$

$$T_b = \left(1 - \frac{m_T}{m_0}\right) \times 100\% = \left(1 - \frac{C_T \times V_T}{C_0 \times V_0}\right) \times 100\% \tag{5-6}$$

式中，C_0、C_T：分别为浓缩液和透过液中有效成分的浓度；C_C、C_T：分别为浓缩液中有效成分的浓度；m_T：透过液中有效成分的质量；V_C、V_T、V_0：分别为浓缩液、透过液、初始液的体积。

采用HPLC法分别测定鼻炎康、复方珍珠暗疮和VC银翘样品液中的主要指标成分蒙花苷、黄芩苷和绿原酸含量，并计算各分离过程有效成分的保留情况。实验结果见表5-65。

表5-65　各批次浓缩液有效成分保留率实验结果

中药提取液	批次	保留率/%	
		正算	反算
鼻炎康	1	52.43	99.2
	2	103.3	99.9
	3	103.5	99.8
复方珍珠暗疮	1	94.15	99
	2	98.56	100
	3	96.17	99
VC银翘	1	97.17	99
	2	95.86	99.9
	3	96.72	98.7

由表5-65可知，管式反渗透膜对这3种料液中的有效成分有很好的截留作用，有效成分的保留率平均值为99%，有效成分高效截留。同时可以发现，

正算这种计算方法会有一定偏差，在试验初次开始时死体积残留的水可能会使保留率降低；而连续试验过程中，死体积中残留的上次浓缩液有可能导致保留率变高。相对而言，反算的方式更能精确表征系统的保留率。

（3）反渗透膜清洗效果评价　反渗透膜通量的恢复是考察反渗透膜清洗效果的主要方面。在相同的流量、进口压力、温度下，反渗透膜受到污染的前后分别测定的通量为原始通量 J_{wi} 和污染通量 J_{wf}；被污染的反渗透膜采用反渗透膜的产水冲洗 10～20 分钟，除去膜表面非结合的污染物，随后测得的通量为冲洗后通量 J_{ww}；清洗剂对反渗透膜清洗后，测得的反渗透膜通量为清洗后通量 J_{wc}。

一般膜通量恢复率 R 可表示为：

$$R = \frac{J_{wc} - J_{wf}}{J_{wi} - J_{wf}} \times 100\% \qquad (5-7)$$

为考察清洗剂对膜表面深度污染的去除效果，我们将清水冲洗后的膜清水通量 J_{ww} 作为基准，采用式（5－8）来评价化学清洗效果比式（5－7）更实用。

$$R = \frac{J_{wc} - J_{ww}}{J_{wi} - J_{ww}} \times 100\% \qquad (5-8)$$

实验中测得浓缩分离鼻炎康、复方珍珠暗疮和 VC 银翘提取液浓缩过程的通量变化如图 5－21 至图 5－24 所示。

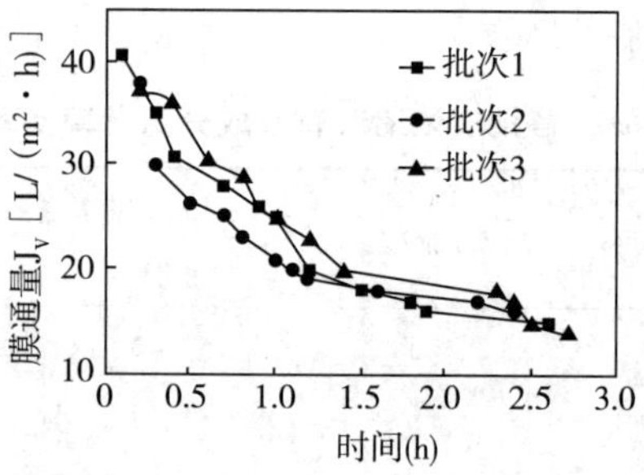

图 5－21　鼻炎康提取液的膜通量变化

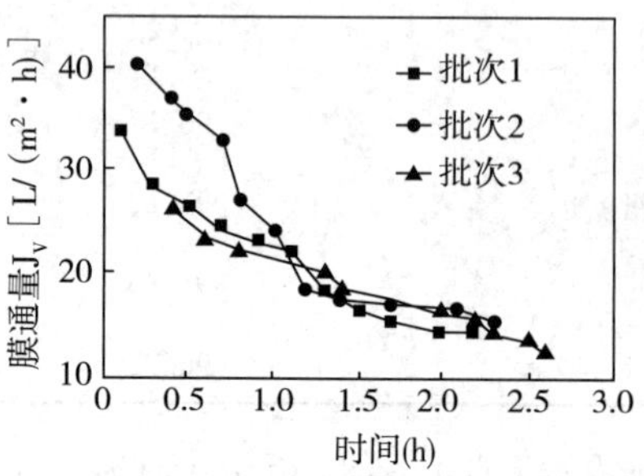

图 5－22　复方珍珠暗疮提取液的膜通量变化

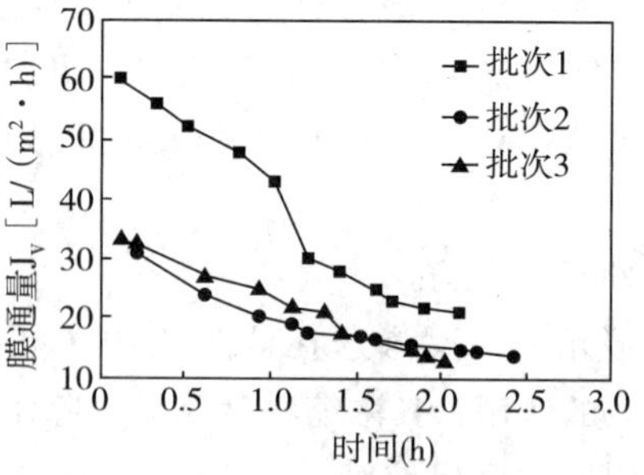

图 5－23　VC 银翘提取液的膜通量变化

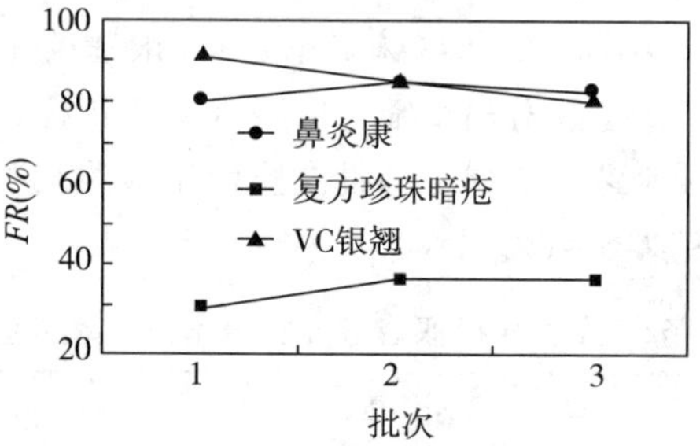

图 5－24　清洗后反渗透膜通量回复率

从图 5－21 至图 5－23 可知，各中药提取液在反渗透浓缩工艺中，试验初始阶段通量下降较快，体现了浓差极化作用和膜芯表面凝胶层等污染过程。随后体系通量相对处于稳定状态，各过程膜通量平均值保持在 20L/（m^2·h）左右。此通量能够满足工业化分离提取要求。

根据实验记录数据，计算得到膜通量恢复率 R，其结果见图 5－24。从图 5－24 可知，进行鼻炎康提取液和 VC 银翘提取液浓缩试验的膜芯通量，经化学清洗较易恢复膜通量；复方珍珠暗疮提取液中用到的中药材比较复杂，体现在试验过程中膜芯污染程度较深，试验完成后单独用 LC－90#清洗效果并不明显，通量恢复率仅达到 30% 以上。实际工程操作中，采用一定浓度的乙醇循环浸泡半个小时后，再用 LC－90#清洗后膜芯水通量得到良好恢复。

该试验也反映出管式反渗透膜抗中药材的污染能力比较强，适合中药提取液的浓缩处理。当然中药成分具有种类多样性和作用多向性的特点，膜分离技术对各类成分的影响及影响程度，杂质去除的情况和有效成分的保留比例，以及能否保持中医药的功效等问题都值得进一步深入探讨的。

（六）复方中药膜分离工艺和节能性研究[47]

中药提取液的浓缩是中药制药的重要工序之一，

对药品质量和能耗均有较大的影响。反渗透膜浓缩与传统浓缩分离方法相比，有常温下操作、分离效率高、对有效成分破坏较少的优点。本实验以丹参芍药组成的复方水煎液为研究对象，由于丹参酚酸和芍药苷均为有效成分，故以两者总的转移率为指标来进行膜分离工艺参数考察，探讨反渗透膜技术用于中药复方有效部位分离提取的可行性以及节能优势。

1. 制备工艺　称取粉碎成粗粉的药材丹参100g、芍药50g，先用2倍量水浸泡2小时，然后在90℃条件下煎煮两次，每次1.5小时，第一次加15倍量水，第二次加20倍量水，滤过，合并滤液。滤液冷却后加入1% HCl调节pH至5，在温度为40℃下，用超滤膜（10000Da）滤过。然后在0.3MPa压力下进行反渗透膜浓缩，至压力升高至最大控制压力0.4MPa后停止。

2. 反渗透膜浓缩的节能效果评价　称取丹参500g、芍药250g，按正交实验的最佳实验条件进行提取和膜分离，分离液进行反渗透膜浓缩。压力控制在0.4MPa以下，计算浓缩至50%体积时所消耗的时间。将同等体积的分离液置于旋转蒸发仪中，在90℃下真空蒸发浓缩，计算浓缩至50%体积时所消耗的时间。测定浓缩前后的固体含量、丹参酚酸B和芍药苷含量。测定结果见表5-66。

表5-66　反渗透膜浓缩与真空蒸发浓缩耗能与质量比较

浓缩方法	时间（t/min）	电量（P/W）	丹酚酸（mg/g）	芍药苷（mg/g）	固形物（mg/g）	外观
反渗透	30	240	0.3478	1.976	13	均一透明
真空浓缩	150	2500	0.1486	0.8909	18	有肉眼可见颗粒

本实验与旋转蒸发仪功率相近采用的膜分离实验装置，进行能耗及费用估算，结果见表5-67：

表5-67　一年生产期膜浓缩与真空法浓缩的费用估算

浓缩方法	年产量（m/t）	能耗（P/元）	膜损耗（P/元）	单位产量能耗（元/t）
反渗透	50	5000	2000	140
真空浓缩	10	4000	0	4000

本实验发现，对于5000ml超滤液，膜浓缩所耗电能仅是真空蒸发浓缩的1/10，时间仅为其1/5。同时反渗透膜浓缩后有效成分含量高，约为真空蒸发浓缩的2倍。因此，与真空蒸发浓缩相比，膜浓缩效率高，浓缩效果好，耗能低。但是膜浓缩其固体含量不能达到很高浓度，不适宜过高浓度溶液的浓缩。由于反渗透浓缩中主要运转费用是更换膜组件费用，正常的膜使用寿命1年，而蒸发浓缩中主要运转费用是燃料或电费用，尽管后者价格低于前者，但以1年时间来计，前者的费用远低于后者。由此可见，膜浓缩非常经济。

（程建明，井山林）

第五节　中药浸出物的浓缩原理与方法

浓缩是中药生产过程中重要的操作单元，一般在大于30万级的生产区域进行操作。这里讨论最常用的加热浓缩方法。

一、浓缩原理

浓缩（concentration）是用加热蒸发从药液中分离过多溶剂，使药液体积减少到一定标准的过程。浓缩可通过蒸发（evaporation）、蒸馏（distillation）来完成。蒸发为中药制剂生产中应用最早、最常用的浓缩方法。

根据Dalton分压定律式（5-9）和沸腾蒸发的生产强度式（5-10），可解释浓缩的原理[48]。

$$m \propto \frac{S \times (F - f)}{P} \qquad (5-9)$$

式中，m：单位时间蒸发量；S：液体气化表面积；F：一定温度时液体饱和蒸汽压；f：实际蒸汽压；P：大气压。

沸腾蒸发的效率常以其生产强度来表示，即单位时间、单位蒸发面积上所蒸发的溶剂或水量：

$$U=\frac{W}{A}=\frac{K\cdot\Delta t_m}{r} \quad (5-10)$$

式中，U：蒸发器的生产强度（kg/m^2·g）；W：溶剂蒸发量（kg/h）；A：蒸发器的传热面积（m^2）；K：蒸发器传热总系数（kcal/m^2·cal）；Δt_m：加热蒸汽的饱和温度与溶液沸点之差（℃）；r：饱和溶液的汽化潜热（J/kg）。

蒸发浓缩是一个传热与传质过程，由以上二式可以看出，传热的动力是加热蒸汽的饱和温度与溶液沸点之温度差 Δt_m，传质的动力是一定温度下待浓缩液体的饱和蒸汽压与实际蒸汽压之蒸汽压差（F－f），保持一定的温度差与蒸汽压差是维系蒸发正常进行之关键。

二、浓缩方法与设备

常见的浓缩方法有常压蒸发、减压蒸发和薄膜蒸发等。薄膜蒸发可在常压、减压条件下连续操作，具有浓缩速度快、受热时间短等优点，为目前广泛应用的浓缩方法。在生产中应结合中药浸出液性质、成分的热稳定性、生产需求及设备条件选择合适的浓缩方法及设备[49,50]。

（一）常压蒸发

溶液中有效成分热稳定性好，而溶剂又无燃烧性，无毒害，且无经济价值者可用一般蒸发进行，反之应采用蒸馏方法进行蒸发[51]。小量常压蒸发可用瓷质蒸发皿或玻质蒸馏装置，大量用蒸发锅或大型常压蒸馏装置。

（二）减压蒸发

减压蒸发又称真空浓缩。减压条件下，浓缩温度低，能防止或减少热敏性物质的分解；同时可增大传热温度差，强化蒸发操作；并能不断地排除溶剂蒸汽，有利于蒸发顺利进行，浓缩速度加快。

在实际操作中，小量时可采用旋转蒸发仪，大量时通常采用多效减压蒸馏装置。多效蒸发是根据能量守恒定律确认的低温低压（真空）蒸汽含有的热能与高温高压含有的热能相差很小，而汽化热反而高的原理设计的。将前一蒸发器所产生的二次蒸汽引入后一个蒸发器作为加热蒸汽，如此串联的几个蒸发器组成了多效蒸发器。一般常用的有二效或三效蒸发器。为了维持一定的温度差，多效蒸发多在真空减压操作中进行。

多效蒸发器按加料方式可分为四种。如图 5－25 所示。

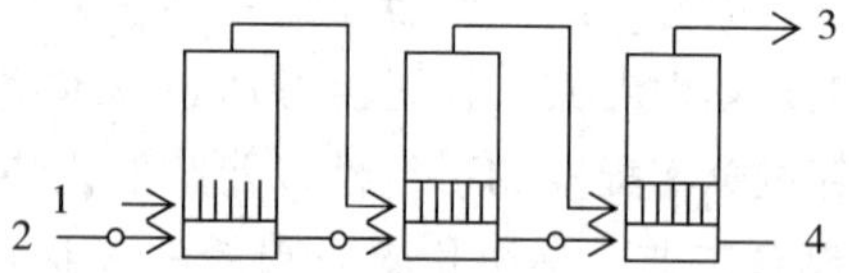

（a）顺流式

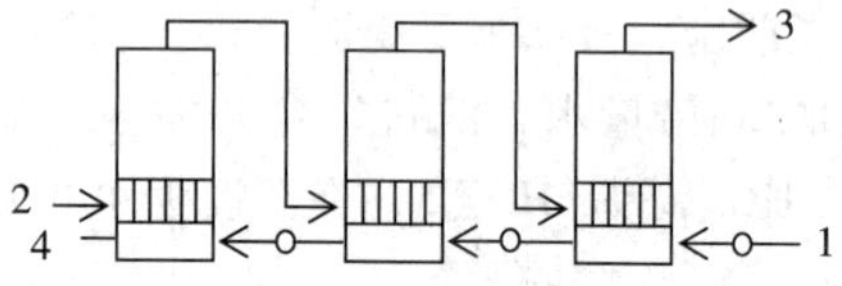

（b）逆流式

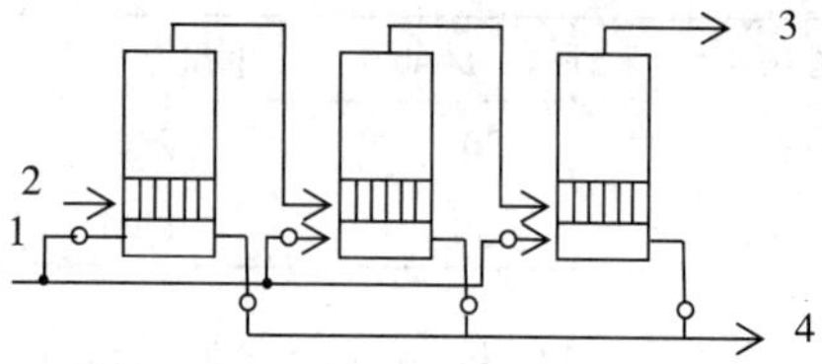

（c）平流式

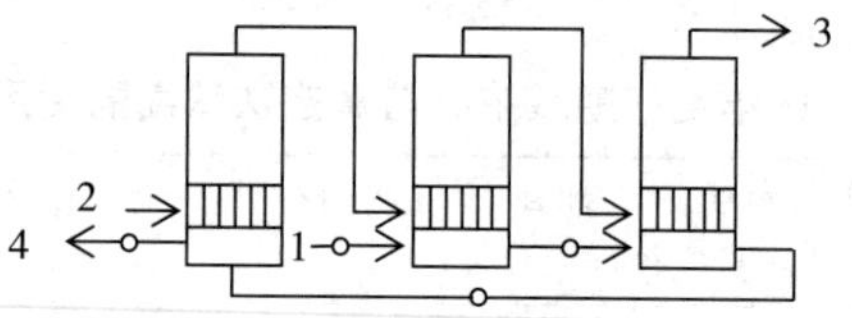

（d）错流式

图 5－25　多效蒸发器流程示意图

1. 料液；2. 加热蒸汽；3. 蒸汽；4. 浓缩液

1. 顺流式　料液与加热蒸汽走向相同，随着浓缩液稠度逐渐增大，蒸汽温度逐渐降低。适用于温度降低黏度增加不显著，或随浓度增大热敏性增加，以及温度高溶解度反而减小的料液浓缩。

2. 逆流式　料液与加热蒸汽走向相反，随着加热蒸汽温度逐渐升高，浓缩液稠度逐渐增大。适用于顺流式相反的情况。

3. 平流式　料液与加热蒸汽走向相同，料液分别通过各效蒸发器。适用于从各效易于析出结晶的料液。

4. 错流式　兼具顺流与逆流的特点。料液先进入二效，流向三效，再反向流入一效。加热蒸汽由一效顺次走向三效，料液最后浓缩温度高。

目前多效蒸发器主要采用外热循环式多效蒸发器，该蒸发器采用特殊结构，使浓缩时料液温度低于沸点 0.5～1.0℃，液体内部不蒸发，避免了内热循环式蒸发器泡沫多的缺点。同时该设备又采用了特殊结构，使料液喷射，沿器壁可将泡沫扫掉，不致引起跑料。

（三）薄膜蒸发

增加液体汽化表面积是加速蒸发的重要因素。薄膜蒸发是使液体在蒸发时形成薄膜增加汽化表面积进行蒸发的方法。

常用的薄膜蒸发器有[52,53]：升膜式薄膜蒸发器、降膜式薄膜蒸发器、刮板式薄膜蒸发器、离心薄膜蒸发器等。其中离心薄膜蒸发器是一种离心分离与薄膜蒸发相结合的新型高效蒸发设备，其原理如图 5－26 所示，该设备是利用高速旋转形成的离心力，将液体分散成均匀的薄膜而进行蒸发。加热面为六组固定于转鼓并随空心轴旋转的锥形盘，每组锥形盘由上下 2 个不锈钢锥体和 1 个环组成。料液滤过后经泵打入进料管输送到锥形盘的中央，在离心力的作用下，料液由锥形盘的中心均匀地流至外沿，同时被加热蒸发，蒸发后的浓缩液汇集于蒸发器的外侧由出料管排出。加热蒸汽系由底部进入蒸发器，经边缘的小孔进入锥形盘的空间，冷凝水在离心力的作用下经边缘的小孔流出。二次蒸汽在蒸发器的中部用水流喷射泵抽真空引出。

离心薄膜蒸发器设备体积小，离心力作用能将料液分散成厚度为 0.05～0.1mm 的薄膜，蒸发物在蒸发面停留很短时间（0.05～1.5 秒），蒸发效率高，且物料受热时间短，浓缩时不易起泡与结垢。适用于中药浸出液，特别是热敏性物料等的蒸发浓缩。但设备结构复杂，有高速度的运转结构，维修困难，成本高。

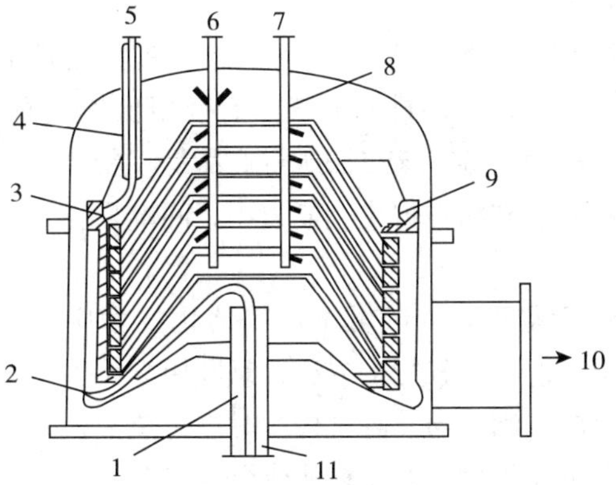

图 5－26　离心薄膜蒸发器原理图

1. 冷凝水管；2. 冷凝水槽；3. 浓缩液汇集管；4. 出料管；5. 浓缩液出口；6. 清洗水进口；7. 物料进口；8. 分配管；9. 转鼓；10. 二次蒸汽出口；11. 蒸汽进口

（陈秋红）

第六节　中药浸出物的干燥原理与方法

干燥（drying）是从湿固体或膏状物中除去所含水分从而获得相对干燥产品的过程。在中药制剂生产中，新鲜药材除水，原辅料除湿，水丸、片剂、颗粒等制备过程中均用到干燥。

一、干燥原理

湿物料在干燥过程中同时存在传质（水分从湿物料内传到表面再到热空气中）和传热（从热空气传给湿物料）两个过程。传热以热空气与物料间的温度差为动力，是干燥的能量基础；传质则以二者间的蒸汽压差（湿度差）为动力[54]。

二、干燥方法与设备

在中药制药工业中，由于被干燥物料的性质、形状以及企业生产规模等各不相同，因此采用的干燥方法与设备也不一样[55]。常用的干燥方法和设备如下：

（一）干燥方法

1. 常压干燥　该法简单易行，但存在干燥时间长、热敏性成分易被破坏和干燥产品较难粉碎等缺点。近年来应用涂膜干燥的方法，即将湿物料蘸附在金属转鼓上，利用传导方式提供气化所需热量，使物料得到干燥。

2. 气流干燥　为利用热的干燥气流使湿物料水

分气化进行干燥的一种方法。由于物料处于静止状态，干燥速度较慢。

3. 沸腾干燥　是利用热空气使湿颗粒悬浮，呈流化态，热空气与湿颗粒在动态下进行热交换，带走水气进行干燥的一种方法。其特点是物料破损较轻，热利用率较高，干燥速度快，制品干湿度均匀，无杂质带入；适合于大规模生产。但热能消耗大，清扫设备较麻烦。

4. 减压干燥　又称真空干燥。其特点是适用于热敏性物料，以及排出的气体有使用价值或有毒性、燃烧性的物料等。该方法所得产品易于粉碎；挥发性液体可回收利用。但生产能力小，间歇操作，劳动强度大。

5. 喷雾干燥　喷雾干燥是流化技术应用于液态物料干燥的一种较好的方法，是利用雾化器将液态物料喷射成雾滴，与热空气接触时进行热交换，使水分汽化而迅速干燥，获得粉状或颗粒状制品。干燥时间短，特别适用于热敏性物料。

6. 冷冻干燥　又称升华干燥。适合极不耐热物料的干燥很适合；干燥制品多孔疏松，易于溶解；含水量低，一般为1%～3%，有利于药品长期储存。

7. 微波干燥法　该法具有干燥均匀、快速高效、与其他干燥法相容性好等优点，常用于片剂、胶囊剂、颗粒剂等湿颗粒的干燥，以及药材粉末、中药饮片、丸剂（蜜丸、水丸）的干燥灭菌。

（二）常用干燥设备及工作原理[56]

1. 鼓式薄膜干燥器　也称滚筒式薄膜干燥器，系利用光滑表面的金属鼓转动时，用鼓内的热空气或电阻加热，浓缩至一定程度的药液用离心泵镜导管不停的送至凹糟后，涂在鼓面的薄层药液受热迅速干燥，当鼓转动一圈，干燥的薄层药液被刮刀刮下，落入干燥物接受器中，如此连续转动，使浓缩液全部干燥。干燥物料呈薄片状，易于粉碎。常用的有单鼓式与双鼓式两种，如图5－27所示为单鼓式薄膜干燥器。

2. 真空干燥器　由干燥柜、冷凝器与冷凝液收集器、真空泵三部分组成，如图5－28所示。将湿物料置浅盘内，放置干燥柜的搁板上，加热蒸汽通入夹层搁板内。冷凝液收集器分为上下两部，上部与冷凝器接连，并通过侧口与真空泵相连接，上部与下部之间用导管与阀相通。当蒸发干燥进行时，将阀门开启，冷凝液可直接流入收集器的下部，收集满后，关闭阀门使上部与下部隔离，打开放气阀门恢复常压，冷凝液经冷凝水出口放开，使操作连续进行。

3. 喷雾干燥器　如图5－29所示，主要包括空气加热系统和干粉收集系统。操作时，药液自贮液罐经导管、流计量至喷头，进入喷头的压缩空气将药液自喷头经涡流器利用离心力增速成雾滴喷入干燥室，再与热气流混合进行热交换后很快即被干燥。

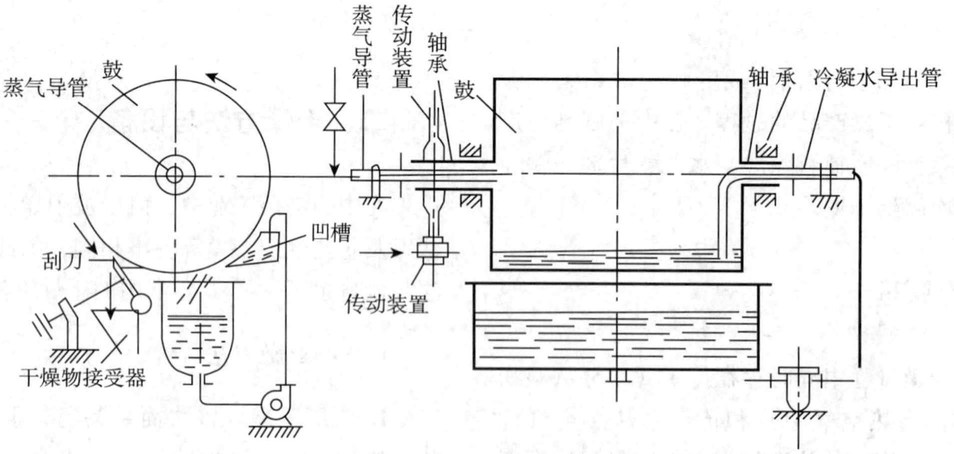

图5－27　单鼓式薄膜干燥器

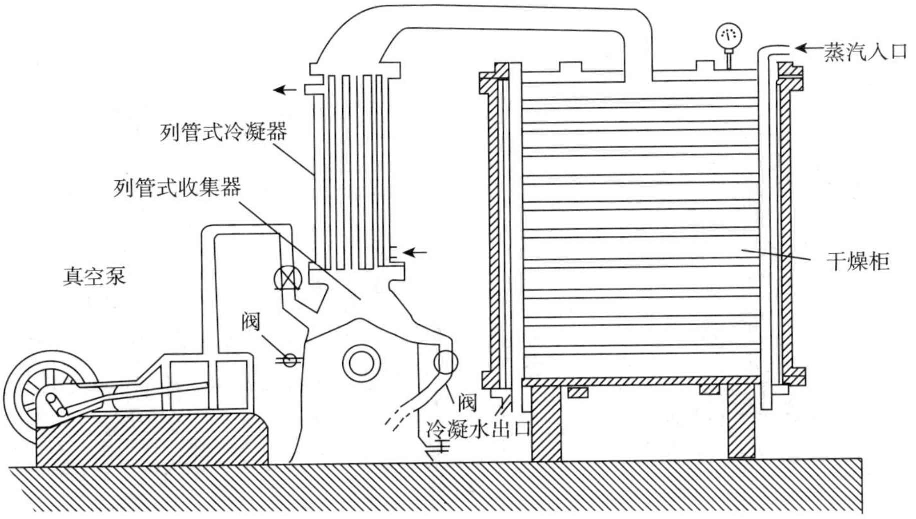

图 5－28　真空干燥器

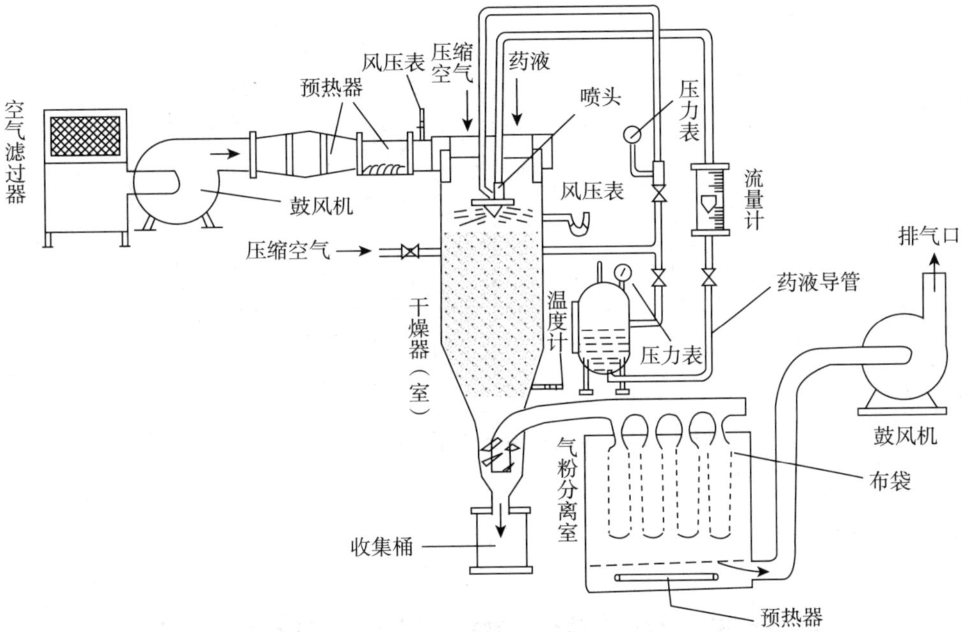

图 5－29　喷雾干燥器示意图

喷雾器是喷雾干燥的关键组成部分，它能影响到产品的质量标准和能量消耗。常用的喷雾器有三种类型：①压力式喷雾器；②气流式喷雾器；③离心式喷雾器。目前我国较普遍采用的是压力式喷雾器，动力消耗最小，适用于黏性药液。

4. 沸腾干燥床　目前应用较多的沸腾干燥设备为负压卧式沸腾干燥床，如图 5－30 所示。负压卧式沸腾干燥床的主要结构由空气预热器、沸腾干燥室、旋风离心器、细粉捕集室和排风机等组成。

5. 微波干燥设备　用于干燥的微波设备一般有两种，一是常规的隧道式干燥设备，主要应用于干燥温度要求不高、过程没有挥发性物质产生的物料干燥；另一种是微波真空干燥设备，应用于热敏性物料的干燥。图 5－31 所示为微波真空干燥设备，该设备兼备了微波及真空干燥的一系列优点，既降低了干燥温度又加快了干燥速度，具有快速、高效、低温等特点，同时克服了常规真空干燥周期长、效率低的缺点，而且设备成本、操作费用低。

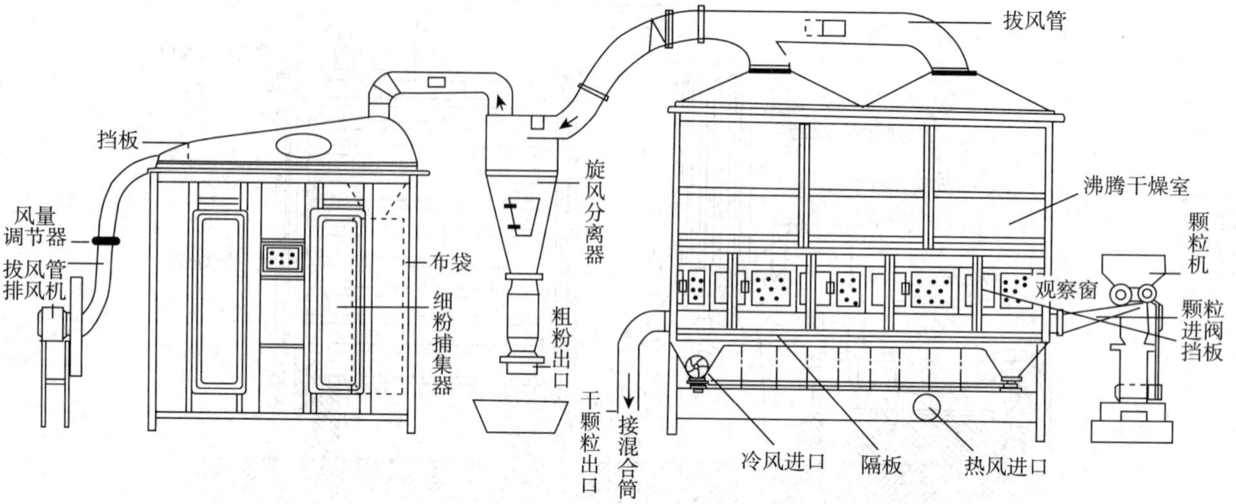

图 5－30　负压卧式沸腾干燥床示意图

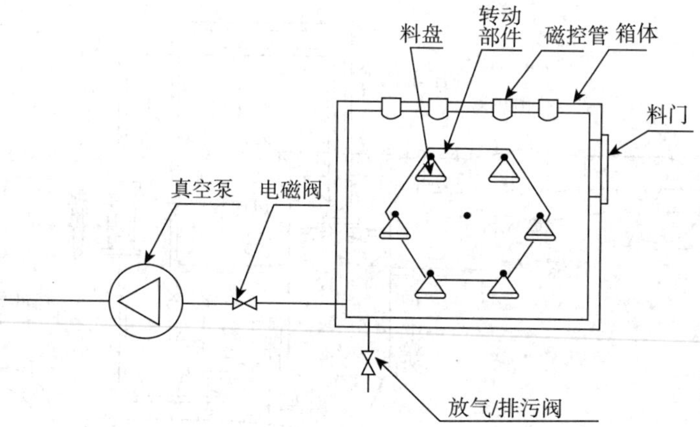

图 5－31　微波低温真空干燥设备装置简图

（陈秋红）

第七节　中药浸出物的纯化原理与方法

中药浸出液中常含有大量的水溶性高分子杂质，为便于制剂成型，减少固形物服用量，提高产品的稳定性，目前中药生产中广泛应用水－醇法对中药浸出液进行纯化。另外，某些对纯化程度要求高的制剂，如中药注射剂等，在经水－醇法处理后，也常配合热处理冷藏法做进一步的纯化，以最大程度地除去无效高分子杂质。

一、水－醇法纯化的原理与方法

水－醇法纯化包括：水提醇沉法、醇提水沉法。

（一）水提醇沉法

水提醇沉法是先以水为溶剂提取药材有效成分，再用不同浓度乙醇沉淀去除提取液中杂质的方法。该法是生产上简单易行、广为应用的除去杂质的方法，以降低制剂的服用量，或增加液体制剂的稳定性和澄明度；也可用于制备具有生理活性的多糖和糖蛋白等。

1. 原理　本法系利用中药浸出物中各成分在水和醇中的溶解度不同，水提取时，药材中所含淀粉、果胶、黏液质、蛋白、多糖等高分子杂质可溶出，因分子结构中含大量亲水基，能与水形成牢固的水化膜而稳定分散于水中。但这些杂质在醇中溶解度低，当提取液浓缩至一定相对密度后，加入乙醇到一定浓度，由于乙醇为一强的亲水剂，可破坏高分子水化膜使溶解度降低而沉淀除去，又可能由于乙醇的加入，改变了溶液的溶度参数，某些物质在该溶度参数的溶液下达到过饱和而形成沉淀，最终达到纯化的目的。将除去高分子杂质后的醇液回收乙醇，在水和乙醇中均有良好溶解性的某些生物碱盐类、苷类、氨基酸、有机酸等成分得以保留。

2. 工艺流程及控制点

（1）工艺流程　纯化工艺路线设计思路可从以下途径获得：①通过文献查阅，针对功能主治不同、各药粗提物/有效部位/有效成分的不同设计工艺，也可参考现有中成药制剂的工艺。②依据新药类别、剂型、给药途径、处方、成分性质，设计工艺。

通常，取中药材按既定工艺条件加水提取，将水提液浓缩至适当相对密度，加入适量乙醇至要求的醇沉浓度，静置冷藏适当时间，然后滤除沉淀，即得醇沉液。也可根据不同制剂对中间体纯化程度的不同，可直接于滤过液中或回收乙醇后加高浓度乙醇再醇沉1～2次。常见工艺流程见图5－32。

（2）工艺控制点　醇沉工艺过程的工艺控制点包括[57]：①阀门的密封性；②浸膏相对密度；③乙醇浓度；④醇沉含醇量；⑤醇沉时间；⑥搅拌时间；⑦加醇方式；⑧待醇沉药液的温度；⑨静置时间；⑩收膏比重。

3. 影响醇沉效果的工艺参数因素　在醇沉过程中，醇沉前清膏相对密度、加醇方式、含醇量、药液pH值、药液温度、搅拌速度、搅拌时间、醇沉时间等因素均能影响醇沉的效果。

（1）醇沉前浸膏相对密度　水提液应经浓缩后再加乙醇处理，这样可减少乙醇的用量，使沉淀完全。浓缩时最好采用减压、低温浓缩设备，特别是经水醇反复数次沉淀处理后的药液，不宜用直火加热浓缩，以免某些对热不稳定的有效成分被破坏。浓缩程度应适宜，一般浓缩至每1ml药液相当于原药材1～2 g或相对密度1.20～1.30（20～60℃）。若药液浓度太大，则加入乙醇后会过快析出大量沉淀，易造成有效成分被沉淀物包裹而损失。水提液浓缩程度的控制，工业上一般通过测定浓缩液在一定温度的相对密度进行（如相对密度约为1.20，60℃），此法操作较为方便，且浓缩程度易于掌握。

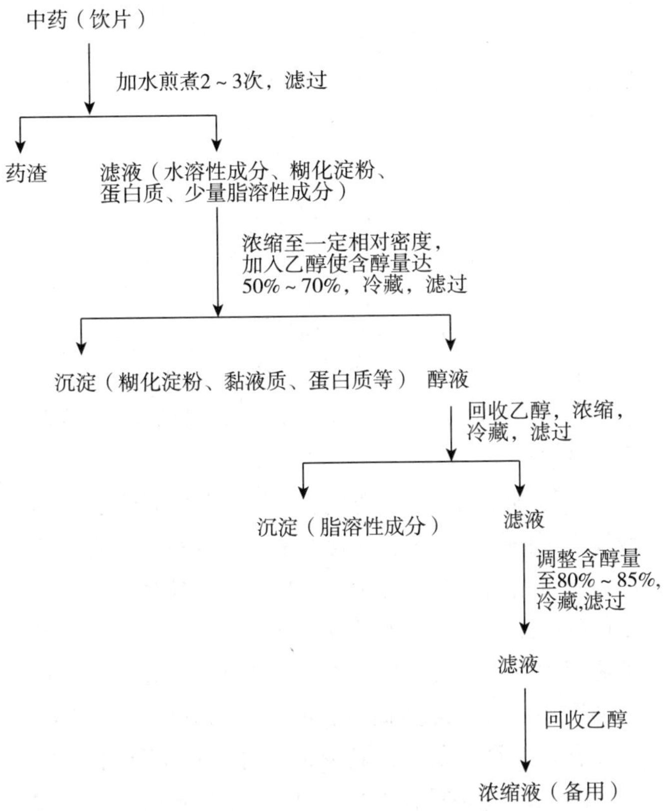

图5－32　水提醇沉法的常见工艺流程图

（2）含醇量　加入不同量的乙醇使药液含醇量达到不同浓度，可分别除去药液中不同类型的高分子杂质，见表5－68，并使其总提取物的量得到不同程度的减少。一般浓缩液含醇量为48%时，可减少总提取物的量约20%；含醇量为60%时，减少总提取物可达30%。

表5－68　药液含醇量与沉淀物类型的关系

药液含醇量（%）	沉淀物类型
50～60	淀粉等
75	蛋白质等
80	蛋白质、多糖、无机盐等

根据公式（5－11），可计算出配制不同含醇量药液时需加入的浓乙醇量 L（ml）。

$$L = VC_2/(C_1 - C_2) \qquad (5-11)$$

式中，V：浓缩药液的体积（ml），$V = W/d$，W

为药液的重量，d 为药液的密度；C_1：待加入的浓乙醇浓度（%）；C_2：醇沉时药液拟调到的含醇量（%）。

实际生产中对浓缩药液和浓乙醇体积，用量取法很不方便，均用称重法。此时，可先根据以体积百分浓度表示的药液拟调含醇量 $C_{ml/ml}$，由式（5－12）估算出以重量百分比浓度表示的拟调含醇量 $C_{g/g}$，然后由式（5－13）计算出醇沉时需加入的浓乙醇的重量 $W_{乙}$（g）。

$$C_{g/g}\% = \frac{0.7958 \times C_{ml/ml}}{d_{药} + (0.7958 - d_{药}) \times C_{ml/ml}} \times 100\% \quad (5-12)$$

$$W_{乙} = W_{药} \times C_{g/g} / (C_{乙} - C_{g/g}) \quad (5-13)$$

式中，$d_{药}$：醇沉温度下浓缩药液的密度；$W_{药}$：浓缩药液的重量（g）；$C_{乙}$：待加入的浓乙醇浓度（%）。

（3）加醇方式　一般应在快速搅拌下将乙醇缓缓加入到浓缩药液中，使含醇量逐步提高，以免局部乙醇含量过高使沉淀物快速形成，造成较多有效成分被包裹而损失。若对水提液精制程度要求较高，需要将药液含醇量调到较高的浓度，则可采取分次醇沉或以梯度递增方式逐步提高乙醇浓度的方法进行醇沉，这样有利于除去杂质，减少杂质对有效成分的包裹。分次醇沉，每次回收乙醇后再加乙醇调至规定含醇量，可减少乙醇的用量，但操作较麻烦；梯度递增法醇沉（即每次醇沉后，于滤过醇液中直接加入浓乙醇进行下一次醇沉），操作较方便，但乙醇用量大。

（4）药液 pH 值　药液浓缩前后可视所含成分性质调节适宜的 pH 值，以增加某些有效成分溶解性，避免其在醇沉操作过程中（包括回收乙醇后）因溶解度降低而滤过除去。例如，黄酮苷类成分在酸性或弱酸性水溶液中（一般植物浸出液均呈弱酸性）溶解度比较小，易在醇沉过程中损失，宜在浓缩前或以后调 pH 值至弱碱性以增加这类成分的溶解度。而对于提取液中的蛋白质类成分（通常视为无效成分），则可调节 pH 值至接近蛋白质等电点，以降低其溶解性使易于沉淀除去。另外，对于鞣质类成分，在含醇量达 80% 以上时调 pH 值为 8，可使其生成钠盐，不溶于乙醇而析出，经放置，即可滤除。

（5）药液温度　加乙醇时，药液的温度一般以室温为宜，若温度太高，则易使乙醇挥发，达不到醇沉规定的含醇量。醇沉后的药液一般宜置于低温（5～10℃）下放置，以加速杂质的沉降。

（6）醇沉时间　醇沉后，药液一般需静置 12～24 小时，以便析出物充分沉降，同时也有助于沉淀物的滤过或分离。

（7）滤过　药液含醇量在 60% 以上时，沉淀物多呈疏松的颗粒状，一般易于过滤；而药液含醇量在 50% 以下时，沉淀物通常较为细腻、黏稠，难于滤过，易造成较多药液的损失。一般醇沉药液经静置冷藏后，先采用虹吸法分取上清液，下层稠液再慢慢抽滤。沉淀物滤除后，可考虑用同浓度（与醇沉时药液的含醇量相同）的稀醇洗涤沉淀物数次，以回收被吸附或包裹的有效成分，减少损失。对难于过滤的黏性沉淀物，为提高分离效率，并减少药液的损失，可配合离心沉降法分离药液与沉淀物。另外，回收乙醇后的浓缩液在放置中可能会有不溶物析出，其中除了油脂、脂溶性色素等无效成分外，也可能含有一些难溶性的活性成分（如多种苷元、香豆精、内酯等），是否需要滤除，应慎重。

4. 水提醇沉法在中药制剂生产中的应用　水提醇沉法从 20 世纪 50 年代至今仍是中药制剂制备中应用最普遍的一种纯化方法，常用于中药胶囊剂、片剂、口服液剂、注射液等制备中水提液的纯化，近年较多用于活性多糖的制备。

5. 应用实例：Box－Behnken 设计－响应面法优化山楂的醇沉工艺[58]

（1）Plackett－Burman 设计筛选醇沉关键工艺参数　采用 Plackett－Burman 设计，以总黄酮保留率（Y,%）为考察指标，对搅拌速度（A）、加醇速度（B）、醇沉时间（C）、加入乙醇体积分数（D）、醇料比（E）、醇沉前浓缩液相对密度（F）和醇沉温度（G）7 个工艺参数进行筛选，确定醇沉关键工艺参数（表 5－69）。

通过 Minitab 17.0 软件对各因素与总黄酮保留率的关系进行拟合，得到回归方程为：$Y = 75.33 + 4.73A - 2.16B - 1.45C - 1.23D + 4.63E - 12.32F - 0.73G$（$R^2 = 0.9599$）。模型 $P < 0.05$，表明回归方程拟合度好且具有统计学意义，因素 A、E、F 对总黄酮保留率均有显著影响（$P < 0.05$），影响大小依次为 F > A > E，其他因素影响不显著（$P > 0.05$）。故确定搅拌速度、醇料比、醇沉前浓缩液密度 3 个因素为山楂醇沉的关键工艺参数（表 5－70、表 5－71）。

表 5－69　Plackett－Burman 设计因素水平表

因素	水平及代码值	
	－1	＋1
搅拌速度（A，r/min）	100	250
加醇速度（B，ml/min）	15	25
醇沉时间（C，h）	12	24
加入乙醇体积分数（D,%）	85	90
醇料比（E，ml/g）	1.7：1	3.0：1
醇沉前浓缩液相对密度（F，g/ml）	1.05	1.15
醇沉温度（G,℃）	5	25

表 5－70　Plackett－Burman 设计和响应值

编号	A	B	C	D	E	F	G	Y
1	＋1	－1	＋1	＋1	－1	＋1	－1	62.64
2	－1	＋1	＋1	＋1	－1	＋1	＋1	45.89
3	＋1	－1	＋1	－1	－1	－1	＋1	87.27
4	＋1	＋1	－1	＋1	－1	－1	－1	86.65
5	－1	＋1	－1	－1	－1	＋1	＋1	55.66
6	－1	－1	－1	＋1	＋1	＋1	－1	64.32
7	－1	＋1	＋1	－1	＋1	－1	－1	80.77
8	＋1	＋1	＋1	－1	＋1	＋1	－1	75.87
9	＋1	－1	－1	－1	＋1	＋1	＋1	73.73
10	＋1	＋1	－1	＋1	1	－1	＋1	94.21
11	－1	－1	－1	－1	－1	－1	－1	86.11
12	－1	－1	＋1	＋1	＋1	－1	＋1	90.89

表 5－71　Plackett－Burman 设计试验的方差分析

项目	离均差平方和	自由度	均方	F	P
模型	2451.49	7	350.21	13.68	0.012
A	268.19	1	268.19	10.47	0.032
B	55.89	1	55.89	2.18	0.214
C	25.1	1	25.1	0.98	0.378
D	18.26	1	18.26	0.71	0.446
E	257.31	1	257.31	10.05	0.034
F	1820.40	1	1820.40	71.09	0.001
G	6.36	1	6.36	0.25	0.644
残差	102.43	4	25.61		
总离差	2553.92	11			

（2）Box－Behnken 设计优化醇沉关键工艺参数　以总黄酮保留率（Y,%）为考察指标，运用 Box－Behnken 设计－响应面法进一步对搅拌速度（X_1）、醇料比（X_2）和醇沉前浓缩液密度（X_3）这 3 个关键工艺参数进行优化（表 5－72）。

因素与总黄酮保留率之间的回归拟合方程为：$Y=78.15+2.04X_1+5.67X_2-12.19X_3-1.94X_1X_2-0.012X_1X_3+1.01X_2X_3-2.08X_1^2-2.08X_2^2-0.90X_3^2$（$R^2=0.9599$）。该模型 $P<0.01$，表明回归方程拟合度好且具有统计学意义，模型失拟项 $P>0.05$，说明未知因素对试验结果的干扰很小。因素 X_1 对总黄酮保留率具有显著影响（$P<0.05$），因素 X_2、X_3 对总黄酮保留率具有极显著影响（$P<0.001$），其余各项的影响均不显著（$P>0.05$），且 X_1、X_2、X_3 对总黄酮保留率的影响均不具有显著的交互性（$P>0.05$）（表 5－73、表 5－74）。

表 5－72　Box－Behnken 设计因素水平表

因素	水平及代码值		
	－1	0	＋1
搅拌速度（X_1，r/min）	150	200	250
醇料比（X_2，ml/g）	1.7：1	2.35：1	3.0：1
醇沉前浓缩液相对密度（X_3，g/ml）	1.04	1.07	1.10

表 5－73　Box－Behnken 设计和响应值

编号	X_1	X_2	X_3	Y
1	－1	－1	0	63.92
2	－1	0	＋1	62.74
3	0	0	0	77.85
4	＋1	＋1	0	78.74
5	0	＋1	＋1	68.43
6	0	0	0	77.19
7	＋1	0	＋1	65.83
8	－1	＋1	0	77.57
9	0	＋1	－1	93.38
10	0	0	0	79.41
11	＋1	－1	0	72.84
12	＋1	0	－1	87.63
13	－1	0	－1	84.49
14	0	－1	＋1	53.49
15	0	－1	－1	82.49

表 5－74　Box－Behnken 设计试验的方差分析

项目	离均差平方和	自由度	均方	F	P
模型	1541.46	9	171.27	37.45	0.0005
X_1	33.27	1	33.27	7.27	0.0429
X_2	257.56	1	257.56	56.31	0.0007
X_3	1188.48	1	1188.48	259.84	<0.0001
X_1X_2	15.02	1	15.02	3.28	0.1297
X_1X_3	5.736×10^{-4}	1	5.736×10^{-4}	1.254×10^{-4}	0.9915
X_2X_3	4.12	1	4.12	0.9	0.3863
X_1^2	15.96	1	15.96	3.49	0.1207
X_2^2	28.99	1	28.99	6.34	0.0533
X_3^2	2.98	1	2.98	0.65	0.4560
残差	22.87	5	4.57		
失拟项	20.28	3	6.76	5.22	0.1651
纯误差	2.59	2	1.3		
总差	1564.33	14			

（3）响应面优化关键工艺参数及工艺验证　通过 Design－Expert 8.0 预测得到最佳醇沉工艺参数为醇沉前浓缩液密度 1.04 g/ml、醇料比 2.86∶1（ml/g）、搅拌速度 184.49r/min，该条件下总黄酮保留率预测值为 91.40%。结合实际生产条件对该工艺参数进行修正，即醇沉前浓缩液密度 1.04 g/ml、醇料比 2.86∶1（ml/g）、搅拌速度 185r/min，按修正后工艺条件进行 3 次验证试验，总黄酮保留率的平均值为 89.74%，预测值的相对误差为 1.85%，表明该模型优化结果准确、可靠。

6. 水提醇沉法存在的主要问题　水提醇沉法在中药制剂的生产中应用虽然十分普遍，但也发现不少值得注意的问题，主要包括：

（1）去除水醇皆溶的鞣质、水溶性色素等少数无效成分的效果不佳。

（2）水提醇沉法在去除杂质的同时，可造成药物成分如生物碱、苷类、有机酸等有效成分的不同程度流失。李彤彤等[59]用近红外光谱技术快速测定参枝苓口服液醇沉工艺过程中芍药苷、芍药内酯苷、甘草苷、肉桂酸、甘草酸 5 种指标成分含量，结果发现随着乙醇总量的增加上述成分含量有规律的下降。

（3）醇沉淀所去除的成分并非都是无效杂质。因此，分离纯化工艺应考虑工艺对物质基础的影响，不宜为了降低服用量而随意采用纯化工艺，对于大部分滋补类中药，经过醇沉处理后会导致多糖类成分的大量损失，最终会对药品的疗效产生影响[1]，这也是造成经醇沉处理的制剂疗效不如未经醇沉处理的制剂疗效好的主要原因。

（4）经醇沉处理的液体制剂在保存期间容易产生沉淀或粘壁现象，经醇沉回收乙醇后的药液往往黏性较大，较难浓缩，且其浸膏吸湿性强，给后续成型工艺（如制粒）带来麻烦。

（5）醇沉处理生产周期长，耗醇量大，成本高等。

（6）关于醇沉工艺筛选指标的测定：工艺中涉及含量测定的，特别是新指标、新方法，应进行方法学考察。要考察各步骤的合理性、成分转移率、纯化物含量测定及制订依据。

（7）关于醇沉工艺优化：醇沉环节工艺参数的筛选和优化应单独设计，不能与提取环节混在一起设计；取样量不能太少；正交表无空白项或重复试验。

（二）醇提水沉法

1. 原理　醇提水沉法是先用适宜浓度的乙醇提取药材有效成分，同时药材中所含树脂、色素、油脂等杂质也溶于乙醇中一并提出，但这些杂质水中溶解度低，回收乙醇后加水适量，冷藏，即可将这些杂质除去；在乙醇和水中均有良好溶解性的某些生物碱盐类、苷类、氨基酸、有机酸等有效成分则保留在溶液中。

2. 操作方法　取中药材按既定工艺条件，以乙醇为溶剂提取，收集醇提取液，回收乙醇后加适量水搅拌，静置冷藏一定时间，待析出物充分沉淀后滤过去除。其常见工艺流程见图 5－33。

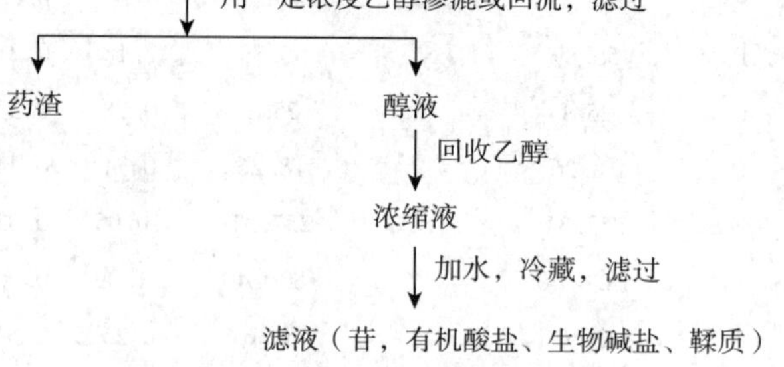

图 5－33　醇提水沉法的常见工艺流程图

3. 影响醇提水沉效果的因素

（1）乙醇浓度　除了蛋白质、黏液质、果胶和部分多糖外，大多数有机化合物在乙醇中具有良好的溶解性。一般乙醇浓度在 90% 以上时，适于提取中药材中的挥发油、树脂、油脂、叶绿素等；乙醇浓度为50%～80%时，适于提取生物碱、苷类；乙醇浓度为50%以下时，适于提取苦味质、蒽醌苷类化合物等。因此，应根据提取目的与中药材所含有效成分的性质，结合实验研究选择适宜浓度的乙醇作溶剂，以尽可能提取出所需有效成分，同时避免过多无效成分的提取。若乙醇浓度过低，则不利于减少蛋白质、淀粉等高分子水溶性杂质的提取；若乙醇浓度过高，则油脂类等强亲脂性成分的将会提取增加。

（2）有效成分的溶解性　在醇和水中均有良好溶解性的成分，当醇提液回收乙醇后，或进一步加水稀释进行水沉处理，将能有效地保留在水溶液中；在水中难溶或为水不溶性成分，则醇提液回收乙醇后或水沉处理时有效成分易随树脂、油脂等脂溶性杂质一同形成沉淀物而损失；在醇、水皆不溶的有效成分，不应采用醇提水沉法除去杂质。

（3）药液pH值　若醇提液中含有在水中难溶的某些有效成分（如酚类、黄酮苷元、游离生物碱等），可根据各类成分的溶解性，并兼顾制剂的稳定性与刺激性，可在醇提液浓缩前后调节适宜的pH值，增加相应成分的溶解性，可减少其在水沉过程中的损失。

4. 醇提水沉法在中药制剂领域中的应用　本法与水提醇沉法相比，本法更适合于在醇和水中均有良好溶解性的中药有效成分（如苷类等）的纯化，及含淀粉粒较多的块根、块茎类药材中有效成分的提取（因水煎时易使淀粉糊化，影响成分浸出），因此本法也可应用于中药口服液、注射液的制备。

5. 醇提水沉法存在的主要问题　醇提水沉法存在的问题与水提醇沉法相似。比如，鞣质不易去除则可影响液体制剂的澄明度，有效成分易损失，溶解的脂溶性色素常使得液体制剂色泽较深，等等。

综上可见，常用的水提醇沉法和醇提水沉法，其前提条件是所提有效组分应是水、醇中均可溶。水提醇沉法纯化的效果取决于纯化工艺技术条件的优化，应在了解影响纯化效果因素的基础上，针对具体品种，筛选纯化前药液浓缩的程度、沉淀溶剂的浓度或用量、一次或多次沉淀等参数。是否达到纯化目的与要求，建立评价纯化效果的指标与方法是关键。

二、热处理冷藏法的原理与方法

热处理冷藏法是将中药提取液先加热、后冷藏一定时间，然后滤过除去沉淀的一种纯化方法。常配合其他纯化方法，用于中药注射液等液体制剂的纯化，以增加制剂的稳定性，避免贮藏中高分子杂质析出产生浑浊或沉淀而影响制剂的澄明度。

1. 原理　中药提取液中所含某些高分子杂质（如树脂、鞣质等），采用水醇法通常不易除尽，它们一般呈胶体分散状态，由于分散度高，胶粒的比表面与表面能大，有合并或聚结降低表面能的自发趋势，具热力学不稳定性，在放置时因胶体粒子的运动碰撞，胶粒自发地聚结，出现浑浊或沉淀的陈化现象，含高分子杂质的中药提取液的陈化现象可受温度影响而加速。基于高分子溶液的这一性质，在进一步纯化中药提取液时，先进行加热处理，可提供动能增加高分子（胶粒）的运动速度与碰撞机会，并破坏高分子与水分子之间的氢键使胶粒失去水化膜的保护，从而加速胶体粒子的聚结使其水溶性降低而从溶液中析出；然后进行冷藏处理，进一步降低聚结粒子（杂质）的溶解性，同时使其失去动能而降低运动速度，在重力作用下更易沉降，再经滤过，即可达纯化除杂的目的。

2. 操作方法　取含有高分子杂质的中药提取液，浓缩或配制成规定体积的85%～90%，调节适宜的pH值，于100℃或热压处理5～30分钟，待冷至室温后，再置于0～4℃冷藏24小时，滤过除去沉淀物，即得澄清的溶液。

此法在操作中应注意温度对有效成分稳定性的影响，其热处理的温度与时间，应通过实验研究结果予以确定。另外，除了针对杂质的溶解性调节pH外，还应综合考虑对有效成分溶解性与稳定性的影响，以免造成有效成分的损失与破坏。

3. 热处理冷藏法存在的主要问题　因冷藏过程中温度下降造成成分溶解度降低而沉淀。

（奉建芳，梁健钦，涂亮星）

第八节　中药浸出物的超滤膜分离技术原理与方法

常见的膜分离技术包括微滤（microfiltration，MF）、超滤（ultrafiltration，UF）、纳滤（nanofiltration，NF）和反渗透（reverse osmosis，RO）。UF是自Amicon公司制备了不同孔径的醋酸纤维素（CA）超滤膜之后迅速发展起来的一种膜分离技术，进料溶液（feed solution）在膜两侧流体静压差作用下，依靠膜机械筛分作用，进料溶液被分为透过液（permeate fraction，该部分包含所有可透过膜的组分）和回流液（retentate fraction，该部分包含所有不可透过膜的组分，也称为浓缩液），实现溶质分子的选择性分离、浓缩，是介于MF和NF之间的一种物理分离过程[60,61]，具有能耗低、效率高、应用广泛和设备简单等优点。膜分离取决于膜的孔径范围（pore size range），主要与截留分子量（molecular weight cut - off，MWCO）有关，而分子性状、电荷和疏水性对分离的影响较小[62]。

通常，超滤膜的孔径为2～100nm，MWCO为1000Da～350kDa[63]。MWCO在50～100kDa的超滤膜（也称宽超滤膜，wide UF membranes），可用于不同类型大分子物质的回收（比如悬浮固体颗粒、淀粉类碳水化合物、蛋白质、果胶）；MWCO在4～30kDa的超滤膜，可有效地富集高分子组分（比如单宁、蛋白质、水解产物和一些高分子量酚类组分）；而MWCO在1～3kDa的超滤膜，可以高效富集低分子量化合物（比如花青素、低分子量糖和肽、低分子量酚酸）[64]。

20多年来UF发展迅速，已成为膜分离领域中最为广泛应用的技术之一。目前，UF广泛应用于废水处理（即各种水质处理，包括净化、除菌、纯水终端除菌、去热原等）、液体分离（包括分级、脱盐、净化、浓缩、除菌、去热原等）、固液分离、高纯水生产、生物制品（如酶、血清蛋白、激素等）提取纯化等领域。在中药生产过程中，中药提取液中往往含有多种物质，包括小分子物质、大分子物质、无机盐、细菌、热原等，利用微滤、超滤、纳滤等不同的截留能力，可以有针对性的去除中药浸出液中的各种杂质提高澄明度，也可以利用不同膜的截留浓缩作用对水提液中特定成分进行浓缩，在中药领域中的应用越来越广泛[65,66]。

下面介绍常见膜分离技术、原理及应用（表5-75[63]和图5-34[67]、图5-35[68]）。

表5-75　MF、UF、NF的压力要求和分离机制

膜过程	压力要求（Bar）		膜分离机制
	Min.	Max.	
MF	0.1	2	筛分
UF	0.1	7	筛分
NF	3	25	筛分和电荷作用

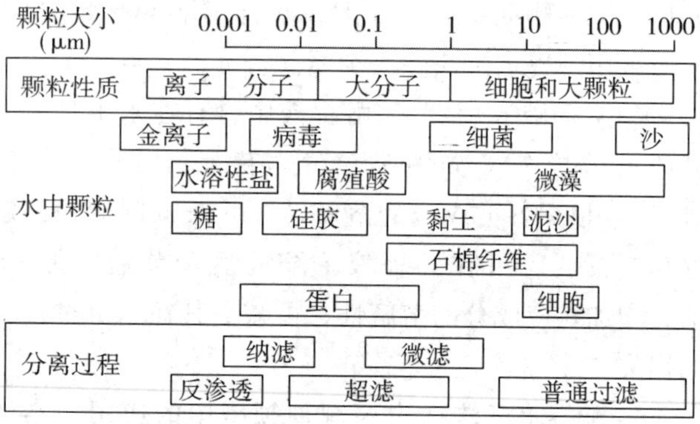

图5-34　典型膜技术和应用

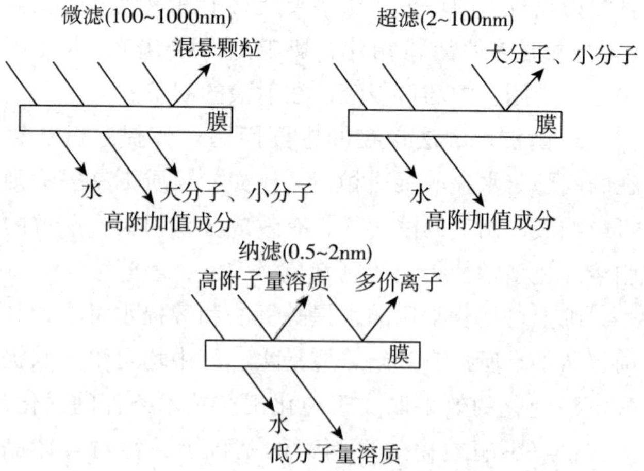

图5-35　MF、UF、NF示意图

一、超滤膜分离技术的原理与特点

（一）超滤膜分离技术的基本原理

中药提取液中不同成分的分子量不同，有效成分分子量多在1000Da以下，而淀粉约500000Da、蛋白质5000～500000Da、多糖200000～500000Da、果胶和树脂150000～300000Da，采用合适的MWCO超滤膜为筛分介质，常温下以一定压力和流速，使低于MWCO的物质透过、高于MWCO的物质被截留，实现中药提取液中不同成分按MWCO切分，达到有效分离、纯化、富集目标成分的目的（图5－36）。

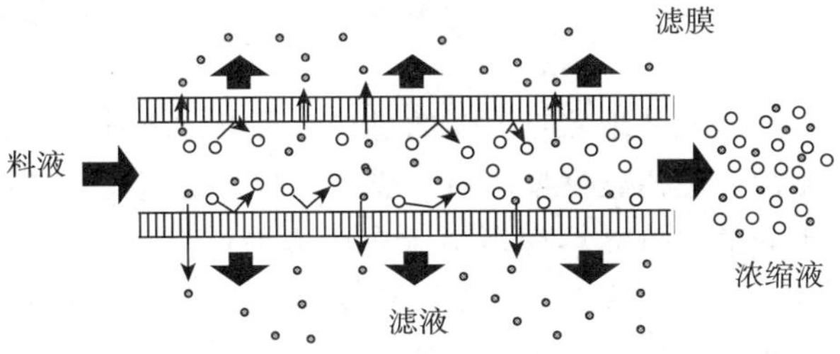

图5－36　超滤膜分离技术的原理

°胶体、菌体、高分子；·水、离子、低分子物质

（二）UF的特点

与其他分离纯化技术比较，UF的特点表现在超滤膜的特殊性能与超滤工艺的特别作用上。

1. 超滤膜的特殊性能　超滤膜是UF的核心，膜材料的化学性质和膜结构对膜分离的性能起着决定性影响，超滤膜的结构特点显示其特殊性能。

（1）超滤膜的结构特点　超滤膜具有多层结构。在滤膜的工作面上有一层极薄的致密层，该层上微孔的孔径小至20～150nm，微孔具有不对称结构，下部是结构较疏松的支撑层，空隙大于150nm（图5－37为电镜下PAN材质的中空纤维膜的结构）。超滤膜一般具有这二种典型的膜结构，这种膜结构使得液体在分离过程中大分子溶质的微粒随溶液切向流经膜表面时，由于液体的快速流动使得这些物质既不能进入致密细孔，引起膜内堵塞，也不会停留在膜面上形成表面的堵塞。而小分子物质和溶剂则在压力驱动下穿过致密层上的微孔后，即能顺利穿过下部的疏松支撑层，进入膜的另一侧，从而使超滤膜在长期连续运行中保持较恒定的产量和分离效果，可长期、反复使用。

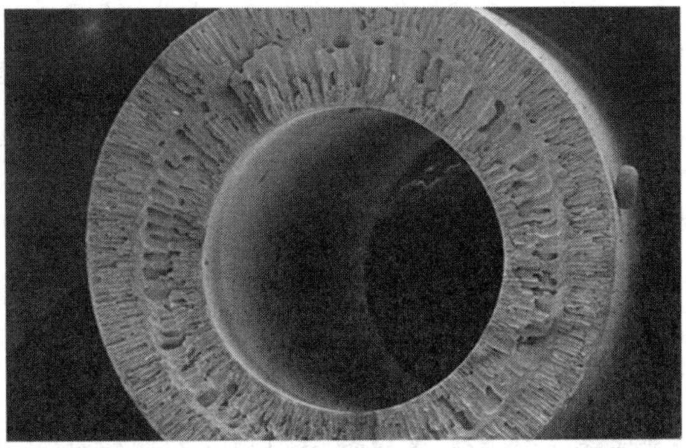

图5－37　PAN超滤膜的SEM图

（2）超滤膜材料　超滤膜根据来源可分为天然膜和人造膜，按化学组成可分为无机膜和有机高聚物膜，按结构可分为对称膜（单层膜）和不对称膜（多层复合膜），按物态分为固膜、液膜及气膜三类，按用途可分为分离膜和膜反应器。中药提取液的分离纯化常用有机高聚物膜和无机材料膜。

有机高聚物膜是应用最早，也是目前应用最多的膜材料。常用的有：①纤维素类，如二醋酸纤维素（CDA）、三醋酸纤维素（CTA）、醋酸丙酸纤维素（CAP）、再生纤维素（RCE）、硝酸纤维素（CN）；②聚酰胺类，如芳香聚酰胺（PI）、尼龙－66（NL－66）、芳香聚酰胺酰肼（PPP）；③芳香杂环类，如聚苯并咪唑（PBI）、聚苯并咪唑酮（PBIP）、聚哌嗪酰胺（PIP）；④聚砜类，如聚砜（PS）、聚醚砜（PES）、磺化聚砜（PSF）；⑤聚烯烃类，如聚乙烯醇（PVA）、聚乙烯（PE）、聚丙烯（PP）；⑥硅橡胶类，如聚二甲基硅氧烷（PDMS）、聚三甲基硅烷丙炔（PTMSP）、聚乙烯基三甲基硅烷（PVTMS）；⑦含氟高分子：聚全氟磺酸、聚偏氟乙烯（PVDF）、聚四氟乙烯（PTFE）；⑧其他：聚碳酸酯、聚电解质配合物。由于中药成分中胶质等黏性物质的含量很高，膜的污染较为严重，因此最好采用抗活性较好的膜材料如聚丙烯腈、磺化聚砜膜等。

无机材料膜是由无机材料如金属、金属氧化物、陶瓷、多孔玻璃、沸石等无机高分子材料制成的膜。无机材料膜具有结构稳定，耐高温高压、耐酸碱、耐有机溶剂、抗微生物侵蚀、不老化、寿命长、化学稳定性高，机械强度大、孔径均一，易于进行化学清洗，易于实现电催化和电化学催化等优点。缺点是没弹性、比较脆、不易加工，需特殊构型和组装体系，材料少、成本高等。

（3）超滤膜的性能表征

1）MWCO　也称切割分子量。MWCO是指阻留率达90%以上的被截留的已知溶质的最小平均分子质量[69]。但是确定膜的MWCO的准确值，目前尚无统一的测试方法和基准物质。通常的做法是将一系列基准物质配成缓冲溶液或者水溶液来测定它们的截留率，作出截留率分子量曲线图，根据该曲线图即可确定膜的MWCO，然而，不同生产厂家在标定膜的截留分子量时的取值方法不一样，其测试结果也有差异。目前我国多数生产厂家包括美国制膜公司所认可并采纳的取值方法是，取截留率为90%时所对应的分子量为该膜的MWCO。

需要注意的是，使用相同标称MWCO的不同超滤膜对同一物质的截留能力也不完全一致，这与MWCO测定标准不统一、超滤膜制造过程存在差异导致不同类型滤膜、同一型号不同批号的滤膜孔径不一致有关。

2）截留率　截留率是指被膜截留住的特定溶质量占总溶液特定溶质量的百分比率。可用下式表示：

$$R_0=\left(1-\frac{C_p}{C_f}\right) \qquad (5-14)$$

式中 R_0：截留率（%）；C_p：透过液中溶质浓度；C_f：原液中溶质浓度

3）水通量（膜通量，permeate flux）　水通量（膜通量）是指在一定压力和温度下，单位面积膜在单位时间内的透过水量（药液）。水通量一般泛指纯水通量和设计产水量。用下式表示：

$$J=\frac{1\mathrm{d}V}{A\mathrm{d}t} \qquad (5-15)$$

式中，J：膜通量（$\mathrm{Lm^2h^1}$）；A：膜面积（$\mathrm{m^2}$）；V：滤液体积（L）；t：时间。

纯水通量：反映了超滤膜的透水性能，通常是指在25℃水温和0.1MPa水压下，单位时间内、单位膜面积所透过纯水的体积。

设计产水量：指单支超滤膜组件在标准的操作条件下的稳定产水量，通常由超滤膜厂商提供给工程公司进行超滤系统工程设计参考，设计产水量包括了进水水质、水温、操作压力、进出水流量、pH值、耐相关化学物质等各种因素对超滤膜水通量的影响。

此外，超滤膜的水通量还与膜材料、膜丝结构、切割分子量、孔隙率、孔径分布等许多因素有关，水通量指标主要依靠超滤膜厂家的生产工艺来控制。

4）超滤膜的耐pH值与耐腐蚀性　耐pH值是衡量超滤膜承受酸性和碱性介质能力的指标，pH值越小，耐酸性介质越好，pH值越大，耐碱性介质越好。耐腐蚀性表示膜材料抵抗氧化、水解、老化和细菌侵蚀等的能力。

5）超滤膜的机械强度　超滤膜的机械强度大小反映了膜丝抵抗断丝的能力，断丝使超滤膜失去分离性能，是评价超滤膜质量优劣的一项重要指标，机械强度有膜丝的断裂强度和断裂伸长率来表征。

6）超滤膜的浓差极化与污染防止　超滤膜的浓差极化与污染，二者之间既有区别又有联系。浓差极化是指溶液在压力的推动下，由于大量的溶剂（如水）透过液，而使膜面溶质浓度逐渐增大，以致于向主体溶液反向扩散，该极化层也在不断加厚，最后形成胶质层覆盖于膜表面而增大了透水阻力，使水通量下降。

浓差极化现象是可逆的过程，可以设法避免或者克服。而膜污染是指溶质与膜之间产生物理或化学作用引起的，例如溶质被吸附于膜表面而形成沉积层，一般是不可逆的，必须采用化学清洗方法才有可能在某种程度上恢复其透水性能。

2. UF工艺的特点

（1）纯化分离过程中，不存在相变化；可在常温下操作，不需反复加热，能量消耗少，操作条件温和；不必添加化学试剂，不损坏热敏感物质，无二次污染等。尤适用于分离热敏性、保味性和对化学试剂有反应的中药制剂。

（2）选择范围广，适用性强。分离不仅可用于去除重金属、残留农药等有机物和无机物杂质，并有去除溶液中各种微粒、胶体、细菌和热原的作用；而且还适用于许多特殊溶液体系的分离，如共沸物或近共沸物的分离，为适用于中药生产的多样化要求，提供了广泛的空间。

（3）选择适当的超滤膜可分离不同分子量的溶质，分离过程中能保持原配方的有效成分，减少损失，并提高纯度。利于保持中药有效成分的生物活性、物理和化学稳定性，在中药制剂特别是注射剂的制备中广为应用。

（4）超滤设备结构凑紧，有效膜面积大，分离效率高，可同时实现分离与浓缩，大大提高了过程效率；超滤工艺操作方便，减少工序，缩短生产周期，节省原料（尤其是乙醇），不耗用有机溶媒，降低成本，且有利于工厂的安全生产，并减少环境污染，降低生产成本，提高经济效益。

二、影响超滤分离纯化效果的因素

采用超滤膜及 UF 工艺分离中药提取液中小分子与大分子物质，分离效果与膜通量是评价分离效果的重要指标，欲获得良好的分离效果并具实用性，必须了解影响 UF 分离效果的因素，以便合理应用此技术。

影响 UF 效果的因素有 3 个方面：一是超滤膜的性质，如膜材质及截留值、膜的亲和性和荷电性、膜工作环境条件等；二是药液的性质，如药液浓度、黏度、pH 值、溶质分子形状、大小及溶质间相互影响；三是 UF 工艺，如药液的前处理、温度、压力和流量、洗脱量等。

（一）超滤膜性质的影响

1. MWCO　UF 和 NF 过程中涉及的分离机制在理论上似乎很简单，因为它基于“筛选效应”，允许根据化合物的分子量（MW）保留化合物。然而，在实践中，膜的 MWCO 不是绝对屏障，通过膜的溶质排斥、转运也受到膜本身与被过滤化合物之间的相互作用的影响。另外，在极化浓度和结垢现象下，膜的 MWCO 随时间的增加而减小。

不同 MWCO 的超滤膜对成分的截留性能不同，通常使用大 MWCO 的超滤膜指标成分截留率会更低[70]，但不呈线性变化。如图 5－38 所示，采用四种不同 MWCO（180、300、400 和 1000Da）的 PES10 卷式膜组件从橙汁的糖类化合物中分离酚类化合物时，当 MWCO 增加，糖的平均排斥水平显著降低。PES10 纳滤膜对糖类化合物的平均截留率最低（Sug，22%），对花青素（Anth，89.2%）和黄酮类化合物（Flav，70%）的平均截留率较高，表明该膜对糖类中 PPS 的分离效果最好[71]。

2. 膜材质　膜材料的选择非常重要，一方面可确保在主溶剂中膜的稳定性和对溶质的低吸附，另一方面，高亲和力的膜，确保高通量的溶剂。为了避免溶质的吸附和污染，膜对溶质的亲和力要较低。

以应用最广泛的中空纤维膜为例。制造超滤膜的材料很多，但用于制造中空纤维超滤膜材料主要为一

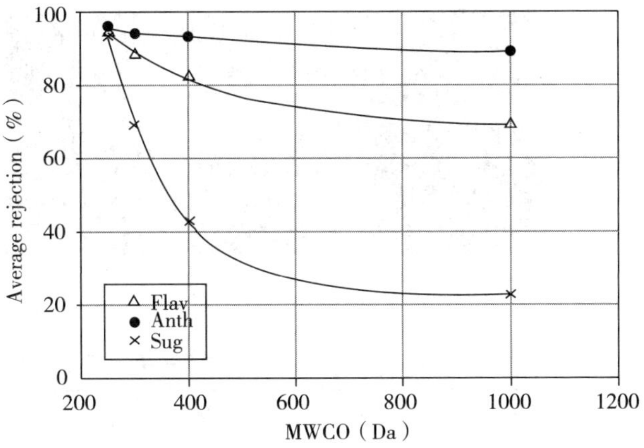

图 5－38　橙压榨汁的 NF 中黄酮、花青素和糖的截留与 MWCO

部分成纤性能良好的高分子材料。对膜材料的要求是具有良好的成膜性、热稳定性、化学稳定性及耐酸碱性、微生物侵蚀性和抗氧化性，并且具有良好的亲水性，以便得到高的水通量和抗污染能力。

目前制造中空纤维超滤膜的主要材料有复合聚丙烯（PVC）、改性聚丙烯（PP）、聚醚砜（PES）、聚偏氟乙烯（PVDF）、聚砜（PSF）等，其中着重介绍下面几种膜材料的性能：①PP 膜具有强度高、耐酸碱、耐细菌腐蚀、耐温性能好、表面非极性、抗污染能力强（特别适用于浊度较高的浓缩分离行业与电泳漆回用行业等）、微孔均匀、单位面积通量大等优点。②PVC 膜具有优良的化学稳定性，有良好耐酸、耐碱以及耐水解的性能，广泛应用于各种领域；膜丝具有良好的强度和柔韧性，不容易断裂；膜丝内外表面平整、光滑，有光泽，不易受到外界的污染。③聚偏氟乙烯（PVDF）膜材料为含氟材料中适用于超滤膜制备的最好材料，有极优良的机械强度和耐高温、耐化学侵蚀性；使用温度范围为－40℃～200℃以上，可以在强酸、强碱和有机溶剂条件下使用；对于特殊用途可采用该材料制备中空纤维超滤膜。④聚醚砜（PES）耐热性能良好，可以在较高的温度下使用，截留性能也很好，孔隙率高，产水量比聚砜大，但造价高，因此大部分应用于高端领域。

以华膜 Minipore 中空纤维超滤膜为例，介绍不同膜材质和 MWCO 的中空纤维膜的性能及应用（图 5－39、表 5－76、表 5－77）。

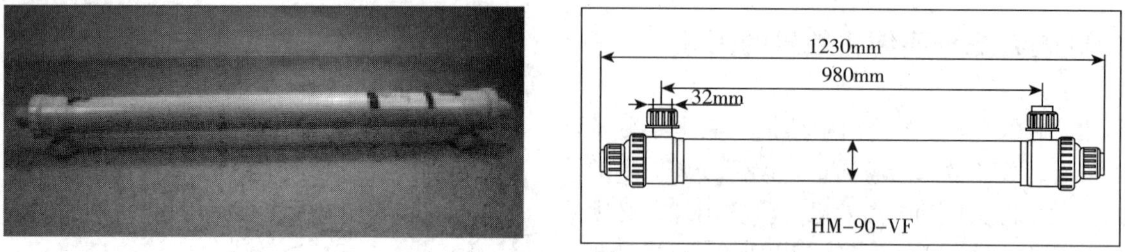

（a）　　（b）

图 5-39　华膜 HM90 型中空纤维膜

表 5-76　华膜 Minipore 中空纤维膜组件参数

项目＼型号	HM 90 PAN	HM 90 PS	HM 90 PP	HM 90 PVDF
膜材质	PAN	PS	PP	PVDF
纤维内/外径（mm）	1.0 /1.6	1.0 /1.6	0.4 /0.5	0.7 /1.3
截留分子量（kDa）	50 ~ 100	10 ~ 100	50 ~ 100	100 ~ 200
组件尺寸（mm）	ϕ 90 × 1162	ϕ 90 × 1162	ϕ 90 × 1162	ϕ 90 × 1162
有效膜面积（m^2）	4.5	4.5	14.0	7.0
过滤方式	内压	内压	外压	外压
初始纯水通量（L/h，0.12 MPa，25℃）	>900	>900	>1100	>1100
设计产水量（L/m^2/h）	40 ~ 120	40 ~ 120	20 ~ 80	20 ~ 80
壳体材质	UPVC	UPVC	UPVC	UPVC
端封材料	环氧树脂	环氧树脂	环氧树脂	环氧树脂
最大进水压力	0.3 MPa	0.3 MPa	0.3 MPa	0.25 MPa
最大透膜压差	0.2 MPa	0.2 MPa	0.2 MPa	0.15 MPa
进水 pH 值	3 ~ 9	2 ~ 12	1 ~ 14	2 ~ 13
使用温度（℃）	5 ~ 45	5 ~ 45	5 ~ 45	5 ~ 45
进水浊度（NTU）	< 50	< 50	< 50	< 50
产水浊度（NTU）	< 0.1	< 0.1	< 0.1	< 0.1
悬浮物、微粒（> 0.2 μm）	100% 去除	100% 去除	100% 去除	100% 去除
微生物、病原体	99.99% 去除	99.99% 去除	99.99% 去除	99.99% 去除

表 5-77　华膜 Minipore9011WM 型中空纤维膜组件及其应用

膜型号（MWCO）	膜材料	主要用途	实际应用
M501（6 kDa）	PS/PES	1. 纯水终端：除菌、去热原 2. 浓缩分离：净化、脱盐、浓缩、除菌、除热原	1. 纯化水终端去热原 2. 明胶、SOD 富集浓缩 3. 蛋白、多糖脱盐浓缩
M502（10 kDa）	PS/PES		
M504（20 kDa）	PS	1. 饮用水：水质的除菌净化 2. 食品：配对水净化、除菌	1. 瓶装用水饮料用水净化 2. 食醋、酱油等除菌澄清
M506（30 kDa）	PS		
M510（50 kDa）	PS	1. 生活用水净化澄清除菌 2. 反渗透前预处理	1. 自来水深度净化 2. 反渗透前预处理
M003	PVDF		

（二）药液性质的影响

1. 药液的浓度　浓度直接影响滤速，膜通量与浓度的对数成线性关系。一般来讲，随着药液浓度的增高，药液的黏度也会升高，UF 形成极化层的时间会缩短，从而使 UF 的速度降低，效率也降低，因此在 UF 时应注意控制药液的浓度。

药液的浓度除影响滤速外，还影响小分子成分的保留率。

2. 药液的黏度　药液的黏度大时，滤速慢。应采用絮凝、澄清、离心、滤过等方法预处理药液，除去黏性杂质，尽可能降低液体黏度。在可能范围内，升高温度可以降低黏度。

3. 药液 pH 值　药液的 pH 值影响成分的透过率和膜的稳定性。

（三）操作条件的影响

1. 跨膜压力（transmembrane pressure，TMP）　膜的性能受一系列因素的影响，这些因素不仅要控制渗透通量的最大化，而且要提高对目标化合物的选择性[72]。TMP 在膜性能中起着重要作用，因为 TMP 对膜污染可以是可逆的，也可以是不可逆的[73]。增加 TMP 会使渗透通量线性增加，然而，TMP 达到一个临界点，线性关系消失，定义为临界跨膜压力（该临界点下是在特定运行条件下最大渗透通量相应的 TMP）。在临界 TMP 时，不能通过改变 TMP 来增加渗透通量。因此，为了保持 UF 能连续，所选的 TMP 必须低于临界值，也就意味着此时在污垢影响最小的临界区下工作。

通常，随着 TMP 增加，化合物被膜排斥的量也增加。这种现象可以用所谓的膜层理论来解释：假设在膜表面附近形成一个特定厚度的薄层，在该薄层中，化合物浓度从表面至膜体逐渐降低，在较高的 TMP 值下，浓差极化和结垢现象更为严重，导致膜表面形成额外屏障层，提高了化合物的滞留系数。如图5－40 所示，在佛手柑汁的澄清工艺中，不同纳滤膜（PES 和 PA 膜）对 PPs 的排斥作用随着 TMP 增加而增加[74]。

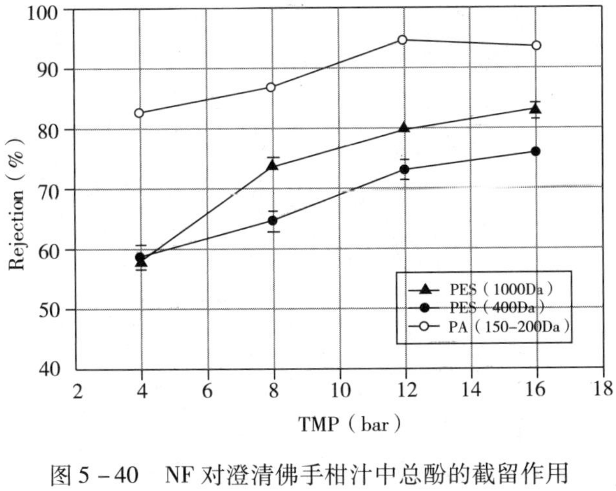

图 5－40　NF 对澄清佛手柑汁中总酚的截留作用

2. 进料浊度　药液前处理是超滤工艺不可缺少的工序[75]，对于中药分离纯化特别重要。中药提取液中杂质较多，进料浊度越大，超滤膜的产水量越小，而且进水浊度大更易引起超滤膜的堵塞，在确定超滤膜产水量时也应考虑进水浊度的影响。一般可采用：①增加前级预处理降低原水浊度。②使用错流过滤方式，并降低系统回收率。中药提取液的前处理，一般采用高速离心法、微滤法、热处理冷藏等多种方法组合，亦可用絮凝法去除中药提取液中的蛋白质、鞣质、色素、果胶等有机大分子或不稳定物质。

如不注意选择适当的预处理方法以及相应技术参数，也会造成有效成分的部分损失。为确定中药超滤过程中最佳的预处理条件，选用几种不同的预处理方法，分别测定预处理后药液在 UF 中的通量衰减曲线、对有效成分的回收率以及对杂质的去除量。

3. 工作温度　一般来说，较高的温度下，压力控制区（在临界 TMP 下）和传质控制区（在临界 TMP 上）的流量更高。温度升高所产生的影响与进料黏度的降低有关，这意味着所需的泵送能量和功率较低[76]。

超滤膜的透水能力随着温度的升高而增大，一般水溶液黏度随着温度的上升而降低，从而降低了流动的阻力，相应提高了透水速率。在工程设计中应考虑工作现场供给液的实际温度。特别是季节的变化，当温度过低时应考虑温度的调节，否则随着温度的变化其透水率有可能变化幅度在 50% 左右，此外过高的温度亦将影响膜的性能。通常情况下中空纤维超滤膜的工作温度应在 25℃ ±5℃，需要在较高温度状态下工作则可选用耐高温膜材料及外壳材料。

如图 5－41 所示，不同温度下芦丁和葡萄糖二元混合物的渗透通量影响较大[77]。

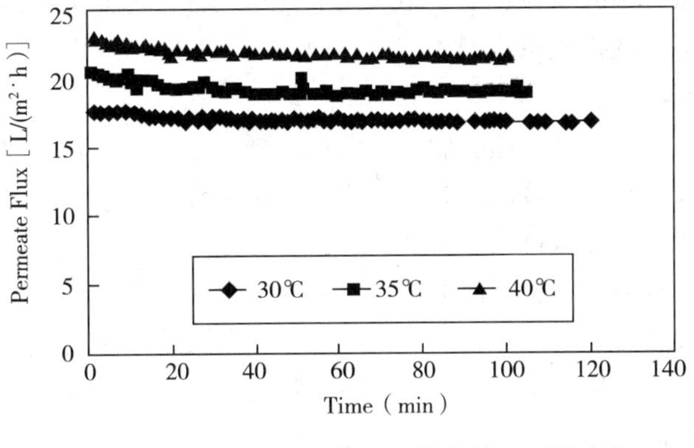

图 5－41　不同温度下芦丁和葡萄糖二元混合物的渗透通量与时间的关系

4. 流速 进料流量的增加提高了传质系数，降低了膜表面的浓度极化和溶质积累[78]。从这个意义上说，膜附近流体的搅动和混合会将沉积在膜表面的堆积溶质扫走，从而降低“滤饼”的水力阻力和边界层的厚度。在纳滤法处理糖蜜废水中，还研究了通过向原料流中注入气泡来实现空气喷射的方法，该方法成功地应用于UF和MF工艺的强化[79]。

在允许的压力范围内，提高供给水量，选择最高流速，有利于中空纤维超滤膜性能的保证。

5. 压力和压力降 中空纤维超滤膜的工作压力范围为0.1~0.6MPa，泛指在超滤的定义域内，处理溶液通常所使用的工作压力。分离不同分子量的物质，需要选用相应截留分子量的超滤膜，则操作压力也有所不同。一般塑壳中空纤维内压膜，外壳耐压强度小于0.3MPa，中空纤维耐压强度一般也低于0.3MPa，因而工作压力应低于0.2MPa，而膜的两侧压差应不大于0.1MPa。外压中空纤维超滤膜耐压强度可达0.6MPa，但对于塑壳外压膜组件，其工作压力亦为0.2MPa。必须指出，由于内压膜直径较大，当用作外压膜时，易于压扁并在黏结处切断，引起损坏，因此内外压膜不能通用。

当需要超滤液具有一定压力以供下一工序使用时，应采用不锈钢外壳超滤膜组件，该中空纤维超滤膜组件，使用压力达到0.6MPa，而提供超滤液的压力可达0.3MPa，但必须保持中空纤维超滤膜内外两侧压差不大于0.3MPa。

在选择工作压力时除根据膜及外壳耐压强度为依据外，必须考虑膜的压密性及膜的耐污染能力，压力越高透水量越大，相应被截留的物质在膜表面积聚越多，阻力越大，会引起透水速率的衰减。此外进入膜微孔中的微粒也易于堵塞通道。总之，在可能的情况下，选择较低工作压力，对膜性能的充分发挥是有利的。

中空纤维超滤膜组件的压力降，是指原液进口处压力与浓缩液出口处压力之差。压力降与供水量，流速及浓缩水排放量有密切关系。特别对于内压型中空纤维或毛细管型超滤膜，沿着水流方向膜表面的流速及压力是逐渐变化的。供水量、流速及浓缩水排量越大，则压力降越大，形成下游膜表面的压力不能达到所需的工作压力。膜组件的总的产水量会受到一定影响。在实际应用中，应尽量控制压力降值不要过大，随着运转时间延长，由于污垢积累而增加了水流的阻力，使压力降增大，当压力降高出初始值0.05MPa时应当进行清洗，疏通水路。

6. 常见的中空纤维膜安装设计及工艺流程

（1）单支超滤膜组件的安装与使用

1）安装 按图5-42所示，连接好管路，保证管路无漏水现象。

2）使用 打开阀1、阀3、关闭阀2，调节阀4使压力表指示在工作压力0.2MPa。

（2）两只超滤膜组件以上的安装与使用

1）安装 如图5-43所示，连接好管路（如膜组件较多，最好分成2列安装），保证管路无漏水现象。

2）使用 打开阀1、2、3、4、5、6、7、8、9、11，调节阀8、9、11，使压力表指示在0.2MPa，整个超滤系统的产水量大约是所有膜产水量的总和。

3）反洗 第1列上反洗——打开阀12、6、13，其他阀关闭；第1列下反洗——打开阀12、4、10，其他阀关闭；第2列上反洗——打开阀12、7、13，其他阀关闭；第1列下反洗——打开阀12、5、10，其他阀关闭。

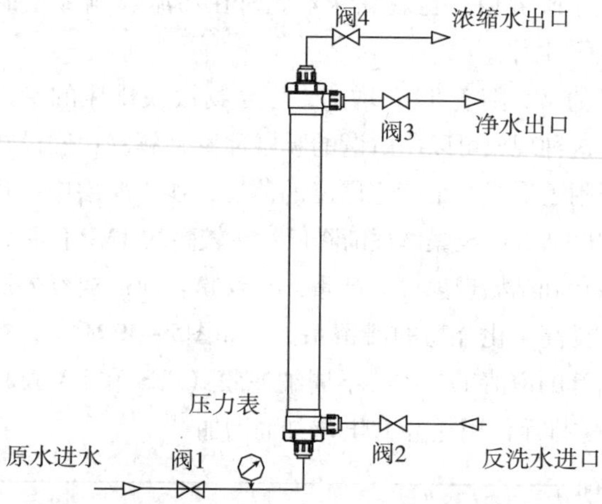

图5-42 单支膜安装图

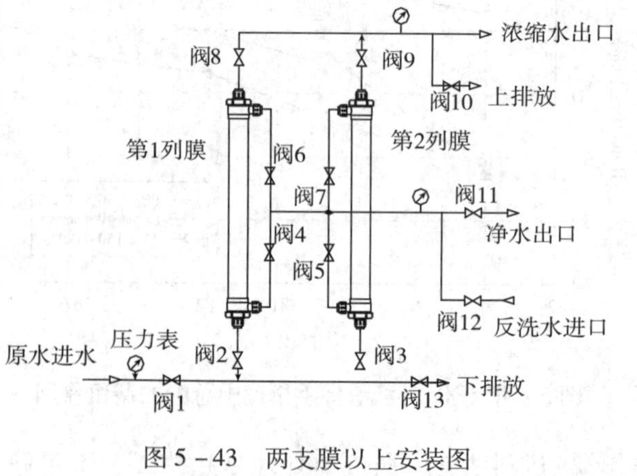

图5-43 两支膜以上安装图

（3）多支膜组件组成超滤系统　工艺流程图如图5－44所示，为采用自动控制系统的运行，包括制水、正洗、反洗等。

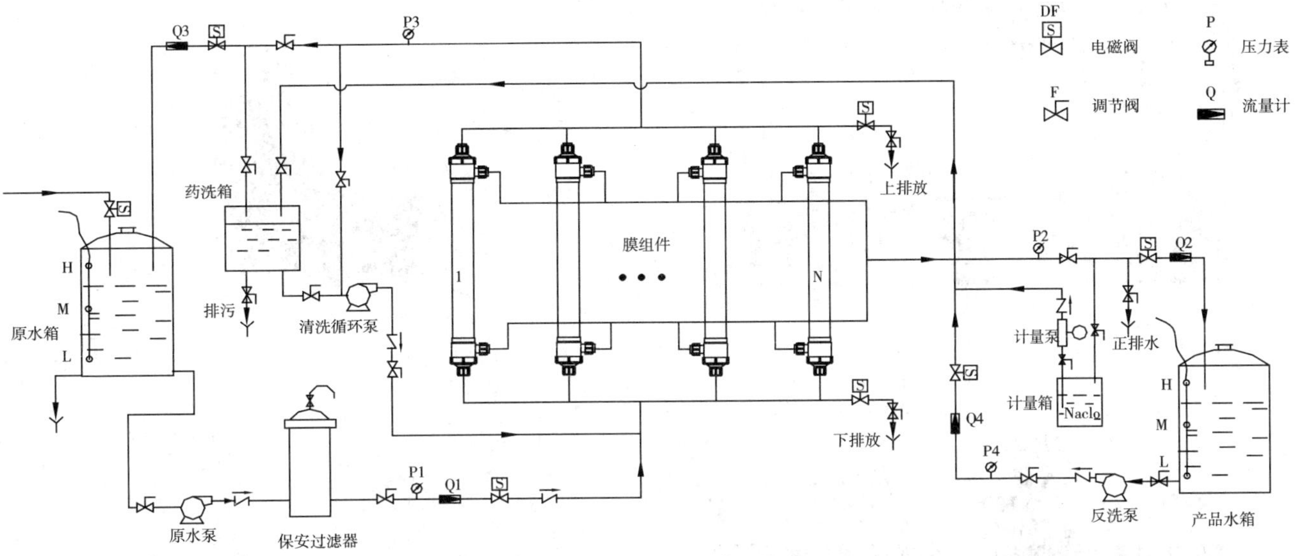

图5－44　多支膜组件组成UF系统工艺流程图

三、常用超滤膜组件及超滤膜的清洗与灭菌

UF是一个膜分离过程，不仅需要具有优良的分离膜，还需要结构合理、性能稳定的超滤装置。超滤膜是可以反复使用的，但运行一个生产周期后需要进行清洗及灭菌，恢复超滤效能，以备下次使用。

（一）UF装置

膜分离装置的核心是膜组件，它是将膜、固定膜的支撑材料、间隔物或管式外壳等通过一定的黏合或组装构成超滤装置。在工业上应用并实现商品化的超滤膜组件主要有平板型、圆管型、螺旋卷型和中空纤维型，又分别简称为板式、管式、卷式和中空纤维式。下面重点介绍中空纤维膜组件。

中空纤维是一种内径通常为40～100μm的空心管，是一种自身支撑膜，可分为内压膜和外压膜。内压式膜组件管内流过料液，管间汇集透过液；外压式膜组件超滤料液流向则相反于内压式中空纤维膜组件。该装置透过液由极细的中空纤维的中心部位引出，压力损失较大，膜面污垢去除困难，只能采用化学清洗而不能机械清洗，中空纤维膜一旦损坏无法更换（图5－45）。

以外压式膜组件为例，阐述工作原理：原液从一端经中心分配管进入，在组件内呈径向辐射状流动，可滤过物质在压力差推动下透过中空纤维膜壁进入纤维内孔成为超滤液，再经集流从另一端流出，其余则被浓缩成浓缩液经组件壳体侧壁浓缩口流出。由于纤维呈不规则的自然集束，原液在纤维间流动时，在比较高的流速下呈高度湍流和错流状态，对克服膜表面滞流层浓差极化有利，比内压膜的耐污量（耐污空间）大，能够适应宽广的进水水质或进料条件，降低预处理工艺及其成本，外压式超滤透过液无死角，膜的耐压性强，反洗效果好。因此适用于水处理终端净化与除菌、纯水终端除菌去热原等。

（二）超滤膜的清洗及灭菌

当用超滤装置对中药提取液进行分离纯化时，药液中的胶体和可溶性高分子物质及未预处理尽的悬浮性固体微粒会聚在膜的表面使膜污染；同时，由于溶剂的不断透过，使膜表面溶质的浓度高于主体溶液中溶质的浓度，形成浓度极化现象，严重时，溶质会达到饱和，析出在膜表面；当料液中含有微生物时，微生物的新陈代谢会在膜表面产生黏液，腐蚀膜体。此外，进料口的状况如温度、pH值及进料液最大允许浓度等因素若控制不当，也会导致膜性能的下降。因此，为了减少膜分离过程产生的阻碍，除对料液进行适当的预处理外，必须对膜经常进行清洗。当膜被污染后，可用物理的和化学的方法对膜进行清洗，或用适当方法灭菌。

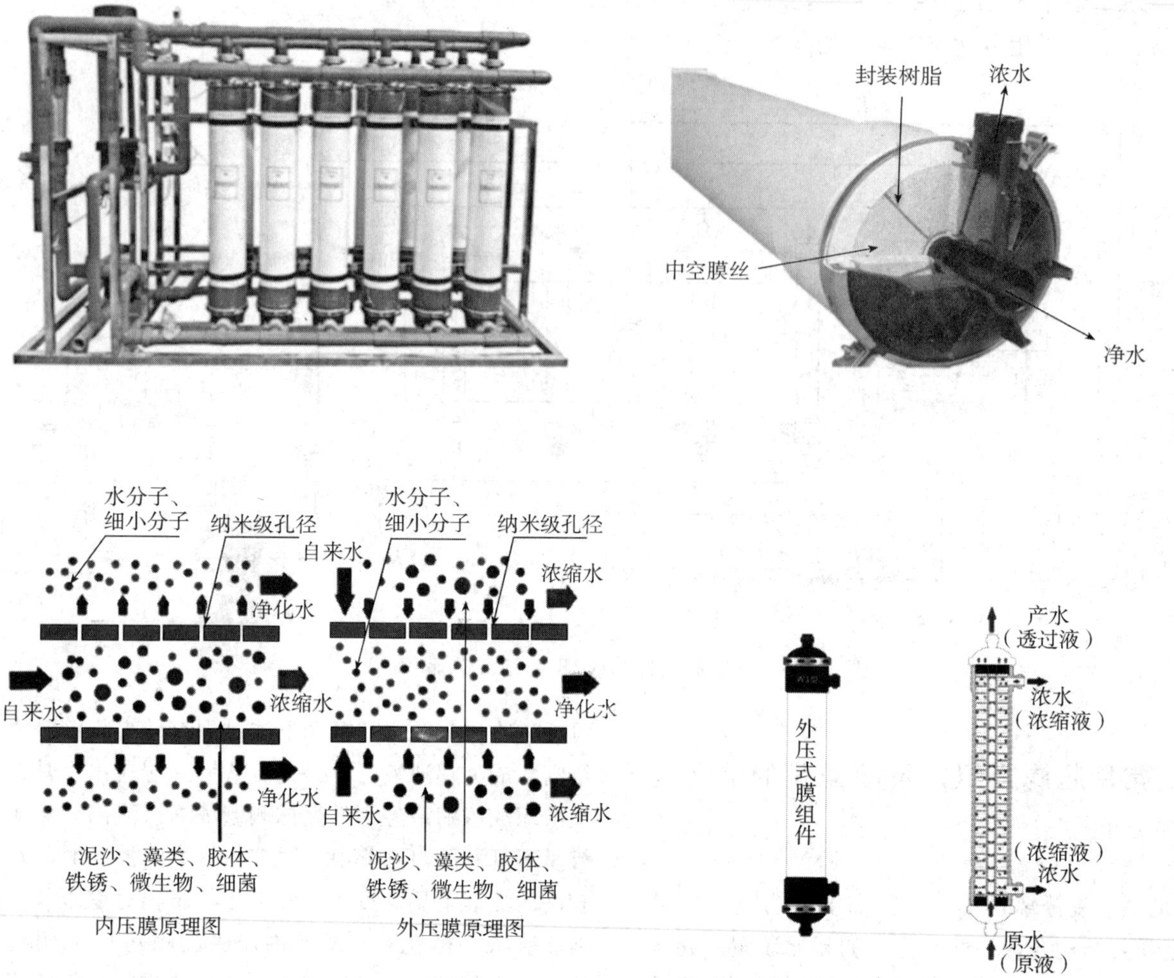

图5－45　中空纤维膜组件结构图

1. 正洗

（1）单支膜组件的正洗　如图5－42所示，将阀1、4全部打开，阀2、3关闭，使源水进水从阀1直接冲过超滤膜从阀4处排出，使膜丝内的水流快速沿切向方向冲过膜内壁，冲去吸附在膜表面的污染物。

（2）两支以上超滤膜组件的正洗　如图5－43所示，将阀1、2、3、8、9、10全部打开，其他阀关闭，使源水进水从阀1、2、3直接冲过超滤膜从阀8、9、10处排出，冲去吸附在膜表面的污染物。

2. 反洗

（1）单支膜组件的反洗　如图5－42所示，打开阀2、4，关闭阀1、3，通入反洗水，对超滤膜进行反洗1分钟，快速频繁地开关阀4冲洗效果更好，根据水质情况20～60分钟反洗1次。

（2）两支以上超滤膜组件的反洗　如图5－43所示。第1列上反洗——打开阀12、6、13，其他阀关闭；第1列下反洗——打开阀12、4、10，其他阀关闭；第2列上反洗——打开阀12、7、13，其他阀关闭；第1列下反洗——打开阀12、5、10，其他阀关闭。

3. 化学清洗　随着超滤膜组件的长期使用，当超滤膜的产水量下降20%以上或使用了1～4个月时，便需要对超滤膜进行化学清洗，以便及时去除超滤膜上的污染物，防止超滤膜形成顽固性结垢。利用某种化学药品与膜面有害物质进行化学或溶解作用来达到清洗的目的，也称药洗。选择化学药品的原则，一是不能与膜及其他组件材质发生任何化学反应或溶解作用，二是不能因为使用化学药品而引起二次污染。药洗一般采取正洗的方式，一般建议药品循环冲洗不低于30分钟，每次循环冲洗后使用超滤水将超滤组件再冲洗排放干净为止，检测出水最后的pH值约为7。

（1）酸洗　常用的酸有盐酸、草酸、柠檬酸等。配制后溶液的pH值因材质类型而定。例如CA膜清洗液pH＝3～4，其他PS、SPS、PAN、PVDF等膜pH＝1～2。利用水泵循环操作或者浸泡0.5～1小时，对去除无机杂质效果好。

（2）碱洗　常用的碱主要有氢氧化钠、氢氧化钾和碳酸钠等。配制碱溶液的 pH 值也因膜材质类型而定，除 CA 膜要求 pH = 8 左右以外，其他耐腐蚀 pH = 12，同样利用水泵循环操作或者浸泡 0.5 ~ 1 小时，对去除有机杂质及油脂有效。

（3）氧化性清洗剂　利用 1% ~ 3% H_2O_2，500 ~ 1000mg/L NaClO 等水溶液清洗超滤膜，既去除了污垢，又杀灭了细菌。H_2O_2 和 NaClO 是目前常用的杀菌剂。

（4）加酶洗涤剂清洗　加酶洗涤如 0.5% ~ 1.5% 胃蛋白酶、胰蛋白酶。对去除蛋白质、多糖、油脂污染物质有效。

（5）常见清洗配方和工艺　供 PP、PE 材质超滤膜使用。3% 碱 + 3% 盐酸，先用碱循环清洗，循环时间 60 分钟，然后进行正冲洗、反冲洗各 30 分钟，（正冲、反冲压力不超过 0.2MPa），同样的步骤进行酸洗。

4. 膜及膜组件的保护　①安装在室外时必须注意防冻、防日晒和震动。②膜组件安装到机架上时进水口和出水口上的硅胶垫片不得取下，等到通水调试时再取下，以防在安装期间因保护液流失后膜丝变干。③初次使用时请将所有阀门打开冲洗 20 分钟左右，冲去膜中的保护液，直到产水清晰、没有泡沫为止。④长时间不使用时（超过 7 天），请在超滤膜组件内注满保护液（保护液配方 1：1% 焦亚硫酸钠 + 10% 甘油 + 89% RO 反渗透水或超滤；配方 2：2‰甲醛溶液）保存，防止超滤膜失水引起产水量下降。

四、超滤在中药制剂中的应用及存在的问题

（一）UF 在中药领域中的应用

鉴丁超滤法的分子分离优势，近年在中药提取液的分离纯化中已广为应用，不仅用于纯化，还用以富集大分子有效成分。

1. 在除去中药提取物中蛋白质、黏液质、多糖等大分子杂质中的应用　目前浸膏制剂的制备工艺是先将中药材用水煎煮，提取有效成分，再经过过滤、浓缩、干燥，制成剂型。其中常含有大量杂质，如淀粉、多糖、蛋白质、树脂、黏液质等，使得浸膏制剂崩解缓慢、服用量大。使用超滤法能将中药的有效成分与杂质分离，所得的产品质量均优于原产品。

对于目标成分分子量小于 1000 的，采用孔径较小的超滤膜可代替沉淀法对其进行分离纯化。大部分中药有效成分的分子量小于 1000，采用 MWCO 较小的超滤膜可以针对它的纯化，选择分子量为几千或一万的超滤膜可以滤除鞣质、色素和小分子量蛋白质等成分。

虽然中药煎煮液中含有的杂质大都是高分子物质，如淀粉、多糖、蛋白质、黏液质、鞣质、树脂和色素等，而中药中具有生理活性成分的分子量多在 1000 以下，因此采用超滤分离技术滤除煎煮水溶液中的大分子量杂质而保留小分子量有效成分，取代醇沉工艺，就成为中药生产中工艺改革的一个有意义的手段；但是，由于中药成分的复杂性及其在溶液中存在状态的未知性，采用切割分子量较小的超滤膜过滤中药药液时常常可将有效成分也滤除，结果不甚理想。

2. 在提高中药液体制剂物理稳定性方面的应用　中药口服液为常用液体制剂，生产中多采用水提醇沉的方法纯化，不仅流程长，所得产品黏度大，含有鞣质等杂质，成品放置一定时间后易产生沉淀，出现物理不稳定性。若将口服液用超滤法纯化，产品质量可大为改观，不仅澄清度有所提高，口服液中有效成分的含量也有提高。

3. 在提升中药注射液质量方面的应用　为了保证中药注射剂有效成分的稳定和用药安全，基于中药提取液中的有效成分分子量多在 10000Da 以内、无效成分分子量多在 10000Da 以上，因此，8000 ~ 10000Da 分子量过滤的超滤膜用于中药提取液的精制，100000Da 分子量过滤的超滤膜用于中药提取液的粗制，粗制的过程就是为了去除大分子量的无效成分，对分子量为 8000 ~ 10000Da 的超滤膜起到保护作用。

由于用来生产中药注射剂的中药提取液中的成分非常复杂，杂质非常多，既有不溶于水的泥沙、纤维、鞣质、树脂、蛋白、淀粉等无效成分，又有溶于水的生物碱、黄酮类、苷类、多糖类等有效成分，因此，在利用超滤器加工中药注射剂的整个生产过程中，为了保证产品质量和设备安全，只有统筹考虑生产过程中的每一个技术加工环节，注意中药提取液的提取、粗制、超滤精制过程中的每一步加工工艺，注意在对超滤器清洗、除热原的过程中，避免操作失误造成清理不彻底和交叉污染，才能保护好超滤膜，延长超滤膜的使用寿命，确保生产正常进行，保证中药注射剂的质量。

热原是引起中药注射液发生安全性问题的主要原因之一。热原是细菌的代谢产物，又称内毒素，是一种脂多糖，相对分子质量一般为几千到几十万。目前常规的除热原的方法有多种，但均有各自的不足，近年来发展用膜分离技术能有效地去除注射液中的热原，不但原方中的有效成分不会损失，而且使产品的澄明度提高，稳定性增加，质量全面提升，应用越来越多[80,81]。

4. 用于回收有效成分 对于几千分子量以上的中药成分，采用超滤膜分离技术进行富集，滤除药液中水分和小分子量杂质，可达到节省能耗、提高药品纯度的效果。有些高分子化合物如某些多糖、植物蛋白和毒肽类等具有一定的生理活性或疗效，可采用一定的膜分离方法将药液中的这些大分子成分分离出来，在进行 UF 时还能滤除无机盐、单糖等成分。当然在该项操作进行前须设法除去更大分子量的杂质和其他可沉淀成分。由于在超滤浓缩的同时，水分和小分子无效成分透过滤膜而被滤除，从而提高了产品的纯度，比通常采用的薄膜蒸发法效果更为理想。

以纳滤和紧密超滤膜回收农产品副产品中多酚为例，阐述膜分离技术的应用（图 5－46）。

在水果、蔬菜和森林资源的处理和加工过程中产生的农产品废弃物，含有维生素、生育酚、多酚（Polyphenols，PPs）和类胡萝卜素，以及复杂的碳水化合物和纤维，这些物质与水果和蔬菜有所谓的促进健康的作用。因此，强烈鼓励从农产品废弃物和农业工业副产品中提取，作为食品、制药和化妆品行业常用合成物质的替代品[82]。PPs 是广泛分布于高等植物体内的次生代谢产物，近年来已成为研究最多的化合物[83]。压力驱动膜技术是减少几种农副产品对环境污染的有效途径。最近，由于对具有生物活性的天然化合物的兴趣，它们的用途也被用于从这些副产品中回收、分离和分馏 PPs 化合物。特别是，紧密超滤（UF）和纳米过滤（NF）膜因其从几种类型的农产品副产品中回收 PPs 的能力而得到公认。

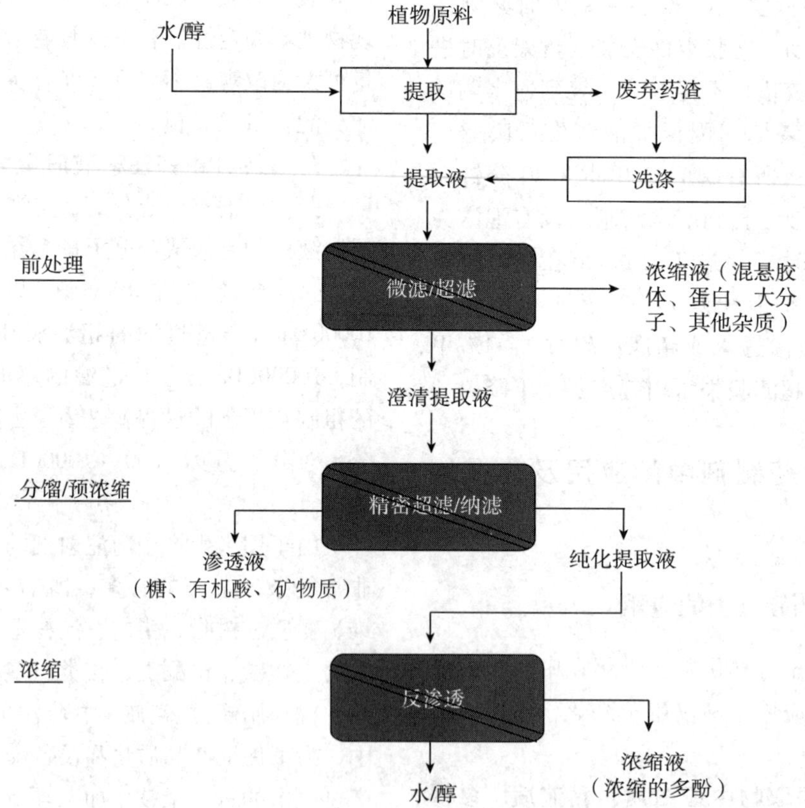

图 5－46 膜分离技术（MF、UF、NF、RO）从植物中回收 PPs 的流程图

（二）超滤技术在中药制剂应用中存在的问题

1. 膜的物理耐用性（physical durability）问题 通常，海水的预处理是通过混凝/絮凝、颗粒介质或双介质过滤来实现。在反渗透处理水之前，必须进行预处理，去除颗粒、淤泥、胶体和微生物，以减少反渗

透膜上的污垢。近年来，采用低压膜过滤和超滤膜预处理的海水淡化装置越来越受欢迎，采用超滤膜预处理的海水淡化装置包括阿德莱德（澳大利亚）、珀斯（澳大利亚）、玉环（中国）、福冈（日本）、沙特阿拉伯和土耳其的海水淡化装置[84]。与传统的混凝/过滤相比，通过 MF 或 UF 过滤可去除更宽范围的颗粒[85]，并且改进的水质随后降低了反渗透污染和清洗频率。与双介质过滤之前的混凝和絮凝相比，MF/UF 预处理使用的化学品更少，而工厂占地面积更小，从而降低了资本投入[86]。

虽然研究已经证明了 MF/UF 预处理技术的好处和经济可行性[87]，但传统的颗粒介质过滤仍然是中大型脱盐厂的预处理工艺。原因之一是与废水和地表水相比，MF/UF 膜处理海水的寿命缩短，海水应用的寿命只有 3～5 年，而水和废水应用的寿命只有 7～10 年，寿命缩短的直接原因是膜磨损和生物污染[88]。

关于提高 MF/UF 物理耐久性的研究很少，但已知纳米复合无机/聚合物材料比聚合物具有更好的物理性能[89]，而制造纳米复合 MF/UF 膜可能是获得更大使用寿命的手段之一。

2. 膜污染（membrane fouling）问题　膜污染是面临的主要问题之一，污垢阻碍了清水通过膜的流动，这导致进料压力增加，需要经常清洗膜。除此之外，由于生物生长、物理孔隙阻塞和聚合物降解，膜寿命也会缩短。如今已建立的膜工艺可以通过流量管理（包括反洗和流量松弛）来逆转部分污垢。此外，还采用空气冲刷和化学清洗等清洁手段，以控制污染。尽管这些在实践中非常有效，但出现不可逆的污染时，最终需要更换膜。

污染可能由以下一种或多种原因引起：微粒沉积、有机分子吸附、无机沉积物以及微生物黏附和生长[67]。每种污垢的污染源、机制和缓解措施总结见表 5－78。

表 5－78　膜污染常见原因

污染类型	污染物	机制	缓解
微粒沉积[90] 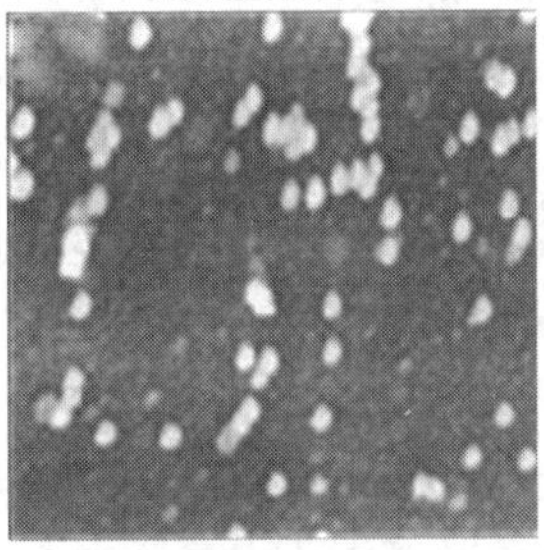	岩石风化产生的无机颗粒和胶体（如粉土和黏土）	颗粒和胶体的沉积在膜的顶部形成饼层，饼层被压缩并减少通量	反洗或空气吹洗通常能有效地去除滤饼
有机污染[91] 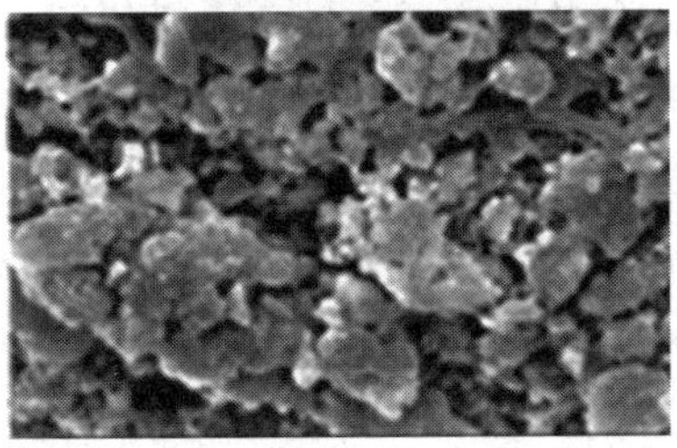	天然有机物（NOM），包括腐殖酸、黄腐酸、蛋白质、氨基糖、多糖、聚氧乙烯	带负电荷污染物对荷电膜表面有亲和力，沉积后形成了减少膜通量和脱盐的结垢层	用腐蚀剂和/或氯进行化学清洗，以控制有机污染
无机污染[92] 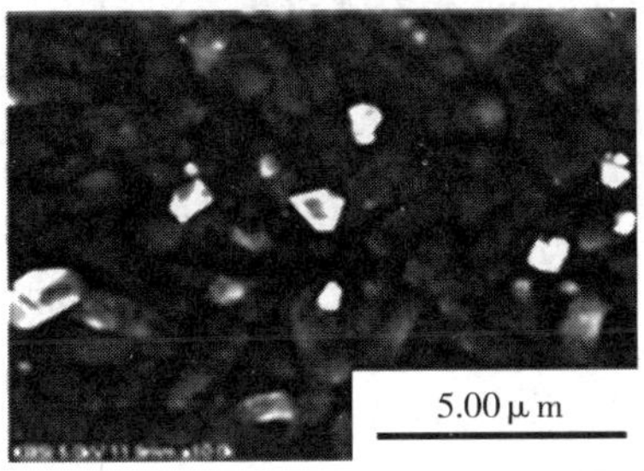	无机沉淀物，如金属氢氧化物	无机沉淀物的积累导致膜表面或孔结构内结垢	用酸和螯合剂清洗可以去除污垢层中的氧化层

续表

污染类型	污染物	机制	缓解
生物污染[93] 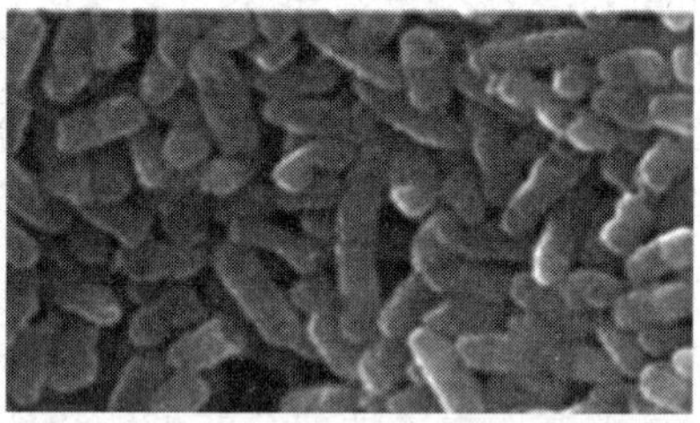	微生物，包括细菌、藻类和真菌	微生物活动导致膜上形成生物膜	通常使用氯（包括氯胺）和杀菌剂清洁剂来控制生物污染

膜污染由于其机理和种类复杂，一直是水工业面临的主要挑战。除了反冲洗和化学清洗等常规缓解方法外，还可通过将纳米颗粒加入到膜中来改善低压膜的防污性能[94,95]。

3. 高分子复合材料与纳米复合材料 为了获得有机和无机材料的优势，可以将无机材料纳入聚合物基体中。微米级填料，包括碳酸钙、玻璃珠和滑石粉，通常是商用的常规聚合物复合材料。通过改变其体积分数、形状和尺寸，提高复合材料的各种力学性能[96]。据报道，加入一定量长宽比的短玻璃纤维的复合材料可改善机械性能，如疲劳强度和拉伸强度[97]。最近，包括层状硅酸盐和碳纳米管（CNT）在内的填料已经证明了类似的机械性能改进，这些纳米填料可以加入到膜中，形成一种新的膜，称为纳米复合膜。它们在世界范围内受到越来越多的关注，包括水处理行业。

鉴于可用的纳米填料种类繁多（报道的有 TiO_2 纳米粒、MOF 纳米粒、Ag 纳米粒），且具有增强不同性能的能力，仔细选择合适的纳米填料，探索如何为膜开发纳米复合材料，有利于提高低压过滤膜的耐久性。目前，纳米复合膜在膜分离技术中的应用比重很大，见图 5-47[98]。

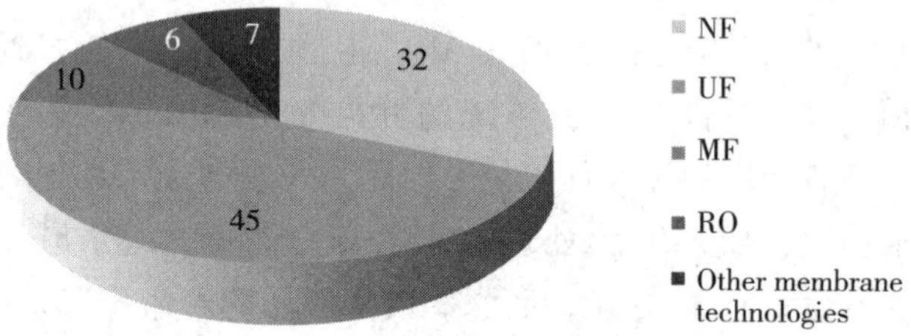

图 5-47 纳米复合膜在膜分离技术中的应用概况

4. 膜完整性问题 在药品生产过程中，超滤膜依靠表面密布的细小微孔只允许水及小分子穿过，但是随着药液通过量的增加，截留物质在膜表面及膜孔内逐渐累积，造成通量逐步下降，因此在膜组件重新使用前需对其进行清洗、再生。在高频率使用后，导致超滤膜孔径增大，甚至出现膜渗漏的现象，亦即出现膜完整性问题（如截留相对分子质量发生变化、破损等）导致分离效果变化的现象，影响了正常生产应用，故需要灵敏、可靠的方法评价膜完整性。目前膜完整性的评价手段分为直接和间接检查法，具体操作及评价方法 >20 种，其中较为常用的是直接检查法中的泡点法。膜分离技术应用领域的多样性决定了具体评价方法的适用性和专一性，因此检查方法的应用范围有待进一步评价分析[99]。

直接检测法方法简便、可操作性好，但是无法在线检测制约了其在中药制剂生产中的应用。间接检测法中灵敏度均有大幅提高，且替代挑战法虽然研究尚未成熟，但是其技术优势和应用前景已逐渐凸显并得到认可。在膜完整性未来的发展方向中，快速、无污染、可在线检测最重要[100]。应根据中药制剂生产中膜应用的特点，以替代挑战法为研究方向，筛选出适用于中药制药应用的膜完整性检测方法，并建立标准操作规范。

（奉建芳，梁健钦，涂亮星）

第九节　中药浸出物的大孔吸附树脂纯化原理与技术

除了应用上述方法对提取液中目标成分分离、富集外，还可利用成分吸附性的差异，达到分离纯化的目的，其中大孔吸附树脂（macroporous adsorption resin，MAR）技术就是典型的基于吸附理论发展起来的最常用的分离技术。

大孔吸附树脂是一种具有多孔结构的、非离子型高分子聚合物，是吸附性和分子筛性原理相结合的分离吸附材料。其吸附性是由分子间作用力和氢键作用产生的，并且大孔吸附树脂的吸附能力与其孔隙的比表面积有关，比表面积越大，吸附能力就越强；分子筛性是由于大孔吸附树脂本身的多孔性结构产生的。一般来说，对分子量相似的化合物，极性越少，吸附能力越强，则越难洗脱下来；反之极性越大，吸附能力越弱，则越易洗脱下来。对于极性相似的化合物，分子量越大，越易洗脱下来。由于树脂与被分离成分之间的吸附为物理吸附，使得被吸附的物质较易洗脱下来，同时树脂本身也容易再生。基于以上结构特征和吸附原理，大孔吸附树脂对化合物的吸附具有选择性好、吸附容量大、吸附速度快等特点，并且在实际应用中，大孔吸附树脂还具有解吸附条件温和、稳定性好、机械强度高、抗污染能力强、使用操作简单、再生处理方便、廉价、适合工业生产等诸多优势。因此，大孔吸附树脂的应用技术已成为天然产物现代化关键技术之一。

1964 年，Rohm Haas 公司开发了第一款吸附树脂 Amberlite XE－243（后改名为 Amberlite IRA－743），此后开发了交联聚苯乙烯和聚丙烯酸酯的材质的非极性和中等极性 Amberlite XAD 系列大孔吸附树脂。同期，日本三菱化成公司也开发非极性聚苯乙烯－二乙烯苯 Diaion HP 系列的大孔吸附树脂，随后又开发了 Sepabeads SP 系列树脂。

我国离子交换树脂的制备及应用研究工作起步于新中国成立后。最初的研究主要集中于磺化煤及粉状酚醛型强酸性阳离子交换树脂的制备。1956 年，何炳林先生冲破重重阻力从美国回国后到南开大学任教，立即开始了多种球形离子交换树脂的研制工作。考虑到放射性元素的辐射作用会对离子交换树脂产生破坏，何炳林教授 1956～1958 年开始致力于提高树脂强度的研究。他首次发现了烯烃和双烯烃在惰性溶剂或高聚物存在下，通过自由基共聚可得到具有大孔结构的交联共聚物，从而发明了大孔型离子交换树脂。大孔离子交换树脂具有强度高、交换速度快、有利于大分子化合物传递等优势。鉴于这一成果的重要性，当时有关部门决定严格保密，未予公开。两三年后，捷克科学家发表了类似成果。1959～1964 年，何炳林、钱庭宝、张全兴等报道了以线型聚苯乙烯为致孔剂，在形成聚苯乙烯－二乙烯苯小球后将未参与反应的聚苯乙烯抽出形成大孔，随后通过功能基化反应合成大孔高强度强碱性和强酸性离子交换剂[101]。

经过半个多世纪的发展，中国离子交换与吸附树脂已取得了巨大的进步，从我国解放之初仅有上海树脂厂和南开大学化工厂等企业生产离子交换树脂，发展到今天，拥有凝胶型、大孔型、超高交联、复合功能型以及树脂基复合吸附剂等五代离子交换与吸附树脂，全国已有二十多家生产企业，离子交换与吸附树脂的年产量已达 2.0×10^5 吨，约占世界总产量的 40%，广泛应用于国防工业、医药卫生、精细化工、湿法冶金以及环境保护等领域，在我国不同发展时期均做出了突出贡献。我国生产的树脂不仅产量大、品种全，而且在特种树脂的研发与应用上也颇具实力，已成为名副其实的树脂生产与应用大国；各种常规树脂的质量达到国际先进水平，产品不仅可满足国内需求，还可部分出口国际市场[1]。

一、大孔吸附树脂的吸附机理[101,102]

目前，国内外对大孔吸附树脂分离理论研究的重点主要集中在其吸附动力学、吸附热力学等方面，而对大孔吸附树脂与靶标分子的构效关系及其分离规律的基础研究比较薄弱。上述现状，导致无法在理论指导下进行高选择性、专一性大孔吸附树脂合成的设计和对目标化合物具有最佳分离效能的大孔吸附树脂的预测和筛选。

普遍认为，大孔吸附树脂的理论研究分为吸附动力学、吸附热力学、吸附构效关系和吸附选择性四个方面：大孔吸附树脂动力学研究主要涉及靶标分子在大孔吸附树脂表面吸附过程中的吸附机理、活化能、决速步及靶标分子在粒内的扩散行为模式等内容；大孔吸附树脂吸附热力学的研究主要通过考察靶标分子在树脂表面吸附的吸附等温线，结合已有模型判断靶标分子在大孔吸附树脂表面的吸附方式；大孔吸附树脂与靶标分子之间构效关系的研究主要集中在功能基的匹配方面；大孔吸附树脂对靶标分子的吸附选择性的研究，就本质上说是属于对大孔吸附树脂性能参数和靶标分子结构参数之间的构效关系及这种构效关系对吸附量和吸附选择性规律的影响，与对大孔吸附树脂吸附靶标分子的吸附热力学和动力学相比，构效关系对吸附过程的影响更加显著。大孔吸附树脂吸附靶标分子的构效关系是大孔树脂吸附理论研究的核心，主要包括吸附作用力和吸附模型两个方面，构效关系的深入研究能够为合成高选择性、专一性大孔吸附树脂的设计提供理论指导，并为根据靶标分子的结构特征预测和筛选最佳大孔吸附树脂提供有规律可循的技术支持。

（一）大孔吸附树脂吸附热力学研究

吸附热力学通过考察不同温度条件下大孔吸附树脂对靶标分子的吸附等温线，获得该吸附过程中的吸附焓变、熵变、吉布斯自由能变以及吸附平衡常数等参数，结合 Brunauer 给出的吸附类型判断靶标分子在大孔吸附树脂表面的吸附方式。目前，普遍将大孔吸附树脂的吸附作用机制归结为 Langmuir 或 Freundich 模式。

Langmuir 模式认为吸附是一个吸附能量均匀分布、吸附物间不存在相互作用的单分子层吸附过程，其等温方程式为公式（5－16）。为了方便分析拟合实验数据，通常对公式（5－16）进行线性变换，得到公式（5－17）。

$$q_e = \frac{q_m C_e}{K_L + C_e} \quad (5-16)$$

$$\frac{1}{q_e} = \frac{1K_L}{q_m}\frac{1}{C_e} + \frac{1}{q_m} \quad (5-17)$$

式中，q_m：饱和吸附量（mg/g）；K_L：Langmuir 等温方程参数；q_e：吸附量（mg/g）；C_e：平衡浓度（mg/L）。

Freundich 模式认为吸附是一个多分子层的物理吸附过程，其等温方程式为经验型公式 5－18。为了方便分析拟合实验数据，通常对公式 5－18 进行线性变换，得到公式（5－19）。

$$q_e = K_F C_e^{1/n} \quad (5-18)$$

$$\lg q_e = \frac{1}{n}\lg C_e + \lg K_F \quad (5-19)$$

式中，K_F：Freundlich 等温式常数。

（二）大孔吸附树脂吸附动力学研究

吸附动力学研究主要涉及底物在大孔吸附树脂表面吸附过程中的扩散行为模式。普遍认为大孔吸附树脂对底物的吸附过程包括以下 5 个连续复杂的步骤：①吸附质在溶液中的扩散，即底物在溶液中向大孔吸附树脂表面扩散；②溶液－大孔吸附树脂界面的扩散，即底物从溶液中扩散到大孔吸附树脂表面；③大孔吸附树脂表面的扩散，即底物在大孔吸附树脂表面的扩散；④大孔吸附树脂表面－孔的扩散，即底物通过表面扩散抵达并进入孔内部的扩散；⑤大孔吸附树脂孔内扩散，即底物在大孔吸附树脂孔内部的扩散并最终吸附在孔内部的作用位点表面。

目前，大孔吸附树脂吸附动力学的研究主要采用凝胶型树脂吸附动力学、反应动力学和溶胀动力学的思维、模式和方法，利用实验结果就具体吸附动力学模式进行拟合，并对其扩散机理进行解释。目前普遍应用的为一级动力学模式、二级动力学模式和粒内扩散模式。

一级动力学模式［公式（5－20）］，其速率控制步骤的作用力为吸附剂与底物间的范德华力、π－π作用力以及氢键作用力，同时该模式认为整个吸附过程的速率与吸附液浓度的一次方成正比，其动力学公式为：

$$\lg(q_e - q_t) = -\frac{K_1}{2.303}t + \lg q_e \quad (5-20)$$

二级动力学模式［公式（5－21）］，其速率控制步骤为吸附剂与底物间的电子共享或电子交换，同时该模式认为整个吸附过程的速率与吸附浓度的二次方成正比，其动力学公式为：

$$\frac{t}{q_t} = \frac{1}{q_e}t + \frac{1}{K_2 q_e^2} \quad (5-21)$$

式中，t：吸附时间；K_1、K_2：一级和二级动力学速率常数。

粒内扩散模式［公式（5－22）］认为吸附为多

步过程，包括外表面的扩散、粒内扩散以及粒内底物与吸附位点间的作用。由于外表面的扩散受吸附溶液状态的影响，因此粒内扩散以及粒内底物与吸附位点间的作用为整个吸附的速率控制步骤。

$$Q_t = k_p t^{1/2} + C \qquad (5-22)$$

式中，k_p：粒内扩散速率常数；Q_t：平衡吸附量（mg/g）。

（三）大孔吸附树脂吸附选择性研究

大孔吸附树脂对底物的吸附选择性的研究，本质上属于大孔吸附树脂性能参数和底物结构参数之间的构效关系对吸附选择性规律影响的研究。因此，大孔吸附树脂与底物的构效关系的匹配程度及其对选择性的影响是大孔吸附树脂分离理论研究的核心。

目前关于大孔吸附树脂与底物之间构效关系的研究主要集中在功能基的匹配方面，即以功能基中的氧、氮等杂原子上的孤对电子与目标分离物之间形成氢键、配位键、静电作用力等作用，实现底物在大孔吸附树脂上的有效吸附和选择性分离。同时，吸附的选择性效率往往受到吸附环境的影响，因此，研究大孔吸附树脂吸附选择性的影响因素也是当前吸附机理与吸附选择性研究的重点。

（四）大孔吸附树脂吸附模型研究

大孔吸附树脂吸附机理的研究目的是考察吸附过程，明确该过程中吸附作用力的作用形式与行为，确定影响吸附过程的影响因素，为根据靶标分子的结构特征预测和筛选最佳大孔吸附树脂以及其工业化生产提供理论指导和有规律可循的技术支持。而大孔吸附树脂吸附机理研究的最根本手段就是建立可以准确客观描述吸附过程并具有一定使用范围的大孔吸附树脂吸附模型，通过模型的建立描述大孔吸附树脂吸附过程的共性吸附理论；通过模型中根据具体吸附颗粒、吸附目标物以及吸附环境做出的参数改变来描述某一环境中特定大孔吸附树脂对目标化合物的吸附过程。

1975～2011年的时间段内，先后提出大概10种吸附模型，简述如下：

1. 一级和二级动力学模型　这是大孔吸附树脂吸附行为最常见的模型，模型简单，但是误差大，不能准确解释吸附行为。

2. 均相粒内扩散模型　Abrams通过胺基改性前后大孔吸附树脂对水溶液中磺酸钠型快速染料进行选择性吸附研究。研究发现，大孔吸附树脂的极性化学官能团控制整个吸附过程，其影响远远大于大孔吸附树脂的物理结构（比表面积、孔容、孔径等）。研究认为，粒内扩散模型用于描述大孔吸附树脂的吸附行为比反应动力学的一级和二级动力学模型更加合理。大孔吸附树脂的吸附过程根据其物理结构和孔径尺寸的不同存在多步吸附反应，但由于树脂内部结构的复杂性，仅仅利用粒内扩散模型并不能清晰地探讨其吸附作用过程和作用力机理，因此提出了均相粒内扩散模型。该模型将树脂内部结构简单化，认为其结构均一，树脂内部各个吸附位点的结构和作用力相同，从而使得大孔吸附树脂的吸附机理易于理解。该研究抛弃了当时普遍借用凝胶型树脂和反应动力学模型的思路，首次针对大孔吸附树脂吸附建立了专有模型，对以后针对大孔吸附树脂吸附模型的建立提供了理论依据。

3. 层进模型　Brusseau等通过对比传统聚苯乙烯树脂对非极性疏水类有机化合物和极性离子类有机化合物的吸附效果，研究了其吸附过程中的线性自由能，认为均相粒内扩散模型存在单一假设的局限性，而通过综合粒内扩散、一级和二级动力学模型的机理和优点，指出原有模型将吸附过程分为多个吸附步骤是合理的，但笼统地按照吸附颗粒外扩散、颗粒内扩散和颗粒内吸附位点作用并不能客观描述吸附过程，因此提出了大孔吸附树脂吸附的层进模型。该模型将颗粒内部看为层状结构，认为大孔吸附树脂的吸附仅在颗粒内的过程就包括多个步骤，吸附物质首先进入内部的第一层结构，当第一层结构的吸附达到饱和状态后，吸附物进入到第二层结构，依次类推，当所有大孔吸附树脂的层状结构达到饱和时吸附过程达到平衡状态，在吸附层与未吸附核之间存在清晰明显的分界线。该模型虽然忽略了吸附物质在颗粒外部以及溶液中的传递过程，但其克服了均相粒内扩散模型的结构均一假设，较为清晰地描述了吸附的分步过程，相对于均相粒内扩散和反应动力学模型而言具有更为准确的客观性。

4. 液膜和孔内扩散模型　Ball等通过Borden树脂对四氯乙烯（PCE）和四氯苯（TeCB）的吸附速率测定证明了大孔吸附树脂的吸附过程是由溶液传递、表面扩散和孔内扩散所组成，克服了层进模型中忽略颗粒外吸附过程的缺陷，提出了液膜和孔内扩散模型。该模型延续了之前模型对于吸附过程由多个步骤所组成的理论，认为粒内扩散模型将吸附过程分为溶液扩散、表面扩散和孔内扩散的理论是最为合理和客观的，因此在粒内扩散模型的理论基础上通过考察不同粒度及孔容的大孔吸附树脂对 PCE 和 TeCB 的吸附效果，提出由于颗粒表面结构及化学性质的多样性因而对于吸附过程的表面扩散存在不可控和未知性，因此该研究忽略吸附过程中的表面扩散，只考虑液膜传质和孔内扩散过程，同时认为吸附过程的液膜传质和孔内扩散速率为常数。虽然该模型由于表面扩散作用的未知性将其省略，缺乏对吸附过程描述的完整性，但其将大孔吸附树脂的实际物理结构与粒内扩散模型相结合，所提出的液膜和孔内扩散模型将吸附过程根据吸附液与吸附剂的特性明确划分为 3 个步骤，而且 3 个步骤分别具有明确的物理意义，克服了均相模型与层进模型的单一化假设。

5. 半均相扩散模型和分步扩散模型 Helmstetter、Fu、Raman 等通过新型的边界层状反应箱等多种测试手段研究了聚苯乙烯树脂对聚核芳香碳氢化合物的吸附过程，利用吸附速率的确定，根据现有的大孔吸附树脂吸附理论模型结合实际实验探讨，相继提出了恒定扩散系数的半均相扩散模型、恒定扩散系数的分步扩散模型、变扩散系数的半均相扩散模型和变扩散系数的分步扩散模型。这 4 种模型继承了前人对于吸附过程存在多个步骤的理论，考虑了吸附质在树脂孔内以复杂变化的速率进行吸附的过程，同时明确了树脂内部物理和化学结构的复杂性对于吸附速率的限速影响作用。虽然恒定扩散系数和半均相扩散理论的假设具有一定的理想化，但该系列理论中的变扩散系数的分步扩散理论集合了变系数和分步两个方向的模型优点，取得了广泛的认可。

6. 三参数－二步理论模型 Berens 等利用人工模拟污染物中氯苯、多氯联苯和多环芳香烃在 2，6－二苯呋喃多孔聚合物树脂上的脱附过程，研究了树脂的脱附动力学行为。结果表明，脱附过程明显分为快慢两步，第一步仅需要 0.1～6min，而第二步则需要 2～34 天。因此该小组在分步吸附理论的基础上提出了经验性三参数－二步理论模型，认为吸附的整体过程应该分为快慢两个步骤，其模型公式为：

$$\frac{q(t)}{q_0} = \varphi_s \exp(-k_s t) + (1-\varphi_s)\exp(-k_r t) \tag{5-23}$$

式中，φ_s：快步吸附系数；k_s：快步吸附率；k_r：慢步吸附率；t：吸附时间；q（t）：t 时刻的吸附量（mg/g）；q_0：吸附初始浓度（mg/g）。

该模型的优点在于它的模型参数可以非常清晰地将吸附过程分为快慢两个步骤，而且拟合效果能较好地表现出吸附的两步特性。虽然该模型并未提及吸附颗粒的物理或化学结构对于吸附过程的影响，但将吸附的整体步骤分为快慢两个步骤，摒弃了之前在吸附液中传质、界面传质和粒内扩散的冗长分步概念，开创了吸附理论模型建立理念上的先河，为之后的大孔吸附树脂吸附模型的研究和建立奠定了基础。

而 Berens 等在 Karickhoff 的经验性模型理论的基础上进一步考虑了吸附颗粒的物理尺寸对吸附过程的影响，通过颗粒不均匀的聚氯乙烯吸附剂的吸附研究以及疏水性有机污染物的吸附去除研究推导总结出了三参数模型的改进理论：吸附两步理论。

7. 五参数吸附模型 随着吸附机理研究的深入，越来越多的科研人员发现，仅仅将吸附的整体过程分为简单的快慢两个步骤虽然可以简化机理的研究，但并不能完全描述客观的吸附步骤，因此认为将吸附过程分为 3 个步骤更为合理，通过实验与推导认为将两步法中的吸附慢步骤分为慢步骤和更慢步骤可以更加准确地描述吸附的客观规律，即在两步吸附机理的基础上又发展出了三步吸附模型：五参数吸附模型，其公式表达为：

$$\frac{q(t)}{q_0} = \varphi_r \exp(-k_r t) + \varphi_s \exp(-k_s t) + (1-\varphi_r-\varphi_s)\exp(-k_{vs} t) \tag{5-24}$$

式中，φ_s：快步吸附系数；k_s：快步吸附率；k_r：慢步吸附率；t：吸附时间；q（t）：t 时刻的吸附量（mg/g）；q_0：吸附初始浓度（mg/g）。

该吸附模型由于比其他模型多至少两个拟合参数，因此其实际拟合效果往往较好。然而，式 5－9 中快中慢 3 步的速率参数往往会因为吸附颗粒类型、吸附量水平和吸附时间的不同存在较大的差异。

8. γ 模型 1993 年，Connaughton 等在环境领域利用气体纯化法研究了吸附于树脂（GPS）上萘的脱附动力学，通过传统的动力学模型拟合发现其脱附速率要比理论值小几个数量级，因此首次提出了利用统计学 γ 方程来描述脱附中的动力学过程，并推导出了相应 γ 模型，而在每个脱附步骤中吸附物质的脱附速率 k 则用含有归一化因子的 γ 密度函数 f（k）来表达。

$$\frac{q(t)}{q_0} = 1 - \left(\frac{\beta}{\beta + t}\right)^{\alpha} \tag{5-25}$$

$$f(k) = \frac{\beta^{\alpha} k^{\alpha-1} \exp(-\beta k)}{T(\alpha)},$$
$$T(\alpha) = \int_0^x x^{\alpha-1} \exp(-x)\,dx \tag{5-26}$$

该模型首次利用统计学理论较为科学地描述了脱附过程，认为脱附过程是伴随有一系列连续变化的脱附能量和脱附速率的非均匀位点上的过程。该模型的优点在于仅仅用了两个变量 α 和 β 就在理论上描述了脱附连续分步步骤，大大减少了其理论研究时的计算量。然而该 γ 模型并不能较好地解释脱附最后阶段出现的过于平滑的曲线，因此该模型并不能较好地描述客观的脱附过程，同时变量 α 和 β 并没有具体的物理意义，而且与慢脱附步骤所观测到的曲线也没有较好的逻辑关联；随着平均值 k_d 的升高 β 值有明显的降低，但是 β 参数本身并未对脱附曲线的形状给出任何解释。

9. 单参数球形－孔扩散模型和多系数球形－孔扩散模型　Harmon 等利用含水 Santa Clara 材料对三氯乙烯的脱附性能进行了研究，通过传统的粒内扩散模型并不能很好地解释实验结果，因此提出了经验性单参数球形－孔扩散模型。该理论将吸附颗粒的形貌统一假设为球形颗粒，并且重点考虑了被吸附物质在颗粒孔内的扩散过程，其公式表达如下：

$$\frac{q(t)}{q_0} = \frac{6}{\pi^2} \sum_{n-1}^{x} \frac{1}{n^2} \exp\left(\frac{-n^2 \pi^2 D_{app} t}{r^2}\right) \tag{5-27}$$

式中，r：吸附颗粒半径；D：吸附扩散系数。

该模型的优点在于仅用了一个变量 D_{app}/r^2 就在理论上描述了基于吸附颗粒性质和物理尺寸的吸附率的变化。但该模型无论在拟合效果还是平方差的计算上都要比其他的分步理论模型差，仅仅优于一阶单参数吸附模型。由于该吸附理论在实际应用时的模型拟合效果并不理想，因此 Harmon 等在 1994 年在单系数球形－孔扩散模型的基础上提出了多系数球形－孔扩散模型。该模型利用数学手段在单系数球形－孔扩散模型的公式中增加了一个吸附参数变量 X_1，较好地解决了单系数球形－孔扩散模型拟合效果较差的问题。实际应用中发现多吸收球形－孔扩散模型忽略了短期和瞬时状态下吸附过程的描述，有研究发现，在吸附时间超过 2 天的情况下，该模型才能较合理地解释其吸附过程。

10. multilayer adsorption 模型　2011 年，Di 等合成了一系列带有单一官能团（氯甲基和胺基）的大孔吸附树脂，通过研究沙棘（*Hippophae rhamnoides* Linn.）叶中总黄酮在所合成大孔吸附树脂上的吸附行为，考察了官能团参数对大孔吸附树脂吸附行为的作用，并首次提出了 multilayer adsorption 模型，其公式表达如下：

$$\frac{M_t}{M_0} = F_1 e^{-k_1/(k'_1+k_1)t} + F_2 e^{-k_1 k_2/(k'_1+k_2)t} +$$
$$F_3 e^{-k_1 k_2 k_3/(k'_2+k_2)(k'_2+k_3)t} + \cdots \tag{5-28}$$
$$F_i e^{-k1k2k3\cdots ki/(k'_1+k2)(k'_2+k3)\cdots(k'_{i-1}+k_i)t}$$

式中，F：分步吸附系数；k：分步吸附率；k'：分步脱附速率；t：吸附时间；M_t：t 时刻的吸附量（mg/g）；M_0：吸附初始浓度（mg/g）。

该模型较好地克服了传统吸附模型的单一步骤及单一吸附方向的局限性，将多步吸附步骤、吸附和脱附反应速率的影响同时考虑，结果表明，该模型具有更好的实际数据拟合性，可以更加合理地在多步反应、吸脱附反应及吸附能量方面对吸附过程进行描述，对于高选择性大孔吸附树脂的定向合成及其吸附过程控制具有重要的意义。

二、大孔吸附树脂的类型、结构和性质

大孔吸附树脂是一种多孔的吸附材料，其结构包括化学和物理结构，化学结构受单体聚合反应的影响，物理结构则主要影响其吸附性能。孔结构主要由比表面积、平均孔径和孔体积等参数来表述（表 5－79），大孔吸附树脂的其他常见的理化指标见表 5－80。

表 5－79　大孔吸附树脂的物理表征

物理参数	单位	参数描述
比表面积	m^2/g	比表面积是大孔吸附树脂吸附性能的重要因素，表征方法主要有 BET 测定法
平均孔径	nm	是指树脂内部孔之间的平均直径，表征方法有压汞测定法、X 射线散射测定法
孔体积	ml/g	每克树脂中孔的体积，表征方法有压汞测定法、比重瓶测定法

根据化学结构中是否含离子基团和配位原子，大

孔吸附树脂可以分为3类：①非离子型大孔吸附树脂，结构中不含离子性基团，主要作为单体和固定相；②离子型大孔吸附树脂，即大孔型离子交换树脂，离子交换树脂分为凝胶型离子交换树脂和大孔型离子交换树脂；③含配位原子型大孔吸附树脂，即螯合树脂。第1类和第2类均可用于制药时有效成分的分离富集。

表5-80　D101型大孔吸附树脂理化指标

编号	指标名称	指标值
1	外观	乳白色球状颗粒
2	骨架	二乙烯苯-苯乙烯共聚物

续表

编号	指标名称	指标值
3	含水量,%	65.0~75.0
4	平均孔径，nm	8.5~9.5
5	比表面积，m^2/g	650~700
6	孔容，ml/g	1.08~1.12
7	湿视比重，g/ml	0.65~0.75
8	湿真比重，g/ml	1.050~1.100
9	粒度范围	0.315~1.25 mm≥95%
10	均一系数	≤1.6
11	pH值范围	1~10
12	最高使用温度,℃	120

表5-81　三种不同类型树脂结构

类型	非极性	极性	中（弱）极性
型号	D-101	DA-201	DB-301
分子式	$[C_{20}H_{22}]_n$	$[C_{13}H_{13}N]_n$	$[C_{15}H_{19}O_2]_n$
结构式	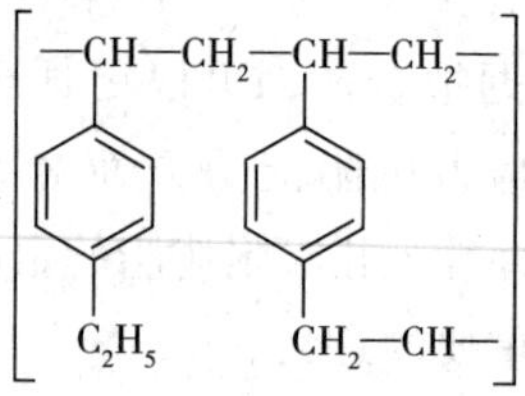	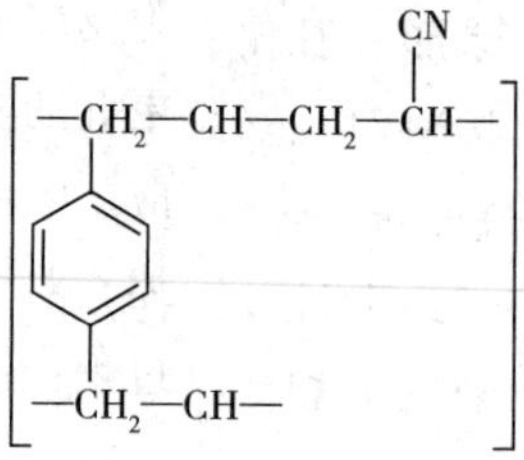	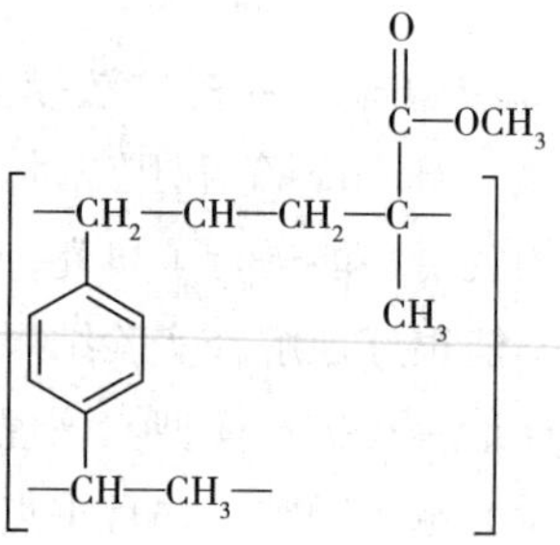

按其极性大小可分为3类：非极性（苯乙烯为功能单体、二乙烯苯为交联剂聚合形成）、中等极性（以甲基丙烯酸为功能单体和交联剂聚合形成）、极性（含有酰胺基、氰基、酚羟基等基团）(表5-81)。其中，非极性树脂是指电荷分布均匀、不存在正负电荷相对集中的极性基团的树脂，疏水性较强，适合于由极性溶剂（如水）中吸附非极性物质；中等极性吸附树脂是树脂键合酯基等基团，具有一定极性，其表面兼有疏水和亲水两部分，既可由极性溶剂中吸附非极性物质，又可由非极性溶液中吸附极性物质；极性和吸附树脂是指含酰胺基、氰基、酚羟基等含氮、氧、硫等极性官能团的吸附树脂，分子极性较大，适用于从非极性溶剂中吸附极性物质。

目前国内外生产大孔吸附树脂的厂家较多，所生产的大孔吸附树脂型号各异，且树脂的合成材料及结构不同，使得其性能各不相同，差别较大。国内外常用的代表性大孔吸附树脂见表5-82，以及常用大孔树脂的适用范围见表5-83。

表5-82　国内外常用的代表性大孔树脂的一般性能[103]

极性	型号	结构	比表面（m^2/g）	平均孔径（nm）
强极性	XAD-11	氧化氮类	170	—
	XAD-12	氧化氮类	25	130
	Parapak S	乙烯吡啶	670	7.6
	HPD-600	苯乙烯二乙烯基苯	550~600	8

续表

极性	型号	结构	比表面（m^2/g）	平均孔径（nm）
	YWD－12G	苯乙烯二乙烯基苯	≥650	8
	ADS－7	—	100～200	300～125
极性	XAD－9	亚砜	250	8
	XAD－10	丙烯酰胺	—	6.9
	DouliteXAD－761	苯酚－甲醛	150～250	55
	Porapak R	乙烯吡咯烷酮	780	7.6
	NAK－9	苯乙烯腈	250～290	15.5～16.5
	S－S	交联聚苯乙烯	100～120	28～30
中极性	XAD－7HP	α－甲基丙烯酸酯	380	45～50
	HPD－750	苯乙烯二乙烯基苯	650～700	8.5～9.0
	LSA－40	苯乙烯二乙烯基苯	700	7.2
	LSA－10	苯乙烯二乙烯基苯	575	7.4
	LX－2S	甲基丙烯酸	≥500	24
弱极性	AB－S	苯乙烯	480～520	13～14
	DA	丙烯腈	200～300	—
非极性	AmberlieXAD－4	苯乙烯	750	5.5～8.0
	XAD－1600	苯乙烯	800	8～12
	Diaion HP－20	苯乙烯	600	46
	SIP－1300	苯乙烯	550～580	6
	H－103	苯乙烯	1000～1100	8.5～9.5
	D3520	苯乙烯	480～520	8.5～9.0
	X－5	苯乙烯	500～600	29～30
	D－101	苯乙烯	400	100
	MD	α－甲基丙烯酸酯	300	—
	CAD－40	苯乙烯	330	9
	GDX－105	苯乙烯	610	—
	D	α－甲基苯乙烯	400	100
	DM_2	α－甲基苯乙烯	266	2.4

“—”表示未查到数据。

表5－83　常用大孔树脂的适用范围

型号	适用范围
HPD－100	适用范围比较广，适用于皂苷类、黄酮类、萜类等天然产物及植物的提取分离，对有机物选择性好，不受无机盐存在的影响，强度适中，正常使用寿命长
AB－S	适合于吸附各类具有一定疏水性的中药成分，吸附量较大，洗脱容易，吸附动力学性能良好，对蛋白、糖类、无机酸、碱、盐、小分子亲水性有机物均不吸附，因而可将一般中药成分与这些物质分离
D－101	适用范围比较广，对于不带极性或弱极性的有机化合物，普遍吸附能力强，特别对皂苷类、黄酮类分离纯化效果尤佳
D－101－I	适用范围比较广，比表面积、吸附量大于D－101型，但孔径小于D－101型的孔径，对于不带极性或弱极性的有机化合物，吸附能力强。特别对某些皂苷类分离，纯化效果尤佳，对黄酮类也较适宜
DA－201	对于具有一定极性的酚类物质有很强的吸附能力，能够吸附难溶于水，而又高度溶解于乙醇、丙酮等有机溶剂中各类带极性的有机化合物，还对化工、工业废水、废液的处理，化工产品的回收、纯化具有很好的效果

续表

型号	适用范围
ADS－17	兼具表面吸附和氢键吸附双重作用，对黄酮类、多酚类有较高的选择性
HPD－722	主要用于甜菊苷、黄酮、生物碱等成分的提取分离
H－30	适用于甜菊苷、黄酮类提取
H－60	适用于生物碱、黄酮类提取
DM－130	主要应用于银杏黄酮、人参皂苷、茶多酚等天然物的提取和精制
DM－301	对具有弱极性和极性的有机化合物分离、纯化效果很好
HPD－600	主要用于橙皮苷、大豆异黄酮、山楂黄酮、沙棘黄酮、竹叶黄酮、茶多酚、喜树碱等成分的提取分离
HPD－S26	主要用于多酚类、黄酮类、有机酸类等成分的提取分离

三、影响大孔吸附树脂技术分离纯化效果的因素

（一）树脂结构参数对吸附的影响

1. 树脂结构参数影响吸附的原理 大孔吸附树脂是一种表面吸附剂，它的表面电性、比表面积、能否与吸附质形成氢键等因素，都会对大孔吸附树脂的吸附能力产生影响；在反应过程中引入极性基团，通过改变大孔吸附树脂表面电性或使其与某些被分离的化合物形成氢键，也可改变大孔吸附树脂的吸附性能。在选择大孔吸附树脂对物质进行吸附时，必须综合考虑吸附质的结构特征与大孔吸附树脂的匹配程度，才能取得预期的效果[104]。

大孔吸附树脂的结构参数（比表面积、孔容和孔径等）和极性是影响其吸附性能的重要因素之一。同一型号大孔吸附树脂上的吸附能力有差异，不同树脂结构对不同物质的吸附效果不同。一般大孔吸附树脂吸附符合以下规律：非极性物质在极性介质（水）内被非极性吸附剂吸附，极性物质在非极性介质中被极性吸附剂吸附，带强极性基团的吸附剂在非极性溶剂里能很好的吸附极性化合物。

2. 树脂种类筛选方法 根据被分离的有效部位不同的理化性质，选择适宜的树脂种类进行分离纯化，树脂种类的筛选可用比上柱量、比吸附量、比洗脱量等指标来衡量。目前，研究中多用静态吸附法或动态吸附法进行测定，且往往以其中一种方法得出结论的居多。事实上，静态吸附法以比表面积为主要影响因素，动态吸附法以孔径大小为主要影响因素，故很可能出现二者结论不一致的情况。因此，为进一步准确筛选出适宜的树脂种类，除考察静态、动态吸附量等指标外，还应进行静态或动态的吸附动力学研究。

（二）吸附质对吸附的影响

1. 极性 分离效果的另外一个主要影响因素是被分离物质的极性和分子量的大小。其中，被吸附分离化合物的极性大小为直接影响因素。非极性树脂和弱极性树脂对极性较小的化合物分离效果较好，中性树脂适用于极性较大的化合物的分离。黄酮类化合物呈弱极性，故弱极性和非极性的树脂对黄酮类化合物的分离效果较好。

2. 解离状态 一般情况下，分子形式的吸附质有利于吸附。实验证明，吸附树脂对水中较高级的醇、酮、醛、酚、酸、酯、芳香胺及多环、稠环与杂环化合物等均有良好的吸附作用。其规律为：在低级脂肪醇中，对正链醇比异链醇吸附量高；在交链醇中，对交链离羟基远的化合物比交链离羟基近的化合物吸附量高；不对称的异构体又比对称的化合物易被吸附；在同系列化合物中（如脂肪酸、脂肪醇、脂肪酯等有机物），凡碳链越长，疏水性越大，越易被吸附；芳香族化合物比脂肪族化合物易被吸附。

3. 分子量 树脂本身就是一种分子筛，根据分子量大小将所吸附物质分离。因此树脂的吸附和解吸能力也会受被吸附物质的分子体积的影响，在实验中应根据分离提纯物质的分子体积大小选择适合孔径的树脂。对于黄酮类化合物的分离提纯，一般选用弱极性和非极性树脂进行吸附，这和黄酮类物质的性质密切相关。黄酮类物质具有一定的极性，但极性并不大，易被弱极性树脂所吸附。

（三）吸附和解吸工艺操作条件对吸附的影响

吸附和解吸条件是影响吸附树脂分离纯化效果的重要因素，必须高度重视和严格控制。例如，吸附树脂的类型和型号及生产厂家，树脂的预处理，吸附时

溶质的浓度、吸附液的 pH 值、吸附流速和温度，解吸剂的种类、解吸时的温度和流速等工艺操作条件。

1. 树脂的前处理　树脂作为中药提取液纯化的一种载体，其质量不仅要求有强的吸附性能，高的吸附容量，易于解吸，再生简便，而且应质量稳定，不碎裂，不降解，无有害物质残留，保证产品的安全性符合药用要求。因此，新购进树脂首先应检查有无完整的质量标准与使用说明书，并复核验收，合格后进行前处理，并建立处理合格与否的评价指标与方法，前处理合格的树脂方可进入下一步工序。

（1）树脂的规格、标准与使用说明书　树脂标准内容应包括：名称、牌（型）号、结构组成（包括交联剂、致孔剂等添加剂）、外观、极性；粒径范围、含水量、湿密度（真密度、视密度）、干密度（表观密度、骨架密度）、比表面、平均孔径、孔隙率、孔容等物理参数；未聚合单体、交联剂、致孔剂等添加剂残留量限度等参数；用途及相关标准文号等。

说明书内容应包括：树脂性能简介、主要添加剂种类与名称；聚合单体，交联剂、主要添加剂是否残留及残留量控制方法与限量检查方法；树脂安全性动物试验资料，或其他能证明其安全性的试验资料；使用注意事项及可能出现异常情况的处理方法；树脂有效使用期的参考值；生产厂家及生产许可证等合法证件。

值得注意的是，树脂自身的规格标准与质量要求对中药提取液的纯化效果和安全性起着决定性作用，不同型号树脂性能各异。中药复方水提取液成分极其复杂，不宜采用一种型号树脂来精制纯化，在纯化精制过程中，必须根据治疗病种的需要，选择与疗效相关的药效学实验方法进行跟踪，同时，还须对药物有效化学成分进行跟踪，以保证纯化精制过程中有效成分不损失、药效不降低、质量稳定可靠。

（2）树脂的前处理　大孔吸附树脂是由苯乙烯、丙烯酸酯等单烯类单体和作为交联剂的二乙烯苯等双乙烯类单体聚合而成。在聚合过程中加入不带双键，不参与共聚，又能与单体共混的致孔剂，使形成一定的孔径，还加入分散剂，控制大孔吸附树脂的粒径。所以，大孔吸附树脂在制备过程中可能有未聚合的单体、致孔剂、分散剂等物质的残留，新树脂开封时的“芳香”味说明残留物的存在，这些物质若不除去，混入制剂中，对人体会带来安全隐患，因此新树脂使用前必须经过处理将其除去。某品牌药用级树脂内控有机残留，见表 5－84。

表 5－84　药用级 D－101 树脂内控有机残留

项目	内控指标（%）
苯	≤0.001
甲苯	≤0.002
二甲苯	≤0.002
二乙烯苯	≤0.001
二基苯乙烯	≤0.001
二乙苯	≤0.001

树脂生产过程中的残留物与污染物大多为非极性的小分子有机物，也可能有分散介质及水溶性、酸碱性杂质。目前生产上使用的树脂预处理原理是“相似者相溶”，针对这些残留物与杂质的性质，常见的处理工艺流程是：树脂→水浸泡溶胀→醇类溶剂浸泡→水洗→酸洗→水洗→碱洗→水洗→检验→前处理合格树脂。

D－101 推荐的前处理具体操作如下：

1）装柱　关闭柱底的阀门，向柱中加入 1/3 体积的水，将树脂从柱顶处加入到柱中，在装柱过程中应尽可能减少空气及杂质混入树脂中。

2）前处理　新树脂使用前须进行反复清洗。从柱底进水，顶部排出，流速控制约 3～5 BV/h，大约清洗 1 h 左右。反洗结束后，关闭进水阀，静止 30 分钟，待树脂落下后可进行正洗，从柱顶进水（流速同反洗时流速），从柱底排出，时间大约 1 小时，清洗干净后树脂处于待用状态。水洗后，再经“酸－碱－醇”处理，步骤如下：①用 2 BV 乙醇（甲醇或其他水溶性溶剂）浸泡 2 小时，并不时搅动，使树脂充分溶胀；②用 4%～5% HCl 流过树脂，用量约为 2～3 BV，速度约 1.5 BV/h；③用去离子水洗至 pH 值为 5～6；④用 4%～5% NaOH 流过树脂，用量及流速与Ⅰ相同；⑤用去离子水洗至 pH 值为 7～8；⑥将酸碱处理的树脂，用乙醇（甲醇或其他水溶性溶剂）通过树脂层，至流出液加水稀释不变浑；⑦醇处理后，以 6～8 BV/h 流速将去离子水通过树脂层，置换出乙醇即可投入使用。

（3）前处理合格与否的判断　处理后树脂残留物应控制在安全范围内，国家药品监督管理部门下发了《大孔吸附树脂分离纯化中药提取液的技术要求（暂行）》《“大孔吸附树脂分离纯化中药提取液的技术要求”的补充说明》。在进行大孔吸附树脂的有关应用研究时可参照此文件以及药品研究的实际情况进行，除应进行相关工艺的研究外，还要求提供有关残留物的检测资料，并制定限量。若为苯乙烯骨架型大孔吸附树脂残留物检查项目为苯、甲苯、二甲苯、苯乙烯、烷烃类、二乙基苯类（二乙烯基）及其他可能因树脂引入的有机残留物等，其限量不能高于国家标准或国际通用标准。若采用其他类型的大孔吸附树脂，或采用其他类型的致孔剂等添加剂，则应对相应基团或添加剂等进行限量检查。对残留物的限量要求，一般而言应根据研究的实际和有关国家标准或国际通用标准制定，以保证产品的安全、可控。常见的情况是：按照正常的规程进行处理后，其残留物一般很低或检测不到的实际，现有较多产品将苯、甲苯、二甲苯、苯乙烯、烷烃类、二乙基苯类（二乙烯基）等残留物的限度定为苯小于 2 ppm、其他小于 20 ppm。

2. 上柱吸附 这一工序是指待纯化的中药提取液由上至下通过经前处理合格的树脂柱，待纯化物被吸附，达到与其他杂质分离的过程。

该工序的要点：预算树脂用量与可上柱药液量的比例；药液上柱前的预滤过，以免污染堵塞树脂；充分考虑影响吸附纯化的诸多因素，优化适宜的上柱工艺条件；建立树脂吸附达饱和的终点判定方法，防止复方成分泄漏。处于待用状态的树脂，可随时投入进行。料液从柱顶进入，控制流速 0.7～5 BV/h，经过树脂层从柱底排出，期间可随时从柱底取样，检测分析料液的各种指标，运行到所需指标不能满足要求时即为终点。在整个运行过程中应尽量保持料液流速稳定、均衡、以便减少树脂层的扰动，从而达到最佳运行效果。

（1）建立树脂吸附达饱和的终点判定方法，准确、及时监测成分泄漏。

（2）吸附原理及树脂用量预算 树脂用量预算以饱和吸附量测定为主要依据，当吸附容量达到饱和时，其对类似物的吸附减弱甚至消失，便会产生成分泄漏现象。为既不泄漏，又使成分有最大量吸附，故需绘制上柱药液的大孔吸附树脂的吸附曲线，亦可用较大浓度和体积的上柱药液进行过量吸附试验，测定吸附前后浓度差值计算出比上柱量，比上柱量包含了吸附量与滞留在树脂微粒间的药物量，为可上柱药液预算树脂用量提供依据。

（3）药液上柱前的预滤过 由于大孔吸附树脂是由高度分散的多孔微粒构成的微球，故通过吸附与过筛作用，可对上柱药液达到分子分离的纯化作用。但其吸附作用的顺利进行，决定于吸附表面的充分暴露与微细孔道的畅通，这就要求药液上柱前应滤过除去微粒获得澄清溶液，以避免污染堵塞树脂孔道，影响分离纯化效果。

（4）上柱工艺条件 上柱药液浓度、pH 值，吸附柱径高比以及上柱药液流速等条件对吸附纯化效果均有影响，宜根据上柱药液化合物性质，通过试验优选上柱溶液及吸附纯化的技术条件，方可使纯化工作达到理想效果。在上述条件中，上样溶液的 pH 值对吸附效果的影响最为重要。一般情况下，酸性化合物在适当的酸性溶液中充分被吸附，碱性化合物在适当的碱性条件下较好地被吸附，中性化合物可在大约中性的条件下被吸附。优选的技术条件一般依次为药液浓度、流速和径高比，通常用量化指标作为考察标准优选适宜的上柱吸附工艺条件。

1）药材与树脂用量比 大孔吸附树脂的用量与药材量的比例对纯化效果有较大影响，如果药材量过大，大孔树脂过载，则待分离成分不能得到有效吸附。反之树脂量过大，则树脂浪费，生产成本增加，因此，找到一个合适的比例十分重要。

2）上柱药液浓度 在样品浓度较稀时，上样溶液的浓度与吸附量的关系符合 Freundlich 和 Langmuir 经典吸附公式，即被吸附化合物浓度增加，树脂吸附量也随之增加，但上样药液的浓度过高则吸附量会显著减少。

3）上样流速 上样流速对树脂吸附也具有影响。流速过大，被吸附化合物来不及被树脂吸附就提早泄漏，使树脂的吸附量下降；流速过小，吸附时间就会相应增加。所以在树脂应用中应该确定合适的上样流速，既要使树脂具有较好的吸附效果，又保证了较高工作效率。通常，在树脂吸附率差别不大时宜采用较大的流速，以减少吸附时间。

4）上样溶液 pH 值 中药有效成分在不同 pH 值条件下溶解度不同，改变上样液 pH 值，影响吸附效果。一般来说，酸性物质在酸性溶液中吸附，而在碱液中解吸，碱性物质在碱液中吸附，在酸液中解吸，而中性物质可在近中性条件下吸附和解吸。为提高提取分离效率，应对上样液的 pH 值加以调整。

5）树脂柱的径高比 树脂柱径高比是树脂吸附过程中一个很重要参数，对树脂吸附有很大影响，许多文献研究表明，树脂柱径高比对树脂吸附量具有显著影响。一般来说，随着树脂柱径高比越小，即树脂柱越高，树脂相应的吸附量越高。

3. 洗脱　样品液通过上述优选条件进行吸附后，应根据被吸附的有效成分的理化性质，用适宜溶剂洗脱，使被吸附物解吸，达到与树脂分离。对于复方样品，应证明选定洗脱剂的洗脱效果，避免同类化合物不同结构物质的漏洗。洗脱剂可使用水、甲醇、乙醇、丙酮、乙酸乙酯等，最常用的洗脱剂是乙醇。

一般根据吸附力强弱选用不同的洗脱剂。对非极性大孔吸附树脂，洗脱剂极性越小，洗脱能力越强；对于中性大孔吸附树脂和极性大孔吸附树脂来说，则用极性较大的洗脱剂洗脱较为合适。

为达到满意的效果，可设几种不同浓度的洗脱剂洗脱，并根据被吸附有效成分的极性，溶解性，以洗脱率为量化指标确定最佳洗脱溶剂种类。另外，根据已确定的洗脱剂洗脱有效成分的洗脱率和在干膏中的含量做出的洗脱曲线确定洗脱剂用量也是关键的优化试验，可以达到实际生产中节省药液用量的目的。通常将洗脱液分别进行回收，经检测后，再合并留用。

实验设计的要点：明确洗脱分离工艺的目的与方法；优选洗脱剂种类、洗脱剂用量、洗脱流速并绘制洗脱曲线；建立洗脱的终点判定方法。

为达到将吸附的有效成分最大量的洗脱，通常需要优化的工艺参数如下：

（1）洗脱溶剂　洗脱溶剂影响树脂除杂和待分离成分解吸附效果，一般树脂除杂可使用去离子水或低浓度乙醇，而解吸附时常用不同浓度的乙醇，不同浓度的乙醇和洗脱倍量对待分离成分的含量具有较大的影响，因此，在树脂筛选中需要优化。

（2）温度　温度是影响吸附和解吸附的重要因素，一般说来，低温有利于吸附，高温有利于解吸附。文献报道多在常温下进行吸附和解吸附，而不作为考察的指标，在实际工业化生产中，温度更是一个重要影响因素，例如在工业化生产中，如果将一个批次的药液温度降到室温，需要较长的时间或花费很大的成本，而温度在大孔树脂吸附和解吸附中到底影响有多大，如何选择一个合适的温度使之具有较高的吸附率、解吸附率与较低的生产成本，是亟待解决的问题。

（3）洗脱速度　洗脱流速需考虑洗脱剂和时间的双重消耗，流速降低可以减少洗脱剂的用量，但消耗的时间明显增加。最佳洗脱剂体积需兼顾洗脱剂用量、有效成分解吸率和杂质解吸率，应采用洗脱终点控制。

4. 树脂再生　当树脂正常使用一定周期后，吸附能力降低或受急性严重污染时，需要强化再生处理，其流程是：

（1）再生方法1　加入高于树脂层10～20 cm的3%～5%盐酸溶液浸泡2～4小时后，用同样浓度2～3倍体积量盐酸溶液淋洗，时间为2小时左右。再用纯水充分淋洗，直至出口洗涤液pH值为5～6，然后用3%～5%氢氧化钠溶液按以上方法浸泡2～4小时，并用同样方法淋洗至通完2～3倍体积量氢氧化钠溶液，时间为2小时左右。再用水充分淋洗直至出水pH值为7～8，即可再次投入使用。

（2）再生方法2　直接用10%的胺醇溶液或3%～5%氢氧化钠与乙醇混合液，用量为树脂体积的3倍左右。时间为2小时左右。再用水充分淋洗直至出水pH值为7～8，即可再次投入使用。如果将3%～5%氢氧化钠与乙醇混合液加温至40～50℃，效果会更好。需要注意的是，树脂强化再生需根据污染程度，酌情加减酸、碱浓度及用量，还需按应用实际摸索再生规律，总结经验，设计最佳再生工艺，延长树脂的使用寿命。

（3）反洗　再生结束后，关闭碱阀门，从底部进水顶部排水进行反洗（此法称逆流反洗），反洗流速为2～4 BV/h，用时1～1.5小时。

（4）正洗　反洗结束后，从柱顶进水，从柱底排水（此法称正洗），正洗的流速4～6 BV/h，从柱底取样检测正洗出水的pH值，pH值显示中性时（或和进水pH值相差0.2）视为清洗结束，树脂可以重新使用。以上所用的水一般要求用去离子水，以上从运行到正洗结束，一个完整的过程称为一个周期，在此周期内，其他的操作过程均应保证树脂层以上的液面大于20 cm，严禁干柱运行。

5. 大孔吸附树脂分离纯化效果的评价　常用比上柱量、比吸附量、比洗脱量、保留率、纯度等树脂吸附特性参数评价上柱、吸附、洗脱的效能。

（1）沉降密度（sedimentation density，湿视密度）

$$\rho = W/V \qquad (5-29)$$

式中，W：干树脂重量；V：水中沉降后体积。

沉降密度即湿视密度，为单位体积湿树脂干燥后的重量，此参数用于体积－重量换算，便于计算树脂用量，准确评价上柱、吸附、洗脱效果。

（2）比上柱量（saturation ratio，S）　达到吸附终点时，单位质量干树脂吸附夹带成分的总和。比上柱量可用于评价树脂吸附、承载的能力，是确定树脂用量的参数。

$$S=(M_{上}-M_{残})/W \quad (5-30)$$

式中，$M_{上}$：上柱液含量（药液体积×浓度）；$M_{残}$：过柱流出液含量（流出液体积×浓度）。

（3）比吸附量（absorption ratio，A） 单位质量干树脂吸附成分的总和。比吸附量可用于评价树脂的真实吸附能力，是选择树脂种类、评价树脂再生效果的参数。

$$A=(M_{上}-M_{残}-M_{水洗})/W \quad (5-31)$$

式中，$M_{水洗}$：水洗脱液含量（水洗脱液体积×浓度）。

（4）比洗脱量（eluation ratio，E） 吸附饱和后，用一定量溶剂洗脱至终点，单位质量干树脂洗脱成分的质量。比洗脱量可用于评价树脂的解吸能力与洗脱溶剂的洗脱能力，是选择树脂种类及洗脱溶剂的参数。

$$E=M_{洗脱}/W \quad (5-32)$$

式中，$M_{洗脱}$：洗脱液含量（洗脱液体积×浓度）。

（5）保留率（reservation rate，R） 保留率是评价树脂纯化工艺的效益、适用范围的参数。

$$R=M_{洗脱}/M_{浸出}\times 100\% \quad (5-33)$$

式中，$M_{浸出}$：上柱前浸出液含量（浸出液体积×浓度）。

（6）纯度（purity，P） 纯度是评价树脂纯化工艺的效果、质量的参数。

$$P=M_{成分}/M_{总固体}\times 100\% \quad (5-34)$$

式中，$M_{成分}$：洗脱液中可测成分总含量；$M_{总固体}$：洗脱液中总固体物量。

四、大孔吸附树脂技术在中药制剂中的应用及存在的问题

（一）大孔吸附树脂操作流程

1. 大孔吸附树脂操作流程（以D－101大孔吸附树脂为例） 推荐的操作流程与条件见表5－85。

表5－85 D－101大孔吸附树脂推荐的操作流程与条件

步骤	流速	流量	备注
填充装柱			湿法装柱，树脂装填高度小于3m
逆流洗柱			水洗除去小粒子及破碎树脂
前处理	1～5BV/h	3BV	用乙醇等进行前处理
吸附	1～4BV/h	根据吸附量	应在吸附容量以下。pH＝5～8，温度低于50℃
水洗	2～3BV/h	0.5～1BV	将吸附在树脂上的杂质洗除
解吸	0.5～3BV/h	2～3BV	乙醇、丙酮等的（含水）溶液溶出有效成分。温度高，有利于解吸
再生	0.5～3BV/h	3～4BV	酸碱再生，用乙醇、丙酮等溶剂淋洗
水洗	2～3BV/h	3～4BV	用大量水淋洗干净

2. 操作注意事项

（1）该树脂含水70%左右，湿态0℃以上保存。严防冬季将球体冻裂。

（2）该树脂物化性能稳定，不溶于酸、碱及有机溶剂，不降解，热失重温度266℃。

（3）树脂使用前，需根据使用要求，进行程度不同的前处理，是将树脂内孔残存的惰性溶剂浸除。

（4）生产中建议树脂装填高度2m左右，吸附流速1～4 BV/h。

（5）解吸剂可选用乙醇、甲醇、丙酮等。

（6）树脂强化再生方法：当树脂使用一定周期后，吸附能力降低或受污染严重时需强化再生，其方法是在容器内加入高于树脂层10 cm的3%～5% HCl溶液浸泡2～4小时，然后进行淋洗通柱。继用3～4 BV同浓度的HCl溶液通柱，然后用净水洗至接近中性；再用3%～5%的NaOH溶液浸泡4小时。最后淋洗通柱，用同浓度的3～4 BV的NaOH溶液通柱，最后用净水清洗至pH值为中性，备用。

（7）在生产的过程中如短时间的停产，应将树脂清洗干净并使其处于清水中浸泡。若长时间的停用或处于室温低于0℃，则应将树脂浸泡于10%的NaCl溶液中，以防树脂中滋生细菌及树脂冻结。

（8）异常现象及处理方法 ①树脂被微生物污染后，可重新进行预处理或用小于0.5%次氯酸钠溶液浸泡，并用水洗净。②失水变干时，可用乙醇浸泡并水洗。③树脂遭铁污染时，可用4%～10% HCl溶

液浸泡处理。④树脂受到有机物污染时，可用1% NaOH、10% NaCl混合盐碱溶液浸泡处理。

（9）按国家药监部门出台的相关法规、指导原则和要求操作。

（二）大孔吸附树脂技术在中药制剂领域中的应用情况

1. 在天然产物或药物的分离与提纯方面　天然产物或药物的分离与提纯是大孔树脂的重要应用领域之一，我国在该领域取得了诸多重要进展。

与传统的除杂方法和工艺相比，采用大孔树脂吸附技术对提取的药液进行除杂精制有以下3个优点：

（1）能缩小剂量，提高中药内在质量和制剂水平　经大孔树脂吸附技术处理后得到的精制物可使药效成分高度密集，杂质少，提取得率仅为原生药的2%～5%，而一般水煮法为20%～30%，醇沉法为15%左右，剂量缩小了，杂质少了，内在质量提高了，有利于制成现代剂型的中药，也便于质量控制。

（2）减少产品的吸潮性　传统工艺制备的中成药大部分具有较强的吸潮性，是中药生产及贮藏中长期存在的难题，而经大孔树脂吸附技术处理后，可有效地去除水煎液中大量的糖类、无机盐、黏液质等吸潮成分，有利于多种中药剂型的生产，增强产品的稳定性。

（3）大孔树脂吸附技术能缩短生产周期，所需设备简单，免去了静置沉淀、浓缩等耗时多的工作，节约包装，降低成本，为中药进入国际市场创造了条件。

2. 在中药质量分析中的应用　近年来，大孔吸附树脂在中药提取液分离、纯化中的研究和应用日渐增多，显示出了独特的吸附和洗脱特性。这一技术应用到中药质量分析领域中的样品供试液制备，既可提高样品供试液纯度，也可减少有毒有机溶剂的使用，将成为中药质量分析中的一项绿色技术。

（1）中药质量分析中应用大孔吸附树脂技术的优点　定性鉴别与含量测定是中药质量分析的主要内容，而制备纯度高的供试液是进行定性鉴别和含量测定的前提。应用大孔吸附树脂制备中药供试液主要有以下3个方面的优点。

1）除去干扰成分效果好　大孔吸附树脂在水溶液中对水溶性多糖、黏液质、色素、树脂等大分子物质几乎不吸附或吸附力很弱，很容易被水洗除去；反之，有一些以多糖为有效部位的制剂，收集未被树脂吸附的流出液和水洗液则可除去极性中等和较小的有机物，便于多糖的测定。

2）操作简便、样品损耗小　用大孔吸附树脂分离中药提取液制备供分析用的供试液一般有3步：第1步，将中药及其制剂溶解在水溶液中（对脂溶性较大的成分可用低浓度的乙醇溶解），定量过滤到树脂柱内，基本不损耗样品；第2步，用水冲洗柱子直至流出液无色或几乎无色，弃去水洗液（如测定多糖，则收集水洗液和未被树脂吸附的流出液）；第3步，用一定浓度的乙醇冲洗，洗脱液直接流入容量瓶中作为供试液。收集乙醇洗脱液时，柱子一般都有较明显的色谱带作指示，流出液也有较明显的颜色变化现象，帮助操作者判断收集洗脱液的起点和终点。

3）成本低、污染小　通常情况下，制备一个供定性鉴别和含量测定的样品供试液只需5～20 g左右树脂（湿重），也可预制成吸附小柱成品，方便使用。一次装柱可反复使用多次，1kg树脂（国产树脂价格在百元以下）一般可供制备500多批次供试液。样品加到树脂柱内后收集几十毫升乙醇洗脱液即为样品供试液，整个过程一般不用其他有毒有机溶剂。

（2）如何应用大孔吸附树脂制备中药供试液　如何应用这项技术，关键在于正确选择吸附树脂型号和解吸用乙醇浓度（洗脱剂）。下面围绕吸附和解吸两个环节作简要介绍。

1）吸附树脂种类选择　黄酮苷、蒽醌苷、木脂素苷、香豆素可选用合成原料中加有甲基丙烯酸甲酯或丙烯氰的树脂如D201、D301、HPD600、NKA－9；环烯醚萜苷选用D301、HPD600、NKA－9等；皂苷、生物碱选用弱极性和极性树脂如D201、D301、HPD300、HPD600、AB－8、NKA－9等；脂溶性成分甾体类、二萜和三萜类、黄酮、木脂素、香豆素、生物碱选用非极性和弱极性的树脂如D101、AB－8、HPD100。

一般可选择ϕ12 mm×200～300 mm左右的玻璃层析柱。上柱时药液可以0.5～1ml/min的流速经过树脂柱。为防止吸附不充分，也可将流出液再经过一次柱子。上柱水溶液的pH值应有利于被分离成分保持分子型即可。柱内树脂的径高比可采用1∶7～1∶15较合适。

2）解吸（洗脱剂）溶媒的选择　解吸溶媒一般都选用不同浓度的乙醇。样品流经大孔吸附树脂柱后，用水洗至流出液颜色近无色或颜色不再变淡时，用浓度递增的乙醇洗脱，洗脱液用HPLC法或薄层色谱法依次检查，制备用于定量分析的供试液以 HPLC 检测较准确。将未检出所需成分的乙醇洗脱液除去，从洗脱液中开始出现该成分时开始收集，洗脱液直接流入容量瓶中，至流出液中检不出该成分时停止收集。用此法主要可以确定乙醇洗脱浓度。相对固定洗脱液的流速，还可确定洗脱容量。

3）洗脱起始点和终点判断　在筛选乙醇洗脱液浓度时，应注意洗脱液的颜色和柱子内色谱带的变化情况。一般来说，洗脱液颜色在乙醇浓度变化时都会有一次从淡至深，再从深至淡的明显变化（无色的对照品和提取液颜色特别淡的则没有或不明显），结合薄层色谱或 HPLC 检查，操作者都能根据洗脱液的颜色变化和柱子色谱带的移动情况判断收集洗脱液的起点和终点。

适合某一成分的吸附树脂型号、乙醇洗脱剂浓度、洗脱容量确定后，在制备含有该成分的复方制剂供试液时上述参数一般不变。近年来在应用大孔吸附树脂分离中药提取液的研究方面提供了大量针对各味中药的吸附树脂型号与乙醇洗脱浓度等参数，这些参数大部分可直接应用于制备供薄层分析用的供试液，如进一步确定样品上柱量、乙醇洗脱容量后，只要回收率试验符合要求，则可应用于中药定量分析。

（3）应用大孔吸附树脂制备中药供试液时应注意的问题　①当预试验发现有的成分不能被树脂完全吸附或用乙醇洗脱一直有拖尾现象时，其原因可能为吸附树脂型号选择不正确或有些中药成分可能不适合用大孔吸附树脂吸附。②为进一步提高极性相近但分子结构类型不同的成分的分离度，有时还需结合应用其他树脂如聚酰胺树脂等。

综上所述，应用大孔吸附树脂制备中药供试液与我们目前所用的溶剂提取法制备供试液相比，具有供试液中干扰性成分少、有毒有机溶剂应用少、成本低等优点，在中药质量分析中将具有良好的应用前景。

（三）国家药监部门对于大孔吸附树脂分离纯化中药提取液的有关要求

依据《大孔吸附树脂分离纯化中药提取液的技术要求（暂行）》、《关于“大孔吸附树脂分离纯化中药提取液的技术要求”的补充说明》和《应用大孔吸附树脂分离纯化工艺生产的保健食品申报与审评规定（试行）》撰写以下内容。

1. 中药用大孔吸附树脂的技术要求

（1）规格标准　标准内容应包括“大孔吸附树脂分离纯化中药提取液的技术要求（暂行）”所要求的内容，并增加重金属含量检查。苯乙烯骨架型大孔吸附树脂残留物检查项目暂定为：苯（ <2 ppm）、甲苯（ <890 ppm）、二甲苯（ <2170 ppm）、苯乙烯、烷烃类、二乙基苯类（二乙烯基）及树脂残留物总量检查；其限量不能高于国家标准或国际通用标准。关于树脂残留物总量检查，建议可参照美联邦条例 3 卷 21 条（1998 年修订）有关交换树脂残留有机物的限量规定及检测方法。若采用其他类型的大孔吸附树脂，或在树脂生产过程中应用了其他可能有安全性问题的致孔剂等添加剂，则应对相应基团或添加剂进行检查，并制订合理的限量标准。建议在规格项中列入所用型号大孔树脂的结构式，以明确其骨架上是否有其他基团。

（2）使用说明书　使用说明书应提供规格标准中所要求检查的树脂残留物的检查方法及控制其限量的方法。说明书中应就树脂的安全性提供相关说明。

2. 大孔吸附树脂用于中药分离纯化工艺的技术要求

（1）采用依据　应用大孔吸附树脂分离纯化中药应按照有关技术要求进行，以充分说明所采用的工艺和所确定的参数的科学性、可行性、稳定性，以及说明经过该分离纯化介质处理后的产品的安全可靠。细则如下：

应明确纯化目的，充分说明采用树脂纯化的必要性及合理性。

应提供采用大孔树脂纯化药物的安全性及有效性研究资料。对已使用的同牌号苯乙烯型大孔吸附树脂，可免做动物安全性实验，但需根据树脂残留物可能产生的毒性反应，在新药的毒理学实验中适当延长观察周期，增加观察项目，如考察对神经系统、骨髓等的影响。对从未做过动物安全性试验，第一次用于新药申报的大孔树脂，应以定型产品进行动物安全性实验，提供安全性研究资料，以说明应用该树脂的安全性，非苯乙烯骨架型大孔吸附树脂应增加安全性动物试验。中药注射剂采用大孔树脂纯化应慎重，需提供充足的依据，确保经树脂纯化药物的安全性和有效性。注射剂纯化用大孔树脂，应选用同类树脂中有机残留物量最低者，或采用注射剂专用树脂。

用大孔树脂纯化技术制备的药物，应建立成品中树脂残留物及裂解产物的检测方法，制订合理的限量（二类以上新药可仅控制原料），并列入质量标准正文。

在中药复方制剂的申报中，有些研究者对提取、纯化工艺进行了一些新的尝试，就是在中药复方制剂的混合提取物纯化步骤中采用大孔树脂处理。选择该工艺理由无一不是为“去粗取精”。处理的结果是虽然减少了浸膏量，但是其合理性问题尤其对有效性的影响则难以说明。经过大孔树脂处理后的复方提取物是否能够代表原提取物的“药性”，即大孔树脂处理中药复方的提取物，如何用确凿的证据证明该过程是去除了无用的成分，保留了有用的成分而且又与原复方提取物一致。中药复方本身所含成分哪些是有效成分，哪些是无效成分，这个问题尚不清楚。大孔树脂吸附、解吸附的处理机理也不清楚。因此，引入大孔树脂用于中药复方的提取物处理就不可避免地带有较大程度的盲目性。中药复方采用大孔树脂纯化者，应对树脂纯化前后的药物按新药药效学研究要求进行对比研究，以充分保证上柱前与洗脱后药物的“等效性”。根据该会议纪要的精神，并未完全限制大孔树脂在中药复方中的纯化应用，但是前提条件十分明确。对于中药复方选用大孔吸附分离纯化的要求，研究者“应充分说明采用大孔吸附树脂纯化的必要性与方法的合理性，除尽可能用每味药中有效成分（或指标成分）的含量为指标评价其合理性外，还应进行药效学对比试验，以确保上柱前后药物的“等效性”。由于中药的特点，用药效学方法评价其等效性或差异性存在方法和指标选择等方面的困难，要想达到以上目的，需要进行更多的基础研究。

对于中药复方的分离纯化工艺路线中采用大孔树脂分离工艺，审评专家观点不一，体现在缺乏“去粗取精”的理论依据和科学性两方面。中药复方制剂处方各药味成分的理化性质迥异，其混合提取物中的成分更是复杂多样。有时一味药材的提取物中就几乎包括了所有类别的天然物成分，多味药混合提取后成分及其理化性质更是难以明确。而大孔树脂的吸附原理基本上是利用极性基团对于某些特定性质相近的分子进行吸附的过程，具体机理尚未明确。采用大孔吸附树脂分离纯化难以达到对每一味药的“均衡”纯化，被吸附、纯化的物质也是随机经验的摸索所得，对中药复方用大孔树脂处理几乎没有“去粗取精”的理论依据。一般现在常见的大孔树脂用于中药、天然药物的纯化均是对单一药味提取物的纯化，用于富集该药味中的某一大类成分（有效部位），影响因素也比较多。而在复方制剂纯化采用大孔树脂的情况下，一般是研究者将大孔吸附树脂用于分离纯化部分药味的混合提取液，而不是对于整个处方提取物的纯化，其主要目的是为减少浸膏的得量。中药复方制剂应是一个整体，对其中部分药味采用大孔树脂处理，难以保证所得物能够代表原来的处方组成或组成比例，即使采用一个或数个含测指标并说明含量未变化的情况不能说明“有效成分”均被保留。而对全方提取物采取大孔吸附树脂用于分离纯化，在未明确处方效用物质基础的情况下，也是缺乏科学性的。

（2）大孔吸附树脂的前（预）处理　应建立大孔吸附树脂前处理的合理方法及合格标准，前处理应能将树脂残留物控制在安全范围内。树脂投入使用前应按前处理合格树脂的有关标准进行验收，残留物量及吸附性能等指标符合要求后方可使用。

（3）药液的上柱吸附分离　上柱、吸附、洗脱为大孔树脂纯化的主要步骤，建议以比吸附量、比洗脱量、保留率及纯度等为指标，考察树脂纯化各步骤对有效成分的影响，防止有效成分的泄漏或漏洗。应提供树脂用量、上柱及洗脱流速、洗脱剂种类及用量确定的依据，建立树脂吸附泄漏点及洗脱终点的判定方法。对于中药复方应尽可能考察树脂对每味药中有效成分（或指标成分）含量的影响，考察树脂对相关成分的吸附选择性，以保证纯化工艺的有效性和稳定性。应提供树脂纯化的具体工艺参数（如：树脂柱的径高比、吸附温度、药液浓度、药液的 pH 值等）。

（4）大孔吸附树脂的再生　树脂的再生工艺应能保证再生后树脂性能的相对稳定。建议以有效成分的比吸附量、比洗脱量、保留率及纯度等为评价指标，考察再生树脂的性能，并制订树脂再生合格的标准，以保证树脂纯化工艺的稳定性。对树脂的再生工艺研究，还需考察再生次数对树脂吸附性能的影响，积累数据，为树脂使用期限的确定提供依据。一般情况下，纯化同一种药物的大孔树脂，当其吸附量下降 30% 以上时，则应视为不宜再用。

3. 应用大孔吸附树脂分离纯化工艺生产的保健食品申报与审评规定（试行）　略。

（四）大孔吸附树脂技术在中药制剂应用中存在的问题

1. 吸附理论研究薄弱[107]　大孔吸附树脂由于其独特的吸附性质和化学物理性质，在实际应用中已被广泛采用，在制备技术上也比较成熟，但在吸附理论的研究方面却严重滞后。由于在吸附理论方面的驻足不前，导致大孔吸附树脂的分离应用研究缺乏有效的理论指导，使大孔吸附树脂在合成过程中的分子设计上缺乏针对性，分离应用时在树脂选择上存在盲目性，已成为大孔吸附树脂分离研究发展的阻碍因素。

在目前大孔吸附树脂吸附研究过程中，往往着重将研究对象放在吸附过程影响因素的探讨、最佳工艺条件的优化以及针对特定目标化合物的树脂筛选工作。很少有研究将重点放在吸附机理、吸附作用力、吸附过程的描述和吸附模型的建立上。由于大孔吸附树脂结构的特殊性（即大孔吸附树脂中广泛存在纵横交错的大孔、中孔和微孔），其吸附行为必然受大孔吸附树脂的孔道结构的影响而表现出普通吸附剂所不具有的独特特征，这一现象在部分研究中有所报道，但并未引起相关研究者的重视，最终使大孔吸附树脂吸附特征未被很好地给予揭示。而大孔吸附树脂之所以具有一定的选择性，除与大孔吸附树脂中的功能基类型有关外，树脂的孔结构包括孔径、孔形和孔容等，都对大孔吸附树脂的吸附选择性有不同程度的影响。目前关于大孔吸附树脂吸附选择性规律的研究仍然驻足于功能基对吸附选择性的影响，而关于孔结构参数对吸附选择性的影响虽已引起了有关研究者的注意，但还没有取得实质性的进展。

今后，大孔吸附树脂吸附理论的研究发展必将重点放于具有普遍性的能够反映基本吸附过程特征的模型公式的推导与建立上。目前，吸附研究领域普遍认可将吸附分为多个吸附步骤；吸附的过程中同时存在吸附过程和脱附过程，当吸附达到平衡时，吸附速率等于脱附速率；吸附颗粒的颗粒与孔径尺寸、极性和疏水性等将会影响吸附过程；吸附颗粒表面功能基的性质包括极性、酸碱性、氢键成键能力等将会对吸附选择性及吸附行为产生影响。因此，影响吸附过程与吸附效果的因素也将成为理论研究与模型建立所必须考虑的方面，而吸附机理的最终研究目标就是建立一种可以充分表现不同影响因素作用效果的、充分客观反映吸附过程的模型。

2. 市售大孔吸附树脂结构参数不一致　由于大孔吸附树脂的合成大多采用悬浮聚合，大孔吸附树脂孔结构的控制较为复杂，孔结构的组成带有很大的随机性和不确定性，再加上许多生产厂家将大孔吸附树脂合成工艺列为保密技术，因此，目前国内的树脂生产厂家和树脂型号比较混乱，厂家提供的树脂性能参数不全，同型号树脂评价标准不统一，即使是同一厂家、同一型号、不同批次的大孔吸附树脂，其结构参数也无法保证完全一致，导致实际使用时可能会影响纯化的产品质量[108,109]。

3. 大孔吸附树脂分离工艺的在线监测[110,111]　目前中药生产过程中缺乏快速、有效的质量分析技术及控制手段，严重制约了中药产业的发展。对大孔树脂柱层析过程进行在线监测，有利于工业化生产。目前大孔树脂分离技术的在线监测尚处于实验室阶段，文献报道的多应用近红外光谱技术、红外技术、紫外光谱技术、电导率法，可在一定程度上实现分离纯化过程全程实时质量监控。但是，大孔树脂吸附分离过程不同于普通的提取过程，由于洗脱液中目标成分的含量是从无到有，再到无，结合近红外光谱本身的缺点是不能检测含量太低的物质，所以在采用近红外检测技术进行质量控制时，对洗脱的起点和终点，仅能做准确判断，无法做到准确定量，目前应用暂仅对洗脱的中间部分进行准确定量[112]。如何解决类似难题，尚在研究中。

五、应用

（一）D－101 大孔树脂用于中药精制工艺预处理方法优化[105]

1. 浸泡工艺确定

（1）紫外－可见分光光度法测定有机物残留　由于在 254 nm 处，残留物具有较大的吸收，因此，采用紫外－可见分光光度法对浸泡溶剂中的有机溶剂残留进行粗筛。精密量取各待测溶液 1ml，置 10ml 量瓶中，定容至刻度，于 254 nm 处测定其吸光度。

（2）浸泡工艺参数筛选　称取 5.0 g NaOH，置于 100ml 量瓶中，加水溶解并定容至刻度，得 5% NaOH 溶液；称取 5.0 g NaOH，置于 100 ml 量瓶中，加 95% 乙醇溶解并定容至刻度，得 5% NaOH 95% 乙醇溶液；称取 5.0 g NaOH，置于 100ml 量瓶中，加 70% 乙醇溶解并定容至刻度，得 5% NaOH 70% 乙醇溶液；称取 5.0 g NaOH，置于 100ml 量瓶中，加 50% 乙醇溶解并定容至刻度，得 5% NaOH 50% 乙醇溶液。

取 D－101 大孔树脂 100ml 于烧杯中，分别加入 2000ml 上述溶剂浸泡，并于第 1、2、3、4 小时后搅拌均匀后取样，测定其吸光度；第 4 小时后滤取树脂，装于树脂柱中，以乙醇洗脱，洗脱流速为 2 BV/h，以洗脱液加入 3 倍体积的水不显混浊为标准，记录乙醇洗脱用量。

由表5－86可知，在相同浸泡时间里，浸泡液中苯系有机残留的含量为碱性95%乙醇中苯系有机残留最多。所含的苯系有机残留随浸泡时间的加长而增加，但浸泡3小时和4小时变化较小；经各溶剂浸泡后，用95%乙醇洗脱至加3倍量水不显混浊时，碱性95%乙醇洗脱用量最少仅为4 BV，明显少于其他浸泡溶剂。

因此浸泡处理的优化方法为：取树脂，用2 BV的5%氢氧化钠乙醇溶液作为浸泡溶剂，浸泡3小时。

表5－86　大孔吸附树脂预处理各浸泡液的吸光度值及醇洗脱体积表

溶剂	浸泡时间（h）				醇洗脱体积/BV
	1	2	3	4	
95%乙醇	0.213	0.355	0.382	0.402	14.0
5%氢氧化钠	0.002	0.003	0.009	0.011	12.0
碱性95%乙醇	0.528	0.602	0.694	0.696	4.0
碱性70%乙醇	0.382	0.496	0.523	0.525	6.0
碱性50%乙醇	0.304	0.415	0.431	0.435	9.5

2. 洗脱工艺确定

（1）气相色谱法测定有机溶剂残留　通常对处理后树脂有机溶剂残留的标准多采用“加数倍水于乙醇溶液中不显混浊”或“至200～400 nm无紫外吸收峰”为标准。本研究以GC法测定各残留物的含量及总量，结果更准确。

照气相色谱测定法，用气相色谱顶空进样法测定。顶空恒温箱温度85℃；传输管温度110℃；进样环温度100℃；用毛细管柱（30 m×320 μm×0.25 μm），柱温：程序升温60℃（3min）→5℃/min→75℃→20℃/min→170℃；进样口温度120℃；检测器温度200℃；分流进样测定，分流比2∶1，载气：氮气；流速：3.5ml/min。精密称取大孔树脂0.5 g，置顶空瓶中，精密加入5ml蒸馏水，作为供试品溶液，在此条件下各成分均得到基线分离，其含量测定方法经过方法学考察，符合相关规定。

（2）洗脱工艺参数确定　取D－101树脂1000ml，用2 BV 5%氢氧化钠95%乙醇溶液浸泡3小时，滤取树脂后装柱，以2ml/min速度洗脱1 BV，取树脂9份，每份30ml，分装入9个小柱中，分别标记为1至9号，径高比为1∶7，按照$L_9(3^4)$正交表进行实验，因素水平表见表5－87，测定树脂中正己烷、苯、甲苯、对二甲苯、邻二甲苯、苯乙烯、二乙烯苯的含量。

D－101的优选预处理工艺为：取大孔树脂，加入2 BV的5% NaOH乙醇溶液作为浸泡溶剂，浸泡3小时后，滤取树脂，装柱，用4 BV 95%的乙醇洗脱，洗脱速度为4 BV/h，即得。

按照以上工艺条件，取3批D－101大孔树脂各1000 g进行预处理工艺验证，并与说明书中的预处理工艺进行比较，结果如表5－88～表5－90所示。

表5－87　大孔吸附树脂处理乙醇洗脱影响因素及水平正交表

水平	因素			
	A乙醇用量（BV）	B乙醇浓度（%）	C浸泡时间（h）	D洗脱流速（BV/h）
1	4	70	0	4
2	3	80	3	3
3	2	95	6	2

表 5-88 正交试验表

试验号	因素 A	因素 B	因素 C	因素 D	苯	甲苯	对二甲苯	邻二甲苯	苯乙烯	1，2-二乙烯苯	正己烷	总量
1	1	1	1	1	8.75	12.42	3.10	—	20.66	16.85	25.25	87.03
2	1	2	2	2	3.63	5.01	2.44	—	5.02	10.22	14.43	40.75
3	1	3	3	3	0	1.25	0	—	0	5.11	6.53	12.89
4	2	1	2	3	12.12	18.33	5.11	—	33.54	24.65	28.65	122.40
5	2	2	3	1	5.56	10.59	4.59	—	10.68	15.28	19.88	66.58
6	2	3	1	2	0.35	7.28	0	—	0	9.25	9.43	25.31
7	3	1	3	2	15.66	20.63	7.01	—	40.87	30.64	34.59	149.40
8	3	2	1	3	9.44	17.05	5.33	—	16.47	21.47	23.49	93.25
9	3	3	2	1	3.30	12.65	0	—	5.42	16.50	13.20	51.07
K1	140.67	358.83	206.59	204.68								
K2	215.29	200.58	214.22	216.46								
K3	293.72	90.27	228.87	228.54								

注：树脂中所含的邻二甲苯经过浸泡处理后，其含量已低于检测限。

表 5-89 方差分析表

因素	偏差平方和	自由度	F比	F临界值	P值
乙醇用量	3904.8569	3.0000	1301.619	45.6864	*
乙醇浓度	16321.8427	3.0000	5540.6142	190.9638	* *
浸泡时间	85.4709	3.0000	28.4903	1.0000	
洗脱流速	94.8883	3.0000	31.6294	1.1102	

注：* *P<0.01；*P<0.05。

表 5-90 工艺验证对比表

批号	优选工艺所用乙醇总量（ml）	说明书工艺所用乙醇总量（ml）	树脂中有机溶剂残留总量（μg/g）
100812	6000	9800.0000	22.78
100917	6000	10500.0000	19.59
110511	6000	9100.0000	28.88

3. 结论 所得到的优化工艺比原工艺降低了乙醇的用量，节约了生产工时，从而降低了生产成本。

（二）D-101大孔树脂用于纯化黑骨藤复方药物有效部位工艺研究[106]

1. 检测方法 总黄酮检测方法参照胡娟等的检测方法，总萜的检测方法参照罗岚等的检测方法，总生物碱的检测方法参照赵爱萍的检测方法，9种有效成分的检测方法参见徐艳等的检测方法。

2. 转移率的计算

$$转移率(\%)=\frac{纯化后各片段各有效成分含量(mg)}{纯化前样品所含有效成分含量(mg)}\times 100\%$$

3. 黑骨藤复方药物提取物的制备 称取黑骨藤、元胡和秦艽的混合物（即黑骨藤复方药物），采用回流提取的方法，提取液为50%乙醇溶液，料液比为1：40，提取温度为80℃，提取次数为1次，提取时间为3小时，抽滤浓缩得黑骨藤复方药物提取物。

4. 上样质量浓度对纯化效果影响 分别称取D-

101 型大孔树脂 21 g，湿法装柱，配制质量浓度为 25、50、75、100、125、150 mg/ml 黑骨藤复方药物提取物，分别取 4ml 上样，吸附 1 小时，洗脱液体积流量为 4.0ml/min。先用蒸馏水洗脱 2 BV，再用 30% 乙醇洗脱 1 BV，60% 乙醇洗脱 1 BV，80% 乙醇洗脱 2 BV，将 30%、60% 与 80% 的乙醇洗脱液一并收集，利用紫外分光光度计检测其洗脱液中总黄酮、总萜和总生物碱的含量，并计算其转移率。

结果（图 5－48）表明总黄酮、总萜和总生物碱的转移率均是随着上样质量浓度的增大先增大后减小，并且在上样质量浓度为 75 mg/ml 时总黄酮、总萜和总生物碱的转移率均达到最高，故上样质量浓度选择 75 mg/ml 为宜。

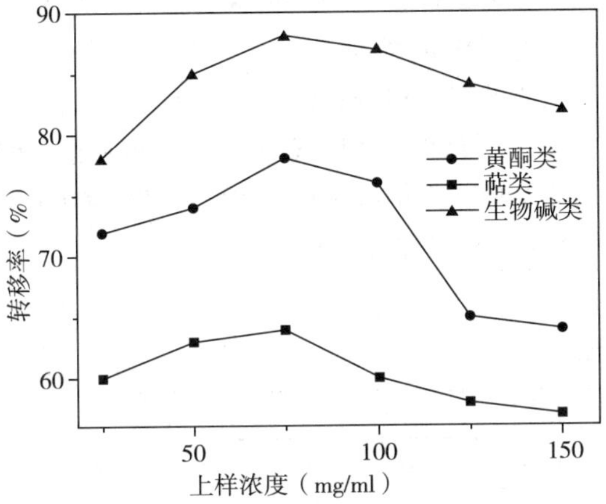

图 5－48　样品浓度对总黄酮、总萜和总生物碱转移率的影响

5. 上样量对纯化效果影响　分别称取 D－101 型大孔树脂 12、18、21、24、30、39g，湿法装柱，取 4ml 质量浓度为 75mg/ml 的黑骨藤复方药物提取物分别上样，则样品：填料分别为 1：4、1：60、1：70、1：80、1：100 和 1：130，吸附 1 小时，洗脱液体积流量为 4.0ml/min。先用蒸馏水洗 2 BV，再用 30% 乙醇洗脱 1 BV，60% 乙醇洗脱 1 BV，80% 乙醇洗脱 2 BV，将 30%、60% 与 80% 的乙醇洗脱液一并收集，利用紫外分光光度计检测其洗脱液中总黄酮、总萜和总生物碱的含量，并计算其转移率。

结果（图 5－49）表明，总黄酮、总萜和总生物碱的转移率均随着样品与填料的比值的降低先增大后减小，并且在样品：填料为 1：70 时总黄酮、总萜和总生物碱的转移率达到最高，故上样量选择样品：填料＝1：70 为宜。

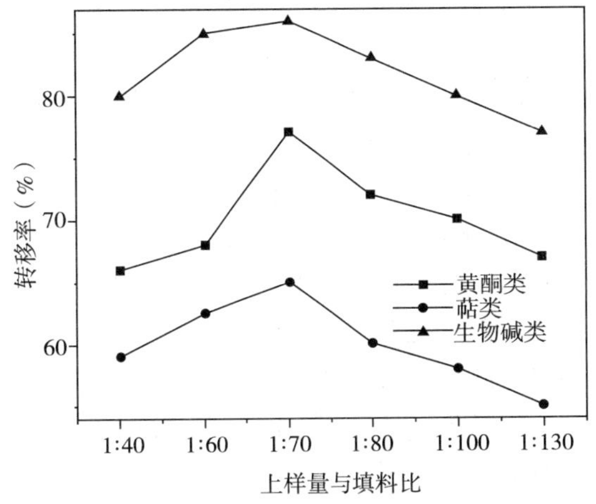

图 5－49　上样量对总黄酮、总萜和总生物碱的转移率的影响

6. 吸附时间对纯化效果影响　分别称取 D－101 型大孔树脂 21g，湿法装柱，取 4ml 质量浓度为 75 mg/ml 的黑骨藤复方药物提取物，分别吸附 0、0.5、1、2、4 小时，洗脱液体积流量为 4.0ml/min。先用蒸馏水洗脱 2 BV，再用 30% 乙醇洗脱 1 BV，60% 乙醇洗脱 1 BV，80% 乙醇洗脱 2 BV，将 30%、60% 与 80% 的乙醇洗脱液一并收集，利用紫外分光光度计检测其洗脱液中总黄酮、总萜和总生物碱的含量，并计算其转移率。

结果（图 5－50）表明，吸附时间对总生物碱的转移率影响最大，总生物碱的转移率随着吸附时间的增长先升高后缓慢降低，且当吸附时间为 2 小时，总生物碱的转移率达到最大，因为吸附时间过短，总生物碱吸附还不充分，就被蒸馏水洗脱下来，而吸附时间过长，则可能会造成死吸附；但相对于总黄酮和总萜的转移率而言，随着吸附时间的延长而增大，在吸附时间为 4 小时时，总黄酮和总萜的转移率达到最大。综合考虑成本，吸附时间选择 2 小时为宜。

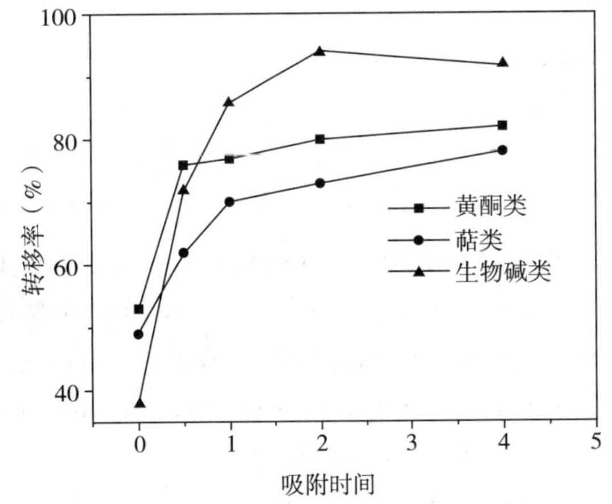

图 5－50　吸附时间对总黄酮、总萜和总生物碱的转移率的影响

7. 洗脱液浓度对纯化效果影响 分别称取 D－101 型大孔树脂 21g，湿法装柱，取 4ml 质量浓度为 75mg/ml 的黑骨藤复方药物提取物，吸附 2 小时，洗脱液体积流量为 4.0ml/min。依次用蒸馏水、30%、60%、80% 和 95% 的乙醇洗脱，各洗脱 10 BV。洗脱时，前 5 BV 洗脱液每个 BV 各自收集，依次标记为 1、2、3、4、5，剩下的 5 BV 一起收集起来，标记为 6。利用 HPLC 检测其洗脱液中落干酸、6′－*O*－*β*－*D*－葡萄糖基龙胆苦苷、獐牙菜苦苷、龙胆苦苷、獐牙菜苷、杠柳苷、延胡索乙素、四氢小檗碱和延胡索甲素的含量，并计算其转移率。

结果（表 5－91）表明，10 BV 蒸馏水共洗脱出 17.01% 的落干酸；前 3 个 BV 洗脱出落干酸的转移率分别为 1.36%、1.22% 和 1.15%，共 3.73%，而且从第 4 个 BV 起落干酸被洗脱出来的量有逐渐增大的趋势；并且前 3 个 BV 洗脱出来的质量之和远远大于后面 7 个 BV 洗脱出来的质量之和，故选择用 3 个 BV 的蒸馏水除杂。6′－*O*－*β*－*D*－葡萄糖基龙胆苦苷、獐牙菜苦苷和獐牙菜苷在 30% 乙醇中被洗脱出来；龙胆苦苷在蒸馏水、30% 乙醇和 60% 乙醇中被洗脱出来，且主要存在于 30% 乙醇洗脱液中；杠柳苷在 30% 和 60% 乙醇中被洗脱出来，且主要存在于 60% 乙醇洗脱液中；延胡索乙素在 30%、60%、80% 和 95% 乙醇中均能被洗脱出来，且被洗脱出来的量除 80% 乙醇洗脱液外相差不大，80% 乙醇洗脱液中含量最多，其转移率为 28.60%，95% 乙醇洗脱液中含量最少，其转移率为 19.69%；四氢小檗碱在 80% 和 95% 乙醇中被洗脱出来，且主要是在 95% 乙醇中被洗脱出来，其转移率为 46.82%；延胡索甲素在 30%、60%、80% 和 95% 乙醇中均能被洗脱出来，且其转移率随着洗脱液浓度的增大而增大，在 95% 乙醇洗脱液中的转移率最大，其转移率为 38.62%；由此看出，要将极性较小的生物碱类化合物的洗脱最大化，最好选择浓度为 95% 的乙醇作为洗脱液，考虑到由蒸馏水直接 95% 乙醇的变化梯度过大，会有热交换发生，还会产生大量气泡，不利于纯化，故在用蒸馏水除杂后，先依次用两个 BV 的 30% 和 60% 乙醇过度，再用 95% 乙醇洗脱。

表 5－91 各馏分中转移率（%）

Component	水						乙醇			
	1	2	3	4	5	6	30%	60%	80%	95%
落干酸	1.36	1.22	1.15	1.46	1.52	10.3	77.39			
6′－*O*－*β*－*D*－葡萄糖基龙胆苦苷							97.88			
獐牙菜苦苷							98.01			
龙胆苦苷						0.12	99.67	0.11		
獐牙菜苷							91.05			
杠柳苷							15.74	28.87		
延胡索乙素							20.71	21.42	28.60	19.69
四氢小檗碱									25.44	46.82
延胡索甲素							3.78	8.168	29.09	38.62

8. 洗脱体积流量对纯化效果影响 分别称取 D－101 型大孔树脂 21g，湿法装柱，取 4ml 质量浓度为 75 mg/ml 的黑骨藤复方药物提取物，吸附 2 小时，洗脱液体积流量分别为 2.0ml/min、4.0ml/min、6.0ml/min 和 8.0ml/min。先用蒸馏水洗脱 3 BV，再用 30% 乙醇洗脱 2 BV，60% 乙醇洗脱 2 BV，95% 乙醇洗脱 10 BV，将 30%、60% 与 95% 的乙醇洗脱液一并收集，利用紫外分光光度计检测其洗脱液中总黄酮、总萜和总生物碱的含量，并计算其转移率。

结果（图 5－51）表明，总黄酮、总萜和总生物碱的转移率均随着洗脱体积流量的增大而减小，但是洗脱体积流量为 2ml/min 时，总体洗脱时间过长，时间成本较大，综合考虑，洗脱体积流量选择 4ml/min 为宜。

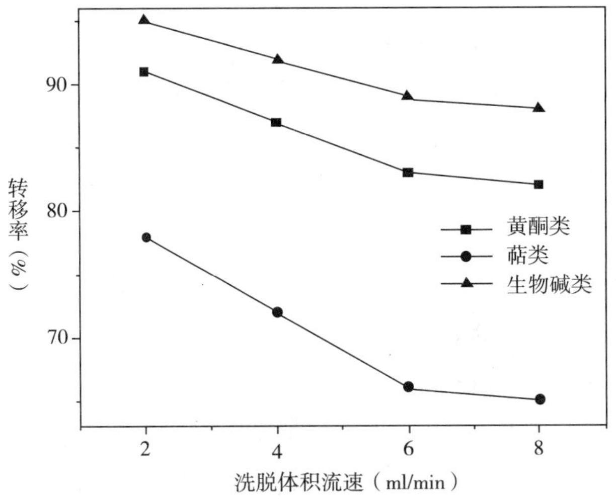

图 5－51　洗脱速度对黄酮类、萜类和生物碱类的转移率的影响

9. 测定洗脱终点　分别称取 D－101 型大孔树脂 21g，湿法装柱，取 4ml 质量浓度为 75 mg/ml 的黑骨藤复方药物提取物，吸附 2 小时，洗脱液体积流量为 4.0ml/min。先用蒸馏水洗脱 3 BV，再用 30% 乙醇洗脱 2 BV，60% 乙醇洗脱 2 BV，最后用 95% 乙醇洗脱 20 BV，且每洗脱 2 BV 收集 1 次，依次标记为 1～10。将各洗脱液利用 HPLC 检测其中落干酸、6′－*O*－*β*－*D*－葡萄糖基龙胆苦苷、獐牙菜苦苷、龙胆苦苷、獐牙菜苷、杠柳苷、延胡索乙素、四氢小檗碱和延胡索甲素的含量，并计算其转移率。

结果（表 5－92）表明，延胡索甲素是最后被洗脱下来的，故洗脱终点的判断可以以延胡索甲素作为判断依据。30% 乙醇洗脱下来的延胡索甲素的转移率为 1.21%，60% 乙醇洗脱下来的延胡索甲素的转移率为 17.38%，95% 乙醇 1 中洗脱下来的延胡索甲素的转移率为 17.35%，其后 2～10 中洗脱下来的延胡索甲素的量大致呈递减趋势，且在 95% 乙醇的 5 中洗脱下来的延胡索甲素的转移率仅为 1.46%，即被洗脱下来的量很少。此后剩余的 6～10 中，即 10 BV 共洗脱下来的延胡索甲素的转移率为 5.36%。考虑到成本问题，选择 95% 乙醇洗脱 10 BV 为宜。

表 5－92　各馏分成分转移率（%）

Elution		a	b	c	d	e	f	g	h	i
水		3.89								
30% 乙醇		64.73	56.54	50.42	44.45	39.34		7.75		1.21
60% 乙醇		18.67	24.02	28.96	36.87	34.99	61.31	38.20		17.38
95% 乙醇	1	1.83	2.48	3.12	3.39	3	8.22	22.97	14.47	17.35
	2	0.34	0.56	0.56	0.56		1.62	3.84	4.27	4.76
	3				0.03			1.62	2.18	2.27
	4				0.01			0.82	1.45	1.39
	5						0.79	1.48	1.46	
	6							0.47	1.33	1.02
	7							0.18	1.36	0.72
	8							0.45		1.52
	9							0.32		1.21
	10									0.89

a：落干酸；6′－*O*－*β*－*D*－葡萄糖基龙胆苦苷；e：獐牙菜苦苷；d：龙胆苦苷；e：獐牙菜苷；f：杠柳苷；g：延胡索乙素；h：四氢小檗碱；i：延胡索甲素。

10. 最佳纯化工艺验证实验　综上，纯化工艺的最佳条件：上样质量浓度为 75 mg/ml，样品：填料为 1∶70，吸附时间为 2 小时，洗脱液体积流量为 4.0ml/min，洗脱条件为先用 3 BV 蒸馏水除杂，再依次用 2 BV 30% 乙醇、2 BV 60% 乙醇和 10 BV 95% 乙醇洗脱。

纯化工艺验证实验：分别称取 D－101 型大孔树脂 21g，湿法装柱，取 4ml 质量浓度为 75 mg/ml 的黑骨藤复方药物提取物，吸附 2 小时，洗脱液体积流量为 4.0ml/min。先用蒸馏水洗脱 3 BV，再用 30% 乙醇洗脱 2 BV，60% 乙醇洗脱 2 BV，最后用 95% 乙醇洗脱，将 30%、60% 与 95% 的乙醇洗脱液一并收集，利用紫外分光光度计检测其中总黄酮、总萜和总生物碱的含量，利用HPLC检测其中落干酸、6′-O-β-D-葡萄糖基龙胆苦苷、獐牙菜苦苷、龙胆苦苷、獐牙菜苷、杠柳苷、延胡索乙素、四氢小檗碱和延胡索甲素的含量，并计算其转移率。

结果（表5-93）表明，12种有效成分转移率的RSD值均小于5%，表明此纯化工艺条件稳定可行。

表5-93 工艺验证实验

Component	转移率（%）				RSD（%）
	样品1	样品2	样品3	平均	
黄酮类	84.92	86.51	85.19	85.54	1.00
萜类	71.08	70.29	70.92	70.76	0.59
生物碱类	91.96	91.53	91.57	91.69	0.26
落干酸	83.99	82.98	81.23	82.73	1.69
6′-O-β-D-葡萄糖基龙胆苦苷	98.91	97.16	97.4	97.82	0.97
獐牙菜苦苷	97.22	97.29	97.85	97.45	0.35
龙胆苦苷	99.47	99.13	99.86	99.48	0.37
獐牙菜苷	90.41	93.44	93.73	92.52	1.99
杠柳苷	99.65	98.23	95.57	97.82	2.12
延胡索乙素	96.11	95.48	98.83	96.81	1.84
四氢小檗碱	73.58	73.64	79.33	75.52	4.38
延胡索甲素	80.53	79.81	79.97	80.1	0.47

六、展望[113]

未来15～20年内我国将完成树脂生产与应用大国向树脂强国的转变，并将推动与引领世界树脂科技、生产与应用的发展。

（一）在树脂的结构与性能方面

总体而言，未来离子交换与吸附树脂将向系列化、精准化、高效化、高值化方向发展。

在树脂的结构方面，目前树脂的颗粒大小已从毫米级扩展到微米级，纳米复合树脂中的纳米颗粒仅为几十纳米。近期已出现了可将颗粒尺寸控制在亚10 nm甚至1～2 nm的新型纳米复合树脂，表现出更强的纳米效应，反应活性显著提高。目前树脂的孔结构已有无孔（凝胶树脂）-有孔（大孔树脂）-相对均孔（超高交联树脂）等多种类型，未来将可能通过分子设计等方法进一步发展出均孔树脂，使之具备与分子筛相似的有序孔结构，在分离、催化、有机合成等领域发挥作用。在树脂与目标物质的作用机理方向，最初的离子交换树脂仅可通过单一功能（离子交换）与目标物质发生作用，复合功能树脂则可综合双功能（离子交换-吸附协同作用）实现对目标物质的高选择性，未来将可能出现更为高效的多功能作用机制，如将吸附与氧化还原、化学催化等功能耦合，以实现对特定目标物质的专一性处理。在树脂产品的生产能力上，未来的生产将向系列化、精准化方向发展，以满足不同使用场合的个性化需求。

在性能方面，树脂的处理能力将更加高效，如通过发展螯合树脂、纳米吸附树脂等特种材料，大大提高树脂对目标物质的离子交换与吸附分离能力。相应地，树脂的产品附加值将大幅提高，出现高值化的发展趋向。目前已有树脂将吨售价从几千提高到几万、十几万人民币，甚至几十万人民币（如部分医药级树脂等）。

（二）在树脂的生产与应用方面

1. 水处理与环境保护 水处理与环境保护是离子交换与吸附树脂最为重要的应用领域之一。随着我国产业结构的全面转型升级，未来对水处理与环境保护的要求将进一步提高，树脂法由于操作简便、效果可靠、经济可行等特点而具备显著优势。树脂类材料在超纯水制备、微污染物的深度处理与回用、持久性有机污染物（POPs）与内分泌干扰物（EDCs）等有毒污染物的深度净化、重金属废水的深度处理与资源化等领域已取得一定进展，并将发挥更大的作用。

2. 湿法冶金与海洋开发　树脂吸附法在我国稀土资源的分离提纯、贵重金属的提取等领域应用前景广阔，具有很强的战略价值；此外，海水中蕴含着大量的稀有元素，通过提高树脂对目标元素的吸附选择性从而实现对海水中微量稀有元素的提取与富集也大有可为。

3. 医药工业与食品工业　我国利用离子交换与吸附树脂在天然产物与药物提取分离中已取得很好的效果。未来树脂法在医药工业与食品工业中的应用可能包括：抗生素的提取分离，中草药有效成分的提取，安眠药、有机磷等中毒者的血液灌流，海洛因、吗啡等毒品的戒毒与脱毒治疗，果蔬汁的深度净化等方面。

4. 有机催化与化学工业　陈群团队已建成以双功能基的强酸树脂催化为核心的 2.0×10^5 吨/年的双酚 A－环氧树脂生产装置，是目前世界生产规模最大的工业装置，体现出树脂催化技术的巨大潜力。此外，李弘团队为代替锡类金属催化剂，以有机胍催化为核心的聚乳酸系列环境生物可降解材料的绿色合成技术已完成中试，正在组建年产万吨级的工业装置，也展现了实现大规模工业生产的美好前景。

（奉建芳，梁健钦，涂亮星）

第十节　中药浸出物的分子蒸馏分离纯化原理与方法

分子蒸馏作为一种高新分离纯化技术，自 20 世纪 30 年代出现以来，世界各国广为重视，相继在多个领域开展研究，使分子蒸馏技术在工业领域应用得到进一步发展。我国分子蒸馏技术的研究起步较晚，但近年发展较快，以北京新特科技发展公司为代表，应用分子蒸馏技术开发了鱼油、天然维生素 E、α－亚麻酸、高纯二聚酸、异氰酸酯加成物、辣椒红色素、角鲨烯等 60 余种新产品，已推广分子蒸馏大型工业化装置 50 余套。实践证明，分子蒸馏技术应用前景广阔，但应用于中药有效成分的分离纯化还不多，有待加强。本节将从分子蒸馏分离纯化原理、特点、局限性、分子蒸馏的设备、方法及影响因素、分子蒸馏技术研究现状、现代中药产业中应用分子蒸馏技术的思路与方法等方面，对这一纯化新技术进行介绍，以便于在中药制药领域的应用与推广。

一、分子蒸馏分离纯化原理

（一）分子蒸馏相关概念

1. 分于蒸馏（molecular distillation，MD）　是在高真空条件下，利用待蒸馏液分子运动平均自由程的不同来进行分离的一种特殊的液－液分离技术。由于分子蒸馏时，蒸发面与冷凝面的间距很小（小于轻分子运动的平均自由程），故又称为短程蒸馏（short－path distillation）。

2. 分子运动自由程　是指一个分子相邻两次分子碰撞之间所走的路程。由于分子与分子之间存在着相互作用力。当两分子离得较远时，分子之间的作用力表现为吸引力，但当两分子接近到一定程度后，分子之间的作用力会改变为排斥力使两分子分开，这种由接近而至排斥分离的过程就是分子的碰撞过程。

3. 平均自由程　任一分子在运动过程中都在不断变化自由程，就某一种分子来说，在某时间间隔内自由程的平均值称为平均自由程，用 λ_m 表示。由热力学原理可推出[114]：

$$\lambda_m = \frac{KT}{\sqrt{2}\pi d^2 p} \qquad (5-35)$$

式中，d：分子有效直径；p：分子所处环境压强；T：分子所处环境温度；K：波尔兹曼常数。

分子有效直径是分子在碰撞过程中，两分子质心的最短距离，即发生斥离的质心距离。由分子平均自由程公式可知，降低压力、提高温度可加大分子运动自由程；分子的有效直径越小，分子运动自由程越大。在一定温度和压力下，不同物质因其有效直径不同而分子运动平均自由程也不同。轻分子的平均自由程大，重分子的平均自由程小。

（二）分子蒸馏原理

根据分子运动理论，液体混合物的分子受热后运动会加剧，当接受到足够能量时，就会从液面逸出而成为气相分子。随着液面上方气相分子的增加，有一部分气体就会返回液体。在外界条件保持恒定情况下，最终会达到分子运动的动态平衡。

分子蒸馏分离纯化原理正是利用不同种类分子逸出液面后其运动平均自由程的不同而实现物质的分离。为达到分离的目的，首先对液体混合物进行加热，能量足够的分子逸出液面，轻分子的平均自由程大，重分子平均自由程小。若在离液面小于轻分子的平均自由程而大于重分子平均自由程处设置一冷凝面，使得轻分子不断被冷凝，从而破坏了轻分子的动态平衡而使混合液中的轻分子不断逸出，而重分子因达不到冷凝面很快趋于动态平衡，不再从混合液中逸出。这样，液体混合物便达到了分离的目的。分子蒸馏原理见图5－52[115]。

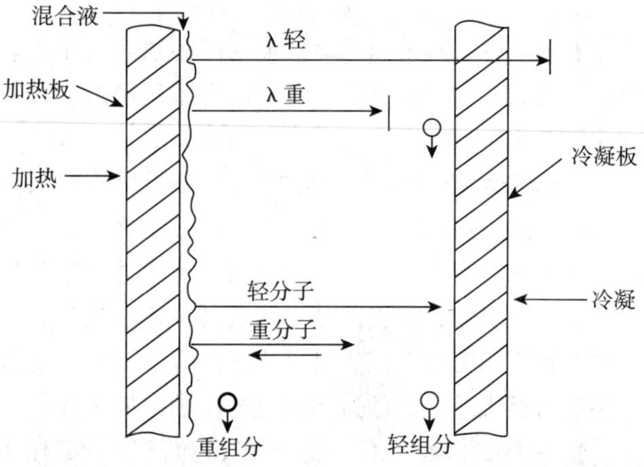

图5－52　分子蒸馏原理图

二、分子蒸馏的特点和局限性

（一）分子蒸馏的特点

1. 操作温度低　分子蒸馏不同于一般的蒸馏技术，它建立在不同物质挥发度不同的基础上，依靠分子运动平均自由程的差别实现液－液分离，属于一种完全非平衡的蒸馏过程。理论上当冷凝面与蒸发面达到足够的温度差，就可以在任何温度下进行分离，而且分子蒸馏装置内部真空度高，可以进一步降低温度。因此分子蒸馏技术是在远低于沸点的温度下进行操作的，蒸馏温度明显降低。这与常规蒸馏有本质的区别。常规蒸馏建立在气－液相平衡的基础上，根据蒸馏物质在气－液相组成的不同，利用不同物质间的沸点差来实现分离，所以操作温度较高。如天然生育酚（VE）在真空蒸馏时的操作温度为240～270℃，而分子蒸馏仅为150℃[116]。

2. 蒸馏压强低　由于分子蒸馏装置独特的结构形式，其内部压强极小，可以获得很高的真空度，因此分子蒸馏是在很低的压强下进行操作（一般0.1～10Pa），比传统真空蒸馏操作的真空度高出几个数量级，降低了物料氧化的可能性。

3. 受热时间短　分子蒸馏过程中不需物料沸腾，物料被强制形成很薄的液膜，并被定向推动，使得液体在蒸发面停留时间很短（以秒计）。而且分子蒸馏装置蒸发面与冷凝面的间距要小于轻分子运动的平均自由程，由液面逸出的轻分子几乎未发生碰撞即到达冷凝面，且操作温度低，所以受热时间很短，通常在几秒至十几秒之间，减少物料热分解与聚合的机会。

4. 分离程度高　分子蒸馏的分离能力可用相对挥发度 a_r 表示，见式（5－36）[117]。

$$\alpha_r = \alpha \times \sqrt{M_2/M_1} \qquad (5-36)$$

式中，M_1：为轻分子相对分子质量，M_2：重分子相对分子质量。

常规蒸馏相对挥发度 $\alpha_r = P_1/P_2$，由于 $M_2 > M_1$，所以 $\alpha_r > \alpha$，表明分子蒸馏过程不可逆，是一个非平衡的蒸馏过程，故其分离率比常规蒸馏高。对蒸汽压相近，常规蒸馏不能分离的混合物，分子蒸馏可依据其相对分子质量的差异进行分离，M_2、M_1 的差别越大，分离效率越高。通过调节操作温度或蒸发面与冷凝面的间距以及多级分子蒸馏的方法，可有选择地蒸出目的产物，去除其他杂质，达到纯化的目的，获得相对含量较高的有效成分。

5. 工艺清洁环保　分子蒸馏是一种纯物理的分离过程，不会带入新的溶剂和其他杂质，可保留被提取物的天然品质，减少对环境的污染，是实现产品绿色化的关键技术之一。

从以上分子蒸馏的特点可知，它与常规蒸馏技术相比具有明显的优势，见表5－94。特别适合于高沸点、热敏性、易氧化物料的分离。

表 5-94　分子蒸馏与常规蒸馏的比较

项目	分子蒸馏	常规蒸馏
分离原理	分子运动平均自由程差别	沸点差别
操作温度	远低于沸点	沸点温度
系统压强	高真空	常压或真空
受热时间	很短（以秒计）	较长（以小时计）
分离能力	高，与组分的蒸汽压和相对分子质量之比有关	一般，与组分的蒸汽压之比有关
蒸发与冷凝过程	不可逆	可逆，液气相平衡
液面现象	无鼓泡、沸腾现象	有鼓泡、沸腾现象

（二）分子蒸馏的局限性

1. 基础理论研究需加强　分子蒸馏技术是近几十年来发展起来的新型技术，其相关过程的机制尚未完全揭示，难以准确了解分子蒸馏器内的真实状况，关键技术参数欠缺，最佳工艺方案设计难度大。至今，用以揭示分子蒸馏技术的完整数学模型还未完全建立。这些都严重限制了分子蒸馏技术的工业化应用。

2. 生产能力较小　由于分子蒸馏的蒸发表面积受设备结构的限制，远小于常规精馏塔的受热面积，物料在面积不大的蒸发壁面上呈薄膜状，且受热面积与蒸发壁面几乎相等，其汽化量非常小，致生产能力不大。此外，分子蒸馏在远低于常压沸点条件下操作，其汽化量相对于在沸点附近操作的常规蒸馏还要少很多，相同生产能力下，分子蒸馏设备体积要比常规蒸馏设备大很多[118]。

3. 设备成本较高　分子蒸馏装置结构复杂，技术要求高，配套设备多，设备成本较高。分子蒸馏技术要求体系达到很高的真空度，故对整套设备真空密封性要求很高，需要高真空排气装置、高真空动静密封结构等辅助系统；设备结构要求蒸发面和冷凝面之间的距离要适中，生产技术难度大，初期一次性投资大。

4. 应用范围受限　分子蒸馏是一种液－液分离技术，要求进样物料呈液态，而且分离后的组分也为液态，因此仅适用于具挥发性的液态或适当加温即具流动性的半固体物质的分离纯化，主要用于挥发性的脂溶性成分的分离纯化。

三、分子蒸馏设备

一套完整的分子蒸馏系统主要包括：进料系统、脱气系统、加热系统、真空系统、分子蒸馏器、冷却系统、接收系统和控制系统[119]。分子蒸馏器的结构设计是分子蒸馏系统的核心部分，其结构差别影响分离效果。根据分子蒸馏器的结构形式不同，主要分为降膜式、刮膜式以及离心式三种类型，其中后两种使用较广泛。

（一）降膜式分子蒸馏器

降膜式分子蒸馏器的蒸发器与冷凝器是两个同心的筒体，蒸馏物靠重力向下流经蒸发面，形成连续更新的蒸发液膜，并在几秒钟内加热。通常把外筒体作为蒸发面，内筒体作为冷凝面，这样蒸发面积扩大，单位时间内的蒸发率提高；冷凝面积相对减小，易于馏出物收集。

降膜式装置为早期形式，在蒸发面上形成的液膜较厚，液膜流动一般呈层流，传质和传热阻力大。降膜式蒸发器的长度受到不同蒸馏物质和停留时间的限制，液膜受流量及黏度影响不能形成完全覆盖蒸发面、厚度均匀的蒸发膜，影响了有效面积上的蒸发率。而且物料受热时间较长，不适于对热敏感物质的蒸馏。目前，世界各国很少采用，一般适用于实验室或小批量生产。

（二）刮膜式分子蒸馏装置

该装置是在降膜式的基础上发展起来的，蒸发筒体（一般为圆柱形）内设置可转动的刮板，把进入蒸发面的蒸馏物迅速刮成厚度均匀、连续更新的涡流状蒸发膜。刮板能有效控制膜的厚度及均匀性，分离效果好；通过调整刮板转速还能控制物料停留时间，使蒸发率明显提高。

刮膜式分子蒸馏器的优点是形成连续均匀的薄膜，有助于传质和传热的进行，并提高分离效率，避免出现由于局部过热而导致的热分解，液膜厚度小，蒸馏过程可以连续进行，生产能力大，而且该装置结构相对简单，价格较低廉。刮膜式与降膜式相比，因采用机械搅拌制膜，克服了布膜不均匀及较高的温度梯度；与离心式相比，结构比较简单，更容易受热与控制[120]。因此，刮膜式分子蒸馏器在工业上应用较广。其缺点是，液体分配装置难以进一步完善，液体流动时常发生翻滚现象，由于刮膜器的作用，液体的流动、传质和传热过程变得复杂，增加了性能优化的难度。

刮膜式分子蒸馏系统见图 5 - 53。

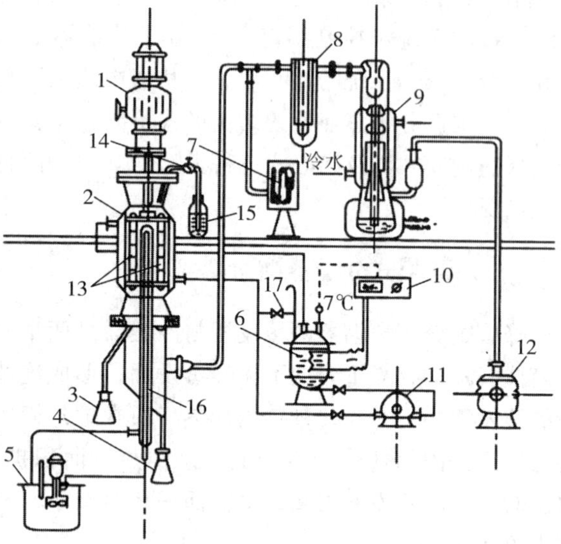

图 5 - 53　刮膜式分子蒸馏系统

1. 变速机组；2. 刷膜蒸发器缸；3. 重组分接收瓶；4. 轻组分接收瓶；5. 恒温水泵；6. 导热油炉；7. 旋转真空计；8. 液氮冷阱；9. 油扩散泵；10. 导热油控温计；11. 热油泵；12. 前级真空泵；13. 刮膜转子；14. 进料阀；15. 原料瓶；16. 冷凝柱；17. 旁路阀

（三）离心式分子蒸馏装置

离心式分子蒸馏装置是将物料送到高速旋转的转盘中央，并在旋转面扩展形成薄膜，同时加热蒸发，使之向对面的冷凝面蒸发冷凝。蒸发器是高速旋转的锥形容器，液体从底部进入，在离心力的作用下形成覆盖整个蒸发面、持续更新的厚度均匀的蒸发膜。馏出物从锥形冷凝器底部抽取，残留物从蒸发面顶部外缘通道收集。该装置是目前较为理想的分子蒸馏装置之一。

该装置的优点是能形成极薄的液膜（0.04 ~ 0.08mm），物料停留时间短，热分解率低；可调节蒸馏温度、进料流量、蒸发器转速以及蒸发面与冷凝面的间距，蒸馏效率高，分离效果好。适用于各种物料，尤其是高黏度、热敏感物质的蒸馏，在工业上应用较广。但离心式分子蒸馏装置结构复杂、密封程度要求十分严格，设备成本高，因此较适用于大型生产及产品经济价值较高或特殊性能（如高黏度）物质的分离。

目前，各国对分子蒸馏设备仍在不断改进和完善，以适应不同产品其装置结构与配套设备不同的需求特点，研究重点是离心式和刮膜式分子蒸馏器。如研究者研发了改进型刮板式分子蒸馏装置[121]，采用 Smith 式 45℃对角斜槽刮板，通过斜槽促使物料围绕蒸馏器壁向下运动，使物料产生有效的微小的活跃运动，而非被动地将物料滚碾在蒸馏器壁上，实现了短且可控的物料驻留时间，并控制了薄膜的厚度。

目前，我国已具备独立研制开发分子蒸馏设备的能力，已有多种型号规格的产品应用于实验室、中试和工业化生产。如上海德大天壹化工设备有限公司提供实验室、中试及小规模生产的分子蒸馏设备，主要型号有 DZ - 5、DZ - 10、DZL - 10、DZL - 50、DZL - 100 等。蒸发面积从 0.05m^2 到 1m^2，真空度可达 0.01Pa，蒸馏温度有 200℃、250℃、350℃、400℃，主要材质有高硼硅玻璃、不锈钢、钛合金等。无锡鼎丰压力容器有限公司开发了分子蒸馏成套工业化装置，可实现高真空下长期稳定运行，具有适应性广、可调节性能好的特点，可进行多种产品的生产，型号有 MD - 30、MD - 80、MD - 150、MD - 300、MD - 900、MD - 1200 等，其蒸发面积从 0.3m^2 到 12m^2。

四、分子蒸馏工艺流程及影响因素

（一）分子蒸馏工艺流程

分子蒸馏的操作分为三个工序依次进行，见图 5 - 54。

1. 物料预处理　物料先经预热，预热后的物料在脱气系统进行脱气、脱水和脱除轻馏分处理后存储于原料罐。由于待分离物料中可能含有溶解气体、溶剂或挥发性高的成分，在高真空蒸馏时会迅速膨胀而导致物料飞溅，不仅影响分离效果，而且很难维持系统的高真空要求，不利于蒸馏的顺利进行，因此物料在进入分子蒸馏器前需进行预处理。

2. 物料的分子蒸馏过程　物料在真空抽吸下进入分子蒸馏器进行分子蒸馏。分子蒸馏的过程分以下四步：①物料在蒸发面形成液膜；②液相分子在液膜表面受热汽化；③蒸汽分子从蒸发面向冷凝面飞射；④轻组分蒸汽分子在冷凝面上冷凝。

3. 馏出物和残留物的收集及残气的排出　轻组分从冷凝面流下进入馏出物接收瓶；重组分或未经汽

化料液从蒸发面流下，进入残留物接收瓶；残气经冷阱冷凝后进入油扩散泵和旋转真空泵。

通常物料预热、脱气、脱水、脱除轻馏分、脱除馏出物等过程在同一设备内逐次完成。当操作进入分子蒸馏，料液每循环一次，相当于完成一级分子蒸馏，多次循环就完成了多级分子蒸馏。

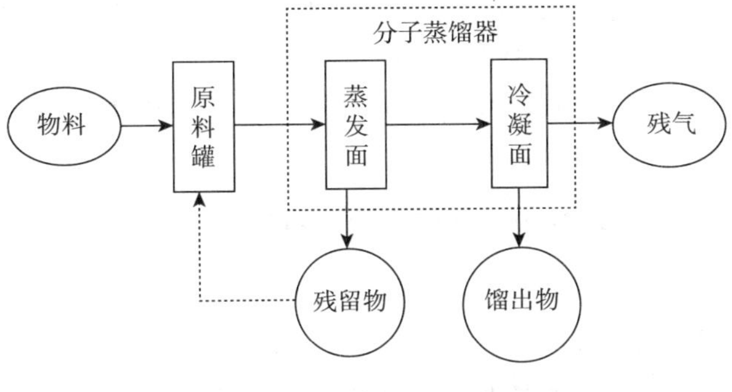

图5－54　分子蒸馏的工艺流程

（二）影响因素

1. 物料的组成和性质　从分子蒸馏相对挥发度的计算公式可知，分子蒸馏的分离效率取决于混合物料中轻组分、重组分的蒸汽分压之比（P_1/P_2）和相对分子质量之比（$M_2 > M_1$），比值越大，相对挥发度越高，越有利于混合物料的分离。因此物料的组成和理化性质，直接影响分子蒸馏的效果，使分子蒸馏的应用受到限制。

2. 蒸馏系统的真空度　分子蒸馏是在高真空下进行的一种特殊的蒸馏技术，当蒸馏温度一定时，压强越小（真空度越高），物料的沸点越低，分子运动平均自由程越大。若系统压强很低（达到 10^{-1}Pa 数量级），蒸馏区气体之间相互碰撞概率很小，轻分子从液面逸出后几乎不经碰撞就可到达冷凝面，分离效果很好。但当系统压强升高（操作压力 >1Pa）时，蒸汽分子之间的相互碰撞会导致蒸馏速率下降；蒸汽分子与剩余气体分子间的碰撞则会引起分子氧化[120]。因此可以通过提高蒸馏系统的真空度，相对降低温度来提高分离效果。维持蒸馏系统的高真空度，是分子蒸馏的关键。

3. 温度　温度是分子蒸馏的重要参数，影响分子蒸馏效率的温度包括进料温度、蒸馏操作温度以及蒸发面与冷凝面之间的温度差。物料在进料前预热到一定温度对分子蒸馏过程影响显著。进料温度低，物料的黏度较大，在蒸发面达到恒定温度的时间长，蒸发面用于预热物料的加热面积增加，用于分离的有效蒸发面积减少，单位时间的蒸发量就会降低。在接近操作温度下进料能提高蒸馏器的有效蒸发面积，进而提高蒸馏效率。适宜的蒸馏操作温度能使轻分子获得足够的能量飞射到冷凝面，而且不会产生热分解。物料成分不同，蒸馏操作温度不同，应通过实验确定最适温度。蒸发面与冷凝面之间的温度差理论上应在 50～100℃，以防止分子重新蒸发，实际操作中在保证馏出物流动性的前提下，可适当增大温差以加快分离速度。

4. 进料速度　若进料速度太快，组分还未蒸发就流到蒸发面底部，则起不到分离作用。因此在一定范围内减缓进料速度，延长料液在蒸发面的停留时间，可以增大液膜表面的蒸发速率，提高蒸馏效率。但进料速度太慢，物料不能覆盖整个蒸发表面，没有充分利用蒸馏器的蒸发面积，亦会降低单位时间的蒸发量[122]。所以应根据生产实际情况选择最佳的进料速度。

5. 蒸发液膜的厚薄、均匀度、覆盖面积　蒸发液膜的形成与分子蒸馏器的结构形式密切相关。通常降膜式分子蒸馏器形成的液膜厚度为 0.1～3mm，刮膜式为 0.1～0.25mm，离心式则在 5×10^{-2}mm 数量级。各种不同结构分子蒸馏器的改进目的就是为了使蒸馏物质沿蒸发面形成能连续更新、完全覆盖、厚度均匀的蒸发液膜。蒸发液膜越薄、越均匀、覆盖面积越大，蒸馏效果越好。为了达到良好的分离效果，分子蒸馏器设计中常采用的办法是减薄蒸发面的液膜；增加料液在蒸发面的停留时间；强化液层的位移、使之湍动，不断更新。如果仍然不能满足要求，就需要采用多级分子蒸馏系统。

6. 冷凝面与蒸发面的间距　分子蒸馏器的冷凝面与蒸发面的间距应小于或等于一定条件下蒸发分子运动的平均自由程。理论上，冷凝面与蒸发面的间距越小，分离速度越快。但间距过小时，一方面不利于抽除残气，另一方面蒸馏料液的雾沫也易飞溅到冷凝面上，从而降低分离效果。一般蒸发面与冷凝面间距在 1～20cm，最常用的在 1～5cm 的范围内。

7. 冷凝器的冷凝效果　分子蒸馏中，蒸汽分子到达冷凝面冷凝后在重力作用下沿冷凝表面连续流动，最后在冷凝器底部收集，因此冷凝器的冷凝效果对蒸馏速率的影响极大。冷凝表面需要及时移走冷凝热，以保证蒸汽得到有效的冷凝。当冷凝器不能有效冷凝时会引起分子的再蒸发而使蒸馏速率迅速降低。引起蒸汽冷凝困难的主要原因有以下几种：①蒸汽流率过高；②冷凝器过高使冷凝器底部液膜过厚，液膜表面温度升高；③冷凝液体黏度较高导致流速较慢，使液膜变厚；④冷凝液体熔点较高。所以为了保证蒸馏效果，使馏出物迅速冷凝、收集，冷凝系统通常具备调温功能，以适应不同馏出物对冷凝温度的要求。并且接收系统应具备保温功能，以免馏出物在接收通道上凝固、堵塞。

五、分子蒸馏技术的研究与应用

分子蒸馏作为一种高新分离纯化技术，是伴随真空技术和真空蒸馏技术而发展起来的，最早可追溯到二战以前。1909 年，Caldwell 和 Hurtley 发表了在高真空条件下蒸馏脂肪酸的报道，从此揭开了高真空条件下蒸馏的序幕。1921 年 Bronsted 和 Hevesy 用分子蒸馏的方法成功分离了水银同位素，并探索了水银分子的状态与其蒸气压的关系。自 20 世纪 30 年代出现以来，分子蒸馏技术受到了世界各国的重视。20 世纪的 30 ~ 60 年代，日、英、美、德、法及俄罗斯相继设计制造了多套大型蒸馏装置投入工业应用。但由于相关技术的发展还很落后，致使当时分子蒸馏技术及装备在总体上还不够完善。例如，分子蒸馏蒸发器的分离效率、密封及真空获得技术、应用领域、分离成本等方面还有待改进。从 20 世纪 60 年代至今，各国研究均十分重视这一领域的研究，也出现了一些专业的技术公司专门从事分子蒸馏器的开发制造，如德国 GEA 公司、美国的 POPE 公司、日本的神岗公司等，使分子蒸馏技术的工业应用得到了进一步发展。

我国分子蒸馏技术的研究起步较晚，从 20 世纪中期，我国研究人员开始了对分子蒸馏技术的实验研究[123]，并相继有论文发表及专利申请。但由于分子蒸馏技术与相关技术的发展密切相关，因此，我国在分子蒸馏技术的工业化推广方面进度不快。20 世纪 90 年代初，北京新特科技发展公司开始了对分子蒸馏技术的研究，从小试、中试至工业规模化生产，到目前为止，已开发新产品 60 余种，并已先后完成了鱼油、天然维生素 E、α - 亚麻酸、二聚脂肪酸、异氰酸酯加成物、辣椒红色素、角鲨烯等多个产品的工业化生产，已推广分子蒸馏大型工业化装置 50 余套。总体来说，我国对分子蒸馏技术研究起步较晚，在工业化应用方面还不够广泛，需要进一步加强。

近年来，随着回归自然潮流的兴起，人们对天然物质的青睐，推动了分子蒸馏技术的迅猛发展。对该项技术进行进一步的开发和应用，将是分离技术发展的方向之一。

（一）分子蒸馏技术的主要研究内容

1. 分子蒸馏的基础理论研究[124 ~ 126]　包括分子蒸馏机理的研究，传热传质过程的描述，数学模型的建立，分离影响因素的确定，分离效果的评价等。

2. 分子蒸馏技术的应用研究[127,128]　包括分子蒸馏设备的研制，技术应用范围的拓展，系统条件的控制，工艺参数的优化等。

（二）分子蒸馏技术的应用[129]

由于分子蒸馏技术具有鲜明的特点，可以起到以下作用：

1. 脱除热敏性物质中的轻分子组分　工业中许多产品气味不纯、溶剂大量残存、杂质（单体）清除不净，表现为在该类产品中有大量轻分子物质分离不彻底，这类问题可运用分子蒸馏技术来解决。

（1）产品的脱臭　产品中的臭馏分为轻组分，如香精香料脱臭、大蒜油脱臭、姜油脱臭、油脂的脱臭等。

（2）产品物质脱溶剂　在工业产品的提纯中，大量采用溶剂萃取法，而其后果是产品中残存溶剂（绝大多数是有毒有机溶剂）。由于常用的有机溶剂相对于大多数产品是轻分子物质，用分子蒸馏法很容易将其彻底清除。

（3）聚合物产品脱单体　在由单体合成为聚合物过程中，总会残留过量的单体物质，并会产生一些非产品物质的小分子聚合物，这些单体或小分子物质是影响产品质量的主要问题。采用传统的蒸馏方法往往会因操作温度高而使聚合物分解或缩合。而采用分子蒸馏技术可以解决这一问题。

2. 脱除产品的杂质及颜色　产品中的杂质除轻分子物质外，还有重分子物质，产品色泽多为重分子物质。分子蒸馏可被用作有效的脱色及提纯手段，如应用于脂肪酸及其衍生物、醇及其衍生物等的精制。

3. 可促进相关的传统合成工艺的改革　对于许多加成反应，产物的质量与反应物的配比密切相关，但传统的工艺由于没有有效的分离手段以清除产物中的游离单体，致使反应的物料配比及工艺受到了严重的限制，从而影响了产品的质量。分子蒸馏技术有利于某些反应的反应平衡及反应速度，优化了工艺，提高了产品质量。

4. 可用于产品与催化剂的分离　在许多合成反应中，催化剂需从产品中彻底分离除去，以保证产品质量。此外，一些价格昂贵的催化剂最好能回收循环使用。对于具有热敏性的产品与催化剂物系，传统的蒸馏方法难以处理，而采用分子蒸馏可取得理想效果，在得到高质量产品的同时，也极大地减少了可循环利用的催化剂的分解。

（三）分子蒸馏技术主要工业化应用领域

目前，分子蒸馏技术的应用领域十分广阔，可应用分子蒸馏分离纯化的产品达150余种，特别是对于一些高难度物质的分离方面，该项技术显示了十分理想的效果，主要工业化应用领域包括：

1. 石油化工领域　近年来，分子蒸馏技术广泛应用于石油化工行业，包括提纯化工产品中间体、分离产品与催化剂、废油的处理与回收等。如原油的分离与精制，原油的渣油及其类似物质的分离[130]，生产低蒸汽压油（如真空泵油等），废润滑油的回收[131]，制备润滑油[132]等。化工及精细化工中，精制提纯化工中间体、表面活性剂等产品，如烷基多苷、高碳脂肪醇、羊毛醇酸、羊毛脂酸[133]。还可用于硅油、石蜡油、光亮油等的精制。

2. 食品工业领域　分子蒸馏技术在食品工业领域的应用主要包括动植物油脂的提取与精制、高价值产品的分离和提纯。应用分子蒸馏技术可分离混合油脂，获得90%～95%以上的单脂肪酸酯，如硬脂酸单甘油酯、月桂酸单甘油酯、丙二醇酯等；可从棕榈油中分离纯化甘二酯[134]；从大豆油、棉籽油脱臭馏出物中富集天然维生素E[135,136]；从甜橙油与棕榈油中提取类胡萝卜素；从辣椒果皮中提取辣椒红色素[137]以减少有机溶剂的残留量；从马铃薯叶子中提取茄尼醇。

分子蒸馏技术还用于不饱和脂肪酸的提取和富集，如从甜杏仁油中富集多不饱和脂肪酸[138]，从紫苏籽油中提取高质量α-亚麻酸[139]，从华山松籽油原料中提取亚油酸[140]，对石榴籽油脂肪酸乙酯中的共轭亚麻酸乙酯进行富集[141]，从鱼油、海狗油中提取全顺式高不饱和脂肪酸二十碳五烯酸（EPA）和二十二碳六烯酸（DHA）[142,143]。此外，分子蒸馏技术还可用于茶叶籽油[144]、稻米油的脱酸，动物脂肪胆固醇的脱除以及水产发酵产品不良风味物质的去除[145]。

3. 医药工业领域　分子蒸馏技术还可用于医药中间体的提纯及从天然物质中提取医药制品。如运用分子蒸馏技术可提纯4-甲氧基乙酰乙酸甲酯[146]、神经酰胺[147]；制取激素缩体、氨基酸及葡萄糖衍生物、帕罗西汀碱、对乙酰氨基苯乙酸乙酯、茄尼醇、萜烯酯[135,148~150]。还可从天然鱼肝油中提取维生素A、从植物油中提取维生素E、从天然物质中提取β-胡萝卜素、从肉桂油中分离纯化肉桂醛等[151]。此外，分子蒸馏技术还可以脱除天然药物中残留的农药和有害重金属。

4. 香精香料工业　分子蒸馏技术可用于合成及天然香精香料的提纯；可从天然物质中获得粗油，运用分子蒸馏技术脱臭、脱色并去除低萜化合物，可获得高品质天然香料，如桂皮油、玫瑰油、广藿香油、香根油、香茅油、山苍子油、薰衣草精油[152,153]等。此外，分子蒸馏技术还可用于从果汁、山核桃、奶酪、扇贝及调味大料油等香辛料中分离香精油[154]。

5. 塑料、涂料及树脂工业领域[155]　分子蒸馏技术可用于增塑剂型酯类的提纯，如磷酸三丁酯、磷酸二异辛酯等磷酸酯类增塑剂和己二酸二辛酯等脂肪酸二元酸酯类产品；还可用于聚氨酯涂料固化剂中异氰酸酯加成物或预聚物中单体异氰酸酯的脱除；酚醛树脂中单体酚的脱除；聚四氢呋喃二醇中的环醚及低相对分子质量二醇的脱除以及双酚A型环氧树脂、甲基丙烯酸酯类等树脂类物质的精制。

6. 农药生产领域　分子蒸馏技术可用于精制和提纯农药及农药中间体[156]，如氯菊酯、增效醚、氧乐果、除草剂、杀虫剂等的提纯。

六、现代中药产业中应用分子蒸馏技术的思路与方法

分子蒸馏技术在现代中药产业中的应用研究已引起重视，采用分子蒸馏技术进行中药有效成分分离与纯化的研究已有报道，但研究的内容也多局限于中药脂溶性或挥发性成分的分离纯化。中药成分极富多样性，按照极性强弱，通常含中等极性化合物的中药占较大比例，而分子蒸馏技术在这方面将发挥特有作用。分子蒸馏技术具有操作温度低、蒸馏压强低、受热时间短、分离程度高等优点，能较好地保护中药有效成分，能有效改善中药成品的色泽，保持终产品的纯天然、无污染，可分离出常规蒸馏不易分离的物质，且分离后有效成分高度富集，可提高药物质量。作为一种特殊的高新分离技术，分子蒸馏技术与传统

提取分离技术、超临界萃取等新技术相结合用于中药产业，应用前景可观。

（一）分子蒸馏技术在现代中药产业中的应用

1. 中药挥发油的纯化 许多中药材中含有挥发油，而挥发油中许多化学成分都具有生物活性，其主要成分为醛、酮、醇类化合物，而大部分是萜类，沸点较高，对热比较敏感，受热时很不稳定，易分解、氧化，用传统蒸馏的方法提纯，容易使有效成分变质，而用分子蒸馏技术进行分离精制，可将不同组分分离，并可脱臭、脱色，因此分子蒸馏技术可提高原有的中药产品的质量，现已将分子蒸馏技术成功地用于广藿香油、大蒜油、肉桂油、苍术油、香附油、白术挥发油、独活挥发油、当归挥发油、川芎挥发油、连翘挥发油、地椒挥发油、香芝麻蒿挥发油、高良姜挥发油等的分离精制。

2. 植物提取物的精制 用传统的溶剂萃取（如水提取、醇提取）和超临界萃取而得到的天然药物提取物，含有多种成分，包括有用成分和无用成分，在应用中受到限制，往往需要进行脱溶剂并除去无用成分，使有效成分达到一定的纯度要求才能作为药用。采用分子蒸馏技术可提高植物提取物的纯度，如通过分子蒸馏技术使姜油的姜辣素由8%浓缩到90%以上[157]；苍术提取物中苍术素、苍术醇由8%浓缩到55%以上。

3. 天然药物标准品的制备 目前天然药物标准品一般用常规方法提取精制，生药用量大，提取效率较低、纯度较难达到标准品的要求。许多天然药物的标准品制备，采用分子蒸馏方法，效率高，生药用量少，是一种理想的方法。

4. 中药新药开发的新方法 由于分子蒸馏技术所具有的对活性成分有效分离和保护优势，它能为中药新药的创制提供有效的纯化手段。如研究者将分子蒸馏技术用于创制一类新药，银杏叶中含有5种银杏内酯A、B、C、J和M，其中银杏内酯B在银杏叶中的含量仅为0.2%，5种内酯的结构极其相似，分子蒸馏技术就可以解决普通方法不易将其分离的难题[158]。

5. 中药中残留农药和有害重金属的脱除 在天然中草药植物中，由于生长环境不同，或者由于人工种植过程中使用了杀虫剂等物质，造成了对中药的污染，使得制剂中含有残留的农药和某些有害重金属。采用分子蒸馏方法可有效清除这些物质，比其他传统方法更有效。

（二）分子蒸馏技术在现代中药产业中的应用实例

下面试以几个典型的应用实例，阐述分子蒸馏技术在现代中药产业中的重要作用及应用的思路与方法。

1. 广藿香油的分离纯化[159] 广藿香为常用的中药，其有效成分为挥发油，即广藿香油（patchouly oil），广藿香油主要由单萜、倍半萜或其含氧衍生物组成。其中，广藿香醇和广藿香酮是广藿香抗菌、促进肠胃吸收等药理作用的功效化合物。同时，这两种化合物是广藿香药材、以广藿香为主药的中成药的质量控制指标。

胡海燕等人以提高广藿香油中广藿香醇和广藿香酮两种有效成分为目标，考察分子蒸馏技术用于中药挥发油纯化的可行性与实用性，将广藿香油按表5－95的分子蒸馏条件进行逐步分离纯化。每步蒸馏收集得到馏出物和馏余物，馏余物又进行下一步的蒸馏。并利用GC－MS联用技术对广藿香油及各馏分进行了化学成分分析。结果：得到4个馏分，经GC－MS检测，馏分Ⅱ和馏分Ⅲ中广藿香醇和广藿香酮两种有效成分的含量与广藿香原油相比提高了27%～47%。从它们所含有效成分含量判断，用分子蒸馏技术达到了浓集有效成分的目的，为广藿香的产业化和新药开发奠定了基础。

表5－95 广藿香油分子蒸馏的工作条件

蒸馏次序	1	2	3	4
物料名称	广藿香油	馏余物Ⅰ	馏余物Ⅱ	馏余物Ⅲ
蒸馏温度（℃）	35±1	40±1	50±1	60±1
蒸馏压力（Pa）	13～15	8～10	8～10	8～10
刮膜速度（r/min）	300～320	300～320	300～320	300～320
冷凝温度（℃）	25	25	25	25

续表

蒸馏次序	1	2	3	4
循环保温（℃）	25	25	25	25
物料流速（滴/s）	1/2	1/3	1	1/5
得到馏分	馏出物Ⅰ	馏出物Ⅱ	馏出物Ⅲ	馏出物Ⅳ
	透明，橙黄色	透明，浅橙黄色	透明，浅橙黄色	透明，浅橙黄色
	馏余物Ⅰ	馏余物Ⅱ	馏余物Ⅲ	馏余物Ⅳ

2. 肉桂油的分离纯化　肉桂树属樟科植物，肉桂油为其主要产品之一。肉桂油中主要有效成分为反式肉桂醛，具有舒张血管、抗菌、抗肿瘤等功效。

曾世祥[160]等以肉桂毛油为原料，探讨在分子蒸馏 MD－S30 中试设备（广州汉维机电股份公司）的生产条件下，温度、真空度对提取物收率及主要成分肉桂醛含量的影响。蒸馏前后的对比结果表明，经过分子蒸馏提纯精制，主要杂质反式邻甲氧基肉桂醛的含量由 10.45% 降低到 3.39%，乙酸甲氧基肉桂酯的含量由 4.12% 降低到 0.62%，主要有效成分反式肉桂醛含量由 79.47% 提高到 93.53%。

MD－S300 中试设备的工艺过程：①将分子蒸馏装置进行预热，将系统进行抽真空达到设定；②设定第一级温度为 52℃；第二级真空度为 500Pa，温度为 50℃；第三级真空度为 10Pa，温度为 65℃，设定冷却水温为 5℃；③当真空度、温度达到设定值时，将原料从进料桶中泵入；④调节流速 40L/h，物料进行脱水、脱气；⑤在蒸馏柱Ⅱ两个出料口分别得馏出物Ⅰ和馏余物Ⅰ；⑥打开工作阀，将馏余物Ⅰ预热后泵入蒸馏柱Ⅲ；⑦在第三级两个出料口分别得馏余物Ⅱ和馏出物Ⅱ。馏出物Ⅱ即为所需的产物。

肉桂毛油为红褐色液体，颜色半透明；馏出物Ⅰ外观为红棕色流动液体；馏余物Ⅱ为黑褐色流动液体；纯化后肉桂油（即馏出物Ⅱ）颜色晶莹透亮，呈清黄色，香味饱满，无杂质。通过气相色谱测定各物料中反式肉桂醛的含量，结果表明，通过分子蒸馏技术，不仅提高了有效成分反式肉桂醛的含量，还去除了部分杂质，产品的颜色透明度提高，品质得到改善，见表 5－96。

表 5－96　肉桂油分子蒸馏各物料分析表

物料	颜色、性状	香味	收率（%）	反式肉桂醛含量（%）
肉桂毛油（原料）	红褐色液体	具有特征性肉桂醛香气	100	79.47

续表

物料	颜色、性状	香味	收率（%）	反式肉桂醛含量（%）
馏出物Ⅰ	红棕色透明流动液体	具有特征性肉桂醛香气	5.7	81.30
馏余物Ⅱ	黑褐色混浊流动液体	具有特征性肉桂醛香气	6.8	58.63
馏出物Ⅱ	晶莹透亮，呈清黄色	肉桂醛香味饱满	86.3	93.53

3. 大蒜油的分离纯化　大蒜是百合科葱属植物蒜的鳞茎，具有行滞气、暖脾胃、消积症、解毒、杀虫等功效，现代研究表明大蒜具有抗菌消炎、抗病毒、降血脂、抑制血小板聚集、减少冠状动脉粥样硬化、抗癌防癌等药理作用。大蒜的主要活性成分的总称是大蒜油，目前提取大蒜油常用的方法有水蒸气蒸馏法、有机溶剂萃取法、超临界流体萃取法，然而得到的大蒜油混合物杂质多，用常规的加热蒸馏技术在纯化过程中往往会破坏热敏性的二烯丙基二硫醚和二烯丙基三硫醚等主要活性成分。

周振华[161]等考察了分子蒸馏中蒸馏温度、蒸馏压力、进料速度及刮膜转速四个因素对大蒜油纯化的影响。优选的最佳工艺条件为：蒸馏温度 50℃、蒸馏压力 150Pa、进料速度 1.5g/min、刮膜转速 200r/min。得到的大蒜精油呈淡黄色、密度约为 1.10g/cm^3（29℃），折射率约为 1.563，无旋光性。GC－MC 分析结果表明，分子蒸馏后的大蒜精油中有效成分主要为二烯丙基二硫醚、二烯丙基三硫醚、甲基二硫化物和二烯丙基硫代亚磺酸酯等。未测出非活性成分，如环状二硫化物和四硫化物等。纯化后大蒜油水分含量由粗品的 39% 降至 6%，大蒜精油的外观质量也显著提高，精油平均纯度为 86.12%。

4. 姜油的分子蒸馏纯化　干姜味辛性热，具温中散寒、回阳通脉、燥湿消痰功能。研究表明，干姜中的辣味成分如（6）－姜酚、（6）－姜烯酚或姜（油）酮等姜烯酚类化合物具有明显的健胃、调压、保肝、抗炎、中枢抑制等药理活性，是干姜中一类重要的有效成分。传统的干姜（6）-姜烯酚等姜烯酚类成分的分离工艺繁琐，消耗大量溶剂，产品质量也难以保证。

王发松[157]等利用GC-MS联用技术分析了经SFE-CO_2提取的云南产干姜挥发油的化学组成，并采用分子蒸馏技术对其中的姜辣素类和萜类组分进行了分离纯化工艺研究。试验采用分段蒸馏法，其分子蒸馏工艺流程见图5-55。经GC-MS对各段馏出物的主要化学组成进行分析测试，其结果见表5-97。

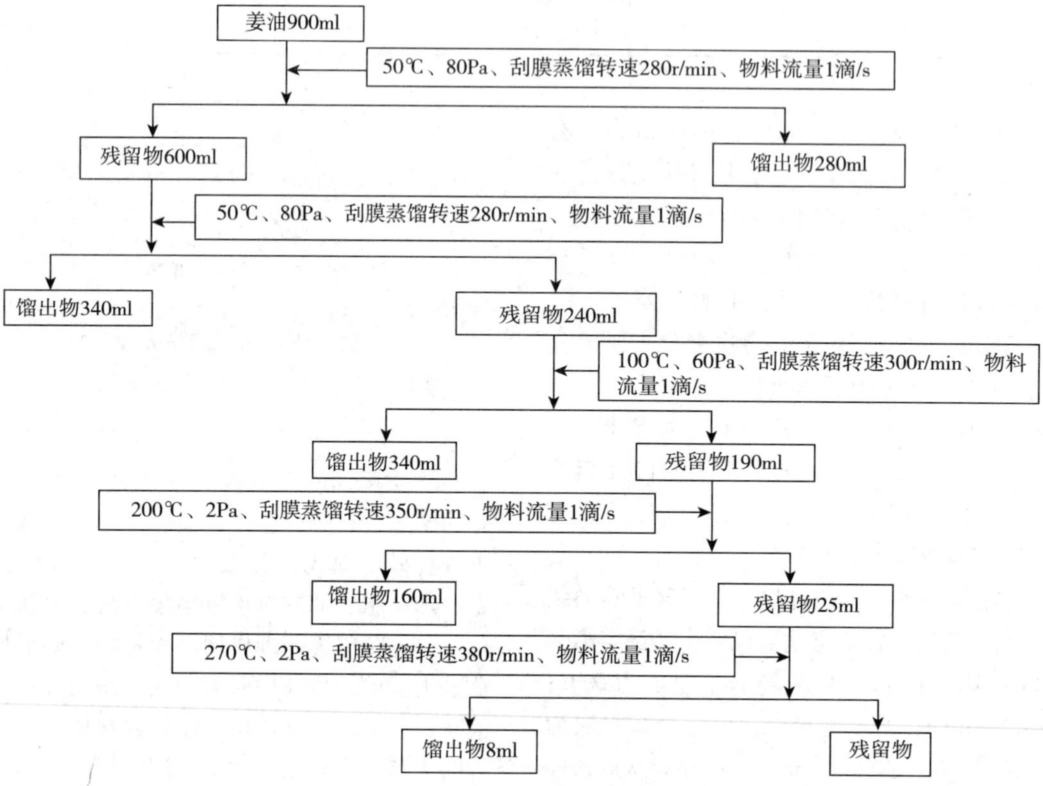

图5-55 姜油的分子蒸馏工艺流程图

表5-97 姜油分子蒸馏五种馏出物的主要成分及相对含量

序号	化学成分	Ⅰ	Ⅱ	Ⅲ	Ⅳ	Ⅴ
1	α-姜黄烯-1	6.38	5.26	4.57	-	-
2	（-）-姜烯	47.45	56.69	43.19	-	-
3	α-金合欢烯	8.73	7.54	4.51	-	-
4	（S）-1-甲基-4-（5-甲基-亚甲基-4-己烯基）环己烯	5.84	4.31	3.94	-	-
5	丁香烯	14.64	20.03	20.96	-	-
6	4（14）-桉叶油烯醇-11	-	-	5.01	-	-
7	2-甲基-（5）-姜烯酚	-	-	-	3.61	3.02
8	（6）-姜烯酚	-	-	-	58.93	60.59
9	（8）-姜烯酚	-	-	-	5.22	5.55
10	2-甲基-（9）-姜烯酚	-	-	-	2.91	1.91
11	（10）-姜烯酚	-	-	-	10.72	16.01
12	总姜烯酚类化合物	-	-	-	86.00	94.92

可见，馏出物Ⅰ、Ⅱ、Ⅲ的主要成分非常相似，含量最高的是（-）-姜烯，其次是丁香烯、α-金合欢烯、α-姜黄烯等，这些组分可直接用作天然香料或通过进一步分离纯化用于香料或医药工业；馏出

物Ⅳ、Ⅴ的主要成分也没有明显区别，主要成分均为姜烯酚系列物，其中（6）-姜烯酚的含量最高，约达60%左右。结果表明，馏出物Ⅰ、Ⅱ、Ⅲ与Ⅳ、Ⅴ的化学成分几乎不同，可见，利用分子蒸馏技术能够较好地将姜油中的萜类和姜烯酚类化合物分离开，且能将姜烯酚类化合物的相对含量提高至85%以上。

5. 当归挥发油的分离纯化　当归为伞形科植物当归 *Angelica sinensis*（Oliv.）Diels. 的干燥根，有补血活血、调经止痛、润肠通便功效，广泛应用于临床。现代药理研究表明，挥发油是当归的主要有效成分之一，具有提高机体免疫力、消炎镇痛和抗血小板聚集等作用。

张庆等[162]采用超临界流体萃取法制备当归挥发油，采用 VLK-70 分子蒸馏设备（德国瑞达有限公司）对所得挥发油进一步分馏，并应用气相色谱-质谱法（GC-MS）对所得馏分的化学组成进行了分析。超临界流体萃取法制得了棕色澄明的当归挥发油，得率为1.4%，其中当归挥发油中藁本内酯的相对含量65.98%。分子蒸馏的工作条件为：刮刀转速300r/min，真空度为0.35mbar，滴速为1～2滴/s。通过改变温度来获得不同的馏分。在100℃下分离得到了馏分1（F1），然后将残渣进一步分离，在110℃时，得到馏分2（F2），将所得的残渣进一步分离，在120、130、140、150℃分别获得了馏分3（F3）、馏分4（F4）、馏分5（F5）、馏分6（F6）。从F1到F6的颜色逐渐加深，从浅黄色变化到橙黄色。

6. 川芎挥发性成分的分离　川芎味辛温，具有活血行气、祛风止痛的功效，民间常以其挥发香气的强弱来判断其质量的优劣。周本杰等[163]采用分子蒸馏技术对川芎的超临界萃取产物进行了提取和分离。

分子蒸馏的具体工艺：将超临界 CO_2 流体萃取（SFE）的川芎挥发性成分在蒸馏温度为130℃，蒸馏压力为0.8～1.0kPa、进料速率为1.8～2.0ml/min的条件下进行分子蒸馏7小时，收集到黄褐色油状物。以GC-MS技术分别测定萃取物和蒸馏物的化学成分，并对成分种类及其相对含量的变化进行比较，结果发现川芎的超临界 CO_2 流体萃取物共鉴定了45种成分，而超临界 CO_2 流体萃取物再经分子蒸馏后所得蒸馏物的成分种类减少为39种，两提取物所含成分的含量也有所变化，挥发油中的主要成分2，3-丁二醇、α-蒎烯、桧酸等含量明显提高，分别从0.11%、0.03%、0.11%提高到0.76%、0.16%、0.50%。

结果表明SFE与MD联用技术可用于挥发性成分的分离、纯化，且优于单一SFE技术，SFE与MD联用技术在中药有效成分提取与分离方面具有一定的应用前景，值得进一步深入研究和推广。

7. 泽泻中23-乙酰泽泻醇B的提取分离　泽泻科植物泽泻 *Alisma orientalia*（Sam.）Juzep. 的干燥块茎，用于小便不利，水肿胀满，泄泻尿少，痰饮眩晕，热淋涩痛。近代研究发现泽泻具有很好的降血脂及抗血脂粥样硬化的作用，以23-乙酰泽泻醇B和24-乙酰泽泻醇A的生物活性最强，这两种三萜物质在药材中的含量也被用来作为鉴定泽泻质量优劣的标准。

吴永平等[164]采用超临界二氧化碳萃取和分子蒸馏联用的技术提取分离泽泻中的23-乙酰泽泻醇B。分子蒸馏装置为KDL（德国UIC），在蒸馏压力0.3Pa，温度170℃，蒸馏时间45分钟条件下，蒸出物为暗黄色轻相，主要是二萜类化合物；蒸馏残余物为棕色重相，主要是三萜和甾醇类化合物。重相中23-乙酰泽泻醇B的含量为13.89%。实验表明，超临界二氧化碳萃取和分子蒸馏联用技术对中药泽泻中的有效成分23-乙酰泽泻醇B的提取效果理想。

8. 其他产品

（1）苍术油有效部位的分离　研究者采用分子蒸馏技术对超临界萃取的苍术油进行有效部位的分离，以HPLC法和GC-MS技术对各水平精制的苍术油进行苍术素含量及分离后的剩余物测定。结果在温度为105℃、真空度为100Pa的条件下，苍术油中的苍术素含量为52.17%，达到有效部位用药的要求[165]。

（2）香附油有效成分的富集　香附为莎草科植物莎草 *Cyperus rotundus* L. 干燥根茎，其功能为行气解郁，调经止痛。香附油是采用SFE从香附中提取而得，包括挥发油和脂肪油，总挥发油为药理有效部位，采用分子蒸馏技术从超临界 CO_2 萃取物中富集挥发油。研究表明，在一定真空度下，经70～110℃分子蒸馏后的挥发油含量可达50%以上，90℃时馏出物最多，且α-香附酮含量最高[166]。

（3）独活化学成分的分离　独活有祛风燥湿、散寒通络、舒筋活血、止痛蠲痹、宣通血脉的功效。主治风寒湿痹、腰膝酸痛、手足挛痛、头痛、疮疡肿痛等。古维新等[167]研究独活的化学成分并建立提取方法，采用超临界 CO_2 流体萃取（SFE-CO_2）与分子蒸馏（MD）两项技术对独活化学成分进行萃取与分离，从超临界 CO_2 萃取物和蒸出物中分别得到37

种和29种成分。发现独活含有挥发油，用水蒸气蒸馏提取率为0.2%。采用SFE - CO_2和MD联合技术对独活化学成分进行萃取与分离，得率（0.44%）明显提高。

（三）中药产业应用分子蒸馏技术的几点思考

作为天然产物分离、纯化的先进共性关键技术，分子蒸馏技术已被列入《当前国家重点鼓励发展的产业、产品和技术目录（2000年修订）》，而分子蒸馏技术在现代中药产业中的应用研究才刚刚开始，要将其更好地应用于中药产业中，尚有如下需要进一步探索和研究的问题：

1. 加强分子蒸馏技术的基础理论研究 大力开展对分子蒸馏技术的理论性研究是推动该项技术发展的关键，对分子蒸馏技术在中药产业中的应用也是十分重要。国内研究资料表明，目前，对分子蒸馏技术的基础理论研究都在不断地完善之中。我们应通过模拟分子蒸馏过程，建立如下相应的数学模型，为工业设计和生产应用提供理论依据，成为基础研究的重点。

（1）分子运动平均自由程的模型化研究 分子运动平均自由程是分子蒸馏技术中的关键参数，许多研究者付出了很大精力对其进行研究，但至今为止尚不够完善。研究表明，分子运动平均自由程与多种因素有关，分子蒸馏中的分子运动平均自由程与热力学条件下的分子运动平均自由程有一定差距。板间距越小，分子运动平均自由程越小；冷凝板温度越低，分子运动平均自由程越大；蒸发面温度越高，分子运动平均自由程越小。因此，如何通过研究确定平均自由程与各影响因素之间量的关系，得到可应用于工业设计的经验模型，是该项技术研发的重点之一。

（2）分子蒸馏数学模型的研究 目前，关于分子蒸馏的研究主要是通过对液膜流动、液膜内部的热量和质量传递过程的分析，建立描述主体和表面温度以及组成之间的关系的数学模型。研究者主要依据不同形式的分子蒸馏装置传热和传质过程不同，针对降膜式、刮膜式和离心三种主要类型的分子蒸馏器的数学模型进行研究。Kawala等[168]利用表面蒸发速率、流速、膜厚、温度分布和浓度分布等几个参数建立降膜分子蒸馏器的数学模型。Bhandarkar等[169]采用稳态质量和热量对流扩散方程对离心分子蒸馏器内的液膜流动进行了数学建模。邬慧雄等[170]建立了刮膜式分子蒸馏器的二维轴向和径向数学模型，采用流体力学（CFD）软件，通过自编UDF程序外接质量源项和能量源项，对DBP（邻苯二甲酸二丁酯） - DBS（癸二酸二丁酸）混合物系的分离过程进行了模拟计算，考察了蒸发温度和进料速率对液膜表面DBP摩尔含量的影响，并验证了所建模型的合理性。

此外，郭凯[171]等对刮膜式分子蒸馏设备内的流体力学性质进行了研究，对蒸发面上液膜形态和壁面整体成膜临界操作条件进行了讨论，验证了成膜临界速度的经验关联式。Rossi[172]等通过分子蒸馏小试实验对鱿鱼油中ω - 3型脂肪酸甲酯的分离过程进行了优化，并通过数学模型研究了该过程的传质现象。Guillermo A. M.[173]等对分子蒸馏过程建立了一维模型，结合基团贡献法成功模拟了甘油三酯和自由脂肪酸的分离过程。

目前虽在分子蒸馏理论研究方面取得了很大进展，但影响分子蒸馏过程的因素较多，还需要进一步研究非理想、多组分物料的传质和传热情况，加强惰性气体压力对分子蒸馏影响的研究，建立准确的湍流流动过程模型，应考虑将机理研究和实验相结合，加强基础实验研究并积累相关数据，最终建立能用于指导工程设计和生产操作的理论公式，为分子蒸馏的工业化、操作参数的优化提供理论依据。

2. 研究和总结分子蒸馏技术在分离和纯化过程中的最优工艺条件 围绕分子蒸馏技术的基本原理与实际应用，探讨该技术用于中药有效成分分离纯化的基本规律，分析前处理与后处理、蒸馏冷凝温度、系统真空度、物料流速、转速以及携带剂等主要因素对中药有效成分精制的影响，以优化分离纯化的工艺条件。

（1）前处理和后处理技术 在进行分子蒸馏之前应尽可能先了解待分离混合物中主要成分的种类、化学结构和有关的物理性质，对提取物进行合适的处理，如不能直接分子蒸馏就要考虑进行一些反应等前处理方法，增大待分离物与其他混合物的分子量或蒸气分压的差别，以改善MD的分离效果。如果要进一步提高目标成分的纯度，除了反复多次进行分子蒸馏之外，就需要进行萃取、重结晶等后处理方法。

（2）脱气处理 中药提取物在蒸馏之前要进行脱气处理，否则原料很难连续进入系统进行蒸馏，而且带气原料在系统中会因气体迅速膨胀而使原料飞溅，影响分离效果。

（3）温度控制　温度是分子蒸馏的重要参数之一。温度控制在实际操作中有一定难度，因为中药的成分往往有数十种甚至更多，而且各组分在高真空下的沸点并不清楚，需要通过先行实验检测以确定合适的温度。此外，实际操作中，在馏出物保持流动性的前提下，蒸发面与冷凝面之间的温度差越大越好，可以加快分离速度。

（4）真空度控制　压强是分子蒸馏又一重要参数。对于高沸点、热敏性、高温易氧化的物料分离可以通过提高真空度，相对降低温度而达到分离的目的，对这类提取物的分离真空度越高越好。即使对热不敏感的物料的分离也要尽可能在高真空低温度下进行。

（5）转速和流速的调控　刮膜分子蒸馏器的物料流速与刮膜转速应协调一致，流速不能太快，否则待分离组分来不及蒸发即流到蒸发面底部，达不到分离的效果。尤其是物料黏度较大时应低流速高刮膜转速进行蒸馏。实验用刮膜式分子蒸馏的流速宜控制在 1 滴/ 秒（相当于 18ml/h）。

（6）携带剂的应用　分子蒸馏要求物料在系统中始终处于流体状态。携带剂的加入可以改善物料的流动性。选用的携带剂应沸点高，对物料有良好的溶解性，并且不与物料发生化学反应，最后应易于分离出去。

3. 工艺与装备结合性的研究　分子蒸馏技术是工艺与装备的结合体。分子蒸馏装备若不与所处理的物料特点相结合，则很难达到所要求的最佳质量，因而单纯固定型式的分子蒸馏设备在工业化推广中存在不足之处。发展和推广应用分子蒸馏技术，必须将分子蒸馏器装备与产品的工艺要求结合起来，按照产品的物料性质与对产品质量和纯度的要求，实际设置分子蒸馏蒸发器的结构及其技术参数，以实现分子蒸馏技术的最佳效果。

4. 分子蒸馏技术与 CO_2 超临界萃取等多种技术联用　中药来源广泛，成分复杂，在研究过程中，应采用多种方法对比或多种方法联合使用的方式进行开发。如采用 CO_2 超临界萃取与分子蒸馏的联合纯化法，或其他溶剂萃取、重结晶等方法与分子蒸馏的联合应用。在中药的提取阶段，CO_2 超临界萃取技术已被推荐为符合我国国情的现代先进技术之一，在基础理论与应用研究方面均取得了重要进展。如在前述的独活、川芎、干姜、大蒜等化学成分的分离均采用了 CO_2 超临界萃取和分子蒸馏的联用技术。此外，在分子蒸馏过程中，如果要进一步提高目标成分的纯度，除了反复多次进行分子蒸馏之外，还可采用溶剂萃取等方法联合应用。如分子蒸馏结合碱提酸沉法、重结晶法得到广藿香酮；分子蒸馏结合萃取、柱层析、薄层层析和重结晶得到辣椒碱和二氢辣椒碱。

5. 加强天然药物中超标残余农药和重金属脱除等应用研究　采用分子蒸馏技术对中药制剂中残留农药和重金属进行脱除，是较其他传统方法更高效的分离手段。

分子蒸馏技术作为一种温和的分离技术，在中药产业中已显示其独特的作用，将越来越广泛地用于中药有效成分的分离和纯化，与超临界流体等提取技术相结合，其应用前景喜人。

（*颜红*）

第十一节　中药浸出物的化学纯化原理与方法

中药浸出物的化学纯化法是利用浸出物复杂成分的不同化学性质，用与无效成分或杂质发生的简单化学反应，使之从浸出物中分离出去的方法。常用的方法包括生成不溶性物质、调 pH 值、离子交换法。

一、生成不溶性物质除去杂质的方法

中药提取液中加入某些试剂可使某些杂质或有效成分产生不溶性沉淀，以获得有效成分或去除杂质的方法。

（一）明胶沉淀法

本法是在中药提取液中加入适量明胶溶液，使鞣质等杂质生成沉淀物而从溶液中除去的一种纯化方法。鞣质是存在于植物体内的一类结构比较复杂的多元酚类化合物，其能与蛋白质结合形成不溶于水的沉淀。明胶可以有效地除去鞣质，多用于中药注射剂[174]、中药口服液体制剂的纯化。

1. 原理　明胶是一种蛋白质，可以包裹大颗粒物质进行沉淀[175]，可与鞣酸反应生成不溶性的鞣酸蛋白沉淀，这些沉淀可与药液中的悬浮颗粒一起共沉淀。另外，药液中的负电荷杂质如树胶、明胶、纤维素等在pH酸性下也可与正电荷的明胶相互作用，凝聚形成沉淀而除去。

2. 方法　在中药水提浓缩液中，搅拌下加入2%～5%明胶溶液适量，直至溶液中不再产生沉淀为止，静置，滤过除去沉淀；滤液适当浓缩后，加乙醇使含量达75%以上（以沉淀除去溶液中过量明胶），静置，滤过，即得澄清药液。操作中，也可在加入明胶后，不过滤，而直接加乙醇处理，以减少明胶对某些有效成分（如黄酮类、蒽醌类等）的吸附，此法称之为改良明胶法。

3. 注意事项

①鞣质与蛋白质反应，在pH4.0～5.0时最完全，故采用本法除鞣质时应将药液调节在此pH值。

②实验证明，在较低的温度下（15℃左右）明胶与鞣质的絮凝反应更容易进行。

③此法除鞣质虽然彻底，但同时能沉淀掉某些有效成分，如黄酮类、蒽醌类、酚酸性成分可被具有肽键结构的明胶吸附，使这些成分部分转入沉淀中，与鞣质等杂质一起被滤除，所以在采用此法除鞣质时，应监测药液中上述类型有效成分的含量变化，同时可考虑用改良明胶法，以尽量减少有效成分的损失。

4. 应用实例：复合肽阿胶浆澄清工艺研究[176]。

复合肽阿胶浆以中药阿胶为主要药物，按照中医组方原则，配伍山药、黄精、玉竹、茯苓等中药，辅以蚕蛹氨基酸、生物活性肽、维生素等成分，具有调节免疫力、缓解疲劳的功效。王垒等以中药提取液中生药鞣质的含量、沉淀量、亮度、透光率为指标，比较考察了明胶沉淀法、壳聚糖絮凝法、101果汁澄清剂法、ZTC1+1天然澄清剂法、硅藻土吸附法等五种澄清方法对复合肽阿胶浆中药提取液的精制纯化效果。结果表明，明胶沉淀法为最佳澄清方法。

具体工艺：按比例称取50倍处方量药材（870 g），取除阿胶外的全部药材，加10倍量水煎煮提取两次，每次1小时，过200目筛网，滤液合并，减压浓缩至1 ml药液含生药0.5 g，即1740 ml，备用。将中药液加热至微沸，保温备用。取适量明胶于少量蒸馏水中，加热搅拌至完全溶解，最后配成2%的明胶溶液，将其加入中药液中，慢加快搅，保温30分钟后，放冷，置冰箱中12小时后过滤得澄清药液，滤渣烘干至恒重，称重。

明胶絮凝法可作为复合肽阿胶浆的澄清方法，该工艺稳定可行。

（二）石硫醇法

本法是采用石灰乳调节中药提取液pH值至12以上，使其中杂质与部分有效成分先形成不溶性钙盐（或螯合物等）沉淀析出，然后用硫酸回调pH值至5～6，使其中有效成分重新溶解于水中而杂质仍留于沉淀物中，再经滤过达到除杂目的的一种纯化法。此法适合于有效成分不与钙离子发生作用或虽可与钙离子结合但能在酸性溶液中溶解的中药提取液的纯化，如有机酸的分离纯化。该法操作简单，与水醇法相比，可节省大量的乙醇，同时对鞣质等杂质有较好的除去效果。自20世纪70年代起就已用于注射液的生产，但该法收率较低，批次间一致性差，现有文献报道也普遍缺乏系统的工艺研究。

1. 原理　中药提取液用石灰乳调节pH至12以上时，药液中大部分化合物，如蛋白质、鞣质、极性色素、酸性树脂、酸性皂苷、多元酚和大部分糖类沉淀析出，同时生物碱也被游离而析出沉淀，黄酮苷与Ca^{2+}生成螯合物而不溶于水析出，有机酸可生成钙盐而沉淀。继用20%～50%硫酸调节pH至5～6时，黄酮及酚性化合物与Ca^{2+}形成的螯合物不稳定，或因其酸性比较弱，以致形成的钙盐易被分解，使原来的有效成分又游离而分解在水中。游离析出的生物碱在pH值为5～6时也可成盐而溶解。而部分蛋白质、鞣质、酸性树脂等与Ca^{2+}形成的盐比较稳定，它们在pH7.5时几乎都不溶解。一部分在pH 12不能沉淀的蛋白质，在用硫酸调节pH至5～6时，也能沉淀出来。过量的钙，则可生成硫酸钙被除去。石硫法正是利用上述可逆与不可逆反应过程，对有效成分（如黄酮、酚性化合物、生物碱等）与杂质（如蛋白质、鞣质、酸性树脂等）进行分离。

2. 方法　按图 5－56 所示进行操作。

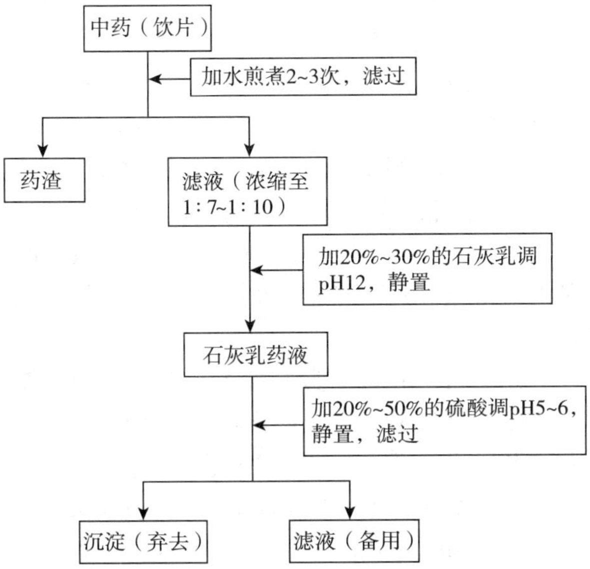

图 5－56　石硫醇法操作流程图

按水提法提取，水煮液浓缩至药材量的 4～5 倍，加 20% 的石灰乳调节 pH 至 12，形成难溶于水的钙盐并过滤，沉淀物加入 2 倍量乙醇混悬，再用 50% 硫酸调节 pH 至 3，充分搅拌过滤，滤液用 40% 氢氧化钠溶液中和至 pH 值为 7（中性），过滤，将滤液浓缩干燥，得粗品[177,178]。

3. 注意事项

（1）经石硫醇法处理的药液，必要时可浓缩后再复以石灰－硫酸处理，以充分除去杂质。

（2）此法处理的药液中无机盐的含量较高，注射使用时常产生疼痛，为克服这个缺点，可将石灰－硫酸处理过的药液经适当浓缩后，再用乙醇处理进一步除去无机盐类杂质，并控制药液的炽灼残渣符合注射剂的规定（1.5% 以下）。

（3）若中药提取液含有易水解、氧化的有效成分（如酯类、酚类），宜慎用本法，以免石灰乳调节 pH12 以上时其发生降解。

4. 应用实例　石硫醇法纯化金银花水提液[179]。

金银花为忍冬科植物忍冬 *Lonicera japonica* Thunb. 的干燥花蕾或初开的花，具有清热解毒、疏散风热之功效，含新绿原酸、绿原酸、隐绿原酸、异绿原酸 A、异绿原酸 B 和异绿原酸 C 等酚酸类成分。沈金晶等采用设计空间法优化金银花水提液的石灰乳沉淀工艺。以 6 种有机酸总纯度和单位质量药材提取出的 6 种有机酸量为评价指标，通过加权标准偏回归系数法筛选出碱液滴加速度、调节 pH、静置时间和静置温度为 4 个关键工艺参数。再采用逐步回归法建立工艺评价指标与关键工艺参数的定量模型。通过 Monte Carlo 算法计算出基于概率的设计空间并验证。验证结果证明在该工艺参数设计空间内操作能够保障石灰乳沉淀过程质量稳定。

具体工艺：称取 150 g 金银花药材，分别加 2.25L 水和 1.50L 水煎煮 2 次，第 1 次煎煮 1 小时，第 2 次煎煮 0.5 小时，滤过，合并滤液，将滤液浓缩至 450ml，冷冻储存备用。用磁力搅拌器在冰浴条件下配制一定浓度石灰乳，配完后继续搅拌备用。浓缩液在常温下解冻后摇匀，量取约 100ml 置于 250ml 烧杯中，在机械搅拌下用注射泵以 1.00～1.25ml/min 滴加石灰乳，调节 pH 至 11.5～11.7，加完后继续搅拌 30 分钟，再将烧杯用保鲜膜密封，在低温恒温槽中（10.0～20.0℃）静置 1.0～1.1 小时，将烧杯取出后立即抽滤，收集沉淀后称重。

（三）Sevage 法、三氯乙酸法

Sevage 法、三氯乙酸法、三氟三氯乙烷法均是利用蛋白质在有机溶剂中变性原理除去蛋白，常用于中药粗多糖提取物中蛋白质的去除。

1. Sevage 法

（1）原理　Sevage 法利用蛋白质在三氯乙烷等有机溶剂中变性的特点，将提取液与 Sevag 试剂（三氯甲烷：戊醇或正丁醇以 4∶1 或 5∶1 比例混合）按一定比例混合，振荡，通过离心法除去介于提取液与 Sevag 试剂交界处的变性蛋白质。

（2）方法　按图 5－57 所示进行操作[180]。

（3）特点　该法脱蛋白效果较好，条件温和，不会引起多糖的变性。

（4）应用实例　Sevag 法去除黄芪粗多糖中蛋白质成分[181]。

黄芪为豆科植物黄芪或膜荚黄芪的干燥根，具有补气固表，利尿祛毒，排脓、敛疮生肌的功效。现代药理学研究表明，黄芪多糖为黄芪主要活性成分之一，具有抗肿瘤、调节免疫、抗脑缺血、抗衰老和调节血脂的作用。夏泉等采用 Sevag 法处理黄芪粗多糖，经 6 次处理后，黄芪粗多糖冻干粉中的蛋白质含量下降 70.8%，而多糖的含量仅下降 4.44%，表明采用 Sevag 法去除黄芪粗多糖中大部分蛋白质的同

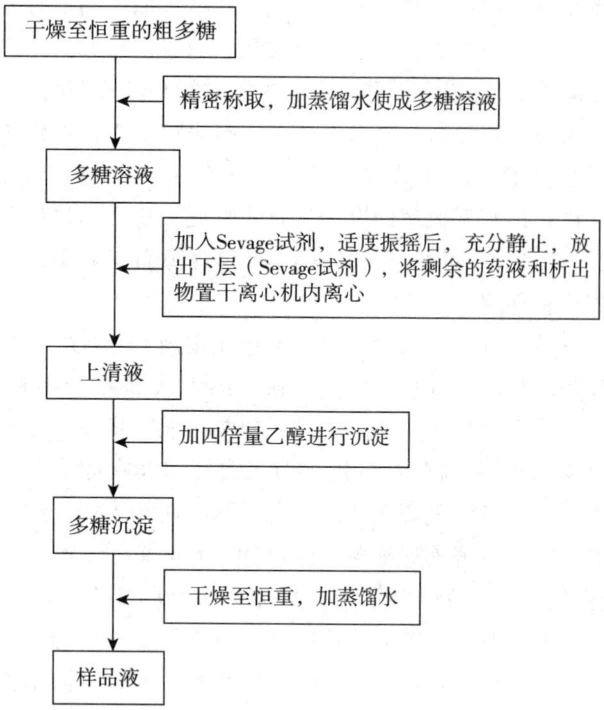

图 5-57　Sevage 法纯化流程

时，对多糖的含量影响较小。

具体工艺：配制浓度为 1g/L 的黄芪粗多糖冻干粉溶液 4 份 50ml，置 100ml 三角烧杯中，以 5∶1 的比例加入 Sevag 试剂，放入搅拌子，于梯度混合器上搅拌（转速 200r/min，10 分钟），取出，置分液漏斗中静置，分取水层（弃去有机相和水相交界处乳化层），处理 6 次。

2. 三氯乙酸（TCA）法

（1）原理　三氯乙酸在酸性条件下与蛋白质形成不溶性盐；作为蛋白质变性剂使蛋白质构象发生改变，暴露出较多的疏水性基团，与蛋白质形成不溶性盐，使之聚集沉淀。

（2）方法　取粗多糖样品溶液，加入适量的 20% 三氯乙酸（TCA），调节浓度至 7%，在 4℃低温静置过夜，3000r/min 离心 5 分钟，弃去沉淀，收集上清液。三氯乙酸是有机酸，可以使蛋白质发生变性沉淀而达到除去的目的。蛋白质脱除率随着三氯乙酸加入比例的增加而增加，当三氯乙酸浓度达到 7%，脱蛋白趋势变缓[182]。

该法操作简单，结果稳定，脱除蛋白效果较好，但其反应较剧烈，容易引起多糖的降解，同时有一定的化学试剂残留，脱除残留增加了后续的工作量[183]。

（3）应用实例　三氯乙酸纯化紫芝多糖[184]。

紫芝含有多种生理活性物质，紫芝多糖是其中最重要的生理活性物质之一，具有能提高机体免疫力、提高机体耐氧能力、消除自由基和抗肿瘤等活性。提取的粗多糖水溶液为胶体溶液，黏度大且不稳定，叶姜瑜等对比了三氯乙酸法和 Seavge 法对紫芝多糖的纯化效果，结果表明采用 Sevage 法除去蛋白质，蛋白质总去除率可高达 91.4%，但同时多糖损失达 58.60%，且有大量不溶于水的颗粒沉淀物产生，且粗多糖颜色较深。采用三氯乙酸（TCA）法代替 Sevage 法，一次去除蛋白质后，上清液中蛋白质含量就降至 Sevage 法 3 次处理蛋白的结果，此时多糖的损失率仅为 12.49%。且采用三氯乙酸法后溶液中的色素随着蛋白质的沉淀而部分除去，有利于后续的层析纯化。

具体工艺：菌丝体或子实体干粉按 1∶80 加水（碱液浸提加 0.5 mol/L NaOH 液，酸液浸提加 0.5 mol/L HCl 液），于 90℃水浴中恒温浸提。

将提取液通过砂芯漏斗 G1 过滤，弃沉淀，将滤液用中空纤维超滤设备进行超滤浓缩。在 Y36 mm × 220mm、截留分子量 3000 的外压型（CLW）柱子上以 0.05 ~ 0.1kPa 的压力，平均流速 600ml/h 进行超滤，反复进行后得少量浓缩液和大量超滤液。浓缩液加入 3 倍体积 95% 乙醇，放入冰箱中醇析 24 小时，4000r/min 离心 5 分钟。取沉淀溶解于水，去离子水透析 1 天，换水再透析 1 天，去除小分子杂质。分别用 Sevage 法、三氯乙酸法去除蛋白。然后加 3 倍体积 95% 乙醇，24 小时后收集沉淀，真空干燥，得紫芝粗多糖。

（四）季铵盐（CTAB）沉淀法

1. 原理　利用长链季铵盐能与酸性多糖形成不溶化合物从低离子强度溶液中沉淀出来的特性，通过控制季铵盐的浓度以达到分离、纯化各种酸性多糖的目的。通常情况下，酸性强或分子量大的酸性多糖会被首先沉淀出来。根据形成的不同沉淀能溶于不同盐、酸溶液和有机溶剂的性质，可将多糖游离出来。

2. 方法　阳离子型清洁剂如十六烷基三甲铵盐（CTA 盐）和十六烷基吡啶盐（CP 盐）等和酸性多糖阴离子可以形成不溶于水的沉淀，使酸性多糖从水溶液中沉淀出来，中性多糖留存在母液中而分离。若再利用硼酸络合物，中性多糖亦可沉淀，或在高 pH 值的条件下，增加中性醇羟基的解离度而使之沉淀。该法简便易行，纯化效果较好，经济又实用；缺点是损失较大，得率低。

3. 常用的品种　常用的季铵盐是十六烷基三甲胺的溴化物（CTAB）及其氢氧化物（CP - OH）。CTAB 或 CP - OH 的浓度一般为 1% ~10%。

4. 应用实例　季铵盐沉淀法分离纯化银耳粗多糖[185]。

银耳多糖是从银耳子实体或液体深层发酵的银耳孢子中提取出来的一种活性多糖，大量的现代药理证明，多数药理活性都与酸性银耳多糖有关。酸性银耳多糖具有广泛的药理活性，具有提高机体免疫力、降血糖、抗衰老等作用。何伟珍等采用季铵盐沉淀法分离纯化银耳粗多糖，2% CTAB 溶液的纯化产率为 37.4%，多糖含量由 50.5% 升至 76.28%。

具体工艺：将 20g 银耳子实体和 800ml 水加入 1000ml 烧杯中，于沸水浴中加热搅拌 8 小时，离心去残渣（3000r/min，25 分钟）。上清液用硅藻土助滤，水洗，合并滤液后于 80℃ 水浴搅拌浓缩至糖浆状。用 2mol/L NaOH 调至 pH 7，加热回流，用 1% 活性炭脱色，抽滤，滤液扎袋，流水透析 48 小时。透析液离心（3000r/min，10 分钟），上清液于 80℃ 水浴浓缩至原体积的 1/3。加入 3 倍量 95% 乙醇，搅拌均匀后，离心（3000r/min，15 分钟），沉淀用无水乙醇洗涤 2 次，乙醚洗涤一次，真空干燥得银耳多糖粗品。将粗多糖样品溶于一定量的蒸馏水中，加入 2/3 体积的 Sevage 试剂（三氯甲烷：正丁醇 =5：1，V/V），然后将其置于分液漏斗中充分振摇 10 分钟，静置分层。分液除去蛋白质沉淀后继续加入 Sevage 试剂，重复 3 次。粗糖液蒸发浓缩，真空干燥得以进一步提纯的粗多糖样品，供季铵盐法（CTAB）沉淀用。0.5g 银耳粗多糖溶于 50ml 水中，溶解后离心（3000r/min，10 分钟）去除相应的沉淀，上清液加 2% CTAB 溶液至沉淀完全，摇匀，静置 4 小时，离心，沉淀用热水洗涤 3 次，加 100ml 2mol/L NaCl 溶液于 60℃ 解离 4 小时，离心（3000r/min，10 分钟），上清液流水透析 12 小时。透析液于 80℃ 水浴浓缩，加三倍量 95% 乙醇，搅拌均匀后，离心（3000r/min，10 分钟），沉淀再分别用无水乙醇、乙醚洗涤，真空干燥，得精品银耳多糖。

（五）铅盐沉淀法

铅盐沉淀法是分离某些中药成分的经典方法之一，是在中药提取液中加醋酸铅及碱式醋酸铅溶液，使某些有效成分或杂质生成不溶性铅盐沉淀而分离的一种方法。常用以除去中药提取液中蛋白质、氨基酸、有机酸、黏液质、鞣质、树脂等杂质，也可用于分离纯化酸性皂苷、中性皂苷、黄酮苷等有效成分。该法存在一定的局限性，如操作较繁琐，带入的无机离子较多，造成分离的困难，铅离子如去除不尽，对人体有害。

1. 原理　本法是利用醋酸铅及碱式醋酸铅在水及醇溶液中，能与多种中药成分生成难溶的铅盐或络盐沉淀的性质而使有效成分与杂质分离。醋酸铅可以沉淀含酚羟基和羧基的成分，还能沉淀中性皂苷[183]。

2. 方法　将中药的水或醇提取液先加入醋酸铅浓溶液，静置后滤出沉淀，并将沉淀洗液并入滤液，于滤液中加碱式醋酸铅饱和溶液至不发生沉淀为止，这样就可得到醋酸铅沉淀物、碱式醋酸铅沉淀物及母液三部分。然后将铅盐沉淀悬浮于新溶剂中，通以硫化氢气体，使分解并转为不溶性硫化铅而沉淀。含铅盐母液亦须先如法脱铅处理，再浓缩精制。

实际操作中，可根据应用本法的目的有选择地对上述沉淀物或母液进行脱铅处理。若主要用于除去药液中鞣质、树脂、蛋白质等杂质，则弃去沉淀物，取母液进行脱铅处理，且不必用碱式醋酸铅饱和溶液处理；若主要用于分离酸性皂苷、中性皂苷等有效成分，则仅取沉淀物进行脱铅处理。

3. 注意事项

（1）硫化氢脱铅比较彻底，但溶液中可能存有多余的硫化氢，必须先通入空气或二氧化碳让气泡带出多余的硫化氢气体，以免在处理溶液时参与化学反应。新生态的硫化铅多为胶体沉淀，能吸附药液中的有效成分，要注意用溶剂处理回收。

（2）也可采用硫酸、磷酸、硫酸钠、磷酸钠等除铅，但硫酸铅、磷酸铅在水中仍有一定的溶解度，除铅不彻底。用阳离子交换树脂脱铅快而彻底，但要注意药液中某些有效成分也可能被交换上去，同时脱铅树脂再生也较困难。

（3）应注意脱铅后溶液酸度增加，有时需中和后再处理溶液。

（4）有时可用新制备的氢氧化铅、氢氧化铝、氢氧化铜或碳酸铅、明矾等代替醋酸铅、碱式醋酸铅。

（六）雷氏铵盐沉淀法

本法是在中药提取液中，加入雷氏铵盐溶液使水溶性生物碱沉淀析出的一种分离方法。一般水溶性生物碱难以用有机溶剂萃取分离，而雷氏铵盐可使其特异性沉淀析出，故具有较好的分离纯化效果。

1. 原理 在弱酸性条件下，生物碱沉淀试剂雷氏铵盐可与中药提取液中的水溶性生物碱生成不溶于水的复合物或盐而析出，滤取沉淀，经净化、分解即可获得水溶性生物碱。

2. 方法 将中药水提液加盐酸调至 pH 2 左右，加入新鲜配制的雷氏铵盐饱和水溶液，滤集生成的生物碱雷氏盐沉淀，用少量水洗涤 1～2 次，抽干。将沉淀溶于丙酮（或无水乙醇），充分搅拌，滤除不溶物，再将此丙酮液通过氧化铝柱净化，并用丙酮洗脱，收集丙酮洗脱液，向其中加入硫酸银饱和水溶液至无沉淀生成（也可不经过氧化铝柱净化直接向生物碱雷氏盐丙酮溶液中加入硫酸银饱和水溶液），使生物碱雷氏盐分解，生成生物碱硫酸盐和雷氏银盐沉淀，然后过滤或离心并弃去沉淀。向滤液中加入计算量氯化钡溶液，生成生物碱盐酸盐和硫酸钡沉淀，过滤，滤液蒸干即得水溶性生物碱盐酸盐，整个反应过程以反应式表示如下（B^+代表季铵生物碱阳离子）：

$B^+ + NH_4[Cr(SCN)_4(NH_3)_2] \rightarrow B[Cr(SCN)_4(NH_3)_2]\downarrow + NH_4^+$

$2B[Cr(SCN)_4(NH_3)_2] + Ag_2SO_4 \rightarrow 2Ag[Cr(SCN)_4(NH_3)_2]\downarrow + B_2SO_4$

$B_2SO_4 + BaCl_2 \rightarrow 2BCl + BaSO_4\downarrow$

也可将生物碱雷氏盐丙酮液通过氯离子型阴离子交换树脂（R^+Cl^-）柱，直接得到生物碱的盐酸盐。

$R^+Cl^- + B^+[Cr(SCN)_4(NH3)_2]^- \rightarrow R^+[Cr(SCN)_4(NH_3)_2]^+ + B^+Cl^-$

二、调 pH 除去杂质的方法

调节溶液 pH 值可改变某些成分的存在状态（如成盐、或呈游离状），使其溶解性降低或增加，从而达到分离纯化的目的。此类方法适用于酸性、碱性成分的分离。

（一）醇溶液调 pH 法

本法又称碱性醇沉法，是在高浓度乙醇溶液中加氢氧化钠溶液调 pH 使鞣质等杂质沉淀而除去的方法，常用于中药注射液的精制。

1. 原理 本法利用鞣质可与碱成盐，在高浓度乙醇溶液中难溶的性质而将其沉淀除去。此法除鞣质较完全，醇浓度与 pH 越高，鞣质除去越多。同时还能除去有机酸类杂质，如树脂酸和芳香有机酸，使药液澄明度有所改善。

2. 方法 在中药水提浓缩液中加入乙醇，使含醇量达 80% 或更高，冷藏，滤过除去沉淀，再用 40% 氢氧化钠溶液调节滤液 pH 值至 8.0，滤液中的鞣质因生成钠盐不溶于醇而析出，静置，滤除沉淀即可。

3. 注意事项 某些有效成分也能与氢氧化钠成盐而与鞣质同时沉淀除去，故醇溶液调 pH 值以不超过 8 为宜。如黄芩苷，分子结构中有羧基，极易形成钠盐，即使醇沉液 pH 值在 8 左右，也有较多的损失，故应用时必须有实验依据。

（二）酸碱沉淀法

本法是在中药提取液中，加酸（或碱）调节溶液的 pH 值使某些有效成分沉淀析出而达到分离纯化的方法。本法适用于多数生物碱、有机酸、苷类、蒽醌等化合物的分离。

1. 原理 本法利用某些有效成分在水中的溶解性与酸碱度有关的性质，在溶液中加入适量酸或碱，调节 pH 值至一定范围，使这些成分析出或溶解，而与其他成分分离。一般酸性或中性成分，如黄酮苷、芳香酸、多元酸、香豆精及树脂等，在碱性水溶液中都较易溶解，在酸性水溶液中可沉淀析出；而某些碱性成分，如多数生物碱、有机胺等，在酸性水中较易溶解，加碱则易产生沉淀。

2. 方法

（1）酸性或中性成分的分离 在中药提取液（或碱性水提液）中，搅拌下加入适量盐酸等调节溶液 pH 值至 1～4，并在一定温度静置适当时间，待有效成分析出沉降充分，离心或滤过，取沉淀物用蒸馏水洗涤至中性（必要时可再复以碱溶－酸沉处理），即得。

（2）碱性成分的分离 在中药提取液（或酸性水提液）中，搅拌下加入适量碳酸钠或氨水等调节溶液 pH 值至 9 左右，静置适当时间，待有效成分析出沉降充分，离心或滤过，取沉淀物用蒸馏水洗涤至中性（必要时可再复以酸溶－碱沉处理），即得。

3. 注意事项 提取过程中料液比、浸提碱液 pH 值及浸提时间等条件都会对提取率和纯度造成影响。注意酸性或碱性的强度、与被加热分离成分接触的时间、加热温度和加热时间等，避免在剧烈条件下某些化合物结构发生变化。

4. 应用实例

（1）酸碱沉淀法提取纯化黄连生物碱[186]　黄连为毛茛科植物黄连 *Coptis chinensis* Franch.、三角叶黄连 *Coptis deltoidea* C. Y. Cheng et Hsiao 或云连 *Coptis teeta* Wall. 的干燥根茎。具有泻火、解毒、清热、燥湿的功效。黄连中主要含有盐酸小檗碱、巴马汀、黄连碱和表小檗碱等生物碱。现代药理研究表明，黄连生物碱类具有抗菌、抗病毒、有抗心律失常、降血糖等作用。涂瑶生等采用酸沉法纯化黄连生物碱，该工艺简单、稳定。

具体工艺：黄连饮片加 8 倍量 1.5% 的硫酸溶液，煎煮 3 次，每次 40 分钟，滤过，合并滤液，向黄连提取液中加入 $Ca(OH)_2$ 中和硫酸，并不断搅拌，调节 pH 值至 5～6，抽滤，滤液加热浓缩至浓度为每 1ml 含 0.24g 生药，抽滤，滤液加盐酸调节 pH 至 1.5～2（利用小檗碱的盐酸盐几乎不溶于水的性质，加盐酸使其转化为盐酸盐，降低在水中的溶解度），加 5% 氯化钠溶液使溶解，冰箱中静置过夜，抽滤，滤渣 50℃ 真空干燥，收集纯化物。

（2）酸碱沉淀法提取分离地锦草总黄酮[187]　地锦草为大戟科植物地锦的干燥全草，含黄酮类（槲皮素等）、没食子酸、内消旋肌醇等化合物。其味苦、性平、无毒，具有清热解毒、活血、止血、利湿、通乳的作用。王淑萍等采用乙酸乙酯萃取、酸碱沉淀、铅盐沉淀 3 种方法，对地锦草黄酮水溶液的最佳分离工艺进行了对比。结果表明，酸碱沉淀法为最佳分离方法。

取地锦草粗粉 14.125g，加入 10 倍体积的 50% 的乙醇水溶液在 80℃ 水浴回流提取 1 小时。将提取液减压浓缩后用石油醚反复萃取（脱脂），水层回收至干，用 100ml 水溶解。取一份地锦草黄酮水溶液，浓缩至近干，用 30ml 5% 碳酸钠溶液加热反复溶解多次，趁热过滤，滤液加盐酸调至 pH = 2，放冷，滤取析出的沉淀，干燥即得。

三、离子交换法

本法是利用离子交换剂与溶液中带电粒子（或可离子化的成分）起交换作用而达到分离纯化的方法。带电粒子与离子交换剂间的作用力是静电力，它们的结合是可逆的，即在一定的条件下能够结合，条件改变后也可以被释放出来。常用的离子交换剂有离子交换树脂、DEAE 纤维素。

（一）离子交换树脂纯化中药浸出物

离子交换树脂分离纯化技术设备简单，操作方便，生产连续化程度高，能富集低浓度的样品，且得到的产品纯度较高，树脂能多次循环使用。目前，离子交换树脂已应用于生物碱、有机酸、氨基酸、肽类、多酚、蛋白质等的分离纯化。

1. 原理　离子交换树脂，是一种能与溶液中其他离子进行离子交换或吸附的具有网状立体结构的高分子聚合物。它由三部分构成，包括：惰性的不溶性的高分子固定网状骨架（又称载体）、与载体以共价键联结的不能移动的活性基团（又称功能基团）、与功能基团以离子键联结的可移动的活性离子（又称可交换离子）。如聚苯乙烯磺酸型钠树脂，其骨架是聚苯乙烯高分子塑料，活性基团是磺酸基，可交换离子为钠离子。离子交换树脂按活性基团电荷分类，主要分为含正电荷基团的阳离子交换树脂（简称阳树脂）和含负电荷基团的阴离子交换树脂（简称阴树脂）。在离子交换过程中，阳离子交换树脂（可交换离子带正电荷）能与阳离子进行交换；阴离交换树脂（可交换离子带负电荷）能与阴离子进行交换。

依据离子交换原理，只有解离型药物才适合于制备药物树脂。其交换反应可用下列通式表示：

$$R^-H^+ + M^+A^- \Leftrightarrow R^-M^+ + H^+A^-$$

（H 型阳树脂）　（盐）　（M 型阳树脂）（酸）

$$R^+OH^- + M^+A^- \Leftrightarrow R^+A^- + M^+OH^-$$

（OH 型阴树脂）　（盐）　（A 型阴树脂）（碱）

离子交换反应同样符合质量作用定律。当反应体系中的离子浓度发生变化时，反应平衡即向左或向右移动。

用离子交换树脂进行分离纯化的大致过程是：当离子交换树脂浸泡在溶液中时，溶液中的物质首先被吸附或扩散到离子交换树脂表面，然后从离子交换树脂的表面扩散到内部，并与内部的离子互相交换。被交换出来的离子逐步从离子交换树脂的内部扩散到溶液中去。虽然交换反应都是平衡反应，但在层析柱上进行时，由于连续添加新的交换溶液，平衡不断按正方向进行，直至完全。因此可以把离子交换树脂上的离子全部洗脱下来，同理，当一定量的溶液通过交换柱时，由于溶液中的离子不断被交换而浓度逐步减少，因此也可以全部被交换并吸附在树脂上。交换完毕，再用少量的洗脱剂将碱性或酸性成分洗脱下来。整个反应过程以反应式表示如下：

$R-SO_3^-H^+$ + 生物碱盐（Cl^-）→ RSO_3^- - 生物碱 + HCl

$RN_4^+Cl^-$（OH^-）+ 弱酸性盐（Na^+）→ RN_4^+ - 酸根 + NaCl（NaOH）

2. 特点 离子交换树脂交换容量大，分离效果好，能富集低浓度的样品，且得到的产品纯度较高，树脂能多次循环使用。缺点是会因洗脱液 pH 值或离子强度变化而造成体积变化较大。

3. 分类 离子交换树脂分为阳离子交换树脂与阴离子交换树脂两大类。它们可分别与溶液中的阳离子和阴离子进行离子交换。

阳离子交换树脂分为强酸性和弱酸性两类：①强酸性树脂，主要是磺酸型树脂，其功能基团为磺酸根（—SO_3H）及甲基磺酸根（—CH_2SO_3H），如 D001 型和 732 型阳离子交换树脂；②弱酸性树脂，主要是羧酸型和酚酸型树脂，功能基团分别为羧基（—COOH）和酚基（—C_6H_4—OH）。如 D113、110 型和 D151 型阳离子交换树脂。

阴离子交换树脂根据其功能基团的种类不同也可分为两类：①强碱性树脂，功能基团多为季铵盐（—$N^+\equiv R_3$），如 717 型、201×7 强碱性阴离子交换树脂。强碱性树脂的交换能力受环境 pH 影响较小。②弱碱性树脂，其活性基团是伯、仲、叔胺基（即—NH_2、—NHR、—NR_2）和吡啶基等，其交换能力受自身解离程度的影响，在碱性环境中交换能力低，一般只能在中性及酸性环境下（如 pH 值 1～9）使用。

4. 操作方法

（1）树脂的预处理 包括物理处理与化学处理。

市售树脂在使用前先要进行去杂、过筛等物理处理。粒度过大时，可稍加粉碎。粉碎后的树脂或粒度不均匀的树脂，应进行筛选和浮选处理，以求得粒度适宜的树脂供使用。经过筛、去杂后的树脂往往还需要水洗去杂（如木屑、泥沙），再用酒精或其他溶剂浸泡以去除吸附的少量有机物质。

树脂经物理处理后便可进入化学处理。具体方法是用 8～10 倍量的 1 mol/L 盐酸或氢氧化钠溶液交替浸泡（搅拌）。例如，732 树脂在用作氨基酸分离前先用 8～10 倍于树脂体积的 1 mol/L 盐酸溶液搅拌浸泡 4 小时，然后用水反复洗至近中性。再以 8～10 倍体积的 1 mol/L 氢氧化钠溶液搅拌浸泡 4 小时，反复用水洗至近中性后又用 8～10 倍体积的 1 mol/L 盐酸浸泡，最后水洗至中性备用。其中最后一步用酸处理使之变为氢型树脂的操作称为转型。对于强酸性阳树脂来说，应用状态还可以是钠型。若把上面的酸—碱—酸处理，改为碱—酸—碱处理便可得到钠型树脂。对阴离子交换树脂，最后用氢氧化钠溶液处理便呈羟型，若用盐酸溶液处理则为氯型树脂。对于分离蛋白质、酶等物质，往往要求在一定的 pH 范围及离子强度下进行操作。因此，转型完毕的树脂还须用相应的缓冲液平衡数小时后备用。

（2）离子交换 一般可分为静态交换和动态交换两种。

静态交换是将树脂与交换溶液混合置于一定的容器中搅拌进行。该法操作简单、设备要求低，是分批进行的，交换不完全，不适宜用作多种成分的分离。

动态交换是先将树脂装柱（装柱时要防止柱中有气泡存在，否则会使样品溶液与树脂接触不均匀），然后将交换溶液以平流方式通过柱床进行交换。该法不需搅拌，交换完全，操作连续，而且可以使吸附与洗脱在柱床的不同部位同时进行，适合于多组分的分离。

（3）洗脱 离子交换完成后用适当的洗脱液处理树脂使树脂吸附的物质释放出来重新转入溶液的过程称作洗脱。洗脱方式也分为静态与动态两种。一般来说，动态交换也做动态洗脱，静态交换也做静态洗脱。洗脱液包括酸、碱、盐、溶剂等数类。酸碱洗脱液可改变吸附物的电荷或改变树脂活性基团的解离状态，以消除静电结合力，迫使目的物被释放出来。盐类洗脱液是通过高浓度的带同种电荷的离子与目的物竞争树脂上的活性基团，并取而代之，使吸附物游离。

静态洗脱一般是在树脂中加入适宜洗脱液浸泡搅拌或回流一定时间。洗脱可进行一次，也可进行多次反复洗脱，以提高目的物收率。动态洗脱是在层析柱上进行。洗脱液的 pH 值和离子强度可以始终不变，也可以按分离的要求分阶段改变其 pH 值或离子强度（称之为阶段洗脱），常用于多组分的分离。

（4）树脂的再生 树脂在使用一段时间后，要进行再生处理，即用化学药品使离子交换反应以相反方向进行，使树脂的官能基团回复原来状态，以供再次使用。离子交换树脂一般都可以使用多次。对使用过的树脂，首先要去杂，即用大量水冲洗，以去除树脂表面和孔隙内部物理吸附的各种杂质，然后用酸、碱处理除去与功能基团结合的杂质，使其恢复原有的静电吸附能力。如阳离子树脂是用强酸进行再生处理，此时树脂放出被吸附的阳离子，再与 H^+ 结合而恢复原来的组成。

使用过的树脂有时不能用一般的再生手段重获交换能力，这种现象称为毒化。如大分子有机物或沉淀物严重堵塞孔隙、活性基团脱落、生成不可逆化合物等，重金属离子对树脂的毒化属于第三种类型。对已毒化的树脂处理方法是：在用常规方法处理后，再用酸、碱加热（40～50℃）浸泡，也可用有机溶剂加热浸泡处理，以求溶出难溶杂质。但不是所有被毒化的树脂都能逆转，重新获得交换能力。

5. 影响因素

（1）树脂的类型与理化性能　不同类型的树脂具有不同的交换能力。阳离子交换树脂的交换能力受自身解离情况的影响。强酸性树脂的交换能力几乎不受环境 pH 值的影响，它在很宽的 pH 范围内都保持良好的交换能力，这是因为不论在酸性、中性范围它都能较好地解离。弱酸性树脂在酸性环境中的解离度受到抑制，故交换能力差，只有在碱性或中性环境中有较好的交换能力。

离子交换树脂的理化性能与离子交换的效率、分离效果及操作等密切相关。一般要求树脂具有尽可能大的交换容量，有良好的交换选择性、化学动力学性能。交换容量大，可减少材料和设备投入，有利于提高分离效率；交换选择性强，可提高分离效果。在动力学性能方面，若树脂的交换速度快，可逆性好，则易平衡，易洗脱，易再生，交换效率高，便于反复使用。此外，在既定的操作条件下，要求树脂有足够的化学耐受性和良好的物理性能以利于操作。一般树脂都有较好的化学稳定性，能经受酸、碱和有机溶剂的处理，但含苯酚的酸型树脂及胺型阴离子树脂不宜与强碱长时间接触，尤其是在加热的情况下。树脂的孔径要适宜，孔径太小，交换速度慢，有效交换量下降（尤其是大分子），若孔径太大也会导致选择性下降。粒度要适宜均匀，粒度过大时，交换速度低，如作柱层析则分辨率差；粒度过细不便于操作，用作柱层时流速太小；粒度范围太宽，易使层析柱上下部树脂层粒度不一致，从而影响流速。

（2）被分离物的性质　包括有效成分和主要杂质的解离特性、分子量、稳定性等，是选择树脂的主要依据。当有效成分具有较强的碱性或酸性时，宜选用弱酸性或弱碱性的树脂，这样有利于提高选择性，并便于洗脱。如有效成分是弱酸性或弱碱性的小分子物质时，往往选用强碱、强酸树脂，以保证有足够的结合力。对于蛋白质、酶等的分离多采用弱碱性或弱酸性树脂，以减少生物大分子的变性，有利于洗脱，并提高选择性。

（3）料液与树脂的用量比　确定料液与树脂合理的用量配比，有助于经济地利用树脂达到满意的分离效率。实际操作中，可通过实验测定树脂的交换容量来计算。如可取一定体积的已知含量的料液，使其通过装有不同量树脂的层析柱，收集流出液与水洗液，测定其残留的有效成分含量，即可求出树脂的交换容量，同时确定料液与树脂的用量比。

（4）料液 pH 值　料液 pH 值是影响交换平衡的重要因素。若要进行选择性吸附，则须使欲分离的物质粒子具有较强的结合力，而其他粒子没有结合力或结合力较弱。具体的做法是调节溶液的 pH 值，使欲分离的物质（如氨基酸、蛋白质）粒子带有相当数量的静电荷（如正电荷），而主要杂质粒子带相反电荷或较弱的电荷（正电荷），然后选择适宜的树脂（如阳离子交换树脂），便可使欲分离的物质被离子交换树脂吸附，而杂质较少被吸附。

（5）上柱流速　为了进行有效的交换，离子交换过程中必须使固液两相有充分的接触时间。如果上柱流速增大，固液接触时间缩短，树脂吸附效果变差；而上柱流速过慢，则会导致操作时间成本增加。

（6）上柱料液浓度　上柱流速一定时，随着上柱药液浓度的增加，树脂的交换吸附饱和点提前。在树脂量足够的情况下，流出液浓度相差不大，交换吸附比率（C_0/C_1，C_0与 C_1分别代表上柱液浓度与流出液浓度）则有较大差别。实验表明树脂的体积交换比率随上柱料液浓度增加而增加，故提高上柱料液浓度，有利于提高离子交换效果。

（7）洗脱剂组成和浓度　离子交换的目的是获得高纯度的欲分离物质，交换吸附之后选择好的洗脱剂进行解吸是整个提取过程的关键。从树脂上洗脱欲分离物质的方法主要有两种：一是调节洗脱液的 pH 值，使欲分离物质粒子在此 pH 值下失去电荷，甚至带相反电荷，从而失去与离子交换树脂的结合力而被洗脱下来；二是用高浓度的同性离子，根据质量作用定律将欲分离物质离子取代下来。对阳离子交换树脂而言，欲分离物质的 pK 值越大（越碱），将其洗脱下来所需溶液的 pH 值也越高。对阴离子交换树脂而言，欲分离物质的 pK 值越小（越酸），将其洗脱下来所需溶液的 pH 值也越低。因此，选择适宜的酸、碱、盐和溶剂配制具有适宜浓度及 pH 值的洗脱剂，将有利于提高洗脱的效果。一般地，在阴离子交换树脂上洗脱交换吸附的酸性成分时，可采用酸性的稀乙醇（或水）溶液，常用的酸有盐酸、醋酸、柠檬酸等；而在阳离子交换树脂上洗脱交换吸附的碱性成分时，可用碱性溶液直接洗脱，或用碱化剂浸润碱化后再用有机溶剂（如三氯甲烷等）提取，常用的碱化剂有 NH_4OH、NaOH、Na_2CO_3、$NaHCO_3$等。

（8）洗脱流速　洗脱流速直接影响到洗脱液和树脂的交换时间。流速太快，接触时间短，不能充分解吸而增加了洗脱剂用量，从而增加了操作成本和后续浓缩成本；流速太慢，虽然解吸效果好，但操作周期加长，增加了操作时间成本。

6. 应用实例

（1）在生物碱纯化中的应用　大多数生物碱因在其化学结构中含有一个或者一个以上带电荷的氮原子，故呈现碱性。近年来，研究者已广泛将阳离子交换树脂用于生物碱的富集纯化，取得了显著的效果，如黄连生物碱、拐枣七中总生物碱、桑叶中总生物碱、苦参碱与氧化苦参碱、野罂粟总生物碱等[188~192]。该方法工艺简单可行，成本低，生物碱含量较高。

1）离子交换树脂纯化钩藤总生物碱[193]　钩藤性味甘、凉，归肝、心包经，具有清热平肝、息风定惊之功。现代药理实验证明钩藤具有显著的降压功效，其主要有效成分为钩藤总生物碱，包括钩藤碱、异钩藤碱、柯诺辛因碱等。传统的钩藤浸膏碱化后再用三氯甲烷萃取的方法，工艺繁琐，钩藤总碱含量较低。钩藤所含生物碱为吲哚类生物碱，极性较小，在酸性条件下钩藤生物碱成盐，能够和阳离子交换树脂发生离子交换。

具体工艺：称取钩藤药材 1kg，加 10 倍量 75% 乙醇回流提取 3 次，每次 3 小时，合并滤液，减压回收乙醇至 2 L，加入 1% 盐酸 20% 乙醇溶液 10L。取 732 型强酸性苯乙烯系阳离子交换树脂柱用去离子水浸泡过夜，水洗至近无色。装入色谱柱，3 倍量 5% 氢氧化钠冲洗树脂柱，水洗至流出液近中性，3 倍量 5% 盐酸冲洗，用水洗至流出液近中性，备用。将乙醇溶液以 1ml/min 的流速通过树脂柱，8 倍 BV（树脂床体积）的水洗至中性，80% 乙醇 6BV 除杂，10 BV 1% 氨水 80% 乙醇洗脱，回收溶剂，干燥，得钩藤总生物碱 2.17g，纯度为 50.80%。该方法大幅度提高了钩藤总生物碱的纯度。

2）离子交换树脂纯化氯化两面针碱[194]　两面针具有活血化瘀，行气止痛，祛风通络，解毒消肿的功效。生物碱是两面针的主要有效成分，具有抗肿瘤、强心、降血压、抗镇痛、抗真菌作用。其中以氯化两面针碱含量较高，氯化两面针碱是两面针及其制剂的主要质量控制指标成分。

氯化两面针碱是一种弱碱盐，利用阳离子交换树脂的交换吸附作用，可从提取液中选择性吸附分离出来。曾淼洋等考察了 732 强酸性阳离子交换树脂、D061 大孔强酸性阳离子交换树脂、D001 – CC 大孔强酸性阳离子交换树脂在 40℃ 下的静态吸附曲线。结果表明 732 阳离子交换树脂对氯化两面针碱的吸附容量最大，达 23.9mg/g。这是由于这三种树脂中，732 阳离子交换树脂的全交换容量最大（≥4.5mmol/g）。

具体工艺：先采用 4 倍物料量的乙醇盐酸溶液（质量浓度分别为 80%、61%）解吸两面针粉末中的生物碱，然后用 16 倍物料量的 20% 质量浓度的乙醇在 82℃ 下提取 4 分钟，在此条件下氯化两面针碱提取得率仅为 0.134%。用 732 阳离子交换树脂直接在 40℃ 下静态吸附 133 倍树脂用量的提取液，用盐酸浓度为 3 mol/L、乙醇质量浓度为 70% 的酸乙醇洗脱液在超声波的辅助下间歇解吸附，解吸率可达到 99% 以上，分离得到的氯化两面针碱纯度为 94.5%，回收率为 77.7%。

（2）在有机酸纯化中的应用　我国天然有机酸资源丰富，在中药中已发现了较多种类和数量的有机酸类成分，越来越多的研究证明，中药中的有机酸类成分具有广泛的生物活性。目前有机酸的分离纯化方法主要采用有机溶剂萃取法，该法存在溶剂消耗量大，分离效率低，环境污染严重，操作安全性差的缺点。采用离子交换法纯化有机酸具有产品纯度高，能耗低，提取过程无相变，操作简单，成本低廉等优点，已用于荞草酸、阿魏酸、赤霞果中的总有机酸分离纯化[195~197]。

1）离子交换树脂纯化宣木瓜中总有机酸[198]　木瓜为蔷薇科植物贴梗海棠 *Chaenomeles speciosa* (Sweet) Nakai 的干燥近成熟果实，宣木瓜是药用木瓜的道地药材。酸性是构成木瓜药材质量的重要指标，《中国药典》规定木瓜水提液的 pH 应在 3.0 ~ 4.0。研究表明总有机酸是宣木瓜镇痛抗炎作用的有效组分之一。木瓜有机酸种类丰富，且极性分布宽。周亚菁等采用含水乙醇提取制备宣木瓜总有机酸粗提物，并利用 717 型强碱型阴离子交换树脂纯化总有机酸；建立了提取、纯化宣木瓜总有机酸的最佳工艺。

具体工艺：精密称取宣木瓜样品 10 g 置圆底烧瓶中，以料液比 1∶8 加入 75% 乙醇回流提取 2 次，每次提取2小时，滤过，滤液浓缩，真空干燥，得总有机酸提取物。取717型强碱型阴离子交换树脂适量，用水洗至水相澄清，水浸泡24小时使其充分膨胀，倾去水层；用树脂体积2倍量的1mol/L NaOH溶液浸泡4小时；再用水洗至中性；然后用1mol/L HCl溶液浸泡4小时，再用水洗至中性，最后再用1 mol/L NaOH溶液浸泡8小时，水洗至中性，装入层析柱中（2cm×10cm），柱床体积为10ml。取提取物适量，加水溶解分散，1mol/L NaOH溶液调pH，静置一夜，超声30分钟，离心30分钟（2000r/min），取上清液浓缩制得上样溶液。取10ml质量浓度为1g/ml pH为10的上样溶液，控制体积流量1.0ml/min通过层析柱，水洗，再分别以0.3mol/L的HCl洗脱，体积流量3ml/min。

经过离子交换工艺后，宣木瓜中总有机酸的质量分数由提取物中的33.58%提高至67.66%，取得了较好的纯化富集效果。

（3）在多酚纯化中的应用　多酚常是植物及微生物中产生的酚类次生代谢产物，已有研究者采用选择性高、吸附量大、价格低廉的阴离子交换树脂对中药提取物中的多酚进行纯化。

离子交换树脂纯化绵马贯众总多酚[199]　绵马贯众为鳞毛蕨科植物粗茎鳞毛蕨 *Dryopteris crassirhizoma* Nakai 的干燥根茎及叶柄残基，具有清热解毒、止血、杀虫等功效，现代研究表明，绵马贯众具有抗菌、抗病毒、抗肿瘤、抗疟等作用，其主要活性成分为绵马贯众素等多酚类衍生物。曹广尚等采用201×7氢氧型阴离子交换树脂对绵马贯众总多酚进行分离纯化。

具体工艺：取绵马贯众粗粉1 kg，依次加8、6、6倍量0.1%碳酸钠水溶液，提取3次，每次1小时，滤过，合并滤液。201×7强碱性阴离子交换树脂以去离子水浸泡过夜，并洗至去离子水近无色；先加入6倍量树脂体积的7%盐酸溶液浸泡1小时左右，随时搅拌，用去离子水洗至近中性；后加入6倍量树脂体积的8%氢氧化钠溶液浸泡1小时左右，随时搅拌，再用去离子水洗至近中性；最后加入5倍量树脂体积的7%盐酸溶液或8%氢氧化钠溶液浸泡2小时，使阴离子交换树脂转为氢氧型，并用去离子水洗至近中性，即可装柱使用。药材提取液以6 BV/h的体积流量逆向通过201×7氢氧型阴离子交换树脂柱（柱径－柱高1∶7），上样至树脂饱和，水洗至中性，再用3%氯化钠的60%乙醇溶液以6 BV/h的体积流量洗脱，洗脱9倍量树脂柱体积，洗脱液经回收乙醇及除盐干燥后，即得绵马贯众总多酚提取物。绵马贯众素ABBA及绵马贯众总多酚洗脱率分别为90.1%和91.1%，绵马贯众素ABBA、绵马贯众总多酚的质量分数分别为29.4%、49.2%。表明采用201×7氢氧型阴离子交换树脂纯化绵马贯众总多酚效率高，成本低，具有广阔的应用前景。

（4）在氨基酸纯化中的应用　氨基酸具有两性，溶液的pH值决定了氨基酸分子所带的电荷，除了碱性氨基酸外，其余氨基酸的等电点均小于pH 7.0，当溶液的pH值低于等电点时，氨基酸带正电荷。采用强酸型阳离子交换树脂进行纯化时，当氨基酸与杂质混合液通过交换柱时，氨基酸因带正电荷而留在树脂上，从而将氨基酸与杂质分离，然后用氨水将与树脂结合的氨基酸洗脱下来，即得纯化的复合氨基酸。

离子交换树脂纯化从蚯蚓体中提取的复合氨基酸[200]　从昆虫蛹中提取各种氨基酸是目前医药生产氨基酸的主要途径之一。干蚯蚓体中含有大量的蛋白质，有15种氨基酸，含量较高的为亮氨酸、谷氨酸、天门冬氨酸，占2%以上的氨基酸有缬氨酸、赖氨酸、精氨酸和丙氨酸。刘红等采用离子交换树脂法纯化从蚯蚓体中提取的复合氨基酸的粗制品，提高了产品的纯度。

具体工艺：取干蚯蚓200g，以研钵碾细后放入1L量瓶中，加入500ml的乙醚，密闭振摇脱脂4小时，迅速过滤。将滤出的干蚯蚓转入1000ml圆底烧瓶中，加入6 mol/L的盐酸500ml，用液体石蜡做浴液加热回流，升温至110℃，回流24小时，此时得到褐色液体。逐渐降温，降温至60℃时，趁热过滤，用同温度的蒸馏水冲洗3次，合并滤液和洗液，转入减压装置，蒸发浓缩至盐酸除尽。将浓缩液用2倍的蒸馏水稀释，搅拌下加入活性炭180g，升温至80～90℃，保温搅拌30分钟，趁热过滤，此时滤液为浅棕色溶液，再加入80g活性炭，脱色，转入抽滤装置抽滤，得淡黄色液体，即为复合氨基酸粗制品。取适量新的732型阳离子树脂，用5%的HCl浸泡6小时后用蒸馏水洗净，然后将树脂紧密的装入层析柱中，将上述粗制的氨基酸混合液转入已装好的层析柱中，用蒸馏水以50滴/分钟的流速洗涤柱子，当柱子的流出液与1%的茚三酮呈阳性时，停止洗涤，改用3%的氨水缓慢洗脱，控制流速为60滴/分钟，当洗脱液与1%的茚三酮呈阴性时，停止洗脱，并收集洗脱液，放入冰箱静止24小时，滤取晶体，用95%的乙醇冲洗2次，于60℃真空干燥，得精制复合氨基酸。

复合氨基酸粗制品含量和纯化后的精制品含量（mg/g）分别为：亮氨酸 68.56、80.31；谷氨酸 48.20、95.76；天门冬氨酸 42.38、94.48；缬氨酸 36.02、42.02；赖氨酸 42.62、90.26；精氨酸 34.22、36.24；丙氨酸 39.41、80.48。

（二）纤维素离子交换层析纯化中药浸出物

DEAE－纤维素，为二乙氨乙基纤维素，为最常用的阴离子交换柱层析填料。目前常用于中药中酸性、中性多糖及黏多糖的纯化，尤其是多糖与蛋白质结合在一起的复合多糖。研究者已将其用于白毛藤多糖、穿龙薯蓣多糖、巴豆多糖、冬凌草多糖、丹参多糖等的纯化研究[201~205]。

纤维素离子交换层析纯化大叶金花草多糖[206]

大叶金花草是鳞始蕨科植物乌蕨 *Stenoloma chusanum*（Linn.）Ching 的全草和根茎，其单方和复方均具有清热解毒，利湿，止血的功效。现代药理证明大叶金花草有明显的抗菌活性、解毒作用和保肝、抗炎、止血的作用。研究表明，乌蕨的多糖提取物具有很好的抑菌效果。

具体工艺：称取 50g 大叶金花草用体积分数 95% 乙醇浸泡两次脱脂，95～100℃热水提取 5 小时后，用滤布滤去残渣，滤液离心（3000r/min，15 分钟），收集上清液，浓缩，采用木瓜蛋白酶法和 Sevag 法去除蛋白质后，加入多糖溶液体积的 0.3 倍 H_2O_2（10%）脱色，透析，再加入 4 倍体积的无水乙醇沉淀多糖，离心收集沉淀，用无水乙醇、丙酮、乙醚依次反复洗涤，沉淀物真空干燥得粗多糖。DEAE－纤维素（Cl^-）柱用 0.5 mol/L NaOH、HCl 和蒸馏水处理至中性。将 500 mg 粗多糖用适量蒸馏水溶解后浓缩上 2cm×25cm 的 DEAE－纤维素（Cl^-）柱，分别用蒸馏水和 0.1、0.3、0.5 mol/L 的 NaCl 溶液分段梯度洗脱，蒸馏水洗脱部位有一小峰为中性糖溶液，0.1mol/L NaCl 洗脱部位得一大峰为酸性多糖，继续加大 NaCl 溶液浓度则没有出现大的洗脱峰。收集 0.1mol/L NaCl 洗脱峰，经蒸馏水透析，浓缩，离心，真空干燥得到含量最大的多糖样品。纸层析和 Sephadex G－100 葡聚糖凝胶柱层析证明多糖已经被纯化，且组分均一。大叶金花草多糖平均分子质量为 8.6×10^4 u，由阿拉伯糖、葡萄糖和糖醛酸组成。

（颜红）

参考文献

［1］张兆旺．中药药剂学（新世纪第 2 版）．北京：中国中医药出版社，2017：82－83.

［2］李忠军，杨燕军，孟巨光．薯莨鞣质成分及生物活性的研究进展．广东微量元素科学，2015，22（1）：48－52.

［3］王金亭．天然黑豆红色素的研究进展．中国食品添加剂，2010，（3）：171－174.

［4］石芸．人参果胶 RG－Ⅰ－4 的结构分析及其与半乳凝集素－3 相互作用的研究．东北师范大学，2017，20－21.

［5］匡海学．中药化学．北京：中国中医药出版社，2017：11－240.

［6］邹曼，张玉环，陈义伦，等．阿克苏灰枣生物活性成分的免疫交互作用．食品科学，2018，39（7）：201－206.

［7］张梓毓，徐德平．五味子助眠成分的分离鉴定．食品与机械，2018，34（3）：162－165.

［8］国家食品药品监督管理局．中药、天然药物注射剂基本技术要求．2007：2－3.

［9］洪筱坤，王智华．中药数字化色谱指纹谱．上海：上海科学技术出版社，2003：18－19.

［10］刘明芝．中医药统计学．长沙：湖南科学技术出版社，1999：287－311.

［11］贺石林，王键，王净净．中医科研设计与统计学．长沙：湖南科学技术出版社，2005：290－310.

［12］王鹏，王玉珠，沈建民．均匀设计及其在药学中的应用．沈阳药学院学报，1989，6（4）：297－306.

［13］吴伟，催光华．星点设计－效应面优化法及其在药学中的应用．国外医学·药学分册，2000，27（5）：292－298.

［14］刘小平，李湘南，徐海星．中药分离工程．北京：化学工业出版社，2005：214－215.

［15］卫生部．药品标准中药成方制剂（第 9 册）．1994：186.

［16］刘涛，伍利华，李鹏程，等．清脑复神液精制工艺再评价研究．中草药，2015，46（16）：2407－2412.

［17］陆安，杜红娜，刘炳炜，等．膜分离技术在鱼腥草芩蓝口服液制备工艺中的应用．中国兽药杂志，2018，52（10）：50－56.

[18] 王韵珊．中药制药工程原理与设备．上海：上海科学技术出版社，1997：78－79.

[19] 屠锡德，张钧寿，朱家璧．药剂学．第3版．北京：人民卫生出版社，2002：208－218.

[20] 奉建芳，罗杰英．高速离心法等制备中药口服液比较研究．中成药，1996，18（12）：7－8.

[21] 谭瑾，沈咏梅，刘锦，等．桑姜感冒系列制剂浸膏制备工艺优化研究．中药与临床，2018，9（1）：22－24.

[22] 杨绪芳，康小东，刘俊超，等．痛安注射液组方药材白屈菜提取物精制工艺研究．中草药，2014，45（18）：2631－2635.

[23] 冯年平，郁威．中药提取分离技术原理与应用．北京：中国医药科技出版社，2005：169－175.

[24] 周进东，罗兴，刘武．吸附澄清剂在纯化中药制剂中的应用．时珍国医国药，2001，12（8）：738－739.

[25] 王海军，罗维早．吸附澄清剂在中药提取分离中的应用．重庆中草药研究，2006，(2)：30－33.

[26] 夏新华，谭红胜．蒲公英水提液絮凝澄清工艺研究．中国中药杂志，2006，31（19）：1632－1634.

[27] 巩晓宇，陈科力．壳聚糖在苦参醇提工艺中的应用．中南民族大学学报（自然科学版），2010，29（1）：54－56.

[28] 孙双凤，余林．几种天然澄清剂在中药水提液精制中的应用研究．石化技术，2016，23（9）：43.

[29] 刘卫红，吴冬梅，张娜娜，等．ZTC1＋1天然澄清剂在赤芍药材除杂工艺中应用研究．中国实验方剂学杂志，2011，17（6）：45－47.

[30] 赵韶华，刘文娟，姚道鲁，等．ZTC 1＋1天然澄清剂处理玉屏风口服液的工艺研究．时珍国医国药，2006，17（11）：2239－2240.

[31] 王丽娜，李妍，邢红红，等．ZTC1＋1Ⅱ天然澄清剂在菊芋多糖提纯中的应用．食品研究与开发，2012，33（3）：61－63.

[32] 张咏梅，赵振彪，解淑阁，等．ZTC－Ⅲ型天然澄清剂在中风安口服液制备中的应用．中成药，2004，26（4）：337－339.

[33] 侯丽丽，陈洪海，窦建鹏，等．ZTC1＋1－Ⅲ澄清剂对淫羊藿酒澄清效果的影响．酿酒科技，2015，(5)：26－28.

[34] 常桂娟，白雪媛，孙立霞，等．参精口服液的澄清工艺考察．中华中医药杂志，2014，29（9）：2792－2796.

[35] 冯传平，杨慧，李辉，等．KBT－ZTC澄清剂用于补肾温肺合剂水提液的澄清工艺研究．中成药，2015，37（5）：1127－1130.

[36] 郭辉，曹雪滨，郭宏．101－澄清剂在心复康口服液制备中的应用．中国实验方剂学杂志，2011，17（1）：18－20.

[37] 邵长富，赵晋府．软饮料工艺学．北京：中国轻工业出版社，1993：2526.

[38] 周建平．药剂学．南京：东南大学出版社，2007：151.

[39] 纪晓声，楼永通，高从楷．膜分离技术在中药制备中的应用．水处理技术，2006，32（3）：1114.

[40] 刘明言，余根，王红．中药提取液浓缩新工艺和新技术进展．中国中药杂志，2006，31（3）：184－187，231.

[41] 黄炳勋，黎洁銮，许如清，等．应用反渗透技术浓缩中草药水提液的研究．医药工业，1979，(5)：39.

[42] 洪宜斌，曹礼群，李五洲，等．反渗透膜过滤在胡芦巴提取中的应用．现代中药研究与实践，2003，17（6）：4143.

[43] 钟海雁，袁列江，李忠海．柑桔汁反渗透浓缩的研究．食品科技，2002，(9)：51－54.

[44] 宋晓燕，罗爱勤，刘洁瑜，等．肾石通颗粒提取浓缩工艺和节能性研究．中国执业药师，2013，10（7）：28－31.

[45] 张刘红，钱余义，刘静，等．超滤－反渗透集成工艺浓缩黄芩水提液的可行性．中国实验方剂学杂志，2014，20（23）：1－5.

[46] 严滨，林丽华，叶茜，等．反渗透技术在鼻炎康等中药提取液浓缩中的应用．膜科学与技术，2012，32（4）：70－74.

[47] 叶勇，张永波．复方中药膜分离工艺和节能性研究．时珍国医国药，2008，19（8）：1884－1885.

[48] 于洋，侯一哲，余河水，等．甘草酸溶液浓缩过程中浓度－沸点－饱和蒸汽压三者关系研究．中草药，2018，49（1）：142－150.

[49] 汤添钧，刘成刚，肖聪，等．中药浓缩用机械蒸汽再压缩系统模型与仿真．化工装备技术，2017，38（3）：22－26.

[50] 周永传，李庆喆，蔡建国，等．中药蒸发浓缩过程设备及热能利用．中国制药装备，2009，(35)：35－38.

[51] 刘铁军，孙胜斌，陈翔宇，等．不同浓缩方法对丹参提取液的影响．中国现代中药，2018，20（2）：208－212.

[52] 陈远琪，李胜勇．中药浓缩工艺分析与控制系统设计．机械与电子，2012，（6）：31－34.

[53] 张洪飞．中药前处理、提取浓缩及分离设备与工艺．机电信息，2010，（8）：1－11.

[54] 王志魁．化工原理．第5版．北京：化学工业出版社，2017.

[55] 王岩．中药药剂学．北京：化学工业出版社，2018.

[56] 李舒艺，伍振峰，岳鹏飞，等．中药提取液浓缩工艺和设备现状及问题分析．世界科学技术中医药现代化专题讨论二：中药药剂学现代研究策略与应用进展，2016，18（10）：1782－1785.

[57] 杨明，伍振峰，林环玉，等．中药复方制剂工艺研究问题、模式与策略．中草药，2018，49（12）：2735－2741.

[58] 万丹娜，饶倩如，俞梦莹，等．Box－Behnken设计－响应面法优化山楂的醇沉工艺．中国药房，2018，29（15）：2078－2081.

[59] 李彤彤，胡甜，聂磊，等．近红外光谱技术快速测定参枝苓口服液醇沉过程中的5种指标成份．中国中药杂志，2016，41（19）：3543－3550.

[60] 王淑瑶，卢瑞，刘耀文．超滤膜常用制备方法及研究进展．化工新型材料，2018，46（10）：235－238，246.

[61] Moura B A，Siqueira R M A，Zoppas F J. Electrodyalisis and water reuse. Springer，2014.

[62] Cassano A，Conidi C，Ruby－Figueroa R，et al. Nanofiltration and tight ultrafiltration membranes for the recovery of polyphenols from agro－food by－products. International Journal Molecular Sciences，2018，19（2）：351.

[63] Van der Bruggen B，Vandecasteele C，Van Gestel T，et al. A review of pressure－driven membrane processes in wastewater treatment and drinking water production. Environmental Progress，2003，22（1）：46－56.

[64] Galanakis C M. Separation of functional macromolecules and micromolecules：from ultrafiltration to the border to nanofiltration. Trends in Food Science & Technology，2015，42（1）：44－63.

[65] 闫治攀，武瑞洁．超滤膜分离技术在中药制剂生产中的应用进展．中成药，2018，40（7）：1571－1575.

[66] 赖冰冰，崔彦杰，吉春红．膜技术在中药生产中的应用与发展前景．2016年中国－欧盟医药生物膜科学与技术研讨会，2016－09－25.

[67] Wang L K，Hung YT，Shammas N K. Advanced physicochemical treatment processes. Humana Press Inc，2006.

[68] Castro－Muoz R，Yáez－Fernández J，Fíla V. Phenolic compounds recovered from agro－food by－products using membrane technologies：an overview. Food Chemistry，2016，213：753－762.

[69] Strathmann H. Membrane separation processes：current relevance and future opportunities. AIChe Journal，2001，47（5）：1077－1087.

[70] 罗瑞芝，张会梅，苏小琴，等．不同材质及孔径超滤膜对麦冬皂苷类成分的影响．药物评价研究，2018，41（3）：461－465.

[71] Conidi C，Cassano A，Drioli E. Recovery of phenolic compounds from orange press liquor by nanofiltration. Food and Bioproducts Processing，2012，90（4）：867－874.

[72] Cassano A，Donato L，Drioli E. Ultrafiltration of kiwifruit juice：operating parameters，juice quality and membrane fouling. Journal of Food Engineering，2007，79（2）：613－621.

[73] Astudillo－Castro C L. Limiting flux and critical transmembrane pressure determination using an exponential model：the effect of concentration factor，temperature，and cross－flow velocity during casein micelle concentration by microfiltration. Industrial & Engineering Chemistry Research，2015，54（1）：414－425.

[74] Conidi C，Cassano A. Recovery of phenolic compounds from bergamot juice by nanofiltration membranes. Desalination Water Treatment，2014，56（13）：3510－3518.

[75] Galanakis C M. Recovery of high added－value components from food wastes：conventional，emerging technologies and commercialized applications. Trends in Food Science & Technology，2012，26（2）：68－87.

[76] Cheryan M. Ultrafiltration and microfiltration handbook. CRC Press，1998.

[77] Wei S，Hossain M M，Saleh Z S. Concentration of rutin model solutions from their mixtures with glucose u-

sing ultrafiltration. International Journal Molecular Sciences, 2010, 11 (2): 672 – 690.

[78] Jiraratananon R, Chanachai A. A study of fouling in the ultrafiltration of passion fruit juice. Journal of Membrane Science, 1996, 111 (1): 39 – 48.

[79] Patel T M, Nath K. Modeling of permeate flux and mass transfer resistances in the reclamation of molasses wastewater by a novel gas – sparged nanofiltration. Korean Journal of Chemical Engineering, 2014, 31 (10): 1865 – 1876.

[80] 于风平，代秀梅．超滤技术对中药注射剂安全性和有效成分影响的研究进展．中国药房，2013，24 (31)：2972 – 2974.

[81] 王正宽，曹光环，曹苗苗，等．香丹注射液超滤工艺的优化研究．中草药，2013，44 (21)：2988 – 2991.

[82] Moreira M M, Morais S, Delerue – Matos C. Environment – friendly techniques for extraction of bioactive compounds from fruits. Soft Chemistry and Food Fermentation, 2017, 21 – 47.

[83] Daglia M. Polyphenols as antimicrobial agents. Current Opinion Biotechnology, 2012, 23 (2): 174 – 181.

[84] Gray S, Semiat R, Duke M, et al. Seawater use and desalination technology. Treatise on Water Science, 2011, 73 – 109.

[85] Voutchkov N. Pretreatment technologies for membrane seawater desalination. Australian Water Association, 2008.

[86] Busch M, Chu R, Rosenberg S. Novel trends in dual membrane systems for seawater desalination: minimum primary pretreatment and low environmental impact treatment schemes. IDA Journal of Desalination and Water Reuse, 2010, 2 (1): 56 – 71.

[87] Henthorne L. Evaluation of membrane pretreatment for seawater reverse osmosis desalination. U. S. Department of the Interior, Bureau of Reclamation, 2007.

[88] Chesters S P, Pena N, Gallego S, et al. Results from 99 seawater ro membrane autopsies. IDA Journal of Desalination and Water Reuse, 2013, 5 (1): 40 – 47.

[89] Pochiraju K V, Tandon G P, Schoeppner G A. Long – term durability of polymeric matrix composites. Springer, 2011.

[90] Vrijenhoek E M, Hong S, Elimelech M. Influence of membrane surface properties on initial rate of colloidal fouling of reverse osmosis and nanofiltration membranes. Journal of Membrane Science, 2001, 188 (1): 115 – 128.

[91] Parida V, Ng H Y. Forward osmosis organic fouling: effects of organic loading, calcium and membrane orientation. Desalination, 2013, 312: 88 – 98.

[92] Boo C, Elimelech M, Hong S. Fouling control in a forward osmosis process integrating seawater desalination and wastewater reclamation. Journal of Membrane Science, 2013, 444: 148 – 156.

[93] Herzberg M, Elimelech M. Biofouling of reverse osmosis membranes: role of biofilm – enhanced osmotic pressure. Journal of Membrane Science, 2007, 295 (1 – 2): 11 – 20.

[94] Liao C, Zhao J, Yu P, et al. Synthesis and characterization of SBA – 15/poly (vinylidene fluoride) (PVDF) hybrid membrane. Desalination, 2010, 260 (1 – 3): 147 – 152.

[95] Yu L Y, Shen H M, Xu Z L. PVDF – TiO2 composite hollow fiber ultrafiltration membranes prepared by TiO_2 sol – gel method and blending method. Journal of Applied Polymer Science, 2009, 113 (3): 1763 – 1772.

[96] Tjong S C. Structural and mechanical properties of polymer nanocomposites. Materials Science and Engineering: R: Report, 2006, 53 (3 – 4): 73 – 197.

[97] Unal H, Mimaroglu A, Alkan M. Mechanical properties and morphology of nylon – 6 hybrid composites. Polymer International, 2004, 53 (1): 56 – 60.

[98] Ursino C, Castro – Muroz R, Drioli E, et al. Progress of nanocomposite membranes for water treatment. Membranes, 2018, 8 (2): 18.

[99] 马赟，陈涛，彭国平，等．中药制药过程中超滤膜完整性评价手段的研究进展．中国实验方剂学杂志，2015，21 (17)：208 – 212.

[100] 洪烨，李存玉，顾佳美，等．中药制药过程中超滤膜的物化兼容性及完整性评价．中成药，2018，40 (4)：902 – 906.

[101] 张全兴，张政朴，李爱民，等．我国离子交换与吸附树脂的发展历程回顾与展望．高分子学报，2018，24 (7)：814 – 828.

[102] 娄嵩，刘永峰，白清清，等．大孔吸附树脂

的吸附机理．化学进展，2012，24（8）：1427－1436.

［103］刘丹，吴叶红，李玮桓，等．大孔吸附树脂在天然产物分离纯化中的应用．中草药，2016，47（15）：2764－2770.

［104］康磊．大孔吸附树脂 LX1180 的功能化改性及其吸附性能的研究．兰州：兰州理工大学，2012

［105］刘涛，李娟，郭晓恒，等．D－101 大孔树脂用于中药精制工艺预处理方法优化研究．南京中医药大学学报，2012，28（5）：474－476.

［106］陈坤，李琪，胡茜，等．大孔树脂 D－101 纯化黑骨藤复方药物有效部位工艺研究．离子交换与吸附，2017，33（4）：322－330.

［107］张全兴，张政朴，李爱民，等．我国离子交换与吸附树脂的发展历程回顾与展望．高分子学报，2018，24（7）：814－828.

［108］李雪茹，刘虹，姜佳，等．不同厂家 D101 大孔树脂对赤芍提取物纯化工艺考察．天津中医药大学学报，2014，33（1）：49－51.

［109］吴建雄，秦建平，曹光环，等．不同型号大孔树脂吸附青风藤中青藤碱特性的研究．世界科学技术——中医药现代化，2013，15（9）：1971－1974.

［110］张鹏，高峻峰，孟硕，等．电导率法在线监测栀子提取物大孔树脂柱分离工艺．中国实验方剂学杂志，2013，19（15）：27－28.

［111］刘永锁，王勇，王伟，等．丹参多酚酸盐大孔树脂层析过程在线监测方法研究．中成药，2013，35（7）：1411－1414.

［112］马晋芳，毕昌琼，欧邦露，等．丹参素钠大孔树脂吸附分离过程的近红外在线监测研究．世界科学技术——中医药现代化，2018，20（5）：621－628.

［113］张全兴，张政朴，李爱民，等．我国离子交换与吸附树脂的发展历程回顾与展望．高分子学报，2018，24（7）：814－828.

［114］李鸿枝，江林，曹亚平，等．分子蒸馏设备的发展及其在样品前处理中的应用．现代科学仪器，2011，4：61－66.

［115］徐婷，韩伟．分子蒸馏的原理及其应用进展．机电信息，2015，434（8）：1－8.

［116］栾礼侠，许松林，任艳奎．分子蒸馏技术提纯天然维生素 E 的工艺研究．中国粮油学报，2006，21（1）：101－103.

［117］冯武文，杨村，于宏奇．分子蒸馏技术与日用化工——分子蒸馏技术的原理及特点．日用化学工业，2002，32（5）：74.

［118］王宝辉，张学佳，纪巍，等．分子蒸馏技术研究进展．食品与生物技术学报，2007，26（3）：121.

［119］王志祥，林文，于颖．分子蒸馏设备的现状及其展望．化工进展，2006，3（25）：292－296.

［120］刑红丽．分子蒸馏技术的应用与发展．武汉工业学院学报，2005，24（1）：65.

［121］许松林，郭凯．刮膜式分子蒸馏装置中的液膜状态实验．天津大学学报，2010，43（6）：544－548.

［122］闫广，李庆生，尹侠．刮膜式分子蒸馏过程的研究．南京工业大学学报，2005，27（2）：67.

［123］樊丽秋．分子蒸馏的研究．天津：天津大学，1964.

［124］金晶，刘克平，唐重和，等．刮膜分子蒸馏数学模型．长春工业大学学报，2012，33（1）：32－37.

［125］李慧，王珂鑫．刮膜式分子蒸馏传质模型及其仿真．化工学报，2015，66（3）：1026－1034.

［126］段振亚，刘茂睿，李韶璞，等．刮膜式分子蒸馏技术理论研究进展．化学工程，2017，45（9）：14－15.

［127］王倩倩，傅忠君，孙红翠．化工分子蒸馏设备及应用技术．现代化工，2011，31 卷增刊(1)：385－388.

［128］孙欣欣．分子蒸馏技术在多领域应用的研究进展．化工技术与开发，2018，47（12）：36－37.

［129］Schersl E M. High efficiency process for the recovery of the high pure steols. US，6465665，2002.

［130］钟良．大庆和长庆渣油的深拔及其深拔蜡油催化反应性能研究．青岛：中国石油大学，2015.

［131］董玉，张贤明，吴云，等．分子蒸馏工艺条件对废润滑油再生油品性能的影响．重庆工商大学学报（自然科学版），2015，32（6）：43－47.

［132］李晨佳，张永泽，史立杰，等．季戊四醇四异辛酸酯脱酸精制．工业催化，2018，26（7）：72－77.

［133］张学佳，纪巍，王宝辉，等．分子蒸馏技术及其在石油化工中的应用．石油与天然气化工，2007，36（4）：291.

［134］孙亚辉，马传国，王伟，等．分子蒸馏分离提纯甘二酯中试工艺研究．粮食与油脂，2015，28（3）：55－58.

［135］Wiley Organics Inc. Process for isolating phytosterols and tocopherols from deodorizer distillat. US，

2007073218，2008－01－17.

[136] 李玲，张琴，代斌．棉籽油脱臭馏出物中生育酚的分子蒸馏工艺研．安徽农业科学，2017，45（12）：103－105.

[137] 王丽华，丁红军，李尔春，等．分子蒸馏技术在食品工业中的应用．食品与药品，2007，9（10）：72.

[138] 吕从锦，侯伟伟，陈小华，等．分子蒸馏法富集甜杏仁油中多不饱和脂肪酸技术研究．食品工业科技，2012，33（5）：145－155.

[139] 郑弢，许松林．分子蒸馏提纯 α－亚麻酸的研究．化学工业与工程，2004，21（1）：25.

[140] 郭剑霞，王昌禄，吴志建，等．分子蒸馏富集华山松籽油中亚油酸的研究．油脂化工，2011，36（4）：40－43.

[141] 余瑶盼，赵晨伟，唐年初．分子蒸馏富集石榴籽油脂肪酸乙酯中共轭亚麻酸乙酯的研究．中国油脂，2018，43（1）：4－7.

[142] 傅红，裘爱咏．分子蒸馏法制备鱼油多不饱和脂肪酸．无锡轻工大学学报，2002，21（6）：617.

[143] 徐世民，刘颖，胡晖．分子蒸馏富集海狗油中多不饱和脂肪酸．化学工业与工程，2006，23（6）：465.

[144] 李龙英，金青哲，朱跃进，等．茶叶籽油分子蒸馏脱酸工艺研究．中国油脂，2014，39（4）：19－22.

[145] 梁中永．沙蟹汁中不良风味物质的检测及去除研究．南昌：广西大学，2018.

[146] 刘玮，樊振，李宏卫，等．度鲁特韦关键中间体的合成及分子蒸馏提纯工艺．合成化学，2018，26（9）：703－706.

[147] 李海池，马晋芳，史庆龙，等．超临界 CO_2 萃取－分子蒸馏提取分离磨芋神经酰胺．中药材，2017，40（10）：2401－2405.

[148] 应安国，许松林，王淑华．应用分子蒸馏技术提纯帕罗西汀碱的研究．化学工程，2005，33（6）：59.

[149] 许松林，王淑华，应安国．对乙酰氨基苯乙酸乙酯同分异构体的分子蒸馏分离．天津大学学报，2006，39（1）：21.

[150] 陈子国，牛克生，牛根群，等．分子蒸馏技术在医药行业的应用及研究进展．化工生产与技术，2012，19（2）：37－40.

[151] 黄敏，钟振声．肉桂醛分子蒸馏纯化工艺研究．林产化工通讯，2005，39（2）：13.

[152] 唐晓红．玫瑰精油提取的研究进展．林产工业，2018，45（8）：36－41.

[153] 宋旺弟，刘盼盼，陈文．分子蒸馏纯化薰衣草精油主要成分的 HS－SPME－GC 分析．食品工业科技，2018，2：196－201.

[154] Batistella C B, Moraes E B, Maciel F R, et a1. Molecula Distillation process for recovering biodiesel and carotenoids From palm oil. Applied Biochemistry and Biotechnology, 2002, 98: 1149.

[155] 杨村，冯武文．分子蒸馏技术及其在涂料和树脂工业中的应用．涂料工业，2008，38（2）：33－35.

[156] 刘玮，杨帆，邢冰梅，等．分子蒸馏技术提纯双三氟虫脲关键中间体 2－氯－3，5－二（三氟甲基）苯胺工艺研究．当代化工，2018，47（8）：1553－1555.

[157] 王发松，胡海燕，黄世亮，等．姜油的分子蒸馏纯化与化学成分分析．中国医药工业杂志，2003，34（3）：125.

[158] 高英，李卫民，刘展峰．分子蒸馏技术在中药研究中的应用．世界科学技术——中医药现代化，2005，7（2）：32.

[159] 胡海燕，彭劲甫，黄世亮．分子蒸馏技术用于广藿香油纯化工艺的研究．中国中药杂志，2004，29（4）：320.

[160] 曾世祥，唐成志．应用分子蒸馏中试设备进行肉桂油提纯的研究．广西轻工业，2010，142（9）：5－6.

[161] 周振华，蒋爱民，孙兴力，等．分子蒸馏技术纯化大蒜油工艺的研究．广州化工，2018，46（21）：55－57.

[162] 张庆，茹庆国，林红梅，等．当归挥发油分子蒸馏馏分 GC－MS 分析及抗氧化研究．中国中医药信息杂志，2016，23（2）：82－86.

[163] 周本杰，张忠义，石勇，等．超临界 CO_2 流体萃取与分子蒸馏联用技术提取分离川芎挥发性成分及其 GC—MS 分析．第一军医大学学报，2002，22（7）：652.

[164] 吴永平，朱宝璋，徐群杰，等．超临界萃取和分子蒸馏联用提取泽泻中的 23－乙酰泽泻醇 B. 中成药，2010，32（5）：867－868.

[165] 高英，李卫民，倪晨，等．分子蒸馏技术

在分离苍术油有效部位中的应用．广州中医药大学学报，2004，21（6）：476.

［166］田友清，丁平．香附挥发油的研究进展及其开发前景．中国药业，2010，19（3）：1－2.

［167］古维新，张忠义，周本杰．超临界CO_2分子蒸馏对独活化学成分的萃取与分离．广东药学院学报，2002，18（2）：85.

［168］Kawala Z，Stephan K. Evaporation rate and separation factor of molecular distillation. Chemical Engineering Technology，1989，12：406.

［169］Bhandarker M，Ferron J R. Transprot process in all agitated thin－film evaporator. Ind Eng Chem Res，1988，27：1016.

［170］邬慧雄，史晋辉，谷高阳，等．分子蒸馏过程数学建模及模拟验证．化学工程师，2013，8：22－24.

［171］郭凯，员玫，许松林．刮膜式分子蒸馏中流体流动形态的研究．高校化学工程学报，2009，23（2）：187.

［172］Rossi P C，Pramparo M D，Gaich M C，et al. Optimization of molecular distillation to concentrate ethyl esters of eicosapentaenoic（20：5 ω－3）and docosahexaenic acids（22：6 ω－3）using simplified phenomenological modeling. Journal of the Science of Food and Agriculture，2011，8（91）：1452－1458.

［173］Guillermo A M，Arturo J G，Hugo S G. Experimental Analysis and Modeling of the Separation of Triacylglyeerol and Free Fatty Acid Mixtures Using Molecular Distillation. Industrial & Engineering Chemistry Research，2011，50（19）：11237－11244.

［174］叶瑾，金向群，刘永刚，等．赤芍注射液除鞣质工艺的研究．中成药，2006，28（10）：1524－1526.

［175］蒋德生，张晓丽，祝涛，等．注射用三七提取物的纯化方法优选．化工管理，2017，（17）：141.

［176］王垒，王升光，张惠惠，等．复合肽阿胶浆澄清工艺研究．山东中医药大学学报，2016，40（6）：567－569.

［177］阎巧娟，韩鲁佳，江正强．金银花中绿原酸提取纯化工艺的优化．中国农业大学学报，2002，7（2）：22－26.

［178］赵琰玲，尹莲．金银花化学成分与有效成分提取研究进展．医药导报，2007，26（5）：521－523.

［179］沈金晶，龚行楚，潘坚扬，等．基于质量源于设计理念的金银花水提液石灰乳沉淀工艺优化研究．中国中药杂志，2017，42（6）：1074－1081.

［180］刘晓茵，赵帅，路芳，等．半枝莲多糖的Sevage法除蛋白工艺研究．中国食物与营养，2016，22（3）：56－58.

［181］夏泉，刘钢，葛朝亮，等．Sevag法去除黄芪粗多糖中蛋白质成分的研究．安徽医药，2007，11（12）：1069－1071.

［182］吴彦．大蓟多糖脱蛋白工艺研究．安庆师范大学学报，2017，23（4）：98－102.

［183］周鸿立，张英珍，郭至红．三氯乙酸－酶法脱玉米须多糖中蛋白质工艺的优化．食品研究与开发，2015，（3）：63－66.

［184］叶姜瑜，谈锋．紫芝多糖的纯化及组分分析．西南师范大学学报，2002，27（6）：945－949.

［185］何伟珍，吴丽仙．银耳多糖的提取分离与纯化．海峡药学，2008，20（7）：33－35.

［186］涂瑶生，江志强，孙冬梅，等．黄连生物碱提取及纯化工艺研究．中药新药与临床药理，2012，23（2）：208－211.

［187］王淑萍，乌垠，孟祥颖，等．地锦草总黄酮最佳提取分离工艺的研究．分子科学学报，2007，23（3）：181－184.

［188］魏金津，姚曦，何伟．离子交换树脂纯化黄连生物碱的工艺研究．中药新药与临床药理，2013，24（6）：625－638.

［189］韩燕霞，郭增军，张卉，等．阳离子交换树脂提取拐枣七中总生物碱的工艺研究．中国现代应用药学，2012，29（7）：624－627.

［190］柴尧，程建明，彭九嫚，等．阳离子交换树脂与大孔吸附树脂联用富集桑叶中总生物碱与总酚的工艺研究．南京中医药大学学报，2015，31（2）：179－182.

［191］李克，王曙东，吴龙琴．离子交换树脂分离纯化山豆根中苦参碱和氧化苦参碱的实验研究．现代中药研究与实践，2013，27（4）：45－48.

［192］王震，常金花，刘翠哲．离子交换树脂法提取野罂粟总生物碱的工艺优化．承德医学院学报，2010，1：14－15.

［193］窦月，周洪雷，齐冬梅，等．离子交换树脂对钩藤总生物碱的纯化工艺．中国实验方剂学杂志，2012，18（3）：8－10.

[194] 曾淼洋，韦藤幼，童张法．加酸内部沸腾法提取氯化两面针碱及其纯化研究．高校化学工程学报，2014，28（4）：719－724.

[195] 马廉举，刘新，卓玉娟，等.717 阴离子交换树脂吸附分离莽草酸的研究．中草药，2008，31（7）：1065－1067.

[196] 王秀杰，马琳．中药材中阿魏酸的提取精制方法评价．时珍国医国药，2007，18（1）：157－158.

[197] 亢炎，佟继铭．阴离子交换树脂分离纯化赤雹果中的总有机酸．承德医学院学报，2009，26（3）：237－239.

[198] 周亚菁，查日维，谢晓梅，等．宣木瓜总有机酸的提取和纯化工艺优化．中成药，2015，37（3）：664－666.

[199] 曹广尚，王信，杨培民．阴离子交换树脂分离纯化绵马贯众总多酚的工艺研究．中草药，2014，45（5）：1265－1269.

[200] 刘红，刘华．用离子交换树脂法纯化从蚯蚓体中提取的复合氨基酸．贵阳医学院学报，2005，30（3）：287－288.

[201] 毛建山，吴亚林，黄静，等．白毛藤多糖的分离、纯化和鉴定．中草药，2005，36（5）：654－656.

[202] Luo D H. Structrual investigation of a polysaccharide (DMB) purified from Dioscorea nipponica Makino. Carbo Poly, 2014, 103: 261－266.

[203] Milo B, Risco E, Vila R, et al. Characterization of a fucoarabinogalactan, the main polysaccharide from the Cum Exudate of Croton urucurana. J Nat Prod, 2002, 65（8）: 1143－1146.

[204] 刘芳，刘培毅，郝兰芳．不同分离提纯工艺对冬凌草多糖提取率与免疫活性的影响．中药材，2011，34（3）：449－452.

[205] 汤伟，彭求贤，严愉妙，等．大孔吸附树脂法及离子交换层析柱法精制纯化丹参多糖的研究．中药材，2010，33（12）：1937－1941.

[206] 罗娅君，肖新峰，王照丽．大叶金花草多糖的提取、分离纯化及结构分析．林产化学与工业，2009，29（1）：68－72.

第六章

现代中药制剂半成品的加工新技术

中药制剂半成品是指中药饮片采用一定的方法处理后，制成的可直接用于制剂制备的中间体。根据处理方法和纯度的不同，中药制剂半成品可分为饮片粉末、提取物、有效部位、有效成分等不同的类型。与化学药物的原料药类似，在制备制剂时，半成品既可以直接投料，也可以根据需要，采用一定的制剂加工技术进行进一步的处理后再制成制剂。

传统中药制剂多是采用中药半成品直接投料，但要实现中药制剂“三小、三效、五简便”的目标，提高半成品的成药性，则需要根据不同类型半成品的性质和临床需求，应用现代制剂技术，对半成品进行加工处理，以提高中药制剂的生物利用度和疗效，降低毒副作用，增加稳定性，改善不良嗅味等。根据制备方法的不同，中药制剂半成品的加工技术主要包括微粉化技术、包合技术、固体分散技术、改性技术、脂质体技术、乳化技术（微乳、自微乳、纳米乳等）、微囊与微球化技术、磷脂复合物技术等。

本章将在阐述中药半成品的性质及进一步加工处理的必要性的基础上，重点介绍微粉化技术、包合技术、固体分散技术、微囊化技术的原理、特点、设计思路、制备方法等，从而为现代中药制剂研制过程中半成品加工技术的选择和应用提供参考和依据。

第一节　概　　述

一、中药制剂半成品的类型

根据对中药饮片处理方法的不同和所制备半成品的纯度，可将中药制剂半成品分为以下几类：

1. 有效成分　即从中药中分离出来的单一化合物。这类半成品中单一有效成分的含量应当占到90%以上。如紫杉醇、人参皂苷 Rg_3、石杉碱甲、环维黄杨星 D 等，这类高度纯化的成分其化学性质和作用特点与化学药物相近。近年来，从不同中药中提取有效成分后再进一步组合研制的“组分中药”，也可以作为中药制剂的半成品。由于成分清楚，药理和毒副作用明确，对这类半成品可能在溶解度、稳定性、生物利用度或药动学性质等方面存在的不足，可以针对性地采用现代制剂技术进行加工处理，以改善其理化性质和生物学性质，更好的发挥药效。

2. 有效部位　是从中药中分离提取的由一类或数类性质相近的可测有效成分组成的提取物，如总黄酮、总皂苷等。有效部位是包含多种成分的混合物，仍然具有中药多组分的特点；但是，与普通的中药提取物不同，有效部位富集了特定的有效成分群，除去了大量的无效成分，其中可测成分的含量较高，体积较小。作为一种具有中药特色的中药制剂半成品，有效部位的成分相对清楚，可以降低服用剂量，提高制剂质量可控性，明确适应证范围，增加对特定疾病的疗效。

3. 提取物　即采用一定的方法时药材进行提取纯化后得到的浸膏。根据处方不同可分为单方提取物和复方提取物，根据形态可分为流浸膏和干浸膏。中药提取物一般采用水或乙醇为溶剂进行提取，获得浸膏后作为制剂的半成品，其中包含了有效成分和大量的无效成分。普通提取物一般以其中的一个或多个有效成分/指标成分的含量作为主要的质量控制指标，其与有效部位的区别主要体现在可测有效成分的含量上。根据2007年颁布的《药品注册管理办法》附件中关于中药与天然药物新药的分类要求，有效部位中可测有效成分的含量应占提取物的50%以上。

4. 饮片粉末 将中药饮片采用机械粉碎或超细粉碎等方法制成一定粒度的粉末，然后单独或与提取物混合制成制剂。目前《中国药典》和局（部）颁标准中收载的许多中药制剂仍然以饮片粉碎后的粉末为中间体。这种中间体的制备方法比较简单，成本低，可以包含全部中药成分。但服用剂量一般较大，且服用后有效成分需要从粉末中溶出才能发挥作用，起效较慢。为提高有效成分的溶出度和生物利用度，可以通过微粉化增大药物的比表面积，以缩短起效时间，提高疗效。

以上不同类型的中药半成品，既可以单独作为原料制成不同剂型的药品，同一类型的不同药材原料，或者不同类型的药材原料也可以组成复方制剂应用于临床。

二、中药制剂半成品的性质及与成型、疗效间的关系

（一）中药制剂半成品的性质

理想的中药制剂工艺应保证制剂的有效性、安全性、稳定性、成型性与使用方便性。而中药制剂的成型性研究是在药材的炮制、浸出、纯化、浓缩或干燥等系列工艺研究后，获得半成品的基础上，根据半成品特性和医疗要求，将其制成能直接供临床应用剂型的工艺过程，它是中药新制剂制备工艺研究中最后而又十分重要的环节。然而，在不少中药制剂的制备工艺研究过程中，只重视获得半成品的提取和纯化工艺的研究，而忽视半成品的性质研究和制剂的成型性研究，从而影响制剂疗效的充分发挥。

制剂成型性研究的内容随剂型不同而有较大差异，但制剂能否成型、有效成分能否被释放和吸收以发挥药效、成型后是否稳定、含量是否均匀等质量问题，均与半成品的性质密切相关。半成品的物理、化学特性应成为筛选辅料和确定制备工艺的主要依据，一般应首先研究半成品与制剂成型性、稳定性有关的理化性质及其影响因素。对于许多理化性质和生物学性质不理想的半成品，应该采用一定的制剂技术进行改良后再进行制剂的制备。半成品的再加工方法和工艺的选择同样需要充分了解其理化性质。根据半成品组成的复杂程度和其中可测成分的含量，可以分为有效成分、有效部位、提取物和药材粉末几种类型，其理化性质与生物学性质的研究内容也不相同。

1. 有效成分 有效成分作为制剂的半成品，需要研究的理化性质与化学药物类似，主要包括溶解度、解离常数 pK_a、油水分配系数、稳定性、表面特性、吸湿性、粉体学性质（如粒子形状、大小、粒度分布、粉体密度、流动性、润湿性）等的测定。同时需要进行药物的体内动力学性质和药动学参数的测定，以便针对药物本身的体内吸收、分布和消除的特性，结合理化性质，设计合理的给药途。

2. 有效部位 有效部位的组成成分复杂，一般要求可测有效成分的含量不低于50%。需要研究的理化性质主要包括粉体学性质、吸湿性、稳定性、刺激性、表面特性等。同时，应尽量了解其中含量较高的有效成分的溶解度、解离常数 pK_a、油水分配系数以及药动学参数等，以更好的指导成型工艺的设计。

3. 提取物和药材粉末 中药提取物和药材粉末均为多种成分的混合物，其中可测和已知的成分是有限的，大多数为未知成分。目前对它们的描述主要靠有效成分或指标成分的含量及药效学作用来阐述，但这些数据对成型工艺的研究与设计并没有实际的指导意义。所以，应对其物理性质进行研究，如粒子大小及分布、堆密度、流动性、吸湿性、稳定性、口感、含水量等。

中药制剂中间体按照形态可以分为固体（药材粉末、浸膏粉或提取物）、半固体（流浸膏）、液体（中药提取液）三种形态。其中固体中间体的性质多属于粉体学范畴，而中药提取液、液体制剂、半固体制剂属于流变学范畴。因此，也可以把中药制剂中间体分别视为属于粉体学的研究对象（浸膏粉、颗粒等）和流变学的研究对象（流浸膏、提取液等），借鉴粉体学和流变学的基本理论将可能与制剂质量相关的制剂中间体物理性质表征为具体参数，从而为建立制剂原料物理属性与工艺过程、制剂质量的关系模式奠定基础。

（二）中药半成品的性质对制剂成型性和疗效的影响

中药半成品的性质各异，有些可以直接制成制剂应用于临床，而有的由于物理性质、化学性质或生物

学性质等方面的原因，导致难以制剂成型或影响药物疗效的发挥。

1. 中药半成品的物理性质对制剂成型性的影响 中药半成品的物理性质，如性状、嗅味、吸湿性、稳定性、粒度大小及分布、黏性、流动性、刺激性等，都可能影响制剂的成型性，导致制剂成型困难。

中药半成品多数为中药材经提取纯化后得到的提取物或有效部位，是含有复杂组分的混合物，因此作为中药提取物固体所表现的粉体性质多数呈现吸湿性强、荷电性强、黏性大、流动性差、味苦等不良物理特性。如含多糖类、鞣质、小分子生物碱等组分的提取物极易吸湿；含生物碱或皂苷类组分的提取物味极苦；挥发油等液态提取物具有不稳定性；有些提取物（如含皂苷类组分）具有胃肠道刺激性。这些不良的物理特性直接影响制剂的成型和质量的稳定性，如吸湿问题：对于中药制剂，大多数提取物极易吸湿，从而诱发较强的黏性，制粒时成粒困难，颗粒中有条状物产生，粒径分布悬殊。采用流化床技术制备提取物微丸时，由于吸湿性强，粉末极易黏附于锅壁、或黏连成团块状，甚至成稀糊状，不能成型。中药提取物的吸湿性不仅对于制剂过程有影响，对中药制剂质量的稳定性也有较大的影响。中药颗粒剂吸湿后变软、结块，甚至呈流浸膏状。中药硬胶囊剂因吸湿而产生斑点，颜色发暗、发淡或变黑，其内容物结块，崩解性能变差。中药片剂会因吸湿而软化，色泽加深。此外，中药制剂因吸湿还会使得重（装）量差异变大，超出质量标准限定的范围。

针对中药提取物的不良物理特性，常常需要加入大量的辅料加以改良，或采用一定的技术进行表面物理性质改性后，再制成一定的剂型。与制剂成型过程相关的粉体性质主要包括：粒度及粒度分布、粒子的形态、比表面积、表面电荷、空隙率与密度、流动性与充填型、压缩成型性、吸湿性等。

中药半成品的粒度大小对有效成分的溶出速度和疗效发挥也有影响，如以三七总皂苷的溶出物质量分数作为评价指标，对不同粉碎程度（微粉、细粉、粗粉、颗粒）的三七进行体外溶出试验比较，结果发现三七总皂苷溶出度大小顺序为：微粉 > 细粉 > 粗粉 > 颗粒。由此可见，三七粉碎程度不同，有效成分的体外溶出度也不同，粉末越细越有利于有效成分溶出。

2. 中药半成品的化学性质对制剂成型性和疗效的影响 相对提取物和药材粉末，有效成分和有效部位中间体的化学组成比较明确，可以进行其溶解度、pKa、分配系数、稳定性等化学性质及对制剂疗效影响的研究。同时，由于药物的溶解度、极性、稳定性等会对其体内的吸收、代谢的部位与速度产生重要影响，从而影响药物的生物利用度和疗效。中药中的许多有效成分均为难溶性成分，如芦丁、岩白菜素、齐墩果酸、冬凌草甲素、水飞蓟素、鱼腥草素等，由于水溶性差，限制了其溶出和吸收。而中药中的挥发油或挥发性成分，如紫苏油、莪术油、肉桂油、生姜油、丹皮酚、薄荷酮冰片、肉桂醛、肉桂酸酯等，由于容易挥发、稳定性差，导致制剂成型困难，而且水溶解度差，也会影响其疗效的充分发挥。

因此，在开展中药制剂成型性研究之前，应首先对中间体的基本物理属性进行研究，探索中间体物理属性、制剂工艺、制剂产品质量之间的相关性，找出他们之间的相关关系，从而可以达到如下目的：①预测成型工艺过程中哪些环节可能会出现什么样的问题；②找出影响制剂成型工艺过程及产品质量的主要因素以及这些影响因素的程度，从而找到影响工艺过程和关键可控点；③为合理设计成型工艺，确定工艺参数提供坚实的理论依据。

三、中药制剂半成品加工的作用与意义

通过采用各种技术对中药半成品进行加工处理，可以改善其不良的物理化学性质，不仅有利于下一步的制剂成型，而且可以提高疗效，降低毒副作用。

（一）改变有效成分的溶解度和溶出度，提高生物利用度

中药半成品中含有许多难溶性成分，通过加工处理，可以提高这些成分的溶解度和溶出度，从而提高生物利用度。如药物与β-环糊精形成包合物后，由于β-环糊精的亲水性增加了药物的溶解度，如鱼腥草素经β-环糊精包合后，鱼腥味大为降低，溶解度增大了11.14倍，从而提高了药物的生物利用度。葛根黄豆苷元-PVP固体分散体0.8小时左右血药浓度即达峰值，较普通胶囊提前了7小时，且血药浓度峰值也提高了10.6倍，其相对生物利用度为504%。将水飞蓟素制成固体脂质纳米粒后，其口服生物利用度为普通片剂的2.6倍，体内平均滞留时间为4.8倍，明显提高了水飞蓟素在体内的生物利用度，并延

长了作用时间。

对于一些水溶性的中药半成品，由于极性大、水溶解度好，而难以吸收，生物利用度低，药效不佳。制成磷脂复合物，提高药物的脂溶性和稳定性，可显著改善其口服吸收。如新型保肝护肝产品甘草酸二铵，将其与磷脂酰胆碱制成磷脂复合物，增强了甘草酸的亲脂性，促进其吸收进入血液循环，使得磷脂复合物的相对生物利用度为原形药物的4.87倍。

（二）改善中药半成品的表面物理性质或使液态药物固态化，便于制剂成型

很多中药半成品为提取物粉末，多数呈现吸湿性强、荷电性强、黏性大、流动性差、味苦等不良物理特性，给下一步的制剂成型带来很大的难度。通过采用喷雾干燥、流化床、机械混合、粉末沉积、机械磨压等技术对提取物表面进行微囊化、表面球形化、粒子复合处理等修饰加工，可改善粉体的上述表面物理性质，进而改善其流动性、分散性和吸湿性，以满足后续制剂成型工艺及制剂质量的要求。如微囊化可以使中药乌药有效组分多酚酸（缩合鞣质）制剂成型过程中的吸潮降低50%，也可制得无味双黄连颗粒。

中药挥发油等液体药物具有良好的药理作用和开发价值，但由于易挥发、稳定性差、难以制剂成型等原因，限制了其开发和应用。通过包合技术、微囊化技术可使液体药物固体化，可以改善稳定性，便于制剂生产、剂量准确、利于保存和携带。如应用β-CD包合救心油后制成片剂或胶囊剂，克服了液态制剂剂量不准确，携带不便，有效成分易挥发等缺点。微囊化降低薄荷油挥发性，增加稳定性，并可以使其制备成固体制剂。

（三）提高药物稳定性

不少药物受热、光、空气和化学环境的影响，容易挥发和升华，失去部分或全部疗效，采用包合技术、微囊化技术、固体分散技术、脂质体技术、磷脂复合物技术等将这些药物处理后，能提高药物的稳定性。如当归挥发油是当归的主要有效成分，在加工、贮存过程中易挥发逸失，影响疗效，采用β-环糊精包合后增加了当归挥发油的稳定性，保证了药物的质量和疗效。柴胡注射液长时间放置后经常出现乳光、浑浊等现象，将柴胡挥发油制备成脂质体，经冷冻干燥使其固体化，可有效地解决以上问题。

（四）掩盖不良嗅味，减少或消除药物的刺激性或毒性

一些中药半成品具有苦味或不良异味，直接影响患者情绪，将其进行处理后可使药物的不良嗅味减轻或消除，同时可以降低一些成分的刺激性或毒性。如黄连素味苦，许多病人特别是儿童难以接受，将含有黄连素的中药复方（黄连、黄柏、黄芩、金银花、连翘等）有效部位制成复方黄连解毒微囊，可有效掩盖其苦味，便于病人服用。

（五）改变药物的体内外释放速率，发挥速释或缓释作用

采用固体分散、包合物、微囊化、微球化等技术对中药半成品进行处理后，可以调节药物的体内外释放速率，从而作为缓释或速释制剂的载体。如以乙基纤维素等为载体制备山楂叶总黄酮固体分散体，其在12小时内呈现良好缓释特征，2、6、12小时的释放度分别为27.56%，69.50%和96.78%。如将水飞蓟素制成速释固体分散体后装胶囊，其血药浓度和达峰时间比普通片剂明显提高，胶囊剂对片剂的相对生物利用度为219%。

随着对中药制剂外观、质量、疗效、顺应性等各方面要求的不断提高，中药物质基础和药理作用研究的不断深入，在中药的提取纯化技术得到重视的同时，人们也认识到了成型工艺对于中药制剂疗效充分发挥的重要性，越来越多的现代制剂新技术在中成药的加工制备过程中得到了应用，并取得了良好的效果。目前，微粉化技术、包合技术、固体分散技术等已在中药制剂的研究和生产中得到了广泛的应用，脂质体技术、微乳与自微乳技术、微球化、纳米粒技术、磷脂复合物技术等也对中药半成品理化性质的改善发挥了重要作用。

（王建新）

第二节　中药制剂半成品的改性技术

中药制剂是以药材粉末或者提取物为原料的，在制备制剂时，这些原料既可以直接投料，也可以根据需要加工处理后再制成制剂，其目的是为了改善这些物料的粉体学特征便于制剂成型，也可以改变这些原料的理化性质以提高中药制剂的生物利用度和疗效、降低毒副作用、增加稳定性、改善不良嗅味等。后者往往通过现代制剂加工技术（如微粉化技术、包合技术、固体分散技术等）实现，这部分内容将在后续章节中详细介绍，本节主要介绍针对中药粉体改性（药材粉末和浸膏粉）的技术，以改善其吸湿性、流动性和可压性，便于制剂成型。

常见的中药粉体主要包括生药粉和浸膏粉，其理化性质包括吸湿性、流动性、填充性、聚集性、荷电性、压缩性等特性。由于来源的复杂，且多以无定型粉末的形式存在，中药粉体的理化性质较为特殊，也可能表现出一定的不良特性，影响中药制剂生产。吸湿性强的中药粉体，吸湿后易变软、结块，甚至于霉变，直接影响药物的稳定性，影响固体制剂的制备、生产和制剂质量；流动性差的粉体，各成分难以混合均匀，影响剂量准确性；高速压片情况下则容易导致裂片、叠片等现象。为了改善中药粉体的使用状况，中药粉体改性技术应运而生，通过改善中药粉体的吸湿性、流动性、黏性等不良物理性质，使中药粉体成为优良的制剂中间物料，是解决目前中药制剂粗、大、黑以及难以制成现代制剂等问题的一个有效方法。

一、中药制剂半成品的改性技术

（一）粒子包覆技术

粒子包覆也称表面涂层、表面涂覆，系通过物理化学方法，将表面改性剂包覆在粉体颗粒表面的技术。可以通过喷雾干燥、流化床、机械混合、粉末沉积、机械磨压等技术实现，使粉体的表面物理性质如形状、表面电势、表面吸附、表面吸湿性、应力状态等发生变化，有利于改善粉体的吸湿性、流动性等物理特性，进而促进后续制剂成型、提高制剂质量[1,2]。

1. 改善吸湿性　中药制剂半成品的吸湿性是中药制剂工艺中亟待解决的关键性问题，目前很多研究者通过包覆技术改善了其吸湿性。狄留庆等[3]通过筛选防潮性能较好的改性剂，对黄芪浸膏粉吸湿性进行研究，结果显示，黄芪浸膏粉包覆改性剂后，其吸湿性显著降低；曾荣贵[4]应用3种不同工艺包覆模型，应用了6种常用的吸湿数学模型，得出3种表面包覆改性工艺均能改善穿心莲浸膏粉体的吸湿性；金慧臻[5]选用粉体表面包覆技术，以乙基纤维素为包覆材料，有效的改善了黄芪配方颗粒粉体的吸湿性；李悦[6]等选用了五种不同的改性剂，处理香青兰浸膏粉，最终得到了硬脂酸与微晶纤维素为最佳的改性剂，降低香青兰浸膏粉的吸湿性。

2. 改善流动性　传统的制剂生产中改善浸膏粉流动性的方法是制粒或加入助流剂，但改善有限，粒子包覆技术可以显著改善中药粉体的流动性。余艳红等[7,8]应用粒子包覆技术，将纳米粒子包覆于中药浸膏粉，显著改善了浸膏粉的休止角、抹刀角、压缩度和黏附度等特性。冯怡等[9]对提取物表面进行微囊化处理、表面球形化处理、粒子复合处理等修饰加工，降低了提取物吸湿性，改善了提取物流动性，还改变了制剂口感，降低了制剂对胃黏膜的刺激性，改变了药物释放行为。

3. 改善润湿性与分散性　粒子包覆可以改善粉体的润湿性和分散性，通过筛选表面活性剂、润湿剂和亲水性的助流剂等改性材料，增加制剂的亲水性，促进崩解和溶出。如将PVP包覆于疏水性药物粉体表面，可增加润湿性，有利于片剂的崩解和药物的溶出[10]。在研究中药分散片中，李剑[11]选用5%微粉硅胶对姜黄提取物进行研磨改性，显著缩短了姜黄清脂分散片的崩解时间。

（二）中药粒子设计技术

粒子设计技术是根据粉体的理化性质，在微观层面对粉体进行结构设计和功能设计，提高粉体使用性能的一项技术，最早应用于材料科学领域。杨明等[12]结合中药传统丸、散剂的特点，通过实践提出了中药粒子设计技术。中药粒子设计技术是由粒子设计技术发展而来的，继承了中药制剂“药辅合一”的思想与制剂原则，不加任何外来物质、不改变物质基础，充分利用中药制剂半成品的物理化学性质，按照一定的结构模型，在微观层面对组方粉体进行精密的分散与重组，构建分散均匀、质量稳定的重组粒子。该粒子仍然包含处方药物的全部成分，但具有改善物料的分散均匀性、防止挥发性成分的散失、改善难溶性成分的溶出度和降低粉体的吸湿性等优点。中药粒子设计技术多通过振动磨实现，可根据生产或实验的需要，选用不同的振动磨，优化工艺参数，如粉体的加入顺序、振动磨振幅、振动时间及粉碎温度等。

张定堃等[13]选用了粒子设计技术、常规粉碎、超微粉碎三种方法制备了口腔溃疡散，从外观性状、粒径分布、比表面积与孔隙度、接触角、微观形貌特征、冰片稳定性对3种散剂粉体性质进行了比较，结果表明，粒子设计技术提高了散剂颜色均匀度，掩盖冰片的气味，降低了酸涩味，降低了挥发性成分的损失。任桂林[14]等，运用中药粒子设计技术提高小金丸的混合均匀性，其将处方中药材分为易粉碎和难粉碎，易粉碎药材粉碎50分钟后再加入难粉碎药材再粉碎3分钟，改善了小金丸的混合均匀性，提高了小金丸的药品质量，减少了药物的不良反应。

（三）机械化学改性技术

机械化学改性技术是中药粉体与改性剂混合后，通过强烈的机械力作用有目的地压缩、剪切、延伸、摩擦等，促进中药粉体与改性剂高效紧密附着而改变中药粉体表面性质，从而达到粉体表面改性的目的。改性后粉体的粒径分布、微观形态、比表面积与孔隙率、吸水性与润湿性等物理化学性质不是药物与改性剂性质的简单加合，而呈现出许多新的特点。机械力化学改性又可分为湿法机械力化学改性和干法机械力化学改性。

1. 湿法机械力化学改性　湿法机械力化学改性是指中药粉体与改性剂在固液两相环境下，受到机械力的挤压、剪切、冲击等作用，粉体表面破碎并被活化，进而与改性剂发生物理、化学反应，实现表面改性的目的。湿法机械力化学改性技术具有表面改性剂分散好、表面包覆均匀等特点，适用于剂型为液体形式或后续阶段需要进行干燥的制剂。张定堃[15]等以青黛粉和95%乙醇溶液混合研磨干燥制成亲水性饮片，并对比普通青黛饮片、微粉饮片性质，发现亲水性饮片接触角显著降低，亲水性明显增加，结果提示为在振动磨机械力作用下，乙醇表面张力小，在青黛表面铺展润湿，使两者充分接触，在两者相互挤压研磨过程中，青黛表面的靛蓝等有机物与乙醇形成的分子间作用力使乙醇固定于青黛表面，从而增加亲水性。

2. 干法机械力化学改性　干法机械力化学改性是在单一固相环境下进行的，与湿法机械力化学改性相比，具有工艺简单、效率高、产量大、污染小等优点，适用于各种有机表面改性剂，特别是非水溶性的表面改性剂。秦春凤等[16]采用研磨混合法，用3%、5%、7%微粉硅胶对白芷提取物粉体进行研磨改性，在降低提取物粒径的同时，增大了其孔隙体积和润湿性，溶出速率加快，以此制备的分散片具有速崩、速释效应。

（四）颗粒化技术

中药提取物粉体一般具有吸湿性强、流动性差、不易分散等物理特性。通过制粒可以改善粉体的不良性质，以便于制剂成型，常用的制粒技术有干法制粒和湿法制粒。

1. 湿法制粒　湿法制粒是药物与黏合剂混合，使药物表面润湿，产生黏着力，在外加机械力的作用下制成一定形状和大小的颗粒，经干燥形成固体颗粒的过程[17,18]。常用的湿法制粒设备有摇摆制粒机、湿法混合制粒机、沸腾制粒机和喷雾干燥制粒机。

国内生产以湿法制粒工艺为主，中药粉末制备成颗粒后，能提高流动性，改善可压性，以减少片重差异；降低比表面积，减少细粉的吸附、飞扬和分层；破坏粉体中的毛细管作用而降低吸湿性。颗粒的理化性质会受不同辅料的影响，舒予[17]以五味子多糖为模型药物，与辅料按1∶1比例混合均匀制粒，磷酸氢钙具有最好的降低吸湿性、增加流动性效果。

近年来，一些新制粒技术也得以应用。宋汉敏等[19]采用流化喷雾制粒技术将辅料与药液分散并蒸发，制粒均匀，差异较小，更利于养血软坚片成型和性质稳定。在制备过程中，流化喷雾制粒技术具有简单迅速，效率高；节省原料药物，成本低；质量可控，适用于工业化批量生产等优点，适合国家倡导的节能减排政策，被广泛应用于中药固体制剂的制粒生产中，是实现中药制剂现代化生产的有效手段之一。

2. 干法制粒　干法制粒是把药物和辅料混合均

匀，压缩成大的片状或条带状后，粉碎成所需大小颗粒的方法。该法适用于遇湿或热敏感及不宜用湿法制粒的药物，最大程度的避免药物与水、热的接触，增加制剂的稳定性。制备方法有重压法和滚压法。重压法具有耗能高、效率低等缺点，与重压法相比，滚压法具有更好的生产能力，能够准确地控制操作参数和制剂原料的停留时间，润滑剂使用量也较小，所以在实际生产中多使用滚压法。

近年来，采用干法制粒的中药制剂研究越来越多，黄生武[20]通过单因素试验优化五味安神颗粒的制备工艺，以滚压制粒后的干颗粒粒径分布为考核指标，对影响干压制粒的轧辊压力、轧辊转速和物料的传送速度进行考察，得到干法制粒工艺制备的中间体颗粒符合质量要求。周晔等[21]用干法制粒工艺制备金红颗粒，发现干法制粒工艺的颗粒得率明显高于湿法制粒，且干法制粒工艺可有效改善金红颗粒制粒、干燥过程中出现的结块现象，适用于金红颗粒的制备。

二、中药制剂半成品的改性设备

（一）振动磨机

振动磨是利用圆筒的高频振动，自转及旋转产生的剪切、研磨等作用，筒中的钢球或钢棒介质依靠惯性力冲击物料，并产生每分钟上万次的运动接触。物料装在密封的料钵内，料钵内有破碎环和破碎锤，物料被破碎环和破碎锤击碎研磨，达到制粉效果。张定堃[15]等运用粉体改性技术，将适量的青黛和乙醇放入振动磨中进行研磨，得到了亲水性饮片，通过比较亲水性饮片、普通饮片及微粉饮片，结果表明，亲水性饮片亲水性明显增强。何婧[22]通过振动磨产生剪切、挤压、研磨等机械作用使盐酸小檗碱与改性剂通过分子间作用力，使改性剂牢固地吸附在粉体表面，减少了药物在口腔内的溶解，掩盖了其苦味。

（二）高速搅拌混合机

高速搅拌混合机是利用离心力和重力的作用，将两种或两种以上的物料均匀的混合起来，借助高速旋转叶片的表面使粉体沿着叶轮做切向运动，接着粉体被抛向混合室内壁，并沿壁上升到一定高度后落到叶轮中心，以此循环，促使粉体表面温度升高，使得表面改性剂包覆在粉体粒子的表面，实现粉体改性[23~26]。

（三）HYB气流冲击包覆机

HYB型气流冲击包覆机主机由高速旋转的转子、定子和循环回路等组成。物料在转子、定子等部件的运转中被迅速分散，同时还不断受到以气流冲击力为主，粉体间的压缩、摩擦和剪切等多个力的作用，在短时间完成表面包覆、成膜或球形化[27~29]。

（四）SLG型连续表面改性机

SLG型连续式粉体表面改性机主要由温度计、出料口、进风口、风管、主机、进料口、计量泵和喂料机等组成。工作时中药粉体和改性剂从料口依次经过三个改性腔，在改性腔内高速旋转的转子和定子与粉体物料的冲击、剪切和摩擦作用，产生表面改性所需的温度，同时转子的高速旋转强制将粉体物料松散并形成涡流两相流，使表面改性剂均匀地包覆于粉体颗粒表面。

（五）PSC型粉体表面改性机

PSC型粉体表面改性机是一种连续干式粉体表面改性机，其将粉体与改性剂在预混室内预混合进入主机，在主机内通过搅拌棒的高速搅拌，使粉体和改性剂受到摩擦、冲击和剪切等诸多力的作用，更好的接触、混合，实现粉体的表面包覆。

（六）Comil粉碎整粒机

近年来，国内外运用Comil粉碎整粒机改善化学药物粉体的流动性取得了一定研究进展，Comil粉碎整粒机可以将纳米粒子包覆于粉体颗粒表面，其利用纳米粒子庞大的比表面积、表面多介孔结构，超强的表面吸附能力及表面能大、分散性好等特异的理化特性，对粉体粒子表面进行处理，有目的地改变粉体粒子表面性质，Comil粉碎整粒机通过转刀旋转形成的剪切力及挤压力能够有效分散纳米粒子，当纳米粒子与中药粉体粒子的粒径比远小于1：10，纳米粒子通过粉体粒子的分子间吸附力牢固结合在粉体粒子的表面，形成核－壳式（包覆式）的稳定结构体。余艳宏等[7]应用Comil粉碎整粒机，用1%的SiO_2对7种中药浸膏粉体进行表面改性处理，结果表明，该技术改善了中药浸膏粉体的流动性。

三、中药制剂半成品的评价方法

（一）形貌结构评价

粉体粒子的物理性质主要有粒子与粒子分布、粒子形态、比表面积等，在评价形貌结构时，粒径分布、比表面积与孔隙率、微观形貌结构都是必不可少的指标。粒径分布测定方法很多，粉体粒径的测定方法不同，物理意义不同，测定值也不同。马尔文粒径测定仪的使用最为常用，包括干法与湿法2种。干法是采用高真空分散粉体，测定时需要注意湿度的控制；湿法测定是采用分散介质（如水、含水醇等）分散粉体，对于提取物粉体溶于水、不润湿或药材粉末吸水膨胀不适合采用湿法测定。多西他赛注射液临床上用于治疗非小细胞肺癌、乳腺癌等恶性肿瘤，为了降低其不良反应，制备亚微米级尺寸的多西他赛脂质体剂型，因此包封率是新剂型的重要评价指标，利用马尔文粒度仪测定其脂质体平均粒径为（0.72 ± 0.23）μm，Zeta 电位为 − 27.5 mV，表面带负电荷[30]。

比表面积与孔隙率主要是通过吸附等温线解析得到孔径分布，一般采用 N_2气体吸附法测定，可用于测定基于单分子吸附模型的朗格缪比表面积和基于多分子吸附模型的 BET 比表面积以及吸附 - 脱附等温线。陶成浩等[31]在 Stober 法的基础上制备 Angiopep - 2（ANG）修饰的介孔二氧化硅（MSN）脂质囊纳米粒，吸附运载神经毒素（NT），制备并考察 ANG - LP - MSN - NT 制剂的表征，包括粒径、Zeta 电位、形态、载药量和包封率，在分析 MSN 的比表面积和平均孔径时，采用氮气吸 - 脱附等温线分析分布，计算比表面积、孔径及孔隙率。采用密度泛函理论（density functional theory，DFT）法测定孔径分布，利用吸附的微观模型计算孔内平衡密度分布图，并反映了孔中受限流体的热力学性质以统计分析吸附现象，因而广泛用于中孔和微孔的孔结构分析。为了从微观层次上阐述青蒿素、二氢青蒿素、蒿甲醚和青蒿琥酯的抗疟活性与分子结构之间的关系，采用密度泛函理论 B3LYP 方法得到分子几何结构、电荷等，分析得到抗疟活性顺序为：青蒿素 < 二氢青蒿素 < 蒿甲醚 < 青蒿琥酯[32]。

粒子的微观形貌结构直接影响制备应用，一般采用扫描电镜（SEM）测定粒子的微观形貌，还可采用透射电镜（TEM）测定几十纳米的粉体。张定堃[13]利用粒子设计技术、常规粉碎、超微粉碎三种技术制备了口腔溃疡散样品，通过对三种口腔溃疡散的外观性状、比表面积与孔隙率、粒径分布、接触角等性质进行考察，评价不同制备工艺对制剂微观结构和性质影响。形貌外观观察中采用扫描电镜观察外观形貌特征，可以清晰区分包覆粒子与被包覆粒子，反应在粒子化技术制备过程中粒子的变化过程。

此外，还可采用 X 射线衍射、红外光谱、差示扫描量热法等方法鉴定制剂是否具有包覆结构。银杏内酯 N 一般多用于治疗血栓、急性胰腺炎和心血管疾病等，由于其水溶性极差，限制其应用发展。陈刚等[33]制备银杏内酯 N 水溶性磺丁基 - β - 环糊精包合物，对银杏内酯 N 进行改性，并采用差示扫描量热分析法（DSC）、X - 射线粉末衍射法（XRD）和红外光谱分析法（IR）对包合物进行鉴定，测定包合物的溶解度，结果表明溶出度增强，形成稳定的包合物。

（二）流动性评价

粉体的流动性，常用休止角和流速表示。表示流动性的参数主要还有壁面摩擦角、流出界限孔径、压缩度、表观密度、压缩度、内部摩擦角、最小流化速度等。

1. 休止角　休止角（θ）是表征粉体流动性较为常用的方法，是一定量的粉体在水平面堆积成最陡堆的自由斜面与水平面之间存在的最大角度[34]。常用的测定方法有注入法、排出法和动态休止角测定法三种。休止角不仅可以通过直接测量，或者测定粉体层的高度和圆盘半径后计算而得，计算公式为：$\tan\theta$ = 高度/半径。θ 越小，表明粉体的流动性越好，$\theta \leq 30°$，流动性好；$\theta \leq 40°$，流动性满足生产的需要；$\theta > 40°$，流动性不好；$\theta > 45°$，流动性差，不适合制剂生产操作。

2. 流出速度　流出速度是单位时间内粉体于一定孔径的漏斗中全部流出的速度，流出速度越大，粉体流动性越好。如果粉体的流动性很差时，可加入 100 μm 的玻璃球助流，测定粉体自由流动所需玻璃球的量表示流动性，加入量越多流动性越差。

3. 压缩度　压缩度是粉体流动性的重要指标，其大小反映粉体的凝聚性、松软状态。测量时，将一定量的粉体在无任何振动的条件下装入量筒后测量最初松体积 V_0，振动使粉体处于最紧状态，测量最终的体积 V_f。通过粉体质量计算松密度 ρ_0 与振实密度 ρ_f，根据公式计算压缩度 C：

$$C = \frac{V_0 - V_f}{V_0} \times 100\% = \frac{\rho_f - \rho_0}{\rho_f} \times 100\%$$

压缩度在 20% 以下时流动性较好，压缩度增大时流动性下降，当 C 值达到 40% ~50% 时粉体很难从容器中自动流出。

也可采用 Hausner 比（r_{Hr}）评价粉体流动性[35]，计算公式：$r_{Hr} = V_0/V_f$。Hausner 比小于 1.25 时流动性较好，大于 1.60 时流动性差。

4. 剪切法 剪切法通过定量地测定粉体力学特性来评价粉体的流动性。其原理是在一定的垂直压实力下，粉体呈紧密状态，并达到某一空隙率，使粉体在某一平面上受剪切作用，当剪切应力超过某一定值时，粉体层会产生滑动破坏，达到极限应力状态。对于具有一定空隙率的粉体，所施加的垂直应力不同，达到极限应力状态时的剪切力也不同。近年来常用于医药粉体流动性评价的剪切实验法主要有 Jenike 剪切实验法、环形剪切实验法（Schulze 剪切实验法）、旋转式剪切实验法和平行平板型剪切实验法[36]。Emery 等[37]发现，相对于 Hausner 比率、Carr 指数以及休止角方法，平行平板剪切法能更准确反映复杂行为的流动性。

对于中药制剂复杂成分的粉体，需要选择合适的评价方法，有时仅依靠一种测定方法或仅单独分析某一个参数的变化是不够的，综合运用几种流动性测定方法进行全面评价可能更为准确[38]。

（三）表面物理化学性质

粉体的表面物理化学性质主要包括表面润湿性（接触角）、表面能及表面分布性质。

1. 润湿性 粉体润湿性是固体表面重要的性质，是固体界面由固 - 气界面变成为固 - 液界面的现象。接触角是液滴在固 - 液接触界面的切线与固体界面间交的角，用 θ 表示，接触角越小湿润性越好，接触角最小为 0°，最大为 180°。由于粉体颗粒细小，表面不光滑，因此不能采用液滴法和气泡法，只能采用其他方法进行间接测定，常用方法有：角度测量法、长度测量法、力测量法和透过测量法。粉体接触角的方法主要有 Young 模型、Wenzel 模型和 Cassie 模型等，测量计算主要基于 Washburn 方程、Young 方程等进行。冯怡等[39]通过测定不同化合物的接触角、溶解度及其溶出速度，分析三者之间的关系，表明芦丁、岩白菜素等有机化合物的溶解度、溶出速度与其接触角呈明显正相关趋势，即接触角越大，溶解度越大，溶出速度越快；碳酸钙、氯化钾、磷酸二氢钠等无机化合物相反，接触角越大，溶解度、溶出速度越低。

2. 表面自由能 表面自由能是指物体表面分子间作用力的体现，是物料表面能量的度量。熔融外推法、劈裂功法、溶解热法等可以估算值，通过接触角测量可以结合 Young 方程以及 Owens - Wendt - Rabel - Kaelble（OWRK）法，选取甘油、甲酰胺、水等两种及两种以上的测试液，联立解方程能计算，两者之和即为表面自由能。明良山等[40]测量物料在 353 MPa 压缩力下与水及二碘甲烷的接触角，结合 Young 方程，采用 OWRK 法计算表面自由能及黏聚功、极性指数，由抗张强度曲线图和 Heckel 方程分析压缩特性，得到中药原料及辅料的压缩特性与表面自由能相关参数呈显著负相关，即压缩特性随黏聚功、极性指数的增大而降低，并得到物料的压缩特性主要由表面自由能非极性部分决定，非极性成分越多，则压缩特性越好。

（四）力学性质

力学性质包括硬度、压缩性、黏附性、弹性、内聚性、咀嚼性和回复性等。余艳宏等[7]应用 Comil 粉碎整粒机，用 1% 的纳米 SiO_2 对 7 种中药浸膏粉进行表面改性处理，测定浸膏粉的休止角、抹刀角、压缩度、黏附度，均明显降低，扫描电镜观察显示改性后的浸膏粉的粒径和吸湿性均无明显变化。杜焰等[41]采用不同的黏合剂对益母草提取物进行流化改性，对改造前后益母草提取物和流化样品的吸湿性、流动性、可压性等物性指标比较分析，在吸湿性方面，流化床作用较大，能显著改善提取物的吸湿性，以水为黏合剂的工艺最佳；在流动性方面，使用综合评分作为流动性指数 FI 评分，结果显示，益母草提取物休止角与平板角均较大，流动性较差，经流化改性后有一定程度上的改善，以 YMC - W（水为黏合剂）为最佳；在可压缩性方面，益母草提取物与改性样品均有较好的成型性。

（五）吸湿性

吸湿性是指固体表面吸附水分的现象，可以导致粉体流动性下降、结块、潮解、液化等不良现象，引起颜色变化；在中药复方制剂中，导致多个成分可能发生化学反应而降低制剂质量和稳定性，改变组分配伍关系；固体制剂吸湿后更容易发生氧化、霉变，使制剂的物理化学生物稳定性降低。固体制剂的吸湿性主要包括吸湿速率和临界相对湿度两个方面。① 吸湿速率属于动力学范畴，是药品制剂在一定温度下露置于空气中或一定湿度的环境中，表面吸附水分的量随时间变化的关系，求得的单位时间吸湿量或吸湿增重百分率。中药粉体颗粒粒径越小，比表面积越大，吸湿速率增大；② 临界相对湿度（CRH）属于热力学范畴，指药品制剂吸湿平衡曲线所反映的吸湿量开始明显增大的相对湿度。CRH 值可作为药物吸湿指标，一般 CRH 越大，表示药物的吸湿量低；在低于 CRH 的条件下储存，药物不易吸湿，为生产贮藏环境提供参考[42]。

四、应用实例

表面包覆改性工艺改善穿心莲浸膏粉体流动性及吸湿性[4, 43]

以纳米 SiO_2 为改性剂，穿心莲浸膏粉为模型药物，采用先分散再撞击改性工艺进行表面包覆。基本工艺如下：取 100g 穿心莲浸膏粉（过 5 号筛）与 1 g 纳米 SiO_2 加入高速搅拌器和振动加料盒中进行表面包覆，考察搅拌桨转速和改性时间对改性粉体流动性及吸湿性的影响。

粉体改性后流动性、粒径参数如吸湿性如表 6－1 所示。结果显示，各粉体间 D50 和 Span 均无统计学差异，说明在一定范围内，各搅拌桨转速和改性时间对粉体的粒径分布影响不明显；但相对于未包覆处理的穿心莲浸膏粉，包覆改性后粉体流动性均得到改善，表明包覆粉体流动性的变化不是粒径引起。需要注意的是，并不能通过增加搅拌桨转速和改性时间进一步增加改性粉体的流动性，这是因为在考察的工艺参数范围内，纳米 SiO_2 均能很好地包覆在粉体表面。将粉体置于温度为 25℃ ±1℃、相对湿度为 80% ±2% 的干燥器内饱和 24 小时，绘制吸湿曲线，采用双指数模型对各粉体的引湿性过程进行拟合，各粉体的吸湿速率常数、扩散速率常数、平衡吸湿率如表 6－1 所示。表面包覆工艺显著改善了穿心莲浸膏粉的吸湿性，以搅拌桨转速为 1000r/min、改性时间为 5 分钟时，粉体的吸湿性最小。

表 6－1　各粉体休止角、松密度、振实密度、压缩度、粒径和吸湿性

操作		休止角（°）	松密度（g/ml）	振实密度（g/ml）	压缩度（%）	粒径		吸湿性		
转速（r/min）	改性时间（min）					D50（μm）	Span	吸湿速率常数	扩散速率常数	平衡吸湿率（%）
/	/	50.6 ±1.4	0.369 ±0.002	0.824 ±0.005	55.2 ±0.0	27.508 ±1.509	3.446	1.572	0.099	5.937
400	5	39.5 ±0.8	0.528 ±0.003	0.824 ±0.004	36.0 ±0.4	26.999 ±0.667	3.598 ±0.028	0.158	0.030	6.025
600	5	37.8 ±1.2	0.568 ±0.005	0.862 ±0.010	34.1 ±0.2	26.574 ±0.917	3.640 ±0.023	0.196	0.030	6.088
800	5	38.6 ±1.0	0.554 ±0.005	0.845 ±0.008	34.4 ±0.4	27.074 ±0.201	3.633 ±0.008	0.197	0.032	5.992
1000	5	38.2 ±0.7	0.531 ±0.006	0.852 ±0.008	37.7 ±0.4	26.987 ±0.469	3.655 ±0.029	0.131	0.029	4.949
1000	3	37.9 ±0.7	0.566 ±0.001	0.868 ±0.013	34.8 ±1.1	27.280 ±0.040	3.569 ±0.053	0.188	0.042	5.927
1000	7	39.0 ±0.6	0.552 ±0.003	0.870 ±0.006	36.5 ±0.2	26.569 ±0.283	3.643 ±0.006	0.165	0.046	5.475
1000	9	38.0 ±0.6	0.547 ±0.004	0.860 ±0.007	36.4 ±0.4	28.015 ±0.416	3.541 ±0.017	0.157	0.037	5.511

五、结语

粉体改性技术被引入中药领域，对近年来中药制剂的发展起到一定的推动作用，展现出明显的优势与广阔的应用前景。粉体表面改性技术虽有较多优点，但其基础研究和实际应用比较薄弱，对于改性的机制研究较少，仍需要更多学者继续深入研究。中药粉体改性技术的深入研究将会有力地促进中药粉体与固体制剂制备研究的科学化与规范化，推动中药制剂基本理论的建立与完善，助推中药制剂品质的提升及中成药工业的产业升级。

（卢懿）

第三节 中药制剂半成品的包合技术

一、包合原理与包合材料

包合技术系指将一种分子包嵌于另一种分子的空穴结构内，形成包合物（inclusion compound）的技术。包合物由主分子（host molecule）和客分子（guest molecule）两部分组成，主分子为具有一定空穴结构的药用材料，小分子药物作为客分子被包合在主分子内，形成分子囊（molecule capsule）。药物被包合后，其溶解度、溶出速度、生物利用度等物理学和生物学性质都会发生改变。包合物为一种制剂的中间体，可进一步制成溶液剂、注射剂、片剂或胶囊剂等适宜剂型。

（一）包合原理

包合作用是一种物理过程，包合物能否形成，主要取决于主分子和客分子的立体结构和二者的极性，其稳定主要依赖于两种分子间范德华力的强弱，如分散力、偶极子间引力、氢键、电荷迁移力等，多数为几种作用力的协同作用。

影响包合物形成的因素主要包括：

1. 主分子和客分子的立体适应性 主分子必须具有一定形状和大小的空洞、特定的笼格、洞穴或沟道，以容纳客分子。客分子的大小、分子形状应与主分子提供空间相适应，若客分子小，主分子较大，包合力弱，客分子可自由进出洞穴；若客分子太大，嵌入空洞内困难或只有侧链进入，包合力也弱，均不易形成稳定的包合物；只有当主、客分子大小适合时，主－客分子间隙小，产生足够强度的范德华力，才能形成稳定的包合物。

2. 包合物中主、客分子的比例 大多数环糊精包合物的组成是摩尔比为1∶1的单分子包合物。但体积大的客分子比较复杂，当主分子环糊精用量不合适时，也会使包合物不易形成，表现为客分子含量很低。

测定药物分子与主分子的摩尔比关系通常采用Job's连续变化法（Job's continuous various method）[44]。该法结合^1H－NMR，通过连续测定不同比例药物－环糊精包合物中其中一个氢原子的位移，以包合物或纯药物中的H位移之差（$\Delta\delta$）为纵坐标，药物所占的摩尔分数（r）为横坐标，绘制一条曲线，从曲线上最高点即可推断包合物中药物和环糊精的化学计量关系。

3. 主、客分子的极性 主分子与客分子的结构决定了其极性特点，而极性大小决定了主客分子包合物的形成及难易程度，也决定了包合物的溶解性。当主分子一定时，客分子的极性则为主要因素。一般疏水性药物更容易被包合，非解离型比解离型的客分子容易被包合，如分子型苯妥因－β－环糊精包合物的稳定性是离子型苯妥因－β－环糊精包合物的3倍。

（二）环糊精（cyclodextrin，CD）

1. 环糊精的结构及性质 环糊精为6～12个D－葡萄糖分子以1，4－糖苷键连接的环状化合物，其葡萄糖分子采用椅式构型，因此，环糊精呈上宽下窄两端开口的环状中空圆筒形状，2，3位上的羟基排列在空穴的开口处或空隙的外部，6位上的羟基排列在另一端的开口处，因此，空隙的外部和开口处呈亲水性。6位上的－CH_2基与葡萄糖苷结合的氧原子则排列在空穴的内部而呈疏水性。

环糊精有多种同系物，常用的环糊精是由6，7，8个葡萄糖分子构成，分别称为α、β、γ－CD，如图6－1为β－CD的环状结构及几何图形尺寸。α－CD、β－CD、γ－CD由于其葡萄糖分子的数目不同，空穴的内外径与物理性质均有较大的差别，α最小，γ最大，而β大小适中，三种环糊精的基本性质见表6－2[45]。

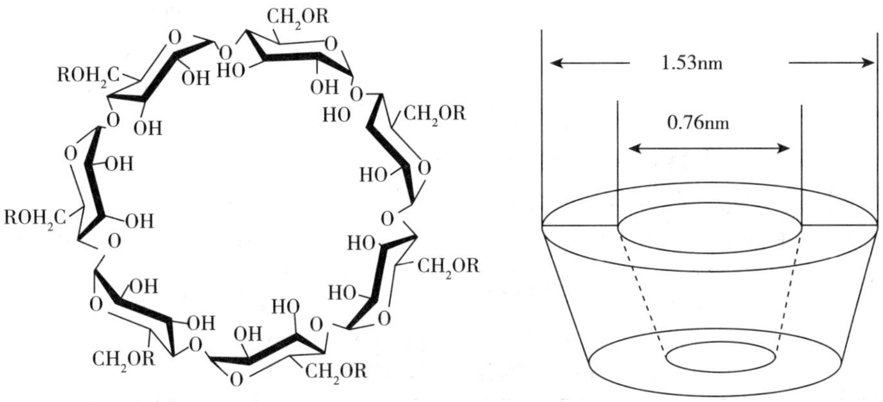

图 6－1　β－CD 的环状结构及几何图形尺寸

表 6－2　三种环糊精的一般性质

项目	α－CD	β－CD	γ－CD
葡萄糖单体数	6	7	8
M_r	973	1135	1297
分子空洞内径	0.45～0.6nm	0.7～0.8nm	0.85～1.0nm
空洞深度	0.7～0.8nm	0.7～0.8nm	0.7～0.8nm
空洞体积	$0.174nm^3$	$0.262nm^3$	$0.427nm^3$
$[\alpha]_D^{25}$ （H_2O）	+150.5°	+162.5°	+177.4°
溶解度（g/L，25℃）	145	18.5	232
结晶形状（水中得到）	针状	棱柱状	棱柱状
可容纳水分子数	6	11	17
碘显色	蓝紫色	黄褐色	黄色

三种环糊精中以 β－CD 最为常用，熔点为 300～305℃，白色结晶粉末，在水中溶解度最小，而易析出结晶。溶解度随温度的升高而增大，温度在 20℃、40℃、60℃、80℃和 100℃时的溶解度分别为 18.5g/L、37g/L、80g/L、183g/L 和 256g/L。溶剂不同，溶解度各异，β－CD 在各种有机溶剂中以及在水与不同有机溶剂组成的混合溶剂中有着不同的溶解性，为 β－CD 包合物的制备提供更多的选择条件，见表6－3。

表 6－3　β－环糊精在不同溶剂中的溶解度（g/100ml）

溶剂	25℃	45℃
水	1.9	4.0
乙醇	0.1	0.1
乙醇－水（1∶1）	1.6	4.1
乙二醇	10.4	12.1
乙二醇－水（1∶1）	0.7	2.1
丙二醇	2.0	4.4
丙二醇－水（1∶1）	1.7	4.4
甘油	4.3	8.8
甘油－水（1∶1）	0.4	1.4
正丙醇	0.1	0.1
正丙醇－水（1∶1）	1.7	5.3
异丙醇	0.7	0.1
异丙醇－水（1∶1）	2.7	8.1
丙酮	0.1	0.1
丙酮－水（1∶1）	0.5	1.3
甲醇	0.1	0.1
甲醇－水（1∶1）	0.3	1.2

环糊精经动物试验证明毒性很低，β－CD 在肠道中受消化酶及肠道微生物的作用先断链开环形成低聚糖后，作为一种碳水化合物参与机体代谢，无蓄积作用，其吸收部位在结肠，多以原形从粪便中排出，血中浓度很低。急性和长期毒性实验、致畸、致癌、致突变实验等均证明其使用安全无毒[46]。β－CD 的 LD_{50} 见表 6－4。日本、美国等国的药典已将 β－CD 收载为口服制剂辅料，可用于医药和食品工业。但环糊精胃肠外给药有一定的毒性，经肌肉给药后能形成溃疡，静脉给药可导致肾脏毒性和溶血作用。

表 6－4　β－环糊精的毒性

项目	给药方式	LD_{50}(g/kg)
急性毒性试验	口服	181±1.0
	皮下注射	3.7±1.0
腹腔注射	0.7±0.1	
长期毒性试验	口服	剂量：0.1g/kg、0.4g/kg、1.6g/kg，6 个月未发现毒性症状

（三）环糊精衍生物

环糊精在水中溶解度较低，使其在药剂学中的应用受到一定限制，可以通过化学修饰，改善环糊精的性质。如将甲基、乙基、羟丙基、羟乙基、葡糖基等基团取代环糊精分子羟基上的 H（图 6-2），可改变其理化性质特别是水溶性。水溶性环糊精衍生物的结构见表 6-5。

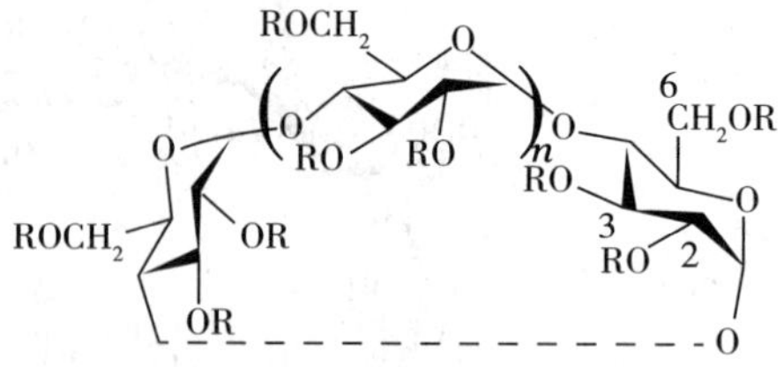

图 6-2 环糊精的总结构（R 为衍生物取代基团）

表 6-5 环糊精及其水溶性衍生物

名称	缩写	R（取代基）	n
α-环糊精（α-Cycoldextrin）	α-CD	H	4
β-环糊精（β-Cycoldextrin）	β-CD	H	5
γ-环糊精（γ-Cycoldextrin）	γ-CD	H	6
羧基甲基-β-环糊精（Carboxylmethyl-β-cyclodextrin）	CM-β-CD	CH_2CO_2或 H	5
羧基甲基-乙基-β-环糊精（Carboxylmethrlethyl-β-cyclodextrin）	CME-β-CD	CH_2CO_2，CH_2CH_3或 H	5
二乙基-β-环糊精（Diethyl-β-cyclodextrin）	DE-β-CD	CH_2CH_3或 H	5
二甲基-β-环糊精（Dimethyl-β-cyclodextrin）	DM-β-CD	CH_3或 H	5
甲基-β-环糊精（Methyl-β-cyclodextrin）	M-β-CD	CH_3或 H	5
随意甲基-β-环糊精（Random methyl-β-cyclodextrin）	RM-β-CD	CH_3或 H	5
葡糖基-β-环糊精（Glucosyl-β-cyclodextrin）	G_1-β-CD	Glucosyl 或 H	5
麦芽糖基-β-环糊精（Maltosyl-β-cyclodextrin，二葡糖基）	G_2-β-CD	Maltosyl 或 H	5
羟乙基-β-环糊精（Hydroxylethyl-β-cyclodextrin）	HE-β-CD	CH_3CH_2O 或 H	5
羟丙基-β-环糊精（Hydroxylpropyl-β-cyclodextrin）	HP-β-CD	$CH_3CH_2OHCH_3$或 H	5
磺丁基醚-β-环糊精（Sulfobytylether-β-cyclodextrin）	SBE--β-CD	$(CH_2)_4SO_3^-$ Na^+或 H	5

注：n 为取代度（degree of substitution），衍生物可能在 2、3、6 位上取代，且有不同取代度。

也可以通过结构改造得到疏水性环糊精衍生物，用做控释制剂中缓释部分的阻滞剂或亲水性药物的缓释载体。常用的疏水性 CD 是分子中羟基的 H 被乙基取代的衍生物。如乙基-β-CD 微溶于水，比 β-CD 的吸湿性小，具有表面活性，在酸性条件下比β-CD 更稳定。

二、中药制剂半成品包合物的制备方法

（一）中药制剂半成品包合的目的

目前研究较多的是 β-CD 在中药制剂方面的作用。将中药制剂的半成品制备成包合物的目的主要有以下几个方面：

1. 防止挥发性成分的挥发，提高制剂的稳定性 许多中药材中含有挥发性成分，主要是一些单萜、倍半萜及其含氧衍生物，这些成分不仅易挥发或升华，而且在热、湿、光、空气和化学环境的作用下极易氧化变质，从而降低药物的疗效，甚至产生毒副作用。采用包合技术将这些挥发油等半成品制成包合物，可以在很大程度上切断药物分子和周围环境的接触，从而避免光、空气、水分等外界环境的影响，提高药物的稳定性。这也是目前包合技术在中药制剂中应用最多的方面。如采用 β-CD 对青蒿挥发油进行包合，其抗氧化性及稳定性均明显提高[47]；采用 β-CD 包合鱼腥草等挥发油，可大大提高其对光、热的稳定性[48]；采用 β-CD 制备丹皮酚包合物，其抗光解性、热稳定性明显高于原料药，包合物中丹皮酚挥发性显著降低[49]。

2. 液体药物固态化 许多中药材的有效部位为液态的挥发油等成分，制备固体制剂常存在分布不均匀、不良气味大、操作不便等缺点。采用 β-CD 包

合可使挥发油固态化，不仅便于制成各种剂型，而且可使剂量准确，利于保存和携带。比如，经过 β－环糊精包合，可使莪术油固化形成粉末，利于制剂[11]；采用环糊精包合技术制成石菖蒲挥发油 β－环糊精包合物，可以克服其刺激性强、难溶于水、稳定性差等缺点[50]。颈复康颗粒中羌活、川芎、苍术、乳香、没药等药材中含有挥发油，采用包合技术制成 β－CD 包合物后，可以克服原工艺易散失、操作不便的缺点。尿塞通片含有小茴香、陈皮等的挥发性成分，采用 β－CD 包合后，克服了片剂的渗油现象，大大提高了片剂质量。

3. 改善有效成分的溶解性能，提高制剂中药物的溶出速度和生物利用度　难溶性中药有效成分，溶出速率和生物利用度都很低，与 β－CD 形成包合物后，可增加这些成分的溶解度和溶出速度，从而增加生物利用度。比如，M－β－CD 包合使得辣椒素在水中的溶解度增大 6 倍[51]；β－CD 包合可显著提高丹参酮 $Ⅱ_A$ 的溶出度；DM－β－CD 包合使芦丁溶解度提高 14 倍[52]；DHP－β－环糊精包合物可提高环维黄杨星 D 的溶解度和溶出度，包合物在大鼠体内的相对生物利用度为 248.58%[53]。

4. 掩盖药物的不良嗅味，降低刺激性　许多中药制剂半成品具有特有的臭味、苦味、涩味，甚至有些具有较强的刺激性，影响制剂的应用，特别影响儿童和老人用药的依从性。将其制成包合物可以掩盖药物的不良嗅味，提高患者服药的顺应性。如利用 β－CD 对香精进行包合后，能够有效改善其气味，并能保留香精原有的抗菌功效[54]；利用 HP－β－CD 对青蒿挥发油进行包合，可掩盖其苦味，改善制剂的口感[47]；选用 β－CD 包合冬凌草甲素，并制成口腔崩解片，具有去除苦味、刺激性小、溶解度好的特点[55]。

5. 改善药物制剂的性能　亲水性的 CD 衍生物可以作为速效制剂的载体，有利于药物在胃肠道内快速溶出，改善难溶性药物的生物利用度；疏水性的 CD 衍生物可用于水溶性药物缓释制剂的制备，如乙基－β－CD、酰基－β－CD 等，不同酰化度的 β－CD 与药物制成的包合物释药速率不同。

（二）中药制剂半成品包合物的制备方法

制备环糊精包合物的过程主要包括：主分子与客分子在一定条件下进行包合、放置、滤过、干燥、清洗，最终得到包合物。根据其制备过程的特点，常用的主要有以下几种方法。

1. 饱和水溶液法　将 β－CD 制成饱和水溶液，加入药物搅拌混合 30 分钟以上，使药物被 β－CD 包合。这种包合作用往往不可能达到完全，一些药物特别是水溶性较大的药物仍溶解于水性介质中，此时可加入某些有机溶剂使包合物析出，将析出的固体包合物过滤，根据客分子药物的性质再用适当的溶剂洗净、干燥，即得稳定的包合物。这是目前研究中采用最多的方法。为了促进包合物的形成可以借助机械力，如高速自控组织捣碎机、液体快速混合器、超声波等，也可以采用冷冻干燥、喷雾干燥等方法除去溶剂，得到包合物固体。

以丹皮酚 HP－β－CD 包合物的制备为例[56]，说明饱和水溶液法的具体过程：取 HP－β－CD 25g，加入到 40℃的水中制成 10% 的 HP－β－CD 水溶液，在固定转速为每分钟 3000 转，缓缓滴加丹皮酚乙醇溶液（含丹皮酚 3.52 g）10ml，35℃搅拌 1 小时。取出，60℃减压浓缩后进行真空干燥，即得白色粉末状丹皮酚 HP－β－CD 包合物。

在对药材中的挥发油进行包合时，需要先提取、分离挥发油后再进行包合，工艺复杂，耗时较长。为克服饱和水溶液法包合药材中挥发油时所存在的问题，在此基础上，又产生了二种新的包合方法：

液－液包合法：将药材置于蒸馏瓶中，加水蒸馏，蒸馏液经冷凝后直接通入到 β－CD 饱和水溶液中，同时不断搅拌，使提取与包合过程同时进行，客分子药物被包合，然后滤过、洗涤、干燥即得。此法由于扩大了挥发油与 β－CD 接触面积，而使包合易于进行。

气－液包合法：将药材置于蒸馏瓶中，加水加热蒸馏，蒸汽不经冷凝直接通入到 β－CD 饱和水溶液中，不断搅拌一定时间，使提取与包合同时进行，其他操作同液－液包合法。

目前，在用 β－CD 包合药中的挥发油时，饱和水溶液包合法比较方便，但液－液包合法及气－液包合法，省时省力，更适合实际生产的需要。

2. 研磨法　取 β－CD 加入 2～5 倍量的水混合，研匀，加入药物（难溶性药物应先溶于少量有机溶剂中），用研钵、球磨机、胶体磨等充分混合研磨成糊状物，低温干燥后，用适当溶剂洗净，再次干燥即得包合物。工业上可采用胶体磨进行制备，影响因素有包合时间、溶剂含醇量（%）、油与 β－CD 的比例等。此法操作简单，但包合效率较低。

如用球磨法制备丹皮酚 β-CD 包合物，取丹皮酚结晶置于球磨机罐中，加入适量 95% 乙醇溶解，β-CD 与丹皮酚的比例为 8∶1（W/W）、β-CD 与加水量的比例为 1∶3（W/V）、包合时间为 60 分钟，所得丹皮酚包合率达 85.8%[57]。用球磨法制备复方金思维醇提液与 β-CD 包合物[58]：精密称取 3g β-CD 于球磨罐，加入 10 ml 蒸馏水。精密移取 1 ml 醇提液，缓慢加入球磨罐中，以转速 300 r/min，研磨 1 小时，取出。经冷藏、洗涤、干燥得粉末状包合物。

（三）影响中药制剂半成品包合效果的因素

进行中药制剂半成品包合物制备时，首先应考虑以下几个问题：①欲进行包合半成品的性质，如溶解性能、稳定性、主要成分的分子结构等，明确将其进行包合的目的；②包合材料的选择：要根据中药半成品的性质，选择合适的包合材料，考虑包合材料的溶解性、空洞大小和来源等；③包合方法的选择：包合方法对包合物的形成、包合物的收率和药物的包合率都有重要的影响，必须对不同的包合方法进行比较和评价。

在进行包合工艺研究时，应对以下几个因素进行考察和优化，以制备理想的包合物。

1. 包合材料的选择 包合材料是影响包合效果的首要因素，因为包合材料是否合适是影响包合效果的内因。环糊精系列是目前最常用的包合材料，其中 β-CD 是国内外能大量工业生产且价格低廉的包合材料，也是首选的一种包合材料。但 β-CD 在某些方面也存在一定缺陷。如从增加药物溶解度来看，证明 α-CD 较优；而 γ-CD 空洞内径大，水溶解度也大，但其价格昂贵。随着包合技术的不断发展和广泛应用，会有越来越多的包合材料供选择和应用。

2. 主客分子投料比例 根据包合物的分子特点，主、客分子的比例一般不遵守化学计量关系。大多数 CD 包合物组成摩尔比为 1∶1，可形成稳定的单分子包合物。但一些中药提取物的组成复杂，有些成分的体积较大，当主分子 CD 用量不合适时，也可使包合物不易形成，会使客分子含量很低。

主客分子的最佳投料比例应根据试验结果确定，由于客分子的性质不尽相同，所以主客分子比例差异较大。

3. 包合方法选择 饱和溶液法适合实验室制备；研磨法工艺简单、重现性好，适合工业生产。应根据主客分子特点及试验设备条件进行选择。同一药物用不同的方法制备其包合物的包封率、得率也不尽相同。

4. 包合温度及时间 包合物的制备必须在合适的温度下进行，过高或过低都会影响包合效果。包合时间过短，会使包合不完全，包合时间过长，不仅浪费时间，而且可能会使药物挥发损失。不同的包合物所需要的包合时间不同。

5. 其他 制备过程中的其他条件，如搅拌的方法与强度、溶液的 pH 值、干燥方法等都会对包合的效果产生影响。

三、中药制剂半成品包合物的验证和质量评价

（一）中药制剂半成品包合物的验证

药物与环糊精是否形成包合物，主要是验证包合物与主分子、客分子及二者物理混合物的区别，以及客分子是否包入 CD 空腔和包合的方式。可根据包合物的性质、结构状态和实验条件，选择下述方法进行验证，一般需同时用几种方法进行验证。

1. 显微镜法和电镜扫描 药物形成包合物后，由于药物分子进入 CD 空腔丧失其结晶性，或由于晶格排列发生变化，故在显微镜下含药的包合物与不含药的包合物形状不同，可通过分析包合物晶格变化及相态变化做出判断。如丹皮酚的包合物的显微观察结果表明，空白包合物为规则的板状结晶，含丹皮酚的包合物为不规则粉末。

谢飞对莪术挥发油包合物进行了电镜验证，扫描电镜成像鉴定结果：β-CD 空白包合物（不含挥发油）及挥发油 β-CD 包合物在 Sx-40 型扫描电镜下放大观察并成像的结果见图 6-3。从图中可看出 β-CD 空白包合物呈现不规则的团块状，挥发油 β-CD 包合物则为规则块状结晶[59]。

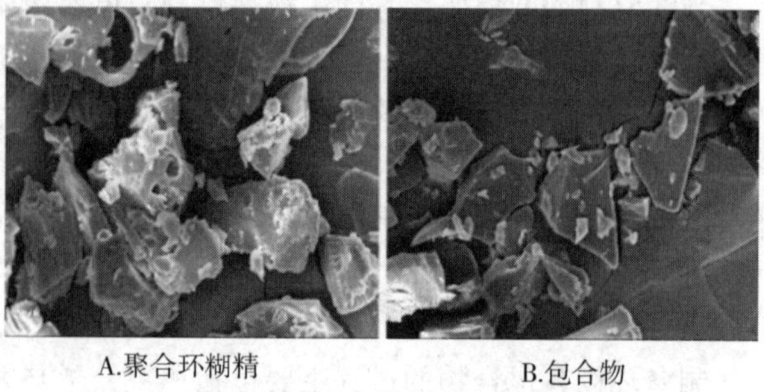

A.聚合环糊精　　B.包合物

图 6-3　β-CD 包合物电镜图

2. 相溶解度法　相溶解度法可确证包合物的形成，也是评价包合物溶解性能常用的方法。难溶性药物包合后溶解度增大，可以通过测定药物在不同浓度的环糊精溶液中的溶解度，绘制溶解度曲线。即以药物浓度为纵坐标，环糊精浓度为横坐标作相溶度图，由曲线判断包合物是否形成，并获得包合物的溶解度，计算其稳定常数 K。

3. 薄层色谱法　通过选择合适的溶剂系统，观察药物、CD、包合物、药物与 CD 的物理混合物色谱展开后斑点是否存在，斑点的位置及 Rf 值来判断包合物是否形成。在相同的色谱条件下，由于被包合物物理性质发生改变，导致薄层色谱带位置的转移，甚至无展开斑点。如：在硅胶 G 薄层板上，青蒿挥发油包合物的无水乙醇提取液、物理混合物的乙醚溶液与对照药材色谱相应的位置上，日光下显相同的斑点；而包合物乙醚溶液色谱中则没有以上斑点，可见青蒿挥发油包合物已形成，不是物理混合物，且包合前后挥发油的成分没有发生变化[47]。

4. 紫外分光光度法　主要从紫外吸收曲线形状如最大吸收峰的位置、强度和峰形来判断包合物是否形成。根据药物分子结构及与 CD 包合的方式，可以出现以下三种情况：

（1）药物的吸收峰在包合物种消失　如在 200 ~ 500 nm 作紫外扫描，紫苏叶和荆芥混合挥发油有明显的吸收峰，而采用 β – CD 包合后无紫外吸收峰，与 β – CD 图谱相似，可见形成了包合物[60]。

（2）药物在包合物中的紫外扫描曲线随 CD 浓度的增加而下降　这种情况是由于药物分子结构中的发色团被包入 CD 的空洞中。随着 CD 用量的增加，包合率越大，导致紫外吸收曲线下降。

（3）药物在包合物中的紫外扫描曲线随 CD 浓度的增加而上移　这种情况常见于难溶性药物被 CD 包合后，溶解度增加，导致吸收度增大。

5. 荧光光度法　如药物具有荧光，可用该法进行验证。药物分子由于被包入环糊精的空穴中，分子运动会受到限制，使荧光光谱和荧光强度有所变化，通过比较药物与包合物的荧光光谱，根据荧光光谱曲线中吸收峰的位置和高度的差别来判别包合物是否形成。

6. 红外光谱法　红外光谱可提供分子振动能级的跃迁，药物分子结构决定了红外区吸收特征。通过比较药物与包合物在红外区吸收的特征，根据红外吸收峰的位移，吸收峰降低或消失等情况来判断包合物是否形成，主要应用于含羰基官能团药物包合物的检测。如分别测定川椒方中挥发油、β – 环糊精、物理混合物和包合物的红外光谱，结果在包合物中挥发油的吸收频率，如 2900 ~ 1700、1333 ~ 600 cm^{-1} 等吸收峰有明显的减弱，而在物理混合物中挥发油和 β – 环糊精的吸收特征频率均未减弱，说明挥发油 – β – 环糊精包合物已经形成[61]。如对香芹酮 β – 环糊精包合物的红外光谱图的研究结果表明[62]：β – 环糊精包合物的红外光谱图表现与单纯的 β – 环糊精相似，而与对应的单纯的香芹酮的红外光谱图存在很大差异。与单纯的香芹酮相比，包合物中香芹酮在 1365、1246 cm^{-1} 处吸收减弱，这可能是因为客体分子在环糊精包合物中的质量分数较小，吸收峰被大量的环糊精吸收峰遮蔽，红外光谱图吸收的变化说明 β – 环糊精与香芹酮主客体间虽然形成了包合物，但是未发现新的吸收峰，说明 β – 环糊精与香芹酮之间是物理性结合而不是化学性结合。

7. 差示热分析和差示扫描量热法　包括差示热分析法（DTA）和差示扫描量热法（DSC），这两种方法是鉴定药物 – 环糊精是否发生包合作用的常用方法。差示热分析是在程序控制温度下，测量试样与参比物之温差随温度而变化的一种技术，试样发生某些物理或化学变化时，将放热或吸热，使试样温度暂时升高或降低，DTA 曲线上便产生放热峰或吸热峰，测定客分子药物、环糊精、包合物、混合物各自的 DTA 曲线，由 DTA 曲线上的吸收峰及温差的变化可显示包合物是否形成。

差示扫描量热法是指在程序控制温度下，测量输入到参比物和样品的能量随温度变化的一种分析方法。比 DTA 反应灵敏，重现性好，分辨率高而且较准确。

如用 DSC 鉴定龙血竭 – HP – β – CD 包合物，龙血竭在 64.56℃ 附近有一吸热峰，为熔点峰；HP – β – 环糊精在 69.37℃ 和 371.32℃ 附近各有一强度不等的吸热峰，为其熔点峰；而包合物的 DSC 曲线明显与之不同，只在 70 ~ 80℃ 附近有一个新的吸热峰，由此判断在 HP – β – 环糊精和龙血竭的包合过程中出现了一种新的物相，形成了包合物[63]。

8. X – 射线衍射法　X – 射线衍射法是鉴别结晶性粉末的常用方法，各晶体物质在相同的角度处具有不同的晶面间距，从而显示不同的衍射峰。每种晶体的 X – 射线衍射图都是独一无二的，若包合物的衍射图谱不同于药物、CD 和混合物的衍射图谱，证明形成了新的物相。如香芹酮与 β－CD 的物理混合物的衍射峰与 β－CD 的峰基本一致，而香芹酮 β－CD 包合物的衍射峰与 β－CD 的峰明显不同，表明包合物已形成一种新的物相，包合物已形成[62]。辣椒素、Me－β－CD、辣椒素和 Me－β－CD（摩尔比 1∶1）的物理混合物和辣椒素 Me－β－CD 包合物的 X 射线衍射图见图 6－4[51]。

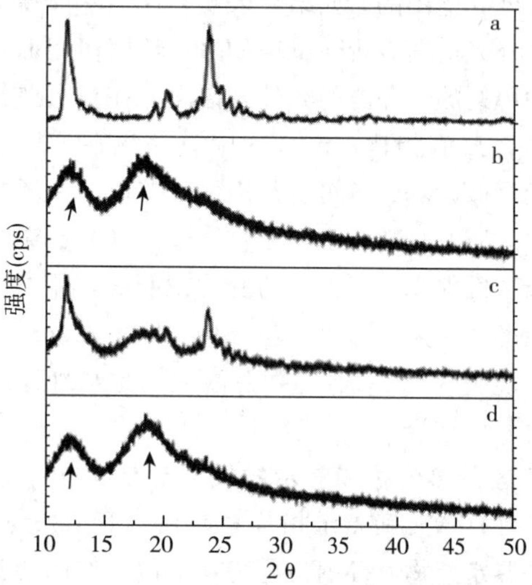

图 6－4　XRD 图

a. 辣椒素；b. Me－β－CD；c. 辣椒素与 Me－β－CD 物理混合物；d. 辣椒素/Me－β－CD 包合物

由图可见，辣椒素出现了许多晶型结构特有的尖峰，而 Me－β－CD 出现的则是 2 条宽峰，表示它为非结晶态。物理混合物只是辣椒素和 Me－β－CD 的简单混合，图形中表现的情况为两者原有特征峰的叠加，而在辣椒素包合物的特征峰中，辣椒素特有的峰型几乎消失，表明辣椒素已成功进入了环糊精的空腔内部，且未破坏环糊精的结构，证明了包合物制备成功[51]。

9. 核磁共振法　从核磁共振谱上氢原子、碳原子的化学位移大小推断包合物的形成。可根据药物的化学结构有选择性地采用，一般对含有芳香环的药物可采用^{1}HNMR 技术，而对不含有芳香环的药物可采用^{13}CNMR 技术。如应用^{1}H－NMR 测定槲皮素－DP－β－CD 包合物，由于 DP－β－CD 内的 H－3，H－5 受到客体分子的屏蔽，苯环的环电流的各相异性，范德华力等影响，使其化学位移向高场移动，由此可以推断出客体在 β－CD 空腔内发生了包合[44]。

10. 圆二色谱法　圆二色谱法为物理化学方法，其原理是：平面偏振光通过光学活性物质时，除了圆偏振光发生旋转外，还有偏振光被吸收的现象，导致左右旋转圆偏振光的能量不同，振幅也不同，这种现象称为圆二色性。在不同的波长下测定圆二色性物质的旋光度或椭圆率，以旋光度或椭圆率为纵坐标，波长为横坐标作图，可得到具有峰尖和峰谷的曲线、称为圆二色谱曲线。通过比较药物、β－CD 及包合物曲线的形状可判断包合物是否形成。

（二）中药制剂半成品包合物的质量评价

对包合物进行质量评价的目的是为了验证是否达到制备包合物的目的，如是否增加了难溶性药物的溶解度、是否提高了药物的稳定性及药物的生物利用度等，可以根据不同的试验目的选用具体的测定指标进行评价。通常评价包合物质量的指标包括：包合物的含量、溶解性能、稳定性和生物利用度等。

1. 包合物的含量测定　包合物中药物的含量按下式计算：

$$包合物中药物的含量=\frac{包合物中药物的量}{包合物的量}\times 100\%$$

另外药物的包合率和收得率等是评价包合工艺的主要指标，分别用下式表示：

$$包合率=\frac{包合物中药物的量}{药物投药总量}\times 100\%$$

$$收得率=\frac{包合物量}{CD 的量+药物的量}\times 100\%$$

计算药物的包合率首先要测定包合物中药物的含量。药物的含量测定要根据药物的性质，选用合适的方法。常用的包合物中药物含量的测定方法包括直接测定法和溶媒提取法。

（1）直接测定法　取包合物适量，按照《中国药典》四部挥发油测定法测定包合物中挥发油的含量，如前述当归挥发油包合工艺的研究即是采用这种方法。或者取包合物，加介质溶解（必要时可加热），再定容至一定体积后，经过滤或离心处理后用适宜的方法进行测定，如分光光度法、气相色谱法、高效液相色谱法等。

（2）溶媒提取法　即采用适宜的溶媒和提取方法将包合物中的药物提取出来后进行测定。较为简单的方法是用醚洗脱法，其基本原理是：β－CD 和 β－CD 包合物不溶于乙醚中，游离（未被包合的）药物可溶于乙醚中，用乙醚洗脱去游离药物，即可测定药物的包封率。需注意的是，用乙醚洗脱法测定包封率，有部分已包合的药物可能被乙醚洗脱。这取决于

药物和乙醚分别与 β-CD 分子空洞内壁的结合力的大小，若结合力大，则已包合的药物不易被洗脱出。

如丁香酚-β-CD 包合物的含量测定：精密称取包合物样品适量（约含丁香酚 5mg），用 45ml 甲醇分 3 次萃取，萃取液过滤后置 50ml 量瓶中，加甲醇至刻度，摇匀。精密吸取 2.0ml 置 10ml 量瓶中，加 1.0ml 内标溶液，用甲醇稀释至刻度。取 10μl 进样，用高效液相色谱法测定。结果表明，含量测定过程中，以甲醇萃取效果最好，而正己烷、乙醚、三氯甲烷和石油醚等有机溶剂对测定结果均有一定影响。

2. 包合物的溶解性能测定

（1）溶解度测定　测定溶解度不仅可以验证包合物的形成，也是评价包合物溶解性能的常用方法。测定方法有直接测定法和相溶解度测定法。难溶性药物被包合后溶解度增大，将过量的药物与不同浓度的 CD 溶液混合，在恒定温度下密闭振摇至平衡，测定出上清液中药物的浓度，即可计算出药物的溶解度及包合常数。

（2）溶出速率测定　溶出速率测定作为模拟或反映体内吸收情况的指标，在评价包合物质量上有着重要意义。溶出速率的测定既可以直接测定包合物粉末，也可以将包合物制成一定的剂型后再测定。

3. 包合物的稳定性测定　提高药物的稳定性是制备中药制剂半成品包合物的主要目的之一，因此，包合物的稳定性是评价其质量的重要指标。根据药物的不同性质，可通过建立有效的分析方法，采用加速试验法、经典恒温法、留样观察法等方法研究有效成分的含量变化，考察包合物的稳定性。

Camila 等[64]采用经典恒温法研究了姜黄素与 β-CD 包合物溶液的稳定性。结果显示，在 -15℃ 下贮存 90 天后，姜黄素-β-CD 溶液中姜黄素的剩余量比普通姜黄素溶液高出 9%。

4. 包合物的生物利用度测定　制备包合物的一个重要目的就是增加难溶性药物的生物利用度，而通过比较分别给予药物和药物与 CD 的包合物后体内的血药浓度-时间曲线下面积是最直接和最有说服力的评价方法。应当指出的是，药物只有从包合物中解离出来，成为游离的药物才可吸收进入体循环。

四、实例

鱼腥草挥发油羟丙基-β 环糊精包合物的制备[48]

鱼腥草挥发油是鱼腥草的主要有效成分，由于具有较强的挥发性，遇光和热不稳定，在制剂及储存过程中容易散失，影响制剂的稳定性和质量。因此，张壮丽等制备了鱼腥草挥发油的 HP-β-CD 包合物，并对搅拌法、研磨法和超声法三种工艺进行了优化，在最优条件下比较了 3 种方法的优劣。

1. 包合物评价指标的确定　以包合率和载药量为评价指标，分别设定不同的权重系数，进行综合评分。

综合评分 =（0.7×包合率 +0.3×载药量）×100

2. 筛选　分别采用搅拌法、研磨法和超声法制备包合物，如表 6-7 显示，搅拌法所得包合物的包合率及载药量明显高于超声法和研磨法，其原因可能是研磨法下包合物结构容易被破坏，挥发油置于敞口环境中易挥发，而超声法下振幅有可能将包合后的挥发油重新萃取出来。因此，选择搅拌法作为包合物的最佳制备方法。

表 6-7　鱼腥草挥发油包合方法比较结果（$\bar{x}$）

包合方法	包合率（%）	产率（%）	载药量（%）	综合评分
搅拌法	48.75	92.31	3.98	35.32
研磨法	30.02	88.24	2.54	21.78
超声法	34.63	87.91	2.89	25.11

3. 优化　在单因素试验基础上，综合考虑多个因素之间的相互作用，以及其对包合物包合率和载药量的影响，以挥发油与羟丙基-β 环糊精比例（A）、包合温度（B）、搅拌速度（C）、包合时间（D）为影响因素，采用 L9（3^4）正交试验进行优化。因素水平见表 6-8，试验设计见表 6-9。

表 6-8　工艺考察因素及水平

水平	A	B	C	D
	挥发油：HP-β-CD	包合温度（℃）	搅拌速度（r/min）	包含时间（min）
1	1：15	30	420	60
2	1：20	40	480	80
3	1：25	50	540	100

表 6-9　超声包合工艺正交试验结果

No.	因素				包合率（%）	载药量（%）	综合评分
	A	B	C	D			
1	1	1	1	1	28.10	1.89	44.39
2	1	2	2	2	20.78	1.19	45.58
3	1	3	2	3	34.24	2.02	52.05

续表

No.	因素				包合率/%	载药量/%	综合评分
	A	B	C	D			
4	2	1	2	3	27.92	1.20	48.90
5	2	2	3	1	52.20	2.48	60.22
6	2	3	1	2	62.02	2.88	68.73
7	3	1	3	2	57.56	2.16	69.49
8	3	2	1	3	74.27	2.73	73.28
9	3	3	2	1	72.54	2.60	73.63

对试验结果进行方差分析，可以看出各因素对包合效果的影响程度为 A > B > C > D。包合效果最优的工艺条件为 $A_3B_3C_1D_2$，即挥发油与羟丙基 - β 环糊精比例 1 : 25，包合温度 50℃，搅拌速度 420 r /min，包合时间 80 分钟。

4. 包合物验证 分别采用 TLC 法、红外光谱法、差示扫描量热法对最佳工艺制备得到的环糊精包合物进行表征和验证。

例如红外光谱分析：取 HP - β 环糊精、物理混合物（羟丙基 - β 环糊精与挥发油）、包合物适量，采用 KBr 压片，挥发油 KBr 涂片，在相同条件下进行红外光谱分析，结果见图 6 - 5。由图可知，挥发油在 1712 cm^{-1} 处的羰基特征吸收峰在物理混合物中依然存在，但在包合物中未观察到，同时 1500 ~ 500 cm^{-1} 处的吸收效应明显增宽，说明挥发油与羟丙基 - β 环糊精形成的包合物不是简单的混合物，已形成环糊精包合物。

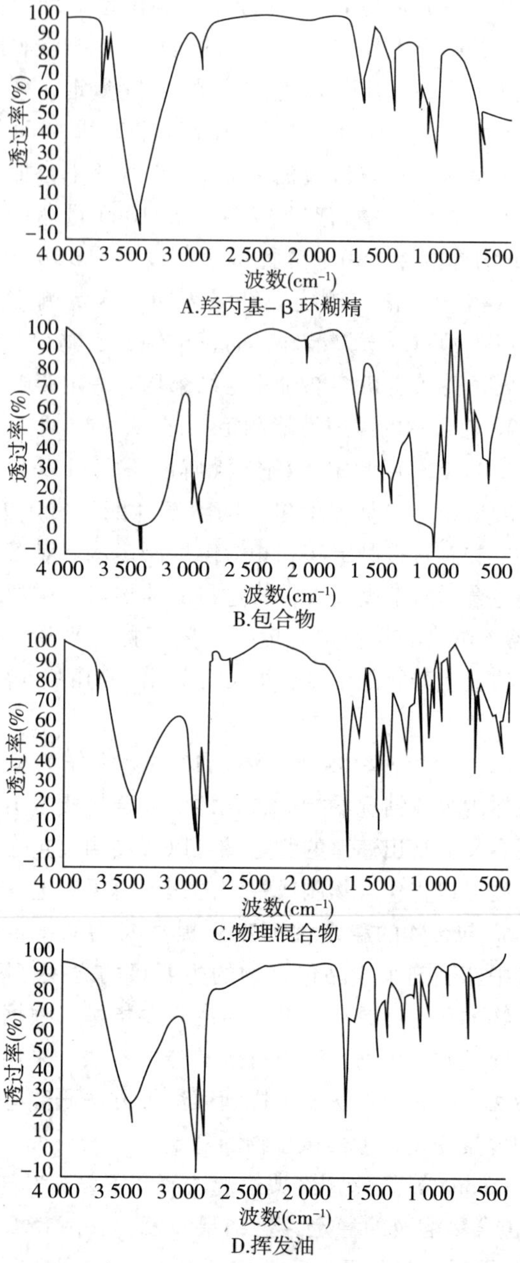

图 6 - 5 红外图谱

（王建新，卢懿）

第四节 中药制剂半成品的固体分散技术

一、固体分散体的特点及分类

固体分散体（solid dispersion，SD）系指药物以胶态、微晶、分子或无定形状态分散在适宜的载体材料中形成具有高度分散的固态物质。将药物制备成固体分散体的技术称为固体分散技术（solid dispersion technology）。固体分散体的概念首次由 Sekiguchi 和

Obi在1961年提出[65]，至今已有50多年的历史，根据所使用的载体材料，已经发展了3代：第1代是以尿素等结晶性物质为载体材料；第2代是以聚乙二醇、聚维酮等水溶性聚合物为载体材料；第3代是以具有表面活性的聚合物或水溶性聚合物与表面活性剂合用为载体材料。

近几年，随着新技术及新功能载体材料的运用，固体分散技术不仅用于改善难溶性药物的溶出性能、提高口服生物利用度，也应用于缓释控释制剂。但固体分散体在应用中仍然存在一定的问题，如储存过程中的老化。通过采用新技术、新工艺及新载体，固体分散体稳定性问题逐步得以改善；开发固体分散技术用于制备缓、控释制剂，将有更大的发展前景。

（一）固体分散体的特点

1. 改善难溶性药物的溶出度　将难溶性药物制成固体分散体，药物以分子、胶态、无定形或微晶等状态高度分散于载体中，可增加药物的溶出速度，从而提高药物口服吸收和生物利用度。如马甲子总三萜，其化学成分主要包括白桦脂酸、马甲子素、马甲子素A、Messagenic acid A、Messagenic acid B等五环三萜类化合物，具有很好的抗肿瘤活性，但该类化合物水溶性较差，生物利用度较低，大大限制了药物在临床的应用。以PVP K30为载体材料，药物/载体比例为1∶5，采用溶剂法将其制备成固体分散体，马甲子素和白桦脂酸在60分钟的累积溶出率分别达到89.19%和80.49%，比物理混合物高30.98%和61.42%。结果表明，将马甲子总三萜制成固体分散体能显著提高其溶出性能[66]。

2. 控制药物释放　载体材料在很大程度上影响药物的释放，如采用水溶性载体材料，可以增加难溶性药物的溶出度，达到速释的目的；若采用水不溶性载体材料，对于水溶性药物则可以起到缓释或控释的效果。黄兰芷以EC为载体，将青蒿琥酯制备成固体分散体，并对固体分散体的体外释放度进行分析。研究表明，随着EC用量增大，药物的释放速度逐渐变慢，当辅料用量较大时，药物基本呈零级释放，且释放调节剂羟丙甲纤维素的加入能改善缓释效果[67]。

3. 降低小剂量药物制剂的含量差异　针对小剂量药物，可以先将药物制备成固体分散体，再与辅料混合均匀，可有效减少制剂中小剂量药物的含量差异，从而确保制剂工业化生产中药物的含量均匀度，提高临床用药的准确性与安全性。

4. 提高药物的稳定性　将易挥发、易分解的不稳定药物制成固体分散体，可增加药物的稳定性，有利于控制药物的质量。郭腾等[68]以聚乙二醇6000（PEG 6000）、泊洛沙姆188（F68）为载体，采用熔融法制备纳米雄黄固体分散体。将制备的纳米雄黄室温下避光存放于干燥器中，于第1、2、3、10天分别取样，测定其粒径变化。纳米雄黄粒径稳定性考察结果表明，随着时间的推移，纳米雄黄粒径有逐渐增大的趋势，10天后平均粒径已达到原来的2倍以上，此现象表明纳米雄黄在储藏过程中具有团聚现象。而F68制备的固体分散体能更好地提高纳米雄黄的抗氧化性，增加纳米雄黄的稳定性。

5. 降低药物的刺激性　对刺激性药物，可利用载体材料将其包蔽制备成固体分散体，减轻药物刺激性，掩盖不良气味，提高患者用药顺应性。

6. 液体药物固态化　液态药物可以分子形式分散于载体材料中，使其固态化，便于进一步加工成型及储存。

7. 降低药物的毒性　毒性药物制成固体分散体后，由于生物利用度提高，低剂量给药既可达到原有剂量的等同药效，从而降低了药物的毒性。

8. 固体分散体的老化　固体分散体中药物以高能状态分散，贮存过程中，可能结晶析出或者结晶长大，使得药物溶出度降低、分散程度下降，通常将这些情况称之为老化。固体分散体的老化现象使药物的溶出度降低，进而影响药物的生物利用度。通过合理的处方设计、适宜的制备方法及工艺、储存条件的严格控制等可以防止或延缓固体分散体的老化。

（二）固体分散体的分类

1. 按照释药方式分类　按照释药方式可将固体分散体分为速释型、缓控释型和肠溶型三种类型，释药方式往往取决于载体材料。

2. 按照分散状态分类　按照药物于载体中的分散状态，可将固体分散体分为低共熔混合物、固态溶液、玻璃态溶液和共沉淀物等类型。

二、固体分散体常用的载体材料

固体分散体对于释药性能的改善主要依赖于载体材料[69,70]，载体材料应满足生理惰性、无毒；不与药物发生化学反应，不影响主药的化学稳定性；易使药物呈高度分散状态；成本低廉等特点。目前，常用的载体材料可分为水溶性、难溶性及肠溶性载体材料三大类。

（一）水溶性载体材料

1. 聚乙二醇类 聚乙二醇（PEG）为水溶性聚合物，最常用的是 PEG 4000 和 PEG 6000，它们呈现熔点低（50～63℃），毒性较小，化学性质稳定（180℃以上分解），能与多种药物配伍，不干扰药物的含量分析等优势。相对分子质量为 1000～20000 的 PEG 熔点都较低，可采用熔融法制备；亦能溶于多种有机溶剂，故也可采用溶剂法制备[71, 72]。油性药物宜选用分子量更大的 PEG 类作载体，如 PEG 12000 或 PEG 6000 与 PEG 20000 的混合物。霍涛涛等[73]通过溶剂－熔融法，以聚乙二醇 6000（PEG 6000）、泊洛沙姆 188（F68）为载体制备雷公藤提取物固体分散体。通过体外表征和溶出度测定，结果显示雷公藤提取物固体分散体的优化处方为药物－PEG 6000－F68（1∶2∶1），与原料药相比，雷公藤红素和雷公藤内酯甲的溶出度均显著提高。

2. 聚维酮类 聚维酮（PVP）为无定形高分子聚合物，无毒、熔点高（150℃变色），易溶于水和多种有机溶剂。由于熔点高，不宜采用熔融法，常采用溶剂法。常用的 PVP 的规格有：PVP K15（Mav 约 1000）、PVP K30（Mav 约 4000）、PVP K90（Mav 约 360000）等。由于 PVP 具有很强的引湿性，制得的固体分散物对湿的稳定性差，易老化，贮存过程中应注意控制湿度[74, 75]。

PVP 为载体材料，其型号、用量及相对分子质量会影响药物的溶出。通常是随着 PVP 用量的增大，药物在水中的溶出速率和溶出程度都有所提高，这可能与 PVP 较强的抑晶作用相关，但也有研究得出了不同结论。韩刚等[76]以 PVP K30 为载体材料，用溶剂法制备大黄素固体分散体，HPLC 法检测大黄素与 PVP 的质量分别为 1∶2、1∶4 和 1∶6 的体外溶出，结果显示大黄素与 PVP 比为 1∶4 时，固体分散体在人工肠液中 45 分钟累积溶出率达到 70%，明显提高了大黄素的体外溶出速率。

3. 具有表面活性聚合物类 表面活性剂大多含聚氧乙烯基，其特点是可溶于水或有机溶剂，载药量大，可阻滞药物产生结晶，增加药物的稳定性。这类载体是较理想的速效载体材料。

常用的有泊洛沙姆 188（poloxamer 188）、聚氧乙烯（PEO）、聚羟乙烯（CP），以及天然表面活性剂如阿拉伯胶、明胶等。泊洛沙姆属非离子型表面活性剂，毒性小，对黏膜刺激性小，可采用熔融法和溶剂法制备固体分散体[77]。

近年来，新发现的两亲性聚合物聚乙二醇羟基硬脂酸酯和聚乙烯己内酰胺－聚醋酸乙烯酯－聚乙二醇接枝共聚物等也属于此类型。聚乙二醇羟基硬脂酸酯（solutol HS 15）是一种新型非离子型表面活性剂，其亲脂部分由聚乙二醇 12－羟基硬脂酸单酯和双酯的亲脂部分组成，约占总相对分子质量的 70%，另外 30% 的亲水部分由聚乙二醇组成。Seo 等以 Soutol HS 15 为载体制备了姜黄素固体分散体，结果显示，姜黄素分散在聚合物基质中后能转变成无定形，溶出度也因此显著增加。体内药动学结果表明：固体分散体中姜黄素的 $AUC_{0-12\,h}$ 为 72.84 ng/(h · ml)，较原料药的 15.31ng/(h · ml) 高出了约 5 倍[78]。

Soluplus 的玻璃化温度低、毒性小、热稳定性好，用于制备固体分散体能提高水难溶药物的溶解度和体外溶出速率。Linn 等研究表明，对于 BCS Ⅱ类药物（难溶解，易吸收），Soluplus 具有较好的促进溶出作用，显著提高药物在比格犬体内的口服生物利用度，也可以促进通过 Caco－2 细胞的转运量[79]。

4. 有机酸类 常用有枸橼酸、琥珀酸、酒石酸、胆酸、去氧胆酸等。此类载体材料分子量较小，易溶于水而不溶于有机溶剂，不适用于对酸敏感的药物。

5. 糖类与醇类 糖类常用有右旋糖酐、壳聚糖、半乳糖和蔗糖等，醇类有甘露醇、山梨醇、木糖醇等[80]。其特点是天然毒性小，多可降解，生物相容性好，呈强水溶性，适用于剂量小、熔点高的药物。

6. 纤维素衍生物 如羟丙基纤维素（HPC）、羟丙甲纤维素（HPMC）等，它们与药物制成的固体分散体难以研磨，需加入适量乳糖、微晶纤维素等加以改善。HPMC 是含甲基和羧丙基的纤维素醚类，在水、乙醇－二氯甲烷混合物和甲醇－二氯甲烷的混合物中溶解。HPMC 作为载体可抑制药物的结晶，进而改善难溶性药物的溶出度与生物利用度。刘柳毅等[81]以 HPMC K15M 为骨架材料，采用热熔挤出法制备固体分散体，所制固体分散体 1 小时时累计溶出度为 99.61%，显著提高了灯盏花素的溶出度。

7. 其他亲水性材料 尿素作为制备固体分散技术的辅料之一，在水中和许多有机溶剂中都有很好的溶解度。但由于尿素所形成的固体分散物中药物大多以简单低共熔形式存在，其溶出度的提高不如其他辅料。此外，一些亲水性聚合物，如改良淀粉、微晶纤维素、淀粉、胃溶性聚丙烯酸树脂以及微粉硅胶等也经常用作固体分散体的载体。这些材料本身是优良的润湿剂、分散剂、助流剂或崩解剂，具有良好的亲水性，是固体制剂的优良辅料。

（二）难溶性载体材料

难溶性载体材料是制备缓释型固体分散体的常用材料，常用的有纤维素类、聚丙烯酸树脂类、脂质类。

1. 纤维素　常用的纤维素类难溶性材料主要是乙基纤维素（ethyl cellulose，EC）。EC 无毒，不易吸湿，能溶于乙醇、苯、丙酮、三氯甲烷等多种有机溶剂，是一理想的不溶性载体材料。以 EC 为载体，常采用溶剂法制备固体分散体，由于 EC 含有羟基能与药物形成氢键，有较大的黏性，其作为载体材料呈现载药量大、稳定性好、不易老化等优势[82]。同时，以 EC 为载体的固体分散体，药物的释药速率属扩散控制，EC 的黏度、用量和形成固体分散体的粒径均可影响释药速率，一般随 EC 用量和黏度的增加药物的体外释放速率不断降低[83]；常加入 HPC、PEG、PVP 等水溶性物质作致孔剂用以调节释药速率；也可加入十二烷基硫酸钠（SLS）等表面活性剂，增加载体润湿能力，调节释药速率。Alagdar 等[84]以 PEG 联合 EC 制备固体分散体，与 PEG 单独作为载体相比，PEG 与 EC 联用能显著增加难溶性药物的溶出速率。

2. 聚丙烯酸树脂类　聚丙烯酸树脂类辅料是由甲基丙烯酸及其酯类按不同比聚合得到的阳离子或阴离子型共聚物，按其构成、比例及聚度不同可分为不同型号[85]。聚丙烯酸树脂在国外有 Eudragit E、L、S、RL、RS、NE 及 Eastacry Kollicoat 等类型，国产聚丙烯酸树脂主要包括Ⅱ、Ⅲ、Ⅳ等类型。Eudragit E 和 Eudragit Ⅳ号在胃液中可溶胀，在肠液中不溶，广泛用于制备缓释固体分散体的材料[86]。PEG，PVP，SLS 和糖类等可增加其穿透性，调节释药速率。以此类材料制备固体分散体，一般都采用溶剂法制备。

3. 脂质类　胆固醇、β－谷甾醇、棕榈酸甘油酯、胆固醇硬脂酸酯、巴西棕榈蜡及蓖麻油蜡等脂质材料均可作为载体制备缓释固体分散体。这类固体分散体常采用熔融法制备。脂质类载体材料可降低药物的溶出速率，延缓了药物释放；可加入表面活性剂、糖类、PVP 等水溶性材料作致孔剂，调控释放速率。刘蒸生等[87]采用溶剂挥发法制备高乌甲素磷脂固体分散体，SD 大鼠分别灌胃给予高乌甲素原料药及磷脂复合物固体分散体，结果表明固体分散体的 $AUC_{0\sim t}$ 提高了 2.04 倍，且 C_{max} 显著提高。

（三）肠溶性载体材料

肠溶性固体分散体常用的载体包括纤维素类和聚丙烯酸树脂类。

1. 纤维素类　常用的载体材料有羟丙甲纤维素酞酸酯（HPMCP）、醋酸纤维素酞酸酯（CAP）、邻苯二甲酸羟丙基纤维素（MPMCP）及羧甲基乙基纤维素（CMEC）等[88, 89]。其中以 HPMCP 为载体制备固体分散体报道最多。该类材料在胃中药物不溶出，在肠液中溶出，可用于制备在胃中不稳定在肠道释放和吸收的药物固体分散体。

羧甲基乙基纤维素可以在丙酮、70% 异丙醇、60% 乙醇等有机溶剂中溶解，制备常采用溶剂法。研究发现 CMEC 在增加主药溶解性方面明显优于辅料羟丙基甲基纤维素邻苯二甲酸酯（HP－55），且随着 CMEC 用量的增加，抑晶能力增强[90]。

2. 聚丙烯酸树脂类　常用Ⅱ号及Ⅲ号聚丙烯酸树脂，其中聚丙烯酸树脂Ⅱ在固体分散体的应用最为广泛。聚丙烯酸树脂Ⅱ由阴离子型甲基丙烯酸与甲基丙烯酸甲酯共聚而成，在中性和弱碱性环境中易溶，可溶于乙醇，不溶于水、乙醚，在丙酮中会膨胀，能与碱形成盐。属于肠溶型树脂，也可用作肠溶包衣材料、缓控释制剂材料以及黏合剂材料[91]。

（四）其他类载体材料

卡波姆（Carbopol）是聚烷基蔗糖或聚烷基季戊四醇与丙烯酸交联聚合物的共聚物，可溶于水、乙醇和甘油[92]，其中卡波姆 934、940、941 等应用最为广泛。因其可在水中迅速溶胀而并不溶解，常作为生物黏附和缓释骨架材料[93]。卡波姆具有良好的乳化性、增稠性、助悬性和成膜性，可作为增稠剂、助悬剂、凝胶基质生物黏附材料、控缓释制剂的骨架材料等。选用不同交联度的卡波姆可调节药物的释药速率。Fan Meng[94]等不同比例的卡波姆与聚维酮混合作为载体，制备了控释型固体分散体，结果表明药物的释放与卡波姆的用量有关。

二氧化硅（SiO_2）作为药物固体分散体载体的研究早有报道，其释药速率常由其类型决定。纳米 SiO_2 是一种超细微无机新材料之一，因粒径小、比表面积大，且其表面具有较多的硅烷醇基，可与药物分子形成氢键，有利于药物分子的均匀分布，具有良好分散性能。此外，它还具有良好的稳定性、增稠性和触变性等，能提高药物的溶出速率。其他载体材料还有硅酸铝镁[95]、聚氧乙烯－羧乙烯聚合物（PEO－CP）[96]、介孔二氧化硅微粒[97]等。

三、固体分散体的释药原理

（一）固体分散体的速释原理

1. 药物的高度分散状态 根据 Noyes－Whitney 方程：

$$dc/dt = K \cdot S \cdot CS$$

CS 为药物溶解度，对难溶性药物（溶解度＜0.1 mg/ml）来说极小，所以溶出速率也必然很小。K 为扩散系数，表面积 S 是可变因子，是提高溶出速率的关键。由此可知，药物的溶出速率与药物的表面积、溶解度及扩散系数成正比关系。因此，可通过增大药物的溶解度和增大药物的表面积（颗粒大小）提高药物的溶出速率。固体分散体中，药物以分子状态、胶体状态、亚稳定态、微晶态以及无定形等形态高度分散于载体材料中，有较大的比表面积，而载体材料可阻止已分散的药物聚集，具有较高的溶出速率，进而提高药物的生物利用度。

2. 载体材料的作用

（1）载体材料可提高药物的润湿性 固体分散体中，药物被水溶性载体材料包围，这些水溶性载体材料可增加疏水性或亲水性弱的难溶性药物与水接触、润湿，遇胃肠液后，溶出速率与吸收速率均提高。

（2）载体材料保证了药物的高度分散性 由于药物被足够的载体材料分子包围，呈高度分散状态，载体材料促使药物分子不易形成聚集体，保证了药物的高度分散性，加快药物的溶出与吸收。需注意，载体材料的用量会影响药物的分散性，应尽量选择适量的载体材料，以保证药物的高度分散性。

（3）载体材料的抑晶性 药物分子与载体分子之间存在氢键、络合等作用，载体材料能抑制药物晶核的形成及成长，使药物以无定形或微晶状态分散于载体材料中。

（4）载体材料可提高药物的溶解度 常见的一些载体材料本身具有一定的增溶能力，如聚乙二醇类和表面活性剂，其使用可促使药物的溶解度大大增加。

（二）固体分散体的缓控释原理

固体分散体的缓释作用与载体材料息息相关。如采用水不溶性聚合物、脂质材料或联合材料为载体材料，制备得到的固体分散体，可有效延长药物的释放，其释药机制与骨架型制剂的缓释原理相似。水溶性药物及难溶性药物均可制备缓释固体分散体，其释药速率受载体种类、黏度、用量、制备工艺等诸多因素影响，选择适当的载体，设计合理的处方及制备工艺，可获得符合要求的固体分散体。研究显示，多种载体形成的多元固体分散体系可更好的达到调节药物释放速度的目的。目前，固体分散技术在缓控释制剂中应用报道的剂型有凝胶剂[98]、缓释滴丸剂[99]、缓控释片剂[100]、胃内漂浮剂[101]、渗透泵片[102]、缓释胶囊剂、长效胶囊剂、注射植入剂和缓释栓剂等。

四、中药制剂半成品固体分散体的制备方法与工艺设计

（一）中药制剂半成品固体分散体的制备方法

1. 熔融法 将药物与载体材料混合均匀，加热至熔融状态；也可将载体加热熔融后，再加入药物搅溶，然后在剧烈搅拌下迅速冷却成固体或将倾倒在不锈钢板上成薄膜，在板的另一面吹冷空气或用冰水，使骤冷成固体。为防止某些药物析出结晶，宜迅速冷却固化，然后将产品室温干燥，经一至数日变脆即可粉碎。同时，研究表明加热速度、加热温度、冷却方法、冷却速度、粉碎方法对用该法制备的固体分散体的特性有很大影响。熔融法制备固体分散体一般是在冰浴或干冰－丙酮浴上冷却固化，在冷却过程中固体分散体可能吸潮，所以在文献报道中均提出在制备过程中应防潮。本制备方法，适用于对热稳定的药物，也可适用于液体药物，但仅限于小剂量药物。对受热不稳定的药物，可采用减压熔融或充惰性气体的方法。如漆黄素－PVP K－30 固体分散体的制备[103]多用熔点低或不溶于有机溶剂的载体材料，如 PVP 类、枸橼酸、糖类等，但对于不耐热的药物和载体不宜用此法，以免分解、氧化。

2. 溶剂法 将药物溶于有机溶剂中，依据载体能否溶于此溶剂，又将该法分为共沉淀法和溶剂分散法。

共沉淀法是指将药物与载体材料共同溶解于有机溶剂中，蒸去有机溶剂后使药物与载体材料同时析

出，干燥即得。蒸发溶剂时，宜先用较高温度蒸发溶剂至溶液变黏稠时，然后突然冷冻固化；也可采用喷雾干燥或冷冻干燥方法，除尽溶剂。如蒿甲醚、阿魏酸固体分散体的制备[104, 105]。熔点较高，载体或药物不稳定的固体分散体的制备适用喷雾干燥或冷冻干燥法。

溶剂分散法是将指药物溶于有机溶剂中，将不溶于此溶剂的载体材料分散其中，再与药物混匀，蒸去有机溶剂，干燥即得。此分散物也可采用喷雾干燥或冷冻干燥得到。

3. 溶剂－熔融法　将药物于适当的溶剂中充分溶解，再与熔融的载体混合均匀，蒸去有机溶剂，冷却固化而得。本法可适用于液态且剂量小于 50 mg 的药物，如鱼肝油、维生素 A、D、E 等。凡适用熔融法的载体材料均可采用。本法制备过程一般除去溶剂的受热时间短，产物稳定；制备过程为防止固相析出，需将载体与药物搅拌均匀。溶剂－熔融法制备的固体分散体的特性受制备条件影响较大。

4. 研磨法　将药物与较大比例的载体材料混合后，强力持久地研磨一定时间，不需加溶剂而借助机械力降低药物的粒度，或使药物与载体材料以氢键相结合形成低共熔混合物，得到固体分散体。常用的载体材料有微晶纤维素、乳糖、PVP 类、PEG 类等。

5. 溶剂－冷冻干燥法　将药物溶于合适的有机溶剂，再将溶于（或不溶于）此溶剂的载体材料分散于其中，与药物溶液混匀，蒸去有机溶剂，然后迅速冷冻成固体，再于真空条件下升华除去冷冻固体中的水分。通过调节冷冻速度，可以在重结晶过程中使有些药物晶体的晶格排列发生改变，使结晶颗粒粒径变小，增大比表面积；也可以将药物转化为亚稳态或无定型态，这两种情况都使药物的溶解度和溶解速度增大。冷冻干燥所得的产物一般结构疏松，内富细小孔隙，能迅速吸收水分溶解。

6. 溶剂－喷雾干燥法　将药物溶于合适的有机溶剂，再将溶于（或不溶于）此溶剂的载体材料分散于其中，与药物溶液均匀混合，并用雾化器将此混合液或混悬液喷雾于干燥室内的热气流中，使溶剂迅速蒸发，料液所形成的液滴在数秒钟内完成浓缩、干燥过程，直接制成球状或类球状的空心细颗粒。由于在干燥过程中雾滴的温度近似等于空气的湿球温度，一般为 50℃ 左右，故该法适用于热敏性药物固体分散体的制备。影响该方法制备固体分散体的因素主要包括混合液的黏度、均匀性、药物的浓度、载体材料、喷雾的速度、喷雾方法及干燥速率等。当载药量较高时，该技术比冷冻干燥法更好的提高了固体分散体的稳定性。

7. 液相中溶剂扩散法　指将固体分散技术与球晶造粒技术有机地结合在一起，使药物和载体材料在液相中共沉淀，并在液体架桥剂的作用下聚结，在搅拌作用下形成微丸，一系列过程通过一步完成。这种方法也是制备难溶性药物固体分散体微丸的新技术。

8. 静电纺丝法　指结合固体分散体纳米技术，药物载体在受到一个足够高的电压场下溶解，即电力量达到一定程度足以克服空中接口处的液体的表面张力后，液滴就开始慢慢变成带电体，拉伸、纤维化之后就形成了纳米直径级的微粒。研究显示高速静电纺丝技术可以有效地提高水难溶药物的溶出度，其机制是增加药物的比表面积、形成无定形纳米级固体分散体、增加药物的湿润性和溶解度，使药物呈过饱和状态并抑制药物沉淀。如白桦酸的水溶性极差，使用传统的方法很难使其达到溶解状态，但是采用静电纺纳米纤维的方法，可有效制备白桦酸固体分散体，让其处于高度分散状态，具有良好释放性质的载药纤维系统，从而提高白桦酸的生物利用度，制成良好的口服剂型[106]。

9. 热熔挤出技术　指将多相状态的药物和载体材料在一定区域融化或软化，在强烈剪切与混合的作用下，不断减少粒径，同时进行彼此间空间位置的对称性交换与渗透，最终使药物呈单相状态高度均匀分散于载体中的新技术[107]。热熔挤出技术具有改变难溶性药物的溶出度，提高其生物利用度，工艺操作简单、连续化、生产效率高和可以在线监测等优点，成了国内外制备固体分散体的新型技术和先导技术。

徐艳等采用 HME 制备热敏性药物姜黄素的固体分散体（Cur－EPO SD），以药物质量分数、结晶度和溶出度为评价指标，通过单因素实验考察机筒温度、螺杆转速和冷却速率，筛选最优制备工艺。Cur－EPO SD 最佳制备工艺参数为梯度温度 130～160℃（2～8 区温度分别为 130－135－140－145－150－155－160℃），螺杆转速 100r/min 和冷却方式为液氮冷却。采用此方法制备的姜黄素固体分散体，药物以无定形态分散于载体中[108]。

（二）中药制剂半成品固体分散体的工艺设计

中药制剂半成品的固体分散体研究，可从以下几个方面进行考虑：

1. 处方和工艺的设计前研究

（1）基础资料查阅及初步预实验　通过查阅相关文献资料，掌握和了解中药半成品和载体材料的理化性质等资料，确定初步预实验的设计方案，进一步确定中药半成品与固体分散体载体材料及相关附加剂的相关性质。

（2）药物（或载体材料）的理化性质　药物的理化性质决定了中药制剂半成品的固体分散体及制剂的制备方法和稳定性等。因此，处方设计前应研究、掌握半成品和载体材料的相关理化性质，特别是半成品及制剂中有效成分含量在90%以上或以晶体形式存在的药物成分。对于这类成分处方和工艺设计前需进行如下理化性质的研究：

1）药物的稳定性　温度、光线、氧气、水分、pH及附加剂等因素对药物稳定性的影响。通过对中药半成品和药用辅料的稳定性研究，可进一步指导处方优化、制备工艺、载体材料和附加剂的选用及产品的包装等相关设计。

2）溶解度　由于药物必须处于溶解状态才能被吸收，溶解度在一定程度上决定了药物制成注射剂或溶液剂的可行性，也影响了固体制剂的溶出速率和生物利用度，且中药复方成分十分复杂，所以处方设计前必须首先测定溶解度，以提高制剂的稳定性、有效性和安全性。同时，不同溶剂和pH值可改变药物的溶解性能，药物溶解后存在的形式也不同。

3）油/水分配系数　药物发挥药效的途径要求药物分子首先通过相当于类脂屏障的生物膜，这种屏障的作用与被转运分子的亲脂性有关，然后解离成离子状态发挥药效。

4）药物的多晶型　多晶型系指药物的具有两种或两种以上的晶体形态，在不同的晶型中，只有一种晶型是稳定的，其他的晶型为亚稳定型或不稳定型，不同晶型之间可相互转化。亚稳定型通常熔点低，溶解度大。药物的晶型可决定其吸收速度和临床药效。具有甾体母核的结构普遍存在多晶型现象，这类药物可认为是多晶型药物，在大多数情况下，多晶型药物具有不同的生物活性。

5）含水量　流浸膏、稠浸膏和干浸膏形式的中药半成品因含不同比例的水分，在质量控制中应测定其水分的含量，并限制在一定标准以下，以确保其稳定性；而流浸膏或部分稠浸膏，还应测定其相对密度，并严格将含水量控制在一定范围内。含水量测定方法参见2015年版《中国药典》四部通则限量检验法中水分测定法。

6）吸湿性　中药及中药半成品的吸湿性十分突出，这也成为了工业化大生产中一个难以解决的问题。通过对半成品吸湿参数的测定，了解中药材和半成品的吸湿性，将有利于处方的设计、工艺的选择和存储条件的设定。

7）熔点　中药半成品的熔点与提取分离及干燥的温度有关，物质的熔点并不是一成不变的，在中药半成品复方制剂中，多数混合后熔点常会降低，有些复方制剂的多种成分混合时，可形成低共熔物。通常药物的熔点低，溶解度大，溶出速度亦大。同时，测定中药半成品的熔点还可提供是否可以采取喷雾干燥工艺的依据。测定方法见《中国药典》2015年版四部通则物理常数测定法中熔点测定法。

（3）中药半成品分析方法的建立　分析方法的建立可与处方设计同时初步确定，这是保证药效最重要的手段。近年来，常采用的含量测定方法有紫外光谱法、荧光分析法和高效液相色谱法等。若有效成分、指标成分已知的药材，可采用化学方法测定各成分的含量，在提取过程中可控制有效成分、指标成分的含量，使其达到中药半成品的质量标准的要求。中药半成品的定性鉴别常用到薄层色谱法。

（4）中药半成品的生物药剂学特征与处方前工作　将中药制剂半成品设计成固体分散体，改良剂型的目的在于促进药物的吸收，提高其生物利用度。因此，处方设计前应该充分地了解药物的药代动力学特征，如中药半成品的吸收、分布与消除方式，比较中药制剂半成品与其固体分散体的体外溶出速率、体内药物动力学参数与生物利用度的区别，提高临床用药的安全性和有效性。

2. 中药制剂半成品的固体分散体工艺设计

（1）中药有效成分固体分散体的处方设计　中药有效成分是从中药中分离提取得到的化学物质。中药有效成分固体分散体的设计可在上述半成品理化性质研究的基础上，依据剂型和临床需求设计处方。具体的处方设计过程中应考虑以下事项：

①首先需考虑中药有效成分的溶解性。通过有效成分的结构、溶解度、油/水分配系数来确定其溶解性能。随着中药有效成分纯度的提高，其溶解性能可能逐渐降低，有些有效成分属于难溶性成分，这在一定程度上严重制约着中药有效成分临床药效的发挥。针对难溶性药物，选择亲水性载体材料可有效改善其溶解性能。②其次要考虑中药有效成分的晶型和熔

点。药物的晶型影响了其生物利用度和临床药效，一般亚稳定型熔点低，溶解度大。通过将中药有效成分制备成固体分散体，可改变有效成分的晶型和改善有效成分的溶解性能。③依据临床用药的要求可选择不同的载体材料。如中药有效成分针对慢性疾病，欲将其制备成缓控释制剂，则可考虑选用难溶性载体材料。

近年来，针对中药的研究发现了很多具有疗效的单体有效成分，如青蒿素、苦参碱、联苯双酯、川芎嗪、汉防已甲素、紫杉醇、小檗碱、麻黄碱、人参皂苷 Rg3、姜黄素等，其中部分成分已经实现了人工合成或生物转化。目前，中药有效成分治疗疾病的物质基础和作用机制有了一定的研究进展。如中药五倍子在临床上主要用于治疗慢性肾炎，因其含有鞣质[109]；虎杖能够止泻，因其含大黄素[110]；黄连用于治疗结肠炎，因含有小檗碱[111]。但临床实验和基础研究发现某些单体活性成分水溶性、脂溶性均较小，致其生物利用度较低，这一问题成为目前限制中药有效成分的研究和应用的关键问题。鉴于此，通过剂型设计改善中药有效成分的生物利用度成为研究的一个方向。如可将中药有效成分制备成固体分散体，使药物以分子、胶体、无定形或微晶化等状态分散于载体中，从而改善药物的吸收和生物利用度。

（2）中药有效部位固体分散体的处方设计　中药有效部位通常指一类或数类成分群，于一定程度上体现了一类成分的特性。如醌类、黄酮类、三萜及其苷类、香豆素类、甾体及其苷类、萜类、生物碱类等，中药有效部位作为半成品，其理化特性相对复杂，处方设计时需将有效部位作为一个整体，掌握其理化性质和临床应用的特点。具体的处方设计过程可如下考虑：①首先要考虑有效部位的溶解性能。通过有效部位各成分的结构、有效成分和指标成分在水或三氯甲烷中的溶解度，初步判断其亲脂、亲水性能。从结构上可知，香豆素类、萜类、醌类、黄酮类中的苷元部分、部分生物碱、三萜、甾体为脂溶性成分，在水中溶解度小。选择亲水性载体材料制备固体分散体可改善有效部位半成品的溶解性能。②其次要考虑有效部位半成品的熔点。因有效部位成分复杂，多呈现熔点低的特性。通过熔融法将有效部位半成品制备形成低共熔混合物，可显著增大中药有效部位的溶解度。③从有效部位的吸湿性方面考虑。因中药的有效部位成分复杂，当周围环境湿度增大时，复杂的成分能从空气中吸收水分而使中药有效部位黏结成块，致使水分含量增加。若此时中药有效部位中含有水解的成分，如某些苷类成分，将会发生水解影响半成品的质量。因此，处方设计时需考虑载体材料的引湿性，尽可能选择引湿性小的载体材料，以增加中药半成品固体分散体的稳定性。④最后考虑中药有效部位的其他理化特性。如有效部位若易挥发，则环境中温度影响较大。若有效部位为生物碱类成分，则 pH 值影响较大。因此，在中药有效部位半成品固体分散体的处方设计时，可依据上述影响因素运用正交试验设计、均匀设计等优化技术进行初步预试验加以筛选，以固体分散体中药物的溶出度、溶出速率、生物利用度参数等为指标，确定中药有效部位和载体材料的用量比例，依据剂型所要达到的目的不同，在此基础上以形成固体分散体的最小载体用量为原则，确定最佳剂量范围。

（3）中药提取物固体分散体的处方设计　由于中药提取物在提取分离时依据所用浸出溶剂和工艺的不同，提取物所含有的成分差异很大，由此对中药提取物固体分散体的处方设计时应注意以下几点：

①首先应考虑提取分离工艺中所采用溶剂的极性。依据溶剂的极性的大小来初步判断提取物中成分群的极性。极性较小的有机溶剂提取分离后得到的中药提取物水溶性较差，可选择亲水性载体材料制备固体分散体，可改善半成品的溶解性能。针对一些非有效部位具有一定的水溶性的提取物，由于在溶解过程中，溶解孔道容易被非有效部位所形成的胶稠状物堵塞，使得有效成分溶出很慢，可将此类提取物制成固体分散体，增强有效成分的溶出，从而提高临床疗效。②其次要考虑中药提取物的吸湿性问题。中药提取物的吸湿性常与性状有关，而性状又与干燥方法有关。如喷雾干燥一般可直接得到粉粒状物，真空干燥可得到疏松块状物，常压干燥得到坚硬的块状物，后两者在制备固体分散体或制剂时必须经过粉碎、过筛后，才便于进一步制剂。环境湿度影响了粉碎和过筛的效率及质量，而影响药物的疗效。因此，制备固体分散体时应选择引湿性较小的载体材料。③需考虑提取物的含水量。根据提取物含水量的不同，可将其分为流浸膏、稠浸膏和干浸膏。其中流浸膏和稠浸膏在制备成固体分散体的处方设计中，依据载体材料的特性，着重考虑熔点的高低，其次考虑含水量，干燥方法易采用冷冻干燥和喷雾干燥等，最后应控制浸膏和载体材料混合后的药液浓度，若浓度较高时，可通过加入适量的水或有机溶剂调节。

中药提取物所含成分往往复杂，为保证每一批提取物具有相同的质量和药效，应严格控制提取工艺条件的一致性，如溶剂的种类和用量、提取的时间、蒸发浓缩的温度，精制时所用乙醇的浓度等。在中药提取物半成品固体分散体的质量评价时，若仅仅以固体分散体中浸膏所含的有效成分或指标成分的溶出度、溶出速率及生物利用度参数为指标，较难真实地反映中药提取物中发挥药效成分的变化。因此，可以药效为指标，进一步确保临床疗效的切实可行的方法。

如姜红等[112]将姜黄提取物（纯度为96.0%）制备成二氧化硅固体分散体并进行表征。姜黄提取物主要成分均不溶于水，生物利用度低，严重限制了其临床应用及相关制剂研发。以二氧化硅为载体，采用溶剂蒸发法将姜黄提取物制备固体分散体。通过测定粒径、比表面积、孔隙率，观察微观形态，以及红外光谱、X射线进行表征。体外溶出试验结果显示当提取物与载体比例为1∶8时，提取物中3种主要成分（双去甲氧基姜黄素、去甲氧基姜黄素、姜黄素）累积溶出率最高，且与物理混合物相比，固体分散体粒径更小、比表面积和孔隙率更高，溶解性能更好。

（4）中药制剂半成品固体分散体载体的选择依据　从改善难溶性药物的溶解度和溶出速率考虑，制备固体分散体时应选择亲水性载体材料，使药物以分子、胶体、无定形或微晶化等状态高度分散于载体中，从而改善药物的吸收和生物利用度。从控制药物释放方面考虑，针对不同的用药目的，可选用不同类型的载体，进而制备成控释型、缓释型、肠溶型等制剂。固体分散体的溶出速率在很大程度上取决于所用载体的特性，以水不溶性材料为载体，将中药半成品制成固体分散体，可以延缓或控制药物释放。若以肠溶性材料为载体，可以达到控制药物于肠道中释放的目的。

总之，掌握固体分散体所用载体材料的种类、作用、选择原则是制备中药有效成分半成品固体分散体的关键。

（5）中药制剂半成品固体分散体制备方法的选择原则　①若中药有效成分对热稳定，可采用熔融法制备固体分散体。该法仅限于小剂量药物，也可适用于液体药物，但剂量较大的浸膏类不适宜用此法。对受热易分解、升华及发生晶型转换的中药半成品，可采用减压熔融或充惰性气体的方法制备。②若中药有效成分熔点较高或稳定性较差，可采用溶剂法中的共沉淀法制备固体分散体。③若中药半成品的亲脂性较强，而载体材料是亲水性的，这样较难选择一种溶剂同时溶解两种组分，此时可考虑采用溶剂分散法。此法不需选择药物和载体的共同溶剂，只需选择能溶解药物的溶剂即可。溶剂法制备的固体分散体，药物常以无定形存在，但药物和载体的比例不同，一些中药有效成分可能以晶型存在。其中所用溶剂、中药半成品的类型、中药半成品与溶剂和载体与溶剂的比例、干燥方法及速度均可能影响固体分散体的特性。溶剂法的不足是有机溶剂用量较多，成本较高，且有时溶剂难于除尽。因此，质量评价时，需要测定有机溶剂的残留量，以保证临床用药安全。除去固体分散体中有机溶剂的方法较多，如蒸汽浴、油浴、蒸汽干燥、喷雾干燥、流化床技术和低压冷冻干燥法等。若中药半成品固体分散体中药物耐热性较差，可考虑采用喷雾干燥、流化床技术和冷冻干燥法，从而确保药物的稳定性。④若中药有效成分或有效部位为液态药物时，可选用溶剂-熔融法制备固体分散体。载体材料应选择熔点较低，所用溶剂毒性较小。制备时必须充分搅拌均匀，防止固相析出。采用该法制得的固体分散体除去溶剂的受热时间短，药物稳定性好。

五、固体分散体的质量评价

（一）固体分散体的物相鉴定

是否形成固体分散体，是何状态，可用下述方法进行固体分散体的物相鉴定。

1. 热分析法

（1）差示热分析法（differential thermal analysis，DTA）　又称差热分析。是以固体分散体为测试物，测试是否存在药物晶体的吸热峰，或测量吸热峰面积的大小并与物理混合物比较，考察药物在载体中的分散程度。

谈增等[113]以聚乙烯吡咯烷酮（PVP）K30为载体，采用溶剂法制备血竭固体分散体胶囊，并应用差示热分析法对血竭固体分散体物相进行表征。在血竭-PVP K30物理混合物中能够明显观察到血竭和PVP K30的熔融峰和气化峰，而在血竭-PVP K30固体分散体的DTA图中，PVP K30的气化峰向高温方向发生偏移，而血竭峰基本消失，说明血竭在PVP K30固体分散体中形成了低共熔混合物。

（2）差示扫描量热法（differential scanning calorimetery，DSC）　又称差动分析。与原料药DSC曲线

比较，通过固体分散体 DSC 曲线中是否存在与原料药相同的变化峰，以确定固体分散体中是否有药物晶体存在。

（3）导数热重分析法（derivative thermogravimetry，DTG） 又称微商热重法。根据测试物的热重分析变化，表明药物与载体材料在制备成固体分散体时分子间的相互作用和形成的机制。

2. 粉末 X－射线衍射法 若药物以晶体存在，则在 X 射线衍射图上就呈现其衍射特征峰。药物在固体分散体中以无定形状态存在时，药物的结晶衍射峰消失。简单物理混合物的衍射图谱是各组分衍射图谱的简单叠加，衍射峰位置及强度无改变。

3. 红外光谱法 在固体分散体的红外光谱中，药物与载体之间相互作用，发生某种反应使得药物和载体的某些吸收峰将消失、位移或强度改变。红外光谱法主要用于确定固体分散体中有无复合物形成或其他相互作用。

4. 紫外光谱法 大多数药物为芳香族或含有双链化合物，在紫外区会有吸收。药物－载体物理混合物的紫外图谱与其固体分散体的紫外图谱在相对应的各个吸收峰有相同的最大吸收波长。若产生新的化学键，则最大吸收波长将发生位移。

5. 光学显微镜技术 热台显微镜（hot stage microscopy，HSM）法可用于固体分散体物相分析，HSM 法能直接观察晶体的相变、融化、分解和重结晶等热力学动态过程，还可观测不同温度函数下固体分散体表面形态的改变，定性分析药物与载体之间的可混合性。

6. 电子显微镜技术 电子显微镜是以电子束为照明源，通过电子流对测试物的透射或反射及电磁透镜的多级放大后成像现象。

场发射扫描电镜（field emission scanning electron microscopy，FE－SEM）法，扫描电镜的场发射电子枪有两种：热场发射式（thermalfield emission，TE）和冷场发射式（cold field emission，CE）。两者的主要区别在于场发射的灯丝，前者需加热至 1500 K 以上，后者常温即可使用。热场的束斑由于加热产生扩散，比冷场束斑大一个数量级，因而 CE－SEM 的分辨率比 TE－SEM 高。张烨等将丹参酮 $Ⅱ_A$（Tan $Ⅱ_A$）原药、F68、Tan$Ⅱ_A$－F68 固体分散体及相应物理混合物分别经超细喷金处理后使用冷场扫描电镜观察表面形态[114]。Tan$Ⅱ_A$为针状或柱状晶体，F68 大部分为晶体，可观察到少量无定形形态。物理混合物中 Tan $Ⅱ_A$的晶体结构未改变，密度减小，而 Tan$Ⅱ_A$－F68 固体分散体呈较大体积的蓬松状无定形形态，未见晶体存在，与其他表征结果相互印证。说明 Tan $Ⅱ_A$制成固体分散体后，大部分由晶体转变成为无定形形态。

7. 平衡相图法 固体分散体可以制备成完全互溶的固体溶液、低共熔混合物或部分互溶的体系，采用平衡相图法可以进行验证。

8. 生物实验法 固体分散体的优点在于溶出速率较原药快，提高药物生物利用度，因此将药物制成固体分散体，利用生物利用度实验法可以评价固体分散体的质量。

9. 核磁共振谱法 核磁共振谱法（nuclear magnetic resonance spectroscopy，NMR）也可用于鉴别固体分散体，通过分析核磁共振氢谱上可以观察到峰的位移或消失，确定固体分散体中药物的物相。

10. 共焦显微拉曼光谱 拉曼光谱是散射光谱，与红外光谱同属于研究分子振动的谱学方法。共焦显微拉曼光谱可以用作结构鉴定和分子相互作用的手段，可以鉴别特殊的结构特征或特征基团。拉曼位移的大小、强度及拉曼峰形状是鉴定化学键、官能团的重要依据。对于具有多种晶型结构的固体分散体，它们具有不同的拉曼活性，因此用拉曼光谱仪能测定和鉴别红外光谱无法完成的无机化合物的晶型结构。如王玮等[115]用显微共焦拉曼光谱仪、傅里叶变换红外光谱仪和 X 射线衍射仪分别采集灯盏花素、乙基纤维素（EC）、灯盏花素：EC（1∶3）的物理混合物以及灯盏花素固体分散体的拉曼图谱、红外图谱和 X 射线衍射图谱并进行对比分析。研究发现灯盏花素以分子状态包埋在 EC 的网状骨架中，且拉曼光谱法由于快速、直接、对样品无损伤等优点，是一种新的理想的检查固体分散体分散性的方法。

（二）溶出度及溶出速率测定

通过体外溶出度和溶出速率测定，可判断有效成分的溶出度的变化，考察中药半成品与单一载体材料或多元载体材料配比的可行性，找出中药半成品及其固体分散体在制剂中的差异，也可探索其与生物利用度的相关性。尤其对于中药复方半成品固体分散体是否形成的验证，在制备中所用载体材料比例相对较大，可影响药物成分和载体的熔点。这样在热分析法中往往吸收峰无特征，再由于 DSC 曲线比较复杂，因此通过溶解度参数法和体外溶出速率实验来辅助鉴别，可为固体分散体的制备提供充分的理论依据。因此，对于以改善药物溶出为目的的固体分散体的制备，溶出速率是有一个非常重要的评价指标。如Greenhalgh[116]等采用Hildebrard溶解度参数法为合理选择载体材料提供了一种简单、实用的办法。溶解度参数（δ）可用下式进行计算：

$$\delta = (CED)^{0.5} = (\Delta E_v/\Delta V_m)^{0.5} = (\Sigma_{\Delta ei}/\Sigma_{\Delta vi})^{0.5}$$

式中，CED为聚能密度；ΔE_v为蒸发能；ΔV_m为摩尔体积；Δe_i为每个原子或基团蒸发能；Δv_i为每个原子或基团摩尔体积。

如果两种物质δ值相近，则两者容易互溶。一般固体分散体中药物与载体溶解度参数差值（Δδ）为1.6~7.5时，熔融时药物与载体可完全混溶；Δδ值为7.4~15.0时，液态时部分互溶；Δδ值大于15.9时，则完全不混溶。Δδ越小越容易制成固体分散体。

（三）固体分散体的稳定性

固体分散体在制备过程中，药物与载体比例、贮存温度、湿度、制备工艺等条件都会导致药物于载体中分散状态、溶出度的不同，其稳定性存在差异。同时，固体分散体在长时间储存中，可能出现不稳定现象，导致尺寸增大、相分离和重结晶，从而出现硬度增加、析出晶体或结晶粗化以至于影响药物的溶出速率，降低药物的生物利用度，削弱了固体分散体剂型的优势。

影响固体分散体稳定性的因素主要包括热力学因素和动力学因素两个方面，其中热力学因素包括载体溶解度、玻璃化转变温度（Tg）和药物与载体的相互作用等；动力学因素包括分子迁移率、相分离和成核等[117]。单冬媛等[118]在制备穿心莲内酯固体分散体时观察到，药物的溶出速率随着温度升高呈增大的趋势，这是由于温度升高时，分子的热运动加速，分子迁移率加快，导致固体分散体稳定性降低，载体难以发挥包蔽药物的作用，从而使药物从载体中溶出的速率加快。

（四）生物利用度

固体分散体技术主要是通过微粉化、固体分散体、粉状溶液和溶剂沉积等技术使药物达到高度分散状态，从而提高药物制剂生物利用度。另外，由于难溶性药物在胃肠道中渗透性不一定强，所以在提高溶解性能时应充分考虑到这一点，避免因在胃肠道内形成过饱和溶液后未被及时吸收而产生重结晶，影响药物的生物利用度。

六、固体分散体在中药制剂中的应用

中药的固体分散体是一种制剂的中间体，可根据中药提取物的性质和给药途径添加适当的辅料将其进一步设计制成多种适宜的剂型，如：中药滴丸、片剂、胶囊剂、注射剂等。尤其对于中药及中药半成品而言，一般溶解度较小，可采用固体分散技术改善其溶解性能。因此，固体分散技术可为中药剂型的改进及新剂型的开发提供新的思路和方法。中药缓控释制剂技术在我国还是一项空白，由于固体分散技术在缓、控释领域的发展，中药有效成分的缓、控释型固体分散体有着重要的研究价值。

（一）中药固体分散体滴丸剂

目前国内生产和研究的中药滴丸有复方丹参滴丸、卢柴胡滴丸、牡荆油滴丸、香连滴丸等。

章慧等[119]以PEG 4000－PEG 6000为基质，以20℃二甲基硅油－100为冷却剂，采用固体分散技术结合滴制技术制备斑鸠菊固体分散体滴丸。实验以溶散时限、质量差异和外观质量等为综合评价指标，筛选了聚乙二醇4000（PEG 4000）与聚乙二醇6000（PEG 6000）比例、斑鸠菊提取物与基质比例、滴制温度和滴制速度等影响因素，得到固体分散体滴丸成型的最佳工艺为：斑鸠菊提取物与基质比例为1∶7，滴制温度为80℃，滴速为20滴/分钟，该斑鸠菊固体分散体滴丸显著改善了斑鸠菊的溶解性能，提高其生物利用度。

（二）中药固体分散体胶囊剂

将中药半成品制成固体分散物后，装于空心胶囊中制得固体分散体胶囊，具有固体分散体和胶囊剂的双重特点。

赵紫玉等[120]以水溶性聚维酮K30（PVP K30）作为载体，采用溶剂法制备灯盏花－大黄固体分散体胶囊，并考察其对糖尿病大鼠肾功能的影响。高效液相色谱实验结果显示灯盏花－大黄固体分散体在水中的溶解度显著增加，且灯黄提取物∶PVP K30＝1∶6（质量比）制备的固体分散体增溶效果最好。考虑到灯黄胶囊提取物中主要活性成分为灯盏花素、大黄素和大黄酚，由于灯盏花素在酸性条件下易水解；大黄素、大黄酚也是在肠内更易吸收，故将其装入2号肠溶胶囊制成复方灯黄固体分散体胶囊（装量20 mg）。

预防给予糖尿病大鼠该固体分散体胶囊，与糖尿病组比较，复方灯黄胶囊可显著降低模型大鼠的血总胆固醇、血三酰甘油、血尿素氮、血肌酐、内生肌酐清除率、肾指数及尿微量白蛋白水平，减少肾小球面积及系膜堆积，有效防治糖尿病肾病。

（三）中药固体分散体片剂

中药片剂指将中药半成品（提取物、有效部位，有效成分）与适宜辅料混匀压制而形成圆片状或异形片状的固体制剂。如孙冬梅等[121]以 PEG 4000 和 Poloxamer 407 为联合载体，采用熔融挤出技术将布渣叶总黄酮提取物制备成固体分散体，并分析了布渣叶总黄酮提取物和布渣叶总黄酮固体分散体片的大鼠体内药代动力学特征，评价其体内生物利用度。由口服布渣叶总黄酮提取物和布渣叶总黄酮固体分散体片的药动学参数可知，牡荆苷 $AUC_{0\to12}$分别为（3.425 ± 0.135）和（5.257 ± 0.257）mg/(L·h)，$MRT_{0\to t}$分别为（4.317 ± 0.129）和（4.467 ±0.104）小时，$t_{1/2}$分别为（9.128 ± 2.556）和（11.335 ±4.102）小时，t_{max}分别为（0.500 ± 0.000）和（1.0 ± 0.000）小时，C_{max}分别为（0.7 ± 0.049）和（1.295 ± 0.042）mg/L，异牡荆苷 $AUC_{0\to12}$分别为（3.547 ± 0.056）和（6.057 ± 0.242）mg/(L·h)，$MRT_{0\to t}$分别为（4.417 ± 0.109）和（4.235 ± 0.147）小时，$t_{1/2}$分别为（6.382 ± 1.429）和（7.411 ± 3.566）小时，t_{max}分别为（0.692 ± 0.047）和（0.583 ± 0.204）小时，C_{max}分别为（0.692 ± 0.047）和（1.455 ± 0.024）mg/L，以布渣叶总黄酮提取物为对照，布渣叶总黄酮固体分散体片中牡荆苷、异牡荆苷的相对生物利用度分别为 178.9%、187.5%，且各指标的药动学参数 $AUC_{0\to t}$、$AUC_{0\to\infty}$、C_{max}均显著性升高（$P<0.01$）。本实验提示，固体分散体技术能显著提高布渣叶总黄酮中牡荆苷和异牡荆苷的生物利用度。

（四）中药固体分散体微丸

中药丸剂是我国目前应用最为广泛的中药剂型，微丸奏效迅速，服用量小，可增加患者用药顺应性。可将中药半成品制成固体分散物后，再制得微丸。

左文宝[122]采用溶剂－喷雾冷凝法，以泊洛沙姆 F127 为载体制备了蟾毒配基速释型固体分散体，体外释放结果表明，F127 制备的固体分散体溶出速率显著增加。联用 XRD、DSC、FTIR 等多种表征手段对药物的存在形式进行鉴别，蟾毒配基以分子状态分散在 F127 中，这是其溶出速率提高的最关键因素。进而选用挤出滚圆法制备蟾毒配基固体分散体微丸，以微丸的得率、脆碎度和圆整度为指标，筛选得到最佳制备工艺，得到形态圆整，释药行为较为理想的固体分散体微丸。通过建立了 HPLC/MS/MS 法同时测定大鼠血浆中蟾毒配基的浓度，进一步比较蟾毒配基速释型固体分散体与原料药的生物利用度，结果表明与蟾毒配基混悬液相比，速释固体分散体均显著提高了其生物利用度，并可改善其口服吸收，这为蟾酥口服制剂的开发起到一定的参考价值。

（李晔，刘洋，卢懿）

第五节　中药制剂半成品的微囊化技术

一、微囊的概念及其作用

微囊（microcapsules）系指固态或液态药物被载体辅料包封成的微小胶囊。通常粒径在 1～250μm 之间的称微囊，而粒径 0.1～1μm 之间的称亚微囊，粒径在 10～100nm 之间的称纳米囊。

药物在微囊中的分散状态主要有：①以分子状态分散；②以结晶状态镶嵌分散在微囊内；③镶嵌或者吸附在微囊表层。药物在微囊中的分散状态直接影响到载药微囊的体内外释放和生物利用度。

通过微囊化，可以掩盖药物的不良气味与口味，使液态药物固体化，减少复方药物的配伍变化，提高难溶性药物的溶解度，改善药物的稳定性，延缓药物释放，或提高药物的生物利用度，降低药物不良反应，提高药物靶向性等。

二、常用载体辅料

常用的载体材料可根据其在生物体内的降解性质分为生物降解和生物不降解材料。从来源分为天然、半合成或合成的高分子材料。

（一）天然高分子材料

在体内生物相容和可生物降解的有明胶、蛋白类（如白蛋白）、淀粉、壳聚糖、海藻酸盐、磷脂、胆固醇、脂肪油、植物油等。

1. 明胶（gelatin） 系从动物的皮、白色结缔组织和骨中获得胶原经部分水解而得到的产品，是目前常用的囊材料之一，可口服和注射。明胶是由多种氨基酸交联形成的直链聚合物，不溶于冷水，能溶于热水形成澄明溶液，冷却后则成为凝胶。根据其水解方法的不同，分为A型和B型。A型明胶是酸水解产物，其等电点为7～9，B型明胶是碱水解产物，其等电点为4.7～5.0。两者在体内可生物降解，通常可依据药物对pH的要求选用A型或B型，用于制备微囊的用量为20～100g/L，制备微囊时加入10%～20%甘油或丙二醇可改善明胶的弹性。加入低黏度的乙基维素可减少膜壁细孔。

2. 阿拉伯胶（acacia gum） 系一种天然植物胶，由多糖和蛋白质组成，多糖占多数（>70%）。多糖是以共价键与蛋白质肽链中的氨基酸相结合，与蛋白质相连接的多糖是酸性多糖，主要有半乳糖、阿拉伯糖、葡萄糖醛酸、鼠李糖等。在阿拉伯胶主链中由半乳糖通过糖苷键相连接。阿拉伯胶不溶于乙醇，在室温下可溶于2倍量的水中，溶液呈酸性，带有负电荷。阿拉伯胶中含有过氧化酶，易与氨基比林及生物碱等起变色反应。一般常与明胶等量配合使用，用量为20～100g/L。亦可与白蛋白配合作复合材料。

3. 海藻酸盐（alginate） 系多糖类化合物，常用稀碱从褐藻中提取而得。海藻酸钠可溶于不同温度的水中，不溶于乙醇、乙醚及其他有机溶剂，不同产品的黏度有差异。可与甲壳质或聚赖氨酸合用作复合材料。海藻酸钠在水中与$CaCl_2$反应生成不溶于水的海藻酸钙，通常用此法制备微囊。

4. 壳聚糖（chitosan） 是由甲壳质（chitin）经去乙酰化制得的一种天然聚阳离子多糖，在水及有机溶剂中均难溶解，但可溶于酸性水溶液，无毒、无抗原性，在体内能被葡萄糖苷酶或溶菌酶等酶解，具有优良的生物降解性和成囊、成球性，在体内可溶胀成水凝胶。

5. 蛋白类 用作囊材的有白蛋白（如人血清白蛋白、小牛血清白蛋白）、玉米蛋白、鸡蛋白等，可生物降解，无明显的抗原性。常用不同的温度加热交联固化或化学交联剂（加甲醛、戊二醛等固化），通常用量为300g/L以上。

6. 淀粉 常用玉米淀粉，因其杂质少、色泽好、取材方便、价格低廉，普遍被用作制剂辅料。淀粉无毒、无抗原性，在体内可由淀粉酶降解，因其不溶于水，故淀粉微球常用作动脉栓塞微球来暂时阻塞小动脉血管。

（二）半合成高分子材料

分为在体内可生物降解与不可生物降解两类，前者如豆磷脂、聚乙二醇二硬脂酰磷脂酰乙醇胺等，后者如有甲基纤维素、乙基纤维素、羧甲纤维素盐、羟丙甲纤维素、邻苯二甲酸乙酸纤维素等。

1. 羧甲纤维素钠（sodium carboxyl methyl cellulose，CMC-Na） 属阴离子型高分子电解质，常与明胶配合作复合材料，一般分别配1～5g/L CMC-Na及30g/L明胶，再按体积比2∶1混合。CMC-Na遇水溶胀，体积可增大10倍，在酸性溶液中不溶。水溶液的黏度大，有抗盐能力和一定的热稳定性，不会发酵，也可以单独用作成球材料。

2. 邻苯二甲酸醋酸纤维素（cellulose acetate phthalate，CAP） 在强酸中不溶解，可溶于pH>6的水溶液，分子中含游离羧基，其相对含量决定其水溶液的pH及CAP的溶解性。用作成球材料时可单独使用，用量一般在30g/L左右，也可与明胶配合使用。

3. 乙基纤维素（ethyl cellulose，EC） 化学稳定性高，适用于多种药物的微囊化，但需加增塑剂，改善其可塑性。不溶于水、甘油和丙二醇，可溶于乙醇，遇强酸易水解，故对强酸性药物不适宜。

4. 甲基纤维素（methyl cellulose，MC） 在水中溶胀成澄清或微浑浊的胶体溶液；在无水乙醇、三氯甲烷或乙醚中不溶。用作成球材料的用量为10～30g/L，亦可与明胶、羧甲纤维素、聚乙烯吡咯烷酮（PVP）等配合作复合成球材料。

5. 羟丙基甲基纤维素（hydroxypropylmethyl cellulose，HPMC） 溶于水及大多数极性和适当比例的乙醇-水、丙醇-水、二氯乙烷等，在乙醚、丙酮、无水乙醇中不溶，在冷水中溶胀成澄清或微浊的黏性胶体溶液。HPMC 水溶液具有表面活性，透明度高，性能稳定，因其具有热凝胶性质，加热后可形成凝胶析出，冷却后再次溶解。

（三）合成高分子材料

分为在体内可生物降解与不可生物降解两类。可生物降解材料应用较广的有聚乳酸、聚氨基酸、聚羟基丁酸酯、乙交酯－丙交酯共聚物等；不可生物降解的材料有聚酰胺、聚乙烯醇、丙烯酸树脂、硅橡胶等。

1. 聚乳酸（polylactic acid，PLA）　可以利用乳酸直接缩聚而得到的聚合物，其分子量较低。制备高分子量聚乳酸的方法是用丙交酯（lactide）作为原料，丙交酯是乳酸的环状二聚体。PLA 的分子量越高，在体内的分解越慢。PLA 不溶于水和乙醇，可溶于二氯甲烷、三氯甲烷、三氯乙烯和丙酮。常用作缓释骨架材料、微囊囊膜材料和微球成球体材料，无毒、安全，在体内可慢慢降解为乳酸。最后成为水和二氧化碳

2. 聚酰胺（polyamide）　系由二元酸与二胺类或由氨基酸在催化剂的作用下聚合而制得的聚合物，也称尼龙（nylon）。对大多数化学物质稳定，无毒、安全，在体内不分解，不吸收，常供动脉栓塞给药。聚酰胺可溶于苯酚、甲酚、甲酸等，不溶于醇类、酯类、酮类和烃类，不耐高温，在碱性溶液中稳定，在酸性溶液中易破坏。

三、微囊的制备

微囊的制备方法主要有物理化学法，也称为相分离法，包括单凝聚法、复凝聚法、溶剂－非溶剂法、改变温度法、液中干燥法等；物理机械法（喷雾干燥法、空气悬浮法等）；以及化学法。根据需要获得的微囊的释放特性、囊材及药物的性质等来选择不同的工艺方法。

（一）物理化学法

1. 单凝聚法（simple coacervation method）　是在一种高分子囊材溶液中加入凝聚剂，使囊材的溶解度降低并包裹囊心物凝聚成囊的方法。常用的凝聚剂有强亲水性物质（如硫酸钠或硫酸铵溶液、乙醇、丙酮等）等，这种凝聚过程是可逆的，当凝聚条件解除时（如加水稀释），可解凝聚而至微囊消失，反复凝聚－解凝聚过程至微囊达到满意性状和均匀度后，再用适宜的方法使微囊固化，形成不可逆的微囊。

2. 复凝聚法（complex coacervation method）　是指以带有相反电荷的两种高分子材料为囊材，在一定条件下发生静电结合而包裹药物，通过相分离凝聚成囊的方法。常用于制备微囊的复合材料包括明胶与阿拉伯胶、海藻酸盐与聚赖氨酸、海藻酸盐与壳聚糖、海藻酸盐和白蛋白等，纤维素衍生物如 CMC－Na、CAP 等同阿拉伯胶一样，都含有—COOH 及—COO^- 所以均可与明胶凝聚而作为复合囊材使用。

3. 溶剂－非溶剂法（solvent－nonsolvent method）　是在已溶解的囊材溶液中加入另一种不能溶解囊材的溶剂（非溶剂），使囊材溶解度降低，而从溶液中分离出来产生相分离，从而将药物包裹制得微囊的方法。被包裹的药物可以是固态或液体，但必须均不溶解于溶剂和非溶剂中。常用的溶剂和非溶剂均为有机溶剂（表 6－10），可根据囊材的特性进行选择。

表 6－10　常用囊材的溶剂和非溶剂

囊材	溶剂	非溶剂
乙基纤维素	四氯化碳（或苯）	石油醚
醋酸纤维素丁酯	丁酮	异丙醚
邻苯二甲酸醋酸纤维素	丙酮/乙醇	三氯甲烷
苄基纤维素	三氯乙烯	丙醇
乙酸乙烯酯	三氯甲烷	乙醇
苯乙烯马来酸共聚物	乙醇	乙酸乙酯

4. 改变温度法　本法不需加入凝聚剂，是通过控制温度，使囊材在溶液中凝聚成囊。常用的有利用高温条件将囊材溶解，然后降低温度使囊材溶解度降低而凝聚成囊，如使用乙基纤维素作囊材。也有利用将溶解后的囊材加热的方式，将囊材固化成囊，如以蛋白质做囊材。

5. 液中干燥法（in liquid drying method）　是将药物分散或溶解在囊材溶液中，再将此混合物加入到另一种不相混溶的溶液中形成乳剂，通过加热或减压等方式除去溶解囊材的有机溶剂，得到微囊。也称为乳化－溶剂挥发法。

如囊材的溶剂与水不混溶，多用水作连续相，加入亲水性乳化剂（如极性的多元醇），制成 O/W 型乳状液。如囊材的溶剂能与水混溶，则连续相可用液状石蜡，加入油溶性乳化剂（如脂肪酸山梨坦类表面

活性剂）制成 W/O 型乳浊液。根据连续相不同，又可分别称为水中干燥法和油中干燥法。

（二）物理机械法

物理机械法是在气相中进行微囊化，将囊心物和囊材的混合液同时分散成雾滴并迅速蒸发或冻结成微囊的方法。常用的机械方法有喷雾干燥法（spray drying method）、喷雾冻凝法（spray congealing method）、多孔离心法（multiorifice - centrifugal method）、流化床包衣法（fluidized bed coating method）等。

1. 喷雾干燥法 将囊心物分散在囊材溶液中形成混悬液或乳浊液喷雾到惰性的热气流中，在溶剂迅速蒸发的同时，囊材收缩成膜并包裹囊心物，得到近似球形的微囊，其微囊直径一般为 5μm 以上。本法所用的溶剂主要是水。该方法适用于对热敏感的药物。

2. 喷雾冻凝法 是将囊心物分散于熔融的囊材中，喷入冷气流中，使之凝聚而形成微囊的方法。常用的囊材主要是蜡类、脂肪酸或脂肪醇等，这些囊材在室温下为固体，而且较易熔融成液体。

3. 流化包衣法 也称空气悬浮法（air suspension method），是利用热气流使囊心物处于流化悬浮状态，再将囊材溶液喷雾到囊心物表面，随着溶剂的迅速挥干，囊心物表面便形成囊材薄膜，从而制得微囊。

使用该方法制备微囊时药物需微粉化，但喷雾过程中可能会出现粘连，可加入第三种成分如滑石粉或硬脂酸镁等防止喷雾过程中的黏结。

（三）化学法

化学法是利用溶液中的单体或高分子化合物的聚合反应或缩合反应，形成囊膜而制得微囊的方法。本法的特点是在液相中进行，不加凝聚剂，常先制成 W/O 型乳状液，再利用化学反应交联或用射线辐照使材料交联固化。主要分为界面缩聚法（interface polycondensation method）和辐射化学法（chemical radiation method）两种。

1. 界面缩聚法 亦称界面聚合法，系在分散相与连续相的界面上发生单体的缩聚反应而形成囊膜，包裹囊心物而形成微囊的方法。

例如，在制备聚酰胺微囊时，分散相中含有 1，6 - 己二胺和硼砂，连续相是对二甲苯酰氯的环己烷三氯甲烷溶液，当两者相互混合搅拌时，1，6 - 己二胺和对二甲苯酰氯将在两相的界面上接触并迅速发生缩聚反应，由于缩聚反应的速率超过 1，6 - 己二胺向有机相扩散的速率，故反应生成的聚酰胺几乎完全沉积于乳滴界面成为囊材，形成包裹囊心物的球状膜壳型微囊。其反应式如下：

$nH_2N(CH_2)_6NH_2 + nClCOC_6H_4COCl \rightarrow ClCOC_6H_4 - CONH(CH_2)_6NH]\ nH + 2nHCl$ $Na_2B_4O_7 + HCl + 7H_2O \rightarrow 4H_3BO_3 + NaCl + NaOH + H_2O$

2. 辐射化学法 将蛋白质、多肽或 PVA 等囊材，用 γ 射线照射使囊材发生交联，同时包裹药物而制得球形微囊；也可先利用射线制备空白微囊，再将微囊浸泡于药物的水溶液中，使其吸收，待水分干燥后，即得含有药物的微囊。

例如，在制备门冬酰胺酶明胶微囊时，将明胶溶液与含乳化剂硬脂酸钙的液状石蜡混合搅拌，形成 W/O 型乳状液，通氮气除氧，用 ^{60}Co 源照射使囊材明胶发生交联，超速离心，倾去液状石蜡，用乙醚、乙醇分别洗涤微囊，去除残留液状石蜡，用乙醚、乙醇分别洗涤微囊，去除残留液状石蜡，真空干燥后即可得粉末状微囊，再浸吸门冬酰胺酶水溶液后，置干燥器中除水，即得。

四、影响微囊粒径的因素

微囊的粒径及其粒径分布影响其所包载药物的释放速度和囊材的降解时限，从而影响其药物的药效，因此粒径是微囊的重要质量指标。在制备微囊的过程中，影响粒径的因素众多，如药物的粒径、制备温度、搅拌速度、高分子材料的浓度、制备方法等，在制备过程中应根据对粒径的需要进行控制。

1. 药物的粒径 利用固体药物粉末混悬或分散在体系中制备微囊时，固体药物的粒径大小是影响微囊和微球粒径的重要因素。药物粉末的粒径越大，制备的微囊越大。

2. 制备温度 温度会影响体系的黏度、药液中离子的活度、聚合反应速度等，从而影响微囊的粒径。对于不同的制备工艺，温度影响的程度有所不同。

3. 搅拌速度 微囊的制备大多有分散或成乳过程，在一定搅拌速度范围内，增加搅拌速度能够有效阻止微球间的凝聚，可减小粒径。搅拌速度过快，会使微囊因碰撞合并概率增多而导致粒径变大。

4. 高分子材料的浓度 作为药物载体材料的高分子材料，在成微囊的过程中，溶液中的浓度越大越不易分散，越易形成相对比较大的微囊。

5. 制备方法　不同的工艺过程所制备的微囊有所不同。例如，流化床包衣法制备的微囊粒径相对较大，可达 100μm 以上，相分离法制备的粒径可在 2μm 以上。

五、微囊中药物的释放

（一）微囊中药物的释放机制

药物微囊化后，要求药物能定时定量地从微囊中释放出来以发挥药效。微囊的释药机制通常有以下三种。

1. 扩散　微囊进入体内后，体液渗入囊壁中，逐渐溶解其中的药物，药物通过扩散从囊壁中释出。已溶解或黏附在囊壁外层中的少量药物，发生初期的快速释放，即突释，然后才是囊心物溶解成饱和溶液而扩散出微囊。

2. 囊壁溶解　微囊进入体内后，囊壁溶解，释放出其中的药物。囊壁溶解属于物理化学过程，但不包括酶的作用。其速率主要取决于囊材的性质、体液的体积、组成、pH 及温度等。

3. 囊壁的消化与降解　微囊进入体内后，囊壁可受胃蛋白酶或其他的消化与降解，同时使药物释放出来。生物可降解聚合物作囊材时，如果其降解速率低，药物主要是通过扩散释放。

（二）影响微囊中药物释放的因素

1. 微囊或微球的粒径和囊壁厚度　在载体材料相同的情况下，微囊的粒径越小释药速度越快。囊壁或骨架越厚，释药速度越慢。

2. 药物的性质　在载体材料相同时，在体液中溶解度大的药物释放较快。例如，用乙基纤维素为载体材料，分别制成巴比妥钠、苯甲酸及水杨酸微囊，由于巴比妥钠在水中的溶解度最大，因此药物的释放速度也最快。另外，药物在载体材料与水之间的分配系数也影响释放速度，药物的载体材料/水分配系数越小，释放速度越快。

3. 载体材料的理化性质　孔隙率小的载体材料，释药速度较慢。常用几种载体材料形成的微囊释药速度从快到慢的顺序为：明胶 > 乙基纤维素 > 苯乙烯－马来酐共聚物 > 聚胺。载体材料中加入附加剂，不仅可以改变成囊成球条件，还可以调节药物的释放速率。

4. 释放介质的影响　在不同 pH 的释放介质中，微囊的释药速度不同。释药速度与微囊或微球在不同 pH 介质中的稳定性及药物在不同 pH 介质中的溶解度有关。在不同离子强度的释放介质中，微囊或微球的释药速度也不同。

5. 工艺条件　制备微囊时采用不同工艺，释药速度亦不相同。例如，冷冻干燥或喷雾干燥制备的微囊，其释药速度比采用烘箱干燥制备的要快。

6. 附加剂的性质　加入疏水性材料如硬脂酸、蜂蜡、十六醇等，可使药物缓释。

六、微囊与微球的质量评价

对微囊的质量评价，应符合《中国药典》2015 年四部通则 9014 项下的规定。

（一）有害有机溶剂的限度检查

在生产过程中引入有害有机溶剂时，应按残留溶剂测定法（通则 0861）测定，凡未规定限度者，可参考 ICH，否则应制定有害有机溶剂残留量的测定方法与限度。

（二）形态、粒径及其分布的检查

1. 形态观察　微粒制剂可采用光学显微镜、扫描或透射电子显微镜等观察，均应提供照片。

2. 粒径及其分布　应提供粒径的平均值及其分布的数据或图形。测定粒径有多种方法，如光学显微镜法、电感应法、光感应法或激光衍射法等。

微粒制剂粒径分布数据，常用各粒径范围内的粒子数或百分率表示；有时也可用跨距表示，跨距越小分布越窄，即粒子大小越均匀。

$$跨距 = (D_{90} - D_{10}) / D_{50}$$

式中，D_{10}、D_{50}、D_{90} 分别指粒径累积分布图中 10%、50%、90% 处所对应的粒径。

如需作图，将所测得的粒径分布数据，以粒径为横坐标，以频率（每一粒径范围的粒子个数除以粒子总数所得的百分率）为纵坐标，即得粒径分布直方图；以各粒径范围的频率对各粒径范围的平均值可作粒径分布曲线。

（三）载药量和包封率的检查

微粒制剂应提供载药量和包封率的数据。

载药量是指微粒制剂中所含药物的重量百分率，即：

$$载药量=\frac{微粒制剂中所含药物量}{微粒制剂总量}\times 100\%$$

若得到的是分散在液体介质中的微粒制剂，应通过适当方法（如凝胶柱色谱法、离心法或透析法）进行分离后测定，按下式计算包封率：

$$包封率=\frac{微粒制剂中包封的药量}{微粒制剂中包封与未包封的总药量}\times 100\%$$

$$=\left(1-\frac{液体介质中未包封的药量}{微粒制剂中包封与未包封的总药量}\right)\times 100\%$$

包封率一般不得低于80%。

（四）突释效应或渗漏率的检查

药物在微粒制剂中的情况一般有三种，即吸附、包入和嵌入。在体外释放试验时，表面吸附的药物会快速释放，称为突释效应。开始0.5小时内的释放量要求低于40%。若微粒制剂产品分散在液体介质中贮存，应检查渗漏率，可由下式计算。

$$渗漏率=\frac{产品在贮存一定时间后渗漏导介质中的药量}{产品在贮存前包封药量}\times 100\%$$

（五）氧化程度的检查

含有磷脂、植物油等容易被氧化载体辅料的微粒制剂，需进行氧化程度的检查。在含有不饱和脂肪酸的脂质混合物中，磷脂的氧化分三个阶段：单个双键的偶合、氧化产物的形成、乙醛的形成及键断裂。因为各阶段产物不同，氧化程度很难用一种试验方法评价。

磷脂、植物油或其他易氧化载体辅料应采用适当的方法测定其氧化程度，并提出控制指标。

（六）其他规定

微粒制剂，除应符合本指导原则的要求外，还应分别符合有关制剂通则（如片剂、胶囊剂、注射剂、眼用制剂、鼻用制剂、贴剂、气雾剂等）的规定。若微粒制剂制成缓释、控释、迟释制剂，则应符合缓释、控释、迟释制剂指导原则（通则9013）的要求。

（七）靶向性评价

具有靶向作用的微粒制剂应提供靶向性的数据，如药物体内分布数据及体内分布动力学数据等。

七、微囊化技术应用于中药制剂存在的问题

中药微囊的研究初期，模型药物多以挥发油类为主，如杜仲挥发油、藿香挥发油、陈皮挥发油，其研究多以单味药材的挥发油为囊心物，或以多味药材的挥发油混合物为囊心物进行包囊，方法多为复凝聚法和喷雾干燥法，其制剂目的一般为矫臭、矫味、防止挥发油挥发、液态药物固态化等。

随着中药现代化步伐加快，微囊化技术在中药新剂型研究中得到广泛应用，有效提高了中药的缓释性、靶向性，降低了毒性药物的副作用，尤其在抗肿瘤方面取得了显著成效。但是，中药微囊大部分是应用于药效成分明确、质量标准可控的中药单体，对于中药复方成分，由于化学成分十分复杂，只能选择几种成分考察其制备工艺和包封率；此外，中药微囊成囊的工艺难度比较大，重复性普遍较差，且靶向释放药物速率难以掌控。因此，未来中药微囊的研究需要对复方有效部位进行深入研究，进一步提高复方的提取、浓缩技术，结合新型高分子材料的发展以及微囊制备工艺的革新，推动中药微囊制剂的发展。

八、制剂举例

紫草素明胶－海藻酸钠微囊

【处方】紫草素　明胶　海藻酸钠　吐温80　司盘80　10%醋酸水溶液　$CaCl_2$溶液

【制备】分别称取适量的明胶和海藻酸钠溶于蒸馏水中，配成一定浓度的明胶溶液和海藻酸钠溶液，称取适量紫草素溶于麻油中，配成一定浓度的紫草素油溶液。将紫草素油溶液加入含有吐温80－司盘80（1∶1）的明胶溶液和海藻酸钠溶液的混合液中，水浴加热至55℃，用高速剪切机10000r/min剪切2分钟，在150r/min电动搅拌器连续搅拌下将混悬液分散在适量蒸馏水中，用10%醋酸水溶液缓慢调节pH值至4.0～4.2，冰水浴降温至5℃以下，持续搅拌，加入$CaCl_2$溶液进行固化，冰水浴静置3小时，过滤，40℃减压干燥后得粉色粉末状样品。

【注解】本例采用复凝聚法制备了紫草素明胶－海藻酸钠微囊。综合评价可知，4个因素对微囊的包封率和载药量都有显著性的影响，各因素影响大小依次为：海藻酸钠与明胶比（B）>芯壁比（C）>

壁材浓度（A）>$CaCl_2$浓度（D），最佳工艺条件组合为$A_3B_3C_1D_2$，即壁材浓度为2%，海藻酸钠与明胶比为1∶3，芯壁比为1∶1，$CaCl_2$浓度为5%。

（陈彤，卢懿）

第六节　中药制剂半成品的微粉化技术

微粉化技术是20世纪60年代末逐步发展起来的一门跨学科、跨行业的技术，已经在化工、食品、化妆品、染料、电子、航空航天等各个行业得到广泛的应用。微粉化技术是提高药物溶出度和生物利用度的有效手段之一，目前已经成为中药加工新技术的研究热点。

一、微粉化技术原理与作用

中药制剂半成品微粉化是指根据半成品加工处理的目的，物料的特点，采用现代粉体技术，将中药材、中药提取物、有效部位或有效成分制成微粉的技术。微粉具有一般颗粒所不具备的一些特殊理化性质，如良好的分散性、吸附性、溶解性、化学反应活性等。根据被粉碎后粉体粒径的大小，微粉分为微米级粉体（1~100 μm）、亚微米级粉体（0.1~1 μm）、纳米级粉体（0.001~0.1 μm，即1~100 nm）。制备亚微米、纳米级粉体的微粉化技术又称为超微粉碎技术。

（一）微粉化技术的原理

采用微粉化技术得到的“微粉”，粒径范围如何界定，如何称谓，在医药、冶金等行业均比较含糊，各个行业根据本专业的习惯或常用粒径的大小有各种不同的名称。中药微粉目前比较公认的粒径范围为0.1~75 μm[123]，粒度分布中心$D_{50}\approx10\sim15$ μm，将粒径范围0.1~10 μm的微粉称为超微粉。中药微粉化又被称为中药微粉碎、细胞级微粉碎，所得中药微粉亦称为中药超细粉体、细胞级微粉、微米中药、单味中药超微饮片等[124]。

（二）中药制剂半成品微粉化的特点

1. 增加溶出、利于吸收、提高生物利用度　药物的溶出速度与粒子大小有关，相同重量的粉末，其表面积随粉末粒子直径的减少而增加，粒径和表面积（S）的关系：

$$S=(6/d)\times(W/D)$$

式中，d为药物粉末颗粒的平均直径；D为药物密度；W为药物重量。

可见，药物颗粒的表面积与直径成反比。药物粒子越小，与液体接触表面积越大，溶出速度增大，吸收也加快。药物粉末的比表面积、溶解速度会直接影响到药物的疗效，而药物粉化后的比表面积又受到粒径、粒子形态等因素的影响，粒径大小不同，药物的疗效就存在差异。

普通处理后的药材粉末在进入胃肠道或直接作用于病理部位时，先吸水膨胀，有效成分在细胞壁内外存在一定浓度差的前提下，通过多层细胞膜、细胞壁才能释放出来，溶出缓慢，溶出量少，导致生物利用率低，见效缓慢。而微粉化后细胞破壁率高，有效成分在没接触机体前就已经暴露出来，减少了跨膜所需的时间，在到达作用部位后，可溶性成分迅速溶解。同时，由于微粉比表面积增大、表面电荷量增加，对作用部位有很好的黏附性和亲和性，延长了滞留时间，使得有效成分的吸收更充分、完全[125]。

张晶蓉等[126]运用微粉碎技术对脾胃宝外敷散进行了处理，以阿魏酸和丁香酚含量为考察指标，发现经微粉化后，阿魏酸的溶出量是原处方粉末的1.50~1.86倍，丁香酚的溶出量是原处方粉末的1.12~1.20倍。杨芝芳等[127]在人工肠液和人工胃液的模拟环境下测定天麻微粉的溶出率，发现经微粉碎后天麻素溶出率显著提高，抗惊厥作用明显增强。Zhao等[128]采用超临界抗溶剂法制备银杏叶提取物微粉，所得微粉与银杏叶提取物比较，萜类内酯和黄酮类成分含量无显著性变化，而两类成分的溶出度显著升高。

2. 减少服用量，节省资源　药物成为微粉，其表面积成倍增加，表面电子结构及晶体结构也均发生明显变化，会产生一般粉末物料所不具有的表面效应、小尺寸效应、量子效应，从而使微粉活性提高，吸附性能、表面电荷、表面黏着力发生显著变化。因此，运用微粉化技术加工中药制剂半成品，再进一步制成各种剂型后服用，由于生物利用度大大提高，可减少服用量，方便患者服用。王宇红等[129]发现微粉化后马钱子最小起效剂量降低、药理效应加强，临床使用宜降低剂量至1/2～2/3。乐大勇等[130]对复方贝母散超微粉的药效学研究发现，超微粉中的主要成分与普通散相比没有发生显著变化，但止咳作用明显优于普通散。林祝山等[131]从发汗、止咳、祛痰三个方面比较了麻黄汤超微饮片与传统饮片水煎液的药效学剂量，发现超微饮片止咳作用最低剂量与1/4临床等效剂量相当，祛痰作用最低剂量与1/2临床等效剂量相当，发汗作用最低剂量与1/2临床等效剂量相当。

3. 改善中药制剂品质，提高作用疗效 微粉化可改善中药制剂品质，提高作用疗效，同时还可以通过改变传统的加工方法、给药途径、作用部位等使药物发挥新的功效。程立平等[132]将微粉化作为削弱白附子麻舌刺激性的新的炮制方法，通过高效液相与薄层色谱分析与验证，表明白附子微粉在保留原成分的同时减小了毒性与刺激性。张良等[133]将超微粉体与空气充分混合，制成高浓度的药物单质气溶胶，利用呼吸作用使不同粒径的粒子到达呼吸系统的不同位置来治疗和预防呼吸系统疾病，为中药吸入剂制备提供了依据。Xing等[134]将丹参酮、丹参酮Ⅱ$_A$微粉化后，其口服生物利用度显著提高，给药后血药浓度、达峰时间等的个体差异显著降低。

4. 提高有效成分稳定性 一般情况下，物料越细，比表面积越大，表面电荷数越多，有效物质更易暴露在空气中受光线、温度等因素的影响，导致稳定性变差，存放难度增加。但有相关文献表明微粉化对部分药材的有效成分不但没有破坏，反而具有保护作用。胡鹏翼等[135]在高温、高湿、光照的条件下，采用综合评价的方法，对不同粒径复方丹参粉末的多种活性成分进行了稳定性评价，结果表明粉末稳定性具有先增加后减小的趋势，说明一定程度的微粉化可以增加粉末的稳定性。王春柳等[136, 137]对七厘散进行了不同程度的粉碎，通过研究高温、高湿、光照条件下主要成分羟基红花黄色素A的稳定性，表明微粉化对羟基红花黄色素A具有保护作用。

5. 提高药物均匀性 含油性、纤维性药材在粉碎过程中可能会出现团聚、层析等情况，另外药材中有效成分含量分布不均匀，不同时间采集的药材相同部位有效成分含量也不尽相同。如有文献[138]表明8～9月份采集的白花蛇舌草中有效成分含量最高，并且叶中有效成分含量是茎中含量的3～4倍，若以生药形式入药，会影响固体制剂的均匀性。采用微粉化技术将有效提高药物均匀性。任桂林等[139]考察了酒当归饮片粉碎成不同粒径的粉体特性和溶出度。结果表明，当归低温超微粉碎后粒径小，粒径分布均匀，且溶出速率快。陈勇军等[140]通过气流粉碎设备将三七制成微粉，从色泽均匀度、粒度、含量均匀度、细胞破壁率等7个指标进行综合评价，发现微粉均匀性明显优于普通粉，可见微粉化有助于改善粉体均匀性。

6. 避免污染，提高卫生学质量 由于中药材的微粉化是在封闭及净化条件下完成的，所以既不会对环境造成污染，又可以避免药材被外界污染。部分中药微粉化结果表明，在粉碎的同时可以杀虫、灭菌，提高微粉的卫生学质量。

二、微粉化的方法与设备

制备微粉体通常有两条途径：一是通过机械力将常规粉末材料微粉化，二是通过物理和化学方法将原子或分子状的物质凝聚成所需粒径的颗粒[141]，但这种方法仅适合于中药单体成分。目前中药微粉技术主要采用机械粉碎法，其成本低、产量大[142]。

机械微粉化法可分为干法粉碎和湿法粉碎两种[143]。根据粉碎过程中产生粉碎力原理的不同，干法粉碎可分为高频振动式、气流式、旋转球（棒）磨式以及锤击式和自磨式等几种方式；湿法粉碎则以均质机以及胶体磨为主[144]，此法可克服粉尘飞扬问题，并可采用淘析、沉降或离心分离等水力分级方法分离出所需的产品[145]。在各种超微粉碎机械设备中，目前以气流粉碎机（主要包括5种：水平圆盘式气流粉碎机、循环管式气流粉碎机、对喷式逆向气流粉碎机、撞击板靶式气流粉碎机、流化床式气流粉碎机）在制药工业上的应用较为广泛，而在气流粉碎机中又以流化床式气流粉碎机应用最为广泛[141]。随着科技的不断进步，越来越多的新技术新设备逐渐应用于微粉化领域，特别是对中药的微粉化，不仅促进了传统中药的研究、应用与发展，也促进了这门新技术的不断进步。

（一）微粉化方法

1. 气流粉碎法 通过气流粉碎机使物料粉碎，适用于脆性物料，一般入料粒径要求在3 mm以下，成品的粒径可达 1 ~ 10 μm。气流粉碎机一般是粉碎机与分级机的组合体，超音速气流带动物料颗粒作高速运动，物料颗粒相互碰撞、摩擦、剪切而被粉碎。达到粒度要求的颗粒被分出，大颗粒继续粉碎直至达到要求。气流粉碎机的类型有多种，其中最重要的是扁平式与流化床式。扁平式是经典的类型，操作简单，易于清洗，适用于药物的粉碎；流化床式是较先进的类型，将传统气流粉碎机的线、面粉碎变为空间立体冲击粉碎，避免了粉碎室内壁受高速料流的冲击而产生磨蚀作用，适用于高硬物料和防污染物料的超细粉碎[146]。

2. 机械粉碎法 通过超细粉碎磨机使物料粉碎，适用于各种脆性、韧性物料，产品粒径在 1 ~ 500 μm 范围内可调。超细粉碎磨机分为介质磨与冲击磨两大类。介质磨包括搅拌磨、振动磨、行星磨等，主要是基于介质研磨作用而使物料粉碎；冲击磨包括胶体磨与高速机械冲击式磨，主要是基于定子与转子之间的冲击作用而使物料粉碎。

3. 喷雾干燥法 中药制剂半成品的溶液、悬浊液、乳浊液或膏状物料，经雾化器迅速雾化成极细小的雾滴，进入热的干燥介质中被干燥成干粉粒。用喷雾干燥法可获得粒径在 5 μm 以下的药物微粉，把喷雾干燥与在线气流粉碎技术结合起来，可获得粒径分布很窄的药物微粉[147]。

4. 原位微粉化法 把喷雾干燥技术与溶胶技术结合，发展出原位微粉化技术。药物与药物粒子稳定剂分别溶解配成溶液，两种溶液混合形成溶胶，溶胶喷雾干燥得到微粉。因为粒子大小是在溶胶形成过程中确定的，所以称为原位微粉化技术。原位微粉化技术可获得平均粒径 5 μm，最大粒径不超过 10 μm 的药物微粉[147]。

5. 超临界流体技术 根据超临界流体的溶解能力对压力的变化敏感原理而开发的微粉制备技术，包括超临界流体快速膨胀法（RESS）和超临界流体脱溶剂法，适用材料范围广，产品纯度高，颗粒几何形状均一，粒径小（1 ~ 5 μm），尺寸分布范围窄。由于制备过程常用超临界二氧化碳作溶剂，尤其适用于热敏性、生物活性药物粉体的制备[147]。

（二）微粉化设备

微粉化法当中的机械粉碎方法常用以下几种设备：

1. 气流粉碎机 气流粉碎机又称流能磨[144]，是利用高速气流（300 ~ 500 m/s）或过热蒸汽（300 ~ 400℃）的能量使颗粒相互冲击碰撞而实现超细粉碎的设备。气流粉碎产品细度可达 2 ~ 40 μm，粒度分布范围窄。由于气体在喷嘴处膨胀可降温，粉碎过程没有伴生热量，所以粉碎温升低，这一特性对于低熔点和热敏性物质的超微粉碎特别重要。大型流化床式气流粉碎机的工作原理主要为待粉碎物料由料仓经螺杆加料器，输送至进料室，在重力作用下物料落入粉碎室，粉碎室四周设有相向排列的经特殊设计的高压进气喷嘴，经过净化和干燥的压缩空气自喷嘴射出，形成超声气流，物料在高速气流交点中心发生碰撞，瞬间内被粉碎。经粉碎的粒子随气流上升至分级室，合格的粒子随气流进入旋风分离器，最终获得所需产品，尾气进入除尘器排出的颗粒在分级机作用下，重新回落粉碎室，再次被粉碎，直至获得合格的产品。大型流化床式气流粉碎机主机系统由空压机、空气净化器系统、超音速气流粉碎机、分级机、旋风分离器等组成。中、小型流化床式气流粉碎机，通常将超音速气流粉碎机、分级机及旋风分离器组合成一体机，可大大节省占地面积，有利于安装、运输和使用。

2. 胶体磨和均质机 胶体磨是通过转子的旋转，产生急剧的速度梯度，使物料受到强烈的剪切、摩擦和湍动骚扰来粉碎物料；均质机是利用急剧的速度梯度产生强烈的剪切力，使液滴或颗粒发生变性和破裂以达到微粉化的目的。

3. 振动磨超微粉碎机 振动磨超微粉碎机是用弹簧支撑机体，由带有偏心块的主轴使其振动，运转时通过球或棒形介质和物料的一起振动将物料进行粉碎，在极短的时间内达到理想粉碎效果，并可使物料精密的混合。此设备还可以与低温技术相结合，得到粒径分布窄、流动性好的超微粉，从而有效解决振动磨的升温问题[141]。振动磨超微粉碎机由于其构造问题，故设备一般体积较大。

4. 球磨机 普通球磨机是用于微粉化的传统设备，其特点是粉碎比大、结构简单、机械可靠性强、磨损零件容易检查和更换、工艺成熟、适应性强，产品粒度可达 20 ~ 40 μm，但当产品粒度要达到 20 μm 以下时，效率低、耗能大、加工时间长。高细球磨机适用于大处理量的高细度研磨过程，磨机的结构以及工艺参数与普通球磨机有所不同。研磨介质对物料的研磨和机械活化作用可以大大提高物料的水化和烧结等反应性能，这是其他大处理量设备所不能取代的。

5. 搅拌磨 搅拌磨是在球磨机的基础上发展起

来的，同普通球磨机相比，搅拌磨采用高转速和高介质充填率及小介质尺寸，获得了极高的功率密度，使细物料研磨时间大大缩短，是超微粉碎机中能量利用率最高、很有发展前途的一种设备。南京理工大学江苏省超细粉体工程技术研究中心开发出了LG型高效搅拌研磨机系统[141]，该机内装有特殊机构，可防止浆料沉底，不会形成“死区”，可使某些物料粉碎到 $d_{90}<2\ \mu m$ 以下。

6. 机械式粉碎机 通过机械零件和介质的高速运动对原药材粉体施加冲击、剪切等外力达到粉碎目的。此设备的优点是简捷方便进料、适用粒径范围大、粉碎效率高、粉碎比大、结构简单、运转稳定，适合于中、软硬度物料的粉碎，而且还具有气流粉碎作用。缺点是机械高速运转致使设备易升温，物料粉碎得越细则零件磨损越严重，磨损微粒直接污染物料，且粉体细度最高只能达20 μm。

7. 新型超微粉碎机 中药现代化的快速发展促进了微粉碎技术及装备的进步，超微粉碎装置的研究与应用也日趋广泛，特别是在医药领域。由于超微粉碎技术具有较传统粉碎技术的诸多优点而倍受关注，特别是在名贵中草药加工上具有非常广泛的应用[148]。近些年，也不断涌现出很多新型超微粉碎设备：

（1）气流、机械组合式超微粉碎机　气流、机械组合式超微粉碎机[149]，在机架的下方设有机械粉碎机及其驱动装置，机械粉碎机的粉碎腔内设有转盘，其上安装有刀片，在机械粉碎机上方的机架上设有气流粉碎机，机械粉碎机的出料口直接连接气流粉碎机的进料口，在气流粉碎机内有粉碎腔，该粉碎腔的周壁安装有若干喷枪，粉碎后的物料从气流粉碎机的出口收集。该发明具备了机械粉碎机和气流粉碎机的优点，因此可以接受较大颗粒物料，粉碎后出料的细度可以达到亚微米级，甚至向大规模生产纳米材料接近，而且可以大大降低能耗、节省人工，使得生产成本明显下降。

（2）新型研磨石超微粉碎机　新型研磨石超微粉碎机[150]，机壳下部形状横切面为梯形固定在底座上，机壳两端设有固定凸耳，其上有弹簧与底座相连，顶盖通过螺栓连接固定在机壳顶部，机壳内底部固装有截面为梯形空腔支撑台，支撑台中心部位有转动轴连接悬臂支架固定在空腔支撑台上，转动轴下部通过轴套与空腔支撑台内安装的电机输出轴相接，悬臂支架对称的两端分别装有三棱状粉碎轮和单棱状粉碎轮。该设计具有结构紧凑、设计合理，粉碎效率高，超微粉体回收率高、工作时振动小等优点。

（3）新型节能超微粉碎机　新型的节能超微粉碎机[151]，通过在支架上安装粉碎筒，粉碎筒上部经管道装有集粉器，集粉器上部经管道安装散风器，散风器下部安装除尘袋，粉碎筒内装有转动轴，转动轴通过送料室内，其上装有风叶，分级室内其转动轴上装有调节板，粉碎室内其转动轴上装有刀片和风叶，转动轴伸出粉碎筒外端上装有电机带轮。该粉碎机结构新颖独特，体积小、耗电少，节能，粉碎效率高，具有比较显著的经济和社会效益。

三、微粉化的质量评价

中药微粉化是否达到微粉化的目的，可用粒径检测、形态观察、休止角和堆密度的测定、指标性成分的溶出等指标予以评价。

（一）粒径检测

微粉粒度是中药微粉化生产中的一个关键控制点。粒度的检测可采用筛分法、沉降法、电阻法、激光法、电镜法等多种方法。对于粒度较细或比重较小的颗粒，采用电阻法、激光法、电镜法检测结果比较可靠。表示粒度特性有以下几个关键指标：

D_{50}表示一个样品的累计粒度分布百分数达到50%时所对应的粒径。它的物理意义是粒径大于它的颗粒占50%，小于它的颗粒也占50%，因此D_{50}常用来表示粉体的平均粒度。D_{97}表示一个样品的累计粒度分布百分数达到97%时所对应的粒径。它的物理意义是粒径小于它的颗粒占97%，D_{97}常用来表示粉体粗端的粒度指标。比表面积表示单位质量的颗粒的表面积之和，比表面积与粒度有一定关系，粒度越细，比表面积越大。比表面积的单位为 m^2/kg 或 cm^2/g。

（二）形态观察

普通粉碎的药材颗粒大且不规则，微粉化后，颗粒大小均匀，且随着粒度的减小，颗粒的球性度及均匀度均提高。形态观察的一般做法为取各种粒度的药材粉末适量，干撒于样品台上，喷金制样，利用扫描电镜观察粉末的粒度及外观。粒径减小，粉末聚集性较强，但以水作分散剂超声分散时均能均匀分散开。

（三）休止角和堆密度的测定

休止角（θ）是评价粉末流动性的一个重要参数，是指粉体堆积层的自由斜面与水平面所形成的最大角，休止角越小，摩擦力越小，流动性越好，一般认为θ≤30度时流动性好，θ≤40度时可以满足生产过程中的流动性需求。测定休止角的方法有两种：注入法和排出法。注入法即将粉体从漏斗上方慢慢加入，从漏斗底部漏出的物料在水平面上形成圆锥状堆积体的倾斜角。排出法即将粉体加入到圆筒容器内，使圆筒底面保持水平，当粉体从筒底的中心孔流出，在筒内形成的逆圆锥状残留粉体堆积体的倾斜角。

堆密度（ρ_b）指粉体质量W除以该粉体所占容器的体积V求得的密度，即$\rho_b=W/V$，是反应粉体充填性的指标之一，在片剂、胶囊剂的装填过程中具有重要意义，堆密度大有利于粉末的充填。堆密度可用量筒测量，如精密称取样品粉末置于量筒中，小心地夷平样品粉末，不要压实，读取未处理的外观上的体积。

（四）指标性成分溶出度

中药微粉化后，药物粒子细微均匀，比表面积增大，孔隙率增大，药物能更好地分散和溶解在胃肠液里，且与胃肠黏膜的接触面积增大，因而更易被胃肠道吸收，提高了其生物利用度。例如姚明达等[152]考察了超微粉碎前后红景天中红景天苷的溶出度，通过对不同时间超微粉与普通粉的提取液进行红景天苷的HPLC含量分析，表明微粉化后红景天苷的溶出量和溶出速率显著提高。何昱等[153]利用反相HPLC测定了不同粒度甘草微粉在水、人工胃液和人工肠液中甘草酸的溶出量，表明各粒度微粉在水和人工肠液中甘草酸的溶出度高，在人工胃液中溶出度低。

四、微粉化、超微粉化技术在中药制剂半成品加工中的应用

粉体加工技术在我国有着悠久的历史，战国时期冶金术的兴起、宋代时期火药的制备都与其有着密切的联系。在中医药发展历程中，也处处可见粉体加工的印记，如中药制剂中的丸剂、散剂，包括现代剂型中的片剂、胶囊剂的加工与成型都运用到了这项技术。微粉化以理论来讲未破坏中药材的成分结构，四气五味犹存，不悖逆传统中医理论，容易为中医药界及患者接受。中药方面对微粉化技术的深入研究与应用产生了微米中药、纳米中药等，现市售中药微粉与超微配方颗粒受到了越来越多的关注，应用也变得越来越广泛[154, 155]。

目前，超微粉碎常应用于一些名贵中药材及稀有药材的粉碎，如人参、西洋参、珍珠、三七、玳瑁、天麻、川芎、当归、川贝母、全蝎、羚羊角、鹿角、灵芝孢子、冬虫夏草、沉香、鳖甲等；应用于药食两用的药材，如山楂、大枣、桂圆、枸杞子的粉碎以及制备保健品；应用于结构致密的动物贝壳类和骨类药材的粉碎；应用于强纤维性、强韧性、含糖量高或含脂类成分多的药材的粉碎。如鹿茸是名贵的中药材，在中医临床上常以粉末入药。传统的粉碎方法加工鹿茸多为60～100目的鹿茸粉，限制了其新剂型新产品开发。杨静等[156]对梅花鹿茸进行超微粉碎，并对鹿茸细粉和微粉的粉体学特征进行了系统的比较研究。首先将鹿茸去毛、分段、酒浸润、切片、烘干，经普通粉碎机粉碎后，过80目筛制细粉，再经气流粉碎机组或振动磨超微粉碎成微粉。取适量鹿茸粉加入分散剂，超声处理后，用激光粒度分析仪测定粉体的粒径、比表面积等相关参数；采用固定圆锥槽法测定鹿茸粉体休止角；将粉末样品通过漏斗缓慢装入量筒中，把量筒从2.5 cm高处落在一块硬木表面，重复3次，量筒中样品的最后容积除以样品重量即得样品堆密度；在扫描电子显微镜下，仔细观察经离子溅射喷金后的鹿茸粉体的大小、形貌、表面结构等特点；采用微量Bradford法测定提取液中的蛋白含量；取鹿茸粉置于具塞锥形瓶中，放置于37℃恒温水浴锅上，每隔30分钟取样，105℃干燥恒重，计算样品中水溶性浸出物重量。结果显示微粉化使鹿茸粉体粒径明显变小，比表面积增大，能增加鹿茸水溶性蛋白和水溶性浸出物的溶出度，可充分有效的利用鹿茸，增强药效。

随着科学技术的发展，各种工程技术的互相交叉渗透，粉碎加工设备多样化，性能综合化，对上述药材采用微粉碎设备能较易粉碎成细粉，而且对复方中药粉碎时可起到均化、混合，还有不同物料之间结合作用。微粉中药材除细胞壁破裂，有效成分易于溶出外，其表面积增大，分散性、吸附能力、表面活性性能都发生了综合性变化，这些特性可明显增加传统制剂如片剂、丸剂、散剂、帖剂的溶解度、崩解度、吸收率、生物利用度等品质，并可进一步开发出中药缓释、控释、靶向制剂，中药全生粉无辅料造粒、压片

等新剂型、新技术。如梁秀清等[157]为了提高山楂消脂胶囊有效成分的溶出，采用超微粉碎技术对其工艺进行了改革，并通过有效成分大黄酸体外溶出度的变化来评价超微粉碎是否利于药物有效成分的溶出，结果表明山楂消脂胶囊经过超微粉碎后大黄酸体外溶出度增大。

对于微粉、超微粉的质量控制，因物料本身的性质及制备过程易受多种因素的影响，故成品的质量较难把握。如物料在粉碎过程中易受干燥程度、入磨粒度、粉碎温度等因素的影响；有的药材经微粉化后毒性成分溶出量有所增加，则影响到制剂安全性；有的药材易团聚形成二次粒子；有的药材中非有效成分的大量溶出，而影响药物有效成分的吸收，也给后续生产或药物的安全性带来了新的问题。故在实践过程中应加以慎重，需要对不同类药材的粉碎规律进行深入的研究，综合衡量粉碎粒度、药物剂量以及药用效果之间的关联性，使药用价值最大化[158]。

微粉化技术作为中药研究中一种新的制剂技术，不仅在增加患者顺应性和中药资源保护中具有重要意义，而且作为粉体改性的一种方法，在制剂改良及新的给药途径的开发上具有广阔的应用前景，随着分析仪器的飞速发展，相信微粉化技术将在中药现代化中发挥更大的作用。

（李晔，刘洋，卢懿）

参考文献

[1] 韩丽，韦娟，张亿．粉体表面改性技术在中药分散片中的应用探讨．时珍国医国药，2010，21(4)：920.

[2] 冯怡，刘怡，徐德生．微囊防潮效果影响因素及其机制探讨．中国中药杂志，2007，32（14）：1409－1412.

[3] 狄留庆，孙淑萍，黄耀洲．粉体表面改性技术降低中药全浸膏制剂引湿性的应用研究．南京中医药大学学报，2006，22（4）：241.

[4] 曾荣贵，蒋且英，廖正根，等．表面包覆改性技术改善中药浸膏粉体流动性及吸湿性研究．中国中药杂志，2016，41（12）：2245－2249.

[5] 金慧臻．中药配方颗粒用粉体吸湿特性及改性技术研究．南京：南京中医药大学，2012.

[6] 李悦，邢建国，王新春，等．不同改性剂对香青兰浸膏粉吸湿特性的影响．中成药，2012，34（03）：468－472.

[7] 余艳宏，陆文亮，李佳佳，等．粉体表面改性技术改善中药浸膏粉流动性的研究．中国中药杂志，2014，39（23）：4590－4595.

[8] Narh K A, Agwedicham A T, Jallo L. Dry coating polymer powder particles with deagglomerated carbon nanotubes to improve their dispersion in nanocomposites. Powder Technol, 2008, 186 (3): 206.

[9] 冯怡，徐德生，张宁．中药提取物表面物理改性技术探索．中成药，2007，29（5）：744.

[10] 贾燕，许伟明．法莫替丁分散片的研制．中国医药工业杂志，1999，30（6）：251.

[11] 李剑．姜黄清脂分散片的制剂学研究．成都：成都中医药大学，2011.

[12] 杨明，韩丽，杨胜，等．基于传统丸、散剂特点的中药粒子设计技术研究．中草药，2012，43(01)：9－14.

[13] 张定堃，秦春凤，韩丽，等．粒子设计对口腔溃疡散粉体学性质的影响．中国中药杂志，2013，38(03)：334－340.

[14] 任桂林，韩丽，姜红，等．以中药粒子设计技术改善小金丸混合均匀性．中国医药工业杂志，2017，48（02）：191－194.

[15] 张定堃，林俊芝，刘剑云，等．粉体改性技术用于亲水性青黛饮片的制备及其原理．药学学报，2013，48（07）：1148－1155.

[16] 秦春凤，韩丽，张定堃，等．微粉硅胶研磨改性对白芷提取物性质的影响．中国药师，2013，16(01)：9－13.

[17] 舒予．中药提取物防潮技术及其机理初步研究．成都：成都中医药大学，2014.

[18] 廖正根，李哲，明良山，等．高速搅拌湿法制备穿心莲颗粒过程中润湿剂的动态分布规律．中草药，2014，45（16）：2321－2325.

[19] 宋汉敏，李彦超，李宜鲜，等．养血软坚片的制备工艺研究．南京中医药大学学报，2014，30(05)：481－483.

[20] 黄生武，汤波，朱立华．五味安神颗粒干法制粒工艺优化研究．湖南中医杂志，2018，34（09）：173－175.

[21] 周晔，王健伟，鲍禛，等．金红颗粒干法制粒工艺研究．机电信息，2016，(35)：43－46.

[22] 何婧．粉体改性技术用于盐酸小檗碱及三黄片制剂处方苦味掩蔽研究．成都：成都中医药大

学，2016.

[23] 吉晓莉，陈家炎．粉体表面改性处理设备及其发展．湖北化工，1998（4）：37－38.

[24]] Zhou Q，Li Q，Lan I，et al. Effect of mechanical dry particle coating on the improvement of powder flowability for lactose monohydrate：A model cohesive pharmaceutical powder. Powder Technol，2011，207（1/3）：414－421.

[25] 冯本秀，郝其昌．高速搅拌机的结构改进．安徽科技学院学报，2012，26（2）：52－55.

[26] Zhou Q，Li Q，Lan I，et al. Improving aerosolization of drug powders by reducing powder intrinsic cohesion via a mechanical dry coating approach. Int J Pharm，2010，394（1/2）：50－59.

[27] 吴翠平，饶夫刚，郑水林，等．高速冲击式粉体改性主机的三维建模与运动仿真．中国粉体技术，2011，17（3）：47－50.

[28] 叶菁．一种新型中药材超细气流粉碎装置．中国粉体技术，2004，10（4）：21－22.

[29] Ouabbas Y，Chamayou A，Galet L，et al. Surface modification of silica particles by dry coating：Characterization and powder ageing. Powder Technol，2009，190（1/2）：200－209.

[30] 刘忠洪，张梨，王丽娟，等．肺靶向多西他赛脂质体的包封率测定方法研究．基因组学与应用生物学，2018，37（05）：2276－2281.

[31] 陶成浩，郑红月，姚文栋，等．Angiopep－2修饰载神经毒素介孔二氧化硅脂质囊纳米粒的制备及其体内外评价．中国现代应用药学，2018，35（04）：467－471.

[32] 刘靖丽，郭勇．青蒿素及其衍生物抗疟活性的密度泛函理论研究．化学研究，2017，28（01）：87－91.

[33] 陈刚，何盛江．银杏内酯N水溶性磺丁基－β－环糊精包合物的研究．西北药学杂志，2018，33（02）：230－233.

[34] 宋晓玲，宋淼，闫瞰，等．抗痨片的粉末直压片制备工艺研究．包头医学院学报，2017，33（08）：117－119.

[35] 王亮，潘静，袁颖，等．医药粉体流动性评价方法研究进展．中国粉体技术，2016，22（05）：28－34.

[36] 王晨光，方建国．药物粉体流动性的测量方法和应用．中国新药杂志，2013，22（07）：809－813.

[37] Erica Emery，Jasmine Oliver，Todd Pugsley，et. Flowability of moist pharmaceutical powders. Powder Technology，2008，189（3）.

[38] 崔灵，笹辺修司，清水健司，等．粉体流动性及喷流性测量方法及其应用．中国粉体技术，2012，18（01）：72－77.

[39] 冯易，张力中，凌保东，等．化合物接触角与溶解度、溶出速度的相互关系．暨南大学学报（自然科学与医学版），2017，38（03）：214－222.

[40] 明良山，李哲，吴飞，等．基于表面自由能性质的物料压缩特性研究．药学学报，2017，52（07）：1170－1177.

[41] 杜焰，易奇志，熊耀坤，等．流化工艺对益母草提取物粉体学性质的影响．中国中药杂志，2017，42（15）：2977－2983.

[42] 王雯洁，伍勇，曹燕，等．不同粒径女贞子粉体的吸湿性研究．中兽医医药杂志，2017，36（02）：51－53.

[43] 蒋且英，曾荣贵，赵国巍，等．表面包覆改性工艺参数对中药浸膏粉体流动性及吸湿性的影响研究．江西中医药，2017，(8)：63－80.

[44] Yang SL，Zhao LJ，Chi SM，et al. Inclusion complexes of flavonoids with propylenediamine modified β－cyclodextrin：Preparation，characterization and antioxidant. Journal of Molecular Structure，2019，1183（1），118－125.

[45] 毕殿洲．药剂学．第三版．北京：人民卫生出版社，1999：110.

[46] 卓敏，严中海，张加慧．环糊精及其衍生物在药学应用中的安全性综述．转化医学电子杂志，2017，4（6）：77－82.

[47] 陆兆光，万琴，孟瑾，等．青蒿挥发油羟丙基－β－环糊精包合物的制备及其抗病毒活性分析．中国实验方剂学杂志，2018，24（18）：11－15.

[48] 张壮丽，王亚飞，荣晓哲，等．鱼腥草挥发油羟丙基－β环糊精包合物的制备．中成药，2017，39（05）：926－933.

[49] 高丽丽，严孜，胡晔．丹皮酚羟丙基－β－环糊精包合物制备、鉴定及性能评价．中国药物经济学，2017，12（12）：28－31.

[50] 胡奎，苏梦，徐鑫，等．石菖蒲挥发油β－环糊精、羟丙基－β－环糊精包合物在大鼠体内药代动力学研究．中药新药与临床药理，2017，28（02）：187－190.

[51] 李姝静，霍冬昊，袁丽，等．辣椒素与甲基－β－环糊精包合物制备工艺优化及性能研究．食

品科技，2018，43（11）：300－305.

［52］艾凤伟，张加伟，钱楠，等．芦丁－二甲基－β－环糊精包合物的制备、物理化学表征及体外溶出研究．药学研究，2015，34（11）：650－653.

［53］陈静，张景勍，赵华，等．环维黄杨星D羟丙基－β－环糊精包合物理化性质与大鼠口服生物利用度．重庆医科大学学报，2017，42（02）：200－204.

［54］Liang H，Yuan Q，Vriesekoop F，et al. Effects of cyclodextrins on the antimicrobial activity of plant－derived essential oil compounds. Food Chemistry，2012，135（3）：1020－1027.

［55］万滋，王莉．冬凌草甲素环糊精包合物口腔崩解片的制备工艺及质量研究．中国医院用药评价与分析，2018，18（03）：384－387.

［56］周振华，王文渊，骆航．大蒜油HP－β－CD包合物超声波法制备工艺的研究．中国医药科学，2018，8（19）：58－60.

［57］孙如煜，谭佳威，高艳，等．牡丹皮提取及包合工艺研究．环球中医药，2018，11（10）：1533－1538.

［58］郑梦成，高艳，孙如煜，等．复方金思维醇提液包合工艺研究．中国新药杂志，2018，27（13）：1565－1571.

［59］谢飞，薛沉沉，徐蓉蓉，等．莪术油聚合环糊精包合物制备工艺的优化．中成药，2017，39（12）：2618－2621.

［60］刘莉莉，张艳军，刘芳，等．胶体磨法包合紫苏叶和荆芥混合挥发油的工艺研究．世界科学技术——中医药现代化，2016，18（04）：632－639.

［61］刘亚梅，杜茂波，沈硕，等．川椒方中挥发油的提取及包合物制备与表征．中国中医药信息杂志，2019，26（02）：89－92.

［62］薛硕，董曼，张璐璐，等．β－环糊精与香芹酮形成常数的测定及其包合物的制备及表征．食品与发酵工业，2019，4（13）：1－8.

［63］钟鸣，林忆龙，李世杰，等．龙血竭HP－β－环糊精包合物的制备、表征及其抗炎作用研究．中药材，2018，41（05）：1166－1169.

［64］Camila SM，Cristiane M，Ana CN，et al. Curcumin－β－cyclodextrin inclusion complex：Stability，solubility，characterisation by FT－IR，FT－Raman，X－ray diffraction and photoacoustic spectroscopy，and food application. Food Chemistry，2014，153（1）：361－370.

［65］Sekiguchi K，Obi N. Studies on absorption of the of eutectic of sulfathiazole and that of ordinary sulfathiazole in man. Chem Pharm Bull，1961，9（11）：866.

［66］任娟，孙兴，阮佳，等．马甲子总三萜固体分散体的制备及其溶出性能研究．中草药，2018，49（17）：4038－4044.

［67］黄兰芷，赵志强，衡林森，等．青蒿琥酯缓释固体分散体的制备及体外溶出度研究．中成药，2010，32（10）：1702－1704.

［68］郭腾，施峰，杨刚，等．固体分散体技术对纳米雄黄稳定性及体外溶出的影响研究．中国中药杂志，2013，38（17）：2782－2787.

［69］张赫然，宋丽明，王彦竹，等．热熔挤出技术制备固体分散体的辅料研究进展．现代药物与临床，2014，29（05）：557－563.

［70］汤晶晶，苏为科．高分子材料在固体分散体中应用的研究进展．浙江化工，2018，49（06）：1－3.

［71］Cesáreo J. Jiménez de los Santos，José I. Pérez－MartínezM，Eulalia Gómez－Pantoja，et al. Enhancement of albendazole dissolution properties using solid dispersions with Gelucire 50/13 and PEG 15000. J Drug Deliv Sci Tec，2017，42：261－272.

［72］Daniel P. Otto，Anja Otto，Melgardt M. de Villiers. Experimental and mesoscale computational dynamics studies of the relationship between solubility and release of quercetin from PEG solid dispersions. Int J Pharm，2013，456（02）：282－292.

［73］霍涛涛，张美敬，陶春，等．基于多组分评价的雷公藤提取物固体分散体的制备及体外表征．中草药，2018，49（01）：128－134.

［74］Preparation and characterization of solid dispersions of celecoxib obtained by spray－drying ethanolic suspensions containing PVP－K30 or isomalt. J Drug Deliv Sci Tec，2018，46：188－196.

［75］Ahangiri A，Barzegar－Jalali M，Garjani A，et al. Pharmacological and histological examination of atorvastatin－PVP K30 solid dispersions. Powder Technolo，2015，286：538－545.

［76］吕志阳，杨雨微，陈璟，等．热熔挤出技术制备银杏总内酯固体分散体的研究．中药材，2016，39（7）：1610－1613.

［77］冯文彬，臧林泉，潘雪刁，等．毛蕊花糖苷固体分散体制备工艺研究．中国药业，2016，25（18）：39－42.

[78] Seo S W, Han H K, Chun M K, et al. Preparation and pharmacokinetic evaluation of curcumin solid dispersion using Solutol HS15 as a carrier. Int J Pharm, 2012, 424 (1-2): 18-25.

[79] Linn M, Collnot E M, Djuric D, et al. Soluplus as an effective absorption enhancer of poorly soluble drugs in vitro and in vivo. Eur J Pharm Sci, 2012, 45 (3): 336-343.

[80] Takeda K. Physical Stability of an Amorphous Sugar Matrix Dried From Methanol as an Amorphous Solid Dispersion Carrier and the Influence of Heat Treatment. J Pharm Sci, 2019, 01: 1-7.

[81] 刘柳毅，黄德恩，李庆国．灯盏花素固体分散体缓释片的制备及其体外释药特性考察．中国药房，2016，27 (04): 531-533.

[82] Lafountaine J S, Prasad L K, Miller D A, et al. Mucoadhesive amorphous solid dispersions for sustained release of poorly water soluble drugs. Eur J Pharm Bio, 2017, 113: 157-167.

[83] Na L, Taylor L S. Tailoring supersaturation from amorphous solid dispersions. J Control Release, 2018, 279: 114-125.

[84] Alagdar G S, Oo M K, Sengupta P, et al. Development of a binary carrier system consisting polyethylene glycol 4000-ethyl cellulose for ibuprofen solid dispersion. Inter J Pharm Investig, 2017, 7: 142-148.

[85] 李效文，姚日生，闵磊磊，等．聚丙烯酸树脂Ⅳ及其水分散体对替米考星包衣与体外释放研究．安徽化工，2018，44 (04): 66-70.

[86] Lin X, Su L L, Li N, et al. Understanding the mechanism of dissolution enhancement for poorly water-soluble drugs by solid dispersions containing Eudragit® EPO. J Drug Deliv Sci Tec, 2018, 48: 328-337.

[87] 刘蒸生，郝海军，马进安．高乌甲素磷脂复合物及其固体分散体在大鼠体内的药动学．医药导报，2018，37 (04): 449-452.

[88] 安良．水性 HPMCP 纳米微粒在片剂肠溶包衣中的应用研究．济南：山东大学，2007.

[89] 侯鹏高，吕长淮．羟丙甲纤维素衍生物研究概述．中国药房，2012，23 (45): 4311-4312.

[90] 侯鹏，潘卫三，吴学明．固体分散技术在药剂学中的研究进展．中国新药杂志，2003，12 (4): 245-249.

[91] 李文芳，金青，陈璐，等．聚丙烯酸树脂包衣膜对不同性质药物结肠部位释放动力学研究．西北药学杂志，2017，32 (03): 333-336.

[92] 王敏．卡波姆凝胶剂的临床应用研究进展．医学综述，2013，19 (6): 1078-1080.

[93] 刘立星，易国斌，陈旭东，等．卡波姆在水中的溶胀性研究．合成材料老化与应用，2013，42 (4): 18-20.

[94] Meng F, Jordan Meckel, Zhang F. Investigation of itraconazole ternary amorphous solid dispersions based on povidone and Carbopol. Eur J Pharm Sci, 2017, 106: 413-421.

[95] Maniruzzaman M, Nair A, Scoutaris N, et al. One-step continuous extrusion process for the manufacturing of solid dispersions. International Journal of Pharmaceutics, 2015, 496 (1): 42-51.

[96] Tesuya Ozeki, Hiroshi yuasa, Yoshio Kanoya, et al. Control of medicine release from solid dispersion compesed of the poly (ethylene oxide) - carboxyvinylpolymer interpolymer complex by varying molecular weight of poly (ethylene oxide). J controlled release, 1999, 58: 87-95.

[97] Li J, Miao X, Chen T, et al. Preparation and characterization of pelletized solid dispersion of resveratrol with mesoporous silica microparticles to improve dissolution by fluid-bed coating techniques. Asian J Pharm Sci, 2016, 11 (4): 528-535.

[98] Zhang C J, Xu T H, Zhang D L, et al. Tongying Jiang Disulfiram thermosensitive in-situ gel based on solid dispersion for cataract. Asian Journal of Pharmaceutical Sciences, 2018, 13 (6): 527-535.

[99] 魏艳婷．固体分散体三黄滴丸制备工艺及质量控制研究．石家庄：河北医科大学，2015.

[100] Xu H, Liu L, Li X H, et al. Extended tacrolimus release via the combination of lipid-based solid dispersion and HPMC hydrogel matrix tablets. Asian Journal of Pharmaceutical Sciences, online 8 September 2018.

[101] Iannuccelli V, Coppi G, Lro E, et al. PVP solid dispersions for the controlled-release of furosemide from a floating multiple-unit system. Drug Dev Ind Pharm, 2000, 26 (6): 595-603.

[102] 黄瑜，付聪，薛冰，等．延胡索乙素单层渗透泵片的制备及体外评价．海南大学学报（自然科学

版），2017，35（04）：337－344.

［103］冯春来，丁洋洋，李文静，等．漆黄素固体分散体的制备．中成药，2017，39（12）：2503－2507.

［104］李文婷，张国丽，张锐武，等．不同工艺制得蒿甲醚pH依赖型固体分散体的比较研究．云南中医中药杂志，2018，39（06）：65－67.

［105］Nadal J M，王盈．不同载体阿魏酸固体分散体的比较研究．中国医药工业杂志，2016，47（09）：1176.

［106］许炜．载药纳米纤维的制备及应用．南京：东南大学，2008.

［107］Chen M W，Chen W R，Chen T K. Application research of hot－melt extrusion in preparation of solid dispersion. Acta pharmaceutica Sinica，2012，47：163－167.

［108］徐艳，张心怡，狄留庆，等．热熔挤出技术制备热敏性姜黄素固体分散体的研究．中草药，2018，49（17）：4014－4021.

［109］孙会娟，张瑜，赵涛．中药五倍子及其活性成分的研究进展．基层医学论坛，2018，22（19）：2728－2730.

［110］朱廷儒，王素贤，裴月湖，等．中药虎杖抗菌活性成分的研究．中草药，1985，16（03）：21.

［111］赵俊霞．广金钱草总黄酮固体分散体微孔渗透泵控释片的研究．成都：成都中医药大学，2015.

［112］姜红，张定堃，柯秀梅，等．姜黄提取物二氧化硅固体分散体的制备与表征．中成药，2018，40（02）：320－325.

［113］谈增，吴秋平，冯海．血竭固体分散体胶囊的制备研究．海峡药学，2015，27（07）：20－22.

［114］张烨，杜祯，孙少平，等．喷雾冷冻干燥法制备丹参酮Ⅱ A 固体分散体及其理化性质评价．中国药学杂志，2012，47（3）：204－208.

［115］王玮，李晓曼，席欣欣，等．振动光谱法研究灯盏花素固体分散体的分散特性．药物分析杂志，2011，31（11）：2118－2120.

［116］Greenhalgh DJ，Williams AC，Timmins P. Solubility paramerters as predictors of miscibility in solid dispersions. J Pharm Sci，1999，88（11）：1182－1190.

［117］张守德，衷友泉，赵国巍，等．固体分散体稳定性的影响因素及改善方法的研究进展．中国医药工业杂志，2018，49（4）：433－438.

［118］单冬媛，裴英，孟晴，等．穿心莲内酯固体分散体的制备．中成药，2017，39（4）：719－723.

［119］章慧，陈新，史茹茹．斑鸠菊固体分散体滴丸制备工艺研究．安徽农业科学，2018，46（03）：3.

［120］赵紫玉，张雪娟，陈昕，等．复方灯黄胶囊的制备工艺及药效学研究．广东药科大学学报，2017，33（06）：703－707.

［121］孙冬梅，徐文杰，朱颖，等．布渣叶总黄酮固体分散体片的大鼠体内生物利用度研究．中华中医药学刊，2016，34（08）：1936－1940.

［122］左文宝．蟾毒配基固体分散体微丸的制备与评价．宁夏医科大学，2018.

［123］甄真．中药超微粉碎技术的应用．卫生职业教育，2014，32（24）：156－158.

［124］杨冰峰．安梨膏工艺优化及其渣粉理化特性研究．秦皇岛：河北科技师范学院，2016.

［125］李婧琳，王媚，史亚军，等．超微粉碎技术在中药制剂中的应用分析．现代中医药，2018，38（5）：121－123.

［126］张晶蓉，王莘，林英，等．超微粉碎技术用于脾胃宝外敷散制备工艺的优化研究．天津药学，2014，26（2）：36－38.

［127］杨芝芳，胡明勋，邓薇，等．天麻超微粉粒度对天麻素溶出率及抗惊厥作用的影响．中成药，2016，38（12）：2700－2702.

［128］Zhao C，Wang L，Zu Y. Micronization of Ginkgo biloba extract using supercritical antisolvent process. Powder technology，2011，209（1－3）：73－80.

［129］王宇红，莫韦皓，孟盼，等．微粉化对马钱子治疗类风湿性关节炎量效关系的影响．中国医院药学杂志，2013，33（11）：874－878.

［130］乐大勇，王琼，张隽，等．复方贝母散超微粉体、细粉的化学性质与药效学对比．中国实验方剂学杂志，2012，18（14）：39－43.

［131］林祝山，刘宇聪，林晓春，等．麻黄汤超微饮片与传统饮片药效学剂量对比研究．时珍国医国药，2013，24（11）：2667－2668.

［132］程立平，毛淑杰，马志静，等．超微粉碎与常规粉碎白附子中成分比较．中国实验方剂学杂志，2010，16（5）：15－18.

［133］张良，施煜庭，陈亮．超微粉体分散技术在防治呼吸系统疾病中的应用．中国粉体技术，2009，15（5）：42－45.

［134］Xing L，Tan Z，Cheng J，et al. Bioavailability and pharmacokinetic comparison of tanshinones between two formulations of *Salvia miltiorrhiza* in healthy volunteers. Scientific Reports, 2017, 7 (1): 4709.

[135] 胡鹏翼，龚莹莹，郑琴. 不同粒径的复方丹参粉末的稳定性考察. 中国实验方剂学杂志, 2014, 20 (13): 1-7.

[136] 王春柳，赵国巍，廖正根，等. 超微粉碎对七厘散稳定性的影响. 中国实验方剂志, 2013, 19 (9): 1-5.

[137] 赵国巍，王春柳，廖正根. 超微粉碎对七厘散中羟基红花黄色素A的稳定性影响研究. 中成药, 2013, 35 (7): 1427-1432.

[138] 曹广尚，杨培民，王新凤. HPLC测定白花蛇舌草不同采收期及不同部位中异高山黄芩素含量. 中国实验方剂学杂志, 2014, 20 (17): 49-51.

[139] 任桂林，韩丽，王小平，等. 微粉化对酒制当归粉体性质及溶出度的影响. 中成药, 2015, 37 (4): 762-767.

[140] 陈勇军，钱锦花，梁学良，等. 中药超微粉均匀性评价研究. 中国粉体技术, 2014, 20 (3): 52-55.

[141] 王艳艳，王团结，丁琳琳. 中药超微粉碎技术与装置研究. 机电信息, 2011, 8 (23): 35-40.

[142] 夏宁，孙莉，范久波，等. 中药超微粉应用中面临的问题及对策. 检验医学与临床, 2014, (23): 3359-3360.

[143] 李德成，刘庆燕，韩传伟. 中药超微粉碎技术在中药制剂中广泛应用的优越性. 世界中医药, 2010, 5 (6): 430-431.

[144] 乌兰. 超微粉碎技术在中药现代生产领域的运用研究论述. 新材料与新技术, 2016, 42 (2): 56.

[145] 孙长花，钱建亚. 超微粉碎技术在食品工业中的应用及进展. 扬州大学烹饪学报, 2005 (2): 57-60.

[146] 盛勇，刘彩兵，涂铭旌. 超微粉碎技术在中药生产现代化中的应用优势及展望. 中国粉体技术, 2003, 9 (3): 28-31.

[147] 任夫健，张同来，于伟. 药物微粉制备及防团聚技术. 现代化工, 2005, 25 (10): 66-68.

[148] 刘佳，金思岑，张颖，等. 微粉化技术在名贵中药中的应用. 中国药房, 2014, 25 (23): 2192-2194.

[149] 陆锁根. 气流、机械组合式超微粉碎机. CN201008801Y. 20080123.

[150] 李晓东，陈丽尧，孔保华. 新型研磨石超微粉碎机. CN201342357Y. 20091111.

[151] 韩玉通. 节能超微粉碎机. CN2649180Y. 20041020.

[152] 姚明达，张海英，王建华. 红景天超微粉碎前后红景天苷的溶出度分析. 新疆中医药, 2012, 30 (5): 60-62.

[153] 何昱，钟涛，陈龙，等. 不同粒度甘草超微粉甘草酸溶出情况的比较. 中成药, 2011, 33 (1): 171-173.

[154] 郑芸. 探究对中药进行细胞级粉碎在中药药剂学中的应用研究. 世界最新医学信息文摘, 2017, 17 (34): 162-163.

[155] 李婧琳，王媚，史亚军，等. 超微粉碎技术在中药制剂中的应用分析. 现代中医药, 2018, 38 (5): 121-123.

[156] 杨静，张争明，李伯廷. 微粉化对鹿茸粉体的影响. 中华中医药学刊, 2015, 33 (5): 1143-1145.

[157] 梁秀清，沈晓，李子鸿，等. 山楂消脂胶囊超微粉与细粉的体外溶出度比较. 今日药学, 2018, 28 (1): 43-46.

[158] 乔洁. 对中药进行细胞级粉碎在中药药剂学中的应用探讨. 海峡药学, 2016, 28 (10): 9-10.

第七章

现代中药制剂成型性设计与方法

现代中药制剂的“成型”是在中药经制备工艺研究后，获得半成品的基础上，根据半成品特性和医疗要求，将其制成能直接供临床应用剂型的工艺过程。制剂成型性研究包括制剂处方设计与制剂成型工艺设计两个方面，是现代中药制剂研究的关键环节。本章分别就中药固态、半固态、液态和气态剂型中的典型剂型的成型性设计与方法加以阐释。

第一节 概 述

现代中药制剂的成型性研究是在药材的炮制、浸出、纯化、浓缩或干燥等系列工艺研究后，获得半成品的基础上，根据半成品特性和医疗要求，将其制成能直接供临床应用剂型的工艺过程，它是中药制剂制备工艺研究的重要环节。制剂成型过程一般经过2个步骤：一是剂型及其制剂的处方设计；二是成型工艺。现代中药制剂研制，不仅要重视获得半成品的工艺研究，而且还应注重对成品的处方组成与分剂量、服用量的确定和成型性研究。除此之外尚需进行与原方剂、原剂型是否等效的比较研究，这样才能客观地评价中药浸出、纯化等半成品加工技术合理性与操作可重复性，以及制剂处方与成型工艺的合理性，保障最终产品质量的稳定性和有效性[1]。

一、药物剂型设计的原则

药物的剂型对其疗效的发挥有重要影响。同一种药物由于剂型不同、制剂处方中辅料不同、制备方法不同或制备工艺的差异，往往会引起药物的起效时间、作用部位、作用强度、持续时间、毒副作用，以及药物的稳定性等发生较大的变化。因此剂型设计是中药制剂研发的主要内容之一。通常药物的剂型设计可根据以下几个方面综合考虑。

1. 根据疾病性质 临床疾病性质多样，病有轻重缓急，应有针对性地选择剂型。不同给药途径的药物剂型，起效速度的快慢有所不同，通常是：静脉注射 > 吸入给药 > 肌内注射 > 皮下注射 > 舌下或直肠给药 > 口服液体给药 > 口服固体给药 > 皮肤给药。因此，急症用药可以选择溶出、吸收速度相对较快，发挥疗效较为迅速的剂型，如注射剂、气雾剂、舌下片和口服溶液剂、滴丸剂等；对于慢性病或需要多次或长期用药者宜选用丸剂、混悬剂、缓释片剂、缓释胶囊剂等具有缓释延效作用的剂型；对于周期性节律性变化的疾病，如哮喘、消化道溃疡、心绞痛等多在夜间或凌晨发作的疾病可选择口服定时释药系统或称脉冲释药系统。另外，疾病部位也对剂型有不同选择，如皮肤疾患，宜选用软膏剂、涂膜剂等局部给药的剂型；痔疮瘘管等腔道疾病，宜选用栓剂、条剂、锭剂等剂型。

2. 根据用药对象 对于特殊人群的病人，如老人、儿童和昏迷病人常常吞服困难，分剂量较大的固体剂型，如片剂、胶囊剂、丸剂等一般不太合适，宜选用注射剂或透皮制剂；若口服给药，通常液体剂型较固体剂型适宜，散剂、颗粒剂较片剂、胶囊剂适宜。口腔崩解片虽然也属固体制剂，但是不需用水可直接吞服，唾液即可使其崩解或溶解，又可放于水中崩解后送服，尤其适用于老人、小儿等吞咽困难的病人及取水不便者；中药的口感则可以通过矫味技术予以改善。

3. 根据服用剂量 中药制剂给药剂量的确定主要根据方剂一日剂量与制剂工艺浸膏收率来决定，若收率偏高，日服用量较大，则不宜设计为片剂、胶囊剂、丸剂等分剂量固体剂型，更无法制成载药量受到限制的膜剂、缓释长效制剂等。

4. 根据药物性质 中药制剂多为复方，所含成分复杂，应进行充分的处方前研究，掌握活性成分及成型前所用物料（药物半成品和药物辅料）的物理、化学和生物学特性。一般而言，含难溶性或水不稳定成分的药物不宜制备为液体药剂，在胃肠道或首过效应明显的药物不宜设计为口服制剂，如天花粉毒蛋白在胃肠道中易降解失效，只有制备为注射剂，肌内注射才能发挥引产作用；抗肿瘤药物，若对肿瘤细胞无选择性，宜选用微球、纳米粒（毫微粒）、脂质体等具靶向性（定位性）的给药系统，以提高疗效，减少毒副作用。

5. 根据可供选用辅料品种 剂型的设计与成型很大程度上依赖于辅料的恰当选用，因此设计剂型时要充分考虑可供选用辅料的品种、性能、标准及价格。

6. 根据设备条件 合理的制备工艺需要先进的设备保证，因此剂型的设计应考虑设备条件。

药物剂型设计应该综合考虑上述各种因素。剂型无先进落后之分，只要选择得当，能充分发挥药效、降低毒副作用、病人乐于接受，便是该药物的理想剂型。

二、制剂处方设计一般应考虑的问题

制剂处方设计是据药物性质、医疗要求、给药途径、剂型等筛选辅料的过程。其目的在于解决制剂的成型性、有效性、安全性、稳定性与使用方便，由中药制剂的特点决定，一般应考虑以下问题[2]。

（一）处方设计与剂型、工艺（浸出、纯化）和疗效间的关系

中药复方制剂的疗效是各种中药成分的综合作用所体现，而不是所含一种或二种单一化学成分的作用。因此，在设计浸出方法和工艺时，就要尽可能多地浸出有效中药成分，尽可能少或不浸出无效成分，以体现中药综合疗效的特色。

无论半成品的成分是否清楚，纯度如何，在设计制剂处方时，一般宜据此半成品的特性分析和方剂的功能主治，首先经预试验筛选相适宜的剂型，再根据该剂型要求和物料特性设计制剂处方。

（二）物料的物理、化学特性

药物（半成品）及辅料（统称为物料）的物理、化学特性与制剂性质密切相关。药物与制剂的成型性、稳定性、有效性有关的主要物理化学性质有：外观、性状、色香味、组成与结构、粒子大小与晶型、密度、熔点、溶解度与溶出速度、解离常数与分配系数、酸碱性、物理稳定性、化学稳定性、生物学稳定性、吸湿性等；对于复方中药制剂，其中一些性质的研究，如晶型、溶解度、分配系数等，较成分单一的化学药物难度更大，其结果多具“表观性”。药物的制剂学性质主要是指与剂型成型及质量有关的性质。剂型不同所要研究的相关性质也不同，固态剂型应研究药物的粉碎、分散特性，粒子大小与溶出、疗效的关系，堆密度、流动性、吸湿性、可压性、可混合性等与制剂工艺相关的性质。液态剂型应研究药物的溶解性及其影响因素，物理稳定性及其影响因素，化学稳定性及其影响因素，生物学稳定性及其影响因素，矫味、矫臭、着色特性等相关性质。

制剂处方设计的内容随剂型不同而有较大差别。当剂型确定后，设计的制剂处方是否符合该种剂型基本要求，如能否成型、分剂量准确与否、含量是否均匀、能否崩解与释放、充分发挥药效、成型后是否稳定等，这一系列问题均与物料的物理化学和制剂学性质密切相关。半成品的物理、化学与制剂学特性通常成为筛选辅料的主要依据。因此，一般应首先研究半成品与制剂成型性、稳定性、有效性有关的物理、化学性质及其影响因素。这些工作就是通常所称的药物制剂处方设计前研究（Preformulation study）。在此基础上便可有针对性地设计处方、选用辅料，以解决制剂在成型性与稳定性方面存在的问题。

（三）中药制剂的生物等效性问题

生物等效性（Bioequivalence）是反映新制剂与其参比制剂生物等效程度的重要指标，是以生物利用度研究为基础的药物制剂质量控制研究项目。生物等效性是以药物的血药浓度与药理效应之间呈平行关系，并能建立可靠的药物有效血药浓度测定方法为前提，借以说明新制剂与原制剂比较，药物吸收达到有效浓度的程度与速度。

由于中药制剂的复杂性，用血药浓度法或生物效应法测得的药动学参数均具有表观性，难以评价复方中药制剂的整体生物效应。虽然目前体内药动学研究还没有纳入所有中药制剂必须研究项目中，然而等效性问题是制剂研究，特别是现代中药制剂研究必须高度重视的关键问题之一。因此，应根据中药制剂的特点，应从体内、体外两个环节，主动考虑所研究制剂的生物等效性问题。

中药制剂研制是在有效中医方剂基础上进行的，“有效”是中药制剂开发的前提，因此中药制剂的等效性至少应与原方剂、原剂型比较。为保持其等效性甚至提高生物效应，在制剂研制的各环节均需采取相应的方法与评价指标。就制剂处方设计而言，通过炮制、加工、浸出、纯化所得半成品是否保留了体现原中医方剂功能主治的中药有效组分的种类和数量；与原剂型比较，所选辅料对药物的崩解、释放、溶出是否产生不良影响等，这些直接关系到中药制剂的生物等效性，必须认真考虑。总之，现代中药制剂的生物等效性问题应贯穿于整个研究过程中。

（四）辅料及其选择原则

药用辅料（Pharmaceutical excipients）是制剂处方的重要组成部分，中药制剂处方设计过程实质是依据半成品特性与剂型要求，筛选、应用药用辅料的过程。

辅料的选择与应用是制剂处方拟定成功与否的关键。辅料的选择除了考虑与药物的相容性外，还与药物剂型或给药系统、给药途径、成型工艺以及辅料本身的质量等密切相关。选用辅料有两个最基本的原则：一是满足制剂成型、有效、稳定和方便要求的最低用量原则。即用量要恰到好处，用量最少不仅可节约原料，降低成本，更主要是可减少制剂体积与用量，应用方便；二是无不良影响原则。即不降低药品疗效，不产生毒副作用，不干扰质量监控。通常情况下要求辅料为“惰性”物质，即其物理、化学、生物学性质稳定，无生理活性，避免不良影响，充分用其有利发挥疗效的作用，是辅料选用研究中的重要内容。

选用辅料时，一般应做体外药物与辅料相互作用的研究，考察辅料对主药的物理稳定性、化学稳定性与生物学稳定性是否有影响，因为主药的稳定性直接影响其疗效。若辅料自身具有一定的有利于主药疗效的生理活性，则一般应在药效学研究中设计辅料空白、半成品（浸出物）、成品的对比试验，以说明辅料选用的合理性。

三、制剂成型工艺设计一般应考虑的问题

中药制剂成型工艺是指在制剂处方设计基础上，将原料或半成品（提取物等）与辅料制备成剂型，并形成最终产品的过程。一般情况下，制备工艺路线及各工序的技术条件随剂型与品种不同而异。当然剂型不同，成型工艺需要研究的内容也不一样，应有针对性的选择指标进行试验，筛选相应的工艺技术条件。

成型工艺设计一般应考虑三方面的问题：第一是成型工艺路线的选择与制剂处方设计间的关系；第二是成型工艺与生产设备间的适应性；第三是力求工艺流程简练，并通过中试研究验证和完善成型工艺设计。

（一）工艺路线选择与制剂处方设计间的关系

工艺路线的选择，一般要受制剂处方中物料性质的影响。制剂处方中半成品的物理性状、化学性质与生物学特性通常是选择成型工艺路线的依据。然而，工艺路线的改进又可能使处方中辅料的组成与用量发生变化。可见处方决定工艺路线，工艺路线可改变处方，二者相辅相成，并非一成不变。

（二）成型工艺与生产设备间的适应性

实验室的研究结果往往受条件限制、样本量小等影响，因而代表性相对较差，难以与现代制药企业的规模化生产要求的生产设备程控化、工艺流程自动化相适应。因此，为使实验研究的成型工艺适应规模生产设备的要求，一般要通过中试，调整成型工艺路线和技术参数，并为成型设备选型提供依据。

（三）中试验证与成型工艺设计的完善

应根据中试生产研究的实际情况，调整工艺路线，并以多批中试数据为依据，修订有关工艺技术参数，为拟定生产工艺技术条件奠定基础，使中试成为实验室工艺合理性研究的验证、修订、补充和提高。

近年来，基于“质量源于设计”理念的药物制剂设计和工艺研究的思路越来越受到重视，现代中药制剂设计应该借鉴并实施。

（冯年平，张永太）

第二节　现代中药固态制剂成型性设计与方法

药物剂型按照物态可分为气态、液态、固态和半固态四类，其中固态剂型较为常见，且多以口服为主。中药固态制剂的成型性设计应着重于制剂体外的成型性及其进入体内后的有效性。固态制剂在生产、包装、贮存、运输与使用过程中，需达到并保持相应剂型在外观、性状、质量等方面的基本要求；进入体内后，其有效成分需从制剂中以适当速度和程度溶出或释放，被人体吸收，从而发挥疗效。因此，固态制剂的成型性设计应关注制剂处方及成型工艺对制剂中有效成分溶出、吸收和疗效的影响。

一、概述

（一）现代中药固态剂型的类型

现代中药固态剂型的种类较多，主要包括散剂（powders）、颗粒剂（granules）、丸剂（pills）、微丸（pellets）、胶囊剂（capsules）、片剂（tablets）、膜剂（films）等。固态剂型剂量准确、质量稳定、且携带和服用方便，在临床上占据重要地位。

（二）现代中药固态剂型的特点

1. 固态剂型中药物的吸收速度首先受限于药物从剂型中溶出的速度。影响因素包括药物的溶解度、粒度，辅料的亲和性、黏性、崩解性，成型工艺方法及药物、辅料、工艺三者相互作用等。常见口服固态剂型吸收速度的一般顺序为：散剂 > 颗粒剂 > 微丸 > 胶囊剂 > 片剂 > 丸剂。

2. 固态制剂的化学稳定性相对于液体制剂来说更加稳定。其物理稳定性问题主要在于吸湿性、崩解度、溶出度的改变等。

3. 口服固态剂型的服用剂量不宜过大，某些患者（如老人、儿童等）难以吞咽片剂和胶囊剂等剂型。

（三）现代中药固态剂型的设计思路

合理的剂型是确保临床用药安全、有效、稳定的基础，设计前需了解药物的理化性质（溶解度、溶出速度、稳定性等）、制剂学性质（纯度、吸湿性、可压性等）及生物学特性（药理作用、体内过程、生物利用度、毒性等）。通常药物的理化性质与其生物学特性密切相关，药物的理化性质直接影响其体内过程，进而影响其临床疗效和毒性。可通过药剂学手段改善药物因溶解或溶出性能不佳而导致的吸收较慢、生物利用度低下等问题，如固态分散体、磷脂复合物、包合物、前体药物等。如孙彩霞等[3]采用溶剂法制备了水蜈蚣总黄酮固态分散体，其体外溶出度较原料药有显著提高。又如恽菲等[4]采用三种不同的环糊精对蛇床子素进行包合，显著提高了蛇床子素体外溶解度及其在大鼠体内生物利用度。

在选择适宜剂型的基础上，中药固态制剂的处方设计首先应确保成型性，且在包装、贮存、运输、携带过程中必须符合该剂型外观、性状的基本要求，即成型后的制剂还应具有良好的体外稳定性。此外，各有效成分应从剂型中按要求崩解、释放、溶出，以确保能被人体吸收、发挥疗效。

中药颗粒剂是在中药汤剂和干糖浆等剂型的基础上发展起来的剂型，保持汤剂吸收较快、作用迅速的同时，克服了汤剂煎煮不便、服用量大、易霉败变质等缺点，且适于工业生产、产品质量稳定。颗粒剂服用、携带、贮藏、运输均较方便，深受患者欢迎，其也是制备胶囊剂、片剂等多种其他固态剂型的基础。颗粒剂的成型设计在中药固态剂型设计中具有较高的代表性和普适性，下文以中药颗粒剂为例进一步具体阐述中药固态剂型的成型设计。

二、中药颗粒剂的成型设计与方法

中药颗粒剂分溶液型、混悬型、泡腾型三种类型。因此成型性研究时，首先应据半成品理化性质和医疗要求选择剂型类型，再根据类型和性质设计处方、成型工艺和包装。

（一）处方前工作

主要研究与颗粒成型有关的半成品（浸出物）理化性质，包括药材原粉、药材提取的稠浸膏或干浸膏。

1. 吸湿性

（1）定义　系指微粉吸附空气中水蒸气至其表面，是固态药物的一种物理特性，中药及其提取物尤其突出。通过对半成品吸湿参数的测定，进行处方和工艺设计。若半成品临界相对湿度（Critical Relative Humidity，CRH）值较低（如60%以下）、吸湿速度快（10分钟吸水量20%时外观便黏结湿润），则处方设计时应加辅料改变吸湿性；工艺上，可用高浓度乙醇作润湿剂，采用湿法制粒。若半成品CRH虽然较低，但吸湿速度慢（如24小时吸湿20%并达吸湿平衡时），可不加防湿性辅料，但必须用包装解决其较长时间后的吸湿问题。

（2）吸湿曲线和CRH测定方法　在各种湿度下（温度一定）测定平衡吸湿量，用相对湿度对平衡吸湿量作图即得吸湿平衡曲线。在吸湿平衡曲线上，当相对湿度提高至某一值时，吸湿量迅速增加，此时的相对湿度称为CRH，指引起大量吸湿的相对湿度。

（3）Elder假说　当将两种或两种以上药物粉末相混合，由于混合后的CRH值低于原来单一药物粉末的CRH值，也会引起吸湿。其混合物的CRH与各成分CRH的积相等，亦即：

$$CRH_{AB} = CRH_A \times CRH_B \qquad (7-1)$$

式中，CRH_{AB}系混合物的CRH值；CRH_A、CRH_B分别为A与B二成分的CRH值。但上式不适用于相互作用的药物。

2. 流动性　流动性对颗粒剂的生产、应用及质量控制具有重要意义。颗粒优良的流动性可保证颗粒剂的分剂量准确，并使颗粒剂混合均一。颗粒剂的流动性在药剂学中常用休止角和流速来表示。粉体的休止角越小，其流动性越好。一般认为$\alpha < 30°$流动性良好，$\alpha > 40°$流动性则不佳。

3. 堆密度　堆密度又称为松密度（Bulk density），系指单位容积粉体的重量。这里的容积是指粉体（包括粉体本身的孔隙）及粉体间空隙所占的总容积。复方颗粒剂因处方中各药材性质差异，应分别测定浸膏粉、药材原粉的堆密度，为选择制备工艺和设备提供依据。

4. 水分　处方中半成品若为药材细粉，兼具吸收剂作用，则应测定水分，并控制在一定标准以下，以充分发挥吸收剂性能；若为稠浸膏，则更应测定水分，并控制含水量在一定范围，并根据含水量和吸收剂的吸湿性能筛选适宜吸收剂，以达到一次制粒能制备软材的要求。

5. 药物与辅料间的相互作用　辅料与浸出物混合时，可能会出现相互作用而产生低共熔等现象。通过对相互作用的探讨，优化制剂处方。常用的有差示扫描量热法（Differential Scanning Calorimeter，DSC），比较2种组分混合后的DSC曲线与单一组分DSC曲线的异同，判断相互作用是否发生。如张磊等[5]采用差示扫描量热法，分析骆驼蓬总生物碱提取物与药用辅料的相容性，结果显示，药物与乳糖、硬脂酸镁的混合物存在相互作用，不宜配伍使用。

（二）辅料筛选

颗粒剂的处方设计主要解决如何合理选用辅料，以满足颗粒剂的成型与质量要求，重点在于掌握颗粒剂用辅料的种类、作用、选用原则、方法与评价指标。许多中药颗粒剂存在剂量大、辅料多、含糖量高等缺点，这与处方设计、成型工艺以及所用设备密切相关。而对辅料的合理筛选是有效克服上述缺点的重要措施。

1. 常用辅料的作用、种类、选用原则与应用技术　中药颗粒剂常用辅料有稀释剂、吸收剂、润湿剂（或黏合剂）、泡腾崩解剂、矫味剂、矫臭剂等。鉴于中药半成品的特点，颗粒剂中吸收剂用的较多。

（1）吸收剂（Absorbents）　吸收剂在中药颗粒剂中可起到成型、改变半成品特性（如降低吸湿性）、提高药物稳定性等作用，对于含挥发油、稠浸膏较多的颗粒剂配方尤为重要。目前常用的有蔗糖、糊精、乳糖、葡萄糖、甘露醇、山梨醇、可溶性淀粉、预胶化淀粉（冷水中约溶20%）、微晶纤维素、微粉硅胶等。因蔗糖易引起龋齿且不宜糖尿病患者服用，常用乳糖、甘露醇、山梨醇、可溶性淀粉、麦芽糊精等代替。糖作辅料对疾病治疗的负面影响范围和程度，应客观分析和研究，切忌绝对化。此外，可选用处方中“出粉率”高，对液体“容纳量”大的药材打粉，代替辅料。

中药颗粒剂的吸收剂应有较高的“容纳量”，即以较低比例与半成品混合后，仍具良好的成型性、流动性；若为溶液型颗粒剂，应选高CRH值的水溶性吸收剂，若为混悬型，则可选吸湿速度快，吸湿量大而又不至改变自身物理状态的水不溶性吸收剂；可溶性颗粒还要考虑成品有较好的溶解性能。例如，那溪元等[6]在麻杏止咳平喘颗粒剂成型工艺研究中，考察了糊精、糖粉、可溶性淀粉对浸膏粉吸湿性的影响，以颗粒的流动性与吸湿性等为指标，得到辅料最佳种类及比例。

（2）润湿剂或黏合剂（Moistening agents or Adhesives） 润湿剂或黏合剂是将药物细粉或浸膏进行润湿、黏合，便于制成软材后制粒。主要有水、乙醇、淀粉浆、糊精、糖粉、糖浆、饴糖、炼蜜、液状葡萄糖、阿拉伯胶浆。明胶浆、羟丙基甲基纤维素（HPMC）及其他纤维素的衍生物、聚乙烯吡咯烷酮（PVP）等。黏合剂用量太少或黏性不足，颗粒疏松易碎，而用量过多或黏性太强，制成的颗粒过于坚硬，则影响颗粒的溶化性及药物的溶出。因此，在选用黏合剂时须进行试验，选择最佳品种和用量。

中药颗粒剂中所用药料（提取物）多为浸膏，只需加适量的不同浓度乙醇或水湿润，即可诱发其本身黏性，使聚结成软材，以利于制粒。所用乙醇或水称为润湿剂。中药浸膏制粒常用不同浓度乙醇，用量与浓度视成品性状而定。例如，易艳东等[7]在清脉颗粒剂成型工艺的优选中，选取不同乙醇体积分数（80%、85%、90%）、不同药物辅料比例、不同辅料用量进行正交试验，以颗粒的成型性、吸湿率、粒度、水分测定、流动性、溶化性为指标得到最佳制粒工艺条件为：浸膏粉：混合辅料 =2：3，乳糖：糊精 =1：2，用85%乙醇作为润湿剂。

（3）泡腾崩解剂（Effervescent disintegrants） 泡腾崩解剂主要作为泡腾型颗粒的辅料，是利用有机酸与弱碱遇水作用产生二氧化碳气体，使药液产生气泡呈泡腾状态，由酸－碱中和反应系统组成。常用的酸有枸橼酸、酒石酸、磷酸二氢钠、焦磷酸二氢钠、亚硫酸氢钠等。常用的碱有碳酸氢钠、碳酸钠、碳酸氢钾、甘氨酸碳酸钠、倍半碳酸钠等。常根据制剂处方的药物总量，参考有机酸作酸性泡腾剂时的常用剂量，确定有机酸的处方用量，再考虑碱性泡腾剂，利用酸碱中和反应计算，以酸碱完全反应后呈较弱酸性，并根据此确定弱碱的用量。例如，刘敬等[8]在枳葛泡腾颗粒制备工艺的研究中，以泡腾时间和粒度为评价指标，采用正交试验法优选泡腾剂、PVP－K30、PEG6000 的用量。结果显示，柠檬酸－碳酸氢钠（1.3：1）为最优泡腾剂种类，且泡腾剂用量33%、PVP－K30 用量 1%、PEG6000 用量 6% 为最佳处方工艺。

（4）助悬剂（Suspending agents） 为改变混悬型颗粒剂加水后的混悬状态，可加入助悬剂，可制备为类似于干混悬剂的颗粒剂。可参见干混悬剂的相关内容。

（5）矫味、矫臭剂 中药颗粒剂一般用开水溶化后冲服，对口感有一定的要求，加入矫味、矫臭剂，可以改善口感特别差的颗粒剂，不仅能提高患者服用顺应性，且对疗效具有精神与心理的积极作用。常用的矫味、矫臭剂有：甜味剂（天然：蔗糖、蜂蜜、甜菊苷；合成：甜蜜素、蛋白糖等）；芳香剂（天然：薄荷油、桂皮油、桔子油等；合成：香蕉香精、柠檬香精）；胶浆剂（西黄耆胶浆、琼脂胶浆、海藻酸钠液等）。由于黏稠可以干扰味蕾的味觉而矫味；泡腾剂利用产生的二氧化碳麻痹味蕾，起到矫味、矫臭作用。还可以采用包合技术或包衣技术掩盖不良气味。例如，蒋庆林等[9]在制备宁心痛颗粒时，对川芎、细辛混合挥发油成分进行 β－环糊精包合。若药物味道过苦或过于怪异，则制成颗粒剂的矫味、矫臭较困难。因此在选择颗粒剂时应权衡利弊，考虑剂型选择的必要性和合理性。

2. 辅料筛选方法设计与评价指标 颗粒剂用辅料筛选方法的设计以相应的理化特性参数为指标，用单因素筛选法筛选辅料的种类与用量。例如，以吸湿量为评价指标筛选吸收剂；以成型的难易和软材或颗粒的质量（粒度、碎脆度）与外观性状为评价指标筛选润湿剂或黏合剂；以冲化成溶液时的矫味效果筛选矫味剂等。若同时考虑吸收剂、润湿剂、矫味剂等诸多成型因素时，亦可采用多因素筛选方法，如正交试验法、均匀设计法或响应曲面优化设计法，用多指标综合评价。

3. 制剂处方剂量设计 在中药颗粒剂制剂处方剂量设计时，以辅料最低用量与成型质量相关为原则，以工艺稳定、成熟为基础，在允许误差范围内（如 ±10%），以固定浸膏粉与辅料比投料，制备成品。

例：某方剂一日药材总量 60g，工艺研究平均收膏率 15%，膏粉：辅料 =3：1 成型良好。

日服剂量设计：日服浸膏粉量为 60 ×15% = 9g；应加辅料量为 3g；颗粒量为 12g；以每日 3 次计，则剂量为 4g/次（袋）。

制剂处方剂量设计：制剂成品以 1000g（颗粒剂标准 1000 个制剂单位）计，其总量为日服量的 1000/12 =83.33 倍；制剂处方各药材量应为方剂日服各药材量的 83.33 倍（整数计）；标准制剂处方药材总量为 60 ×83.33 =5000g，一袋相当 20g 药材。

实际生产中，辅料用量经试验筛选后，以 1000g

制成品为准的制剂处方和剂量便可设计。一经确定，在生产中就应严格执行，不宜随意加减，以增减辅料来满足制剂成品量的规定对中药颗粒剂来说，值得斟酌。因为中药颗粒剂的辅料应按最低用量原则筛选，其用量与成型质量密切相关，在有足够中试生产数据基础上提供的浸膏平均收率及浸膏粉与辅料比例具有代表性，因此，在允许误差范围内（如±10%），均应以固定的浸膏粉与辅料比投料制备成品。在实际生产中，会因浸膏收率低于或高于平均值时，出现低于或高于成品总量的情况，但若按比例投辅料，单剂重量不变，所含浸膏粉也一定，能防止低收率时以辅料代替药物，质量难以稳定的情况。例如，上述处方药材投料50kg某次收浸膏粉6900g（13.8%），应加辅料2300g，而不是3100g；成品颗粒为9200g（2300袋）而不是10000g（2500袋）。若标准中规定有成分含量限度者，成品中成分含量还必须在规定的限度范围之内。

（三）成型工艺与设备

中药颗粒剂的制备，一般根据半成品和辅料性质，可采用以下四种制粒方式：

1. 湿法制粒与设备 普通湿法制粒是指经混合→制软材→制粒→干燥→整粒这一工艺过程的制粒方法。根据半成品性状不同，分为：①清膏二次制粒。即清膏加定量吸收剂制成软材后制粒，因清膏稠度大，难以均匀混合，一次成粒，常出现“白点”等不均匀现象，故常将干燥的颗粒再粉碎，过筛成细粉，加润湿剂第二次制粒，以克服此弊端。用该法制粒很难减少辅料用量（常在75%以上），不宜提倡。②干膏制粒。明显减少辅料用量，干燥设备性能的不断改进为该法的广泛应用奠定了基础。

普通湿法制粒设备包括混合、制粒、干燥设备，如槽式混合机混合；摇摆式颗粒机、圆筒型制粒机、螺旋式挤出制粒机制粒；箱式干燥或流化床干燥设备。

2. 流化喷雾制粒与一步制粒机 流化喷雾制粒是将普通湿法制粒中混合、制粒、干燥一次完成，又称一步制粒，是中药颗粒剂制备的常用方法。制粒时常将吸收剂等辅料用作流化的“粉末”（底料），中药浓缩液作为“黏合剂”喷雾。应根据物料的理化特性，筛选流化“底料”与喷雾用浓缩液的比例、进风温度、供液速度、“相应的设备为一步制粒机（又称流化制粒机），以及一系列以流化床为母体的新型多功能复合型制粒设备（如搅拌流化制粒机、转动流化制粒机等）。”雾化空气压力、喷雾液滴直径等参数，使保持良好的动态平衡，达到满意的制粒效果。流化喷雾剂粒设备采用一步制粒机，在一个容器内完成混合、制粒和干燥工序，制得的颗粒疏松，流动性好。相应的设备为一步制粒机（又称流化制粒机），以及一系列以流化床为母体的新型多功能复合型制粒设备（如搅拌流化制粒机、转动流化制粒机等）。

3. 干法制粒与干挤式颗粒机 若制得中药颗粒剂硬度较小，运输贮存过程中使细粉量增加，以及一些遇水分解、受热变质的物料可选用干法制粒。原理是将浸膏粉与辅料混合均匀后，施以强大压力（186～784MPa），压制成条、片状，然后破碎成颗粒，常见的有滚压法与重压法。设计的关键为控制压力，成型不应影响颗粒的溶散。干挤式颗粒机为滚压法制粒，将混合、滚压、碾碎、整粒集于一机，送入物料，可直接获得所需颗粒，简化工艺的同时提高颗粒质量，是目前干压法制颗粒较好的设备类型。重压法设备为重型压片机，冲模直径2.5～5cm，还应配以破碎整粒机，工序繁多，设备分散。

4. 泛制法制粒与离心包衣造粒机 泛制法是我国传统制备丸剂的方法，原理是药物细粉在移动状态下用适宜液体黏合成模子，并在分次加入细粉与黏合剂的操作中使模子泛制成颗粒。此法形成的颗粒圆整、紧密、均匀，外观极佳。借用此原理研制的离心包衣造粒机，结合现代机械自动化设备与计算机技术，使药粉或模子在离心机中呈最佳移动状态，而加粉或喷浆（黏合液体）由自动程序控制，使造粒达最佳效果。该设备适于中药浸膏粉的制粒，若浸膏粉CRH较低，还可在成粒后立即喷入防湿物料，在颗粒表面包上隔离衣料，以降低其吸湿性。

（四）包装设计

1. 包装材料 中药颗粒剂易吸潮，且处方药物中挥发性成分易挥发、氧化变质而降低疗效。故在包装设计时，要特别强调包装材料对湿分、氧气的阻隔性能好等特点。一般玻璃容器化学稳定性好，气、液不能穿透，但其质量较大、脆性大、运输携带不便。目前较多选用铝箔或复合材料（以尼龙膜、聚丙烯、无毒聚氯乙烯等透明纸为基纸并喷涂高压聚乙烯的复合材料）作为颗粒剂包装袋。

颗粒剂包装过程中的常见问题主要集中在颗粒剂内包装外观不合格及装量差异不合格两个方面[10]。原因通常为包装仪器参数设置不合理，颗粒硬度大或细粉过多[11]。应及时调整包装仪器参数、装量范围，保证产品包装质量。

2. 包装的选择与设计　包装材料与药物制剂稳定性关系密切，在包装设计、产品试制过程中，要进行“装样试验”。可采用稳定性加速试验筛选。

通过新颖包装设计可提高药品使用过程中药品的稳定性，服用剂量的准确性，确保用药安全。如黄帮华等[12]设计了一款给合装置，将定量装置与颗粒状药物容器瓶结合为一体，利用弹簧构件控制通道隔板的开合，定量控制颗粒状药物的容量。使得每次服用药物定量准确，同时避免人手接触药物，防止污染。

（五）质量评价

参照《中国药典》（2015 年版四部）规定，进行性状、粒度、溶化性、水分、装量与装量差异、微生物限度检查。

（六）中药颗粒剂研制技术的应用

实例：复方芪苓颗粒的研制[13]

1. 辅料种类筛选　按表 7－1 取规定量浸膏粉与辅料（1∶1）混匀，用适量的 85% 乙醇作润湿剂制软材，1 号筛制粒，60℃以下干燥至恒重，以颗粒的成型性、堆密度、休止角、溶化性以及吸湿性为评价指标，综合指标 =（15/最大成型性值）×成型性值 +（15/最大堆密度值）×堆密度值 +（最小休止角值 ×15）/休止角值 +（20/最大溶化性值）×溶化性值 +（最小吸湿率值 ×35）/吸湿率值，优选最佳辅料，结果见表 7－2。

表 7－1　复方芪苓颗粒辅料种类筛选

辅料（份数）	样品号							
	1	2	3	4	5	6	7	8
纯浸膏粉	1	1	1	1	1	1	1	1
乳糖	1							
可溶性淀粉		1						
微粉硅胶			1					
糊精				1				
木糖醇					1			
甘露醇						1		
明胶							1	
甲壳胺								1

表 7－2　不同辅料综合评分

辅料	成型率（15）	堆密度（15）	休止角（15）	溶化性（15）	吸湿性（15）	总分（15）
乳糖	13.51	14.57	11.36	19.56	35.00	94.00
可溶性淀粉	13.12	12.94	12.98	13.79	24.62	77.45
微粉硅胶	11.55	12.27	10.65	7.94	28.86	71.27
糊精	13.81	13.98	12.29	13.34	22.28	75.70
甘露醇	12.85	13.91	12.13	20.00	31.59	90.48
明胶	11.90	15.00	15.00	18.84	20.31	81.05
甲壳胺	13.93	7.20	10.68	8.23	21.13	61.17

由上述结果可知，乳糖作为辅料时颗粒的成型率、堆密度、休止角、溶化性、吸湿性评分均较高，故选择乳糖作为辅料，进行下一步研究。

2. 处方优化　选择浸膏粉与乳糖的比例、乙醇的浓度及用量为考察因素，颗粒成型性为评价指标，设计 $L_9(3^4)$ 正交试验、因素水平表，见表 7－3。

表 7－3　因素水平表

因素水平	A 浸膏粉∶乳糖	B 乙醇浓度	C 乙醇用量
1	8∶1	50%	8%
2	8∶2	70%	10%
3	8∶4	90%	6%

根据实验结果，进行直观分析和方差分析，各考察因素对颗粒剂的影响大小顺序为 A > C > B，A、C 均有显著性影响。正交设计所得最佳实验方案为 $A_2B_3C_3$，即浸膏粉与乳糖的比例为 8∶2，乙醇浓度为 90%，乙醇用量为 10%。

为进一步验证处方工艺的可行性和稳定性，分别制备三批样品，评价颗粒成型性、溶化性及吸湿性，结果见表 7－4。由结果可知，该处方及工艺稳定。

表 7－4　处方工艺验证结果

重复实验样品	成型性（%）	溶化性（%）	吸湿性（%）
1	80.52	81.02	8.69
2	73.20	83.40	8.03
3	76.31	81.98	8.31

（王文苹）

第三节　中药现代半固态制剂成型性设计与方法

一、概述

中药半固态制剂系指中药与适宜的基质或辅料经加工制成的一类半固体或近似固体的一类剂型，亦包括临用时或用后可软化、熔化的剂型。

（一）中药半固态制剂的类型

中药半固态制剂包括内服和外用两类。本节主要讨论外用半固态制剂。此类制剂临床应用多见，主要包括软膏、油膏、乳膏、糊剂、眼膏、硬膏剂、栓剂等。

（二）中药半固态制剂的特点

1. 半固态制剂以外用、局部作用为主，广泛用于皮肤科、外科、伤科、眼科而起局部治疗与保护作用，亦可通过透皮吸收用于内科疾病起全身治疗作用。

2. 半固态制剂主要由药物和基质组成。基质在半固态制剂成型性中起决定性作用，而且对药物的释放与吸收有很大影响。除此以外，处方组成中还经常加入抗氧剂、防腐剂等以防止药物及基质的变质，特别是含有水、不饱和烃类、脂肪类基质时加入这些稳定剂更为重要。

（三）现代中药半固态制剂设计思路

首先采用适宜的方法对中药处方中的药材进行处理（包括粉碎、提取与精制等）获得半成品，然后根据临床用药目的、半固态制剂的类型、中药半成品的理化性质、给药途径及生物药剂学特性等，选择适宜类型的基质、附加剂与药物（中药半成品）组成制剂处方，以药物释放或透皮吸收速度、制剂物理性质（如熔点、pH 值、黏稠度）与稳定性等为指标，采用适宜的实验方法优化制剂处方（包括组成及其用量）与成型工艺条件，即可设计出合理的中药半固态制剂的成型工艺。

二、中药软膏剂的成型性设计与方法

软膏剂系指药物、药材、药材提取物与适宜基质制成具有适当稠度的膏状外用制剂，主要起保护、润滑和局部治疗作用，多用于慢性皮肤病，亦可通过透皮吸收产生全身治疗作用，但不宜用于急性损伤的部位。

中药软膏剂的成型设计，对药物疗效的发挥及其质量的稳定具有直接的影响。一般应考虑以下几个方面：

（一）成品的质量要求

软膏剂应细腻、均匀，黏稠度适宜，易涂布于皮肤上或黏膜上而不融化，且无不良刺激性；应无酸败、异臭、变色、变硬、油水分离等变质现象，用于创面的软膏应无菌。

（二）成型前药物的处理

软膏剂成型前，处方中大多数中药材一般应采用适当方法进行提取纯化，制成有效组分含量高、体积小、无焦屑的稠浸膏或干浸膏粉，并制定其质控标准（如稠膏的相对密度，主要有效组分的含量，干膏粉的粒度等）；剂量小的贵重药或细料药等可直接粉成细粉或极细粉；含挥发油多的中药材可考虑先提挥发油等。

（三）软膏剂基质种类及其特性

基质是软膏剂药物的载体与赋形剂，并可通过对药物释放、穿透、吸收的影响而增加或降低软膏剂的临床疗效。软膏剂基质可分为三类，即：油脂性基质、乳剂型基质、水溶性基质。

1. 油脂性基质　油脂性基质（Oleaginous bases）又可分为油脂类、类脂类及烃类等。其共同的特点是润滑、无刺激性，保护及软化作用比其他基质强，能与较多的药物配合。但油腻性及疏水性大，不易与水性液体混合，也不易用水洗除，对药物的释放、穿透能力较其他基质差。

（1）油脂类 系从动、植物取得的高级脂肪酸甘油酯及其混合物。常用的有豚脂、麻油、花生油、氢化植物油等。

（2）类脂类 系高级脂肪酸与高级醇的酯类，常用的有羊毛脂、蜂蜡和鲸蜡。

（3）烃类 系石油分馏而得烃的混合物，大部分属于饱和烃类，其特点是性质稳定，很少与主药发生作用；不易被皮肤吸收，适用于保护性软膏；不溶于水及醇，但在多数的脂肪油或挥发油中能溶解。常用的有凡士林、液状石蜡、固体石蜡等。

（4）合成（半合成）油脂性基质 系由各种油脂及原料加工合成，不仅组成和原料油脂相似，保持其优点，而且在稳定性、皮肤刺激性和皮肤吸收性等方面都有明显的改善。常用的有角鲨烷、羊毛脂衍生物、硅酮、脂肪酸、脂肪醇及其酯等。

2. 乳剂型基质 乳剂型基质是由水相、油相借乳化剂的作用而形成的半固体状基质，其油相物质多为固体，主要有硬脂酸、蜂蜡、石蜡、高级脂肪醇（如十八醇）等，有时为调节稠度加入凡士林、液状石蜡或植物油等；水相为蒸馏水或药物的水溶液。乳化剂常用的有：阴离子型表面活性剂（如有机胺皂、十二烷基硫酸钠等）、非离子型表面活性剂（如吐温类、司盘类、平平加类、乳化剂 OP、单硬脂酸甘油酯等）。

乳剂基质不会阻止皮肤表面分泌物的分泌和水分蒸发，对皮肤的正常功能影响较小，并且因表面活性剂的作用可促使药物的释放与透皮吸收，从而有助于药物作用的发挥。但应注意遇水不稳定的药物不宜用乳剂型基质制备软膏剂。

乳剂基质包括 O/W 型与 W/O 型两类，其类型主要取决于乳剂基质配方中乳化剂的性质。

（1）O/W 型乳剂基质 其外观似雪花膏，能与水混合，无油腻性，易洗除，故临床应用较多。但用于分泌物较多的皮肤病（如湿疹）时，可与分泌物一同进入皮肤而使炎症恶化（反向吸收），故须注意适应证的选择。另外，此类基质易干燥、发霉，故常需要加入防腐剂（如尼泊金类、三氯叔丁醇、山梨酸等）和保湿剂（如甘油、丙二醇或山梨醇等，用量约为 5% ~20%）。

（2）W/O 型乳剂基质 其外观似油膏状，习称冷霜，较油脂性基质易涂布，油腻性小，且水分从皮肤表面蒸发时有缓和冷却的作用；能吸收一定量的水分，但不易洗除。本类基质制备的软膏剂在临床应用较少。

3. 水溶性基质 水溶性基质是由天然或合成的高分子水溶性物质所组成。其特点是能与水性体液混合，吸收组织渗出液，一般释放药物较快，无油腻性，易涂展和洗除。其缺点是润滑作用较差，易失水干涸，故需加保湿剂和防腐剂。另外，不宜用于遇水不稳定药物的软膏。

目前，常用的水溶性基质主要是合成的聚乙二醇类高分子物及其不同分子量配合而成的混合物。药剂中常用的平均分子量在 300 ~6000。PEG 700 以下均是液体，PEG 1000、PEG 1500 及 1540 是半固体，PEG 2000 至 6000 是固体。固体 PEG 与液体 PEG 适当比例混合可得半固体的软膏基质，并可随时调节稠度。但应注意由于其较强的吸水性，用于皮肤常有刺激感，且久用可引起皮肤干燥感，对季铵盐类、山梨糖醇及羟苯酯类等有配伍变化。

4. 软膏剂的附加剂 除了药物和基质外，软膏剂还常添加抗氧化剂、防腐剂、保湿剂、吸收促进剂等附加剂。常用的抗氧化剂、防腐剂、保湿剂见表 7-5。

表 7-5 常用的抗氧化剂、防腐剂、保湿剂

种类		举例
抗氧化剂	水溶性抗氧化剂	亚硫酸氢钠、焦亚硫酸钠、硫代硫酸钠、亚硫酸钠、维生素 C、半胱氨酸、蛋氨酸
	油溶性抗氧化剂	叔丁基对羟基茴香醚、二丁基羟基甲苯、没食子酸丙酯、维生素 E 等
	金属离子络合剂	依地酸（EDTA）、枸橼酸、酒石酸等
防腐剂	醇类	三氯叔丁醇
	酸类	苯甲酸、山梨酸等
	酚类	苯酚、苯甲酚
	酯类	羟苯甲酯、羟苯乙酯等
	季铵盐类	苯扎氯铵、苯扎溴铵
保湿剂	多元醇	甘油、丙二醇、山梨醇等

（四）软膏剂中药物的作用过程及其影响因素

1. 药物的作用过程 软膏剂施加于用药部位的皮肤（或黏膜）表面后，其药物一般通过释放→穿透→吸收三个阶段而发挥局部甚或全身作用。释放是指药物从基质中扩散到皮肤上；穿透是指药物通过表皮，进入细胞外间质；吸收是指药物通过皮肤微循环从细胞外液进入血液的过程。根据临床用药的需要，通过控制药物在上述三个阶段的转运速度，可以更有效地发挥软膏剂作用。

2. 影响药物作用过程的因素

（1）药物性质与药物浓度　①分子大小：分子量大于600的物质较难通过角质层。药物的扩散系数与分子量有关，分子量越大，分子体积越大，扩散系数越小；②分配系数：由于药物从软膏剂至皮肤的转运伴随分配过程，分配系数的大小也影响药物从软膏剂进入角质层的能力。如果软膏中的介质或某组分对药物具有很强的亲和力，且其油水分配系小，将减少药物进入角质层的量，进而影响药物的透过；③溶解度：一般油溶性药物较水溶性药物易于穿透皮肤，但既具有一定的油溶性并且具有适当的水溶性的药物（同时具有极性基团和非极性基团）的穿透作用更佳，这是由于一方面皮肤细胞膜是类脂性的，非极性强，而组织液又是极性的。若在油、水中均难溶的药物则很难透皮吸收。所以，用于经皮吸收的药物在水及油中的溶解度最好比较接近，而且无论在水相或是在油相均应有较大的溶解度；④分散状态或粒度：药物在基质中的分散状态也影响透皮吸收，一般在软膏中溶解状态比混悬颗粒，细颗粒比粗颗粒有较好的透皮吸收；⑤药物浓度：药物在皮肤中的扩散是依赖于浓度梯度的被动扩散，其推动力是皮肤两侧的浓度梯度，软膏中的药量对维持该浓度梯度具有重要作用。增加浓度的方法在低浓度范围内具有实际意义，但对于那些溶解度已经较高的药物或浓度较高的系统则意义不显著。

（2）基质的性质　①基质的组成与性质：药物在不同性质基质中的释放、穿透、吸收的快慢顺序依次为：乳剂型基质 > 动物油脂性基质 > 植物油性基质 > 烃类基质。水溶性基质对药物的释放虽快，但对药物穿透作用影响不大，制成的软膏药物很难透皮吸收；②基质pH与药物pK_a：许多药物是有机弱酸或有机弱碱，它们以分子形式存在时有较大的经皮透过能力，而离子型药物一般不易透过角质层。表皮内的pH值为4.2～5.6，弱酸性环境，而真皮内的pH值约为7.4，故可根据药物的pK_a值来调节软膏的pH值，使其离子型和分子型的比例发生改变，提高其透过性。一般地，当基质的pH值小于酸性药物的pK_a或大于碱性药物的pK_a时，这些药物的分子型显著增加，有利于穿透。

另外，选用与离子型药物所带电荷相反的物质作为介质或载体形成电中性离子对也有助于药物在角质层的透过。

（3）载药微粒　研究表明，有些药物被包封于微粒（如脂质体、微球、脂质纳米粒及磷脂复合物等）后，可促进药物透过角质层进入皮肤内，并具有较好的皮肤驻留性，能长时间发挥疗效，同时减少体内吸收。另外，药物被包封于这些微粒载体之中有利于提高药物稳定性，并减少由于药物带来的皮肤刺激性。将这些微粒传递系统加入传统软膏，能提高局部作用功能。

（4）其他因素　如透皮吸收促进剂、机体皮肤差异性、应用面积、应用次数及接触时间等都会影响软膏剂中药物的的作用过程，这将在第七章第五节中详细讨论。

（五）软膏剂处方设计

欲使软膏剂便于应用，发挥局部或全身疗效，应综合考虑药物、基质及皮肤的性质，在了解这三者的基础上合理设计、筛选处方。

1. 药物性质　药物从基质中释放出来才能发挥疗效，因此药物的溶解度、热力学性质、与基质亲和力及基质的黏度等成为影响药物释放的主要因素。药物从基质释放后能否停留在皮肤表面发挥疗效，就要看药物本身的性质，如药物的脂溶性及分子量等。研究经验表明，药物的油水分配系数的对数 $\lg P \geq 1$，分子量 < 500，容易透过角质层，而 $\lg P \geq 3$ 时药物则具有较好的皮肤贮留性。

2. 基质的选择

（1）软膏剂基质选择的基本原则

1）根据医疗要求及皮肤患处的生理病理状况选择　如鱼鳞癣、烧伤脱痂、湿疹、皮炎以及冬季皮肤含水量减少后呈现鳞屑、干燥、落屑、皲裂等皮肤病，宜选用油脂性基质。但有多量渗出液的湿润、糜烂面则不宜选用油脂性基质，以免因不吸水而使患处溃烂。其他如患皮脂溢出性皮炎、粉刺、痤疮、酒渣鼻等也不宜使用油脂性基质，因此类皮肤病是由皮脂分泌过多或皮脂腺被阻塞引起。

对于脂溢性皮炎、皮肤开裂、疱疹、疖等皮肤病及各种化妆品、美容制剂，可选用乳剂型基质。但对于有多量渗出液和糜烂面的皮肤病，则不宜选用乳剂型基质，因其可与分泌物一起透入皮肤（反向吸收），往往反使炎症恶化。

对于湿润的疮面、亚急性皮炎或湿疹等慢性皮肤病，可选用水溶性基质，因此类基质具有吸湿作用。

2）根据不同类型基质的特性选择　若要求基质有较好的吸水性与释放药物性能，则可选用水溶性基质或 O/W 型乳剂基质。若要求基质产生较强的水合作用，则可选用烃类基质，因其有良好的闭塞性，可阻止皮肤水分的蒸发（水合作用对水溶性药物吸收的促进作用优于脂溶性药物）。不同类型基质的闭塞性大小依次为：烃类 > 类脂类 > W/O 型 > O/W 型 > 水溶性基质。

3）根据药物的性质选择　如根据药物的溶解性，应选择对药物溶解性较大，且亲和力适中的基质。若基质对药物的亲和力太强，则不利于药物的释放。另外，在水中不稳定的药物，不宜选用含水基质（如水溶性基质、乳剂型基质）。

（2）软膏基质处方筛选的评价指标

1）影响软膏剂药物作用的指标　常以软膏中药物的释放或透皮吸收程度等为指标，评价不同类型或不同组成基质对药物作用的影响。目前，测定药物释放、穿透与吸收常用的方法有：体外实验法（包括凝胶扩散法、薄膜扩散法、离体兔皮扩散法）、体内实验法（包括体液与组织器官中药物含量的分析、生理反应法、组织检查法）、放射性原子示踪法。

2）影响软膏剂物理性能的指标　包括基质的熔点与滴点、黏度与稠度、水值、酸碱度等。熔点与滴点、黏度与稠度常用于软膏基质软硬度与涂布性的评价，其中熔点与滴点一般仅用于油脂性基质。水值的测定可以考察基质的吸水能力；酸碱度的测定可以避免基质 pH 值偏高或偏低而引起的皮肤刺激性，并可考察基质能否满足药物稳定性的要求。

（3）软膏剂基质筛选的方法

1）基质类型确定　基质类型对药物疗效的发挥影响较大，是软膏剂处方设计中应首先解决的问题。除根据上述基本原则选择外，也可通过对比实验进行选择。实验中常以中药有效成分在基质中的释药参数（如 T_{50}、扩散系数）为指标，考察不同类型基质对药物释放性能的影响。如时琳等[14]研究了三种不同基质对黄连素软膏体外透皮吸收的影响，结果乳剂型黄连素软膏的吸收率最高，其次是水溶性，油脂型最差，归因于黄连素的疏水性。

2）基质配方组成及其配比的确定　在选定基质类型的基础上，一般常需要对基质配方组成及其配比进行优化。通常的优化方法是：以外观、涂抹性、黏稠度、离心稳定性和 pH 等为评价指标，根据文献拟定若干个组成不同的基质配方，考察其对上述指标的影响，以筛选出适宜的基质处方；在此基础上或针对根据经验拟定的某一基质配方，选择对基质物理性能、释药性（或透皮性）等影响较大的多个组分（如乳膏中油相组分、乳化剂等），用多因素试验设计法（如正交设计法、均匀设计法等）进一步优选其用量或配比。

例如在祛风止痛膏组方优化研究中[15]，在单因素试验基础上采用响应面法对该制剂的油水相比、甘油、聚氧乙烯 - 2（21）硬脂醇醚（72/721 乳化剂）和硬脂酸添加量进行优化，并通过模型优化，得祛风止痛软膏的最佳基质组方为：甘油 16.76 g，乳化剂 25.7 g，硬脂酸 26.25 g，油相 - 水相（1∶7.88）。③亲水亲油值（HLB 值）在乳膏基质处方设计中的应用　在乳剂基质的筛选过程中，还应根据药物的性质、基质和乳化剂的特点，筛选合适的 HLB 值，方能制备出均匀稳定的乳剂软膏。张瑶[16]等以乳膏基质稳定性及外观性状为考察指标，单因素法优化乳化油相所需 HLB 值，设计 $L_9(3^4)$ 正交试验考察油相和水相的配比、乳化剂 HLB 值对乳膏的影响，筛选了黄芪多糖护肤品的合理处方。

不同种类的油乳化时所需乳化剂的 HLB 值不同，见表 7 - 6。若有多种油混合，所需乳化剂的 HLB 值则为：

$$HLB_{混合油} = \frac{\sum_{i=1}^{\infty} HLB_i W_i}{\sum_{n=1}^{\infty} W_i} \quad (7-2)$$

式中，HLB_i 及 W_i 分别表示混合油相中某一种油所需的 HLB 值及用量，$HLB_{混合油}$ 是混合油要求的总的 HLB 值。

表 7 - 6　乳化油相所需 HLB 值

名称	所需 HLB 值 W/O 型	所需 HLB 值 O/W 型	名称	所需 HLB 值 W/O 型	所需 HLB 值 O/W 型
液状石蜡（轻）	4	10.5	液状石蜡（重）	4	10 ~ 12
棉籽油	5	10	植物油	-	7 ~ 12
挥发油	-	9 ~ 16	鲸蜡醇	-	15
硬脂醇	-	14	硬脂酸	-	15
精制羊毛脂	8	15	蜂蜡	5	10 ~ 16

对于所需 HLB 值已知的油进行乳化，一般应选择 HLB 值与油相所需 HLB 值相等的乳化剂。若无对应的乳化剂，可混合使用两种或两种以上的乳化剂，

其HLB值同样具有加合性，可根据各个乳化剂重量按下式计算混合乳化剂的HLB值：

$$HLB_{混合乳化剂} = \frac{W_A HLB + W_B HLB_B}{W_A + W_B} \quad (7-3)$$

式中，HLB_A、HLB_B分别是A、B两种乳化剂原有的HLB值，W_A、W_B分别是A和B的重量（或百分重量）。

对于HLB值未知的油进行乳化时，可先用一系列已知HLB值的乳化剂进行乳化试验，根据乳化效果最好的乳化剂确定油所需HLB值，然后采用上述方法选择最合适的乳化剂。

3. 皮肤的性质 将在第八章第五节详述。

（六）软膏剂的成型工艺设计与方法

1. 软膏基质的处理 油脂性基质应先加热熔融趁热滤过，除去杂质，再加热到150℃灭菌约1小时并除去水分。灭菌时忌用直火加热，蒸汽加热夹层中压力应达到约490.35kPa。

2. 软膏剂中药物的处理 为了减少软膏在患病部位的刺激性，制剂必须均匀细腻。制备时药物通常按以下方法处理：

（1）不溶性药物或直接加入的药材 应预先用适宜方法制成细粉，并通过九号筛。制备时取药粉先与少量基质或液体成分如液状石蜡、甘油、植物油等混匀，再逐渐递加其余基质。或将药物细粉在不断搅拌下加到熔融的基质中，继续搅拌至冷凝。

（2）可溶于基质的药物 水溶性药物，一般应先用少量水溶解，以羊毛脂吸收，再与其余基质混匀；若水溶性药物与水溶性基质混合时，则可直接将药物水溶液加入基质中。但遇水不稳定的药物不宜用水溶解，也不宜选用水溶性基质或水包油型乳剂基质。如药物与乳剂基质配伍，在不影响乳化的情况下，可在制备时将药物溶于水相或油相。

（3）半固体黏稠性药物 中药煎剂、流浸膏等可先浓缩至糖浆状，再与基质混合。固体浸膏可加少量溶剂如水、稀醇等使之软化或研成糊状，再与基质混匀。

（4）低共熔成分 樟脑、薄荷脑、麝香草酚等挥发性并存时，可先研磨至共熔后，再与冷至40℃左右的基质混匀。

（5）挥发性或易于升华的药物，或遇热易结块的树脂类药物 应使基质降温至40℃左右，再与药物混合均匀。

3. 成型工艺及设备选用

（1）研和法 系将药物细粉用少量基质研匀或用适宜液体研磨成细糊状，再递加其余基质研匀的制备方法。当软膏中的基质比较软，在常温下通过研磨即能与药物均匀混合，或主药不宜加热者，可用研和法。通常是在软膏板或玻璃板上，用软膏刀将药物与部分基质调和成细腻糊状，再递加其余基质研匀。

（2）熔和法 系将基质先加热熔化，再将药物分次逐渐加入，边加边搅拌，直至冷凝的制备方法。当软膏中基质的熔点不同，在常温下不能均匀混合；主药可溶于基质；或药材须用基质加热浸取其有效成分时均可用此法。熔和法与研和法常互相配合使用。熔融时熔点较高的基质如蜂蜡、石蜡等应先加热熔化，熔点较低的如凡士林、羊毛脂等后加入熔化，必要时可趁热用纱布滤过。大量制备可用电动搅拌机混合，并可通过齿轮泵循环数次混匀。若将不溶性固体药物细粉加入熔化的基质，应搅拌至冷凝，防止药粉下沉。

（3）乳化法 将油溶性组分混合加热熔融；另将水溶性组分加热至与油相温度相近时（约80℃），两液混合，边加边搅，待乳化完全，直至冷凝。大量生产在温度降至约30℃时，再通过乳匀机或胶体磨使产品更细腻均匀。

乳化法中油、水两相有三种混合方法：①两相同时掺合，适用于连续的或大批量的操作，需要一定的设备如输送泵、连续混合装置；②分散相加到连续相中，适用于含小体积分散相的乳剂系统；③连续相加到分散相中，适用于多数乳剂系统。在混合过程中引起乳剂的转型，能产生更为细小的分散相粒子。

（七）中药软膏剂的质量控制与评价

中药软膏剂的质量控制与评价内容主要包括：中药有效成分的含量测定、软膏剂的物理性状、刺激性、稳定性及软膏中药物释放、吸收的评定等。

1. 主药含量测定 中药软膏剂应采用适宜的溶剂和方法将待测有效成分溶解提取，再进行含量测定。测定方法必须考虑和排除基质对提取物含量测定的干扰和影响，且回收率要符合要求。

2. 物理性质的检测

（1）熔程 一般软膏以接近凡士林的熔程较适宜。采用2015年版《中国药典》四部通则0612熔点测定法测定。

（2）酸碱度 某些软膏基质在精制过程中须用

酸、碱处理，故药典规定应检查酸碱度，以免产生刺激。pH 值按 2015 年版《中国药典》四部通则 0631 pH 值测定法测定。对乳剂基质的 pH 值也有规定，如 W/O 型乳剂基质要求不大于 8.5，O/W 型乳剂基质不大于 8.3。

（3）黏度和稠度　按 2015 年版《中国药典》四部通则 0633 黏度测定法测定。

（4）水值　水值是在规定温度（如 20℃）下 100 g 基质能容纳的水量（以 g 表示）。软膏基质的吸水能力用水值表示。测定方法：一般是在一定量的基质中逐次加入少量水，研磨至不能再吸收更多量的水且无水滴渗出即为终点。例如白凡士林的水值为 9.5，若加入 4% 鲸蜡醇水值可增到 38.2，羊毛脂为 185。

3. 稳定性　按 2015 年版《中国药典》四部通则 9001 原料药物与制剂稳定性试验指导原则进行稳定性试验。

4. 刺激性　软膏剂应用于皮肤或黏膜后，若引起疼痛、红肿等不良现象，即不宜使用。

5. 药物释放度及吸收的测定方法

（1）释放度检查法　按 2015 年版《中国药典》四部通则 0931 溶出度与释放度测定法中的桨法测定。此法不能完全反映制剂中药物吸收的情况，但作为药厂控制内部质量标准有一定的实用意义。

（2）体外试验法　有离体皮肤法、凝胶扩散法、半透膜扩散法和微生物法等，其中以离体皮肤法较接近应用的实际情况。

1）离体皮肤法　在扩散池（常用 Franz 扩散池）中将人或动物皮肤固定，测定在不同时间由供给池穿透皮肤到接受池溶液中的药物量，计算药物对皮肤的渗透率。

2）凝胶扩散法　利用含显色指示剂的琼脂凝胶为扩散介质，放入约 10cm 的试管内，在上端 10mm 空隙处装入软膏，紧密接触，每种软膏各装两管，隔一定时间测定呈色区高度，以呈色区高度（即扩散距离）的平方为纵坐标，时间为横坐标作图，拟合一直线，求直线的斜率即为扩散系数。扩散系数越大释药越快，可作不同软膏基质释药能力的比较。

3）半透膜扩散法　取软膏装于内径及管长均为约 2cm 的短玻璃管，管的一端用玻璃纸（或 0.3μm 醋酸纤维素滤膜）封贴上并扎紧，将软膏紧贴于一端的玻璃纸上，并应无气泡，放入装有 100ml 37℃ 的水中，在一定间隔时间内取适量测定药物含量，同时补加等量的蒸馏水。根据测得的溶液中药物量，绘制出释放量对时间的曲线图。

4）微生物法　将细菌接种于琼脂平板培养基上，在平板上打若干个大小相同的孔，填入软膏，经培养后测定孔周围抑菌区大小。本法适于抑菌药物的软膏。

（3）体内试验法　将软膏涂于人体或动物的皮肤上，经一定时间后进行测定，测定方法与指标有：体液与组织器官中药物含量的分析法、生理反应法、放射性示踪原子法等。

三、中药栓剂的成型性设计与方法

栓剂亦称坐药或塞药，系指药物和基质混合制成，专供肛门、阴道等腔道给药的固体状外用制剂。栓剂在常温下为固体，塞入人体腔道后，在体温下迅速软化，熔融或溶解于分泌液，逐渐释放药物而产生局部或全身作用。

（一）栓剂的种类与特点

1. 栓剂的种类

（1）按给药途径分类

1）肛门栓　形状有圆锥形、鱼雷形等，其中以鱼雷形较能适应括约肌的收缩而易引入直肠内。每颗栓剂的重量一般成人用的约 2g，儿童用的约 1g；长度成人用的 3～4cm，儿童用的酌减。

2）阴道栓　亦称阴道弹剂，形状有球形、卵形、鸭嘴形等，其中以鸭嘴形表面积最大。每颗栓剂重 2～5g；直径 1.5～2.5cm。

此处所述的栓剂质量一般是指栓模的规格（纯基质栓重），而非含药栓剂的实际重量。对栓剂的重量、形状甚至大小均作一定要求，是由其用药部位生理结构所决定，成型设计时首先应予以注意。

（2）按制备工艺与释药特点分类　近年来为满足临床治疗疾病的需要或不同性质药物释放速度的要求，采用特殊工艺研制出一些新型栓剂[17,18]。

1）双层栓剂　分为内外双层栓剂与上下双层栓剂。内外双层栓剂由内外两层组成，各含不同的药物，由于外层熔融较快，先释放药物，故栓剂给药后可先后发挥两种药物的作用，与普通栓剂相比，双层栓可更好地适应临床治疗疾病和不同理化性质药物的需要，得到日益广泛的关注。崔殿波[19]等设计的儿黄散双层栓剂，儿茶中的多酚类成分设计为内层，黄连中的生物碱类成分设计为外层，制得的儿黄双层栓具有缓释作用。

2）中空栓剂　中空栓剂的外壳为空白或含药基质，中空部分填充液体或固体药物。与普通栓剂相比，中空栓剂具有释药速可控、生物利用度高、制剂稳定性好等优点。方昆[20]等制备的枳朴中空栓能够有效降低肠麻痹大鼠回肠、结肠肌间神经丛 NOS 神经元的阳性表达，有利于肠道平滑肌的收缩，加速术后肠道蠕动功能的恢复，预防和治疗术后肠麻痹。

3）缓释栓剂　缓释栓是将药物包合在可塑性不溶性高分子材料中制成的栓剂。由于骨架材料在体内不易溶解，故可对药物的溶出和释放起物理屏障的作用。通过将药物载在骨架材料的不同位置可以达到速释和缓释的作用。王珍[21]等观察了榆白缓释栓配合治疗溃疡性结肠炎（直肠型）的临床疗效，发现在溃疡性结肠炎的治疗中，榆白缓释栓可以作为柳氮磺胺吡啶栓的替代药物使用。

4）凝胶栓剂　凝胶栓剂是指在体液的作用下体积膨胀，柔软且弹性较好，能避免异物感且对腔道黏膜具有特殊的亲和性的栓剂。凝胶栓通常由亲水性、生物相容性、黏附性及生物惰性的高分子材料基质制成，可延长药物的滞留和释放时间，促进药物的吸收。Lin HR[22]等设计了原位凝胶和普朗尼克－聚丙烯酸液体栓剂，家兔结肠给药后快速发生凝胶，具有一定的凝胶强度和生物黏附性且不存在遗漏问题，能够持续 6 小时释药。

5）泡腾栓剂　即产气栓，是在栓剂中加入发泡剂，使用时在体内产生二氧化碳气体呈现泡腾作用，加速药物的释放，并有利于药物分布和渗入黏膜皱襞，尤其适于制备阴道栓。

6）海绵栓剂　海绵栓剂为海绵状栓剂。有用聚醚型聚氨酯泡沫塑料为基质制成的阴道海绵栓，但因该基质为非生物降解材料，在使用上有一定的局限性。也有用明胶为基质，经溶解、发泡、冷冻、干燥、成型等工艺制成的阴道海绵栓，由于明胶海绵在体内可被酶解吸收，故使用方便。经体内体外释药试验证明：明胶海绵栓还具有缓释作用，海绵栓剂可避免一般栓剂因基质熔化而流失的缺点。

2. 栓剂的作用特点　栓剂既可在腔道起局部作用，也可由腔道吸收至血液循环发挥全身作用。其作用特点如下：

（1）局部作用　栓剂可在肛门、阴道起滑润、抗菌、消炎、杀虫、收敛、止痛、止痒等作用。

（2）全身作用　用于全身治疗的栓剂主要是肛门栓。其特点是：①药物不受胃肠 pH 或酶的破坏而失去活性；②对胃黏膜有刺激性的药物制成栓剂直肠给药，可降低对胃的刺激；③药物直肠吸收，可避免药物的肝脏首过作用；④直肠吸收比口服干扰因素少；⑤对不能或者不愿吞服片、丸及胶囊的患者，尤其是婴儿和儿童可用此法给药；⑥对伴有呕吐患者的治疗为一有效途径。但难溶性药物和在直肠黏膜中呈离子型的药物不宜直肠给药。

（二）栓剂基质

栓剂基质不仅赋予药物成型，且可影响药物局部作用和全身作用。优良基质应符合以下要求：①在室温下应有适当的硬度，塞入腔道时不致变形或碎裂，在体温下易软化、熔化或溶解，熔点与凝点之差要小；②对黏膜无刺激性、毒性及过敏性，其释药速率应符合治疗要求；③本身性质稳定，贮存过程中不发生理化性质的变化，也不影响药物生物利用度，油脂性基质还应要求酸价在 0.2 以下，皂化价约 200～245，碘价低于 7；④具有润湿或乳化的能力，能混入较多的水；⑤适用于热熔法及冷压法制备栓剂。

栓剂基质的种类可分为油脂性基质和水溶性基质。

1. 油脂性基质

（1）可可豆脂　是由梧桐科植物可可树的种仁，经烘烤、压榨而得的固体脂肪。常温下为黄白色固体，可塑性好，无刺激性，能与多种药物配伍使用。熔点为 31～34℃，加热至 25℃ 开始软化，遇体温即能迅速融化。10～20℃ 时易粉碎成粉末。

（2）半合成或全合成脂肪酸甘油酯类　这是目前应用最多的一类较理想的油脂性栓剂基质。常用的有半合成椰油酯、半合成山苍子油酯、半合成棕榈油酯以及硬脂酸丙二醇酯等。

2. 水溶性与亲水性基质

（1）甘油明胶　系用明胶、甘油与水制成。将甘油 65～60g 与蒸馏水 10g 混合，再加明胶 2～30g 混匀，在蒸汽浴上加热至明胶溶解。本品有弹性、不易折断，在体温时不熔融，但塞入腔道后可缓缓溶于分泌液中，延长药物的疗效。本品常用作阴道栓剂的基质，如复方蛇床子栓。明胶系蛋白质的水解物，因此，凡与蛋白质产生配伍禁忌的药物如鞣酸、重金属盐等均不能使用。

以本品为基质的栓剂在干燥环境中贮存能失水，

在湿度大的条件下可吸收水分。本品也易滋长霉菌等微生物，故需加入防腐剂。

（2）聚乙二醇类　本类具有不同聚合度、分子量及物理性状。其平均分子量为200、400及600者为透明无色液体，1000者熔点为38～40℃，呈软蜡状，4000以上者为固体，4000者熔点为40～48℃，6000者为49℃。PEG栓剂基质中含30%～50%的液体，其硬度为2.7～2 kg/cm^2，接近或等于可可豆脂的硬度，其硬度较为适宜。栓剂在水中的溶解度随液体PEG比例的增多而加速。如PEG 4000中加入PEG 400时，一般含30% PEG 400为最佳。通常将两种或两种以上的不同分子量的聚乙二醇加热熔融，可制得理想稠度及特性的栓剂基质。

（3）聚氧乙烯（40）单硬脂酸酯类　系聚乙二醇的单硬脂酸酯和二硬脂酸酯的混合物，并含有游离乙二醇。呈白色或微黄色，无臭或稍有脂肪臭味的蜡状固体，熔点为39～45℃，酸值≤2，皂化值25～35，可以与PEG混合使用，可制得崩解、释放性能较好的稳定的栓剂。

（4）泊洛沙姆　本品能与许多药物形成空隙固溶体，并能促进药物的吸收并起到缓释与延效的作用，较常用的型号为poloxamer－188，熔点为52℃。

（三）栓剂的处方设计

栓剂处方设计时一般应首先确定栓剂的类型，然后选择适宜的基质、添加剂，并确定处方各组分的用量。

1. 栓剂类型的选择

（1）根据栓剂直肠吸收的特点与用药目的选择　相比于胃黏膜，直肠黏膜对药物的刺激具有更好的耐受性。药物经直肠黏膜上皮细胞吸收的途径有三条：①通过直肠上静脉经门静脉而入肝，在肝脏代谢后进入体循环；②通过直肠中静脉和直肠下静脉及肛管静脉吸收，经髂内静脉绕过肝进入下腔大静脉，再进入大循环。因此，栓剂引入直肠的深度越小（大约距肛门约2cm处），栓剂中药物在吸收时不经肝脏的量越多。一般为总给药量的50%～70%；③经直肠淋巴系统吸收，特别是对大分子药物可能是重要的吸收途径。因此，栓剂若用于发挥全身作用（如抗风湿、止咳平喘等），常设计成肛门栓直肠给药。

（2）根据疾病的部位选择　如痔疮的病变部位在直肠的下部，可设计成肛门栓给药；而妇科炎症类局部疾病（如阴道炎、子宫颈糜烂等），可设计成阴道栓给药。

（3）根据对栓剂药物释放速度的要求选择　一般情况下，可设计成常用的普通栓剂；若用于回阳救逆或小儿退热，可以设计成以速释为目的的中空栓剂和泡腾栓剂；若期望延长药物在局部病灶的作用时间，可设计成以缓释为目的的渗透泵栓剂、微囊栓剂和凝胶栓剂；若要求栓剂同时具有速效、长效作用，可设计成既有速释又有缓释部分的双层栓剂。

2. 栓剂基质的选择　栓剂给药后，必须经过基质融化或溶解，药物才能从基质中释放，并分散于直肠黏膜中，最后与黏膜接触而被吸收。因此，基质的种类和性质直接影响药物的释放速率。处方设计时，常根据用药目的，并考虑药物性质来选择栓剂基质。

（1）全身作用的栓剂　此类栓剂一般要求迅速释放药物，特别是解热镇痛类药物宜迅速释放、吸收，一般常选用油脂性基质，特别是具有表面活性作用较强的油脂性基质，不但在体温下能很快融化，而且能很好地分散。另外，一般应选择与药物溶解性相反的栓剂基质，以利于药物释放，增加吸收。如脂溶性药物选择水溶性基质；水溶性药物则选择脂溶性基质。

（2）局部作用的栓剂　此类栓剂用于腔道起局部作用，应尽量减少吸收，故应选择融化或溶解、释药速度慢的栓剂基质。水溶性基质制成的栓剂因腔道中的液体量有限，使其溶解速度受限，释放药物缓慢，较脂肪性基质更有利于发挥局部药效。如甘油明胶基质常用于起局部杀虫、抗菌的阴道栓。一些基质进入腔道后的液化时间见表7－7。水溶性基质在腔道中液化时间长，释药缓慢。局部作用通常在半小时内开始，要持续约4小时。但液化时间不宜过长，否则使病人感到不适，而且可能不会将药物全部释出，甚至大部分排出体外。

表7－7　一些基质进入人体腔道的液化时间

基质名称	可可豆脂	半合成椰油酯	一般脂肪性基质	甘油明胶	PEG
液化时间（min）	4～5	4～5	10	30～50	30～50

3. 添加剂的选择　栓剂可根据不同目的加入一些添加剂。

（1）硬化剂　若制得的栓剂在贮藏或使用时过软，可加入适量的硬化剂，如白蜡、鲸蜡醇、硬脂酸、巴西棕榈蜡等调节，但效果十分有限。

（2）增塑剂　少量吐温80、吐温85、脂肪酸甘油酯、蓖麻油、甘油或丙二醇，能降低脂肪的脆性，增加弹性，防止栓剂破裂。

（3）乳化剂　当栓剂处方中含有与基质不能相混合的液相，特别是在此相含量较高时（大于5%）可加适量的乳化剂。

（4）吸收促进剂　起全身治疗作用的栓剂，为了增加全身吸收，可加入吸收促进剂以促进药物被直肠黏膜吸收。常用的吸收促进剂有表面活性剂[23]、氮酮（Azone）等。

（5）吸收阻滞剂　卡波姆、天然或氢化大豆磷脂、海藻酸、HPMC4000、Aerosil R972、硬脂酸和蜂蜡。

（6）pH调节剂　药物本身的解离度与其直肠吸收有关。非解离型药物易透过直肠黏膜吸收入血液。酸性药物 pK_a 在4以上、碱性药物 pK_a 低于8.5者可被直肠黏膜迅速吸收。故可用缓冲剂改变直肠部位的pH值，由此增加非解离药物的浓度借以提高其生物利用度。另外，于某些阴道栓剂基质中加入适量的硼酸调节pH值，使其与阴道分泌液pH值尽量接近，以保持阴道酸性，便于恢复阴道生理特性及自净作用。

（7）着色剂　可选用脂溶性着色剂，也可选用水溶性着色剂，但加入水溶性着色剂时，必须注意加水后对pH值和乳化剂乳化效率的影响，还应注意控制脂肪的水解和栓剂中的色移现象。

（8）抗氧剂　对易氧化的药物应加入抗氧剂，如叔丁基羟基茴香醚、叔丁基对甲酚、没食子酸酯类等。

（9）防腐剂　当栓剂中含有植物浸膏或水性溶液时，可使用防腐剂及抗菌剂，如对羟基苯甲酸酯类。使用防腐剂时应验证其溶解度、有效剂量、配伍禁忌以及直肠对它的耐受性。

4. 基质用量的确定　栓剂中基质的用量一般可根据药物含量及该药物对基质的置换价而定。

（1）置换价的概念及意义　通常情况下栓剂模型的容量是固定的，但它会因基质或药物的密度不同可容纳不同的重量。药物的重量与同体积基质重量的比值称为该药物对基质的置换价。它在栓剂生产中对保证投料的准确性具有重要意义。

（2）置换价测定方法及计算公式　用同一个栓模，取基质作空白栓，称得平均重量为G；另取基质与药物定量混合做成含药栓，称得平均重量为M，含药栓中每颗栓的平均含药重量为W，那么，M－W即为含药栓中的基质重量，而G－（M－W）即两种栓剂中基质重量之差，亦即为与药物同体积的基质重量。将这些数据代入下列公式，可计算某药物对某基质的置换值（DV）：

$$DV = \frac{W}{G-(M-W)} \quad (7-4)$$

式中，W为每枚栓的平均含药重量；G为空白栓的平均重量；M为含药栓的平均重量。

根据测得的置换价，可以方便地计算出制备这种含药栓需要基质的重量（X）：

$$X = \left(G - \frac{W}{DV}\right) \cdot n \quad (7-5)$$

式中，n为拟制备的栓剂枚数。实际生产时还需增补操作过程中基质的损耗量。

（四）栓剂成型工艺设计

1. 制栓方法选择　栓剂制备的基本方法有冷压法与热熔法二种。

（1）冷压法　不论是搓捏或模型冷压，均是将药物与基质的锉末置于冷却的容器内混合均匀，然后手工搓捏成形或装入制栓模型机内压成一定形状的栓剂，即得。

（2）热熔法　将计算量的基质锉末用水浴或蒸气浴加热熔化，温度适当（注意勿使温度过高），然后按药物性质以不同方法将药物加入，混合均匀，倒入冷却并涂有润滑剂的模型中至稍溢出模口为度，放冷，待完全凝固后，削去溢出部分，开启模型，将栓剂推出（如栓剂上有多余的润滑剂可用滤纸除去），即得。

目前以热熔法应用最广泛，脂肪性基质及水溶性基质的栓剂都可用此法制备。

2. 热熔法工艺条件筛选　主要包括基质熔化温度、药物处理与混合方法、栓剂模孔润滑剂及灌模与启模条件等的选择。

（1）基质熔化温度　某些同质多晶型基质的熔点可因熔化温度过高而发生改变，如可可豆脂有α、β、β′、γ四种晶型，其中以β型最稳定，熔点为34℃。当加热至36℃熔化再凝固，熔点即降至24℃。为避免晶型转变，以致影响栓剂成型，通常应缓缓加热升至适宜温度，待熔化至2/3时，停止加热，让余热使其完成熔化，这样可减少转型的可能性。熔化半合成脂肪酸酯基质时，温度也不宜过高，完全熔融后的温度在60℃左右为宜。对其他类似基质，可通过考察不同熔化温度对基质熔点的影响来确定适宜的熔化温度。

（2）栓剂药物的处理与混合 应根据基质的特性、药物的性质以及数量而定，一般按下面情况进行：

1）不溶性药物：如中药细粉，除特殊要求外，一般应粉碎成细粉，全部通过六号筛，再与基质混匀。

2）油溶性药物：如樟脑等可直接混入已熔化的油脂性基质中，使之溶解。如加入的药物量过大使基质熔点降低或使栓剂过软，须加适量石蜡或蜂蜡调节。

3）水溶性药物：如中药材水提浓缩液，可直接与已溶化的水溶性基质混合；或加少量水制成浓缩液，再用适量羊毛脂吸收后，与油脂性基质混合均匀；或将中药材水提取物制成干浸膏粉，直接与已熔化的油脂性基质混匀。

（3）润滑剂 制备栓剂时，为避免基质沾模，影响栓剂成品的外观，在浇模前一般需在栓剂模孔的表面均匀涂上薄薄一层润滑剂。通常有两类润滑剂可供选择：①油脂性基质的栓剂，常用软肥皂、甘油各1份与90%乙醇5份制成的醇溶液；②水溶性或亲水性基质的栓剂，则用油类润滑剂，如液状石蜡、植物油等。有的基质不沾模，如可可豆脂或聚乙二醇类，可不用润滑剂。

（4）灌模与启模 小量制备常用手工方法灌模，大量生产一般均采用机械自动化操作来完成。但应注意以下几点：①熔融的混合物在注入栓模前，应将温度控制在40～50℃之间。温度过高则会延长冷却时间，药粉就会沉淀，使栓剂药物含量不匀；温度过低则会使基质产生少量的凝固；②熔融的混合物注入栓模时应迅速，并一次注完，以避免发生液层凝固；③药物与基质灌模后，应将栓模移至冷柜冷却适当时间，一般以20～30分钟为宜。刮去溢出部分后在冷柜中冷却时间应掌握在15～20分钟，然后启模取栓。

（五）栓剂质量评价方法

1. 重量差异 按《中国药典》（2015年版）通则0107规定检查。

2. 融变时限 按《中国药典》（2015年版）通则0922规定检查。

3. 微生物限度 照《中国药典》（2015年版）通则非无菌产品微生物限度检查：微生物计数法（通则1105）和控制菌检查法（通则1106）及非无菌药品微生物限度标准（通则1107）检查，应符合规定。

4. 药物溶出速度和吸收试验

（1）溶出速度试验 将待测栓剂置于透析管的滤纸筒中或适宜的微孔滤膜中，然后浸入盛有介质并附有搅拌器的容器中，于37℃每隔一定时间取样测定，每次取样后应补充同体积的溶出介质，求出介质中的药物量，作为在一定条件下基质中药物溶出速度的参考指标。

（2）体内吸收试验 可用家兔或狗等动物进行试验，开始时剂量不超过口服剂量，以后再两倍或三倍地增加剂量。给药后按一定时间间隔抽取血液或收集尿液，测定药物浓度，描绘出血药浓度－时间曲线或尿中药量－时间曲线，最后计算动物体内药物吸收的动力学参数和AUC。志愿者体内试验方法相同。

5. 稳定性和刺激性试验

（1）稳定性试验 是将栓剂在室温（25±3）℃和4℃下贮存，定期（1个月、3个月、6个月、1年、2年）检查外观变化和软化点范围、主药的含量及药物的体外释放。

（2）刺激性试验 对黏膜刺激性检查，一般用动物试验。即将基质检品的粉末、溶液（或栓剂），施于家兔的眼膜上，或纳入动物的直肠、阴道，观察有何异常反应。在动物试验基础上，临床验证多在人体肛门或阴道中观察用药部位有无灼痛、刺激以及不适感觉等反应。

（六）设计实例

1. 没食子栓剂成型工艺研究[24] 没食子是没食子蜂科昆虫没食子蜂的幼虫寄生于壳斗科植物没食子树幼枝上所产生的虫瘿，又称春虫秋果，具有抗炎作用。维吾尔医学临床常用于治疗牙龈糜烂、口腔溃疡、疮疡息肉、肠道溃疡、肛门炎等[25]。木巴拉克·伊明江等以没食子水提浸膏为主药，研制没食子直肠栓。此研究中主药中药效部位鞣质与栓剂常用水性基质蛋白质类明胶发生反应，溃疡性结肠炎治疗要求药物在用药部位从基质中快速释放，在病灶部位黏膜浓度达到药效浓度。栓剂基质与药物溶解性相反时有利于药物的释放，因此选择溶解特性相反的半合成脂肪酸甘油酯类作为其脂质性基质，该基质熔点低，熔距短，抗热性好，贮存较稳定。而玫瑰花油为维吾尔医学中常用基质，由玫瑰花组成，临床实践中广泛用于过敏性皮炎、瘙痒、外阴瘙痒。因此选择半甘酯和玫瑰花油作为该栓剂的基质。并通过筛选基质比例，计算置换价，确定最大含药量。设计制备没食子栓剂，按《中国药典》（2015 年版）进行质量评价，测定栓剂重量差异和体外融变时限，UV - Vis 考察药效成分。用新西兰大白兔为受试对象，连续 14 天使用没食子直肠栓剂，取结肠组织，病理学评分。最终确定制剂的处方组成为：以半合成脂肪酸酯和玫瑰花油（2∶1）为基质，载药量 54%，制得的制剂呈褐色圆锥形，质量差异（1.43 ± 0.03）g，平均融变时限（17 ± 2）分钟；每枚栓剂平均含多酚 332.4 mg/g、鞣质 245.0 mg/g、多糖 3.3 mg/g，连续给药对直肠黏膜无刺激。

（彭丽华）

第四节　现代中药液态制剂成型性设计与方法

液态药剂是指药物分散于液态分散介质中制成的供内服、外用或注射用的液态制剂。中药液态药剂种类繁多，应用广泛。

一、概述

（一）现代中药液态剂型的分类与特点

1. 液态剂型的分类

（1）按给药途径可分为：①注射剂（injection），如注射液（liquid injection）、注射用无菌粉末（sterilized powder for injection）、注射用浓溶液（concentrated solution for injection）等；②口服液体制剂，如汤剂（decoction）、合剂（mixtura）、糖浆剂（syrups）等；③外用液体制剂，如洗剂（lotion）、搽剂（linimentum）等；④腔道用（五官）液体制剂，如滴鼻剂（nasal drops）、滴耳剂（ear drops）、滴眼剂（eye drops）等。

（2）按分散系统可分为：①溶液剂（solutions）；②混悬剂（suspensions）；③乳剂（emulsions）；④胶体溶液（colloidal solution）。

（3）按制法可分为：①灭菌制剂；②普通制剂；③浸出制剂等。

2. 液态剂型的特点　中药液态剂型具有易吸收，起效迅速；分剂量均匀，可降低某些药物的刺激性，给药途径多，临床适应范围广等特点。中药液态剂型也存在一些不足：如溶液型液态制剂容易出现澄明度问题；粗分散体系液态药剂存在稳定性问题；以水为分散介质存在水解以及微生物污染等问题；注射途径给药存在安全性、刺激性等问题。这些均有待用药剂学方法去解决与改善。

（二）现代中药液态剂型的设计思路

中药液态剂型中药物分散状态直接关系到制剂的稳定性和质量控制等，因此在此将按分散系统分类简述中药液态剂型设计思路。

1. 中药溶液剂的成型设计思路　中药溶液剂一般是指药材的提取物（中间体）以分子或离子状态分散在溶剂中形成的澄清液体制剂。由于中药制剂成分的复杂性，保持和稳定分子分散状态，是中药溶液型制剂处方与成型设计应解决的关键问题之一。一般可从以下三方面着手解决。

（1）中间体理化性质研究　中药复方因方中药材所含成分性质不同而采用不同的提取溶剂和提取方法制得中间体，如一定相对密度的清膏，或蒸馏所得挥发油或芳香水，或者经过提取纯化后获得的有效部位、有效成分等，研究这些中间体的溶解性、稳定性等理化特性，可为处方设计与成型工艺奠定理论基础。

（2）处方设计　中药溶液型液态制剂处方设计主要应解决的问题是增加中间体的溶解度，改善制剂稳定性。因此处方设计时主要考虑的问题是溶剂选择以及各种附加剂的选择，如增加溶解度的附加剂及稳定剂、防腐剂、矫味剂等。

（3）成型工艺设计与方法　中药溶液型液态制剂成型方法一般有三种：一是溶解法，如将中药提取物加适宜溶剂溶解制成口服液；二是稀释法，如将流浸膏加适宜溶剂稀释成酊剂；三是蒸馏法，如含挥发性成分的药材用蒸馏法制成露剂（芳香水剂）。常用的方法是溶解法与稀释法，其成型过程包括配液、滤过、灭菌与分装等。

2. 中药混悬剂的成型设计思路　混悬剂系指难

溶性固体药物以 0.5 μm 以上微粒分散在液态分散介质中形成的多相液态制剂。混悬剂应分散均匀、放置后若有沉淀物应易再分散、黏度适宜、易于倾倒与涂布等。但混悬剂属粗分散系，是动力学与热力学不稳定体系，存在分散微粒的沉降与聚集问题。因此，将中药液态制剂主动设计为混悬型者甚少。中药混悬剂的处方设计重点是稳定剂的选择，混悬剂的稳定剂包括助悬剂、润湿剂、絮凝剂与反絮凝剂等。了解这些稳定剂的作用机制、种类与选用原则，是混悬剂处方设计的基础。

3. 中药乳剂的成型设计与方法 乳剂系指两种互不相溶的液体经乳化而形成的多相分散液态制剂。乳剂成型的三要素是油（药物或可溶于油的药物）、水、胶（乳化剂）。乳剂成型设计的关键是乳化剂的选择与乳化方法设计。有时还需加入本身无乳化能力或乳化能力极低，但可增强乳化剂的乳化和稳定作用的物质，这种物质称为辅助乳化剂。了解乳化剂、乳化稳定剂的作用机制、选用方法和种类有利于处方设计。

中药乳剂成型工艺设计即乳化方法设计，欲使乳剂的三要素油、水、乳化剂能形成稳定乳剂，成型工艺设计时必须研究三者的比例、加入的顺序，药物加入的方式以及乳化设备的选用等内容。

液态制剂是药剂学中剂型最多的一类制剂，其成型性设计的重点随剂型而异，成品的质量要求随剂型、给药途径、分散系统不同各异，但成型工艺路线基本一致，仅随给药途径不同而要求的程度有异，故本节重点以中药注射剂为代表讨论中药液态制剂的成型性问题。

中药注射剂系指药材经提取、纯化后制成的供注入体内的溶液、乳状液及供临用前配制成溶液的粉末或浓溶液的无菌制剂。由于中药原料或中间体多为复合成分，目前欲设计为混悬型注射剂尚有相当大的技术难度与潜在安全风险，《中国药典》（2015 年版）四部制剂通则注射剂项下也提出，中药注射剂一般不宜制成混悬型注射液，中药乳状注射剂亦不多见，故本节将以中药注射剂为代表来讨论中药溶液剂的成型性设计与方法。

二、中药注射剂的成型性设计与方法

自从第一个中药注射剂——柴胡注射液问世以来，中药注射剂已有 70 多年的历史，目前用于临床的中药注射剂有 100 余种[26]，如丹参注射液、鱼腥草注射液，清开灵注射液、板蓝根注射液、注射用双黄连（冻干）等。鉴于中药注射剂安全性和质量控制的复杂性，原国家食品药品监督管理局（CFDA）于 2010 年公布了《中药注射剂安全性再评价基本技术要求》和《中药注射剂安全性再评价报送资料要求》，同时发布了《中药注射剂安全性再评价生产工艺评价技术原则》《中药注射剂安全性再评价质量控制评价技术原则》《中药注射剂安全性再评价非临床研究评价技术原则》《中药注射剂安全性再评价临床研究评价技术原则》《企业对中药注射剂风险控制能力评价技术原则》《中药注射剂安全性再评价风险效益评价技术原则》《中药注射剂风险管理计划指导原则》7 个技术指导原则，《中国药典》（2015 年版）四部制剂通则注射剂项下亦有相关规定与要求，这些均是设计中药注射剂的指导性技术文件。

中药注射剂设计应以临床急、重症等用药需要及疗效明显优于其他给药途径为原则；选方有据、药味少而精；深入调查原料处方所含成分及相关性质，经预试符合指导性技术文件要求后，方能立项。在此前提下，进行注射剂的成型性设计，其研究思路是：首先要研究中药中间体的有关特性，评价其质量是否符合中药注射剂的质量要求；然后进行中药注射剂处方设计，主要是溶剂和附加剂的选择，以保证注射用半成品的溶解性、稳定性、安全性与生理适应性符合注射要求；在此基础上，进行中药注射剂成型工艺设计，除根据注射剂不同分散系统要求采用相应的配制工艺外，注射剂的容器选择及其处理、配制车间的设计及洁净度要求等均直接影响注射剂的质量。

（一）中药注射剂的质量要求

1. 中药注射剂的基本质量要求 主要包括安全性与生理适应性。安全性质量指标主要包括无菌、无热原、无异常毒性、无刺激性、无过敏性、无降压物质、不溶血与凝聚、可见异物或不溶性微粒应符合规定。生理适应性质量指标主要包括等渗、等张，pH 应在允许范围内，特别是静脉注射者。其他共同的质量要求是有效、稳定、可控。以有效成分为原料的中药注射剂一般容易达到注射剂基本质量要求。

2. 中药注射剂的特殊质量要求 以有效部位、净药材为原料的中药注射液，因其中间体来源复杂，成分繁多，为确保质量，除应达到上述基本质量要求外，还应控制原料、生产各环节的质量，实行中药制剂质量控制的综合保障体系。

（1）处方与制法　处方是其质量的基础。中药注射剂处方中的原料应为具有法定标准的有效成分、有效部位、提取物、药材、饮片等。无法定药品标准的原料应建立质量标准，且新建立的原料质量标准应能体现原料的特点及与制剂质量的关联。中药注射剂用药材应有相对稳定的药材基地，固定药材基原、药用部位、产地、采收期与加工、贮存条件等，建立完善的注射剂用原料质量标准。

制法是注射剂质量的保障，中药注射剂应以主要成分基本清楚、多成分之间的比例相对稳定为目标，探索科学、合理、稳定的提取、纯化与成型工艺，提供试验方法、数据、结果和结论，列出详细的生产工艺及技术条件与参数，明确药材、中间体、成品的内控质量指标和生产中投入产出比，制订符合 GMP 要求的详细的生产工艺规程及在线质量监控细则。

（2）指纹图谱鉴别　指纹图谱可以整体、宏观地表征被测样品中的主要化学成分特征，是目前公认的最适合中药物质群质量控制的手段之一[27]。中药注射剂指纹图谱系指中药注射剂经适当处理后，采用一定的分析手段，得到的能够标示该注射剂特性的共有峰图谱。以有效部位或中间体投料的中药注射剂，还需制定有效部位或中间体的指纹图谱。2000 年 CFDA 发出了“关于加强中药注册管理有关事宜的通知”及“关于印发《中药注射剂指纹图谱研究的技术要求（暂行）》的通知”，要求已批准的中药注射剂和申报的新中药注射剂在固定中药材品种、产地和采收期的前提下，需制定中药材、有效部位或中间体、注射剂的指纹图谱。2012 年，国家药典委员会组织制定和建立了中药色谱指纹图谱电子标准图谱及其相似度评价软件系统，并对外开放（http://fp.chp.org.cn），用户可以在该系统下载相似度评价软件及对照指纹图谱。

（3）杂质或有关物质检查　由于中药注射剂原料和制备方法的特殊性，应根据原料来源和工艺过程可能引入的杂质或有关物质进行限量检查，以确保用药安全。检查的项目、方法和标准在《中国药典》2015 年版四部通则中有明确规定，如蛋白质、鞣质等。此外，还应针对具体品种和工艺可能引进的其他杂质进行监控，如树脂纯化工艺可能引进的树脂残留物等，以保证用药安全。

（4）有效成分的含量　有效成分含量是纯度的定量指标，有效成分为中间体的中药注射剂其含量应不低于 90%。以有效部位和净药材制备的中药注射剂，所测成分应大于总固体量的 80%，总固体中结构明确成分的含量应不少于 60%。

（二）中药注射剂中间体有关理化性质的研究

中药注射剂中间体必须符合注射用要求，应对其溶解性、稳定性、生理适应性等有关性质进行研究，以便有针对性地设计制剂处方。这里重点论及溶液型注射剂与注射用无菌粉末成型设计有关的理化性质研究内容。

1. 溶液型中药注射剂半成品有关理化性质研究

（1）溶解性　溶解速度和溶解度对制剂生产有重要影响，这受溶剂种类、用量、温度、搅拌程度、药物的粒径、晶型、溶液的 pH 值等多种因素影响。用不同溶剂与提取方法所得的中药注射剂中间体在配液时能否形成稳定的溶液型注射剂、是否需要采取增加溶解度措施等必须予以考察。

考察方法的设计要注意指标的代表性和方法的可靠性。简便而直观的方法是将中间体加溶剂至规定体积，经搅拌、溶解、滤过，滤渣极少，滤液澄清，经低温与高温加速试验观察一定时间仍澄清，表明该半成品可制成溶液型注射剂，所选溶剂适当。若溶解后明显浑浊或加速试验后出现浑浊，应分析原因：出现浑浊是杂质引起，还是超过有效成分的溶解度，是溶剂不当还是各中间体混合发生相互作用引起，并针对性进一步研究。可用表观溶解度作为指标考察这些可能的因素，找出原因，采取相应解决措施，如采用一定的方法增加药物溶解度等。

（2）稳定性　中药注射剂所含成分复杂，存在许多不稳定的因素，一般可从物理稳定性、化学稳定性以及生物学稳定性三方面进行研究。

1）物理稳定性　系指中间体在配制成溶液型注射剂或放置过程中的物理性质发生改变，如澄清的液体出现浑浊、沉淀、变色、结晶等现象。考察时要针对中药溶液一般颜色较深的特点，采用强光、薄液层观察浑浊与变色现象，采用离心或滤过观察沉淀与结晶。若是配伍产生变化，则要注意配伍量比、观察时间等影响，以求结果的准确性。

2）化学稳定性　系指中间体在配制成溶液型注射剂或放置过程中，由于中药注射剂成分复杂，在处方因素（如 pH 值、溶剂、离子强度、缓冲剂、附加剂等）和外界因素（如温度、空气、光线等）影响下，使各成分或成分间、或成分与附加剂、杂质间发生了化学反应。如苷类、酯类成分的水解，酚类、芳胺类成分的氧化，含低分子不饱和键醛、酮、酸杂环类成分的聚合、脱羧、异构化等均可能引起化学不稳定性，使含量、药效下降。在这些因素中药液 pH 值对产品的稳定性较大[28]。

化学稳定性研究，首先应判断有无化学变化发生，然后分析发生化学变化的影响因素，从而指导中药提取和制剂的处方设计。

3）生物学稳定性　系指中间体在配制溶液型注射剂或放置过程中，抵抗生物体侵蚀分解的能力，常指由微生物污染引起制剂的腐败、发霉、分解。不仅使微生物限度指标不合规定，而且会引起成分的分解，对安全性和有效性影响极大。一般采用微生物限度测定法，按《中国药典》（2015 年版）四部通则微生物限度检查法操作。若未见微生物生长，表明该中间体生物学性质稳定，一般不必加抑菌剂；若见微生物生长，计数超过限度，则必须采取灭菌措施，中间体达到无菌要求后方可投料配制注射剂。

（3）生理适应性　人体体液有最适的 pH 值和渗透压，亦有感知外界不良刺激的痛阈值，如果注入的注射液与之不相适应，则会产生生理上的不适应性，不仅影响治疗效果，而且可能出现严重的不良反应。

1）生理 pH 值　人体血液 pH 值为 7.4，人体可耐受的 pH 值范围为 4.0 ~ 9.0。由于血液具有缓冲作用，在小剂量静注给药时，pH 值可放宽到 3.0 ~ 10.0。大容量注射剂、脊椎腔注射液等必须调节 pH 值与血液相近。同时，注射液的 pH 值还对药物的溶解性、稳定性和疗效有显著影响，每种药物有其最稳定 pH 值和发挥疗效的最佳 pH 值，这些 pH 值常与生理所需 pH 值相矛盾。一般在调节 pH 时，应在保证制剂稳定性、溶解性和有效性前提下，兼顾生理适应性。

2）等渗与等张　与血浆渗透压相等的溶液称等渗溶液，是由溶液依数性而定的物理化学概念；与红细胞张力相等的溶液称等张溶液，此系生物学概念。人体血浆和体液的渗透压是 749.62 kPa，0.9% 氯化钠溶液与其等渗。人体自身具有调节功能，肌内注射时可耐受 0.45% ~ 2.7% 氯化钠溶液产生的渗透压，即 0.5 ~ 3 个等渗度；但脊髓腔注射液则必须为等渗。注入渗透压过低或过高的溶液均会引起生理不适应性，轻者产生刺激，重者导致溶血。实践中还发现，某些等渗溶液同样会出现溶血现象，如 5.05% 抗坏血酸为等渗，但在 pH 2.2 时 100% 的溶血，这是由于不等张的缘故。为保证用药安全，必须将中间体配成临床用浓度，并测定是否等渗与等张，以便决定是否需要调节。

等渗与等张测定原理：由于渗透压具有依数性，因此具相同冰点下降值（Δ_{tf}）的溶液，其渗透压应相等。血浆和体液的 Δ_{tf} 为 -0.52℃，即在 -0.52℃ 时凝固，所以可配制系列中间体溶液，在降温时测定其凝固点，若为 -0.52℃，则此溶液为等渗。药剂学上使用的冰点降低数据法、氯化钠等渗当量法均难以用于判定中药注射剂是否等渗，因为复杂中药成分的相关参数尚未建立，因此可用渗透压摩尔浓度测定仪直接测定[29]。

等张的测定方法是溶血法。配制系列浓度氯化钠溶液（如 0.2% ~ 1.0%）为对照，配制中药注射剂样品，分别加入红细胞使之混悬，一定时间后离心，测定红细胞前后体积变化，比较溶血情况，判断是否等张。

3）刺激性　系指注射给药时引起的局部疼痛、红肿、发炎、结块等不良反应。注射剂产生局部刺激的主要原因有三方面：一是 pH 值和渗透压并非生理需要最佳点；二是中间体所含成分本身具刺激性，如 β-七叶苷[30]、奎宁、大蒜素、黄芩苷、苦参碱等；三是制剂制备中可能引进的杂质或分解产物，如钾离子、组胺、5-羟色胺、鞣质等。应分析引起刺激性的原因并采取针对性措施，如尽可能除杂、调节 pH 值、保持药液稳定，也可加入局部止痛剂改善之。但对刺激性很强的药物，加入止痛剂效果不明显时，则应考虑改变给药途径或改变剂型。

2. 中药注射用无菌粉末（无菌粉针）成型性设计中有关理化性质的研究　无菌粉针分为无菌分装粉针与无菌冷冻干燥粉针二类，因其成型工艺迥然不同，其中间体需要考察的有关理化性质亦有别，现分述如下：

（1）无菌分装粉末理化性质的研究　无菌分装粉末系注射用中药中间体通过喷雾干燥或真空干燥等方法制成的无菌粉末。欲使无菌分装粉针达到装量准确、无菌等符合质量要求，除严格的无菌操作外，还必须对分装药粉的溶解度、临界相对湿度（CRH%）、堆密度等进行测定。

（2）冻干粉针中间体理化性质的测定　冻干粉针的中间体系指待冷冻干燥的无菌药液，中间体的共熔点（Eutectic point）是直接关系冻干效果的主要理化参数，须首先予以测定。在冻结和升华过程中，药物的温度如果超过此共熔点，溶质将有部分或者全部在液相中，冰的升华将被液体浓缩蒸发代替，干燥后常会出现溶解速度降低、含水量过高、制品外形萎缩成团、喷瓶等情况。可见共熔点是获得最佳冻干效果的临界温度。常用测定方法有电阻法、热分析法。电阻法系根据相变可引起电阻显著变化的原理来测定共熔点，如牛海军等[31]在注射用牡荆素冻干工艺参数优化的研究中采用电阻法进行实验，以外观、复溶性、pH值、水分为指标，对冻干工艺中的参数进行优化，绘制温度－时间曲线，求得共熔点。热分析法系通过测定绘制冻干曲线求共熔点。

（三）中药注射剂处方设计

中药注射剂处方设计主要是为解决注射用中间体的溶解性、稳定性与生理适应性而优选溶剂与附加剂。

1. 溶剂的选用 总体原则是“相似相溶”，即要根据溶质极性的强弱来选择相应极性的溶剂。中药成分复杂，各成分极性差异较大，成分间的相互作用亦可能影响其极性，因此，筛选复方成分的溶剂，宜在熟悉各成分结构性质的前提下，通过实验测定表观溶解度，选择合适的溶剂。

（1）注射用水　为纯化水经蒸馏所得的水。有无热原是注射用水区别于纯化水的重要质量指标。在注射用水乃至整个注射剂生产、贮存过程中，严格遵守注射剂生产的GMP规定，防止细菌污染。一旦污染细菌，灭菌虽然可以达到无菌要求，但难以使热原检查合格。所以生产中规定注射用水应在制备后12小时内使用。

（2）灭菌注射用水　系供粉针或冻干针剂临床应用时的溶剂，《中国药典》规定也可用0.9%氯化钠溶液。灭菌注射用水，其质量要求基本上同注射用水，仅氯化物与不挥发物限度放宽。

（3）注射用油　常用的油溶剂为大豆油、麻油、茶油等。质量要求应达到《中国药典》相应规定。

（4）其他非水性溶剂　选择非水性溶剂作注射剂溶剂应特别谨慎，它应无刺激性、毒性和过敏性。常用的其他非水性溶剂有二类：一是水溶性非水溶剂，如乙醇、丙二醇、丙三醇、聚乙二醇300、400，这些溶剂一般不单独使用，常与水混合形成潜溶剂，选用时特别注意这些溶剂的常用浓度及不同给药途径的LD_{50}；二是水不溶性非水溶剂，如苯甲酸苄酯、油酸乙酯、肉豆蔻异丙基酯等，一般也不单独使用，常与植物油混合使用，可增加药物溶解度和稳定性。

2. 增加中间体溶解度的方法及附加剂选择

（1）增溶及增溶剂的选择　增溶（solubilization）系指因加入表面活性剂形成胶束，使药物溶解度增大，并形成单相缔合胶体溶液的过程。加入的表面活性剂称为增溶剂（solubilizers）。一般随着增溶剂的碳链增长，增溶量增加。增溶剂HLB值通常在15～18。

1）增溶剂用量的筛选　增溶剂用量可以用增溶相图筛选确定。增溶相图不仅可以决定增溶剂的最小用量，还可确定增溶质被增溶的最大浓度和可稀释的程度，解释三组分发生相变的现象，这对指导制剂处方设计和调配实践有重要作用。

2）增溶剂的毒副作用　增溶剂毒副作用与表面活性剂的种类、性质、结构有关。非离子型表面活性剂溶血作用：聚烷基醚＞聚烷芳基醚＞聚脂肪酸酯＞聚山梨酯类；聚山梨酯类则是：聚山梨酯20＞聚山梨酯60＞聚山梨酯40＞聚山梨酯80。此外，溶血作用与使用浓度有关，如聚山梨酯80在0.1%或以下时，家兔静脉注射及体外实验均不发生溶血，但达0.25%时，体外实验开始出现溶血，体内溶血现象则在静脉注射的5天后出现。《部颁中药标准》收载的中药注射剂注明添加的增溶剂为吐温80，使用量为0.1%～2%[32]。贺煜星等[33]研究显示，在该浓度范围内，吐温80可引起家兔红细胞溶血和红细胞形变，且溶血率呈浓度和时间相关性增加。因此，在实际应用中，使用吐温80作为增溶剂需注意其溶血性。研究发现，分别给犬静脉滴注鱼腥草注射液和聚山梨酯80氯化钠注射液，10分钟内均发生不良反应；当聚山梨酯80浓度降低至0.01 mg/ml，无明显不良反应，注射鱼腥草蒸馏液则无不良反应发生，表明鱼腥草注射液静滴的不良反应可能是其所含聚山梨酯80所致[34]。近年来研究发现，不同生产工艺的聚山梨酯80，对Beagle犬产生的类过敏反应亦不一样[35]。

3）增溶剂的使用方法　一般情况下，增溶剂与增溶质直接混合，必要时加少量水，再加其他附加剂与余下的溶剂。如聚山梨酯80增溶维生素A，若先将聚山梨酯80溶于水，再加维生素A，几乎不溶。

4）增溶剂的种类及常用品种　目前可用于注射用的增溶剂是聚山梨酯类与聚氧乙烯氧聚丙烯聚合物类。聚山梨酯80、聚山梨酯40、聚山梨酯20、Poloxamer188、Cremophor EL及Emulphor EL719r等已经被美国FDA批准为可供注射用的表面活性剂[36]。

（2）潜溶及潜溶剂　难溶性药物在水与非水溶

剂的混合溶剂中比在各单一溶剂中溶解度增大的现象称作潜溶（cosolvency），所用非水溶剂称为潜溶剂（cosolvent）。常用的潜溶剂有乙醇、甘油、丙二醇等。

（3）助溶与助溶剂（cosolvent） 助溶系指由于第三种物质存在而增加难溶性药物在溶剂中溶解度的过程，这第三种物质称为助溶剂。助溶剂通常因与难溶性药物形成可溶性的络合物、复盐或分子缔合物等以增加难溶性药物的溶解度。助溶剂多为有机酸及其盐、酰胺或胺类化合物、无机盐、多聚物等。其选择目前尚无明确规律，中药复方注射剂的助溶还未见报道，有待进一步探索。

（4）制成可溶性盐 可通过成盐的方法增加难溶性弱酸性、弱碱性药物的溶解度。难溶性药物分子中引入亲水基团也可增加其在水中的溶解度，如维生素 K_3 不溶于水，分子中引入 $-SO_3HNa$ 则形成维生素 K_3 亚硫酸钠，可制成以水为溶剂的注射剂[37]。但在复方中药注射剂中，加碱以增加难溶性有机酸成分的溶解度时，应注意是否会引起同时存在的有机碱成分的析出与损失。

3. 增加中间体稳定性的附加剂选择与应用 为解决中药注射剂的稳定性，常加入 pH 调节剂、抗氧剂与空气置换剂等稳定剂。

（1）pH 调节剂及其应用 调节 pH 的一般原则是应在保证制剂稳定性、溶解性和有效性的前提下，兼顾生理适应性。pH 值的调节主要是利用酸碱中和原理。常用的 pH 调节剂有酸、碱和缓冲溶液，其中缓冲溶液可阻止少量酸、碱引起的 pH 变化而维持 pH 的相对稳定，因此是较为理想的 pH 调节剂。

（2）抗氧剂及其应用 抗氧剂按其作用可分为四类：①还原剂，如亚硫酸盐类、抗坏血酸、硫脲、半胱氨酸等；②阻滞剂，如抗坏血酸棕榈酯、α-生育酚、二丁基甲苯酚（BHT）等；③协同剂，如酒石酸、柠檬酸、抗坏血酸等；④络合剂，如依地酸二钠（$EDTANa_2$）或依地酸钙钠（$EDTA-Na_2Ca$）、二乙三胺五醋酸，二巯基丙醇等。有时联合应用，如还原剂亚硫酸氢钠与络合剂依地酸二钠联合应用于抗坏血酸注射剂中。抗氧剂应具有高的抗氧化效力，且经氧化还原反应后的产物必须对人体无害。同时，根据药液的 pH 值选用相应的抗氧剂，如焦亚硫酸钠与亚硫酸氢钠适用于偏酸性药液，亚硫酸钠与硫代硫酸钠仅适用于偏碱性药液，抗坏血酸则适用于偏酸性或微碱性药液。此外，还要避免抗氧剂与药物发生配伍变化，常用的亚硫酸盐类等抗氧剂，因其具有较强的化学活性，可与某些醛、酮类、醇类药物发生反应，也可与钙盐生成沉淀，所以选用亚硫酸盐类抗氧剂应慎重，以免影响药物疗效和用药安全。

（3）空气置换剂及其应用 大气中氧是引起注射剂中药物自氧化反应的主要原因，而氧在水中有一定的溶解度，以置换注射剂中氧为目的的惰性气体称为空气置换剂。目前常用空气置换剂是 CO_2 和 N_2。

4. 满足注射剂生理适应性要求附加剂的选择与应用 对于已知成分的药液，药剂学上通常采用氯化钠等渗当量法与冰点降低数据法计算该药液（主药与其他附加剂）的氯化钠等渗当量值或冰点降低数据。常用的等渗调节剂为葡萄糖、氯化钠等。多数药液等渗又等张，少数等渗不等张，出现溶血时也与其他影响因素有关，如 pH 值等。因此，是否需要调节、用什么调节剂，目前主要通过溶血实验解决。

5. 止痛剂的选择与应用 注射剂常用止痛剂及其参考用量：苯甲醇（0.2% ~1%），三氯叔丁醇（0.3% ~0.5%），盐酸普鲁卡因（1.0%），利多卡因（0.5% ~1.0%），盐酸布比卡因（0.1%）等。有研究发现苯甲醇超过1%有溶血现象发生，新生儿应用本品可引起代谢性酸中毒、中枢神经系统抑制、血小板减少、肝肾衰竭等。美国 FDA 建议新生儿禁用含苯甲醇的药物。我国也要求凡处方中含有苯甲醇的注射液，其说明书应当明确标注“本品含苯甲醇，禁止用于儿童肌内注射”。特别强调的是，加入止痛剂不能从根本上解决问题，应对产生疼痛的原因进行研究，若不能排除，病人顺应性极差，则不宜设计为注射剂。

（四）中药注射剂的成型工艺设计

中药注射剂的成型系指将经提取分离纯化获得的中药中间体作注射剂原料，加入规定量辅料，经配液、滤过、灌封、灭菌、检漏、质检、印字、包装等工序制成注射剂的工艺过程。注射剂因给药途径特殊，其生产车间设计与洁净度要求、注射剂容器选择与处理均直接影响注射剂的质量，是注射剂成型工艺设计应考虑的重要内容。注射剂的成型工艺随不同分散状态有较大的差异，下面以常见的溶液型注射剂、无菌分装粉针与冻干粉针为代表讨论中药注射剂的成型工艺。

1. 注射剂车间设计与洁净度要求 注射剂车间位置及布局设计应达到我国 2011 年 3 月 1 日实施的 GMP 要求。我国 GMP 将洁净度标准分为四级，见表 7-8。

表7-8　洁净度标准

洁净度级别	悬浮粒子最大允许数/m³				近似对应传统规格
	静态		动态		
	≥0.5μm	≥5μm	≥0.5μm	≥5μm	
A级	3520（ISO5）	20	3520（ISO5）	20	100级
B级	3520（ISO5）	29	352000（ISO7）	2900	100级
C级	352000（ISO7）	2900	3520000（ISO8）	29000	10000级
D级	3520000（ISO8）	29000	不作规定	不作规定	100000级

通常将>D级与D级定为控制区，C级与D级定为洁净区。注射剂生产各工序适宜的洁净度要求见表7-9，生产时应严格遵循。

表7-9　注射剂生产各工序适宜的洁净度要求

洁净度级别	适用范围
B级	生产无菌而又不能在最后容器中灭菌的药品的配液（指灌封前需无菌滤过）；能在最后容器中灭菌的大体积注射液的配制及小体积（<50 ml）注射用药液的配制、滤过、灌封，注射用药品原料药的精制、烘干、分装
C级	生产无菌而又不能在最后容器中灭菌的药品的配液（指灌封前不需无菌滤过）及灌封；能在最后容器中灭菌的大体积（≥50 ml）注射液的滤过、灌封；粉针剂的分装、压塞；无菌制剂，粉针剂原料的精制、烘干、分装

2. 注射剂容器选择及其处理

（1）注射剂容器的选择　注射剂容器分为玻璃、塑料两大类。玻璃是以二氧化硅四面体为基本骨架，加入特定金属氧化物改变其性能，以满足不同性质注射剂要求。注射用塑料容器近年来发展较快，因其吹塑成型工艺简便，可与灌封同时进行，免去容器处理过程，加之塑料容器有机械强度高、柔韧性好、不易破损，化学稳定性强、耐水腐蚀，可热压灭菌，质轻、便于运输和使用等优点，已广为应用。常用的注射用塑料容器有塑料输液瓶、塑料输液袋、一次性塑料注射器、一次性塑料输液器等。

（2）注射剂容器的处理　注射剂容器的处理因其种类而不同，玻璃安瓿瓶一般仅需洗涤、干燥灭菌即可供用。目前也有安瓿生产灌封联合生产线，可免去洗涤与干燥灭菌工序。

3. 溶液型注射液的成型工艺　中药溶液型注射剂以小针剂为主，其生产工艺流程如下：

注射用中间体→配液→滤过→灌封→灭菌→检漏→质检→印字、贴签→包装。

（1）配液　注射液的配液涉及原辅料、附加剂、配制器皿等的选择、处理和配制方法等三方面问题。

1）原辅料　应按处方量计算并称取批量生产所需原料、辅料量，称取时应“三查三对”：查处方、查实物、查标准及检验结果，对名称、对称量、对记录。配液必须用12小时内的新鲜注射用水，为解决可见异物与不溶性微粒，可在考察对有效成分有无影响前提下合理应用注射规格的活性炭处理。若需调pH值或热处理冷藏，应明确方法或条件，应检验配液药物浓度是否符合要求等。

2）配液器皿　应选择稳定、耐酸碱、无毒材料制成的大小适宜容器，以搪瓷、不锈钢为佳，用前应洗涤灭菌，达到洁净无菌要求。

3）配制方法　鉴于注射用中药中间体的溶解度问题，采用浓配法应该审慎，避免浓配超过溶解度引起成分损失，以稀配法为妥。

（2）滤过　滤过是解决注射液可见异物与不溶性微粒问题的关键工艺。了解滤过机制、影响因素和提高滤过的措施，有利于设计滤过方法及工艺。

1）滤过机制　一是过筛作用，滤布、筛网、微孔膜滤等均属此种，只能截留比膜孔径大的微粒；二是深层滤过作用，用滤纸板、石棉板作滤材的板框滤器、垂熔滤器、砂滤器等均属此种，由于滤材表面范德华力、静电吸引以及孔隙中颗粒的“架桥现象”，使小于滤材平均孔隙的微粒能截留在滤器的深层。

2）影响滤过的因素　一是滤材的面积，滤过初期，滤速与滤材有效滤过面积成正比；二是压力，压力越大流速越快；三是滤液黏度，黏度增加，滤速减慢；四是滤渣，滤渣形成毛细管孔径越大，滤速越快，但受滤渣压缩性能影响；滤渣的厚度越厚，滤速越慢等。

3）提高滤过速度与效果的措施　①使用深层滤器时，应采用回滤法提高滤过效果；②加压或减压滤过；③趁热滤过，以降低药液黏度，中药溶液多需如此操作；④实行预滤过；⑤采用助滤剂，常用的有活性炭、滤纸浆、硅藻土等。

（3）灌封　注射剂的灌装与封口一般在B级洁净度下同步进行，以防止污染。不稳定的药液需通惰性气体时，不仅在配液时在药液中通入惰性气体至饱和，而且应在灌注同时通入安瓿中，以置换安瓿空间中的空气，所用惰性气体应符合该注射剂要求。

（4）灭菌　注射剂应在灌封后尽快灭菌（从配制到灭菌不得超过12小时，输液不得超过4小时），根据装量和耐热性选择灭菌方法与条件，既要保证达到灭菌要求，又要维持药液的相对稳定。热压灭菌法是最为可靠的灭菌方法。

（5）检漏　检漏方法可采用减压与趁热注入有色水方法。

4. 无菌分装粉针的成型工艺　无菌分装粉针的制备工艺过程是将符合注射用要求的无菌粉末，在无菌操作条件下，直接分装于洁净小瓶或安瓿中，密封，即成。中药粉末无菌分装工艺中常存在吸潮、装量差异、可见异物与无菌等问题，解决这些问题的关键是无菌中药粉末的制备与无菌分装操作。

（1）无菌中药粉末的制备　这涉及药材前处理、提取、浓缩、纯化与干燥等整个中间体制备的工艺过程。提取纯化获得的中药浓缩液，按前述溶液型注射液滤过要求滤过后，用喷雾干燥或冷冻干燥法得到提取物，可保持无菌状态，但为确保分装的均匀性和加速成品的溶解性，一般需粉碎、过筛，此操作应在100级的无菌条件下进行。

（2）无菌分装　应在无菌条件下严格按无菌操作法进行，并控制无菌间的相对湿度。

5. 冻干粉针的成型工艺　冻干粉针是中药中间体按溶液型注射剂制备灌注后，冷冻干燥制成的无菌制剂。其成型工艺设计的重点是无菌药液的制备与冻干工艺过程。

（1）无菌药液的制备　通常冻干剂型最适用于在水溶液中不稳定，且受热不稳定的药物，无菌药液的制备应尽量采取无菌操作法完成配液与分装过程，并用滤过灭菌法达到无菌要求。由于冻干剂型的特点和生产水平的提高，冻干工艺现也用于非热敏性的中药注射剂制备，以达到提高稳定性和改善外观的目的。

（2）冷冻干燥工艺　冷冻干燥一般在冷冻干燥机中完成。其原理是恰当控制水的液、固、气三态互变的条件，便可直接使冰变成水蒸气被除去，达到干燥的目的。所获得的干燥物呈疏松多孔状，溶解速度快。冷冻干燥工艺一般分为预冻、升华干燥、再干燥三个阶段。

（3）冻干工艺中的异常现象与原因及解决方法　冻干工艺控制不当则常会出现含水量高、喷瓶、外形萎缩成团粒或不饱满等异常现象，应根据所产生的原因采用适当的解决方法。

1）含水量高　冻干粉针剂含水量通常应在1%～3%。一般超过3%会使制品放置后回潮，易导致药效成分的降解、失效。含水量高的主要原因有：①装入容器的液层过厚；②再干燥温度过低或时间太短，热量供给不足使蒸发量减少；③瓶塞与干燥层的流动阻力大，真空度不够，水蒸气不易逸出；④产品出箱后、密封前搁置时间过长，环境湿度太高致使被干燥产品吸潮。可采用的解决方法有：①控制液层的厚度在10～15 mm之间；②延长再干燥时间或提高温度；③提高箱内的真空度；④控制出箱时的环境温度、湿度和放置时间。

2）喷瓶　系少量液体在高真空减压时，从已干燥的固体界面下喷出的现象。主要原因是预冻温度过高或时间过短使产品未完全冻结、冻结不实，或升华时升温过快使局部过热，导致部分产品熔化为液体，或超过共熔点。为了防止喷瓶，应控制预冻温度不能过高，必须低于低共熔点10～20℃，同时加热升华的温度不要超过产品的低共熔点。

3）外形萎缩成团粒或不饱满　系出箱后产品出现萎缩、空洞、碎块等现象。主要原因是被干燥物黏度大，在升华干燥时表面易形成结构致密的干燥外壳，而内部升华的水蒸气穿过时阻力极大，便停滞在已干外壳下，较长时间使之潮解，致体积收缩，外形不饱满。可通过加入支架剂和反复冷冻升华干燥法改善。常用的支架剂有：甘露醇、山梨醇、葡萄糖、氯化钠、低分子右旋糖酐等。

三、中药注射剂的质量监控与评价

中药注射剂的质量监控与评价应贯穿研发、生产、使用全过程，必须采取综合措施：一是严格原辅料质量，这是质控的基础。二是切实执行生产工艺规程，严格GMP管理，这是质控的保证。三是制订科学、具评价性的客观标准，这既是质控的手段，亦是中药制剂质量标准研究的方向。四是加强已上市中药注射剂质量的再评价、再提高，这是延长产品寿命、确保用药安全有效的必要措施。五是建立基本职业准入制度，药品研发、生产、营销、使用等从业人员应树立优良的职业道德与敬业精神，提高素质，充分认识、理解药品是特殊商品的内涵（治病与致命），树立安全第一、质量第一、为病人服务的思想。

四、中药注射剂研制技术的应用

（一）丹参注射液制备工艺的改进及其指纹图谱[38]

丹参注射液为丹参经加工制成的无菌水溶液，原收载于中药部颁标准（标准编号：WS3B-3766-98），其原工艺采用两次醇沉法精制，注射液中的有关物质（鞣质、树脂、蛋白质等）不易除尽，久置易出现沉淀，颜色加深，影响注射液的澄明度和稳定性。为了进一步提高注射剂的质量，对丹参注射液的制备工艺进行改进，并结合指纹图谱的研究来控制制备过程，保证产品的稳定性和均一性。

1. 丹参注射液制备工艺的改进

（1）原制备工艺　取丹参1500g，加水煎煮三次，第一次2小时，第二、三次各1.5小时。合并煎液，滤过，滤液减压浓缩至750ml。加乙醇沉淀二次，第一次使含醇量为75%，第二次使含醇量为85%，每次均冷藏放置后滤过，滤液回收乙醇，并浓缩至约250ml，加注射用水至400ml，混匀，冷藏放置，滤过，用10%氢氧化钠溶液调节pH值至6.8，煮沸半小时，滤过，加注射用水至1000ml，灌封，灭菌，即得。

（2）改进的工艺路线　与原工艺不同在于第一次醇沉后，浓缩液调pH，加明胶沉淀。同时，在水沉后调节pH，用活性炭吸附再滤过。

（3）分离纯化方法的选择　丹参中含有大量的鞣质，有强还原性，易氧化聚合生成不溶性沉淀，是影响注射液澄明度和稳定性的主要因素。部颁标准采用了两次醇沉法，但加速稳定性考察时仍较易产生浑浊。聚酰胺吸附法效果较好，但操作要求高，生产成本高，不适用于工厂大批量生成。因此在改进工艺中采用明胶醇沉法能有效去除鞣质等有关物质，改善注射液的澄明度和稳定性，并能适应大生产的需求。

（4）明胶用量的选择　利用鞣质与蛋白质在水溶液中生成不溶性鞣酸蛋白的原理，且不滤过直接加乙醇处理，减少对有效成分的吸附，故采用明胶醇沉法。取处方量药材1500g，如法试制，以原儿茶醛含量和鞣质检查为考察指标，优选加入明胶的最佳用量，结果见表7-10。在制备过程中，加入明胶的速度应慢，搅拌的速度需快，这样可生成细小的絮状沉淀，有效成分损失小。在保证成品质量的前提下，选择原儿茶醛含量损失较少者，一个处方量加入5%明胶溶液150ml为宜。

表7-10　明胶用量的影响

加入5%明胶溶液量(ml)	原儿茶醛含量(g/L)	鞣质
500	0.7643	沉淀
100	0.7324	浑浊
150	0.7332	符合规定
200	0.6566	符合规定

（5）明胶沉淀前溶液酸碱度的选择　根据文献资料，pH值直接影响明胶去除鞣质的效果。丹参水溶性有效成分为原儿茶醛等酚酸性化合物，在碱性条件下易氧化，在酸性条件下易产生沉淀。因此，比较原部颁标准制法，选择pH5.0~8.0范围，以原儿茶醛含量和鞣质检查为考察指标，如法试制，实验数据见表7-11。

表7-11　pH的影响

pH	原儿茶醛含量（g/L）	鞣质
5.0	0.7643	沉淀
6.0	0.7324	浑浊
7.0	0.7332	符合规定
8.0	0.6566	符合规定

故采用调节pH6.0，加入5%明胶溶液150ml，进行第二次醇沉。

（6）明胶沉淀后醇沉浓度的考察　明胶沉淀后

加乙醇进行醇沉可除去过量的明胶，醇沉浓度不同将直接影响产品的质量。醇沉浓度过低，药液中的蛋白质、树脂、鞣质等杂质难以除尽，如太高则可能降低有效成分含量，增加生产成本。取一个处方量的药材，如法试制，以原儿茶醛含量、蛋白质和鞣质检查为考察指标，确定最佳的醇沉浓度，实验数据见表7－12。

表7－12　醇沉浓度的影响

醇沉浓度(%)	原儿茶醛含量(g/L)	鞣质	蛋白质
65	0.7524	浑浊	浑浊
76	0.7553	符合规定	浑浊
85	0.7552	符合规定	符合规定

因此采用醇沉浓度为85%，以保证成品的各项有关物质符合规定。

（7）活性炭用法用量的选择　为了去除样品中的热原，并进一步保证丹参注射液的澄明度，采用活性炭处理。为减少丹参注射液中水溶性成分的损失，对活性炭的加入方法进行考察（方法A：直接加入2g活性炭，煮沸30分钟，按法试制；方法B：先煮沸30分钟，再加入2g活性炭搅拌10分钟，按法试制；方法C：先加入1g活性炭，煮沸30分钟，再加入1g活性炭搅拌10分钟，按法试制），实验结果见表7－13。

表7－13　加入活性炭方法的考察

方法	原儿茶醛含量（g/L）	热原
A	0.5639	合格
B	0.6154	合格
C	0.5585	合格

从表7－13可知，加入活性炭方法B比其他方法原儿茶醛的含量损失少，因此选择溶液先煮沸30分钟，再加入2g活性炭搅拌10分钟。

（8）工艺条件的确定　取丹参1500g，加水煎煮三次，第一次2小时，第二、三次各1.5小时，合并煎液，滤过，滤液减压浓缩至750ml。加乙醇沉淀使含醇量为75%，冷藏放置后滤过，滤液回收乙醇，并浓缩至约250ml，用10%氢氧化钠溶液调节pH值至6，加入5%明胶溶液150ml，加乙醇使含醇量为85%，冷藏放置后滤过，滤液回收乙醇，并浓缩至约250ml，加注射用水至400ml，混匀，冷藏放置，滤过，用10%氢氧化钠溶液调节pH值至6.8，煮沸30分钟，加入0.5%的活性炭搅拌10分钟，滤过，加注射用水至1000ml，灌封，灭菌，即得。

2. 利用指纹图谱对制备工艺稳定性的考察

（1）分析方法　色谱柱：C18柱（200mm × 4.6mm，5μm）；流动相：1%冰醋酸甲醇溶液：21%冰醋酸水溶液（10：90，0～54分钟；60：40，55～65分钟）；流速：1.0ml/min；检测波长：280 nm。

对照液的制备：精密称取经五氧化二磷减压干燥2～4小时的原儿茶醛对照品适量，置于量瓶中，加5%甲醇溶液制成每1ml含原儿茶醛约0.06mg的溶液。

供试液的制备：精密量取本品2.0 ml，置于25 ml量瓶中，用水稀释至刻度，摇匀，用微孔滤膜（0.45μm）滤过，取续滤液，作为供试品溶液。

（2）指纹图谱及其各项参数　根据10批次供试品的检测结果，选择了各批样品共有的峰面积较大且保留时间以及峰面积相对稳定的10个色谱峰作为成品指纹图谱的共有峰，其峰面积之和占总峰面积大于90%。在共有指纹峰中，只有1号峰和2号峰（原儿茶醛）超过总峰面积10%，见图7－1。

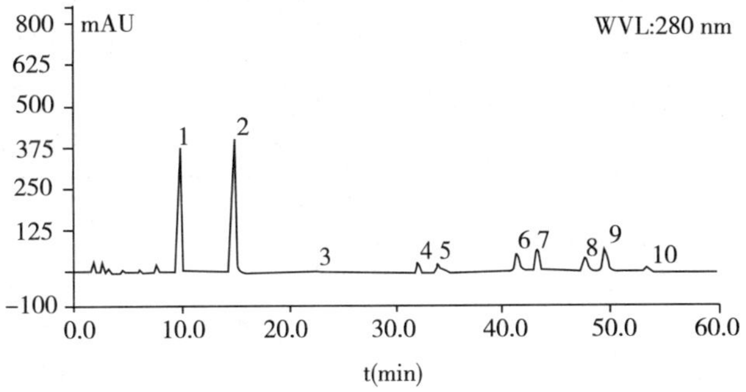

图7－1　指纹图谱

图中共有峰的峰号（相对保留时间）：1（0.65），2（1），3（1.53），4（2.16），5（2.29），6（2.80），7（2.92），8（3.23），9（3.35），10（3.61）。1号峰与2号峰的峰面积比值（0.60～0.75）：1。

（3）多批次成品稳定性的考察：按上述制备工艺，对10批样品进行指纹图谱考察，均符合中药注射剂指纹图谱研究的技术要求，说明本品的制备工艺稳定，质量可控，见表7－14、表7－15。

表 7-14 批成品检测结果（相对保留时间）

峰号	0批	1批	2批	3批	4批	5批	6批	7批	8批	9批	均值
1	0.653	0.652	0.653	0.635	0.653	0.653	0.652	0.654	0.651	0.653	0.653
2	1.000	1.000	1.000	1.000	1.000	1.000	1.000	1.000	1.000	1.000	1.000
3	1.531	1.532	1.533	1.532	1.530	1.530	1.534	1.529	1.531	1.531	1.531
4	2.159	2.160	2.162	2.161	2.159	2.159	2.160	2.160	2.161	2.159	2.160
5	2.290	2.291	2.292	2.292	2.291	2.290	2.290	2.291	2.291	2.292	2.291
6	2.797	2.798	2.798	2.796	2.796	2.797	2.797	2.795	2.798	2.797	2.797
7	2.923	2.925	2.924	2.925	2.925	2.924	2.924	2.925	2.923	2.923	2.924
8	3.226	3.226	3.227	3.226	3.225	3.227	3.225	3.226	3.225	3.226	3.226
9	3.348	3.348	3.347	3.346	3.348	3.347	3.348	3.347	3.347	3.346	3.348
10	3.612	3.612	3.613	3.614	3.613	3.614	3.613	3.612	3.613	3.613	3.613

表 7-15 10批成品检测结果（峰面积比值）

峰号	0批	1批	2批	3批	4批	5批	6批	7批	8批	9批	均值
1	0.753	0.750	0.699	0.736	0.725	0.617	0.605	0.690	0.686	0.728	0.698

（二）苦豆子总生物碱注射用冻干粉针成型工艺的研究[39]

苦豆子为民间用药，广泛分布于河北、河南、山西等地，具有清热解毒、抗菌消炎等作用。苦豆子主要含有苦参碱、氧化苦参碱、氧化槐果碱等生物碱类成分。现代研究表明，苦豆子总生物碱具有抗炎、抗菌、免疫、抗肿瘤等作用。苦豆子总生物碱间易相互转化不稳定，为保证药物的疗效、安全性及质量稳定性，故制备冻干粉针剂。

1. 充填剂种类的选择 以冻干剂的外观、色泽和复溶性为考察指标，选取甘露醇、葡萄糖、氯化钠、乳糖、HP-β-CD为充填剂，分别考察不同辅料不同加入量（40、60、80、100、120 g/L）对冻干成型的效果，结果甘露醇效果为佳。

2. 充填剂用量的选择 配制苦豆子总生物碱质量浓度分别为25、50、80、100 g/L的药液，分别加入不同质量浓度的甘露醇作为充填剂进行冻干，观察成品性状。结果见表7-16。

表 7-16 苦豆子总生物碱和甘露醇质量浓度的考察

药液质量浓度（g/L）	甘露醇浓度%（g/ml）	颜色	成型性	水溶性	澄明度
25	50	均一、深黄色	差、多孔	好	好
25	80	均一、浅黄色	好	好	好
25	100	均一、浅黄色	好	好	好
50	50	不均一、深黄色	松泡、多孔	好	好
50	80	不均一、暗黄色	一般、花斑	好	好
50	100	不均一、暗黄色	一般、花斑	好	好
50	150	不均一、浅黄色	好	好	好
80	50	不均一、红棕色	萎缩	好	好
50	80	不均一、红棕色	萎缩	好	好
80	100	不均一、棕黄色	差、多孔	好	好
80	150	不均一、暗黄色	一般、花斑	好	好
80	200	不均一、暗黄色	好、花斑	一般	一般
100	80	不均一、红棕色	萎缩	好	好
100	100	不均一、棕黄色	差、多孔	好	好
100	150	不均一、暗黄色	一般、花斑	一般	好
100	200	不均一、暗黄色	好、花斑	一般	一般

结果显示药液中总生物碱质量浓度为 25g/L 时冻干效果最好；甘露醇质量浓度为 80、100 g/L 时，冻干液的体积小，厚度适宜，有利于冷冻干燥过程的进行，且冻干样品在外观、水溶性及澄明度等方面最好，综合考虑，选择甘露醇质量浓度 80 g/L。

3. pH 调节剂的选择　取苦豆子总生物碱原液（pH 9.5），用磷酸调节 pH 至 5.0、5.5、6.0、6.5、7.0、7.5、8.0，分别加入适量甘露醇进行冻干，考察冻干质量的变化情况，结果见表 7－17。

表 7－17　不同 pH 值对冻干质量的考察

pH	冻干前 pH	冻干后 pH	溶液颜色	冻干后总生物碱质量（mg/瓶）
1	5.0	5.0	黄棕色	49.75
2	5.5	5.4	黄棕色	50.04
3	6.0	5.9	黄棕色	50.03
4	6.5	6.5	棕色	50.01
5	7.0	7.0	棕色	49.99
6	7.5	7.5	棕色	50.03
7	8.0	8.1	红棕色	49.98
8	9.5	9.4	红棕色	49.96

结果显示，冻干前后 pH 值无明显变化，苦豆子总生物碱含量无显著性差异，溶液颜色随 pH 值增加而加深，故选择与人体血液相近的 pH 6.5～7.5 为优选 pH 值。

4. 最低共熔点的测定　冷冻干燥时，最低共熔点是获得最佳冻干效果的临界温度。按最佳处方配制溶液，测定其最低共熔点，结果见图 7－2，该处方溶液的最低共熔点为－18℃。

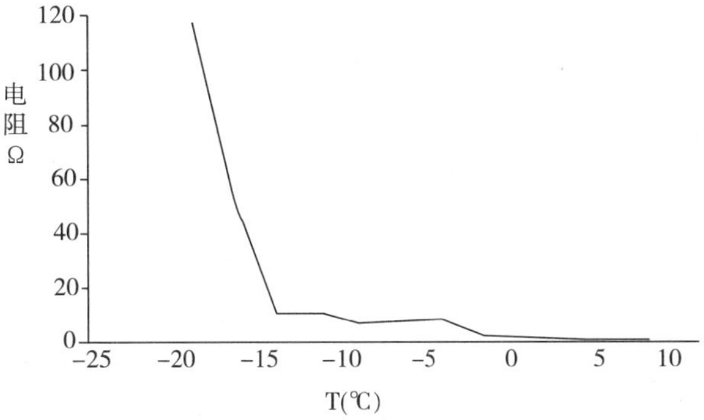

图 7－2　苦豆子总生物碱注射用冻干粉针最低共熔点的测定

5. 冷冻干燥曲线的绘制　将苦豆子总生物碱中间体制备成总生物碱质量浓度为 25 g/L 的溶液，加入适量甘露醇（80 g/L），搅拌使溶解，过 0.2μm 微孔滤膜后分装于西林瓶中，置－45℃ 预冻 8 小时，在一定真空度下以 10℃/h 升温至－18℃，维持 8 小时，以 15℃/h 升温至 25℃，保温 4 小时出箱，加塞压盖，即得。冻干曲线见图 7－3。

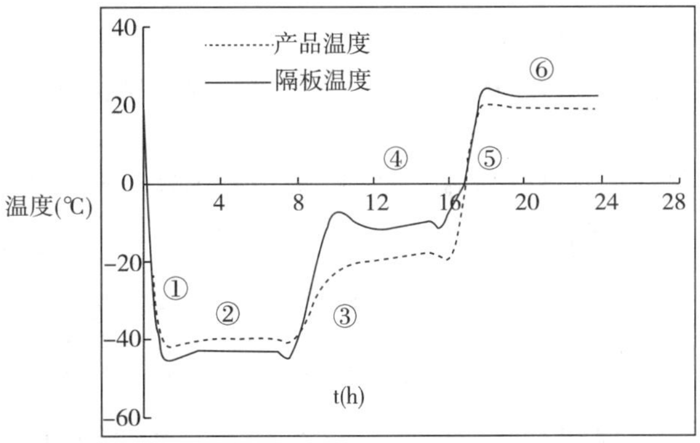

图 7－3　苦豆子总生物碱冻干粉针的冻干曲线

（桂双英，何宁）

第五节　现代中药气体制剂成型性设计与方法

气态药剂是指药物分散于气态分散介质中制成的供内服或外用的气态制剂。气体制剂与其他制剂在剂型设计方面大有不同，体现在促使药物形成气溶胶分散的动力、控制用量的阀门系统和容器等方面，均是设计的难点和重点。

一、现代中药气态剂型的分类与特点

1. 气态剂型的分类

（1）按药物分散状态　可分为气雾剂（Aerosols）、烟雾剂（Aerosols）和粉雾剂（Power

aerosols）等。

（2）按给药方式　又可分为喷雾剂（Sprays）、雾化剂（Fogging agent）和烟熏剂（Fumigant）等。

2. 气态剂型的特点　中药气态剂型具有易吸收，奏效迅速，可避免首过效应，给药途径多样等特点。在气态制剂新药研究与开发中，气雾剂和喷雾剂占主要部分，这两类气态制剂均由药物与附加剂、喷射能源、阀门系统和耐压容器等组成。如何将这四部分有机结合、协调统一，是气态制剂设计的重点。

二、现代中药气雾剂的设计思路

气雾剂系指药物、附加剂与适宜的抛射剂共同封装于具有特制阀门系统的耐压容器中，使用时借助抛射剂的压力将内容物呈雾状物、泡沫状或其他形态喷出的气态制剂。用于肺部吸入或直接喷至腔道黏膜、皮肤给药，具有速效和定位的特点，避光和无菌包装又可提高药物的稳定性；同时气雾剂也存在一些不足，如抛射剂产生的内压、易爆和制冷效应、生产成本较高、设备特殊等。近年来，随着气雾剂在全身治疗和定量吸入方面研究不断深入，气雾剂在呼吸系统疾病、心血管系统疾病、外科出血止血等方面发挥了重要作用，如银黄平喘气雾剂、复方丹参气雾剂、云南白药气雾剂等。

（一）气雾剂类型设计及其附加剂选择

处方设计主要包括两部分内容：一是根据用药目的与药物性质，设计不同的分散系统类型，并选择相应附加剂；二是抛射剂的选择与应用。根据临床需求、药物的理化特性（pH值、pK_a值、密度、粒度分布、粉体学特征、水分、溶解度、溶剂化/水合状态）和用药部位不同，可将气雾剂设计为溶液型、乳剂型与混悬型三类，其处方设计要求及应该考虑的问题与液态制剂所述基本原理一致。值得注意的是，以液化气体为喷雾能源的抛射剂同样具有分散介质特性，与完全以水为分散介质的液体制剂有所不同，因此在附加剂的选择方面应有区别。

1. 溶液型气雾剂的设计　原料药物可溶于液化抛射剂中，或可溶于水中且在与液化抛射剂接触时不析出药物者均可设计为溶液型气雾剂。按相组成分类，溶液型气雾剂属于二相气雾剂。然而，完全溶解的原料药物并不多，故解决溶解度问题成为溶液型气雾剂的设计重点。一般采用乙醇、丙二醇等作为潜溶剂，以增加药物在液态抛射剂中的溶解度，如复方丹参气雾剂、宽胸气雾剂等。通常采用三元相图确定选用潜溶剂的种类及比例，即变动抛射剂与两种潜溶剂的比例，绘制出所需浓度的药物溶液由浑浊到澄明时的三者最佳比例；也可变动抛射剂、一种潜溶剂与药物三者的比例，根据所得三元相图，加以确定。如芸香油气雾剂由30%抛射剂、55%乙醇、1.5%芸香油组成，其中乙醇为潜溶剂。

2. 乳剂型气雾剂的设计　乳剂型气雾剂，也称为泡沫型气雾剂，因其药物喷出时为泡沫状而得名，药物既可溶于乳剂的某一相，也可分散于其中。乳剂型气雾剂根据作用部位和治疗需求的不同，可设计为持续稳定型（常用于腔道）和快速破裂型（常用于表皮）[40]。因此，治疗一些腔道（直肠、阴道等）、皮肤黏膜和烧灼伤的药物可设计为此种类型，便于发挥疗效[41]。近年来泡沫型气雾剂的研究取得了较大的进展，尤其是在微乳泡沫、脂质体泡沫和纳米粒泡沫方面发展迅速[42]。

持续稳定泡沫型气雾剂处方设计的重点在于油相、水相和乳化剂的种类选择与用量确定，与常用乳剂设计不同之处在于亲脂性的抛射剂作为内相（油相）的一部分，形成O/W型乳浊液，这里抛射剂不仅起到喷雾能源的作用，也是形成稳定泡沫的动力，经阀门系统喷出后，被包在分散相中的抛射剂迅速汽化膨胀，使乳状液得以形成稳定泡沫，抛射剂通常约8%～10%，泡沫的稠度可用抛射剂用量控制，一般用量增高则稠度增加，用量减少则泡沫变稀。乳剂基质仍可由十六醇、羊毛脂、肉豆蔻酸异丙酯等形成油相；水相可由水、甘油等形成；乳化剂通常为表面活性剂，对泡沫的产生及稳定有着非常重要的作用，常采用十二烷基硫酸钠、三乙醇胺皂、烷基糖苷、聚氧乙烯（20）十六烷基－十八烷基醚（polyoxyl 20 cetostearyl ether）、Tween－80以及Span－80等，以能略溶于抛射剂为好。该类气雾剂处方组成大约为：有效物质2%，乳剂基质90%，抛射剂8%。

快速破裂型泡沫气雾剂与稳定泡沫型不同，如处方组成为表面活性剂0.5%～5.0%，水28.0%～42.0%，乙醇46.0%～66.0%，抛射剂3.0%～15.0%。若喷出口直径小于0.5 mm时，则抛射剂用量为30%～40%。通常要求表面活性剂应溶于水或乙醇，从其组成看，难以严格说明其乳剂类型。很可能体系中乙醇的存在使原不互溶的抛射剂与水，成为以乙醇抛射剂为主的乙醇－水－抛射剂三者按一定比例形成的混溶物作为外相，多余的水作为内相，表面活性剂在二相中均可溶解，形成复杂的不太稳定体系，表面活性剂主要表现为起泡作用，在给药时，药物以泡沫状喷出，抛射剂迅速气化，于作用部位泡沫消失成为液体覆盖在创面上。所以该类型气雾剂适用于局部用药。

3. 混悬型气雾剂的设计　混悬型气雾剂又称粉末气雾剂，适用于既难溶于抛射剂又难溶于潜溶剂的原料药物。混悬型气雾剂多以抛射剂为分散介质，因用量多而压力大，开启阀门时会使容器内混悬微粒发生湍动，而与抛射剂一道喷出，随着抛射剂的迅速气化散失，使微粉分散在空气中或作用部位。对于混悬型气雾剂，首先要进行药物的微粉化处理。常用的微粉化工艺有研磨法（球磨机、流能磨）和喷雾干燥法。在利用喷雾干燥法进行微粉化处理，需要注意药物溶剂化物的产生和水分控制。此外，微粉化后粉末的表面形态与粒度分布、流动性、堆密度、表面电荷等粉体学特性也应该有必要的认识和考察。设计混悬型气雾剂的重点是解决混悬液的物理稳定性问题。以水为分散介质压缩气体为雾化动力的气雾剂，应防止药物的絮凝；以液化气体为分散介质者，应控制水分在万分之三以下，否则会出现药物粉末凝聚或黏壁现象，影响剂量的准确性和喷射效果。

（二）抛射剂的选择与应用

抛射剂是气雾剂重要组成部分，是能够产生压力的液化气体或压缩气体，是喷射药液的能源，有时兼有药物溶剂或分散介质作用。抛射剂应用是否恰当，将直接影响气雾剂泡沫状态和喷出雾滴的大小。雾滴大小关系药物吸入的深度、保留量与副作用强弱，会影响疗效的正常发挥。

1. 抛射剂的基本要求　抛射剂应为无毒、无刺激，与药物接触无致敏性，不燃烧、不爆炸，性质应稳定，无色、无臭。

2. 抛射剂的种类及性质　目前常用的抛射剂有氢氟烷烃、二甲醚（DME）、碳氢化合物（异丁烷）和压缩气体类（如二氧化碳）。氢氟烷烃作为氟氯烷烃（氟利昂）的替代品，由于分子结构中不含氯原子，对臭氧层无破坏作用。目前常用四氟乙烷（HFA－134a）和七氟丙烷（HFA－227）两种，两者在21℃时的蒸气压分别为490.2 kPa和296.5 kPa，性状均与低沸点的氟利昂相似，体内残留少，毒性小，对环境无危害，具有作为理想推进剂的潜力。但其缺点是温室效应潜能高，且价格昂贵。碳氢化合物类抛射剂常用丙烷、正丁烷、异丁烷或它们的混合物，价廉、化学性质稳定、密度低，但由于易燃易爆问题，很少单独使用。二甲醚具有水溶性和优良的溶剂性能，易压缩、冷凝和气化，但具有易燃性。压缩气体类抛射剂常用气体有氮气和二氧化碳，虽无易燃易爆的危险，但蒸气压过高，对容器要求太严，气雾剂中应用不普遍，但以压缩空气为动力的局部喷雾剂却较普遍。

3. 抛射剂的用量与蒸气压的确定　抛射剂作为喷射药物的能源，其用量与抛射剂自身的蒸气压有关，直接影响喷射能力，也要受不同类型气雾剂用药要求与目的的制约。一般说来，抛射剂用量大，则蒸气压高，喷射能力强，反之则弱。吸入气雾剂或要求喷出物为干粉、细微雾滴则需喷射能力强的抛射剂，所以溶液型气雾剂中抛射剂用量最多可占全方的70%；泡沫型气雾剂、皮肤用气雾剂则需喷射能力稍弱的抛射剂。为满足不同类型气雾剂和医疗上所需雾滴大小的要求，多采用混合抛射剂，通过调整抛射剂蒸气压和用量，可达到其目的。气雾剂的总蒸气压以抛射剂的影响为主，但同时还受药物以及其他附加剂与容器内空气的影响。

（三）其他辅料

气雾剂中的其他辅料包括助溶剂、表面活性剂以及润滑剂。在处方研究时，对用量过大、改变给药途径的辅料和新辅料应该提供必要的安全性试验数据。对于药典收载的可用于吸入制剂的辅料，如助溶剂无水乙醇应该严格控制水分；表面活性剂卵磷脂应该严格控制磷脂中磷脂酰胆碱、磷脂酰乙醇胺、磷脂酰肌醇以及降解产物三酰甘油、胆固醇、鞘磷脂、溶血性磷脂的含量；油酸应该对性状、纯度以及未知的脂肪酸的含量进行控制。

（四）成型工艺设计与方法

气雾剂的成型工艺设计包括原料药物与附加剂的调配、耐压容器与阀门系统的选择与装配、药物分装与抛射剂灌装等三方面内容。

1. 半成品药物与附加剂的调配　半成品药物与附加剂的调配可根据所选择气雾剂的类型，参照液体药剂调配方法制备，不同之处在于当液化抛射剂作为分散系统不可缺少的组分时，气雾剂的调配存在着技术难度。由于液化抛射剂需在低温（－20℃以下）、高压（980～1470kPa）下方能形成液体，如何研究这些组分的作用及其效果，最终确定工艺条件与用量是气雾剂调配成型工艺研究的难点。研究阶段可在特殊的环境和设备条件下，进行处方和工艺条件的筛选研究，如溶液型气雾剂成型性研究，在低温条件下绘制三元相图，确定溶液型气雾剂中潜溶剂、抛射剂的种类与用量，半成品药物的溶解度与溶解速度及加入顺序对成型性的影响，特别要研究最后加入液化抛射剂对成型性的影响和条件；混悬型气雾剂则宜按干燥混悬剂的研制要求，在处方设计基础上，重点考察最后加入液化抛射剂使微粒混悬的条件及稳定性；乳浊型气雾剂重点是考察药物加入或全部油相乳化（抛射剂是亲脂性的）条件及对稳定性的影响。上述工艺条件研究成熟后进入生产阶段，在室温、避菌条件下，配制无液化抛射剂组分的药液，分装于清洁、灭菌的容器内；在一定条件下灌装抛射剂，并在灌装过程中完成最终的符合不同分散系统要求的成型过程。

2. 耐压容器、阀门系统的选择、处理与装配 气雾剂的容器与阀门不仅是包装环节，还关系到成品质量、喷射性质和给药剂量与用药安全，是成型工艺设计的重要内容之一。

（1）耐压容器的选择与处理　容器应耐压、耐腐蚀，价廉美观。制作容器的材料有三种：①玻璃容器通常采用中性玻璃制成，化学稳定性好、价廉，但耐压性较差，常搪塑高分子树脂作为防护层。容器容积以 30ml 为宜，是吸入型气雾剂常用容器；②塑料容器常用热塑性聚丁烯对苯二甲酸酯树脂和乙醛共聚树脂制成，质轻，牢固，耐受一定压力，抗腐蚀，但需注意其渗透性。是目前喷雾剂常用的容器；③金属容器多用马口铁、铝、不锈钢制成，容量大，耐压性强，但前二者化学稳定性差，特别是对于低 pH 含水药液，可在容器内壁搪塑环氧树脂用以增强耐腐蚀性。此种容器成本稍高，但使用安全。

（2）阀门系统的选择与装配　阀门系统是气雾剂的最重要部分，主要起闭封、调节药物与抛射剂的喷出性能和数量等作用。阀门系统有两类，一般阀门系统与定量阀门系统，通常发挥全身作用的吸入气雾剂需要准确控制用量，应选用定量阀门系统，局部应用可选一般阀门系统。

一般阀门系统主要由封帽、推动钮、阀杆（轴芯）、膨胀室、内孔、橡胶封圈、弹簧、浸入管等部件组成，通常用塑料、橡胶、铝和不锈钢等耐用材料制成。橡胶、塑料部件水洗烘干后，浸于乙醇中，临用干燥即可；金属部件可用 10% 碱液煮沸 30 分钟，水洗净烘干，同上处理即可；经处理的部件进行组装，靠封帽固定在容器上，推动钮装于阀杆顶端，用以控制阀门的开启、关闭与喷雾方向，并可附装不同形式的喷嘴、设计大小不等的喷孔。通过对抛射剂的压力，内孔、膨胀室、喷嘴大小的控制，来调整喷雾性能和雾滴大小。定量阀门系统在内孔下端增设定量室，容积通常为 0.05 ~ 0.2ml，橡胶封圈由 1 个增至 2 个，分管药液的进与出，药液经定量室后使每次喷出的剂量恒定。国产吸入气雾剂也常采用无浸入管的倒置容器。

3. 药物分装与抛射剂的灌装 灌装抛射剂可采用冷灌法、压灌法与杯下压灌法三种方法。

（1）冷灌法　是现存生产工艺中最早的一种灌装方法。在室温或低温下先将药物和除抛射剂以外的辅料配制成浓配液。将浓配液加入已预冷至 －50℃以下的抛射剂中混匀，在持续低温（＜－50℃）循环的情况下定量灌装入罐中，安装阀门后轧盖即得。此方法灌装快，空气可被排出，压力稳定。但灌装时需注意避免药液在低温条件下析出药物沉淀，而且对环境条件要求严，成本高，亦不安全，很少应用。

（2）压灌法　是对未装推动钮且无抛射剂的气雾剂成品在加压下灌装抛射剂的方法。该方法设备简单，常温下进行，较冷灌法优越，是目前国内的主要制法。因不需要低温冷冻，故能量消耗低。但是，若容器内空气不能预先抽出，压装机需在 980 ~ 1470 kPa 的工作压力下方能将液化抛射剂灌入容器内，压力不足，灌装速度慢，增大压力使容器受压增大，使用压力亦难以恒定且并不是所有的阀门都适合于这种工艺。

（3）杯下压灌法　是一种旋转式高速压灌抛射剂的方法，特殊的抛射剂灌装机头可在气雾剂容器的肩部形成密封状态，并对配有阀门系统但并未紧固的容器依次进行如下操作：首先抽气，阀门略向上举时，容器内空气从出气口抽出；然后填充抛射剂，通过灌装机头的自动阀门操作，封闭出气口，液化抛射剂从另一进液口定量流入容器内；最后阀门扎口紧固。该方法吸取了上述两种方法的优点，速度快，对阀门无选择性，常温下操作，抛射剂亦无损失，气压稳定。

从抛射剂的灌装方法可见，冷压法能立即观察到不同类型气雾剂成型效果，另两种方法则难以直观了解。因此，应以原料药物与附加剂调配研究所提示的结果，需要在灌装过程中完成成型操作，比如混悬型或乳浊型气雾剂需要在灌装抛射剂后，立即振摇来完成最终成型过程等。

（五）质量评价指标与方法

1. 容器和阀门系统的质量评价指标与方法　玻璃容器主要检查有无裂缝和瓶口的规格、尺寸、耐压强度，是否与阀门封帽配套；金属容器主要检查容器内层的耐腐蚀性，或内涂防护层的质量与牢固性，除去不合质量要求的容器。阀门系统可采用爆破与漏气检查法评价，该方法是评价容器质量、阀门性能的主要方法。

2. 气雾剂的质量评价指标与方法　非定量阀门气雾剂可用喷射速率和喷出总量等指标检测。喷射速率用来评价非定量阀门气雾剂喷量的稳定性。喷出总量是用来评价气雾剂中抛射剂的用量与蒸气压大小。定量阀门气雾剂可用每瓶总揿次、每揿从阀门系统释出的主药含量和每揿从口接器中释出的主药含量等指标评价。吸入气雾剂还应检查递送剂量均一性、微细粒子剂量、粒度等指标。

（六）现代中药气雾剂设计实例

1. 参柏克霉泡沫气雾剂的研制　由蛇床子、地肤子、徐长卿、莪术、苦参、黄柏、百部、白鲜皮等组成，具有清热解毒、燥湿杀虫、止痒止带、化瘀扶正之功效，用于治疗各种阴道炎、真菌感染、滴虫病等。

（1）制法　蛇床子、地肤子、徐长卿、莪术 4 味，加 10 倍量水，水蒸气蒸馏提取 4 小时，收集挥发油和芳香水；药渣与其余药材混合，加水煎煮 2 次，合并滤液及芳香水。滤液浓缩，醇沉，低温静置 24 小时，离心，滤过，收集滤液，减压回收乙醇至无醇味，得中药提取液；加入活性炭加热脱色处理，备用。取挥发油，加入一定量吐温 -80，混匀后，缓慢倒入中药提取液中，混合均匀。以丙烷/丁烷混合气体作为抛射剂，以 3% 甜菜碱为发泡剂，制得泡沫型气雾剂[43]。

（2）设计思路解析　①剂型选择依据：中药泡沫气雾剂以泡沫形态出现，利用泡沫稳定性，让药物在腔道维持一定的作用时间；利用泡沫扩张性，使药物能有效地渗透黏膜皱襞，直接接触病理部位，更利于药效的发挥，特别适于妇科腔道给药途径。②乳化剂的选择：吐温 -80 可促进挥发油在药液中的分散，两性表面活性剂甜菜碱作为发泡剂，促进抛射剂液化丙烷/异丁烷汽化膨胀所产生泡沫稳定，从而获得持续稳定型泡沫。③抛射剂的选择：通过抛射剂、乙醇、水三元相图研究，优选出丙烷/丁烷：乙醇：15% 水和二甲醚/正丁烷：乙醇：15% 含水药液两种处方，采取压入法罐装，并结合混合抛射剂及药液的理化性质，以无微粒沉淀和分层现象，产生的泡沫持续、稳定、细腻为指标，优选出以丙烷/丁烷混合气体作为抛射剂。

2. 混悬型黄石散气雾剂的研制　黄石散组方包括大黄、黄连、黄柏、龙血竭、煅炉甘石、煅石膏、明矾、猪胆粉等，用于治疗烧烫伤、皮肤溃疡等病症。用药时需与麻油混合涂抹患处，携带使用不便，易染菌，不利于安全用药。因此，设计开发成混悬型气雾剂[44]。

（1）制法　取处方各药味，超微粉碎，药粉和肉豆蔻酸异丙酯 1：1 混合均匀，加入胶体磨中混合，加入 4% 气相二氧化硅，高速搅拌成糊状，充入气雾剂耐压瓶内，压盖后在 800 ~ 1000kPa 压力下压入等量的四氟乙烷，摇匀，即得。

（2）设计思路解析　①表面活性剂的筛选。为防止药物微粉凝聚和重结晶，添加在四氟乙烷中溶解性较好的肉豆蔻酸异丙酯（十四酸异丙酯）便于药物分散。料液黏度是影响罐装的重要因素，两者比例在 30% ~60% 之间黏度为宜。②助悬剂的选择和用量。气相二氧化硅混合后能产生明显的触变性，混悬效果最佳，气相硅胶在 2% ~6% 比例以内较为合适。③料液与抛射剂比例筛选。参考 GB/T 气雾剂产品测试方法中内压测试方法进行，料液装量占抛射剂装量的 50% 以下时，喷出总量较高，超过 70% 则可能无法达到喷出率 85% 的要求。④正交试验考察处方最佳配比。考察了抛射剂、肉豆蔻酸异丙酯及二氧化硅添加比例三个因素，以混悬效果、喷出率加权评价，结果显示料液比是最关键的因素，药粉用量和助悬剂用量影响次之。

三、现代中药喷雾剂的设计思路

喷雾剂是采用压缩的惰性气体（二氧化碳或氮气等）或用手动泵压力为能源，依靠各种类型喷嘴将药液喷出，在空气中形成雾状的气态制剂。其喷雾原理与气雾剂基本一致，但随着喷雾剂的使用，内容物会逐渐减少，容器内压力也逐渐下降，使得喷出雾滴大小、喷射量难以维持恒定[45]。因此，安全指数小、药效强的药物不宜设计成此类剂型。此外，发挥全身作用的吸入式气雾剂也不宜设计为喷雾剂。由于喷射能源要求低，相对简便易行，对于治疗口腔炎、咽炎、支气管炎或黏膜、皮肤疾患等局部用药时，设计成此种类型较为适宜。如清热止咳喷雾剂、乌梅喷雾剂、白花丹止痛喷雾剂、妇肤康喷雾剂、龙血竭喷雾剂等。截至目前，全国共有四十余种中药喷雾剂产品上市销售。

喷雾剂的设计与气雾剂相似，均以借助内部压力将内容物喷出，可根据临床需求和药物性质设计成溶液型、混悬型、乳浊型和凝胶型四种类型制剂。喷雾剂中不含抛射剂，其工艺设计研究更为简易。阀门系统中阀杆内孔一般有三个，且比较大，以便于药物液体的流动，有的也装有定量阀门。附加剂包括增溶剂、助溶剂、抗氧剂、防腐剂和 pH 调节剂等。

例如：鼻炎通喷雾剂由盐酸麻黄碱、黄芩苷、山银花、辛夷油、冰片等组成。制法：山银花加水煎煮，滤液加20%石灰乳调节 pH 12，滤过，沉淀物加乙醇，并调节 pH 至约 3.5，搅匀，滤过，滤液调节 pH 7.0，密封，冷藏，滤过，滤液回收乙醇，浓缩，加水搅匀，活性炭处理，滤过，备用。黄芩苷加水适量，搅匀，加 40% 氢氧化钠溶液适量使溶解，用稀盐酸调节 pH 7.0，药液备用。盐酸麻黄碱加水溶解备用。冰片、辛夷油加乙醇溶解，加入聚山梨酯 80，搅匀，加入上述药液，再加入亚硫酸氢钠、苯甲醇，混匀，加水至近总量，搅匀，调节 pH 至 6.0 ~ 7.0，滤过，加水至1000ml，搅匀，灌装，即得[46]。

四、现代中药雾化剂的设计思路

雾化剂是借用高压气流将药液从雾化器中喷出，在空气中形成雾状的气态制剂。药液和喷雾用的能源不在同一容器中，也可借用机械能与超声波使药液雾化，如微量泵雾化器、超声波雾化器。外加能源相对稳定，可克服喷雾剂的不足。虽然目前还没有产品获得批准，但超过 170 份雾化处方已用于临床试验。研究显示鱼腥草、清开灵、痰热清等雾化剂不良反应率均低于其相应的注射剂[47]。

例如：水蛭是一味传统的中药，水蛭多肽具有显著的抗凝血活性，但存在口服给药失活和注射给药顺应性差的弊端。因此，设计开发成鼻腔给药的雾化剂[48]。

（1）制法　取宽体金线蛭 400g，超微粉碎（10 ~ 75μm），加入 8000ml pH 1.5 的盐酸溶液，密闭，40℃恒温水浴作用 30 分钟，加入 2% 胃蛋白酶，酶解 4 小时，将酶解液置于 85℃恒温水浴 5 分钟，冷却至室温后，离心，取上清液浓缩至 400ml 溶液，加 1.5 倍量甘油（V/V），甘露醇 2g/L，山梨酸钾 1.5g/L，加水调整到 1000ml，混匀，放置，滤过，分装，采用微型液体药物超声雾化器进行雾化给药。

（2）设计思路解析　①水提醇沉、脱脂、胃蛋白酶酶解等方法均可制备水蛭多肽，凝血活性研究结果显示酶解法优于其他两种方法。②加入适宜的稳定剂可提高水蛭多肽溶液稳定性，研究结果显示甘露醇的保护作用较强，柠檬酸钠、甘氨酸和明胶次之，葡萄糖最弱。③防腐剂的选择。山梨酸钾对水蛭多肽凝血活性影响较小，优于苯甲酸钠。④加入 10% 甘油作为防沉剂。

五、现代中药粉雾剂的设计思路

粉雾剂按用途可分为吸入粉雾剂、非吸入粉雾剂和外用粉雾剂。吸入粉雾剂（Dry Powder Inhaler，DPI）系指固体微粉化原料药物单独或与合适载体混合后，以胶囊、泡囊或多剂量储库形式，采用特制的干粉吸入装置，由患者吸入雾化药物至肺部的制剂，是粉雾剂中最受关注的一类，为呼吸道给药系统开辟了新的途径，尤其适宜于中药受热不稳定和口服生物利用度低的药物。其制剂性能主要受到吸入装置、吸入粉末的性质（药物和辅料的理化性质）、患者的吸入气流和吸入技巧的影响。因此，剂型设计应关注三要素，即配方、计量系统和气溶胶的分散状态，从而达到高效和可重复的药物递送。研制重点是增加颗粒的气动性能，提高呼吸道的生物利用度和局部浓度，加入新型辅料可增加其黏附性和缓释性。DPI 通常用于治疗呼吸系统疾病（如哮喘、支气管炎、肺气肿、慢性阻塞性肺病）[49]及心血管疾病[50]等，为气雾剂的替代品，一次呼吸所能提供的剂量通常少于几十毫克，较大的粉末剂量会导致咳嗽。

（一）装置的选择

根据能量来源，DPI 的装置可分为被动式和主动式。被动式主要依靠患者的吸气行为来分散药物并将其递送至肺部；吸入器由一个进气口、分散腔和口接器组成，主要依靠呼吸驱动，粉末分散很大程度上受流速影响，吸气流速对 DPI 的沉积有影响，当内在阻力较高时，粉末更易于分散，肺部沉积较高。主动式指装置本身能够为分散药物提供能量，如来源于加载弹簧的动能、内部产生的压缩空气、电池提供的电能或机械搅拌叶轮等。主动型 DPI 装置可减少患者由于使用差异而造成的影响，从而提高递送剂量的重现性，但此类装置价格昂贵[51]。

（二）处方设计与制备

根据药物与辅料的组成，粉雾剂的处方一般可分为：①仅含微粉化药物；②药物加适量的辅料（如润滑剂和助流剂）；③一定比例的药物和载体均匀混合体，载体在粉雾剂中起稀释剂和改善微粉药物流动性作用；④药物、适当润滑剂、助流剂以及抗静电剂和载体的均匀混合体等四种。在处方筛选前需要明确载体是否可用于吸入给药途径及其安全性。常用的载体为乳糖、卵磷脂或磷脂酰胆碱等。

原料微粉化、喷雾干燥、喷雾冷冻干燥、超临界流体、控制结晶等方法均可获得药物粉末。粉末粒度大小、形态、密度、含水量、粉末吸湿性都影响干粉吸入及药物沉积、吸收和分布。需对微粉化处理后药物的粉体学特性进行研究测定。普遍认为粒径 3～7μm 的粉末可以在支气管得到很好的沉积，而 1～3μm 的粉末可以沉积到肺深部区域[52]。粒子的形貌会影响 DPI 的性能，如不规则的波纹状颗粒（也称为葡萄干状或褶皱状）会增加可分散性，降低表面能[53]。工艺设计还应注意增加产品回收率。

不同粒度的载体对微粉化药物的吸附力不同。太细的载体或辅料与微粉化的药物吸附力过强，使药物和载体在呼吸道中难以分离，所以载体和辅料的粉碎粒度需要进行筛选，以满足粉末流动性和给药剂量均匀性的要求。对于在处方中加入载体的粉雾剂，需要在处方工艺筛选中考察药物与载体的不同比例对有效部位沉积量的影响。

药物与载体混合的目的就是为了得到药物含量均匀的混合粉。混合方式有多种，不同的混合方式对粉雾剂有效部位沉积率有影响。所以在处方工艺筛选中应注意混合方式和混合时间对产品质量的影响。水分对粉雾剂的质量具有较大的影响，处方中的水分含量较高会引起粉雾的流动性降低，粒度增大，影响产品的质量。所以在处方筛选过程中，应保证原料药的水分保持一定，对微粉化的药物及辅料的水分进行检查。同时在混合和灌装过程中，应控制生产环境的相对湿度，使环境湿度低于药物和辅料的临界相对湿度。对于易吸湿的成分，应采用一定的措施保持其干燥。

（三）双黄连粉雾剂的实例

双黄连是由金银花、黄芩、连翘组成，具有疏风解表、清热解毒的功效，用于外感风热所致的感冒。常见剂型有颗粒剂、口服液、注射液等。为了实现速效和减少不良反应，设计开发双黄连粉雾剂。

（1）制法　取双黄连提取物，辅料亮氨酸，添加浓度为 10%，采用喷雾干燥制备双黄连干粉。工艺参数为入料浓度：13 g/L；进风温度：100℃；入料流量：470L/h；进样速度：3.75ml/min。双黄连干粉按质量比 3∶1 添加 90μm 的 D－甘露醇或可吸入乳糖，混匀，装入 3 号胶囊中，规格为 40mg/粒[53]。

（2）设计思路解析　①亮氨酸是表面改良剂，能显著增加双黄连喷雾干燥颗粒的褶皱度。②喷雾干燥工艺参数决定所制备微粒的表面褶皱性。③提高微粒表面褶皱程度能显著提高双黄连粉雾剂的可吸入性。

六、现代烟熏剂和烟雾剂的设计思路

烟熏剂是某些药物或借助助燃剂、色素香料和易燃物质添加黏合剂等制成的气态制剂。点燃后可产生烟雾，能起到杀虫、防霉、灭菌和祛疫等作用，如点燃艾叶、苍术可避疫驱邪，点燃野蒿可驱除蚊蝇。此外，采用中药药烟熏灸也可治疗慢性湿疹、手足癣等。这类气态制剂制备简单、应用方便。在点燃后将热量传递给药物，有利于有效成分升华或挥散，并随燃烧时生成的烟及热量扩散，到达作用部位。然而，目前其物质基础和作用机制不够明确，如何借用现代传热技术开发驱邪避疫、净化空气的新制剂，仍具有挑战性。

（吕邵娃）

参考文献

［1］侯世祥．中药新制剂成型性研究思路与方法．中国中药杂志，2000，25（1）：4

［2］侯世祥．现代中药制剂设计的理论与实践．北京：人民卫生出版社，2010.

［3］孙彩霞，尹蓉莉，赵俊霞，等．水蜈蚣总黄

酮固态分散体的制备及其性质研究．中草药，2014，45（14）：2018－2021.

［4］恽菲，徐晓琰，狄留庆，等．蛇床子素不同环糊精包合物的制备及其生物利用度比较研究．中草药，2014，45（03）：341－348.

［5］张磊，程雪梅，玄振玉，等．骆驼蓬总生物碱提取物与常用药剂辅料相容性研究．中国药学杂志，2013，48（01）：43－48.

［6］邢溪元，刘毅，殷明阳，等．麻杏止咳平喘颗粒剂成型工艺研究．中草药，2016，47（05）：767－770.

［7］易艳东，林世和，马威，等．清脉颗粒剂成型工艺的优选．中国医院药学杂志，2014，34（12）：975－977.

［8］刘敬，赵斌，王琼，等．枳葛泡腾颗粒制备工艺的研究．中成药，2014，36（07）：1560－1562.

［9］蒋庆林，高运军，杨炳火．宁心痛颗粒中挥发油β－环糊精包合物制备工艺研究．亚太传统医药，2015，11（05）：33－35.

［10］翁燕，张天南．中药颗粒剂包装常见问题探析．中南药学，2017，15（07）：1016－1018.

［11］孙朝英，李厦．浅析降低颗粒剂产品包装剪袋率的控制措施．机电信息，2018，（17）：35－37.

［12］黄帮华，张娟，吴健，等．一种服用颗粒状药物定量装置的研制．医疗卫生装备，2016，37（09）：39－41.

［13］王佩，刘晓昱，徐红．复方芪苓无糖颗粒剂成型工艺的研究．中华中医药学刊，2014，32（02）：354－356.

［14］时琳，郭桂明，王敏．3种不同基质对黄连素软膏体外透皮吸收的影响．世界中医药，2017，12（01）：164.

［15］田昊，包海鹰，图力古尔．响应面法优化祛风止痛膏基质组方及其皮肤安全性试验．中国实验方剂学杂志，2015，21（23）：1.

［16］张瑶，李文虎，孙菅菅，等．黄芪多糖护肤品基质的优选．大理学院学报，2015，14（08）：11.

［17］孙敏哲，赵健铤，李修琴，等．栓剂的研究与应用进展．广州化工，2016，44（13）：1－3＋28.

［18］张恒，普俊学，王乙鸿，等．中药栓剂的临床应用及其新剂型．安徽医药，2015，19（10）：1841.

［19］崔殿波，赵永伟，姜继宗，等．儿黄缓释双层栓的体外释药特性研究．中成药，2014，36（08）：1619.

［20］方昆，李国辉，张恒．枳朴中空栓对术后肠麻痹大鼠肠道NOS神经元的影响．中医临床研究，2018，10（26）：1.

［21］王珍，靳桂春，刘媛，等．榆白缓释栓配合治疗溃疡性结肠炎疗效观察．山西中医，2017，33（01）：47.

［22］LIN H R，TSENG C C，LIN Y J，et al. A novel in－situ－gelling liquid suppository for site－targeting delivery of anti－colorectal cancer drugs. J Biomater Sci Polym Ed，2012，23（6）：807.

［23］黄珍珍，曹晖．凝胶剂的研究及应用概况．中南药学，2019，17（02）：210.

［24］木巴拉克·伊明江，程雪梅，娜祖克·阿不都，等．没食子栓剂成型工艺研究．中国中药杂志，2017，42（16）：3136.

［25］木巴拉克·伊明江．溃结安抗溃疡性结肠炎作用机制研究及其稳定性、毒性评价．长沙：中南大学，2014.

［26］孙世光．中国已上市中药注射剂品种分析报告．中国医院药学杂志，2015，35（5）：369－374.

［27］聂黎行，石上梅，翟为民，等．指纹图谱技术在中药注射剂标准提高中的应用．中成药，2015，37（3）：607－611.

［28］王武英．中药制剂的稳定性．中国医药指南，2017.

［29］胡青，毛丹，简龙海，等．关于在中药注射剂质量标准中增订渗透压限度规定的几点思考．中成药，2011，33（10）：1737－1739.

［30］梅珊珊，宋海庆，丁建平，等．七叶皂苷钠的不良反应及防治．中华临床医师杂志（电子版），2012，6（24）：8289－8291.

［31］牛海军，李晓亮，邵旭，等．注射用牡荆素的冻干工艺参数优化．中国药业，2017，26（16）：6－8.

［32］国家药典委员会．中华人民共和国卫生部药品标准．中药成方制剂，1998：1－385.

［33］贺煜星，丁选胜．吐温80体外溶血研究．安徽医药，2014，18（3）：444－446.

［34］张宇实，易艳，李春英，等．中药注射剂类过敏反应临床前评价：动物品系和性别差异研究．中国中药杂志，2015，40（14）：2717－2722.

［35］周冠强，李元峰，张肇勋．鱼腥草注射液致过敏反应63例文献分析．中国药房，2013，24（36）：

3436 – 3439.

[36] 方亮．药剂学．北京：人民卫生出版社，2016：36，116.

[37] 杨在奔．浅谈维生素 K 及其临床新应用．中国保健营养，2012，22 (20)：4349 – 4349.

[38] 陆臻，汝芸．丹参注射液制备工艺的改进及其指纹图谱．中国医院药学杂志，2007，27 (6)：769 – 771.

[39] 闫家福，仝燕，蒲纯，等．苦豆子总生物碱冻干粉针的制备及其抑瘤作用考察．中国中药杂志，2014，39 (7)：1234.

[40] 孙迪，郭仕艳，王峥涛，等．泡沫型气雾剂在皮肤局部用药方面的应用．中国医药工业杂志，2018，49 (4)：409 – 416.

[41] ARZHAVITINA A，STECKEL H. Foams for pharmaceutical and cosmetic application. International Journal of Pharmaceutics，2010，394 (1 – 2)：1 – 17.

[42] MIRTIC J，PAPATHNASIOU F，RAKUSA Z T，et al. Development of medicated foams that combine incompatible hydrophilic and lipophilic drugs for psoriasis treatment. International Journal of Pharmaceutics，2017，524 (1 – 2)：65 – 76.

[43] 陈萍，朱胤龙，赵熠，等．参柏克霉泡沫气雾剂制备工艺研究．中国实验方剂学杂志，2009，15 (7)：38 – 40.

[44] 朱宁，文筱，周在富．黄石散气雾剂的制备工艺研究．四川中医，2016，34 (01)：100 – 103.

[45] YANG P，LI Y，LI W，et al. Preparation and evaluation of carfentanil nasal spray employing cyclodextrin inclusion technology. Drug Development and Industrial Pharmacy，2018，44 (6)：953 – 960.

[46] 国家药典委员会．中华人民共和国药典 2015 年版一部．北京：中国医药科技出版社，2015：1687.

[47] ZHENG Y，LIAO Y，LI J，et al. Chinese Medicine in Inhalation Therapy：A Review of Clinical Application and Formulation Development. Current Pharmaceutical Design，2015，21 (27)：3917 – 3931.

[48] 郭健，韩丝银，张霞，等．抗凝血水蛭多肽气雾剂的制备研究．时珍国医国药，2014，25 (12)：2909 – 2911.

[49] FARKAS D R，HINDLE M，LONGEST P W. Characterization of a new high – dose dry powder inhaler (DPI) based on a fluidized bed design. Ann Biomed Eng，2015，43 (11)：2804 – 2815.

[50] FANG X，WANG J，ZHOU H，et al. Multiple Response Optimization of Spray – Drying Process for the Preparation of Salvianolic Acids Microparticles and Evaluation for Potential Application in Dry Powder Inhalation. Drying Technology，2011，29 (5)：573 – 583.

[51] 高蕾，马玉楠，王亚敏，等．吸入粉雾剂给药装置浅析及其综合评价．中国新药杂志，2019，28 (03)：335 – 337.

[52] LI M，ZHANG T，ZHU L，et al. Liposomal andrographolide dry powder inhalers for treatment of bacterial pneumonia via anti – inflammatory pathway. International Journal of Pharmaceutics，2017，528 (1 – 2)：163 – 171.

[53] YANG J J，LIU C Y，QUAN L H，et al. Preparation and In Vitro Aerosol Performance of Spray – Dried Shuang – Huang – Lian Corrugated Particles in Carrier – Based Dry Powder Inhalers. AAPS Pharm Sci Tech，2012，13 (3)：816 – 825.

第八章

中药新型给药系统的设计与方法

药剂学发展至今，研究重点从以剂型为中心转向以患者为中心，落实到新的给药方法与方式的设计和用药方案的合理化、科学化、个体化上，新型给药系统（drug delivery system，DDS）应运而生。

传统中药制剂存在制备工艺粗放、质量控制困难、服用剂量大、生物利用度低、剂型单一、给药途径少等问题[1]。过去由于中药在鉴定、提取、加工、标准化等方面存在困难，其很难吸引科研人员开发中药新型给药系统[2]。新型给药系统作为一种新颖的药物递送系统，是药剂学综合物理化学、生物学、高分子学、材料科学、机械科学以及电子学等多学科理论和技术的产物[3]。随着科技的发展，各学科之间相互渗透、促进，新型给药系统的研究已经不再局限于化药领域，中药由于具有协同作用、高效低毒、经过长期的临床应用实践等特点，也具有开发成新型给药系统的潜力[4]。复方丹参滴丸是中药剂型改进的代表品种之一，传统复方丹参方剂采用片剂口服方式给药，服用量大，药物崩解情况不理想；而滴丸剂则易溶出，起效迅速，还可舌下含服，使药物直接进入血液循环[5]。

中药制剂的发展既要继承传统中药制剂的方法，也要用现代科学的理论技术加以创新。现代中药制剂发展的关键是在中医药理论指导下应用现代技术开展药物剂型及制剂的研究。超细粉碎技术、纳米化技术、固体分散技术、包合技术、脂质体技术、微型包囊与成球技术、缓控释包衣技术、脉冲式和自调式释药技术等现代技术均已在中药制剂研究领域得到了广泛应用。缓释和控释制剂是发展最快的新型给药系统，靶向给药系统也是近年来医药学研究的热点领域。目前对各种靶向给药系统的靶向机制、制备方法、药剂学特性、体内分布与清除规律等都有了较为清楚的认识。

虽然目前中药新型给药系统的研究已取得较好的进展，但是束缚其发展的瓶颈问题也日趋突出，主要可概括为三点：一是现有的新型给药系统理论和技术主要适用于中药单体成分或成分简单的有效部位，并不适用于中药复方；二是中药制剂处方前的基础研究薄弱，目前大多数中药给药系统在制剂研究前未对中药处方及其浸出物的药效物质基础和作用机制进行系统研究，未开展药物理化性质、生物药剂学、药物动力学、量效关系等方面的研究，在缺乏基础研究支撑的情况下选择提取分离纯化方法，往往导致真正有效成分的损失，且在处方筛选、制备工艺及质量控制等方面存在盲目性；三是中药化学成分复杂，药效学物质基础不明确，建立能够真实、客观评价中药新型给药系统质量的评价体系还存在较大困难。因此，在中药新型给药系统的研究中，需要注意以下几点：一是针对具有多成分、多靶点、多途径、多效应作用特点的中药复方给药系统，应在中医药理论指导下，建立具有中药特色的剂型设计理论、制备技术平台及质量评价体系；二是加强中药药效物质基础与作用机制研究，重视中药提取精制物的理化性质、生物药剂学和药物动力学等性质研究；三是构建完整的质量评价体系，重点应涵盖制剂学评价、体外释药评价、药物动力学评价、药效学评价及安全性评价等[6,7]；四是高度重视中药新型辅料的研发，通过鼓励开发、利用更合适的新辅料来达到增效减毒的目的，提升中药制剂的整体质量以及生产技术水平[8,9]。

本章将在阐明各种新型给药系统设计的一般研究思路与原则基础上，结合实例重点介绍各种新型给药系统的剂型特点、适用范围、常用辅料及相应的成型工艺、质量评价等，为中药新型给药系统的合理选用与设计、载体选择与成型工艺及制剂相关性质研究奠定理论与实践基础。

（毛声俊，邓黎）

第一节 概 述

一、新型给药系统的含义及分类

（一）新型给药系统的含义

新型给药系统（DDS）是在制剂成型前或成型中采用各种制剂新技术使药物具有体内的定量、定时、定位释药特性，达到速释、缓控释、迟释、透皮、靶向等目的，从而改善药物动力学性质，提高疗效，减少毒副反应，增加用药顺应性的药物传输系统。

（二）新型给药系统的分类

药物剂型众多，常根据其形态、分散系统、给药途径、用法、制备技术等对剂型进行分类。新型给药系统按制剂制备技术分类，通常可分为如下类型：

1. 调释制剂（modified - release preparations） 应用制剂调释技术调控药物有效成分释放的速率、部位或时间，达到速释、缓释、控释或迟释目的的给药系统。新材料的相继出现与新技术的开发利用，推动了中药调释制剂的发展[10]，如应用控制药物扩散、溶出、溶蚀等缓释技术制备的缓释制剂（sustained - release preparation）；应用膜控技术、渗透泵技术等控释技术制备的控释制剂（controlled - release preparation）；应用肠溶、结肠定位、脉冲等延迟释药技术制备的迟释制剂（delayed - release preparation）等均属于调释制剂的范畴。现已开发出骨架片、多层片、胃内漂浮片、微囊、微球、缓释胶囊、凝胶剂等多种中药缓释制剂的剂型。

2. 透皮制剂（transdermal preparations） 又称透（经）皮治疗系统（transdermal therapeutic system，TTS），是应用透皮吸收技术，使药物有效成分通过皮肤进入体液循环并可达到治疗疾病有效浓度的制剂。常用的促进药物透皮吸收的方法有：使用透皮吸收促进剂，使用新型载体（如脂质体、传递体、微乳、纳米乳等）[12,13]，使用物理化学方法（如离子导入法、超声波法、电致孔法、激光法、经络穴位给药、微针等）等。由于中药多为复方制剂，成分复杂，不同成分之间含量差异大，使得中药透皮制剂的评价方法难以确定，目前尚限于局部应用[6]。中药经皮给药的常用剂型有膜剂、气雾剂、巴布剂、涂膜剂等。其中巴布剂载药量大、透皮效果好、药量成分可控、透气性好、对皮肤无刺激，是一种理想的经皮给药系统[11]。今后透皮制剂的研究重点仍将集中在新型透皮制剂、适宜药物载体的开发、透皮促进方法及其促进机制等方面[14]。

3. 靶向制剂（targeting preparations，TP） 亦称靶向给药系统（Targeting Drug Delivery System，TDDS），系指借助载体、配体或抗体将药物通过局部给药、胃肠道给药或全身血液循环而选择性地浓集定位于靶组织、靶器官、靶细胞或细胞内结构的给药系统。目前国内外针对紫杉醇脂质体和中药生物碱脂质体开展了较多研究。如喜树碱、高三尖杉酯碱等具有显著的抗癌作用，但毒副作用较大，制成脂质体后可显著提高肿瘤组织的药物分布量，提高疗效，降低毒副作用[6]。此外，还可利用抗原与抗体间的特异性，将某种抗体修饰到脂质体表面制备成免疫脂质体，提高其对靶细胞的识别能力，从而使脂质体具有高度专一靶向性[15]。

4. 应答式给药系统（responsible drug delivery system） 又称自调式给药系统，是借发病机制或病情改变时生理、病理某一关键环节或因素产生的信息来控制药物释放的给药系统。根据所受控制给药因素的影响，可将应答式给药系统分为两类：开环和闭环体系。开环体系又称脉冲或外调式释药系统，利用外界因素（如 pH、磁场、光、温度及特定的化学物质等）的变化来调节药物释放；闭环体系又称自调式释药系统，利用疾病导致的体内某些化学物质的变化，依赖于生物体内的信息（如激素、配体、葡萄糖等）反馈来自动调节释药量[16]。理想的应答式给药系统应在开启状态时释放足量药物，而在关闭状态时对机体不产生作用[17]。

二、新型给药系统的发展与展望

在药物制剂的发展中，由于普通制剂一日服用多次，血药浓度波动大，疗效不稳定，病人顺应性差，因此出现了缓控释制剂，它通过使用恰当的制剂技术与适宜的缓控释辅料联合调控有效成分释放的速率、部位或时间，使药物以一级速率缓慢释药，或以零级速率恒速释药，从而改善药物动力学性质，达到增效减毒、提高顺应性的目的。

普通制剂与调释制剂一般需吸收进入血液循环发挥全身作用，若一些细胞毒类抗癌药物如此用药，会产生较大的毒副作用，故产生了靶向制剂或靶向给药系统，将有效药物导向病变部位（靶区），提高其在靶部位的浓度，以降低由于药物广泛分布而对机体产生的毒性。

某些疾病有生理节律性，其病理改变是因体内某种化学物质的变化，此外，药物的作用也存在着时间节律性，如果掌握疾病发作和药物作用的时间节律性之间的关系，就可在疾病发作的最佳给药时间内及时地给予药物，发挥最佳治疗效果，基于这种设想，产生了应答式给药系统。较上述其他给药系统，应答式给药系统用药更加精密化、准确化，副作用更小。

新型给药系统是集制剂技术、辅料和设备三者为一体的系统工程，新型给药系统的发展是对提高现有制剂质量与研制水平，创制安全、有效、稳定、方便、精密、可控的新制剂，达到“三效”（速效、高效、长效）、“三小”（剂量小、副作用小、毒性小）、“五方便”（生产、运输、储藏、携带、使用方便）要求这一药剂学宗旨和方向的最好诠释，且为中药制剂现代化开辟了新的道路。

三、中药新型给药系统研制思路

中药及其复方所含有效成分复杂，故进行中药新型给药系统的研究较单一的化学药物困难，其工艺研究应遵循临床应用时最大程度保留其原有临床疗效的基本思路，基于“质量源于设计（Qb D）”的理念，全过程要有整体观、动态观和辩证观[18]。在选题立项与方案设计时，只要有坚实的立题依据与敏锐的创新思维，明确的研究目的与准确的关键问题，可行的研究内容与合理的实施方案，明确尚存在的问题，中药新型给药系统的研究便会健康持续的发展。下面以作者进行的“中药抗癌有效成分透皮靶向给药系统及转运机制的研究”为例，说明中药新型给药系统研制思路，以资借鉴。

（一）坚实的立题依据与创新思维

有学者在研究中药靶向制剂时选用适当的载体将中药中分离得到的单一有效成分或有效部位靶向到病灶，如长春新碱脂质体、草乌抗癌有效部位靶向微球的研究等。这些靶向制剂多以注射给药，存在靶器官和周围组织药物浓度不能得到有效稳定与控制以及病人尤其老人和小孩顺应性差的问题。而TTS具有超越其他给药途径和方法的独特优点，如避免肝脏的“首过效应”和胃肠道影响；平缓释药，避免“峰谷现象”，提供可预定的和较长的作用时间，维持稳定持久的血药浓度；可随时终止用药；病人顺应性好。有学者认为低浓度持续输注天然产物抗肿瘤药物能够降低肿瘤细胞的耐药产生，从而提高疗效。因此，若能够将TTS与TDDS有机结合，在发挥TTS“无针点滴”作用的同时，促进药物在癌灶部位的聚集，将提高有毒中药、天然药物抗癌成分的功效并降低其毒性，探寻一新的给药途径与方法，对恶性肿瘤的防治具有重要意义。

目前，脂质体已经广泛用作透皮给药的载体，但它只能增加药物在局部的透过性，而难以通过完整的皮肤。Cevc等在脂质体的磷脂成分中加入表面活性物质，使类脂膜具有高度的变形能力，这种透皮效果优于脂质体的新型药物经皮渗透载体即是传递体（transfersomes），由于其在类脂膜中加入了一定量的表面活性物质，增加了类脂膜的通透性，容易出现药物渗漏的问题，特别是在透皮过程中，若药物漏出，将严重影响治疗效果。壳聚糖（chitosan，CS）是一种更为稳定的载体材料，为甲壳素脱乙酰基产物。其来源丰富，制备简单，无皮肤刺激性，生物相容性良好，在体内能被溶菌酶等降解并代谢，且其分解产物对人体无害。据报道，壳聚糖在一定条件下能有效打开细胞的紧密连接，无细胞毒性，组织学检查证实使用壳聚糖前后，细胞的结构完整没有变化。此外，研究发现壳聚糖纳米粒可与皮肤表面结合，改变角质层的分配系数而促进药物转运，表明壳聚糖有可能成为药物透皮给药的安全、有效的载体。

为准确反映和评价所设计透皮靶向制剂的体内药动学过程，阐明其机制，该研究未以成分复杂的中药材或其总提取物为样本，而是以从抗癌中药长春花叶中提取的治疗恶性淋巴瘤的长春新碱（vincristine，VCR）为模型药物，以壳聚糖为载体，研制一种透皮给药与淋巴靶向相结合的新型给药系统。通过该课题探讨了中药抗肿瘤成分透皮靶向给药系统研究的方法、规律、透皮与靶向结合药物转运机制，不仅在理论上丰富了透皮与靶向给药系统的研究内容，也为中药抗肿瘤成分透皮靶向给药系统设计奠定了实践基础，也为治疗恶性淋巴瘤以及肿瘤淋巴转移提供了新途径。

（二）明确的研究目标与准确的关键问题

研究目标：通过对以传递体、壳聚糖纳米粒为载体的长春新碱透皮靶向给药系统的研究，为一大类有毒抗肿瘤中药成分搭建一种透皮给药与淋巴靶向相结合的新型给药系统技术平台，探寻这一新型给药系统的研究技术、透皮靶向给药规律与机制。

拟解决的关键问题：透皮、淋巴靶向载体的筛选与评价，制备体内外稳定的长春新碱传递体和长春新碱壳聚糖纳米粒透皮靶向制剂，探索透皮、靶向机制。

（三）可行的研究内容与合理的实施方案

1. 研究内容　①载长春新碱的传递体、壳聚糖纳米粒及普通脂质体的制备方法及最佳工艺技术条件的研究，同时进行影响成型质量与稳定性的因素考察，制备三种透皮靶向制剂；②研究载长春新碱的传递体、壳聚糖纳米粒及普通脂质体的制剂学性质，建立质量评价指标和方法；③进行载长春新碱的传递体、壳聚糖纳米粒及普通脂质体的体外透皮机制与规律的比较研究；④载长春新碱的传递体、壳聚糖纳米粒的动物透皮转运、体内分布及淋巴靶向性研究；⑤载长春新碱的传递体、壳聚糖纳米粒的药代动力学及转运机制研究；⑥载长春新碱的传递体、壳聚糖纳米粒的主要药效学研究。

2. 实施方案　①以长春新碱为模型药物，以传递体、壳聚糖纳米粒和普通脂质体为载体，进行制备工艺及稳定性研究。选择不同的表面活性剂，采用干膜超声法、逆相蒸发法或注入法制备长春新碱传递体，采用乳化交联法或凝聚法制备长春新碱壳聚糖纳米粒，以包封率、粒径及其分布为指标，均匀设计法优化工艺条件，控制粒径在100nm左右，考察不同温度、pH、缓冲盐种类以及光对稳定性的影响。②制备离体大鼠皮肤，采用改进的Franz扩散池，研究载长春新碱的传递体、壳聚糖纳米粒、普通脂质体的体外透皮动力学，以不同的动力学方程拟合，弄清三者的透皮规律。③建立长春新碱体内样品HPLC定量方法，考察载药传递体、壳聚糖纳米粒在血浆中的稳定性，静脉注射游离长春新碱，透皮给药载药传递体和壳聚糖纳米粒，测定大鼠体内各脏器对药物的摄取率，研究载药的传递体与壳聚糖纳米粒的透皮转运、体内分布与淋巴靶向性。④分别注射、透皮给药载药的传递体、壳聚糖纳米粒，不同时间间隔取血及淋巴结，HPLC法测定药物含量，将所得数据用各药动学方程拟合，进行其药动学研究。⑤建立恶性淋巴瘤小鼠模型，以具体的药效学指标，进行载药的传递体、壳聚糖纳米粒的药效学研究，评价透皮靶向的治疗效果。

（四）明确尚存在的问题

如何降低壳聚糖纳米粒粒径，尽量提高其药物包封率，以充分发挥壳聚糖纳米粒这一优良载体的作用，是该项目有待解决的问题。研究表明，壳聚糖分子中有大量氨基，在醋酸水溶液中与H^+结合带正电荷，而VCR使用的是硫酸盐的形式，在溶液中也带正电荷，由于电性的排斥，VCR不易包入CS－NPs中。为此，试验中尝试增加分散系统的pH值，结果VCR的包封率相应提高，但在高pH值下，CS溶解度降低，极易从溶剂系统中析出，故而制备的纳米粒粒径较大、分布较广，使得所制备的壳聚糖纳米粒不能有效透过皮肤。由于壳聚糖能有效打开细胞的紧密连接，使得纳米粒能在皮肤表面聚集，对于化学药物而言，尤其是那些不能与壳聚糖产生吸附力的化学药物，如何在保证纳米粒粒径的前提下，尽量提高药物的包封率，是该课题的关键和难点，值得进一步地深入探讨。

（毛声俊，邓黎）

第二节 中药速释制剂的设计与方法

中药口服速释固体制剂是指以中药半成品为原料，加入适宜的辅料制成的能快速崩解或溶解的固体制剂。药物迅速溶出后可通过口腔黏膜或胃肠道黏膜吸收而发挥作用。与普通固体制剂相比，速释制剂具有以下特点：①崩解溶出快、起效快；②吸收充分、生物利用度高；③患者服用方便，顺应性好；④副作用小，可避免胃肠道局部浓度过高产生的刺激。根据释药机制与使用特点，可将口服速释剂型分为三类：水中分散型、口腔应用型和其他类。中药制剂的原料多为提取物或药材粉末，口服固体制剂普遍存在崩解溶出差、生物利用度低、起效慢、服用剂量大、老幼病人服用不便等缺点。因此，通常应用速释技术制备成中药分散片、泡腾片、滴丸、口腔崩解片等剂型。

一、中药分散片

（一）概述

1. 定义 分散片（dispersible tablets）系指在水中能迅速崩解并均匀分散的片剂。中药分散片则是以中药半成品为原料，加入适当辅料后制成的分散片。

2. 特点 与普通片剂相比，分散片具有以下特点：①崩解迅速，服用方便：分散片可直接吞服或遇水分散后口服或吮服，兼有普通片剂和混悬液的优点，尤其适合于老人、小孩及咽喉病痛患者使用；②速效、高效：分散片崩解后形成均一的混悬液，吸收快且充分，可提高难溶性药物的溶出速度和生物利用度，但不适用于毒副作用较大、安全系数较低的药物；③制备工艺简单、稳定性好：可采用普通片剂设备生产，与液体制剂相比，其稳定性更好；④成本相对较高：生产过程中常需将原料药微粉化，并加入优良崩解剂等，生产成本增加。

3. 发展历史及应用现状 1980 年始载于英国药典，2000 年《中国药典》首次收载。《中国药典》（2015 版）收载分散片 14 种，均在二部收录。国内已上市相关产品有绞股蓝总苷分散片、血塞通分散片、灯盏花素分散片、银杏叶分散片及七叶神安分散片等。

（二）中药分散片的设计

1. 对中药半成品的要求 分散片对中药中间体主要有以下要求：①水中溶解度不佳的有效成分、有效部位或提取物。药材（除含少量矿物药、贵细药外）如不经提取，一般不应制成分散片；②清热解毒类、心脑血管及胃肠道疾病治疗药物通常更适宜制成分散片，毒副作用大、易溶于水的药物则不宜。③因可加水分散后再服用，故片重可大于普通片剂，但药物组分在处方中占比不能过高，一般在 50% 以下，以便添加崩解剂等其他辅料，保证片剂迅速崩解、溶出。

2. 辅料的选择 用于确保分散片快速崩解和药物溶出，并改善某些药物的苦味与异臭。常用辅料包括：

（1）崩解剂 是制备分散片的关键。其种类及用量、用法对分散性能和溶出效果具有决定性作用。崩解剂在片剂中分散均匀，在水中的强烈毛细管作用，使水分迅速进入片剂中，促使网络结构膨胀而产生崩解作用。优质崩解剂的吸水溶胀度一般大于 5ml/g。由于存在协同作用，崩解剂联用时的效果一般优于单用。赵永恒[19]等以低取代羟丙基纤维素 9.2%、交联聚维酮 9.8% 为崩解剂制备龙须藤分散片，所得片剂具有崩解快、溶出度高的特性。

交联聚维酮（PVPP）：流动性好，在促使片剂快速崩解同时，还可改善颗粒流动性，常用量为 1% ~ 5%。PVPP 在水和各种溶剂中均不溶，溶胀比仅为 150% ~200%，但具有极强的毛细管作用。

羧甲基淀粉钠（CMS - Na）：吸水后体积膨胀近 300 倍，常用量为 1% ~6%。流动性和可压性良好，可改善片剂的成型性、增加硬度。

交联羧甲基纤维素钠（CCMC - Na）：不溶于水，但在水中能吸收数倍于其本身重量的水膨胀而不溶解，具有良好的崩解作用和可压性。对于用疏水性辅料压制的片剂，崩解作用更佳。

低取代羟丙基纤维素（L - HPC）：在水中不溶，但吸水后体积可迅速溶胀达 7 倍，常用量为 2% ~ 5%。能提高片剂的压缩性及硬度，兼具黏合和崩解作用，多与其他崩解剂合用以取得理想的效果。

微晶纤维素（MCC）：可压性好，适合于直接压片。但溶胀性很弱，常作为辅助崩解剂，与 L－HPC 等联用。

此外，琼脂（TAG）在常温下吸水膨胀后再干燥时，水分蒸发后在其内部形成大量多孔颗粒，其较大的孔径和总孔体积，使得水分能快速渗透、加速崩解。

（2）溶胀性辅料　兼有助悬剂和辅助崩解剂的双重作用。常用多糖类（如瓜尔胶、海藻酸钠等）及纤维素衍生物（如羟丙基纤维素、羟丙基甲基纤维素等）等亲水性高分子化合物。

（3）填充剂　包括水溶性填充剂（如乳糖、蔗糖、甘露醇、山梨醇、PEG 4000 和 PEG 6000 等）和水不溶性填充剂（如淀粉、微晶纤维素、硫酸钙、磷酸氢钙等）。合适的填充剂可对崩解剂产生协同作用，故常选用溶胀性好的填充剂，如微晶纤维素、预处理琼脂等。应该注意的是，不同型号或生产厂家的填充剂可对崩解产生不同的影响。

微晶纤维素较常用，具有良好的流动性和可压性；用量达 20% 以上时，可使崩解后的颗粒更细。甘露醇可改善服用时口感。乳糖为填充剂时，片重差异小，成品光洁美观，适用于黏性较差的制剂原料。硫酸钙（二水物）不溶于水，无引湿性，有极强吸附油类能力，适用于黏性较强的制剂原料。

（4）黏合剂与润湿剂　润湿剂或黏合剂的种类及用量关系到片剂的硬度、崩解度、溶出度等。某些药物或辅料，加入适当水、乙醇就能产生足够的黏性，即可制粒。对于药物本身或与辅料混合后缺乏黏性或黏性较小者，需加入黏合剂。

分散片多使用亲水性黏合剂，制成颗粒后表面呈亲水性，水分易湿润、透入，片剂崩解加快，有利于药物溶出。常用的亲水性黏合剂有聚维酮（PVP）、PEG 类、羟丙基甲基纤维素（HPMC）、羧甲基纤维素钠（CMC－Na）、海藻酸钠等聚合物的稀醇或水溶液，以 PVP 最为常用，用量为 3%～15%（g/g），溶液浓度为 0.5%～5%（g/ml）。

（5）润滑剂与助流剂　分散片中多采用亲水性或水溶性润滑剂。大多用亲水性的滑石粉或滑石粉与硬脂酸镁、氢化蓖麻油合用，或用亲水性润滑剂十八烷基富马酸钠、水溶性润滑剂 PEG 6000 等。

为有效改善颗粒或粉末的流动性，分散片中还常使用微粉硅胶作助流剂。硅胶表面的硅醇基具有强极性和亲水性，有利于水分渗入，同时提高难溶性药物的崩解与溶出速率，常用量为 0.5%～1%，加入过多有可能延缓某些药物溶出。

（6）表面活性剂　添加适量表面活性剂，改善片剂表面的润湿性，降低片剂表面张力，使水分易透入片剂内部，加速分散片崩解和药物溶出。常用的表面活性剂包括聚山梨酯 80、溴化十六烷基三甲铵、十二烷基硫酸钠等。当用量超过临界值，片剂表面张力过度降低，影响片剂的润湿，则无显著促进分散片崩解的作用。

（7）其他　为改善分散片口感，可加入矫味剂和掩味剂，如糖精钠、阿司帕坦、胶浆类等及泡腾崩解剂。为促进分散片的崩解，避免溶胀性辅料溶胀太快，控制片剂遇水分散后药物的溶出速度，在分散片中也可加入以下附加剂：电解质类、有机酸类、碱类、糖类等物质。为使分散片分散后保持均匀、稳定的状态，处方中也可加入助悬剂。

（三）中药分散片的制备工艺研究

1. 评价指标的选择　崩解时间、混悬性能、有效成分的溶出速率，片剂的外观、硬度、可压性，颗粒的流动性及含量均匀度常作为制备工艺研究的评价指标。在进行工艺研究前，应建立评价指标的测定方法。通过检测评价指标的变化，对工艺条件进行优化。

2. 中药半成品原料的前处理　为满足质量标准的要求，加快有效成分的崩解和溶出，应对中药制剂的原料进行前处理。常用前处理方法包括：

（1）微粉化　根据 Noyes－Whitney 方程，药物在制备成分散片前先进行微粉化处理，可增大粒子分散度、提高溶出速率。常用机械粉碎、微粉结晶等方法。但随着粒子比表面积增大，表面自由能也随之增大，粒子会重新聚集，影响药物的溶出。

（2）制成固体分散体　难溶性药物制成固体分散体后再压制成片，可改善药物的溶出。如俞迪佳[20]等将蛇床子素制备成固体分散体后加入适量微晶纤维素、交联聚维酮等混匀后压片，得到的分散片崩解时间为 80.5 秒，分散均匀性、混悬性佳，体外药物溶出速率明显优于原料药。

（3）与亲水性辅料共研磨　压片前将结晶态药物与亲水性辅料共研磨，使药物转变成无定形状态，防止粒子聚集，增加粒子表面的润湿性，提高药物溶出度。

（4）制成包合物或微囊　通过制成包合物、微囊或与其他包衣材料混合包裹后再与稀释剂混匀压片，可提高药物稳定性及掩盖不良嗅味。如薛菲[21]将杜香油用β－环糊精包合后再与低取代羟丙纤维素、羧甲基淀粉钠等混合压片，测得崩解时间、累积溶出度均符合要求，同时具有提高药物稳定性的优点。

（5）粉体学表面改性技术　用物理、化学方法对粒子表面进行处理，改变粒子表面的物理化学性质，如表面疏水性或亲水性、电性、化学吸附和反应特性等，以满足制剂成型工艺及质量要求。如张定堃[22]等采用微粉硅胶对白芷提取物粉体改性处理，以改善元胡止痛分散片的崩解性能。

3. 制备工艺路线的选择　与普通片剂的制备方法相同，根据药物的性质、生产条件、辅料特性、质量要求，可采用湿法制粒压片、干法制粒压片和全粉末直接压片三种方法制备。其中湿颗粒压片法适用于湿热稳定的药物，干法制粒压片法工艺过程相对简单，但对原辅料的可压性要求更高。粉末直接压片法生产过程简单，生产周期短，且无颗粒崩解问题，可加速片剂的崩解与有效成分溶出，但对原辅料的流动性、可压性要求高，是今后片剂制备的发展趋势。

4. 处方和工艺条件的优化　确定制备工艺路线后，对影响分散片性能的处方组成和工艺条件进行优化，确定最佳制备条件。

（1）辅料组成、用量与比例　根据提取物的物理、化学性质及临床用量，对崩解剂、填充剂、黏合剂进行筛选。如景永帅[23]等以崩解时间为评价指标，采用正交试验对山楂多糖分散片的制备工艺进行优化，得到最佳工艺如下：以PVPP为崩解剂，碳酸钙为填充剂，65%的乙醇溶液为黏合剂，滑石粉为润滑剂，所得分散片性能良好。

（2）颗粒制备方法与大小　不同制粒方法得到的颗粒形状、崩解及溶出性能均不同。如流化床一步制粒法所得颗粒近似球形，粒度小而均匀，且颗粒有气孔，因而流动性、可压性及药物溶出度较好；而采用摇摆式颗粒机和烘房干燥制得的颗粒质量一般较差。

颗粒粒径越小，药物溶出越快。用于压制分散片的颗粒较一般片剂颗粒细，湿颗粒一般要求在1mm（18目）以下，干颗粒整粒在0.6mm（30目）以下，甚至要求在0.3mm（约50目）以下。

（3）崩解剂的加入方法　有外加、内加、内外加三种方法。外加法使片剂崩解成粗颗粒，内加法使粗颗粒二次崩解为细颗粒。采用内外加法时，可一种崩解剂既内加也外加，或内加一种崩解剂、外加另一种。

表面活性剂作为辅助崩解剂的加入方法有：①溶于黏合剂内；②与崩解剂混合加入干颗粒中；③制成醇溶液喷入干颗粒中。其中第三种方法崩解最快。

（4）压片条件　分散片的压片力、压片速度等压制条件，可对其性能产生影响。如压力增大，片剂孔隙率减小，崩解时间延长，溶出速度减慢。在保证片剂外观性状、硬度、脆碎度的前提下，为使片剂有足够的孔隙率，可适当降低压片力。

（5）颗粒的包衣　为解决中药提取物易吸潮发黏等问题，掩盖中药成分的不良味道，或控制分散片遇水分散后药物的溶出位置或速率，可用亲水性高分子材料HPMC、羟丙基纤维素等对药物颗粒进行包衣，制成包衣控释颗粒分散片。如在制备感冒灵分散片[24]时，将三叉苦等4味中药加工成稠膏后制软材，挤出滚圆法制粒，在流化床中流化烘干并喷入包衣液（HPMC∶HPMCP∶75%乙醇＝3∶7∶100）进行包衣，与其他辅料混合压片，测得崩解时限为2.2分钟。

（6）原辅料干燥程度　多数崩解剂因能吸收水分而加速分散片的崩解，故制备分散片前原辅料需充分干燥以保持其崩解性能。中药提取物具有吸湿性，崩解时易结块，对崩解不利。

（7）处方中加入液状卤代烃　液状卤代烃沸点一般在－35～50℃，其在室温、稍加热或压力小的情况下缓慢逸失，在片剂内部形成微小孔洞，便于片剂崩解。

（四）质量评价

参照《中国药典》（2015年版四部）除了硬度、脆碎度、重量差异等普通片剂的质量要求外，分散片还应进行崩解时限、分散均匀性、溶出度、生物利用度与生物等效性的质量评价。

（五）分散片研制技术的应用

实例：刺五加分散片

以刺五加分散片[25]的研制为例，了解分散片研制技术应用的思路，掌握研制方法。

1. 辅料筛选预试验　以片剂的崩解时间、硬度、片重差异等为指标，对淀粉、糊精、乳糖、MCC、L－HPC、CMS－Na、PVPP等多种药用辅料的不同配比分散片进行评价。根据试验结果，选择 MCC、L－HPC、CMS－Na 及 PVPP 作为辅料。

2. 正交试验优化辅料配比　采用正交设计优化 MCC、L－HPC、PVPP 和 CMS－Na 在片剂中的最佳用量。并通过改变 MCC 的用量来调节片重。以片剂的崩解时间为评价指标，对试验的各个水平（表 8－1）进行综合评价。

表 8－1　因素水平表

水平	A 药物 含量（%）	B CMS－Na 含量（%）	C PVPP 含量（%）	D L－HPC 含量（%）
1	20	5	15	15
2	25	10	20	20
3	30	15	25	25
4	35	20	30	30

根据试验结果，进行直观分析和方差分析，各因素影响大小顺序为 B＞A＞C＞D，A、B 均有显著性影响。所得最佳方案为 $A_2B_1C_3D_4$，即药物（25%），CMS－Na（5%），PVPP（25%），L－HPC（30%）。片剂硬度为 4kg，崩解时间约 60 秒、且均匀分散。

二、中药自乳化释药系统

（一）概述

1. 定义与分类　自乳化释药系统（self－emulsifying drug delivery systems，SEDDS）是由药物、油相、表面活性剂和辅助表面活性剂形成的均一、澄清、低黏度、各向同性的热力学稳定乳剂。该系统或内容物为溶液，也可将其装入软胶囊成为口服固体制剂。当亲水性表面活性剂（*HLB*＞12）含量较高（≥40%，W/W），自发形成粒径小于 100nm 的溶液，称为自微乳化释药系统（self－microemulsifying drug delivery system，SMEDDS）。两者在溶液中微粒粒径存在差异，但在体内均自发形成微乳，故统称自乳化释药系统。

2. 特点

（1）体内自乳化　在体温条件下，遇体液后可在胃肠道蠕动的促使下自发形成粒径在 100～500nm 的水包油型乳剂。

（2）改善药物的口服吸收，增加其生物利用度　SEDDS 细乳滴中的药物有较大的表面积且药物在肠中可维持溶解状态，可穿过肠道黏膜，提高药物吸收的速度和程度，改善药物生物利用度。如赤芍总苷自微乳化制剂与混悬液在大鼠体内药代动力学实验结果相比，前者相对生物利用度得到显著提高[26]。

（3）减少对胃部的刺激　药物存在于细小的乳滴中，乳滴可从胃中迅速排空，使药物在整个胃肠道中广泛分布，减少局部胃肠道刺激。

（4）制备简单，性质稳定　将溶液分装于软胶囊中，剂量准确且服用方便。

3. 发展历史及应用现状　自 1940 年提出微乳（microemulsion）概念后，微乳开始被用作疏水性药物的载体[27]。近年来随着研究的深入，提出 SMEDDS 新型药物传递系统的概念。1996 年环孢素（ciclosporin）微乳浓缩液软胶囊的成功研制使其成为研究热点[28]。SMEDDS 易于制备，有利于将疏水性药物制成口服制剂，稳定性好。因此 SMEDDS 作为药物载体具有巨大的发展潜力，得到药学工作者的广泛关注。

4. 自乳化和自微乳化的机制　形成 SEDDS 需要两个条件：较低的油水界面张力和较显著的油水界面破裂。符合两个条件之一时，外部提供很小的能量，乳剂就可自发形成。SEDDS 的形成机制可用平衡相图来研究，见图 8－1。

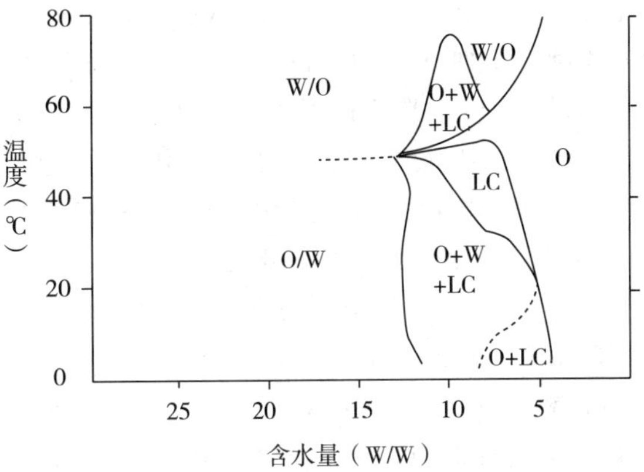

图 8－1　水－混合物的部分相图

混合物：30% Tween85 和 70% C8/C10 甘油三酯；

O：油相；W：水相；LC：液晶相

图 8－1 中，当 SEDDS 遇水稀释时，形成 LC 区域。研究表明 LC 是层状液晶在油溶液中的分散系，水渗透入油溶液中时起到架桥作用。在油/水相变温度时，表面活性剂流动性强，O/W 界面张力降至最小，此时最易乳化。对于含有亲水性助溶剂的 SEDDS，亲水性助溶剂使水不溶性物质作为增溶系统溶解在水性环境中，这种“Diffusion 和 Stranding”的

机制使 SEDDS 迅速乳化，水不溶性物质重新分布、稀释进入大量水相中。

目前，对 SEDDS 的形成机制尚无定论，有负界面张力说、增溶理论、界面膜－液晶体理论及热力学理论等。SEDDS 用水稀释后，乳化剂形成乳滴周围的界面膜，降低界面能并形成聚集的屏障。油相混合物（油/非离子型乳化剂）加入到水中，形成水和油之间的界面。随着水分的渗入，靠近界面的成分形成液晶相的量依赖于双相混合物中乳化剂的浓度。界面液晶相形成后，水分迅速渗入界面，轻微搅拌下，界面破裂，乳滴形成。乳剂粒径是自乳化分散过程的一个决定性因素，乳剂的粒径减小，形成热力学稳定、均质、透明的水包油 SMEDDS。

5. 影响 SEDDS 中药物口服吸收的主要因素 影响 SEDDS 中药物口服吸收的主要因素有处方、表面活性剂的 *HLB* 值、表面活性剂和辅助表面活性剂的比例及黏度、所形成乳液粒径大小、电荷等。

（1）表面活性剂系统　表面活性剂和辅助表面活性剂的 *HLB* 值越高，微乳存在的区域越宽，溶出速率也越快。*HLB* 值在 10～15 之间的表面活性剂及具中等链长脂肪酸的单酸甘油酯是最有效的，脂质载体对 SEDDS 的影响小。

（2）乳滴粒径　乳剂粒径的减小可形成热力学稳定、均质、透明的水包油自微乳化体系。SEDDS 形成的乳滴粒径与所选用的乳化剂系统的效率有关。SEDDS 生物利用度随粒径减小上升，乳滴粒径越小，油水界面的面积越大，乳化后所得乳剂的稳定性越好，药物从乳滴中释放速率也越快。

（3）乳滴荷电　传统的油/非离子表面活性剂组成的 SEDDS 一般带负电，若加入一些阳离子脂类，可能使乳剂液滴带 34～45mV 的正电。乳滴与细胞表面因静电引力而相互吸引，带正电的 SEDDS 与小肠细胞结合率高，从而有较高的生物利用度。

（4）脂解和胆汁的溶解作用　当自乳化给药系统制成胶囊剂给药时，胶囊内容物在小肠上段释放，由胆酸盐和磷脂形成的胶束易被消化和溶解。减少内容物油相比例，加入表面活性剂和助乳化剂可使液滴不易被消化。

（二）中药自乳化系统的处方设计

SEDDS 和 SMEDDS 的水相为去离子水、亲水性活性成分和防腐剂，油相可采用硅油、植物油、脂肪酸酯、亲脂性活性成分、抗氧剂和香料，表面活性剂为非离子表面活性剂和两性表面活性剂，辅助表面活性剂为脂肪醇、多醇类、多醇酯和有机酸等。

1. 处方设计原则 SEDDS 的处方应根据实际情况而定，每个系统的相行为需以绘制的相图为指南进行研究。通过自乳化、液晶形成、O－W 相转变温度等方面的原理指导处方优化。处方设计基本原则为：选择最简单有效的处方，将辅料的种类降到最少，选用毒性低的辅料，保持制剂对药物的溶解能力。此外，需考虑相图中的自乳化区域和自乳化后液滴大小分布。

2. 适用药物 SEDDS 适宜于脂溶性或水难溶性的药物或其他成分。不同药物对 SEDDS 的影响不一，取决于药物/自乳化系统的物理化学相容性，通过改变油相与表面活性剂、辅助表面活性剂的比例进行优化。若药物能和水分子竞争表面活性剂乙氧基链的氢键结合作用，则影响药物稳定性。若药物疏水性强，难与表面活性剂发生作用，则在较高浓度下对 SEDDS 影响也较小。

3. 油相 SEDDS 的油相多为脂肪酸酯类和经过结构改造或水解后的植物油类[29]，具备溶解性好、易乳化、性质稳定、安全等特性。油相在 SEDDS 中的质量分数（W/W）一般为 35%～70%。近年来低共熔物（deep eutectic solvents，DES）作为一种绿色环保的新型溶剂，不仅可显著提高制剂载药量，且安全有效、无毒副作用。如薄荷脑－冰片，薄荷脑－樟脑等低共熔物制备的微乳不仅载药量高，而且促透作用显著[30]。

4. 表面活性剂 常用亲水亲油平衡值（*HLB*）较高（9～12）的非离子型表面活性剂，如聚乙二醇甘油酯类、吐温类、聚氧乙烯蓖麻油衍生物等，其毒性小，但可能在胃肠道发生转相反应。常用浓度为 30%～60%（W/W），形成的乳液粒径较小。大剂量应用时刺激胃肠道，小剂量反复应用也会引起胃肠道黏膜渗透性的不可逆性改变。表面活性剂的 *HLB* 值和浓度对药物溶出释放有影响，*HLB* 值在 11～15 之间，溶出最佳。若表面活性剂的 *HLB* 值或浓度过高，虽然可形成更细的乳滴，但因为可能包裹在胶束中，溶出缓慢。

5. 助乳化剂 除主要的表面活性剂外，还需加入适量的辅助表面活性剂以减少用量。加入可口服的有机溶剂作为助乳化剂有利于促进溶解表面活性剂及药物，调节 *HLB* 值，辅助表面活性剂的分子嵌入表面活性剂的分子中共同形成胶束的界面膜，形成直径小于

100nm的微乳乳液。常用的辅助表面活性剂多为中、短链醇，长链醇及乙二醇、丙二醇、聚甘油的衍生物。

（三）制剂工艺研究

1. 药物溶解度的测定　分别测定难溶性药物在不同油相、表面活性剂与助表面活性剂中的平衡溶解度，筛选溶解度较高的材质用于制备SEDDS。

2. 空白伪三元相图的绘制　采用加水滴定法以澄清/浑浊为指标，固定油相与表面活性剂系统的比例或表面活性剂与助表面活性剂比例（K_m），分别筛选K_m及油相与表面活性剂系统的比例，记录相变点时的加水量。根据油、表面活性剂系统、水在临界点的质量百分比，绘制伪三元相图，比较各相图成乳区域面积占比，筛选较优空白自微乳处方。

3. 载药自微乳的制备及处方筛选　将定量药物加入较优处方空白自微乳中，超声溶解后适当稀释，测定粒径及Zeta电位，静置观察有无析晶现象。持续加药直至药物析出，加水滴定法制备微乳确定载药量。

（四）质量评价

1. 自乳化速率　自乳化速率是评价混合物自发形成稳定微乳或分散相粒径均一的精细乳滴能力的一个指标。用37℃恒温溶出介质（pH1.2或pH7.4）以不同比例稀释SEDDS，轻微搅拌后用肉眼观察完全分散时间，即自乳化时间。以自乳化时间及所形成乳剂的外观来评价体系的自乳化效率。

2. 伪三元相图　通过伪三元相图可确定微乳存在区域的宽度，反映制剂在水性介质中稀释的潜能。随着水的加入，用肉眼判断微乳的形成并用甲基蓝染色法判断所形成微乳的类型。

3. 药物的释放速率　由制剂在水性介质（pH1.2或pH7.4）中的体外溶出实验测定。所选择的处方应具有最高的溶出速率。通常体外释药的动力学实验可采用透析袋扩散法、总体液平衡反向透析法、离心超滤法、低压超滤法等。

4. 粒径　液滴粒径小于5μm才能制得有效的乳化系统，粒径更小时，可制得热力学稳定、各相同性O/W的SMEDDS，其平均粒径用库尔特颗粒粒度计数仪、激光粒度仪或透射电镜进行测定，可迅速准确地测定出粒径和粒径分布。

5. 自乳化后所得乳剂粒子的极性　乳剂粒子的极性与乳化剂的*HLB*值、乳化剂中脂肪酸不饱和度及链长、乳化剂亲水部分的相对分子质量和浓度有关。乳剂粒子的极性（polarity）可用疏水性药物在油/水中的分配系数来衡量，极性反映药物对油或水的亲和力及相互之间作用力的类型，极性大可促使药物快速释放到水相中。

（五）中药自微乳化研制技术的应用

实例：丹皮酚自微乳

以丹皮酚自微乳为实例，对其处方组成及制备工艺进行阐述，学习掌握自微乳的制备及其药剂学评价[31]。

1. 处方组成　丹皮酚、薄荷油、无水乙醇、吐温-80（Tween-80）、泊洛沙姆（F68）、15-羟基硬脂酸聚乙二醇酯（Kolliphor HS 15），1，2-丙二醇，聚乙二醇400（PEG 400）。

2. 自微乳处方的筛选

（1）伪三元相图的绘制　采用加乳化剂滴定法，记录体系由浑浊变澄清或由澄清变浑浊时所加混合乳化剂的质量。绘制伪三元相图，根据成乳区域面积（S）大小筛选处方。

（2）乳化剂考察　固定薄荷油为油相，无水乙醇为助乳化剂，乳化剂与助乳化剂的K_m=1∶1，分别考察乳化剂Tween-80，Kolliphor HS 15，F68对S的影响，结果表明Tween-80形成的微乳面积较大。

（3）助乳化剂的考察　固定Tween-80为乳化剂，薄荷油为油相，乳化剂与助乳化剂的K_m=1∶1，考察助乳化剂分别为无水乙醇，1，2-丙二醇，PEG 400对S的影响。结果表明无水乙醇形成的微乳面积较大。

（4）乳化剂与助乳化剂的K_m考察　Tween-80为乳化剂，无水乙醇为助乳化剂，设置K_m分别为4∶1，3∶1，2∶1，1∶1，1∶2，1∶3，考察不同K_m值对S的影响，结果表明当K_m为4∶1与3∶1时形成S大小接近，均较好。

（5）自微乳处方的确定　以薄荷油为油相，Tween-80、无水乙醇（质量比3∶1）为混合乳化剂，按油相与混合乳化剂质量比为1∶9，2∶8～8∶2，9∶1称取涡旋混匀，加水制备微乳。根据微乳颜色和表面活性剂用量综合评价，确定油相与混合乳化剂的比例为2∶8。

（6）最大载药量的确定　分别称取适量空白自微乳，加入不同质量丹皮酚原料药，超声溶解。吸取少许自微乳加水使其形成微乳，观察体系颜色变化。

结果表明当载药量为100mg/g时，微乳澄清透明，更高则出现乳白色，确定其最大载药量为100mg/g。

3. 药剂学性质评价 所得自微乳液外观澄清透明，流动相良好。加水制成微乳，离心（5000r/min，15分钟），外观和上清液粒径无显著变化，透射电镜下呈均匀球形。平均粒径63.2nm，电位0.14mV，离心稳定性好。

三、中药口腔崩解片

（一）概述

1. 定义与分类 口腔崩解片（orally disintegrating tablets）是指在口腔内不需要用水即能迅速崩解或溶解的片剂。药物一部分经口腔黏膜吸收，一部分输送至胃肠道吸收。口腔崩解片根据所采用辅料的水溶性差异，可分为口腔速崩片和口腔速溶片两大类型。

2. 口腔崩解片的特点

（1）可迅速崩解或溶解，起效快 口腔速溶片由于崩解速度快，药物表面积增大使得药物的溶出速度也随之加快，药物能够快速通过口腔、咽喉和食管的生物膜被吸收入血液，从而提高药物的吸收速度和生物利用度。

（2）部分药物可通过黏膜转运，生物利用度高 口腔黏膜血管丰富，部分药物可通过口腔、舌下和舌黏膜转运，吸收进入血液，并通过颈内静脉到达心脏随血液循环向全身分布，避开肝脏首过效应、胃酸性环境及消化酶破坏，提高药物生物利用度。

（3）减少对食管和胃肠道的刺激作用，副作用低 崩解片可使药物在到达胃肠道之前就迅速崩解并分散成细微颗粒，造成药物在胃肠道内大面积分布，吸收点增多，降低药物对胃肠道的局部刺激。

（4）服用方便，适合特定人群 口腔崩解片可在无水或极少量水的情况下服用，适用于老年人、儿童和吞咽困难的患者。并可通过改善制剂口感，提高儿童患者的服药依从性，解决婴幼儿服药难的问题。

3. 发展历史及应用现状 自20世纪70年代末开始，国外已致力于口腔崩解片的研究，主要集中于治疗严重精神分裂症、阿尔兹海默病和帕金森等，目前上市的品种有100多个。已上市销售的中药口腔崩解片有颠茄、复方丹参、积雪苷、人参总皂苷、小儿清肺止咳等[32]。

（二）中药口腔崩解片的设计

1. 适用药物

（1）一般适合于小剂量原料药物 适用于需快速起效，且有效浓度与中毒浓度相差较大的药物，如战伤急救药、解痉止吐药及镇痛药等急症治疗药物。

（2）口腔黏膜给药的前提 ①药物不耐酸性环境、易被消化酶破坏或经过肝脏的首过效应代谢失活；②期望药物能迅速吸收以达到治疗目的；③药物在口腔黏膜有很好的通透性；④药物无味觉刺激；⑤制剂体积不宜过大。

2. 口腔崩解片常用辅料 控制其质量的关键因素是选用合适的辅料及药物与辅料的粒径。崩解剂是最重要的辅料，常用的有L－HPC、MCC、CCMC－Na、PVPP、CMS－Na等。各崩解剂具体性质可见分散片中崩解剂介绍。

考虑到本品的口感问题，需对矫味技术加以特别关注，在处方中要对矫味作筛选试验，必要时可参考国外产品的处方（如明胶等能钝化味蕾）或工艺（如微囊化技术）来矫味。

3. 制备工艺的研究

（1）直接压片工艺 主药和适宜的辅料（包括稀释剂、崩解剂和润滑剂等）的混合物不经过制粒过程直接压制成片。选择合适的崩解剂是直接压片法制备口腔速崩片的关键。

（2）湿法制粒工艺 由于直接压片法受辅料流动性、可压性以及活性药物性质的影响较大，也可采用湿法制粒工艺制备口腔崩解片。制粒方式对崩解时间有显著影响，不同制粒方法所得颗粒状态不同，压片后崩解时间不一，因此以湿法制粒制备速崩片的工艺须进一步研究。

（3）冷冻干燥工艺 适用于低溶解性高渗透性及热敏感性药物。此工艺中无崩解剂的存在，借助疏松多孔的结构迅速崩解。为维持混悬液的稳定性，冷冻干燥前常加入稳定剂。根据处方需求还可加入矫味剂、润滑剂等。该工艺制得片剂具有良好的崩解速度和口感，但制剂设备和条件要求严格，成本高，且成品机械强度低、易碎[33]。

（4）3D打印工艺 3D打印具有制备特殊外形或复杂内部结构的优势[34]。3D打印制备口腔崩解片是由粉末堆积固化成型，未经压缩，内部多孔、崩解快且机械性能高，适合于个体化用药[35]。但此工艺生产成本高，实际应用中药物定制需求并不大。

（三）中药口腔崩解片的质量评价

参照《中国药典》（2015 年版四部）规定，除应符合片剂项下要求外，还应进行崩解时限、溶出度、脆碎度、吸湿性检查。

（四）口腔崩解片研制技术的应用

实例：直接压片法制备参附口腔崩解片。

以参附口腔崩解片的研制为实例[36]，了解口腔崩解片研制技术应用的思路，掌握直接压片制备口腔崩解片的方法。

1. 参附浸膏粉的制备　用回流提取法提取药材，红参 20g、黑顺片 15g，常压下加入 10 倍水量加热回流提取三次，每次 30 分钟，离心过滤后，合并上清液并浓缩至 100ml，55℃真空干燥至恒重得干浸膏，粉碎过 80 目筛备用。

2. 参附口腔崩解片的制备　取参附浸膏粉，与 CCMC – Na、PVPP、MCC、微粉硅胶、甘露醇、PEG6000、阿斯巴甜混合均匀，采用直接压片法压片。以崩解时限与粉末休止角为评价指标，采用正交实验设计优化处方。筛选出最优工艺参数 PVPP 含量为 4%，CCMC – Na 为 5%，MCC 为 36%，微粉硅胶为 1.5%，甘露醇为 9%，PEG6000 为 0.5%，阿斯巴甜为 4%，浸膏粉为 40%。

3. 质量评价　本品为淡褐色，薄厚一致、色泽均匀，无色斑，味微苦涩片剂。平均片重为 345.45mg，片重差异在 ±5% 范围内，硬度为 2.5 ~ 3kg，脆碎度为 4%，乌头碱含量为 0.026%。

四、中药泡腾片

（一）概述

1. 定义与分类　泡腾片系指含有碳酸氢钠和有机酸，遇水产生气体而呈泡腾状的片剂。根据给药途径，泡腾片可分内服泡腾片与外用泡腾片。内服泡腾片服用前在水中发生酸碱反应而使片剂快速崩解，以溶液形式服用，药物奏效迅速，生物利用度高，与液体制剂相比携带更方便。外用泡腾片包括口腔用泡腾片与阴道用泡腾片，口腔用泡腾片使药物随泡沫与口腔各局部病灶接触，产生杀菌或收敛作用。阴道用泡腾片可增加药物与阴道、宫颈黏膜的皱褶部位的接触，充分发挥其局部治疗作用。

2. 特点　泡腾片中的原料药物应是易溶性的，加水产生气泡后应能溶解。泡腾片具有携带方便、成本低、崩解迅速、利于提高生物利用度的优点。泡腾片在生产、包装及贮藏时，应严格避免与潮气接触，以保持其泡腾作用，并应注明不可直接吞服。

3. 发展历史及应用现状　泡腾片的制备方法在几十年前已经被西方一些药剂研究人员所掌握，但因泡腾片对加工工艺及加工条件有特殊要求，直到 20 世纪 70 年代初国外才有药用泡腾片上市。近 30 年来，随着中药研究水平的提高，中药制剂应用范围不断扩大，各国药学工作者对中药泡腾片的研究不断深入。目前中药泡腾片主要以浸膏、挥发油、有效部位或有效成分为原料，少数与化学药配伍组成复方[37]。

（二）处方设计

1. 处方前研究　处方前研究是对成型工艺中所用浸膏的理化性质进行研究。对于浸膏粉，通常需考察其溶解性、流动性、堆密度、可压性、吸湿性等性质，为处方设计、成型工艺等研究提供依据。

2. 处方研究　中药泡腾片中除药物与泡腾崩解剂外，还含有其他赋形剂，这些赋形剂大多为水溶性或经过配伍后可在水中溶解，以满足泡腾溶液澄清、透明的要求。

（1）泡腾崩解剂　包括一个酸源和一个二氧化碳源，遇水后两者迅速反应产生二氧化碳气体而使片剂快速崩解。最常用的酸源为枸橼酸，二氧化碳源为碳酸氢钠、碳酸钠及碳酸氢钾。酸的用量往往超过理论用量，以利于稳定及口感。有报道表明可通过加入醋酸钙，判断是否产生 $CaCO_3$ 沉淀，来调节酸碱投入量[38]。对于某些不宜多食 Na^+ 的病人，可用碳酸氢钾、碳酸钙等二氧化碳源代替。

（2）稀释剂　常用的稀释剂有淀粉、乳糖、糖粉、甘露醇等。其中乳糖、甘露醇常用于泡腾片稀释剂。

（3）润湿剂与黏合剂　润湿剂有水、无水乙醇，黏合剂包括聚维酮（PVP）的水溶液或不同浓度的乙醇溶液、糖与多元醇的糖浆等。各项质量指标符合要求时，要尽可能减少黏合剂的用量，以防泡腾片的潮解。

（4）润滑剂　分为水溶性和非水溶性两类。常用的润滑剂有微粉化的 PEG 4000 ~ 6000、聚乙二醇单硬脂酸醇、十二烷基硫酸镁等，应尽可能选用适宜的水溶性润滑剂。

（5）甜味剂　包括天然和人造甜味剂两类，用量分别不超过5%、1%。常用的甜味剂有蔗糖、糖精钠（钙）、甜蜜素等。一般糖精类和环己烷氨基磺酸因其游离的酸可作为酸源的一部分[39]适用于泡腾片。

（6）芳香剂　主要有薄荷油、薄荷醇、各种香精及果味料，一般用量为0.5%～3%[40]。

（7）着色剂　多为水溶性色素。每个国家都有各自批准的着色剂目录，为国际市场设计产品配方时必须加以考虑。

（8）稳泡剂　用于阴道泡腾片处方中，由表面活性剂组成，可使泡沫均匀持久，例如吐温80和十六醇合用、鲸蜡醇、海藻酸钠等。海藻酸钠在酸性情况下生成海藻酸，可同时起到崩解剂的作用。

（三）制剂工艺研究

1. 药材提取物的制备（含成型工艺对中间体的基本要求）　为了达到质量要求，处方中通常含有30%以下的药物成分，且应具有良好的流动性、可压性及含量均匀度。因此中药材需经提取精制工艺处理，减小剂量，通常以浸膏粉为中间体。为了防止崩解剂发生泡腾反应而失效，需控制水分含量在0.5%～1%[41]。

2. 生产工艺流程　通过对比质量评价指标，优选最佳成型工艺路线与工艺条件。应注意泡腾崩解剂的加入方法、湿颗粒干燥条件、压片力等因素的考察，使泡腾片发泡速度快、酸度均匀、稳定。如碳酸氢钠对温度敏感，故湿颗粒干燥温度宜控制在40～50℃。泡腾片生产过程中对制剂环境要求较高，需严格防止物料吸湿。制粒与压片车间要控制空气的湿度与温度，建议相对湿度为20%～25%，温度为18～21℃。常用制备方法有：

（1）酸碱分别制粒压片　将处方药物分别与酸源或二氧化碳源混合，在水或含水的液体黏合剂作用下制粒，并将两种干颗粒及润滑剂混匀后压片。

（2）非水制粒压片　将处方中组分混匀后用无水乙醇润湿或非水液体黏合剂（常以异丙醇、无水乙醇等为溶剂）制粒，颗粒干燥、整粒，加入润滑剂，压片。

（3）干法制粒压片　将处方中组分混匀后用滚压或重压法制粒，加入润滑剂，压片。

（4）直接压片　对于流动性、可压性较好的药物，可选择合适的辅料，将混合物直接压片。

中药浸膏粉通常吸湿性强且流动性差，目前中药泡腾片多应用酸碱分别制粒或非水制粒压片工艺。近年来有下列新工艺出现：

（1）以枸橼酸－水合物代替无水物压片　用适量的枸橼酸－水合物代替无水物，当混合物在制粒器中加热时，释放出结晶水，湿润颗粒后立即压片。

（2）多层泡腾片　Gergely[42]将普通片与泡腾片压制成双层片，不仅使泡腾片体积减小，辅料减少，且崩解时间不受辅料影响，在少量水中就能完全崩解。Cavlin[43]将泡腾片的酸、碱辅料分开压片，中间夹一惰性片，制成三层片，从而解决了泡腾片在制备贮存过程中的防潮问题。

（3）缓释及控释泡腾片　缓释泡腾片[44]系将有效成分、辅料制成颗粒，外包一层不溶于水易膨胀的丙烯酸聚合物及水溶性纤维素衍生物；包衣量占颗粒总量的2%～25%，另将酸－碱制成泡腾颗粒，将两种颗粒混合压片。包膜控释泡腾片[45]是用羟丙基纤维素与羟丙基甲基纤维素喷雾包衣有效成分，再与泡腾辅料混合，压片。

3. 常见的生产质量问题及原因分析

（1）黏冲、裂片　环境温度过高，低熔点原料融化黏冲或浸膏软化变黏；环境湿度高，原辅料含水或吸湿都会导致黏冲[46]。片剂吸湿后，泡腾崩解剂发生反应，可导致裂片。制备时控制加工环境温、湿度，选择抗湿性能好的辅料，如PEG 6000不仅具有良好抗湿、润滑作用，还具有干黏合、促崩解作用。

（2）发泡量小、发泡速度不稳、酸度差别大　产生的原因主要是泡腾崩解剂中酸碱比例不适宜或酸碱混合不均匀。可调节泡腾崩解剂中酸碱的比例，采取酸碱混合制粒工艺使酸碱得以充分混匀。

（3）稳定性差　泡腾片吸湿后易使泡腾崩解剂反应而失效。解决措施有：用聚维酮或羟丙基甲基纤维素与丙烯酸树脂Ⅱ号的乙醇混合液作黏合剂制粒，颗粒干燥后其表面包裹有防潮作用的高分子材料薄膜；PEG 6000包裹碳酸氢钠后再与酸源混合制粒压片，可隔离酸源与二氧化碳源；含碳酸氢钠和甘氨酸碳酸钠的混合物（用量分别为67%、33%），可减少片内的引湿性；选用防潮包装材料密闭包装，贮存于阴凉干燥环境中。

（四）中药泡腾片的质量评价

参照《中国药典》（2015年版四部）规定，除应符合片剂项下要求外，还应进行崩解时限、溶出度检查。阴道泡腾片还应考察pH、发泡量、发泡持续时间、黏附性等指标。

（五）中药泡腾片研制技术的应用

实例：茵栀黄泡腾片。

以茵栀黄泡腾片的研制[47]为例，了解泡腾片研制技术应用的思路，掌握泡腾片研制方法。

1. 药材提取物的制备　处方中金银花、栀子、黄芩、茵陈经水提取、醇沉、浓缩后制成浸膏。

2. 茵栀黄泡腾片的制备　取 PEG 6000 加热熔融，加入碳酸氢钠搅拌均匀，冷却粉碎，过 80 目筛。另取枸橼酸粉碎。与上述提取物混匀，加入适量糊精、枸橼酸、聚乙二醇6000包裹物细粉、阿司帕坦，混匀后用无水乙醇制粒，干燥，加入硬脂酸镁压制成片。

3. 处方筛选　制得的药片以其水溶液 pH 值、崩解时间、硬度为考察指标进行评价。测定方法如下：

（1）pH 值　取本品 1 片分散于 100ml（25℃）水中，测定溶液的 pH 值，pH 值应为 5.5～6.5。

（2）崩解时间　取本品 6 片，分别加入 50℃的 100ml 水中，均应在 5 分钟内崩解。

（3）硬度　将各试验条件下制得的泡腾片进行铝塑泡罩包装，室温条件下放置，分别于第 0 日与第 45 日取样，测定短径向硬度。

4. 稳定性考查　根据确定的生产工艺，制备 3 批产品，采用铝塑泡罩包装，室温条件下放置，分别于第 0、1、3、6、12 月定期取样检测，以发泡容量、硬度、pH 值、崩解时限为考察指标进行稳定性考查。

5. 发泡容量测定　取一只烧杯，加 50ml 热水，投入本品 1 片，立即将所产生的气体导入一倒立的充满水的 10ml 量筒中，至该片不再有气体产生时，记录量筒中气体的体积，即为发泡容量。

五、滴丸剂

（一）概述

1. 定义　滴丸系指固体或液体药物溶解、乳化或混悬于加热熔融后的基质中，滴入不相混溶、互不作用的冷凝介质，液滴在表面张力作用下收缩成球形或类球形的制剂，可口服或外用。

2. 特点

（1）起效快，提高难溶性药物生物利用度　滴丸为固体分散体形式，具有剂量小、起效快等优点，可避免肝首过效应、胃肠刺激及急性中毒反应和过敏反应。如复方丹参滴丸经舌下黏膜吸收，直接进入血液循环，生物利用度高，是临床治疗冠心病、心绞痛的首选药物[48]。

（2）可局部用药　克服传统滴剂、散剂等用药时易被冲洗、稀释的缺点，发挥局部治疗作用，如鼻用薄荷滴丸、牙痛定滴丸、复方黄连耳用滴丸等。

（3）具有长效作用　将缓释材料作为载体制成滴丸，药物释放缓慢，生物利用度高，可减少服用次数和剂量[49]。控释滴丸使药物以恒定速度溶出药物，其作用可持续数日以上。

（4）提高药物稳定性　药物与基质熔合后，与空气接触面积减小，不易氧化和挥发，非水性基质不易引起水解。

（5）服用方便，生产简单　可将液体药物制成固体滴丸，便于服用和运输，也可通过选用肠溶性基质直接制成肠溶滴丸等。工艺设备及其操作简单，成本低，易于控制质量。

（6）载药量较小，服用数量较大　因此中药滴丸必须精制，富集有效成分或有效部位，同时使质量更易于控制。

（二）中药滴丸剂的设计

1. 药物选择　因滴丸载药量小，中药滴丸原料药物需是有效成分或有效部位。主要分两类：油性成分分散在基质中；不溶于水，溶出速度慢，吸收不好的成分或有效部位制备速效滴丸，后者为研究热点。苏楠[50]等以 PEG 4000、PEG 6000、泊洛沙姆为基质，将丹参酮纯化物制备成肠溶滴丸以减少胃肠道刺激。

2. 基质和冷凝介质的选择　除主药外的其他辅料统称为基质。基质应无毒副作用、生理惰性，熔点较低，遇冷后能凝成固体，使药物达到最佳分散状态，同时不影响主药的疗效。其中以聚乙二醇类的 PEG 6000 最为常用。

用于冷却液滴，使之冷凝成固体药丸的液体，称为冷凝介质。冷凝介质需安全无害，与主药和基质不相混溶、不起化学反应，有适宜的相对密度、黏度（略高或略低于滴丸的相对密度）及表面张力，使滴丸（液滴）在冷凝介质中缓缓下沉或上浮，充分冷凝，形状完好。

滴丸的基质和冷凝介质均可分为脂溶性和水溶性两大类。①常用的脂溶性基质有硬脂酸、单硬脂酸甘油酯、蜂蜡等；对应的冷凝介质为水、乙醇或两者的混合液等。②常用的水溶性基质有 PEG 4000 或 PEG 6000、硬脂酸钠、水等；对应的冷凝介质为脂溶性的二甲基硅油、液体石蜡等。在制备过程中，两者经常以不同比例混合，以达到最佳冷凝效果[51]。

3. 其他附加剂 在滴丸中加入其他成分，如崩解剂或增（助）溶剂等，有助于增加药物与载体在熔融状态时的互溶度，提高药物溶出度。

（1）崩解剂 促进滴丸在溶出介质中迅速分散，增加与溶出介质的接触面积，有利于溶出度的改善[52]。

（2）增溶剂 加入少量聚山梨醇酯－80 可提高溶出度。

（3）其他 制备过程中加入矫味剂，可改善口感，提高用药顺应性，且对丸重、圆整度无明显影响[53]。加入适量水可使基质与提取物充分混匀，稠度适当，减少基质的用量，提高载药量。

（三）制备工艺研究

常用的制备工艺有熔融法、溶剂法、熔融－溶剂法、表面分散法（常规尚有喷雾干燥法、研磨法）等。其中熔融法为常用方法。工艺流程如下：药物、基质→混悬、乳化、熔融→滴制→冷却→洗丸→干燥→选丸→质检→分装。根据使用、储藏要求，可包糖衣或薄膜衣。

1. 丸重计算与成型

（1）丸重 理论丸重 $=2\pi r\gamma$，r 是滴出管口半径，γ 是药液的表面张力。

（2）成型 滴丸成型性与药液成丸的内聚力与使之分散的药液与冷凝液的黏附力之差有关，公式为：形成力 $=\gamma A+\gamma AB-\gamma B$；$\gamma A$ 为药液表面张力；γB 为冷凝液表面张力；γAB 为药液与冷凝液的界面张力。形成力为负值时不能成型，为正值时能成型，且越大越好。可调节 *HLB* 值以增加形成力，或选用表面张力低的冷凝液，以解决成型问题。

2. 成型工艺研究 影响滴丸成型的因素有配方、滴制温度及速度、冷凝介质等，因此常应用正交试验法和均匀设计法，以丸重差异系数、溶散时限、成型性、外形、硬度、外观等为评价指标，优选滴丸的制备工艺。

3. 滴丸生产设备的发展 生产设备主要由滴管、保温设备、控制冷凝温度、冷凝容器、滴丸收集器等组成。冷凝方式有静态冷凝和动态冷凝两种。熔化可在滴丸机或熔料锅中进行。按照滴丸的丸重可分为小滴丸机、滴丸机、大滴丸机；按照滴丸基质的性质主要可分为实心滴丸机、空心滴丸机[54]。目前针对不同种类中药滴丸研发了不同工艺的滴丸机。2013 年，天士力集团申请了一种振动滴制微滴丸的方法，实现了高速滴制滴丸。

4. 影响滴丸制备的因素 滴丸制备影响因素有配方、基质与冷凝介质的选择、滴制温度与速度、滴管口径等。其中，丸重和圆整度是生产中控制滴丸质量的重要指标。

（1）丸重的影响因素

1）滴管口径 在一定范围内管口径大则滴制的丸也大，反之则小。

2）基质形成溶液后的表面张力 温度上升，表面张力减小，丸重减小；反之增大。

3）滴出口与冷凝介质液面的距离 距离过大，液滴会因重力作用被跌散而产生细粒，两者距离不宜超过 5cm。

（2）圆整度的影响因素

1）液滴在冷凝介质中的移动速度 移动速度越快，受重力（或浮力）的影响越大越容易呈扁形。

2）液滴大小 液滴大小不同，单位重量面积也不同，小液滴收缩成球体的力量强，因而小丸的圆整度比大丸好。

3）冷凝介质的性质 需要适当增加冷凝介质和液滴的亲和力，使空气尽早排出，避免滴丸内部产生空洞，提高凝固时滴丸的圆整度。

4）料温 料温过低，易拖尾，圆整度差；料温过高，挥发性药物不稳定，并可能发生局部焦糊现象，易使滴丸表面皱折严重，圆整度降低。可减少投料量，缩短药液受热时间。

5）冷凝介质的温度 一定范围内降低冷凝介质的温度，可迅速散热凝固，同时低温下冷凝介质的比重增大，黏滞度提高，滴丸下降速度减缓，有利于提高滴丸的圆整度。

6）在冷凝介质中成型的滴丸发生黏结 可降低滴速、冷凝介质温度及增加冷凝柱的长度等方法解决。若滴丸在冷凝介质中不凝固，可更换冷凝介质种类或改变处方等途径解决。

（3）溶散时限与溶出度的影响因素 溶散超限或溶出度慢，可增加水溶性基质或减少水不溶性基质。滴丸初滴出时带透明状，为不稳定的玻璃态，具有较快的溶散时限、较大的溶解性及吸潮性，宜继续浸在冷凝介质中待转变为不透明的稳定状态，如转变时间过长，不便于生产时，需采取破坏这种玻璃态的措施。药物与基质的混合顺序也会影响溶散时限或溶出度。

（四）滴丸剂的质量评价

参照《中国药典》（2015 年版四部）规定，对丸剂进行性状、重量差异、溶出度、含量测定。亦可利用差式扫描量热分析（DSC）、X 射线粉末衍射（XRD）等对药物分散状态进行表征。

（五）滴丸研制技术的应用

实例：丹茵滴丸。

以丹茵滴丸[55]的研制为实例，了解滴丸研制技术应用的思路，掌握滴丸研制方法。

1. 处方　丹参提取物 270g，茵陈提取物 180g，板蓝根提取物 180g，聚乙二醇 4000 600g，聚乙二醇 6000 600g。

2. 制备方法　将聚乙二醇 4000 与聚乙二醇 6000 混匀后，于水浴中加热至全部熔融，加入上述丹参、茵陈、板蓝根提取物粉末，搅匀后迅速转移至贮液瓶中，密闭并保温在 80℃约 10 分钟后，用定量滴丸机由上往下滴制，冷凝介质为 5.3℃的液体石蜡，滴速 25 滴/分，收集形成的滴丸后，沥尽并擦去冷凝剂，置于干燥器中，干燥一天后灌装，包装，即得。

3. 质量要求

（1）性状　为黑褐色滴丸，气香，味苦。

（2）鉴别　采用薄层色谱法分别鉴定丹参、茵陈及板蓝根药材，提高了鉴别专属性。

（3）溶解时限　本品在 15 分钟内全部溶散。

（4）含量测定　采用薄层扫描法，测定了丹茵滴丸中的丹参含量，并规定本品每克滴丸以丹参酮 $Ⅱ_A$ 计不得少于 2.99mg。

六、中药口腔速溶膜

（一）概述

1. 定义　口腔速溶膜（orodispersible films，ODFs）是一种外形、大小类似于邮票的载药聚合物薄膜，在口腔内唾液作用下快速崩解并释放药物[56]。目前已被载入欧洲药典（Ph. Eur.，ed. 7.4，2012）。

2. 特点

（1）起效快　膜的表面积大，可在口腔内迅速崩解或溶解。

（2）给药剂量精确且部位准确　定量的药物载入速溶膜中，可直接作用于病灶。

（3）提高生物利用度　药物可通过口腔内丰富的黏膜下毛细血管直接吸收入血，避免肝脏首过效应，同时减少药物对食管和胃肠道的刺激作用。

（4）服用方便　置于舌上、舌下或颊黏膜等部位即可，无需饮水送服，适合婴幼儿、老年及吞咽困难患者等特定人群，具有良好的顺应性。

（5）生产工艺简单　克服了口腔速崩片易碎的缺点，不需昂贵的冻干工艺，包装和储运的成本均较低。

（6）载药量极为有限　口腔速溶膜属于膜剂，一般仅适用于活性较高的药物。

（二）中药口腔速溶膜的设计

1. 制剂处方设计　处方中除了主药以外，还包括成膜材料、增塑剂等。主要成分如下：

（1）适用药物　药物活性成分较高，占整个制剂的 5%～30%。药物以粉末、微粒或纳米结晶等状态与其相应辅料混匀之后，再制成膜剂。

（2）成膜材料　为无毒、生物相容性的高分子材料，为占比最大（40%～50%）的辅料。易与主药混匀，方便膜剂的制备携带和运输。常用的有天然成膜材料（阿拉伯胶、明胶、琼脂）及合成材料（羟丙基纤维素、羧甲基纤维素钠）等。

（3）增塑剂　与成膜材料共同作用下，膜具有良好的柔韧性，便于使用和携带，具有与成膜材料相容性特点。常用的有甘油、山梨醇、丙二醇等。

（4）崩解剂　崩解剂在口腔中吸水膨胀，使膜剂溶解并释药。常用的有预胶化淀粉、CMS－Na、CCMC－Na 等。

（5）其他辅料　根据口腔速溶膜的不同需求，可选择相应的其他辅料。矫味剂（用量≤10%）可调整药物味道；着色剂（用量≤1%）可改良口腔速溶膜的外观；唾液刺激剂可以促进唾液分泌；促渗剂可满足药物更好的吸收，如月桂氮䓬酮、丙二醇等；稳定剂或增稠剂（用量≤5%）可提高膜的黏度；表面活性剂可增加膜的柔韧性。

2. 制备工艺的研究　根据药物、辅料的性质及口腔速溶膜用途，可选择不同的制备方法。常用的制备方法是溶剂浇铸法和热熔挤压法，除此之外还有半固体浇铸法、滚动法和固体分散挤压法等。所有制备方法可单独使用，亦可混合进行制备。

（1）溶剂浇铸法　将处方量水溶性成膜材料完全溶于纯水、有机溶剂或二者的混合溶液中，高速搅拌下加入其他辅料形成均质黏稠液，继续搅拌加入不同状态的主药，混匀后抽真空，涂于浇铸模上，干燥后裁剪成所需形状和大小并进行分装。为实验室常用方法，但存在不足：干燥过程中可能会导致试剂残留；运输和存储过程中，由于残留试剂的挥发，膜的性质改变。

（2）热熔挤压法　热熔挤压法又称为熔融挤出技术，将成膜材料、药物及其他辅料共同熔融后，通过挤压机压制成膜，冷却后根据所需形状和大小裁剪并分装。此法虽不加入溶剂，但在高温熔融过程中，易影响药物及辅料的稳定性。为提高体系稳定性，可加入适量微晶纤维素。

（3）其他方法　除上述两种制备方法，还有半固体浇铸法、滚动法和固体分散挤压法等。半固体浇铸法是将成膜材料和药物的水溶液加入到水不溶性聚合物的酸性溶液中，加入增塑剂使其形成凝胶，并涂在浇铸模上。碾压法是将成膜材料和药物制备成溶液或混悬液，并滴加在滚动机的载体上，因滚动机有碾压和干燥的作用，最后将所得膜剪切成所需规格。固体分散挤压法是将药物、成膜材料及辅料进行研磨制得固体分散体，并将其放置于模具中形成口腔速溶膜。

（三）中药口腔速溶膜的质量评价

根据口腔速溶膜特殊的给药方式，建立合适的崩解时限、溶出度和机械性能等测定方法。

1. 外观性状　口腔速溶膜的外观应表面光滑完整，每片厚度一致，颜色均一，无明显气泡存在。

2. 口感　通过志愿者口服试验法，对主观感觉进行评价，无难闻性味道和刺激性即为合格。

3. 形态学研究　在生物倒置显微镜或扫描电子显微镜下，对载药口腔速溶膜和空白膜进行观察，通过观察结构状态，评价膜剂的均匀度和药物在膜中的分散性。

4. 崩解时限　将口腔速溶膜放入装有50ml蒸馏水的烧杯中，在37℃水浴，100r/min条件下溶解膜，从放入膜到膜溶解的时间为崩解时限。每片速溶膜应裁剪为3片面积为1cm×1cm的小膜，其均值为该口腔速溶膜的崩解时限。

5. 机械性能　口腔速溶膜的机械性能包括拉伸强度、弹性模量和延长百分比。这三项指标可通过万能材料试验仪测量并算出。膜在特定距离的磁夹中间，以平均2mm/s的速度拉伸，直至膜破裂，记录此时的拉伸力和延长度。计算公式如下：

拉伸强度＝断裂时拉伸力/膜初始横截面积

弹性模量＝固定压力下的拉伸力/横截面积×固定压力

延长百分比＝膜剂伸长量/初始长度×100%

6. 膜厚度及耐折次数　将数片膜重叠后，采用数显千分尺在3个或以上不同的部位测量厚度，计算平均值作为每片膜厚度。

耐折次数可反映膜的柔韧性。将矩形膜上下对折或左右对折，反复折叠直至其破裂，记录破裂前所折次数，即为耐折次数。

7. 其他　除了以上主要的几个评价指标以外，通常对膜的水分含量、重量差异、体外溶出度和含量进行测定。

（四）口腔速溶膜研制技术的应用

实例：载叶黄素白蛋白纳米粒口腔速溶膜。

以载叶黄素白蛋白纳米粒口腔速溶膜为例[57]，了解口腔速溶膜研制技术应用的思路和研制方法。

1. 处方　叶黄素20mg，白蛋白40mg，HPMC AN15 200mg，山梨醇110mg，柠檬酸20mg，阿司帕坦5mg，10ml 85%乙醇。

2. 制备方法　将2g聚氧乙烯蓖麻油与叶黄素混匀后，加入40ml生理盐水得到叶黄素水溶液；将叶黄素溶于0.5ml四氢呋喃作为良溶剂，白蛋白水溶液作为不良溶剂，在超声破碎（400W）条件下，将良溶剂倒入不良溶剂中即得叶黄素白蛋白纳米混悬液；称取山梨醇、柠檬酸和阿司帕坦溶于0.5ml蒸馏水中，将水溶液加入HPMC AN15乙醇溶液中搅拌均匀，再将其缓慢加入混悬液中得到均质黏稠液，消泡后浇注在模板上，40℃干燥成膜，切割并避光保存。

3. 质量要求

（1）外观形态　膜剂表面完整且无气泡，膜中药物分散均匀。

（2）膜厚度、耐折度　膜剂厚度均在30～40μm之间，符合相关文献要求。载药膜的耐折次数均大于80次，有较好的柔韧性。

（3）崩解时限　该口腔速溶膜崩解时限均小于40秒，在口腔中可迅速崩解，并快速释放药物。

（4）含量测定　待膜中药物溶解过滤后，采用高效液相色谱法，测定叶黄素的含量为（0.233 ± 0.004）mg/cm^2。

（5）溶出度的测定　叶黄素膜剂在5分钟时累积释放达84%，原料药为6%；在15分钟时，膜剂的累积释放率为89%，原料药为15%。表明将叶黄素制备成口腔速溶膜后，加快药物释放速度和程度。

（6）药物存在形态分析　通过X射线粉末衍射和差示扫描量热分析，药物在口腔速溶膜中呈无定型状态，表明叶黄素高度分散在膜中。

（王文苹）

第三节　中药缓释、控释制剂的设计与方法

一、概述

（一）缓控释制剂的概念

《中国药典》2015年版的定义如下。

缓释制剂（sustained - release preparation）系指在规定的释放介质中，按要求缓慢地非恒速释放药物的制剂。

控释制剂（controlled - release preparation）系指在规定的释放介质中，按要求缓慢地恒速或接近恒速释放药物的制剂。

与普通释药系统相比，缓控释制剂可以延长药物的半衰期、减少患者服药次数；缓慢释药，可以平衡血药浓度，避免产生峰谷现象，降低耐药性[58]。

近年来中药同步缓释制剂的制备和评价研究成为热点，其有效成分、有效部位、中药复方等多个方面的研究也取得了一定的进展。如姜黄素 - 汉防己碱共递送抗病毒复方脂质体的构建[59]、载药姜黄素纳米胶束的研究[60,61]、复方葛黄微孔渗透泵片的处方优化[62]等。

（二）缓控释制剂的特点

缓控释制剂具有的优点如下：

1. 使用方便　对半衰期短的或需要频繁给药的药物，可以减少服药次数，提高了患者的用药顺应性。

2. 释药缓慢　避免峰谷现象，使血药浓度平稳，有利于降低药物特别是一些治疗指数较低的药物的毒副作用。

3. 减少剂量　可以减少用药总剂量，以最小剂量达到最大药效。

4. 不良反应小　减少了血药浓度的峰谷现象，可减少某些药物的不良反应，减少耐药性的发生。

5. 可定时、定位释药　某些缓控释制剂可以按照要求定时、定位释放，更加有利于疾病的治疗。

缓控释制剂也具有一定的局限性，如在临床应用中剂量调节的灵活性较低；生产工艺比较复杂，生产成本较高。

（三）缓控释制剂的分类

中药口服缓控释制剂可据其释药原理分为骨架型、膜控型、渗透泵型、微丸四种类型。

1. 骨架型缓控释制剂　骨架型缓控释制剂是指以一种或多种惰性固体材料作为骨架，将其与药物通过压制制成片状、颗粒状或其他形式的固形制剂。骨架型缓控释制剂有亲水性凝胶骨架、溶蚀性骨架和不溶性骨架等类型。亲水性凝胶骨架制剂以亲水性高分子材料如果胶、壳聚糖、羧甲基纤维素钠（CMC - Na）等[63]为主要辅料。溶蚀性骨架材料以蜂蜡、巴西棕榈蜡、硬脂酸等为主要缓释辅料。不溶性骨架制剂以水不溶性材料如聚乙烯、EC、甲基丙烯酸 - 丙烯酸甲酯共聚物等为主要辅料。

2. 膜控型缓控释制剂　膜控型缓控释制剂是指用一种或多种包衣材料对片剂的颗粒、片剂表面、胶囊的颗粒和小丸等进行包衣处理，以控制药物溶出和扩散而制成的缓控释制剂。

3. 渗透泵型缓控释制剂　渗透泵型缓控释制剂的释药原理是渗透压原理，制备时通常在片剂芯外层包裹一层半透明的薄膜，制剂主要由药物、半透膜材料、渗透压活性物质和推动剂组成。口服渗透泵制剂是目前应用最为广泛的渗透泵制剂，但对其研究仍存在一些问题，如过于集中针对特定活性成分的调节释药，而对新方法、新辅料的研究较少[64]。

4. 微丸 微丸是将药物与阻滞剂等混合制丸或先制成丸芯后包控释膜衣而制备的缓释与控释小丸，具有释药稳定、生物利用度高、用药安全性高、质量可控性强、用药顺应性高等特点，是目前认为较理想的缓、控释剂型之一，尤其适合中药多成分制剂的特点。

二、中药缓控释制剂研究中的问题与考虑

（一）中药缓控释制剂发展缓慢的原因

中药缓控释制剂的理论研究起步相对较晚，其研究基础比较薄弱，与化学药物缓控释制剂的研究相比较为滞后。

1. 中药有效成分复杂 目前，绝大多数中药产生疗效的物质基础尚未清楚、提取分离对象不明确，成分复杂。

2. 中药的效应复杂 中药的特点是多组分、多靶点、多途径、多环节和整体性，其疗效是多组分作用的结果，单一组分或少数组分难以反映整体的作用。

3. 中药缓、控释制剂的制备工艺 大多数中药或中药复方一般为有效部位或有效部位群，其形式多为膏状物或无定形粉末，物理化学性质也比较复杂，要制成同步释放的缓、控释制剂，理论上缺乏依据，成型工艺的难度也较大。

（二）缓控释制剂的适用范围

由于中药成分的复杂性，并不是所有的中药制剂都可以制备成缓控释制剂，适宜制成缓控释制剂的理想的中药制剂普遍应具备以下几点：

1. 药物的半衰期（$t_{1/2}$为2～8小时）应适中。

2. 中药复方药效物质基础及其相互作用机制明确，工艺稳定，药效靶点相对明确，安全性有保障，生物利用度较高。

3. 药物在整个小肠内应以相对均匀的速度吸收。

4. 功能主治或适应证较适合制成缓控释剂型。

（三）促进中药缓控释制剂的发展可考虑的策略

化学药物缓控释制剂的发展已经相对比较成熟，在药动学设计原理、辅料选择、成型工艺、生物药剂学特性、质量评价等方面已取得很大的成果。因此，中药缓控释制剂的研究可以学习和借鉴化学药物缓控释制剂的成就。我们应积极利用中药药动学的研究成果，使中药缓控释制剂的开发更加合理、先进。

三、缓释、控释制剂的释药机制

缓控释制剂的释药机制主要有溶出机制，扩散机制，溶蚀与扩散、溶出相结合机制、渗透压机制及离子交换机制等。

（一）溶出机制

药物的释放受药物溶出速度的限制，根据Noyes－Whitney溶出速度公式，通过减小药物的溶解度、降低药物的溶出速度，可使药物缓慢释放。利用溶出原理使药物缓释的方法有：制成溶解度较小的盐、酯类或衍生物（降低溶解度）；将药物包裹于缓控释材料中，比如以脂肪、虫蜡等为基质的缓释片（降低溶出速度）；增加难溶性药物的粒径（降低溶出速度）等。

（二）扩散机制

利用扩散原理达到缓、控释作用的方法包括增加黏度以减小扩散系数、包衣、制成微囊、制成不溶性骨架片、制成植入剂、药树脂、乳剂等。根据材料形成的膜或骨架的性质不同，分为通过包衣膜扩散（贮库型）或通过聚合物骨架扩散（骨架型）两种情况[65]。

1. 贮库型缓控释制剂 主要为包衣的片剂或微丸等，包括水不溶性包衣膜和含水性孔道包衣膜两种类型。

（1）水不溶性包衣膜 该释药机制是假设聚合物的包衣膜是一连续的不溶于水的均匀相，药物处于水不溶性包衣膜贮库中，如乙基纤维素（EC）包制的微囊或小丸属于这类制剂[66]，其释药方式可为零级或非零级释药。

（2）含水性孔道包衣膜 这种包衣膜是不连续的膜，在包衣液中掺入致孔剂，包衣膜进入胃肠液后，致孔剂部分溶解或脱落形成了水溶液填充孔道，或聚合物的胶乳粒子凝结成不完整的膜，或包衣时形成孔道或裂隙的膜等，溶解的药物可通过这些水性孔道扩散。

2. 骨架型 骨架型缓释控释制剂的药物均匀分散在骨架材料中，主要可分为溶蚀性骨架型、亲水性凝胶骨架型及不溶性骨架型。制剂形成后，释药性与

释药时间比普通片剂明显提高。刘柳毅等[67]以羟丙基纤维素（HPMC）为骨架材料，采用全粉末压片法制备灯盏花素缓释片。

（三）溶蚀与扩散结合机制

药物的释放主要取决于药物的溶出或扩散，故可将缓控释制剂分类为溶出控制型和扩散控制型。而对于生物溶蚀型给药系统，不仅药物可从骨架中扩散出来，而且骨架本身也处于溶解的过程。利用溶蚀与扩散、溶出结合的原理制备缓释、控释制剂，可将药物与生物溶蚀性材料制成骨架制剂；通过化学键将药物与聚合物结合，药物通过水解或酶反应从聚合物中释放出来；将药物与膨胀型聚合物制成膨胀型控释骨架，药物溶解后，从吸水膨胀后的骨架中扩散出来。

（四）渗透压机制

渗透泵型缓控释制剂制备的基本原理为渗透压原理，制成的控释制剂能够均匀恒速地释放药物，具有零级释药特征，其释药速度不受胃排空时间、胃肠道蠕动及食物等外界因素的影响。制备渗透泵片的关键是片芯处方、释药小孔的大小以及半透膜的厚度、孔径和孔的密度等[58]。此外，中药成分复杂，可考虑将其制成渗透泵片。

（五）离子交换作用

由水不溶性交联聚合物组成的树脂，其聚合物链的重复单元上含有成盐基团，药物可结合于树脂上，药树脂口服后，在胃肠道中与 Na^+、H^+、K^+ 等内源性离子发生离子交换反应，缓慢地释放药物。

四、缓释、控释制剂的设计与方法

缓释、控释制剂中所含的药物量比相应单剂量的普通制剂多，制备工艺也较复杂，为了既能获得可靠的治疗效果又不致引起突然释放（突释）所带来的毒副作用，必须在设计、试制、生产等环节避免或减少突释。药物理化性质、生理学性质及其药理学、药动学、药效学特征等是缓控释制剂设计中的基本要素。在缓控释制剂的研究中，首先应根据药物的体内药动学及药效学参数，如有效血药浓度、生物半衰期等确定处方剂量及给药途径，选择满足于临床需要的剂型。中药单体或单味药的有效成分纯度较高、结晶性好、理化性质比较明确，易于选择适宜的辅料并设计出合理的处方工艺制成理想的缓控释制剂。

目前，对于中药多成分缓控释制剂的设计难以提供成熟的范例。以下仅从单一化学成分药物缓控释制剂设计的一般规律考虑，以供参考。

（一）药物的选择

1. 药物的理化性质 药物的理化性质包括药物的溶解度、pK_a、解离度以及油水分配系数等。一般溶解度大的药物可制成缓控释制剂，溶解度小于 0.01 mg/ml 的药物则不适合。溶解度与胃肠道生理 pH 关系密切，一些在胃肠道中易水解或易被酶代谢的药物，在设计时应在理论剂量、释药速率方面作适当调整，选择适宜处方和制备工艺以增强药物的稳定性。对于难溶性药物在提高溶解度的同时要控制药物的释放，且不影响药物的吸收及生物利用度。

药物的油水分配系数对其能否穿过生物膜起决定性作用。分配系数较高的药物，脂溶性较大，会与脂质膜产生强结合而不能进入血液循环；分配系数过小的药物，亲水性强，不易透过生物膜。所以油水分配系数过大或过小的药物生物利用度都较差，只有分配系数适中的药物才能透过半透膜，并进入血液循环中。

2. 生物半衰期 半衰期较短的药物（$t_{1/2}=2\sim8$ 小时），可以制成缓控释制剂，从而减少用药次数并减轻药物在体内的浓度波动。但半衰期很短（$t_{1/2}<1$ 小时）或半衰期很长（$t_{1/2}>12$ 小时）的药物制成缓控释制剂则较困难。

3. 稳定性 口服给药时药物会受到胃肠道酸碱水解和酶的降解作用。对固体状态的药物，其降解速率较低，因此，稳定性差的药物制成固体制剂较为合适。

4. 吸收部位 药物的吸收特性关系到其是否适合制成缓释制剂。口服药物的主要吸收部位在小肠的上部和中部，有些药物的吸收部位仅是很短的一段区域。因此，释药速度必须比吸收速度慢，而吸收速度常数小的药物，不适宜制成缓控释制剂。

5. 代谢 在吸收前有代谢作用的药物，制成缓释制剂后，其生物利用度一般会降低。

（二）设计的要求

1. 生物利用度 缓控释制剂的相对生物利用度一般应在普通制剂 80% ~120% 的范围内。若药物吸收部位主要在胃与小肠，宜设计为每 12 小时服一次，若药物在结肠、大肠也有一定的吸收，则可考虑设计为每24小时服一次。为保证药物缓控释制剂的生物利用度，在处方设计时，应根据药物在胃肠道中的吸收速率控制制剂的释药速度，以达到制剂设计的生物利用度要求。

2. 峰、谷浓度之比 缓控释制剂释药后药物峰浓度（C_{max}）与谷浓度（C_{min}）之比应等于或小于普通制剂。据此，对于治疗指数窄、半衰期较短的药物，可设计为每12小时服一次，而半衰期较长的或治疗指数宽的药物则可设计为24小时服一次。若设计零级释放的给药系统如渗透泵，因其血药浓度平稳，其峰谷浓度比明显低于普通制剂，是降低峰谷浓度比的较为可行的办法。

3. 剂量要求 口服给药系统的剂量大小有限度规定，一般认为0.5~1 g的单剂量是普通制剂的最大剂量，此限度对缓释制剂同样适用。对于大剂量的药物，有时可采用一次服用多片的方法降低每片含药量。但对于治疗指数窄的药物必须考虑在安全剂量范围内设计成缓控释制剂。

4. 滞留时间 口服缓控释制剂在胃肠道内的滞留时间将影响释药进程。吸收速率常数低的药物，不适宜制成口服缓释、控释制剂。若在胃内稳定，可制成胃内滞留制剂，延长其在胃中的滞留时间，增加其在胃内的吸收量。对于吸收差的药物，还可以制成生物黏附剂，延长其在小肠吸收部位的滞留时间，提高其吸收量。

5. 释放度研究 释放度是指口服药物从缓释制剂、控释制剂在规定溶剂中释放的速度和程度，检查释放度的制剂，不再进行溶出度或崩解时限的检查。药物的溶出或释放直接影响其在体内的吸收和利用。特别是在缓释、控释制剂的研制中，释放度试验数据可以指导筛选最佳处方工艺，使药物制剂达到预期的生物有效性。

6. 体内外相关性的研究 中药口服缓控释制剂的体外释放主要包括单一组分体外释放（用于中药单体及单味药，需选取其有效成分及体外释药量作为评价指标）、多组分体外释放（需选取多种中药的有效成分与体外释药量为评价指标）和整体性中药制剂体外释放（综合前两者特点对中药制剂的释药行为与疗效进行单组与多组的综合评价，得出整体效果）。体内释放评价包括药物浓度检测与药理效应观测，药物浓度检测可通过患者的组织与血液评定，药理效应观测可由患者体内药物的发挥状况评定 。

7. 处方及工艺设计 在缓控释制剂处方及工艺研究中，合理地评价处方和工艺是确定处方及工艺的前提条件。设计优化应考虑多种因素的综合影响，如处方的组成、辅料品种和数量，制备工艺过程中各因素的交互影响等，采用适当的实验设计方法是有效进行处方和工艺筛选的常用手段。如正交试验、单纯性优化法、均匀试验设计、偏离度优化方法及星点设计-效应面法[68]等。

五、缓释、控释制剂的制备

（一）膜控型制剂

近年来，缓控释制剂的研究得到很大的发展，其中对制剂进行包衣达到缓控释目的的方法是最常用也是最有效的方法之一。

1. 处方设计 缓控释制剂因其渗透性和机械性能的衣膜达到缓控释的目的，对缓控释制剂进行包衣首先要选用合适的包衣配方制成包衣液，因此配制合适的包衣液是非常重要的。包衣溶液或液体分散体的处方一般含有以下组分：包衣成膜材料、增塑剂、溶剂或分散介质，有时还加入致孔剂、着色剂、抗黏剂、避光剂等。

（1）成膜材料及其选择 不同的成膜材料具有不同的理化性质，如渗透性强的包衣材料有渗透型丙烯酸树脂，渗透性较差的包衣材料有醋酸纤维素、乙基纤维素等，无渗透性的包衣材料有硅酮弹性体。

聚合物的黏度对水性包衣系统非常重要，要尽可能的减少包衣液中的水分含量，但若包衣液黏度在0.5 Pa·s以上，包衣混悬液会变得黏稠，影响片芯包衣的光洁度。

片基的性质也会影响聚合物的选择，若片基的辅料能与聚合物形成某种结合，则衣膜与片基之间吸附增加，反之，则吸附减弱。如在片基中加入润滑剂，特别是硬脂酸、硬脂酸镁、硬脂酸甘油酯等疏水性润滑剂后，减少了片基与聚合物之间的结合，则黏着力降低。

（2）溶剂或分散介质的选择 制备具有缓释、控释作用及释药重现性的连续、均一的衣膜，要选用适宜的包衣配方配成包衣液再采用一定的工艺技术进行包衣，溶剂或分散介质要与膜材料有亲和力且需具备一定的挥发性，如用溶剂分散法制备咪达那新片[69]。

溶剂与聚合物形成溶液的能力是选择聚合物的溶

剂系统的首要考察指标，其中应用最多的一种方法是溶解度参数法，即溶剂的溶解度参数和聚合物的溶解度参数接近或相当时，聚合物在溶剂中有最大程度得溶解或溶胀。

（3）增塑剂及其选择　在包衣液处方中，增塑剂的作用是其能插入聚合物链间，与聚合物发生良好的柔和性相互反应，使聚合物骨架延展和软化，降低高分子聚合物弹性系数，增加聚合物的柔韧性、成膜性。配制同一聚合物包衣溶液如用不同类型的增塑剂，能制成具有不同释药速率的包衣制剂，如包衣液中分别添加增塑剂PEG4000、PEG6000、TEC及DEP，体外释放不同，可根据释放时间，选用不同PEG为增塑剂[70]。

根据溶解性质，增塑剂可分为水溶性和脂溶性两类。水溶性增塑剂主要是多元醇类化合物，常用的有甘油、丙二醇、聚乙二醇；脂溶性增塑剂主要是有机酸酯类，主要用于有机溶剂可溶的聚合物材料，如乙基纤维素和一些肠溶性薄膜衣材料等。如溴吡斯的明缓释微丸的制备过程中用邻苯二甲酸二乙酯为增塑剂[71]。

（4）常用的致孔剂及其选择　一些渗透性包衣材料如醋酸纤维素、无渗透性的材料如硅酮弹性体等形成封闭的衣膜时，药物难以从片芯或丸芯中溶解出来，可在这些包衣材料的包衣液中加入一些增加包衣膜通透性的物质，这些加入的物质就称为致孔剂。常见的致孔剂有：水溶性液态材料，如乙二醇、甘油和PEG 200等；糖类，如乳糖、果糖、蔗糖和甘露糖等；可溶电解质，如氯化钾、氯化钠和硫酸钠等；高分子量聚乙二醇；表面活性剂；微晶纤维素；成泡剂，如碳酸盐、碳酸氢盐或有机酸的碳酸酯、碳酸氢酯等。致孔剂也可以是不溶性的固体物质，如滑石粉、硬脂酸镁、二氧化硅、二氧化钛等；方芳等利用PEG 1000作为致孔剂，用乙基纤维素等辅料作为包衣材料，利用薄膜包衣技术成功制备了毛冬青缓释微丸胶囊。

根据实际情况，还可以将一部分药物加在包衣液中作致孔剂，同时这部分药物又起速释作用。

（5）常用的抗黏剂及其选择　有机溶剂制成的包衣液包制小丸、颗粒时，粒子之间会出现黏连结块现象，为了避免此现象，常在包衣液处方中加入一些不溶性固体物质，如滑石粉、高岭土、硬脂酸镁等，这些加入的用以克服黏连的物质就称为抗黏剂。一般用量为包衣液体积的1%～3%。

（6）着色剂与遮盖剂的选择　着色剂和遮盖剂可改变片芯的底色，防止片芯氧化，增强美观性。遮光着色剂会增加悬浮液的固体含量，但不会引起黏度明显增加。对于水性包衣系统，遮光着色剂还可缩短干燥及操作时间。着色剂根据其来源可分为天然色素和合成色素两类，天然色素可选择的范围小，成本昂贵，且光热不稳定，遮盖能力差，逐渐被合成色素所取代。

2. 包衣材料溶液的制备　将缓释包衣材料按照包衣配方溶于适宜的溶剂中，静置浸泡或搅拌使溶解完全。一般包衣材料的浓度为2%～10%；致孔剂的用量在1%～5%左右；消泡剂常用二甲基硅油；避光剂常用二氧化钛；不同的包衣材料需不同的增塑剂用量，应经实验确定。

3. 影响释放的因素　影响药物释放的因素有很多，主要有片芯的性质如药物的性质、片芯的硬度、片芯所用辅料、颗粒大小、包衣液的组成、包衣层的厚度等。

4. 制备方法　包衣缓控释制剂的制备方法可分为两类：一类是对片剂包衣，另一类是对颗粒或微丸进行包衣。其中，根据片芯的制备方法，片剂的包衣又可分为下述两种：

（1）先将药物用常规方法制备成片芯，然后在片芯表面包上适当厚度的缓释衣膜，再包一层含有适量药物的速释糖衣层。

（2）将药物与骨架材料制成骨架型片芯，再进行一次包衣即可。包衣操作是将包衣液用高效喷雾器喷雾包于片芯上，喷雾方式又可分为连续性和间歇性两种。

（二）微丸

微丸是将药物与阻滞剂等混合制丸或先制成丸芯后包控释膜衣而制备的缓释与控释小丸，直径小于2.5 mm，一次剂量由多个单元组成，因此属剂量分散型制剂。与单剂量剂型相比，其释药规律及体内吸收重现性均更好，是目前认为较理想的缓、控释剂型之一，尤其适合中药多成分制剂的特点。

1. 微丸剂型的特点

（1）释药稳定　微丸粒径均匀，表面积恒定，服用后释药速率稳定，释药规律重现性更好。

（2）生物利用度高　微丸在胃肠道的转运很少受消化道输送食物节律（尤其是幽门的启闭）的影响，因此微丸几乎不受胃肠道中胃排空的影响。

（3）用药安全性高　由于其释药行为是组成一个剂型的各个小丸释药行为的总和，因此释药规律重现性好，用药安全性高。

（4）用药的顺应性高　因微丸粒径小，同等剂量下在胃肠道分布面积大，刺激性小，血药浓度平稳，提高病人用药的顺应性。

（5）质量的可控性强　将不同释药速率的微丸混合，通过控制配比，调节微丸的释药速率。对于中药复方制剂可分别对不同药物制成特定释药速率的微丸，混合成剂型，但目前关于重要复方微丸的报道不多。

2. 微丸的类型　缓控释微丸根据其处方组成，一般分为膜控性微丸、骨架型微丸以及骨架－膜控微丸三类。膜控小丸是先制成丸芯后，再在丸芯外包裹控释衣制成的小丸。骨架型微丸是将药物与适当的骨架材料混合后通过挤出滚圆法等工艺制备而成的小丸。骨架－膜控微丸结合了骨架－膜控技术，可以从骨架材料及膜控材料来控制药物的释放，从而获得更好的缓、控释效果。

3. 处方设计　缓释微丸通常由丸芯、药物及包衣辅料或骨架微丸辅料组成。当处方中的药物含量少时，可用微丸种子作为丸芯，该种子为蔗糖淀粉微球，外包药物粉末至所需厚度，然后包保护层和缓释层。保护层常用 HPMC、PVP 的乙醇溶液，缓释层一般由乙基纤维素与甲基丙烯酸共聚物的乙醇溶液组成。设计缓控释微丸的处方，应从以下几个因素进行考虑：

（1）空白丸芯　一定粒度如 30～40 目的蔗糖细粒或糖粉与淀粉用合适黏合剂滚制而成的细粒，滚动成空白丸芯。但空白丸芯只适用于处方中的药物含量少的情况，不适合药物剂量较大的制剂的制备。

（2）包衣辅料　包衣用辅料与缓、控释片剂的基本相同。包衣液一般包括成膜材料、增塑剂、溶剂或分散介质，有时还加入致孔剂、着色剂等。

（3）骨架小丸辅料　一般有阻滞剂、致孔剂、表面活性剂等。阻滞剂一般分为亲水性凝胶类（如羟丙基甲基纤维素、海藻酸钠等）、水不溶性高分子聚合物（如乙基纤维素、乙烯－醋酸乙烯共聚物等）和蜡质脂肪类（如硬脂酸、硬脂醇、单硬脂酸甘油酯等）。致孔剂多为水溶性物质，如羟丙甲纤维素（HPMC）、聚乙二醇。

4. 微丸的制备　微丸的制备方法和设备与片剂大致相同，可用挤压成形机、球状成形机直接制备球状小丸；或用喷雾干燥机、沸腾床干燥系统等通过喷雾聚结形式制备小丸；用包衣锅、旋转式制粒机通过滚动聚结、旋转制粒制备小丸；在液体介质中通过高速搅拌旋转方式制作小丸；也可以借助振动喷嘴以微成型技术制备小丸等。具体制备方法可分为以下几种：

（1）包衣锅滚制法　包衣锅滚制法通常可分为滚动泛丸法、空白丸芯滚丸法以及湿颗粒滚动成丸法三类。滚动泛丸法是将药物和辅料混合粉末置包衣锅中，喷洒润湿剂或黏合剂（水、稀醇等），滚动成丸；空白丸芯滚丸法是采用蔗糖或淀粉细粒制成的空白丸芯为种子，撒入药物粉末或药物与辅料的混合粉末，滚转成丸，如盐酸小檗碱掩味微丸的制备[72]。湿颗粒流动成丸法即将药物与辅料粉末混合均匀，加入黏合剂制成软材，过筛制粒，于包衣锅或旋转制粒机中滚制成小球，包衣后即得所需微丸。

为了达到改善微丸圆整性的目的，可采用“丸模法”：通常将蔗糖或淀粉细粒制成空白丸芯（丸模），加入水作为黏合剂，加入药物与辅料混合制成含药丸芯，干燥。重复此操作直至丸芯达到合适的粒径，包衣即可。宋舒暖[73]采用包衣锅滚转法，利用蔗糖空白丸芯，水为黏合剂，用不同材料进行包衣，成功制备了 pH 依赖型缓释微丸。

（2）离心造丸法　离心造丸法是用离心造粒机在一密闭的系统内完成混合、起模、成丸、干燥和包衣全过程的方法，其制备原理如下：将母核放置在转子上，形成粒子流，再把药物和辅料的混合物用喷枪喷洒在母核上，继续喷入雾化浆液并喷撒含药粉料，使母核增大成丸。小丸干燥后，喷入雾化的合适包衣液，使小丸表面包衣，即得膜控小丸。该制粒方法具有操作时间短、成丸圆整性好等优点，裸花紫珠微丸的制备就是用此方法[74]。

（3）流化床法　流化床法即将药物和辅料放于流化床中同时喷入黏合剂，二者混合均匀并在黏合剂和气流作用下聚结成颗粒，包衣过程也可同时进行。流化床法适用于辅料相对较少、浸膏量大的中药制剂及对湿和热敏感的药物制丸，具有粒径均匀、外形圆整、洁净无污染等特点。刘海霞等[75]采用流化床法成功制备了水飞蓟素微丸，外观圆整光滑，工艺简单可行。

（4）振动喷嘴微成形法　即将熔化的丸芯物料通过振动喷嘴滴入冷却液中制备微丸，微丸大小取决于振动喷嘴的口径、振动的频率和振幅，形成丸芯的粒径范围在0.3～3 mm之间。

（5）球形成形机制法　即用高速旋转的球状成形机旋转制备微丸丸芯的方法。

5. 微丸的包衣技术　为了达到缓控释的效果，可对微丸进行包衣，缓控释微丸包衣可改善微丸的外观、味道，增加药物稳定性。微丸的包衣通常采用包衣锅滚动包衣法、空气悬浮流化床包衣法与离心－流化包衣法，另外也可通过在包衣液中蘸浸使微丸包衣。

6. 微丸的释放　微丸通过口服进入胃肠道，水分进入丸芯，溶解药物成为饱和溶液，因内外浓度差，药物通过包衣膜释放出来。药物释放的机制根据微丸丸芯、衣膜材料或骨架的不同，可分为以下几种：

（1）骨架型微丸　对于亲水性骨架微丸，其释药机制主要是骨架溶蚀和药物扩散；对于水不溶性骨架微丸，释药机制主要是溶蚀—分散—溶出。

（2）以亲水性聚合物为衣膜的微丸　对于此类微丸，药物可分散在丸芯或分散到薄膜衣内，或两者兼有。

（3）以不溶性薄膜为衣膜的微丸　水溶性药物常适用制备此类微丸。片芯一般为高渗物质组成，口服后水通过衣膜进入片芯，内外产生渗透压差，药物得以释放。

（4）加入致孔剂释药的微丸　加入水溶性物质或不溶性固体成分为致孔剂，可增加微丸内部孔隙率，药物释放加快。如马来酸氯苯那敏（CPM）为模型药物的乙基纤维素（EC）有机溶剂包衣微丸，加入羟丙甲纤维素（HPMC）为致孔剂，可明显增加药物释放速率[76]。

（5）增塑剂孔道释药微丸　当增塑剂不均匀地分散在包衣膜中且含量较高时，会在膜内形成通道，当药物在增塑剂中的溶解度大于在水中的溶解度时，药物会优先从增塑剂通道中释放。

7. 影响药物释放速率的因素　微丸药物释放机制主要有扩散、溶蚀或溶蚀－崩解，影响释药速度的因素主要有包衣材料的性质、衣层厚度、衣层面积等。如果微丸制剂扩散层的面积、厚度、浓度梯度保持恒定，则为零级释药过程，通过膜控法控制微丸的释药速度与药物的溶出度有关，常用于水溶性药物。

（三）骨架型制剂

中药骨架型制剂是指将中药药物和一种或多种惰性骨架材料通过压制、融合等技术制成的片状、粒状、团块状或其他形式的制剂，在水或生物体液中能够维持或转变成整体骨架结构。

1. 骨架型制剂的特点　骨架制剂与普通制剂相比，主要有以下特点：①药物从骨架中缓慢释放，可以减少给药次数，血药浓度平稳，避免峰谷现象；②对于对胃肠道有刺激的药物，可以减少药物对胃肠道的刺激，防止或减轻恶心等症状；③通过对骨架材料的选择、组合或采用不同的制剂工艺，可以以多种方式调节释药过程，进而控制药物的释药速率，提高生物利用度；④其主要由药物与骨架材料组成，多数可使用常规生产设备和工艺设备，因此具备开发周期短、制备成本低、机械化程度高等优势。

2. 骨架型制剂的种类　骨架型缓控释制剂依据释药机制的不同，可分为三种类型：溶蚀性骨架片、不溶性骨架片和亲水性凝胶骨架片。

3. 不溶性骨架型制剂

（1）处方设计　不溶性骨架材料是指不溶于水或水溶性较小的高分子聚合物。常见的有乙基纤维素、聚乙烯等。

（2）制备方法　通常将药物与不溶性骨架材料一起制成颗粒，而后压制成片。可采用有机溶媒（如丙酮、乙醇、异丙醇和二氯甲烷等）为润湿剂制粒；或采用溶于有机溶媒的骨架材料溶液（如乙基纤维素的乙醇溶液）或将部分高分子材料溶于有机溶媒为黏合剂制粒，压片；或在骨架材料的有机溶液中添加其他种聚合物（如聚乙烯吡咯烷酮等）为润湿剂制粒，压片；或将药物溶于含骨架材料的溶液中，将溶媒蒸发后即得药物在骨架材料中的固体分散体，粉碎制粒后压片；或在药物颗粒中加入一定量的骨架材料的粉粒，混合均匀后直接压片。

4. 生物溶蚀型骨架制剂

（1）处方设计　在进行处方设计时，要充分考虑药物颗粒的大小，骨架材料的性质和骨架致孔剂的种类等因素对释药速率的影响。生物溶蚀性骨架片的骨架材料为水不溶但可溶蚀的蜡质材料、胃溶或肠溶性材料等，药物释放是由于骨架材料的逐渐溶蚀，通过孔道扩散及蚀解。

（2）制备方法　溶蚀型骨架片的制备方法主要有以下四种：

1）水分散法　采用溶剂蒸发技术，将药物与辅料的溶液或分散体加入熔融的蜡质中，然后将溶剂蒸发除去，干燥混合制成团块再颗粒化。以水分散法制备的各种生物溶蚀性骨架片的释药速率均较快，这可能与药物颗粒的表面和骨架内部包藏水分有关。

2）凝固法　采用熔融技术，将药物与辅料直接加入熔融的蜡质中，温度控制在略高于蜡质熔点即约90℃，熔融的物料铺开冷凝、固化、粉碎或者倒入一旋转的盘中制成薄片，再磨碎过筛或采用喷雾凝聚技术制成颗粒。

3）热混合法　将药物与十六醇在其玻璃化温度60℃混合，团块用玉米朊醇溶液制粒，此法制得的片剂释放性能稳定。因为天然蜡与脂质是一个复杂混合物，熔融过程是必需的，晶型的变化往往使药物释放发生变化。

4）湿法制粒　即采用普通制粒技术，先将主药、蜡制材料等适当粉碎后，混合均匀，用适当溶剂（常用乙醇）制成软材后制粒，干燥后压片。

5. 亲水凝胶骨架制剂

（1）处方设计　亲水凝胶骨架材料是指遇水或消化液膨胀，形成凝胶屏障而控制药物溶出的亲水性聚合物。常用的骨架材料有：①天然及半合成药用高分子材料，如海藻酸钠、琼脂、西黄蓍胶等；②合成药用高分子材料，如乙烯聚合物、聚丙烯酸树脂（如聚乙烯醇、聚羧乙烯934等）。

（2）制备方法　亲水性凝胶骨架片的制备工艺与普通片差异不大，一般也采用直接压片法、湿颗粒压片法及干颗粒压片法等。

1）直接压片法　将药物与聚合物及其他辅料混合后直接压片。由于药物原料与辅料粉末的粒度较小，流动性不宜达到要求，加上空气湿度对聚合物材料的影响较大，故此法通常只用于实验研究。

2）湿颗粒压片法　将药物原料与聚合物粉末及其他辅料先行混合，然后加适当的湿润剂或黏合剂制软材，挤压过筛制得湿颗粒，经干燥、整粒后加入助流剂压片。

3）干法颗粒压片法　将药物与聚合物及其他辅料混合后，先制成薄片，再经粉碎制成一定粒度颗粒，整粒后加入助流剂压片。

6. 半固体骨架制剂　半固体骨架（semi－solid matrix，SSM）制剂技术是将药物和辅料混合后直接灌装硬胶囊，是生产缓控释制剂最简单的方法。此种制剂能够保证小批量生产与最后的大规模生产所得的产品在性质上的一致性。

（1）处方设计　半固体骨架制剂的处方较为灵活，药物及辅料可以是液态，也可以是半固体状态，处方简单，不需要润滑剂、助流剂、黏合剂、崩解剂等辅料。处方的组成主要包括高熔点的脂肪酸酯、油类、纤维素聚合物、表面活性剂等。

半固体制剂常用的处方组成如表8－2所示：

表8－2　半固体制剂常用的处方组成

成分	质量分数（%）	重量（g）
主药	20.0	10.00
高熔点物质	25.0	12.50
表面活性剂	1.0	0.50
植物油	51.0	25.50
纤维素聚合物	3.0	1.50
总量	100	50.00

油类：油类是指分子中含有不多于6个双键的短碳链（12～14个碳原子）、中碳链（16～18个碳原子）或者长碳链（18～22个碳原子）的脂肪酸三甘油三酯，其中典型的脂肪酸包括月桂酸、棕榈酸、棕榈脑酸、硬脂酸、油酸、亚油酸、二十碳五烯酸和二十二碳六烯酸，另外还有谷物油、棉籽油、鲱鱼油、红花油、鲨鱼肝油、大豆油、橄榄油以及小麦种子油等。

纤维素聚合物：包括含有多个葡萄糖单元的葡萄糖聚糖酯以及具有甲基、乙基、羟乙基、羟丙基或者羟丙甲基取代的纤维素聚合物，其中典型的纤维素聚合物有具甲基醚取代的甲基纤维素、具乙基醚取代的乙基纤维素和低取代的羟丙乙基纤维素聚合物。

表面活性剂：处方中，可根据实际情况选择是否加入表面活性剂。常用的表面活性剂有吐温80、Brig－或Volpo－系列的聚氧乙烷基酯、卖泽、泊洛沙姆。

（2）制备工艺

实验室内制备：将处方剂量的植物油、表面活性剂和高熔点物质混合加热至75～80℃，至混合物全部熔融，然后浸至水浴锅内，搅拌使之混合均匀；将选用的纤维素聚合物缓慢加至熔融的混合物中并不断搅拌，加毕，将烧杯内熔融物冷却至70℃，加入主药，搅拌均匀，灌装于胶囊内即可。

7. 新型骨架制剂

（1）多层骨架片　为获得适宜的释放度和释放时间，使药物在体内不受吸收部位生理活动及环境多变性的影响，新型骨架制剂的研究日趋增多，并取得了较大进展。多层骨架片在解决药物突释问题方面取得了较大突破。其中，四层片的释药形式为先速释，后缓释，再速释，释药曲线呈S型。

（2）异形骨架片　异型片就是通过改变普通片剂的形状，来改变片剂的表面积，以控制药物释放的片剂。可制成带孔半球形、长椭圆形、圆柱形、三角形、菱形、双凹面形等多种形状。

（3）微型骨架片　将药物与骨架材料直接混合压制而成微型片，然后装入胶囊，或包以不同的衣层再装入胶囊，以达到药物控释的效果。

（4）纳米技术与缓释技术结合　制备难溶性药物纳米制剂是解决难溶性药物吸收差、口服吸收生物利用度低的有效手段。但纳米级药物达峰时间短，血药浓度波动较大，容易产生一系列副作用。将纳米技术与缓释技术联合使用不仅克服了纳米级药物血药浓度波动较大的缺点，也有利于提高药物的体内外相关性。吴先闯等[77]所研制的白藜芦醇固体脂质纳米粒缓释凝胶骨架片，有效地控制了纳米粒的缓慢释放，明显改善了白藜芦醇固体脂质纳米粒血药浓度波动较大的缺点。

（四）渗透泵制剂

渗透泵制剂是利用体系与环境渗透压差原理而设计的一类恒速释药药物传输系统。一般是将水溶性药物与具有高渗透压的渗透促进剂或膨胀剂压制成固体片芯，外包一层半渗透性的聚合物衣膜，然后用激光在片剂衣膜层上开一个或多个适宜大小的释药小孔制成。口服后胃肠道的水分通过半透膜进入片芯，形成高渗溶液（4053～5066 kPa）或使膨胀剂膨胀，产生远远高于体液的渗透压或膨胀力（760 kPa），药物在巨大压差推动下，通过释药小孔持续泵出。

药物通过半透膜向外释放的速率遵循以下公式：

$$\frac{\mathrm{d}m}{\mathrm{d}t}=\frac{A}{h}L\rho\ (\sigma\Delta\pi-\Delta P)\ \cdot C$$

式中，$\mathrm{d}m/\mathrm{d}t$ 为药物通过半透膜向外释放的速率；$\Delta\pi$ 和 ΔP 分别为膜内外的渗透压和静压差；$L\rho$ 为机械穿透系数；σ 为发射系数；A 为膜的面积；h 为膜的厚度；C 为片内溶解的药物浓度。

当 $\Delta\pi$ 远大于 ΔP 时，可简化为：

$$\frac{\mathrm{d}m}{\mathrm{d}t}=\frac{A}{h}L\rho\cdot\sigma\Delta\pi\cdot C$$

1. 口服渗透泵释药系统的分类　口服渗透泵制剂是目前应用最为广泛的渗透泵制剂，一般由片芯和包衣膜两部分组成，按照结构特点，可将口服渗透泵制剂分为两类：单室渗透泵和多室渗透泵（图8－2）。

（1）单室渗透泵　一般用于易溶性药物，是由片芯和包衣膜两部分组成，片芯是由药物和具有高渗透性物质组成，包衣膜多是由醋酸纤维素或乙基纤维素等高分子材料形成的刚性半透膜，半透膜上通常用激光或其他机械力打一小孔作为药物的输出通道。黄瑜等[78]制备了延胡索乙素单室单层渗透泵片，有明显的零级释放特征，符合控释制剂的要求。

（2）多室渗透泵　多用于难溶性药物，一般至少由两室组成：药室和动力室。药室是由药物和可溶性辅料或药物的混悬液组成，动力室是由一些可溶胀的高分子材料组成。使用时，水分由半透膜进入到动力室，使得高分子材料吸水膨胀，从而挤压药室使药物由释药小孔释放。

2. 口服渗透泵的特点

（1）能恒速释药，且释药速率不受释放介质pH、搅拌速度和胃肠蠕动等影响，体内外释药速率基本一致，个体差异小。

（2）适于半衰期短和治疗指数低的药物，可以减小用药次数。

（3）适用的药物种类比较广泛，既适应于水溶性大的药物，也适用于水溶性小的药物。

（4）用药顺应性高，渗透泵系统呈零级速率释药，可以降低局部浓度，因此可以减轻或消除胃肠道的刺激性或副作用。

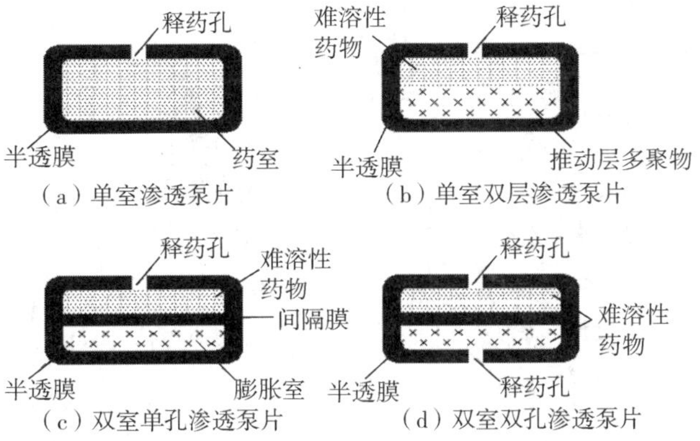

图8－2　常见的几种渗透泵片的结构示意图

3. 渗透泵释放系统的处方设计　渗透泵制剂的组成包括半透膜、药物、渗透活性物质、推进剂及释药孔。

（1）成膜材料的选择

成膜材料：不同材料构成的衣膜，对水的渗透性不同。膜的渗透性越大，则水进入渗透泵药室的速度越快，系统释药也越快。用于渗透泵成膜的包衣材料为无活性的、在胃肠液中不溶解的成膜聚合物，形成的半透膜仅能通过水分，不能透过离子或药物。常用的材料有醋酸纤维素、乙基纤维素、丙酸纤维素、醋酸丁酸纤维素、三十二酸纤维素等，为维持包衣膜的结构完整，应选用韧性及刚性均较好的增塑剂及肠溶致孔剂[79]。

致孔剂：在包衣膜内可以加入致孔剂，即多元醇及其衍生物或水溶性高分子材料，形成海绵状的膜结构，使药物通过致孔剂溶解形成的微孔恒速释放。

增塑剂：在衣膜中加入增塑剂可以调节包衣膜的柔韧性，改善衣膜的机械性质，使包衣膜能够耐受膜内片芯促渗剂所产生的较大渗透压。常用的增塑剂有邻苯二甲酸酯、甘油酯、苯甲酸酯等。

（2）渗透活性物质

1）渗透压促进剂　渗透压促进剂是指能够产生渗透压的物质，包括促渗透剂和促渗透聚合物两部分，分别适用于单室渗透泵和多室渗透泵。常用的渗透压促进剂见表8－3。

表8－3　一些渗透压促进剂及其在37℃水中饱和溶液的渗透压（kPa）

渗透压促进剂	37℃水中饱和溶液的渗透压（kPa）
乳糖－果糖	50662.5
葡萄糖－果糖	45596.3
蔗糖－果糖	43569.8
甘露醇－果糖	42049.9
氯化钠	36071.7
果糖	35970.4
山梨醇	34957.1
乳糖－蔗糖	25331.3
氯化钾	24824.6
乳糖－葡萄糖	22798.1
甘露醇－葡萄糖	22798.1
葡萄糖－蔗糖	19251.8
甘露醇－蔗糖	17225.3
蔗糖	15198.8
甘露醇－乳糖	13172.3
葡萄糖	8308.7
硫酸钾	3951.7
甘露醇	3850.4
磷酸钠·$12H_2O$	3647.7
磷酸氢二钠·$7H_2O$	3141.1
磷酸氢二钠·$12H_2O$	3141.1
无水磷酸氢二钠	2938.4
磷酸钠·H_2O	2837.1

2）促渗透聚合物　又称助渗剂，促渗透聚合物具有吸水膨胀的性质，当与水或液体接触时可膨胀或溶胀，膨胀后的促渗透聚合物的体积可增长2～50倍，产生推动力，将上层药物推出释药孔。

（3）释药孔径的设计　普通口服渗透泵制剂的表面有一个或多个释药孔。释药孔径一方面要足够小，以便控制药物的释放，另一方面又要足够大以防止药片内的压力增加。可通过机械钻孔、激光打孔、在包衣膜内加入致孔剂以及将包衣前的片芯用改进冲头形成凹痕等方法进行渗透泵制剂释药孔的设计。

4. 渗透泵制剂的制备工艺

（1）单室渗透泵制剂　单室泵片制备工艺与普通薄膜包衣的制备工艺类似。系将水溶性药物、具高渗透压的渗透促进剂与黏合剂、填充剂、促渗透剂等混合均匀后制粒，干燥，压制成一固体片芯，包控释半透膜，然后在片芯包衣膜表面用激光或其他方法在形成释药孔。

（2）双室渗透泵制剂　其半透膜内的药室由双层片组成，上层由药物、渗透压活性物质等组成。多室渗透泵制剂的片芯是双层片，一层是药物与基质，另一层是提供药物释放动力的促渗透聚合物。

（3）三明治式三层渗透泵片　带有两个药室，载药可以相同也可以不同，其结构一层为推动层，上下二层为含药层，外面包一层半透膜，并在两侧打孔。也可将难溶性药物和一种溶解后具有适当黏度的高分子化合物一起压制成片芯，制成渗透泵片。

另外，还有片芯为多层的渗透泵型片剂，该片剂是将药物和盐类作夹层状配合，底层为盐类，上层又分为三层，中间层不含药，上、下为含药层，片芯外包半透膜衣，释药小孔开在片面中间或周边上。渗透泵片剂还可在半透膜外面包一层药物，使之在渗透作用产生之前释放出来，作为首剂剂量，产生速释作用。

5. 中药渗透泵制剂

（1）中药单体渗透泵制剂　以中药材中的单体成分为原料药制备渗透泵制剂，是渗透泵技术在中药制剂领域最早研究的，研究范围主要集中在难溶性中药单体渗透泵制剂的处方筛选和制备工艺。如吴超等[80]将难溶性药物人参皂苷Rg3与泊洛沙姆一起制成固体分散体后，再分别成功制成增溶型单层和双层渗透泵片，均符合零级释放规律，双层渗透泵具有更快的释药速率，药物在24小时内的释放也更加完全。

（2）中药有效部位渗透泵制剂　中药有效部位

能更好地体现中医药的特色，发挥中药多成分、多途径、多靶点的作用，有利于提高综合疗效，通过对中药有效部位渗透泵制剂的研究也能为中药复方渗透泵制剂的研究提供参考依据。目前中药有效部位渗透泵制剂的研究对象多集中在总黄酮类、总皂苷类、总生物碱类等。

（3）中药复方渗透泵制剂　中药复方制剂将中药复方与现代制药工艺技术相结合。中药复方符合中医用药的特点，更好的发挥了中药的特色和优势，是将中医药推向国际的有利途径。但是中药复方药效成分复杂，且中药有效成分的半衰期等物性参数各不相同，在研究中应尽可能保持中药复方的整体性、系统性，而且要根据使用药物的特点合理地设计药物剂型。

六、缓释、控释制剂的质量评价

中药缓释、控释制剂的质量评价主要包括体外评价、体内评价两个方面的内容[81]。

（一）体外评价

除药物释放以外，中药缓释、控释制剂的其他体外评价项目与常规的剂型相似，主要包括外观性状检查、有效成分的含量测定等。

1. 体外释放度试验　根据《中国药典》2015年版（以下简称药典）缓控释制剂指导原则的规定，本试验是在模拟体内消化道条件下（如温度、介质的pH值、搅拌速率等），对缓释、控释制剂进行药物释放速率试验，最后制订出合理的体外药物释放度，以监测产品的生产过程与对产品进行质量控制。

（1）仪器的选择　中药缓释、控释制剂的体外药物释放度试验可采用溶出度测定仪进行。溶出度测定法有多种，药典收录的方法有桨法、篮法、小杯法、桨碟法和转筒法五种。

中药缓控释制剂的贴剂在进行体外释放试验时，采用的是桨碟法和转筒法。

（2）温度的控制　药典规定，缓释、控释制剂在进行体外释放时，内服制剂需要模拟体温，应控制在37℃±0.5℃；贴剂要模拟人的体表温度，应控制在32℃±0.5℃。

（3）体外释放介质的选择　通常情况下，除去空气的新鲜水为最佳的释放介质选择，考虑到溶解特性、处方要求、吸收部位的不同等因素，可以使用稀盐酸（0.001～0.1 mol/L）或pH 3～8的磷酸盐缓冲液作为释放介质，从而更好地模拟体内环境；中药组分复杂多样，且很多中药活性单体都是难溶性的，为了增加该组分在释放介质中的溶解度，可加少量表面活性剂（如十二烷基硫酸钠等），但应避免采用有机溶剂。此外，释放介质的体积应符合漏槽条件。

除此之外，我们还应该考虑药物在体内过程中受到的其他因素影响，如胃肠道蠕动的机械力、消化液的流体力学状态等因素。

（4）取样点的设计　在缓释、控释制剂（除肠溶制剂外）体外释放度试验中，以释药时间为横坐标，累计释放率为纵坐标作释药全过程的累积释放率－时间的曲线图。此外，释药全过程的时间不应低于给药的间隔时间，且累积释放率要求达到90%以上。制作累积释放率－时间的曲线图时，需要制订出合理的取样时间点，除另有规定外，至少选出3个取样时间点，如表8－4所示。

表8－4　缓、控释制剂释放度考察取样时间点设计

取样时间点	累积释放度	作用
0.5～2h	约30%	考察是否有突释
中间取样时间点t	约50%	确定释药特性
最后取样时间点t	>75%	考察释药量是否基本完全

药典规定，控释制剂除以上3点外，还应增加2个取样时间点，用这5个点来表征控释制剂体外药物释放度。如另有需要，可以再增加取样时间点。由于中药缓、控释制剂都有多种活性成分的产品，故要求对中药制剂中的每一个活性成分均按以上要求进行释放度测定。

（5）重现性与均一性试验　药典规定，应考察至少3批，每批6片（粒）产品的批与批之间体外药物释放度的重现性，并考察同批产品，即1批6片（粒）的体外药物释放度取样时间点的均一性。

2. 释药模型的拟合　基于药物体外释放试验数据，得到该药物活性成分的释放曲线，利用有关方程对该曲线进行拟合，得到该药物活性成分释放曲线的方程。常用的模型有零级释放、一级释放、Higuichi释放及Weibull释放等。

（1）零级释放

$$M_t/M_\infty = kt$$

其中，M_t为t时间的累积释放量；M_∞为∞时间的累积释放量；M_t/M为t时累积释放率。

（2）一级释放

$$\ln(1-M_t/M_\infty) = -kt$$

（3）Higuchi 方程

$$M_t/M_\infty = kt^{1/2}$$

（4）Weibull 分布函数

$$\ln\frac{1}{1-F(t)} = m\ln(t-\tau) - \ln t_0$$

式中，$F(t)$ 为累积释放百分数；m 为形状参数；t_0为尺度参数；τ 为位置参数，一般为零（无时滞）。

可在 Weibull 分布图纸上求出有关参数，具体方法如下：

1）以 $F(t)$ 对 t 作图拟合一条直线。

2）以 ln$t$ 为 1.0 与 X 轴相关的点 m' 作平行于该直线的平行线，查出它与 Y 轴交点在 Y 尺上投影读数，取其绝对值，即得直线斜率 m。

拟合过程中，相关系数（r）越大，均方误差（MSE）越小，则其拟合结果越好。

对于中药缓控释制剂而言，其具有多活性组分的特点，每一活性组分都应有其对应的释药曲线。

（二）体内评价

中药缓释、控释制剂成分复杂，除了要进行必要的安全性和有效性评价外，还应进行体内的药效学和药物动力学试验，从而评价体外实验方法的可靠性，进而计算各动力学参数，为临床用药提供可靠的依据。体内评价主要包括生物利用度和生物等效性评价。

生物利用度（bioavailability）是指活性物质从药物制剂中释放并被吸收后，在作用部位可利用的速度和程度，通常用血浆浓度－时间曲线来评估。生物等效性（bioequivalence）是指一种药物的不同制剂在相同实验条件下给以相同剂量，其吸收速度和吸收程度没有明显差异。

生物利用度试验提供关于药物分布和消除、食物对药物吸收的影响、剂量比例关系、活性物质以及某些情况下非活性物质药动学的线性规律等其他有用的药动学信息。据此设置药动学参数的限度以保证不同制剂中药物的体内行为相当，即保证两种制剂具有相似的安全性和有效性。

在生物等效性试验中，一般通过比较受试药品和参比药品的相对生物利用度，根据选定的药动学参数和预设的接受限，对两者的生物等效性做出判定。血浆浓度－时间曲线下面积 AUC 反映暴露的程度，最大血浆浓度 C_{max}，以及达到最大血浆浓度的时间 T_{max} 是受到吸收速度影响的参数。

（三）体内外相关性的研究

体内外相关性是用数学模型来描述药物体外性质（药物溶出的速率或程度）与体内特性（血药浓度或药物吸收量）的关系。研究体内外相关性的目的在于通过体外实验，预测体内药时曲线，从而指导和优化药物处方设计，确立更具代表性的溶出实验规则，合理调整制剂和工艺。

体内外相关性一般可以分为三个模型，即 A 级模型、B 级模型和 C 级模型。A 级模型：也称点对点相关，即体外释放与体内吸收两条曲线上对应的各个时间点应分别相关的模型；B 级模型：特定时间内体外释放的平均速率与体内平均吸收速率平均值的统计分析模型；C 级模型：某个释放点（如 $T_{50\%}$、$T_{90\%}$ 等）与某个药代动力学参数（如 AUC、C_{max} 或 T_{max}）之间的单点关系模型。

1. 体内－体外相关性的建立

（1）基于体外累积释放百分率－时间的体外释放曲线　如果外界条件可影响缓释、控释制剂的释药行为，则需要另外再制备两种供试品（一种比原制剂药物释放更快，另一种比原制剂药物释放更慢），来研究外界条件对该药物释放快慢的影响，并以体外释放度试验的最佳条件为基础，得到基于体外累积释放百分率－时间的体外释放曲线。

（2）基于体内吸收百分率－时间的体内吸收曲线　根据单剂量交叉试验所得血药浓度－时间曲线的数据，对体内吸收符合单室模型的药物，可获得基于体内吸收百分率－时间的体内吸收曲线，体内任一时间药物的吸收率 Fa（%）可按以下 Wagner－Nelson 方程计算：

$$Fa = (C_t + kAUC_{0-t}) / (kAUC_{0-\infty}) \times 100\%$$

式中，C_t 为 t 时间的血药浓度；k 为消除速率常数。双室模型药物可用简化的 Loo－Riegelman 方程计算各时间点的吸收百分率。

2. 体内－体外相关性检验　当药物释放为体内药物吸收的限速因素时，可利用线性最小二乘法回归原理，将同批供试品的体外释放曲线和体内吸收相吸收曲线上对应的各个时间点的释放百分率和吸收百分率进行回归，得直线回归方程。

如直线的相关系数大于临界相关系数（$P < 0.001$），可确定体内外相关。

3. 影响体内外相关性的因素 影响体内外相关性的因素主要包括体外测试条件，如溶出仪、溶出介质及取样等；剂型与处方工艺条件，如辅料等；生理条件，如胃肠道 pH 值的变化、胃壁和肠道蠕动的机械力等。

中药活性组分复杂，还应考虑不同组分之间的相互影响。

七、中药缓释、控释技术的应用

以人参二醇中空金纳米粒子、姜黄素共轭壳聚糖微球的研究等为实例，了解缓释、控释技术的应用，掌握缓释、控释制剂研究方法。

（一）人参二醇中空金纳米粒子的研究[82]

原人参二醇（PPD）对多种肿瘤细胞有抑制作用，但水溶性差等因素限制其临床应用。为克服该缺陷，采用聚乙二醇改良的中空金纳米粒子作为载体，制备载有 PPD 的复合物，不仅具有明显的缓释特征，还可以显著增强 PPD 的抗喉癌作用，促进肿瘤细胞凋亡。

单独的金纳米粒生物相容性差，从而在金纳米粒的表面增加一层聚乙二醇，一方面可以增加载体的水溶性，另一方面，致密的聚乙二醇可大大地减缓药物的释放，从而起到缓释的效果。将 PPD 装载于制备好的包裹聚乙二醇的中空纳米金颗粒中，通过纳米制剂技术，增加 PPD 的水溶性和生物利用度。此外，PPD 进入人体以后，缓慢地从金纳米粒中释放出来，达到缓释效果。

（二）姜黄素共轭壳聚糖微球研究[83]

姜黄素是从姜黄中提取的二酮类化合物。具有抗炎、降血糖、抗氧化、抗菌等多种生物学活性。

壳聚糖是一种具有生物相容性、生物可降解性的无毒性天然高分子，无毒、无抗原活性，具有较高的皮肤黏附性，在体内可以溶胀成水凝胶。为了使姜黄素具有缓释效果，制备了姜黄素的壳聚糖衍生物，两者通过化学结合产生缓释作用。此外，将制备好的姜黄素 - 壳聚糖偶联物制备成微球，其在体内可以通过溶胀作用，成为姜黄素的壳聚糖水凝胶，进一步加强其缓释效果。进一步的体外释放试验结果也显示出姜黄素 - 壳聚糖微球制剂确实具有良好的缓释作用。

（三）葛根素自微乳化渗透泵控释胶囊的研究[84]

葛根素也称为葛根黄素，是从中药葛根中分离提取出来的具有扩冠作用的异黄酮类衍生物。目前，临床上葛根素主要用于冠心病等心血管疾病的治疗，但是其仍存在着溶解度低、生物利用度差等缺陷。研究证明，自微乳化给药系统可以很好地提高葛根素的溶解度。将自微乳化葛根素制剂通过固化技术制备成固体粉末，将固体粉末与促渗剂混合均匀，灌装于硬质胶囊壳中，得到葛根素自微乳化缓控释胶囊。自胶囊微乳化体系是一种渗透泵胶囊系统，通过渗透泵脉冲机制达到缓释效果，从而提高葛根素的生物利用度。

（四）白芷总香豆素缓释片的研究[85]

川白芷为伞形科植物杭白芷的干燥根，具有散风除湿、通窍止痛、消肿排脓的功效，主要用于感冒头痛、鼻塞、牙痛、疮疡肿痛等疾病。目前，白芷药品多以复方出现，产品虽多，但均为普通制剂，生物半衰期相对较短，血药浓度起伏较大，患者使用依从性差。将其制备为缓控释制剂可以很好的解决以上问题。

选用羟丙甲基纤维素（HPMC）为亲水凝胶骨架材料（缓释基质），其在体内吸收体液中的水分后膨胀，在片剂表面形成凝胶层达到缓释效果。此外，选用乳糖作为致孔剂。通过实验研究发现，随着 HPMC 的用量增加，其凝胶层厚度也会增加，凝胶强度增大，缓释效果也随之增强；反之，当 HPMC 用量过低时，缓释效果消失。

（五）雷公藤甲素微乳凝胶的研究[86]

雷公藤甲素是从传统中药雷公藤中提取出的环氧二萜内酯类化合物，具有显著的调节免疫、抗炎、抗肿瘤等生物活性，但却存在水溶性差、对胃肠道有刺激性、治疗窗窄等缺点，会对心、肝、肾等器官造成严重毒副作用。

微乳凝胶作为一种新型经皮给药载体，不仅可以增加雷公藤甲素的溶解度，还可以起到促渗的作用，使药物能够更有效地进入血液循环到达类风湿性关节炎病灶部位；同时，凝胶提高了微乳的黏度，具有缓释效果，提高了药物维持时间，方便持续局部给药。

以 Tween 80/Labrasol 1∶4 作为混合乳化剂（16.2%），无水乙醇为助乳化剂（8.1%），油相（油酸/Gemseal 40，2∶3）（7.7%），水相（67.7%），泊洛沙姆（0.03%），以上述处方制备雷

公藤甲素微乳凝胶，用于透皮给药，实验结果显示其具有良好的透皮作用以及缓释效果。

（陈大全）

第四节 中药迟释制剂的设计与方法

一、概述

（一）迟释制剂的含义与分类

迟释制剂（delayed－release preparation）系指在给药后不立即释放药物，而是经一定时间后一次连续释放全部药物（active pharmaceutical ingredients，API），或间断分次释放药物的制剂。肠溶制剂、结肠定位制剂和脉冲制剂等是典型迟释制剂，部分口服定位递药系统（oral site－specific drug delivery system）和口服择时递药系统（oral chronopharmacologic drug delivery system）的制剂也可看作迟释制剂。

1. 肠溶制剂 肠溶制剂（enteric delayed－release preparation 或 gastro－resistant preparation）系指口服后在规定的酸性介质中不释放或几乎不释放药物，而在要求的时间内，于 pH6.8 磷酸盐缓冲液中大部分或全部释放药物的制剂。肠溶制剂是口服定位递药系统中的一种迟释制剂，在胃内不释药，而主要在小肠释药。

2. 结肠定位制剂 口服结肠定位制剂（oral colon delayed－release preparation）又称为结肠定位给药系统（oral colon－specific drug delivery system，OCDDS），是指通过适当方法，使药物经口服后基本不在胃、十二指肠、空肠和回肠前端释放，等运送至回盲部后释放并发挥局部或全身治疗作用的制剂。

3. 脉冲制剂 脉冲制剂（pulsed－release preparation）系指口服后不立即释放药物，而在某种条件下（如在体液中经过一定时间或在一定 pH 值或某些酶作用下）一次或多次突然释放药物的制剂。

肠溶制剂、结肠定位制剂和脉冲制剂的共同点是口服后要经过一段时间才释放药物。结肠定位制剂、肠溶制剂都属于定位制剂，它们之间的区别在于肠溶制剂不是泛指在整个肠道释药的制剂，而是指在小肠定位释药的系统/制剂，以此区别于结肠定位释药系统。脉冲制剂属于定时或择时释药的制剂，结肠也是脉冲制剂的一个重要释药部位。因此，三种制剂之间有一定的内在联系。

（二）中药迟释制剂设计需要考虑的因素

1. 人体消化道的生理特点

（1）pH 变化 胃 pH 值为 1.0～4.0（空腹和有食物存在下有差异），十二指肠附近 pH 值为 4.0～5.5，空肠、回肠（肠系膜小肠）段 pH 值为 6.0～7.0，结肠液 pH 值较高，约为 6.5～7.5 或更高。利用胃肠道 pH 值变化，选择 pH 敏感材料可实现定位释药。

（2）酶系变化 结肠内有大量的微生物，其中无芽孢厌氧菌、杆菌占 99% 以上。结肠内的菌群可产生一些独特的酶系，如 β－葡萄苷酸酶、β－葡萄苷酶、纤维素酶、硝基还原酶、偶氮还原酶等，而消化道上段并不存在这些酶系。利用这一特点可以设计前体药物型的结肠定位制剂。

（3）药物在消化道的转运时间 受人种、胃肠功能差异、空腹和饱腹以及胃内容物性质和体积等因素的影响，一般固体制剂可在胃内停留大约 0.5～3 小时[87]，在小肠中转运到达结肠的时间为 5～7 小时。胃排空以后，若能控制释放药物的时间，即能控制药物在肠道特定部位释放。

2. 疾病特点和治疗需要 一些局部疾病，如克罗恩（Crohn）病、结肠炎、结肠息肉、结肠瘘、大肠癌等结肠疾病，药物口服或注射后到达结肠的浓度很低，必须设计成结肠定位制剂。对于一些节律性发作的全身疾病，将药物设计成脉冲制剂可以达到更好的疗效。高血压病人最佳给药时间为清晨，当患者醒来时体内的儿茶酚胺水平增高，因而心血管意外事件（心肌梗死、心源性猝死、脑卒中）多发于清晨。维拉帕米定时控释片（Covera－HS®）在临睡前服用，间隔 4～5 小时后可释放出一个脉冲剂量的药物，符合该病节律变化的需要。

3. 药物的性质 药物分子量、油水分配系数以及对 pH 和酶的敏感程度等性质都是考虑是否适合设计成迟释制剂的重要因素。

二、肠溶制剂的设计

药物制备成肠溶制剂的目的主要是：①避免药物受到胃内酶类或胃酸的破坏；②避免药物对胃黏膜产生强烈刺激，引起恶心、呕吐等不良反应；③将药物传递至肠部局部部位发挥作用；④提供延迟释放作用；⑤将主要由小肠吸收的药物尽可能以最高浓度传递至该部位[88]。

肠溶制剂主要有肠溶片（Enteric coated tablets 或 Gastro – resistant tablets）和肠溶胶囊（Gastro – resistant capsules），利用肠溶材料将药物制成微囊、固体分散体或用肠溶材料给片剂、微丸或胶囊包衣可以制备肠溶制剂。

（一）肠溶材料的选择

目前，肠溶材料的研制和开发技术比较成熟，已有 100 多种肠溶材料被研究和使用[89]。肠溶衣材料种类繁多，选择时应该综合考虑多种因素。

首先，为了确保释药系统对胃液有阻滞作用，最好选用在 pH5.0 以上溶解的聚合物，以防止因胃内食物的存在等因素的影响使胃液 pH 值升高，造成释药系统提早释放药物。其次，在选用肠溶性衣膜材料时，必须考虑到聚合物能否在小肠段全部、及时地溶解，保证药物吸收完全，这对那些只在小肠有较好吸收的药物尤为重要。当设计小肠定位释药的目的是延迟药物吸收或是使药物浓度在小肠末端较高时，则应考虑选用在更高 pH 范围溶解的聚合物。在实际应用中，可选用二种或多种聚合物的混合物作为释药系统的 pH 敏感剂，使释药系统只对小肠的某一位置的 pH 敏感，增加释药系统对释药位置的选择性。另外，肠溶材料的机械强度应能承受胃肠运动而不破裂。

常用作包肠溶衣的物料主要有：

（1）虫胶（shellac）　来源于昆虫 Laccifer Lacca 的分泌物[90]。主要成分为带羟基的直链有机酸，不溶于胃液，在 pH6.4 以上的碱性水溶液及温热醇中能迅速溶解。但虫胶处理的产品质量很不稳定，现已很少作为药用肠溶衣辅料应用。但由于虫胶来源多，部分水解可增加其自由羧基数目，其溶解的 pH 值可提高至 7.0[91]。

（2）邻苯二甲酸醋酸纤维素（cellulose acetate phthalate，CAP）　本品属纤维素类，溶于丙酮，在水中和酸性液中不溶，在 pH >6 的缓冲液中溶解，是一极好的肠溶材料，性质稳定，在人工胃液中 4 小时不溶，而在人工肠液中经 30 ~ 40 分钟即可溶解。用本品包裹，既能包得很厚也不致排片。

另外，与 CAP 具有相似化学结构的苯三甲酸醋酸纤维素（CAT）也是一种良好的肠溶材料。CAT 在 pH5.5 以上可溶解，因而可以在小肠上段溶解。但包衣时需加增塑剂或疏水性辅料，如苯二甲酸二乙酯、虫胶或十八醇等，增加包衣层的韧性并降低透湿性。肠溶性纤维素聚合物中含有游离的羧基，所以水性包衣过程，可以使用 CAT 氨水溶液。

（3）羟丙基甲基纤维素酞酸酯（hypromellose phthalate，HPMCP）　系羟丙基甲基纤维素的酯类，随着苯二甲酸基含量的不同，可控制 HPMCP 快速崩解的 pH 值范围。HPMCP 主要有 HP – 55、HP – 55S 和 HP – 50 等型号，HP55 溶解的 pH 值为 5.5，HP50 型为 5.0。

HPMCP 的优点主要体现在：HPMCP 具有成膜性和可塑性，包衣时可不用或少用增塑剂，便可形成坚韧光亮的薄膜；与丙烯酸树脂相比，HPMCP 具有溶解 pH 值低，在十二指肠上端即可膨化溶解，药物溶出快，生物利用度高，对药物释放、吸收的影响均比丙烯酸树脂小的特点。包衣操作简单，不受包衣膜厚度的影响；与邻苯二甲酸醋酸纤维素（CAP）相比，HPMCP 性能稳定，在仓储条件下 3 ~ 4 年不变质；HPMCP 的分子量不同，其薄膜强度及耐酸能力不同，分子量越高，其强度及耐酸能力越强。

（4）聚醋酸乙烯苯二甲酸酯（polyvinyl acetate phthalate，PVAP）　邻苯二甲酸酐与部分水解的聚乙烯醋酸酯的反应产物。PVAP 易成膜，耐酸性强，肠溶性能可靠，可溶于 pH > 5 环境，在十二指肠可离子化，释放活性成分，较快发挥药效。

（5）聚丙烯酸树脂（polyacrylicresin）　是由甲基丙烯酸酯、甲基丙烯酸和丙烯酸酯等单体按不同比例共聚而成的一类高分子聚合物。在较低 pH 下，肠溶丙烯酸树脂的活性基团 – COOH 稳定难解离，pH 较高时解离成 $-COO^-$ 离子，它们相互排斥增大分子间空隙，导致结构疏松，药物得以释放，已经成为最重要的肠溶衣材料。应用较多的主要是德国罗姆公司（Röhm GmbH & Co. KG，Darmstadt.）生产的 Eudragit®。其中，甲基丙烯酸共聚物 Eudragit® L 和 Eudragit® S 因含有游离羧基，可以作为肠溶材料（表 8 – 5）。国内生产的Ⅱ、Ⅲ号聚丙烯酸酯，它们的结构特点是分子中均带有羧基，可与碱成盐而溶解，用作肠溶包衣材料形成无色透明薄膜，但脆性较大。由于Eudragit®分子中不具有柔性链，玻璃化温度（*T*g）和最低成膜温度（MFT）较高，故包衣配方中需加入大量的增塑剂。将Eudragit® L和Eudragit® S按照不同比例配合使用，可以得到在特定pH条件下溶解的包衣材料。

表8－5　用于肠溶包衣的Eudragit®

品名	化学组成	性状	适用增塑剂	溶解性	释药部位
Eudragit® L100	甲基丙烯酸和甲基丙烯酸甲酯（1∶1）共聚物	粉末，可配成有机溶液或水分散体	柠檬酸三乙酯，PEG（不适于水分散体）	>pH6	空肠与回肠
Eudragit® S100	甲基丙烯酸和甲基丙烯酸甲酯（1∶2）共聚物			>pH7	结肠附近
Eudragit® L30D－55	甲基丙烯酸和丙烯酸乙酯（1∶1）共聚物	水分散体（聚合物含量30%）	柠檬酸三乙酯、PEG	>pH5.5	十二指肠及以下
Eudragit® L100－55		粉末，可配成有机溶液或水分散体	柠檬酸三乙酯、PEG	>pH5.5	十二指肠及以下
Eudragit® FS30D	甲基丙烯酸、丙烯酸甲酯和甲基丙烯酸甲酯（1∶1∶1）共聚物	水分散体（聚合物含量30%）	柠檬酸三乙酯	>pH7	结肠附近

（6）琥珀酸醋酸羟丙甲基纤维素（hydroxypropyl methylcellulose acetate succinate，HPMCAS；hypromellose acetate succinat）　是以醋酐、无水琥珀酸酯化羟丙甲基纤维素（hypromellose；hydroxypropyl methyl cellulose，HPMC）而得；不溶于水，溶于碱性溶液中，HPMCAS有吸湿性，但热稳定性优于HPMCP和CAP，HPMCAS因取代度、取代类型及溶解pH的不同有三种规格：AS－LG（LF）在pH5.0溶解；AS－MG（MF）在pH5.5溶解；AS－HG（HF）在pH7.0溶解。

（7）玉米朊　又名玉米蛋白（zein，corn glutin）。本品多为疏水的氨基酸相连而成，有氨基末端$-NH_2$和羧基$-COOH$。本品在80%～92%乙醇或70%～80%丙酮中易溶，在水或无水乙醇中不溶，具有黏结、光亮、疏水、阻氧和易成膜等功效和高度抗击微生物侵袭的性能。玉米朊衍生物之一，羧甲基玉米朊（carboxymethyl zein，CM－Zein）可在pH>4.5的水中溶解，符合肠溶材料的特点[92]。

（二）肠溶制剂的制备

1. 肠溶胶囊　肠溶胶囊一般常用甲醛处理胶囊的方法制备，作用机制是甲醛与明胶直接作用生成甲醛明胶。由于甲醛明胶结构中已无氨基，失去与酸结合的能力，故不溶于酸性的胃液，因结构中仍有羧基，故能在肠液碱性介质中溶解而释放药物。除甲醛之外，还可用其他肠溶材料在胶囊表面包衣制备。一般用明胶先制成空心胶囊，再用CAP等肠溶材料进行包衣；也可以将肠溶高分子材料加入明胶液中，再加工成空心胶囊。通过使用不同性质的材料，可以使肠溶空心胶囊在不同部位溶解。

2. 肠溶片　肠溶片一般用包衣法制备，包肠溶衣的方法有锅滚转包衣法、喷雾法包衣、压制包衣法、空气悬浮包衣（流化床包衣）等。

三、结肠定位制剂的设计

结肠位于消化道下部，药物经口服吸收入血后分布到达结肠的浓度通常较低，因此结肠定位制剂对于一些结肠局部疾病，如溃疡性结肠炎、克罗恩（Crohn）病、结肠息肉、结肠癌、结肠瘘、结肠性寄生虫病等具有积极的治疗意义。结肠定位制剂还可避免多肽和蛋白类药物被上消化道酶降解，解决上消化道黏膜透过性差的问题，提高生物利用度以及避免某些刺激性药物对胃黏膜的损害，减轻副作用。此外，经研究发现结肠释药与时间有密切相关性，因此结肠释药制剂对于受时间节律影响的某些疾病，如哮喘、关节炎等也有一定的治疗意义。

（一）结肠定位制剂设计的基本原理

按照释药原理可将结肠定位给药系统分为酶解型、pH 敏感型、时滞型和压力控制型等类型。

1. 酶解型结肠释药系统 酶解型 OCDDS 是指可受到结肠内存在的独特酶系（如偶氮酶、果胶酶、葡聚糖酶等）降解而释药的制剂。果胶、瓜尔胶、偶氮类聚合物和α，β，γ－环糊精等高分子材料在结肠被这些酶所降解，而在缺乏相应酶的胃和小肠则不能被降解。酶解型给药系统在体内不受饮食、疾病、个体差异等因素的影响，只能被结肠段特有的菌酶所降解，与其他结肠定位给药系统相比具有特异性好、定位准确可靠等优点。

2. pH 依赖型结肠释药系统 pH 依赖型 OCDDS 是用对 pH 敏感的聚合物作为包衣材料，使药物不能在胃和小肠释放，而只在结肠 pH 条件下才能溶解或膨胀，从而达到将药物转运到结肠释放的目的。

常用的包衣材料分单一及混合两种类型，复合辅料靶向性更强、结肠专属释药性也更好，所以目前对 pH 依赖型给药系统的研究主要集中于混合辅料。将 Eudragit L 和 Eudragit S 混合使用，可得到在特定 pH 溶解的聚合物，使包衣胶囊制剂进入小肠后才开始溶解。pH 依赖聚合物包衣易受食物、肠道 pH 值影响，偶能观察到排片现象。

3. 时滞型结肠释药系统 时滞型 OCDDS 是根据口服制剂转运达到结肠所需时间为参照，并用适当方法延迟这一时间，即口服后约经 5～7 小时通过胃及小肠后才开始释药的制剂。这种方法的理论依据是小肠具有相对恒定的转运时间，健康人口服药物后，进入小肠的药物一般需经 3～4 小时后才进入结肠。

常用的包衣辅料有羟丙基甲基纤维素（HPMC）、乙基纤维素（EC）、醋酸纤维素（AC）、Eudragit 等高分子聚合物。HPMC 安全无毒、溶于水，一般作为内层滞性材料。而 EC、AC 等疏水性好，在胃内溶解度较小，到达小肠后易形成膜孔，药物可通过膜孔扩散释放。若改变各包衣材料的比例，可调节药物的释放速度，辅料的联合应用成为结肠靶向制剂研究的重要内容。

4. 压力控制结肠释药系统 是一种利用压力实现药物在结肠部位释放的制剂。如压力控制型结肠释放胶囊（pressure－controlled colon delivery capsule，PCDC），它是在明胶胶囊的内表面上涂上乙基纤维素（EC）层；用 PEG 溶解药物后注入胶囊，口服后明胶层立即溶解，EC 球内有含药物的 PEG，在体温下融化，释放系统像气球一样。在消化道上部由于蠕动均匀，含水量高，“气球”有足够的流动性，可保持完整。而在结肠，由于结肠对水的重吸收，肠腔内容物的黏度增大，肠压影响到 EC 球，EC 球不能耐受这个压力而崩解，药物即在结肠释放。

5. 复合型结肠释药系统 由于胃排空时间的影响，仅应用控制释药系统的时滞来达到结肠定位释药可能比较困难，为了减少胃排空影响，在实际制备结肠定位系统时，常将两种以上的技术联合应用，制成复合型结肠释药系统，以达到更好的结肠定位释药效果。

（二）制备技术

1. 前体药物技术

（1）药物与糖类结合形成前体药物 利用药物与葡萄糖、半乳糖等生成糖苷的方法可制备糖苷前体药物。药物与葡萄糖苷酸结合形成的前体药物具有分子量高、亲水性强的特点，大大降低了其渗入生物膜的能力。当到达结肠后，在结肠糖苷酶的作用下，前体药物水解释放出药物被结肠黏膜吸收或作用于结肠的炎症部位。

（2）药物－高分子结合物前体药物 药物与一些其他高分子聚合物结合制成前体药物可达到结肠靶向效果，如 N－(2－羟丙基）异丁烯酰胺（HPMA）－9－氨基喜树碱结合物[93]。

（3）偶氮双键前体药物法 此类药物的典型例子为柳氮磺吡啶（sulfasalazine，SASP），它是 5－氨基水杨酸（5－ASA）的前体药物，由 5－ASA 和磺胺吡啶（SP）通过偶氮键连接而成，柳氮磺吡啶在肠道内可被该处细菌分解为磺胺吡啶与 5－氨基水杨酸。

2. 包衣技术

（1）用 pH 敏感高分子材料给片剂、胶囊或微丸包衣是常用的制备结肠释药制剂技术。

杨昕等[94]以胃溶空心胶囊为母体，以聚丙烯酸树脂类高分子材料为包衣材料，以愈创木酚甘油醚为模型药物，对不同包衣厚度的结肠溶肠溶胶囊进行了体内外参数研究。结果表明包衣厚度为 60～100μm 的该肠溶胶囊在 pH≥7.0 的条件下，崩解后所释放出的颗粒在结肠的分布广泛，个体差异小，50%胶囊到达人体回盲部和结肠的时间分别约为4小时和5小时，达到了结肠靶向给药的设计要求。

用HPC等材料进行压制包衣可以实现时滞型结肠释药，但由于胃排空时间个体差异大，且随食物的种类和数量而变化，容易导致单纯的时滞型压制包衣片定位不准。近来压制包衣定时释放肠溶衣片[95]（enteric coated timed - release pree - coated tablets，ETP tablets）成为制备定时释放肠溶片的方法之一。

（2）利用能被结肠中的微生物降解的聚合物材料包衣，同样可以达到结肠定位释药的目的。这些材料包括偶氮聚合物、二硫化物聚合物、壳聚糖、果胶、瓜尔胶、葡聚糖、软骨素、直链淀粉和乙基纤维素混合物等。

CODES™技术[96,97]在片剂外层包肠溶衣（如Eudragit®L），当制剂通过幽门进入十二指肠时，外层衣膜溶解，内层衣膜（Eudragit® E）在小肠和大肠环境则不溶，但可允许乳果糖（lactulose）释放，且代谢产生短链脂肪酸，降低局部的pH值，从而使内层衣膜（Eudragit® E）溶解释放出片芯药物。

3. 骨架控制释药技术 将药物与可被结肠酶降解的聚合物混合后制成骨架制剂也可达到结肠给药的目的。交联硫酸软骨素不溶于水，但可被结肠酶降解失去骨架结构而释放出药物，可与药物混合制成结肠给药骨架片，果胶、壳聚糖及其衍生物、海藻酸钠、瓜尔胶等多糖凝胶骨架制剂都能达到良好的结肠定位效果。

骨架片的不足是存在突释效应，可造成药物在胃肠道上端释放过多，影响其结肠定位效果。另一方面，制剂到达结肠后，由于骨架的降解较慢，因此，酶解型骨架制剂不能满足结肠快速释药的需要。

4. 结肠靶向胶囊 结肠靶向胶囊（conlon - targeted delivery capsule，CTDC）组合利用了pH敏感材料和定时释放原理，可以达到更好的定位效果。其特征在于：胶囊内容物除药物之外还加有机酸，而囊帽则包上三层衣，内层由可溶于酸性溶液的阳离子聚合物组成，外层由溶于pH5.0以上的肠溶材料组成，中间层是水溶性材料，其作用是防止内、外层的直接接触。结肠靶向胶囊口服后，在胃内不释药，胃排空后，外层和中间层迅速溶解，而内层可阻止药物释放，胶囊内环境pH值随着有机酸的溶解而降低，使内层溶解，药物迅速释放。释药速率可以通过控制内层厚度等来调节，可以达到比较精确的定位释药。

（三）对结肠细菌敏感的常用高分子材料

对结肠细菌敏感的常用高分子材料属于前述酶解型结肠释药系统所用的材料。用于菌群触发型结肠定位给药的聚合物主要有两种：偶氮聚合物（azo polymers）和多糖类化合物（polysaccharides），主要的制备技术有包衣及制成前体药物。

1. 偶氮聚合物 偶氮类聚合物是一种含有氮氮双键类材料，在结肠细菌偶氮还原酶的作用下氮氮双键断裂，聚合物降解，是结肠靶向给药系统的适宜材料。偶氮聚合物包衣胶囊可以避免药物在消化道上段被破坏。常用N - 异丙基丙烯酰胺、丙烯酸、N - 甲基丙烯酰 - 胺酰 - 甘氨酸 - 对硝基苯酯的共聚物和N，N - 二甲基丙烯酰胺聚合物等，控制其中的偶氮键交联度就可控制聚合物水凝胶的形成及其降解速度。

2. 多糖类

（1）葡聚糖（dextran） 可以在结肠细菌酶的作用下分解，而在胃和小肠中不容易水解，是结肠定位给药系统的适宜材料。药物 - 葡聚糖前体药物能抵抗上消化道中酶的水解作用，当到达盲肠和结肠时被细菌酶迅速降解而释放出母体药物，葡聚糖的特异性不会因为连接了药物而丧失。

（2）壳聚糖（chitosan） 是一种氨基多糖，具有很好的生物兼容性，其分子中的糖苷键亦能被结肠酶降解。壳聚糖易溶于酸，而对碱性环境有较强的抵抗力。用戊二醛为交联剂制成的交联壳聚糖，可减少其在酸中的溶解度。以肠溶衣包裹的壳聚糖含药小球可以保护药物安全通过胃和小肠，到达结肠后，随衣层溶解，壳聚糖被酶降解，药物随之释放出来。

（3）环糊精（cyclodextrins） 在结肠微生物发酵作用下被分解为寡糖，却不容易被水解，因此不会在胃和小肠中释放药物，可作为理想的前体药物载体用于制备结肠定位给药制剂。Uekama K 等[98]阐明了环糊精为载体的前体药物释放机制是环糊精在盲肠和结肠部被分解开环，接着酯键被水解，药物释放出来。

（4）直链淀粉（amylose） 是淀粉的主要组成部分。它可在一定条件下胶化形成衣层，后者可抵御胰淀粉酶的作用，在一定程度上可避免药物在小肠释放，在结肠能被结肠细菌产生的淀粉酶降解。为克服直链淀粉在胃肠液中膨胀的缺点，可在包衣液中加入乙基纤维素等水不溶性的材料。

（5）果胶（pectin）　是存在于植物细胞壁中的一类大分子物质，它是由甲酯化半乳糖醛酸聚合物组成的酸性多糖，在结肠葡萄苷酶的作用下降解成为单糖。果胶具有水溶性，直接用于结肠定位给药效果差，而将其钙化成果胶钙后，水溶性降低，降解性质不变，因此是一种理想的结肠定位材料。

（6）瓜尔胶（guar gum）　是豆科植物瓜尔豆（关华豆）的提取物，广泛用作食品添加剂。瓜尔胶是一种半乳甘露聚糖（galactomannan），是由一个半乳糖和β1，4－键连接的两个甘露糖基团相互连接组成的多糖。在水中瓜尔胶是非离子型的水状胶体，并不会因为离子强度或pH值的改变造成结构或者性质变化。瓜尔胶在pH值介于5到7时结构稳定，但在极端酸性或者高温下（如pH＜3且温度为50°C时）可分解，所以与肠溶包衣结合可做良好的结肠定位给药的高分子辅料。

另外，可用的对结肠细菌敏感的材料还有硫酸软骨素（chondroitin sulfate）、藻酸盐（alginates）、菊粉（lnulin）等。有时使用混合材料可以达到更好的结肠定位效果。

四、脉冲制剂的设计

脉冲给药系统中药物释放主要利用外界信号的刺激（如超声、热、电的变化）或体内信息的反馈（如pH、金属浓度的变化、酶底物与不同药物反应等）来调节释药速率，实现脉冲给药，可增加机体对药物的耐受性，减少毒副反应，提高药物治疗指数。

（一）脉冲制剂的类型

根据控制释药时间的原理不同，可以将脉冲释药系统分为包衣型、渗透压型和栓塞型等类型。

1. 包衣脉冲系统　包衣脉冲系统通过包衣来实现释药时滞，通过改变包衣材料的种类、用量可以实现不同的时间间隔，有包衣脉冲胶囊、包衣脉冲片等类型。国外开发的Time Clock®系统和Chronotropic®系统均为包衣脉冲系统。

包衣脉冲释放技术亦可以用于定位释放，主要方法有：一是在普通脉冲释放制剂外再包以肠溶衣，经过肠溶包衣后，将脉冲制剂设计为接触肠液后3～4小时释放药物，那么药物就能准确地向结肠传递；二是以肠溶性材料作为脉冲制剂的外层包衣材料，通过调节肠溶材料的用量、比例可以来实现定位释放。

2. 渗透压型脉冲释药系统　渗透压型脉冲释药系统是利用渗透压为释药动力制成的控释系统。主要有脉冲渗透泵片和脉冲胶囊。前者如维拉帕米昼夜节律脉冲控释片（Covera HS），后者如Port®系统。

3. 定时塞脉冲胶囊　定时塞脉冲胶囊通过囊身和囊帽之间的定时塞来控制释药时滞，药物和辅料由定时塞密封于囊身内。定时塞是控制时滞的关键，有亲水凝胶塞和溶蚀塞。当释药系统进入胃肠道后，定时塞吸水膨胀或逐渐溶蚀，在一定时间后离开囊体，药物则从囊体中快速释放出来。

4. 其他　其他还有利用热、电场、磁场或超声波等实现脉冲释药的系统。

（二）制备技术

时滞是脉冲技术的关键，最常用的设计方法是通过基质或外层控释膜来达到时滞的目的。在设计时滞系统时，应同时考虑制剂在胃肠道的滞留。

1. 栓塞型定时脉冲塞胶囊

（1）亲水凝胶塞脉冲胶囊　由水不溶性胶囊身、水凝胶塞和水溶性囊帽组成的脉冲释药装置。服用后，水溶性囊帽在胃液中溶解，水凝胶塞开始溶胀，在设定的时间内膨胀的水凝胶塞从囊身中脱出，胶囊中的药物快速释放。为了加快药物释放，还可在药物处方中加入崩解剂。水凝胶塞与胃肠液接触的表面积可以通过水凝胶塞体积以及在胶囊中的位置（深浅）进行调节，以设计时滞时间。由于胃排空时间差异较大，导致制剂到达结肠的时间差异大，可以将囊帽用肠溶材料包衣，以实现更准确地结肠定位释药。

（2）溶蚀塞脉冲胶囊　胶囊栓塞由可溶蚀材料制成，这一脉冲释药装置的关键是溶蚀塞应与胶囊体紧密接合，在溶蚀塞溶蚀完之前，胶囊内的含药片应保持干燥。而在溶蚀完之后，含药片迅速吸水膨胀，并在溶出介质水动力的冲刷下被抛射出来，迅速崩解释药。释药时滞由溶蚀塞的溶蚀速度决定。溶蚀塞可用能在消化道溶蚀的高分子材料（如HPMC、PVA等）制备，也可用酶解型聚合物－酶体系制备，酶解型栓塞的降解溶蚀过程由栓塞中的酶控制。

莫良侃等[99]制备了茶碱脉冲胶囊，在不溶性囊身中依次填入羧甲基淀粉钠、速释片、盖塞片，再盖上水溶性囊帽组装而成。溶蚀性盖塞由HPMC－乳糖组成，释药时滞随盖塞片中有致孔剂作用的乳糖用量的减小和片重增加而增加，通过调节处方中乳糖与HPMC的比例可控制释药时滞在2～8小时，释药时滞对盖塞片的硬度不敏感。组装脉冲释药胶囊时在不溶性囊身底部加入羧甲基淀粉钠，羧甲基淀粉钠吸水能膨胀为原体积的300倍，推动含药片从不溶性囊身脱离出来而加快释放，相当于整个系统的“动力源”。

2. Port 系统 Port 系统是一种利用渗透压实现脉冲释药的胶囊，其囊身用半透膜包衣（如醋酸纤维素），栓塞为不溶性材料（如类脂），胶囊内容物含有渗透压活性物质。与水接触时，水经半透膜进入胶囊，渗透压活性物质溶解，产生渗透压。一段时间后（时滞），压力足够大时，将栓塞推出，药物迅速释放。其释药时滞主要受包衣层厚度等控制，在体内外具有很好的一致性。该系统可以设计成两次释药的给药系统。

3. 可降解脉胶囊 Jimoh 等[100]设计了一种供植入使用的可生物降解的 PLA 胶囊。PLA 胶囊内有泡腾剂，水透过 PLGA 薄膜后，产生 CO_2气体，产生的压力使薄膜破裂，药物迅速释放。破裂时间（即时滞）可以通过膜厚度、胶囊内部空间大小，以及泡腾剂的量等调节。

4. 脉冲释药片

（1）衣层控释脉冲片　在片芯外包一层能在特定条件下溶解或溶蚀的高分子材料。包衣材料包括亲脂性材料（如蜂蜡、巴西棕榈蜡）和水溶性高分子聚合物（如羟丙基甲基纤维素），亲水性聚合物用于水不溶性药物，脂性或蜡质材料用于水溶性药物。

（2）Chronotopic™系统[101]　是一种包衣脉冲片，时滞由衣层控制，衣层主要成分是 HPMC，当与水溶液接触时，HPMC 经历一个从玻璃态向橡胶态转变的过程，当处于橡胶态时，衣层变得易渗透，并逐渐开始溶解或溶蚀，药物被释放，在衣层外，若再包一层肠溶性材料，可使药物定位于结肠释放。

Time Clock™系统（“定时钟”释药系统）[102]包衣材料由巴西棕榈蜡、蜂蜡和表面活性剂以及亲水性聚合物等组成，在表面活性剂的作用下，包衣材料被缓慢溶蚀，在预定的时间后释药，释药时滞由衣层厚度控制，而与 pH 无关。

脉冲释药片有多种制备技术：①干法压制包衣择时崩解脉冲片：干法压制包衣择时崩解脉冲片的片芯由药物与高效崩解剂组成，衣层（外壳）由水渗透性小的复合材料或溶蚀性和膨胀性材料，通过干法压制包衣制成。服用后，随着水分逐渐渗入，崩解剂吸水膨胀使膜破裂、片芯崩解实现脉冲释药。通过调节衣层的厚度和组成可实现不同的释药时滞，改变片芯中崩解剂的种类和比例，可调节片芯的崩解速度，从而实现不同的释药速率。该制剂的释药符合定时控制崩解机制（time - controlled disintegration mechanism）。②脉冲渗透泵片：Searle 公司和 Alza 公司合作开发的维拉帕米脉冲渗透泵片，片芯为双层片，一层由亲水性聚合物（聚氧乙烯、PVP 等）组成推动层，另一层为主药与渗透压活性物质（NaCl 等）组成，在双层片外包上水不溶性半透膜衣层，并于接触药物侧激光打孔，然后在释药孔一侧再用亲水性物质（HPMC 和 PEG）包衣。口服后，亲水性物质遇水形成亲水凝胶，阻滞释药，获得时滞，水分通过半透膜进入片芯，药物在渗透压作用下释放。另外，推动层遇水强烈膨胀产生推动力，促进药物释放。选择合适的包衣膜材料、渗透压推动剂、包衣厚度及释药孔径是制剂成功的关键。该制剂释药符合时控起效 - 延时释药（controlled onset extended release）机制。

5. 脉冲释药微丸 脉冲释药微丸主要是时间控制爆裂系统（time - controlled explosion system，TES），是一种多元系统（multiple - unit systems）。脉冲释药微丸具有多层结构，从里到外可分为：含药丸芯、溶胀层及水不溶性聚合物外层控释衣膜。当水分通过外层衣膜向系统内渗透时，溶胀层吸水溶胀，最终胀破外层衣膜释放药物。可通过改变外层衣膜的厚度等参数来控制时滞。

孙殿甲等[103]将速释微丸和脉冲释药微丸按一定比例混合装入胶囊中制得盐酸去氢骆驼蓬碱脉冲释药胶囊。脉冲释药微丸由含药丸芯（药物与淀粉钠、糊精、乳糖组成）、HPMC 包衣的和外包衣（丙烯酸树脂Ⅱ号和丙烯酸树脂Ⅲ号）层组成。脉冲释药胶囊体外在 0 ~ 2 小时内释放了 50% 的药量，在 2 ~ 6 小时内释放其余 50% 的药量，兔口服给药后分别在体内 0.5 小时和 6.0 小时有 2 次药物吸收高峰，含药物微丸的脉冲释药胶囊（80 mg）的生物利用度为普通胶囊的 2 倍，达到了减少给药次数、提高患者依从性的目的。

6. 热敏水凝胶 热敏水凝胶是一种智能高分子材料，能随温度的变化发生可逆性的膨胀/退胀（swelling/deswelling）。热敏水凝胶体积发生变化的温度为最低临界溶解温度（lower critical solution temperature，LCST）。热敏水凝胶对温度变化的响应有两种类型：一种是低温收缩型，在温度低于 LCST 时收缩，高于 LCST 时膨胀；另一种与之相反，为高温收缩型。

利用不同的温度下，热敏水凝胶的结构及物理性质的改变，可以实现“开－关”式药物控制释放（on－off drug release regulation），从而制备热敏水凝胶脉冲给药系统。

7. 外场能量触发型脉冲制剂　在原理上，外场能量触发型脉冲制剂是利用磁场、电场、超声波、微波等外场能量触发来实现脉冲释药，其一直是给药技术关注的重要方面。

（1）磁控脉冲给药　磁控脉冲给药（magnetically controlled pulsatile delivery）的基本原理是：药物分散在聚合物（如EVA、交联海藻酸盐等）与磁性粒子（纯铁粉、氧化铁、铁合金等）组成的骨架中，在外加磁场的作用下，磁性粒子发生位移，导致聚合物分子链的断裂和骨架空隙率的增加，从而使药物快速释放。通过选择不同性能的骨架材料以及改变磁场强度和频率等可以调节释药速率。

（2）超声波控制脉冲给药　超声波控制脉冲给药（ultrasound－responsive pulsatile delivery）的基本原理是：高分子聚合物形成骨架，药物分散其中，外加的超声波导致聚合物的降解和骨架中空洞的产生，从而使药物快速释放。超声波触发的脉冲释药系统有其优越性，对人体无创伤、使用简便、通过改变超声波强度和频率等参数可以调节药物释放速率，能够在短时间内大量释放药物且能及时停药。

（3）电场控制脉冲给药　电场控制脉冲给药（electic stimuli－responsive pulsatile delivery）是利用外加电场的给药技术。在电场作用下，某些聚电解质的解离状态、聚合物膜的微观结构都可能发生变化而导致聚合物膜渗透性的改变，某些聚合物凝胶的通透性也会发生变化，某些聚合物甚至会发生降解，利用这些因素的变化可以实现药物的快速释放。对电场敏感的高分子水凝胶的膨胀（退胀）性质可应用于药物的控制释放，药物的释放速率可以通过电流的大小来控制。

（4）微波控制脉冲给药系统　利用微波辐射可促进药物的快速释放，一旦去除或减弱辐射，释药速率将减慢。如在微波（2450 MHz）作用下，脂质体中的药物在温度低于脂质膜的相转变温度时即可加速释放。

五、迟释制剂的质量评价

迟释制剂的质量研究与常规制剂相似，包括外观性状、药效成分的含量、制剂的稳定性和释放度等体外研究、体内药动学特征以及体内外相关性研究。药效成分的定时和定位释放是迟释制剂的最主要特征，因此，反映这一特征的体外释放和体内吸收的评价就显得尤为重要。

（一）体外释放度评价方法

体外释放度试验是迟释制剂体外评价的主要内容，是在模拟体内消化道条件下（如温度、介质的pH值、搅拌速率等），对制剂进行药物释放速率试验，最后制订出合理的体外药物释放度，以监测产品的生产过程与对产品进行质量控制。

1. 仪器装置　转篮法、桨法、小杯法，根据具体情况选择。

2. 温度控制　通常模拟体温，控制在37℃±0.5℃。

3. 释放介质　实际应用时宜根据药物的溶解特性、处方要求、吸收部位等进行选择。除水之外，常用的介质还有人工胃液、人工肠液、稀盐酸（0.001～0.1mol/L）或pH3～8的磷酸盐缓冲液等。对难溶性药物可加适量表面活性剂（如十二烷基硫酸钠等）而应避免有机溶剂，释放介质的体积应符合漏槽条件。针对不同类型迟释制剂的特殊性，必须模拟体内情况，选用不同的释放介质。

4. 取样　迟释制剂根据临床要求，设计释放度取样时间点。体外释放速率试验应能反映出受试制剂释药速率的变化特征，且能满足统计学处理的需要，释药全过程的时间不应低于给药的间隔时间，且累积释放百分率要求达到90%以上。除另有规定外，通常将释药全过程的数据作累积释放百分率－时间的释药曲线图，制订出合理的释放度检查方法和限度。

5. 实验数据的处理　迟释制剂的释药数据可用一级方程［$\ln(1-M_t/M_\infty)=-kt$］、Higuchi方程［$M_t/M_\infty=kt^{1/2}$］、Weibull分布模型｛$M=M_0[1-e^{-k(t-tlag)}]$｝、Hixson－Crowell方程［$M_0^{1/3}-M_t^{1/3}=kt$］、以及Peppas方程［$M_t/M_\infty=kt^n$］等拟合[104]，建立累积释药百分率与时间（t－tlag）之间关系方程，以相关系数（r）最大而均方误差（MSE）最小等原则确定最佳拟合模型。

（二）体内评价方法

体内评价的目的在于通过对制剂在人或动物体内释药部位和释放性能的研究，评价制剂质量的优劣和体外试验方法的可靠性，进行制剂的药动学研究，指导临床用药。

1. 实验对象的选择 体内评价的试验对象，可以是动物或者人。出于试验成本、试验研究不同阶段的要求或安全性等诸多方面的考虑，往往选用动物进行试验。常用的动物有家兔、狗和猴等。

2. 药物浓度的测定及药物动力学 血药浓度法是制剂体内评价的主要方法，目的是揭示药物在体内的吸收、分布、代谢和排泄，药物浓度的测定方法有多种，主要是仪器分析方法，如高效液相色谱法等。

关于药物的药动学性质，推荐采用该药物的普通制剂（静脉用或口服溶液，或其他普通制剂）作为参考，通过对其中药物释放吸收情况的了解，来评价迟释制剂的释放吸收情况。当设计口服迟释制剂时，有必要测定药物在胃肠道各段（尤其是当在结肠定位释药时的结肠段）的吸收情况。

3. 示踪技术 血药浓度法测得的药－时曲线不能明确显示制剂在胃肠道各部位的转运情况和停留时间、崩解及释放药物的准确部位。而且，某些局部作用的药物血药浓度低而无法检测。因此，将示踪技术应用于体内评价尤其重要，较常用的有X射线造影技术、γ－闪烁扫描技术（gamma－scintigraphy）等。

（1）X射线造影 利用X射线成像，胃肠道缺乏天然对比度，通过引入钡剂、碘制剂等高密度造影剂形成密度差异，可得到良好的定位观察效果。硫酸钡是临床上常用的胃肠道造影剂，由于其密度高，在X射线下可显示较好的对比度。闫惠俊等[105]用硫酸钡医用干粉作造影剂进行X射线造影，将药物与医用硫酸钡干粉混合后制成微丸，在不同时间段观察其在人体胃肠道的分布，可清晰观察药物到达结肠后的释放过程。

（2）γ－闪烁扫描技术 γ－闪烁扫描技术以其无伤害性、不改变制剂性质和便于动态观察等特点，广泛用于给药系统开发和评价的全过程。γ－闪烁扫描技术在脉冲制剂、胃滞留制剂、肠溶制剂以及栓剂、吸入制剂等的体内示踪研究中均有具体应用。通常以^{99m}Tc或^{111}In等标记在药物上或加入制剂中。受试者服用标记制剂后，在γ－闪烁仪监测下可直观地观察标记制剂在胃肠道的运行情况，可对制剂的排空时间、崩解的部位及滞留时间等进行客观和定量的评价。

（三）体内外相关性评价

具体参见本章第三节六中“（三）体内外相关性的研究”。

六、中药迟释制剂技术的应用

（一）万氏牛黄清心缓释肠溶胶囊的研制[106]

万氏牛黄清心丸由黄连、黄芩等6味中药组成，为发挥中药复方君臣佐使的用药特点，避免有效成分因性质各异而不同步释放吸收，进而影响临床效果，有研究应用pH依赖型肠溶材料Eudragit制备了梯度释药的包衣微丸，使复方中各有效成分同步释放。

1. 包衣材料

（1）Eudragit L30D－55包衣液 将柠檬酸三乙酯（TEC）0.8g、滑石粉4g加入适量水中，高速匀化。使用前加至Eudragit L30D－55中，搅匀，0.25mm筛网过滤。

（2）Eudragit L100/S100包衣液 分别将EudragitL100与S100配成一定含量的水分散体，搅拌下分别加入TEC与微粉化滑石粉各4g，0.25mm筛网过滤。将两者按1∶5的比例进行混合。

（3）GS－H包衣液 取GS－H包衣粉（主成分为HPMC）8g，搅拌下缓慢加入水92ml，继续搅拌30分钟，0.25mm筛网过滤。

2. 含药丸芯制备 按处方比例称取各浸膏，分别粉碎过100目筛混匀，与微晶纤维素按4∶1的比例混合。取400g置离心造粒机中，以3% HPMC溶液为黏合剂、水为润湿剂，在主机转速为200r/min、喷浆泵转速为12r/min、供粉机转速为18r/min、喷气流量18L/min、喷气压力为0.5MPa、鼓风流量为8×20L/min、喷浆时间为3分钟、滚圆时间为4分钟的条件下制备微丸。

3. 微丸包衣 取含药丸芯10g，用流化床式包衣器包衣，喷嘴直径1mm，出口温度（30±2）℃，恒流泵流速60r/min，包衣过程中包衣液持续搅拌，分别采用上述包衣液进行包衣。制备包衣增重分别为2%、4%（GS－H）；20%、30%、40%（L30D－55）；30%、40%、50%（L100/S100）的3种包衣微丸，40℃干燥4小时。

4. 释放度测定

（1）GS－H（HPMC）包衣微丸 以0.1mol/L HCl为释放介质，测定盐酸小檗碱和黄芩苷的释放度。结果表明，包衣增重为2%和4%时，盐酸小檗碱的释放曲线基本一致。由于增重2%即可达到防潮效果，故选用 HPMC 包衣增重为 2% 的微丸。分别以 pH1.2 HCl、pH2.5 和 pH5.0 磷酸盐缓冲液为释放介质，测定 HPMC 包衣增重为 2% 的微丸中盐酸小檗碱和黄芩苷的释放度。结果表明，两种成分在 3 种介质中的释放过程无明显差别，30 分钟的累积释放率均在 90% 以上。

（2）Eudragit L30D－55 包衣微丸　释放介质为 0.1mol/L HCl，3 小时后加 Na_3PO_4 调至 pH6.6。测定盐酸小檗碱和黄芩苷的释放度。结果表明，当包衣增重大于 30% 时，微丸在 0.1mol/L HCl 中几乎不溶出，有较好的抗胃溶作用，且盐酸小檗碱和黄芩苷具有相似的释放行为。故选择包衣增重为 30% 的微丸。分别以 pH5.0、6.6、7.2 磷酸盐缓冲液为释放介质，测定包衣增重为 30% 的微丸中的释放度。结果表明，微丸在 pH5.0 下均未释药，盐酸小檗碱和黄芩苷在 pH6.6 和 pH7.2 介质中的释放过程无明显差别。

（3）Eudragit L100/S100 包衣微丸　在 0.1mol/L HCl 中释放 3 小时，然后加 Na_3PO_4 调至 pH 6.6 释放 2 小时，再调至 pH7.5 继续释放，测定盐酸小檗碱的释放度和包衣增重为 40% 的微丸中黄芩苷的释放度。结果表明，当包衣增重大于 40% 时，微丸有较好的抗胃溶作用，在 pH 7.5 下包衣层迅速溶解释药。包衣增重为 40% 时，两种成分具有相似的释放行为，故选用增重 40% 的微丸。分别以 pH6.6、6.8、7.0、7.2 磷酸盐缓冲液为释放介质，测定包衣增重为 40% 的微丸的释放度。结果表明，微丸在 pH6.6 下不释药，在 pH6.8 介质中 3 小时累积释药各 40% 以下，在 pH7.2 的介质中 3 小时释放完全。

5. 缓释胶囊的制备　分别称取 GS－H 包衣增重 2%、Eudragit L30D－55 包衣增重 30%、Eudragit L100/S100 包衣增重 40% 的 3 种包衣微丸各 100mg，装入硬胶囊中，即得缓释胶囊。在模拟人体胃肠道 pH 变化条件下（pH1.2，3 小时；pH6.6，2 小时；pH7.2，3 小时）测定释放度，结果显示，两种指标性成分盐酸小檗碱和黄芩苷均呈现出 pH 依赖型的梯度释药行为。

（二）结肠定位魔芋胶－羟丙基甲基纤维素包衣片的研制[107,108]

魔芋胶（konjac glucomannan，KGM）是从天南星科魔芋属植物魔芋 *Amorphophallus rivieri* Durieu 中分离的一种葡甘露聚糖，在胃肠道上端不会被消化道酶降解，但可被小肠末端及结肠部位的微生物降解酶所降解。由于 KGM 吸水易膨胀，单独使用时形成的衣膜在介质中会迅速溶散，因此，将其与 HPMC 配合使用制备包衣片。研究者以治疗肠道炎症的盐酸小檗碱为模型药物，制备 KGM－HPMC 干法压制包衣片，并探讨其释药的机制，以评价 KGM 作为载体材料用于 OCDDS 的制备的可行性。

1. KGM－HPMC 包衣片制备

（1）片芯的制备　用湿法制粒法制备盐酸小檗碱片芯。取处方量物料［处方配比为主药：填充剂：崩解剂（10：7：2）］混匀，用5%淀粉浆制软材，过 24 目筛制得湿颗粒，50℃下烘干、整粒，加 1% 硬脂酸镁混匀，8mm 冲模压片得片芯（每片含盐酸小檗碱 100mg）。

（2）筛选崩解剂　以淀粉为填充剂、以崩解时限为指标对片芯所用崩解剂（羧甲基淀粉钠、交联聚乙烯吡咯烷酮、低取代羟丙基纤维素和 KGM）进行筛选。结果发现，用羧甲基淀粉钠和交联聚乙烯吡咯烷酮作为崩解剂的片芯均在 1 分钟以内崩解，用低取代羟丙基纤维素在 2 分钟左右，而用魔芋胶则在 15 分钟内无法完全崩解，片面发黏形成凝胶层。因此，选择羧甲基淀粉钠作崩解剂，以保证衣膜降解破裂后药物的快速释放。

（3）KGM－HPMC 干法压制包衣　称取一定量 KGM 和 HPMC（Methocel K15M），加 1% 滑石粉混合均匀，将 47% 处方量衣膜材料置于 10mm 模孔内，然后将片芯置于冲模中心，再填入剩余的衣膜材料，压片，即得。

2. KGM－HPMC 包衣片体外释放度评价

（1）体外释放介质的制备

含大鼠盲、结肠内容物的释放介质：取 SD 大鼠，实验前 5 天每日灌胃质量浓度为 5 g/L KGM 溶液 4ml，以激活体内微生物降解酶。将大鼠处死，取盲、结肠内容物混悬于 pH6.8 PBS，得到含大鼠盲、结肠内容物 50g/L 的释放介质。

含 β－甘露聚糖酶的释放介质：将 β－甘露聚糖酶溶解于 pH6.8 PBS 中，得到含不同质量浓度 β－甘露聚糖酶（分别为 0.1 和 0.5 g/L）的释放介质。

含大鼠盲、结肠内容物降解酶的释放介质：大鼠盲、结肠内容物的溶液（300g/L），离心（2000r/min，10 分钟）除去杂质碎片后，再离心（12000r/min，20 分钟），得到含胞外降解酶的上清液，以牛血清白蛋白为标准蛋白，用考马斯亮蓝法测定溶液蛋白含量，并调整至蛋白质量浓度为1.0g/L的溶液，冷藏保存，分离得到含胞外降解酶的上清液时，离心沉淀物为微生物菌体，将其用声6.8 PBS（4℃）分散得到菌体混悬液，冰浴超声处理45分钟后，离心（12000r/min，20分钟），得到含胞内降解酶的上清液，调整至蛋白质量浓度为1.0 g/L的溶液，冷藏保存。将以上两种溶液混合，并调整溶液蛋白浓度，得到含不同浓度内容物降解酶（分别为0.5g/L和1.0g/L）的释放介质，冷藏保存。

（2）体外释放及衣膜溶蚀研究　取包衣片，按《中国药典》2000年版溶出度测定法中第三法，释放介质开始2小时为0.1mol/L盐酸液（模拟胃部环境），之后3小时为pH6.8 PBS（模拟小肠环境），最后分别换用pH6.8 PBS（对照组），含大鼠、盲结肠内容物β-甘露聚糖酶、内容物降解酶的pH6.8 PBS（模拟结肠环境），采用紫外分光光度法测定盐酸小檗碱含量，计算释放百分数。于规定时间将包衣片取出，烘干后称重，计算包衣片衣膜的溶蚀程度。

包衣片在模拟胃、小肠环境的体外释放介质中少量释药（5小时累积释放1%左右）。在不含酶的PBS介质中，25小时累积释放低于20%，而在模拟体内结肠环境的3种酶介质中，释药量增加，15~25小时内药物可完全释放，药物释放速度随酶浓度增加而明显加快（$P<0.05$）。与不含酶的PBS介质相比，在模拟结肠环境的酶介质中，衣膜溶蚀增加，衣膜溶蚀程度随酶浓度增加而明显加快（$P<0.05$），由此可见，介质中酶可有效模拟体内结肠酶环境，降解衣膜中的KGM，加快衣膜溶蚀。体外释放试验表明，此包衣片可达到结肠定位释药的目的。

（三）茶碱时辰给药系统的研究[109]

茶碱为治疗哮喘常用的水难溶性药物。哮喘的发病具有明显昼夜节律，午夜至清晨间哮喘最容易发作，因此采用渗透泵技术，通过考察片芯、包衣膜处方及制备方法，得到具有“慢速-快速”双相释药特征的渗透泵片。在制剂释放初期，片芯外层的氯化钠溶解，驱动茶碱形成第一相的慢速释药，慢速释药过程中片芯外层逐渐消耗，内层磷酸钠开始溶解，片芯内部pH值升高，茶碱溶解度增大，形成第二相的快速释放。根据哮喘发作的时辰学特征来确定给药时间，可以获得最佳的哮喘治疗效果。

通过对茶碱时辰给药系统的片芯、包衣膜处方筛选及包衣工艺参数的筛选，确定片芯及包衣膜处方组成为：茶碱、氯化钠、磷酸钠、PVP K30、硬脂酸镁作为片芯，CA、PEG 400、DEP作为包衣膜。制备三批片芯，紫外分光光度法测定片芯中茶碱含量及双层片芯的硬度，结果为片芯中茶碱含量在标示量的95%~105%之间。双层片芯的外层在硬度测定过程中首先破碎，其承受的最大压强平均为$13kg/cm^2 \pm 0.5kg/cm^2$。双层片芯内层硬度很大，其承受压强超过$30kg/cm^2$后仍维持完整。体外释药证实茶碱时辰给药系统具有“慢速-快速”双相释放特性。采用交叉试验设计测定Beagle犬空腹状态下服用茶碱时辰给药系统和茶碱缓释片的体内血药浓度-时间曲线，计算茶碱时辰给药系统和茶碱缓释片的系列药动学参数，结果显示其体内药物动力学参数达到课题的设计目的。此外，茶碱缓释片服药后4.5小时达峰，为在凌晨达到最高血药浓度需在深夜12时服药，而时辰给药系统可提前2.5小时服药并达到与缓释片相同效果，可以减小服药时间过晚对患者造成的不便。

（四）复方丹参两步释药系统的研究[110]

冠心病具有明显的时辰节律性，由其引发的“心血管事件”如心绞痛、心肌梗死和冠状动脉性猝死等，多发生在清晨6时左右，发病具有明显的时辰节律性。复方丹参是冠心病治疗的药物，将其制备成具有零级释放和脉冲释放两步释药特征的给药系统，使其先以零级速率释药以维持一定的治疗浓度，在清晨脉冲释药以达到较高的血药浓度，这将使药物的血药浓度同冠心病患者的细胞梗死时间曲线相协调，达到较好的治疗效果。

两步释放给药系统由零级释放的泡腾性渗透泵片和一定时滞后脉冲释放的脉冲片按一定比例放入硬胶囊构成。泡腾性渗透泵片和脉冲片均采用片芯包衣的方法制备，通过体外试验考察了片芯处方、包衣膜处方和厚度对两种制剂释药行为的影响，确定了最佳处方工艺。泡腾性渗透泵片包衣膜处方为CA-PEG 400-DEP（74.1%：18.5%：7.4%，W/W），包衣增重为5%。脉冲片由片芯外包隔离层、溶胀层和控释层3层衣膜构成，隔离层的包衣膜处方为Eudragit RL-PEG 400（83.3%：16.7%，W/W），包衣增重5%；溶胀层包衣膜处方为 HPMC E5 – PEG 400（90.9%：9.1%，W/W），包衣增重 8%；控释层包衣膜处方为 Eudragit RS – Eudragit RL – EC – HPMC E5（45.8%：2.8%：34.7%：16.7%，W/W），包衣增重 3%。体外释药规律的考察结果表明：两步释放系统中丹参素、原儿茶醛、人参皂苷 Rg1、Rb1、三七皂苷 R1 的体外释放曲线相似，冰片的释放较以上成分慢。以 Beagle 犬为试验对象进行药物动力学研究，显示复方丹参两步释放给药系统的体内吸收和体外释药有一定的相关性，但其体内吸收的速度和程度均小于体外释放。复方丹参两步释放给药系统在体内能按预定的释放规律释药，两个血药浓度峰的大小可以通过给药系统中泡腾性渗透泵片和脉冲片的比例调节，以满足冠心病的时辰治疗，防止“心血管事件”的发生，达到了课题试验设计的预期目的。

（杨智钧）

第五节　中药透皮制剂的设计与方法

本节有关的中药透皮制剂专指结构明确、理化性质清楚的有效成分通过皮肤进入体液循环并可达到治疗疾病有效浓度的制剂，类似于西药的透皮治疗系统（transdermal therapeutic system，TTS）。本节注重于透皮吸收（percutaneous absorption，PA）的问题，所以有关提取中药有效成分的问题请参考相关章节。

清代名医徐洄溪曾说：“今所用之膏药，古人谓之薄贴，其用大端有二：一以治表，二以治里。治表者，如呼脓去腐、止痛生机，并摭风护肉之类，其膏宜轻宜薄而日换，此理人所易知；治里者，或驱风寒，或消痰痞，或壮筋骨，其方甚多，药也随病加减，其膏宜厚久贴。此理人所难知，何也？用膏贴之，闭塞其气，使药性从毛孔而入其腠理，通经贯络，或提而出之，或攻而散之，较之服药尤有力，此至妙之法也”。这是古代对经皮给药治病机理的论述，可见古人早就知道透皮制剂可用来治疗全身性疾病，唯有机制尚难明了。因此，设计中药透皮制剂必须首先正确认识透皮吸收的概念。

一、透皮制剂的设计理论

透皮制剂就是通过透皮吸收作用使药物进入血液循环的制剂。其剂型可以为软膏剂、硬膏剂、贴片剂、气雾剂等，其中贴剂较易定量控制药物有效成分的释放以及透皮速度。

（一）透皮给药的特点

生物药剂学最重要的发展之一，就是通过透皮吸收控制药物有效成分进入全身循环。口服给药的缺点在于药物有效成分通过胃肠道的吸收会受多种因素的影响而容易发生变化，难以准确控制血药浓度。透皮给药系统因为药物经由皮肤通过皮下毛细血管吸收进入全身循环系统，其吸收特性的变动可以控制在较小限度内，从而保持血药浓度在比较恒定的水平。当药物透皮吸收接近零级释药规律时，类似于以恒定速度进行静脉滴注给药。

透皮制剂具有如下优点：①避免静脉滴注的各种麻烦，减轻心理恐惧、用药痛苦和长时间移动不便等；②避免胃肠道生理功能易变性所引起的吸收不稳定；③避免口服给药的胃肠道首过降解和肝脏的首过反应；④可预先设定治疗水平的给药量，维持稳定的血药浓度，避免血药浓度峰谷现象；⑤减少给药次数，延长给药间隔；⑥使用方便；⑦为开辟新给药途径与治疗策略拓展了研究思路。

透皮制剂设计中，需要克服皮肤角质层对药物吸收的屏障作用、减轻药物对皮肤的刺激性以及考虑临床上具体患者的皮肤特性等。透皮制剂具有如下缺点：①不适合剂量大或对皮肤刺激大的药物；②不适合要求快速起效的药物；③药物吸收的个体差异和给药部位的差异较大等。这些因素对设计透皮制剂具有重大的影响。

（二）药物透皮吸收途径

药物经皮吸收进入人体循环的路径有两条，即经表皮和附属器官途径，如图 8 – 3 所示。

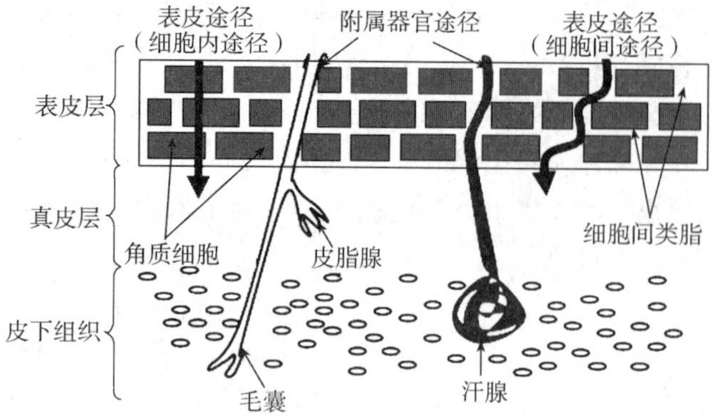

图 8－3　药物经皮吸收途径

1. 表皮途径　表皮途径是药物通过角质层和活性表皮进入真皮被毛细血管吸收进入人体循环的途径。表皮途径又分为细胞内和细胞间途径，前者系指药物穿过致密的角质细胞达到活性表皮，而后者系指药物通过角质细胞间类脂双分子层到活性表皮。由于药物通过细胞是经过多次亲水/亲脂环境的分配过程，所以药物的跨细胞途径占总吸收途径极小的一部分。API 主要通过细胞间质途径进入活性表皮，继而吸收入体循环。

2. 皮肤附属器官途径　皮肤附属器官途径是药物通过毛囊、皮脂腺和汗腺吸收入体循环的途径。当药物开始透皮吸收时，一般通过皮肤附属器官吸收的速度快于经过表皮吸收的速度。虽然皮肤附属器官面积仅占角质层面积的1%左右，但一些水溶性较大的生物大分子药物、离子型药物和多功能基团极性化合物很难通过角质层，经表皮途径的透过过程非常缓慢，附属器官途径就变得很重要。

（三）影响药物透皮吸收的因素

1. 生理因素

（1）皮肤的水合程度　角质层中的角蛋白等物质遇水可以进行水合作用，使皮肤被水饱和，组织软化膨胀。皮肤含水量增加，使水分子的扩散通路延长，导致透过性增加。角质层中水溶性组分的测定及水吸附等温线的测定有助于为设计透皮制剂提供参考。

（2）皮肤的“储库效应”　有些药物可与角蛋白结合并在皮肤内积聚储存。这种结合可以是范德华型的物理作用，也可以是化学作用。通过测定药物在角质层中的储库效应，可以预测药物的透皮能力。

（3）性别与种族　有文献报道，雌二醇、可的松、水、尿素经无毛小鼠皮肤的透过有一定的性别差异，经雌性小鼠的累计透过量要略大于雄性小鼠。各种动物之间、动物与人之间的皮肤差异很大，不同人种的皮肤透过性不尽相同，有人发现氟轻松在黑人皮肤中的透过性小于白人，而使用组织胺后，白人皮肤明显比黑人皮肤敏感，较快地出现了荨麻疹反应。

（4）年龄　老年人的皮肤比较干燥，含水量小，其特定药物透皮透过性有所下降。婴儿比表面积比成人大，其透皮给药后血药浓度较成年人高，经皮透过的程度和速度似乎与年龄有某种程度的关系。

（5）皮肤部位　皮肤各部位透皮吸收速度因其角质层厚度和附属器官密度不同而导致差异。人体各部位透皮吸收速率一般为：阴囊＞耳后＞腋窝＞头皮＞手臂＞腿部＞胸部，但特定药物的顺序会发生改变。

（6）皮肤的状况　皮肤发生病变时，如溃疡、烧伤、糜烂性皮损等，使药物的透皮吸收可增大数十倍，皮肤疾病可能导致生化成分的改变，进一步改变角质层中的脂质结构，最终影响药物透过。皮肤的完整性是决定药物透皮吸收速度的重要因素。脱除角质层后，78%～90%的氢化可的松可通过透皮吸收进入体内，而正常皮肤仅有1%～2%可被吸收。

2. 药物的理化性质　一个药物能否被透皮吸收很大程度决定于它的理化性质。虽然制剂处方在决定药物能否通过角质层方面发挥着重要作用，但对于透皮的影响一般不会超过 10～20 倍。而不同官能团对药物透皮速度的影响可达 1700 多倍，从最大的可为 0.2×10^{-2}～1.2×10^{-1}cm/s 到 2.6×10^{-5}～4.5×10^{-4} cm/s。药物结构与透皮吸收关系的研究可以直接预估药物及其制剂的透皮吸收。表 8－6 是肾上腺皮质素类和对甲酚类的不同功能基团对其透皮的影响[111]。

表 8－6　肾上腺皮质素类和对甲酚类的不同功能基团对其透皮的影响

功能基团	肾上腺皮质素类透过速度（cm/h）	相较无功能基团[H]的透过速度比	对甲酚类透过速度（cm/h）	相较无功能基团[H]的透过速度比
H	3.4×10^{-3}	n. a.	1.2×10^{-1}	n. a.
$(CH_2)_2CH_3$	1.8×10^{-2}	5.3		
$(CH_2)_4CH_3$	6.2×10^{-2}	18.2		
$(CH_2)_2CH_2OH$	9.1×10^{-4}	0.05		
OH			2.0×10^{-3}	0.017
COOH	6.3×10^{-4}	0.18	2.5×10^{-3}	0.021
$(CH_2)_2COOH$	1.8×10^{-3}	0.53		
$(CH_2)_2COOCH_3$	2.1×10^{-4}	0.12		
$COCH_3$			2.0×10^{-2}	0.167
$CONH_2$	2.6×10^{-5}	0.008	4.5×10^{-4}	0.004
CON $(CH_3)_2$	6.7×10^{-5}	2.5		

随着透皮吸收的深入研究，收集透皮的实验数据

建立数据库可以用于药物透皮吸收的预测[112,113]，目前主要有两种皮肤吸收预测模型：①结构－渗透率定量关系（QSPR）模型，该模型依靠皮肤渗透性的实验数据，使用统计方法建立定量相关性；②机械模型，是一种基于质量守恒第一原理，依赖菲克扩散定律等假设综合考虑溶质运输中皮肤结构异质性而建立起来的模型。可以运用皮肤渗透的模型来估计药物的皮肤渗透性并预测全身剂量的决策。

适合制成透皮制剂的药物概括起来有以下几个要点：

（1）分子大小　一般分子量小于 1000 Da 的药物才有可能制成透皮制剂，分子量小于 400 Da 的药物比较适合做成透皮制剂。很少有蛋白质、肽类或其他大分子药物可以通过皮肤吸收，除非使用如电流等物理方法强制通过皮肤。有研究显示如果不人为地削弱角质层的障碍作用，分子量 30000 Da 甚至大于 3000～5000 Da 的药物就无法在皮肤内传递。

（2）油水分配系数（$P=C_{oct}/C_w$）　对于透皮吸收至关重要，通常用 lg$P$ 来表示。图 8－4 表明了 lg$P$ 和最大透过速度 lg［J_{max}（%D/h）］之间的关系[114]。该图说明酚类药物油水分配系数在 lg$P$≈2.7～3.3 时具有最大吸收速度。

（3）pK_a　多数药物是有机弱酸或有机弱碱，以分子型存在具有较大的透过性，而离子型药物则很难透过皮肤。表皮内 pH 值为 4.2～5.6，真皮内 pH 值为 7.4 左右。经皮吸收过程中药物溶解在皮肤表皮的液体中，可能发生解离。因此根据药物的 pK_a 调节 TDDS 介质的 pH 值，使药物离子型和非离子型的比例有利于提高药物的透过量。

（4）分子结构　药物分子具有氢键供体或受体，会和角质层的类脂形成氢键，这对药物经皮吸收起负效应。具有手性的药物分子，其左旋体和右旋体显示不同的经皮透过性。

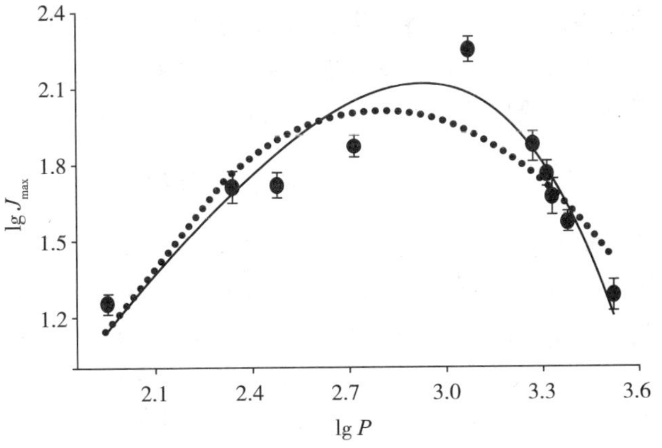

图 8－4　lg$P$ 和最大透过速度之间的关系图

总体来说，药理作用强且剂量小、对皮肤无刺激性无过敏性反应、熔点较低的药物较适宜制成透皮制剂。

3. 剂型因素

（1）剂型　剂型能够影响药物的释放性能，进而影响药物的经皮吸收。药物从制剂中释放越快，越有利于经皮吸收。一般半固体制剂较骨架型贴剂中药物的释放快。

（2）基质　药物与基质的亲和力影响药物在基质和皮肤之间的分配。基质和药物亲和力不应太强，否则药物难以从基质中释放并转移到皮肤。基质和药物的亲和力也不能太弱，否则载药量无法达到载药要求。

（3）pH 值　给药系统内的 pH 值能够影响有机酸或有机碱的解离程度，而离子型药物的透过系数小，分子型药物的透过系数大，因而影响药物的经皮吸收。

（4）给药面积　一定浓度范围内，大部分药物的稳态透过量与膜两侧的浓度梯度成正比。给药面积越大，经皮吸收的量越大，但大面积亦影响患者的用药依从性，实际经验证明，贴剂面积不宜超过 60cm^2。

（5）透皮吸收促进剂　添加透皮吸收促进剂，有利于提高药物的吸收效率和减少给药面积的时滞。促进剂的添加量对促进效果也有影响，添加量过小，起不到促进作用，过多则对皮肤产生刺激。

（四）促进药物透皮吸收的化学方法

1. 透皮促进剂　透皮促进剂（penetration enhancers，PE）是具有增加药物透皮速度或增加药物透皮量的无毒物质。透皮促进剂要求生物相容性良好，对皮肤及机体无药理活性；无毒、无臭、无刺激性、无过敏反应；理化性质稳定；不破坏皮肤正常屏障功能。选择不同的透皮促进剂就特定药物的透皮效果差别很大，所以对于透皮促进剂的研究是透皮制剂的研究重点。

（1）透皮促进剂的吸收促进机制　①促进角质层的水合作用。透皮促进剂能提高皮肤表面角蛋白中含氮物质遇水的结合能力，提高角质层的水合作用，促进药物的透皮吸收。②改进皮肤角质层细胞的排列作用。透皮促进剂可改变皮肤角质层中扁平角化细胞的有序叠加结构，破坏类脂分子形成的脂质双分子层，改变皮肤对药物的透过性。③扩大汗腺和毛囊开口。透皮促进剂通过使角质层软化膨胀，扩大毛囊的开口，有利于药物吸收。④溶解皮脂腺管内皮脂。透皮促进剂可溶解皮肤皮脂，降低皮脂腺管内的疏水性，使离子型药物通过皮脂腺透过皮肤，同时也使皮肤蛋白质变性增加药物在角质层的扩散性。⑤抑制局部血液流速，增加局部药物浓度。某些透皮促进剂在促进药物透皮的同时，抑制血液流速，使药物在皮肤局部浓度增加而提高药物在局部的效果。如3%的甘草酸钠盐对利多卡因具有促透和阻碍局部吸收的双重作用，增加利多卡因局部治疗作用。⑥对药物的助溶作用。促进药物向皮肤扩散。

（2）透皮促进剂的分类　①天然透皮促进剂。中药挥发油及其提取物是另一类新型促透剂，不同于化学透皮促进剂，中药挥发油及其提取物不仅透皮吸收促进作用强、对皮肤刺激小毒性低，而且还有一定的治疗效果，能够与透皮吸收的药物产生协同作用。这类透皮促进剂主要以天然植物提取物为主，其促吸收的有效成分多为单萜或倍半萜类化合物，如肉桂醛、薄荷醇等，以及中药提取物如薄荷油、桉油，川芎、当归、辛夷挥发油等[115]。②化学合成促进剂。包括醇类、酯类、酰胺类、吡咯酮类、表面活性剂类及萜类等。主要有氮酮、胆酸盐、月桂醇硫酸酯、二甲基亚砜和二甲基甲酰胺等。其中氮酮能增加皮肤对许多不同类型药物的吸收，其促渗浓度为1% ~ 10%，吸收促进作用随浓度改变而变化较小。

2. 离子对　离子型药物难以透过角质层，通过加入与药物带有相反电荷的物质使形成离子对，更易进入角质层类脂。当离子对扩散到水性的活性表皮内，解离成带电荷的分子继续扩散到真皮。

（五）促进药物透皮吸收的物理方法

物理促透技术有效地扩大了可用于经皮给药系统的药物范围，特别是蛋白质类和肽类药物，亦可应用于成分多样的中药。物理促透方法可以通过控制外部能量，达到精密控制经皮吸收的目的。物理促透方法包括离子导入（iontophoresis）、电致孔（electroporation）、超声导入（sonophoresis）、微针（microneedles）、无针注射给药系统（needle－free drug delivery system）等。

1. 离子导入　离子导入是利用电流将离子型药物经由电极定位导入皮肤，进入局部组织或血液循环的一种生物物理方法（图8－5）。

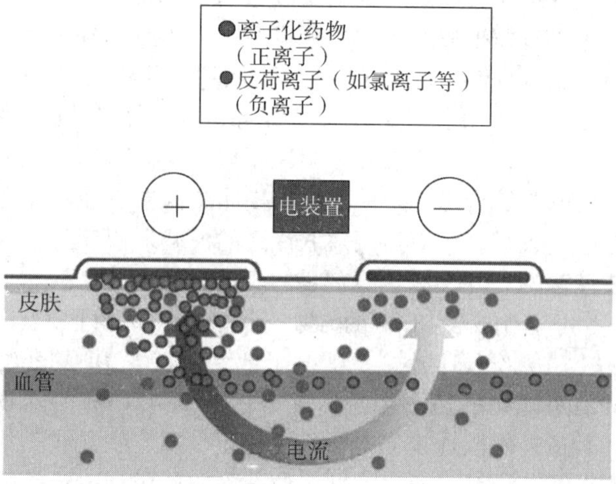

图8－5　离子导入法图解

2. 超声导入　利用具有高能量和高穿透率的超声波促进药物经皮透过的方法。超声波的促透作用可能与空化效应、热效应以及声微流效应有关，其中空化效应是主要因素。

3. 微针　微针贴片是一种基于微创的能够减少疼痛的透皮给药新技术，通常由长度在几十微米到几毫米，尖端直径小于几十微米的微型针头构成。它能有效刺穿皮肤的角质层，在皮肤表面形成给药通道，使药物到达皮肤指定深度，既可皮下局部给药，也可进入皮下的毛细管网被吸收。通常几百微米长度的微针阵列产生的疼痛感较轻，并少有流血。微针由于这些优势，其作为新的透皮药物递释系统近些年受到了广泛的关注[116]。如顾臻团队利用微针的独特优势，设计出了能响应血糖水平的微针贴片模拟β细胞用于递送胰岛素[117]、肿瘤微环境响应型的微针用于治疗皮肤黑色素瘤[118，119]以及凝血酶浓度响应型的微针贴片用于抗血栓[120]。这些设计给透皮给药带来了全新的思路，即将功能型药物载体包裹药物，并通过生物可降解微针运送至表皮以下，实现随疾病相关生理因子响应的透皮控释给药，潜在实现“对症下药”。

（六）促进药物透皮吸收的制剂技术

1. 脂质体促透技术　与神经鞘类脂所形成的脂质体，与皮肤角质层脂质相似，可增加药物在局部的积累，使药物的释放缓慢持久。脂质体可增加角质层湿化和水合作用，改变角质细胞间结构，使药物更易通过扩散等作用进入细胞间质，如磷脂酸胆碱含量高的脂质体可使皮肤湿度增加40%，而水分本身就是很好的透皮促进剂。脂质体的磷脂与表皮脂质屏障中的脂质层融合，使角质层的屏障作用发生逆转，包封药物的脂质体可促进药物的透皮吸收。脂质体可透皮脂腺、汗腺甚至毛囊直接进入皮肤下层，达到透皮作用。

醇质体作为一种特殊的脂质体近年来在透皮领域中引起广泛关注，其因系统中含有相对高浓度的乙醇而得名。与普通脂质体相比，醇质体粒径较小，结构稳定，包封率高，有更好的柔性，可进入皮肤深层，从而显著提高了透皮速率及皮肤滞留药量。由于高浓度的醇和多层状结构的存在，使得醇质体可有效地包裹亲水性、亲脂性小分子药物及多肽蛋白类药物。醇质体在中药透皮递送中具有广泛的应用前景[121]。

2. 传递体促渗技术 传递体的透皮驱动力主要是透过压差。传递体混悬液涂布于皮肤后，水分蒸发导致部分失水，传递体为了不完全失水而靠透过压梯度移动，并发生变形透过皮肤入血。柔韧的传递体在受到足够大的应力时产生变形而通过比自身小的皮肤小孔而显示整体透皮的特性。

3. 环糊精包封促透技术 药物经过环糊精包封之后增加了药物在皮肤角质层的分配系数，使药物在皮肤中扩散系数增加，促进药物的透皮吸收。另有学者发现其他多糖类物质如壳聚糖包裹药物形成纳米粒也能促进药物的透皮吸收[122]。

4. 改善药物透皮吸收的其他方法 还有文献报道其他的物理方法（如离子导入法、超声波法）、电致孔法、激光法、3D 打印技术[123，124]以及现在普遍研究的纳米粒技术[125,126]等被用来改进药物的透皮吸收。由于技术本身不成熟，并且单纯由药剂师来操作和制备存在很多技术和伦理问题，所以这里不做详细介绍，如读者开展相关研究可以参考有关资料。

（七）透皮制剂的类型

1. 胶黏剂骨架型 在胶黏剂中药物分散成储库层，将储库层涂在背衬层上，在储库层的另一面覆盖压敏胶层，并覆盖保护膜即得。聚丙烯酸酯类、聚硅氧烷类和聚异丁烯类压敏胶是常用的胶黏剂。硝酸甘油透皮制剂就是以聚丙烯酸酯压敏胶为骨架材料的制剂。

2. 膜 – 储库控释型 药物分散在聚异丁烯等压敏胶中，加入液体石蜡作为增黏剂。控释膜为聚丙烯微孔膜，分为有孔的微孔膜和无孔的致密膜。膜的厚度、微孔大小、孔率等及充填微孔的介质均可影响药物的释放速率。胶黏层用聚异丁烯压敏胶。保护膜常用复合膜，如硅化聚氯乙烯/聚丙烯/聚对苯二甲酸乙酯等。控释膜的外面涂有压敏胶层，它帮助贴片黏附于皮肤。

3. 聚合物骨架型 药物均匀分散或溶解在亲水性或亲脂性多聚物中，如天然的多糖与合成的聚乙烯醇、聚维酮、聚丙烯酸酯和聚丙烯酰胺等。骨架中含有一些湿润剂（如水、丙二醇和聚乙二醇等），黏合或压合在不透药的背衬材料上，四周涂上压敏胶，覆盖防黏层即得。

4. 微储库控释型 为膜储库型和骨架型的混合制剂，由背衬层、含药微孔骨架、胶黏层组成。固体药物混悬在水溶性多聚物溶液里，分散到微孔骨架中形成均匀分散液滴并交联形成许多稳定封闭的微小储库。微孔骨架的材料多用聚碳酸酯、聚氨酯、纤维素酯类等。含药物微储库的骨架是有一定表面积和厚度的圆片，固定在不透药的铝塑衬垫膜里，外周涂有压敏胶。药物先溶解在水溶性聚合物中后，扩散通过骨架到达皮肤表面。影响释药速率的因素大致分为两大类——分配控释和扩散控释。

二、透皮制剂的研究方法

（一）透皮治疗系统的体外研究

1. 皮肤选择 体外透皮试验通常采用人体或动物皮肤进行。人和动物皮肤在角质层厚度、汗腺和毛囊密度、生化组成、理化性质、乳突血液供应及汗腺能力、药物透过性等方面差别很大。由动物皮肤取得的实验数据并不一定与人体皮肤吸收相一致。透皮试验的动物皮肤取自裸鼠、小鼠、大鼠、豚鼠、兔、狗、猪等。其中裸鼠的毛囊数目和直径与人类最为相似，大鼠离体皮肤的透过性通常比人皮或猪皮高，豚鼠皮肤的外观与人皮极其相近，但一些实验表明豚鼠全皮的透过性比人皮大，故实际应用不多。家兔皮肤的透过性最大，很少作为透皮吸收预测模型，而多用来指示皮肤毒性。猪皮的屏障厚度、毛囊密度与人皮近似，但角质层厚度、毛发直径均为人皮的两倍，猪真皮厚度大而不用全皮，可过粗的毛囊使得表皮难以制备，加热法、膜蛋白酶法或浓氨法均无效，多用植皮刀分离。

合成膜可在一定程度上模拟人体皮肤用于透皮研究，性能稳定，误差较小。常用的膜材料有聚甲基硅氧烷、醋酸纤维素、聚氨酯等，对于一些药物透皮性能的横向对比筛选、研究药物理化性质、介质 pH、药物与辅料相互作用等因素对透皮的影响等试验，可考虑采用合成膜进行预研究。

2. 皮肤材料的制备 全皮的制备：测定药物的累积透皮量、透皮速率等试验通常采用全皮进行透皮试验。大鼠的全皮通常选择 SD 大鼠制备，通过断颈等方法处死雄性 SD 大鼠，用剃毛器小心剃去腹部鼠毛后剥离其腹部皮肤，然后小心剔除皮下脂肪组织和粘连物，用等渗盐溶液洗净后 -20℃保存，两周内使用。

表皮与真皮分离：在一些透皮机制的研究中需要分离表皮与真皮并分别进行透皮试验。此时需要制备分离的表皮与真皮，常用的制备方法有：

（1）热分离　将皮肤浸于 60℃水中 45 秒或夹在预热金属板中间直接分离，可以移取表皮并可进一步得到角质层。

（2）酶分离　剥除皮下组织及真皮层，将浸透 1% 膜蛋白酶溶液的滤纸与表皮内层贴紧，37℃下密闭放置 4 小时后，将皮肤置于去离子水中轻轻旋转振荡即可分离角质层与表皮层。其他有效浓度高的蛋白酶，如胃蛋白酶、木瓜蛋白酶、无花果蛋白酶、弹性蛋白酶等也可用以分离皮肤材料。

（3）物理分离　将除去脂肪的皮肤夹在两金属板之间，-24℃下保存 1 小时，上层铁板加热，皮下脂肪仍处于冷冻状态牢固地黏附于底板上，当表面部分加热到手指轻轻加压便可移动时，用 7 号植皮刀切下所需厚度的皮肤。药物透皮体内试验不需透过真皮，而体外试验时真皮成为一个屏障。用高黏力胶布与皮肤黏合在一起再撕开，反复多次可将角质层逐渐剥除。测定药物在角质层及表皮其余组织间的分布时，用氨基丙烯酸黏合剂将玻璃黏住表皮角质层后用力撕开，就分别得到角质层和其余组织，再分别测定药物含量。

3. 实验装置

（1）立式扩散池　由上下两个杯状玻璃组件对合而成，皮肤或其代用品夹在中间形成上下两室分别作为供给室和接受室，如图 8-6 所示。恒温水套层可通入恒温水控制接受液温度，接受室底部放置磁力搅拌子，装置上下两部分用铁夹夹在一起。

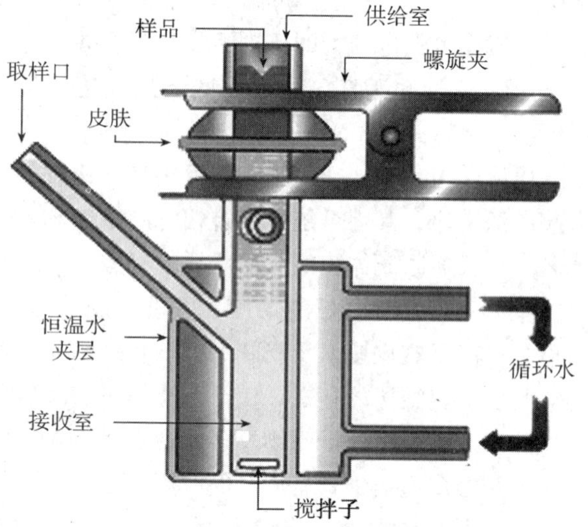

图 8-6　立式扩散池

（2）水平式扩散池　如图 8-7 所示，水平式扩散池由两个对称的玻璃半室组成，皮肤夹在两个半室之间，底部平底凹陷安放搅拌子，水浴夹层控制温度，实验时用夹将两个半池夹紧成为全封闭系统。药物加入供给池，从接受池定时取样并补充同体积新鲜介质，测定累积透过量。

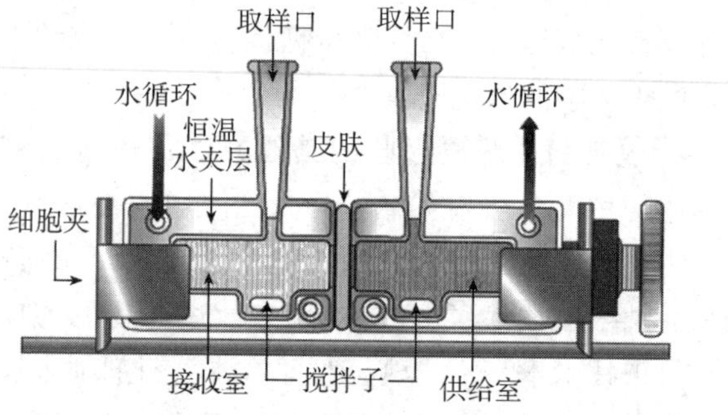

图 8-7　水平式（两室）扩散池

流动扩散池和离子电渗装置是另外两种透皮吸收体外试验装置，但使用起来并不十分方便，这里不作详细介绍，有兴趣者可参考有关文献。

（3）接受液的选择　药物透过至真皮层时很快被血液循环带走。体外试验选择接受液时必须考虑药物在其中的溶解度，所选择接受液的成分不与透皮制剂中的透皮促进剂产生抑制作用。体外试验常用水、生理盐水、林格液和等渗磷酸盐缓冲液等作为接受液，对于脂溶性较高的药物，常用 20%~40% 的聚乙二醇 400 生理盐水溶液。较长时间的体外实验可在接受液中加少量不与药物反应不影响皮肤透过性的防腐剂，如 0.005%~0.01% 庆大霉素、0.02% 叠氮化钠等，40%聚乙二醇400也有抑制微生物的作用。

（4）温度控制　皮肤温度升高10℃，药物的透过速率最大可提高10倍。一般扩散池夹层水浴温度应使皮肤表面温度接近生理温度32℃，单室扩散池维持在37℃，双室扩散池水浴温度应为32℃。

4. 数据处理　一般认为药物通过皮肤的透过是一个被动扩散的过程，常用Fick扩散定律来描述。在药物透皮试验中，为了描述药物透过特性，需要从累积通透量-时间数据中求出特征参数。常用的参数有药物稳态透过速率（flux，J_s）、扩散系数（diffusion coefficient，D）、经皮透过系数（permeation coefficient，P）与时滞（lag time，t_L）。若给予皮肤表面的药物处于饱和系统内，扩散过程中药物浓度保持不变，将皮肤看作一个均质膜，则药物累积经皮透过量M与时间t的关系为：

$$M=\frac{DC'_0t}{h}-\frac{hC'_0}{\sigma}-\frac{2hC'_0}{\pi^2}\sum_{n=1}^{\infty}\frac{(-1)^n}{n^2}exp\left(-\frac{Dn^2\pi^2t}{h^2}\right)$$

式中，D：药物在皮肤中的扩散系数（cm^2/s）；C'_0：皮肤最外层组织中的药物浓度；h：皮肤厚度（cm）；n：从1到∞的整数，根据计算精度而定。

（二）透皮给药制剂评价方法

1. 体外评价　体外评价包括含量测定、体外释放度检查和体外透皮透过性的测定及黏着性能的检查等。其中体外释放度和体外透皮透过性测定是FDA所要求的。可以根据不同的药物，参照药典有关规定制定相应标准进行含量均匀度检查和含量测定。

（1）透皮贴剂释放度　测定方法参照《中国药典》2015年版四部通则“溶出度与释放度测定法”中测定法第四法或第五法。

（2）黏性　黏附力（adhesive strength）用测定剥离力的方法测定。一般推荐使用的剥离角度为1800，即PSTC-1法（pressure-sensitive tape council，PSTC）。快黏力的测定法有滚球试验（rolling ball tack test）、剥离快黏力试验（peel tack test）、内聚力（cohesive test）测定等，可参考相关资料。

2. 体内评价　体内评价主要是指生物利用度的测定和体内外相关性的研究。确定透皮贴剂生物利用度的常用方法是采集受试者的血样或尿样进行分析。

三、中药透皮制剂技术的应用

（一）蒿甲醚给药系统的研究[127,128]

青蒿素是由我国科学家发现的抗疟药物，其效率高、速度快、毒性低。蒿甲醚是青蒿素衍生物，抗疟活性比青蒿素更强，目前多采用口服和肌内注射给药，但由于溶解度差，生物利用度低，且体内代谢迅速，临床需多次给药才能有效的控制病情，给患者带来诸多不便。开发具有高生物利用度和缓释效果且安全、方便的蒿甲醚透皮制剂有重要的临床意义。

王敏等[127]考察了促渗剂氮酮、冰片、薄荷油对蒿甲醚软膏体外透皮吸收的影响，采用智能透皮试验仪进行了3种促渗剂及其复配体系的软膏的体外经皮扩散实验，结果显示：2%氮酮、2%冰片、2%薄荷油、2%氮酮复配2%冰片以及2%氮酮复配2%薄荷油均可以不同程度地促进蒿甲醚软膏的透皮吸收，其促渗效果顺序为2%氮酮+2%薄荷油>2%氮酮+2%冰片>2%薄荷油>2%冰片>2%氮酮，薄荷油单用和复配使用对蒿甲醚的体外透皮吸收均有良好的促进作用，复配使用促透效果更佳。

邱玉琴等[128]制备了蒿甲醚可溶解微针透皮贴片，制备了以酶切寡聚透明质酸钠为基质材料的蒿甲醚可溶解微针，评价了其抗湿性优良。当压力大于30 N（0.178 N/针）时，可将微针阵列刺入猪皮。微针刺入猪皮后渗透速率在6~8小时达到最高，8小时后逐渐下降。大鼠体内药代动力学试验也表明，蒿甲醚可溶解微针透皮贴片，透皮给药的生物利用度与肌内注射途径相近，但前者血药浓度更平稳。说明蒿甲醚可溶解微针透皮贴片是一种生物利用度高，具有缓释效果的抗疟新剂型。

（二）雷公藤甲素醇质体的研制[129]

雷公藤甲素是从传统中药雷公藤中提取出的环氧二萜内酯类化合物，是雷公藤中最主要的活性成分之一，具有显著的调节免疫、抗炎、抗生育及抗肿瘤等生物活性，但单体存在水溶性差、有效治疗量小、对胃肠道有刺激性、治疗窗窄等缺点，对心、肝、骨髓、肾及生殖系统具有严重毒副作用。醇质体作为一种新的经皮给药载体，制备工艺简单，可以包载各种类型的药物（包括水溶性、脂溶性、两亲性以及蛋白多肽类），且还具有包封率高、变形性好、皮肤刺激性小、透皮效果佳、皮肤滞留量大、可以进行细胞内传递药物等优点。何良飞等研究了雷公藤甲素阿魏酸醇质体的制备工艺，制备出了外观澄清、蓝色乳光、平均粒径为（46.75±2.39）nm、包封率为（67.72±1.10）%的醇质体，采用改良的Franz扩散池考察了其体外透皮特性，醇质体中阿魏酸、雷公藤甲素的体外透皮行为均符合 Higuchi 方程，稳定性良好，有良好透皮吸收特性。

（彭丽华）

第六节　中药靶向制剂的设计与方法

中药靶向制剂（Chinese Medicine Targeting Preparations，CMTP）系指中药有效部位或有效成分通过局部或全身血液循环而浓集定位于人体靶部位的制剂。

一、概述

（一）中药靶向制剂的分类与特点

1. 中药靶向制剂的分类　按药物到达的病变部位，一般将靶向制剂分为四级：一级靶向制剂，是将药物输送至特定的组织或器官；二级靶向制剂，是将药物输送至特定组织器官的特定部位；三级靶向制剂，是将药物输送至病变部位的细胞内，故也称为细胞内靶向；四级靶向制剂，是将药物输送到病变部位的细胞内的特定细胞器中。

按靶向给药的机制，靶向制剂可分为被动靶向制剂（passive targeting preparation）、主动靶向制剂（active targeting preparation）和物理化学靶向制剂（physical and chemical targeting preparation）三大类。

2. 靶向制剂的特点　靶向制剂具有以下特点：

（1）提高药物的有效性、安全性、稳定性和患者的顺应性。

（2）提高药物对靶标的指向性，减少用药剂量。

（3）可以解决有些中药制剂给药可能遇到的以下问题：①稳定性低或溶解度小；②吸收差或生物稳定性差（酶、pH 值等）；③半衰期短；④体内分布广、缺乏特异性；⑤治疗指数低；⑥无法穿透生理屏障；⑦透膜性差。

（4）要求能够定位浓集、控制释药，且所用辅料应无毒及可生物降解。

（二）靶向制剂的靶向机制

1. 被动靶向制剂　该靶向制剂因其微粒粒径大小或表面性质自然浓集于靶部位的靶向机制。被动靶向的微粒经静脉注射后，在体内的分布首先取决于微粒的粒径大小。一般大于 7μm 的微粒因其不能被肺的最小毛细管床滤过，而被机械截留，其经单核白细胞摄取进入肺组织或肺气泡；2～7μm 的微粒易被单核－巨噬细胞系统的巨噬细胞摄取，浓集于肝、脾等器官；小于 50nm 的纳米粒可通过毛细血管末梢进入骨髓。其次，微粒的表面性质对其分布也起着重要作用。有亲水表面的微粒不易被调理素识别，就较少被巨噬细胞吞噬；而疏水表面的微粒则易于吸附调理素，易被巨噬细胞吞噬。另外，带正电荷的微粒静注后易被肺的毛细血管截留实现肺靶向，带负电荷的微粒，zeta 电位的绝对值越大，越易被肝的单核－巨噬细胞系统摄取而实现肝靶向。

2. 主动靶向制剂　该靶向制剂利用修饰的载体微粒或者前体药物，将药物选择性地运送至靶部位。由于毛细血管的直径在 4～7μm，微粒要通过主动靶向到达靶部位而不被毛细管截留，通常粒径应小于 4μm。

前体药物主要是将药物修饰成仅能在特定靶部位被激活成活性药物的惰性物，在体内经化学反应或酶反应，使活性母体药物再生而发挥其治疗作用。

3. 物理化学靶向　应用某些物理化学方法使药物靶向至特定部位。常用方法主要包括以下几种：

（1）磁性导向载体　将药物与磁性材料（如磁铁粉末）制成磁导向制剂，在体外磁场引导下靶向至特定部位。

（2）热敏感载体　使用热敏感载体装载药物，在热疗的局部作用下，使热敏感制剂在靶区释药。

（3）温度敏感载体　使用温度敏感载体装载药物，利用病变组织与正常组织的温差（如肿瘤组织的温度较正常组织温度高），使温度敏感制剂仅在病变组织释药。

（4）pH 敏感载体　利用对 pH 敏感的载体制备 pH 敏感制剂，使药物在特定的 pH 靶区内释药。

（5）栓塞制剂　将药物制备成适宜粒径的微粒，

通过局部给药，浓集在特定部位的血管部位，阻断病变组织的血供和营养，起到栓塞和靶向化疗的双重作用。

（三）中药靶向制剂的体内外质量评价

中药靶向制剂除了对一般制剂需要评价的指标外，要特别重视靶向制剂特有的质量评价指标。以被动靶向的微粒制剂为例，中药靶向制剂体外评价指标可能包括粒度和粒度分布、外观形态、中药的包封率与载药量、体外释药规律、载体的降解规律、冻干载体的重分散性、载体的泄漏率、载体中药物的化学稳定性、载体的物理稳定性等。对于特殊材料可有特殊要求，如磁性材料要测定铁含量、磁化度、磁化强度、磁定向性能和X衍射等。

在体外也可对靶向制剂的靶向性进行初步评价，如通过体外细胞实验定性或定量测定靶向制剂对不同细胞的相互作用，药物被不同细胞的摄取，药物在细胞中的分布等。

体内评价包括药物的体内分布和靶向性评价，药物的体内药物动力学过程，生物利用度与生物等效性评价，靶向制剂的药效学与毒性评价等。通过体内分布数据可以对靶向制剂的靶向性进行评价。

关于靶向制剂的药物动力学也需要关注。由于靶向制剂给药后，药物在靶组织或器官中浓度可能较高，而血药浓度可能较低，因此传统的房室药动学模型只从血药浓度来评价药物的体内过程会有偏颇，此时用生理药物动力学模型等可能更合理。

（四）中药靶向制剂的研究进展

中药靶向制剂充分结合了中药与靶向制剂的优势，具有疗效显著、生物利用度高、毒副反应低等特点。经过长期的研究，中药与天然药物靶向制剂研究已取得一些进展，尤其是有效单体成分方面。目前，一些单体成分的被动靶向制剂已有临床应用或产品问市，如注射用紫杉醇脂质体、硫酸长春新碱脂质体，还有相当多的研究正处于临床研究，如注射用紫杉醇纳米粒、益肝灵纳米粒口服液等。有关中药有效部位的靶向制剂研究难度较大，因此报道相对较少，还处于起步阶段。对于中药有效部位靶向制剂而言，由于其成分众多，要使每一个有效成分都实现靶向给药，是极具挑战性的工作之一。

二、中药靶向制剂的设计思路

（一）肝靶向制剂的设计思路

目前病毒性肝炎和肝脏肿瘤在肝脏疾病治疗领域仍缺乏高效、低毒、疗效确切的药物，因此研究肝靶向中药制剂具有很好的应用前景。

1. 肝脏器官靶向制剂　目前，肝脏器官靶向主要通过以下一种方式或者多种方式相结合来实现：

（1）将载药微粒粒径控制在2～7μm。由于肝脏含有巨噬细胞，其属于单核－巨噬细胞系统，可以吞噬2～7μm的微粒，使药物浓集于肝。

（2）将载药微粒的zeta电位控制在负值，zeta电位的绝对值越大，越易被肝的巨噬细胞摄取而实现肝靶向。

（3）将载药微粒的表面制备成疏水性质，则易于吸附调理素，易被肝脏的巨噬细胞摄取而实现肝靶向。

2. 肝实质细胞靶向制剂　肝脏细胞分为肝实质细胞、Kupffer细胞及内皮细胞（均为肝非实质细胞），其中实质细胞是组成肝脏的主要细胞。由于被动靶向给药主要被肝的Kupffer细胞当作外源性异物识别并摄取，而肝炎、肝癌等肝病多发生于肝实质细胞，因此将中药靶向于肝实质细胞内更具有实际意义。

针对肝实质细胞膜上不同受体，可对中药或载体进行修饰，通过受体－配体的特异相互作用，达到药物或载体的肝实质细胞靶向。

（1）ASGP－R介导的肝实质细胞靶向　ASGP－R是肝窦面细胞膜上的一类跨膜糖蛋白，能够识别带有末端半乳糖残基或N－乙酰半乳糖胺基的糖链，并与之特异性结合，通过细胞内吞作用进入肝细胞内，在接近溶酶体时释放配体并返回到细胞表面。目前发现能与ASGPR特异结合的配体有：去唾液酸胎球蛋白、新半乳糖白蛋白、糖修饰衍生物、半乳糖神经酰胺、三半乳糖基胆固醇及半乳糖基胆固醇等。

（2）脂蛋白受体介导的肝实质细胞靶向　肝实质细胞表面存在低密度脂蛋白受体（LDLR）和高密度脂蛋白受体（HDLR），可特异性识别LDL和HDL表面的脱辅基蛋白。乳糜微粒和β极低密度脂蛋白在体内运输过程中，表面脱辅基蛋白E逐渐增多，可快速与肝实质细胞上的LDL结合，因此常用作肝实质细胞靶向的配体。肿瘤细胞常具有内源性胆固醇合成障碍，而其连续分裂导致细胞膜对胆固醇的需求大增。在许多肿瘤细胞中 LDLR 的活性及数量都明显提高，因此利用 LDL、乳糜微粒荷载脂溶性抗癌药物，可提高对肝癌的治疗作用。

（3）甘草次酸受体介导的肝实质细胞靶向　肝实质细胞表面有大量甘草次酸（glycyrrhetinic acid，GA）受体的表达，与 GA 的结合呈可饱和性，且具有高度的特异性。

（4）胆酸转运系统　胆酸（bile acid）是口服肝靶向药物载体，可通过人小肠细胞钠依赖性胆酸转运体、肝细胞膜上的 Na^+ -牛磺胆酸转运多肽及 Na^+ 非依赖性转运系统被肝脏特异地吸收。此外，熊去氧胆酸为胆酸的主要成分之一，也是肝细胞的特异性天然配体。

3. 肝非实质细胞靶向制剂

（1）甘露糖受体介导的肝非实质细胞靶向　肝窦状内皮细胞和库普弗细胞表面还存在甘露糖受体（mannose receptor），其配体之一是甘露糖白蛋白（mannose albumin）。甘露糖残基与甘露糖白蛋白的赖氨酸残基结合后，可阻止赖氨酸基团质子化，从而引起修饰蛋白净负电荷的增长，实现对库普弗细胞的靶向。

（2）脂蛋白受体介导的肝非实质细胞靶向　“清道夫”受体（scavenger receptor）是目前研究较详尽的一种脂蛋白受体，在库普弗细胞和肝窦状内皮细胞上皆有表达。通过向白蛋白添加荷负电基团如琥珀酸酐、聚肌胞苷酸或顺式乌头酸酐均可获得对内皮细胞的靶向性，乙酰化 LDL 和氧化 LDL 亦可与肝内皮细胞上的“清道夫”受体结合实现肝非实质细胞的靶向。

（3）半乳糖颗粒受体介导的肝非实质细胞靶向　库普弗细胞表面还存在一种半乳糖颗粒受体（galactose - particle receptor，GPR），但其不能内吞粒径大于 12nm 的配体。

（4）肝脏星形细胞（hepatic stellate cell，HSC）靶向　HSC 的活化与慢性肝脏疾病如肝硬化、丙肝或肝肿瘤的发生密切相关。甘露糖 -6 -磷酸修饰白蛋白（mannose 6 - phosphate human serum albumin，M6Px - HSA，x 为 M6P 的个数）是一种可导向于 HSC 的新糖蛋白载体，它能与 HSC 活化时上调的甘露糖 -6 -磷酸/胰岛素样生长因子Ⅱ受体（mannose -6 - phosphate insulin - like growth factor - Ⅱ receptor，M6P/IGF - ⅡR）特异性结合，可以作为 HSC 中药靶向制剂的配体。

（二）脑靶向制剂的设计思路

血脑屏障（blood brain barrier，BBB）是目前脑靶向治疗的主要障碍，它是由毛细血管的内皮细胞、内皮细胞之间的紧密连接、基膜以及毛细血管外的胶质膜等几种结构共同构成。根据大脑的结构特征及血脑屏障的特点，脑靶向中药制剂可采用以下设计思路：

1. 鼻腔给药　将中药制成滴鼻液或者鼻用原位凝胶等，既可避免首过效应，又可避开 BBB 将药物靶向脑部。

2. 纳米微粒载体系统　聚氰基丙烯酸正丁酯（PBCA）等载体材料制备的纳米微粒和脂质体等具有一定脑靶向作用。

3. 亲脂性前体药物　由于 BBB 是一类脂质膜，增加药物的脂溶性就有可能增加药物透过 BBB 的能力。为了能使具有 $-OH$、$-NH_2$、$-COOH$ 结构的药物进入脑内，可采用酯化、酰胺化、氨甲基化、醚化、环化/开环等化学方式修饰以增加其亲脂性，一旦这些前体药物进入脑内，其结合基团被水解释出母体药物发挥作用。

4. 化学输送系统　设计思路是脂溶性化合物渗透入脑后转变成非脂溶性分子，从而无法排出脑外达到“锁死”状态。根据结合载体的不同，常常可分为阳离子化学给药系统和阴离子化学给药系统。阳离子化学给药系统是将药物连接到易透过血脑屏障的类脂样二氢吡啶载体上，阴离子化学给药系统是将酰氧磷酸烷酯或糖基磷酸烷酯通过酰化接入到药物分子中。

5. 利用载体运送　在 BBB 上存在营养物质转运系统，包括葡萄糖、单羧酸、氨基酸以及核苷酸等多种转运载体。将药物与营养物质相连，可借助相应的转运系统将药物运送到大脑并延长滞留时间。

6. 特殊受体介导的脑靶向给药系统　BBB 上有大量转铁蛋白受体和胰岛素受体表达，根据这些高表达的受体设计相应的配体，可借助此配体将药物导向至脑内。

（三）肾靶向制剂的设计思路

目前国内临床上治疗肾脏疾病常采用激素冲击治疗，中药雷公藤多苷片维持治疗的治疗方案。大剂量使用激素和长期服用雷公藤多苷片所带来的毒副作用严重限制了肾脏疾病的治疗。研究开发肾靶向的中药制剂，以提高肾脏药物浓度和降低毒副作用，具有十分重要的意义。对于肾靶向中药制剂的设计有以下一些思路：

1. 针对酶设计前体药物　肾脏特有一些或相对

浓度较高的酶，如 L－氨基酸脱羧酶、N－乙酰转移酶、γ－谷酰胺转肽酶、磷酸酯酶和 β－裂解酶等，可以针对这些酶设计合成一些前药，使其仅在肾脏部位或者大部分在肾脏部位被激活成活性药物。

2. 低分子量蛋白质大分子修饰制成前体药物 分子量低于 30000Da 的低分子量蛋白质（low molecular weight proteins，LMWP）可被肾小球自由滤过并通过近曲小管迅速吸收。LMWP 被近端小管细胞内吞后，经内吞体迁移至溶酶体。在溶酶体内，LMWP 被分解成小肽和单个氨基酸而释放药物，母体药物可通过扩散作用进入肾脏的其他部位。文献报道，小肽、溶菌酶、细胞色素 C、抑肽酶等均可作为 LMWP 用作肾靶向前体药物的载体[130]。

3. 壳聚糖修饰制成前体药物 国内外已有一些研究报道显示壳聚糖在肾脏中有较高的分布[131]，用壳聚糖修饰中药肾病治疗药物制成前体药物，可望实现较高的肾靶向效率。

（四）肺靶向制剂的设计思路

肺靶向可以通过以下的一种方式或者多种方式相结合来实现：

1. 将载药微粒粒径控制在 7μm 以上，不能被肺的最小毛细管床滤过，而被机械截留，经单核白细胞摄取进入肺组织或肺气泡，从而使药物浓集于肺。

2. 将载药微粒的 zeta 电位控制在正值，易被肺的毛细血管截留实现肺靶向。

（五）肿瘤靶向制剂的设计思路

肿瘤靶向可以通过以下一种方式或者多种方式相结合来实现：

1. 利用肿瘤所在脏器的生理特点实现靶向治疗 肝癌、肺癌、结肠癌等可利用前述肝靶向、肺靶向、结肠靶向的方式设计适宜的相应靶向制剂，使药物在肝脏、肺、结肠等组织浓集，通过扩散进入肿瘤组织或者细胞发挥肿瘤治疗作用。

2. 肿瘤组织靶向给药系统

（1）利用增强的渗透滞留效应实现肿瘤组织靶向　实体瘤具有增强的渗透滞留（enhanced permeability and retention，EPR）效应，主要是指实体瘤具有丰富的血管，具有通透性高且不连续的特点，使高分子聚合物或者纳米粒通过血液循环渗透到达肿瘤部位。而肿瘤部位的淋巴循环较正常组织的透过率低，从而致高分子聚合物或者纳米粒滞留于实体瘤组织。

（2）利用低 pH 值或高温的特点实现肿瘤组织靶向　肿瘤组织常伴随酸中毒和过高热，利用此特点，可设计在较低 pH 值或较高温度时药物才能释放的给药系统如 pH 敏感脂质体，实现肿瘤组织靶向给药。

（3）利用肿瘤中特异的酶实现肿瘤组织靶向　简单前体药物肿瘤细胞靶向给药系统是利用肿瘤中某些酶的水平的升高，活化前体药物，从而释放出具有活性的原药。

（4）利用肿瘤血管的特点实现肿瘤组织靶向　所有肿瘤组织新生血管内皮细胞膜都有 αvβ3 整合素受体的高表达，它可与细胞外基质蛋白（如玻基结合素等）的受体识别序列 RGD（精氨酸－甘氨酸－天冬氨酸）特异结合，因此，将 RGD 作为肿瘤血管靶向的配体，构建载体系统或者药物偶合物，可以将中药有效成分靶向至肿瘤组织。

3. 肿瘤细胞靶向给药系统

（1）抗体介导的肿瘤细胞靶向给药系统　利用肿瘤细胞表面特有的抗原，设计相应的抗体，以此制备抗体－药物偶联物或者抗体－载体系统，可以实现肿瘤细胞的靶向治疗。

（2）受体介导的肿瘤细胞靶向给药系统　在肿瘤细胞表面有多种较正常细胞过度表达的受体，如叶酸受体、转铁蛋白受体、甘草次酸受体、胰岛素样受体等。

（六）骨靶向制剂的设计思路

某些化合物分子具有沉积于骨并掺入羟基磷灰石中的趋势，具有同骨钙结合的能力，即具有“骨靶向”亲和力。研究骨靶向制剂，可从研制骨靶向性药物载体和药物两方面着手[132]。具有代表性的骨靶向性药物和药物载体如下：

1. 骨靶向性药物 目前，骨靶向性药物主要有以下四类：

（1）小肽类药物　不良反应小，易吸收，可起到骨靶向作用，还可延长半衰期起到缓释作用。近年来，对小肽类尤其是天冬氨酸寡肽的研究备受关注。

（2）双膦酸类化合物　双膦酸盐类化合物对骨组织具有明显亲和性，其分子结构中的 P－C－P 键是产生骨靶向活性的必要条件。但其脂溶性差，生物利用度低，大剂量给药易导致恶心、呕吐，静脉注射时易造成局部损伤等。将双膦酸盐氨基亚乙基二膦酸（AEDP）接到富勒烯 C60 上，以提高其脂溶性和亲骨性，可以实现靶向给药，提高生物利用度，减轻药物不良反应。双膦酸也可与一些药物形成新的化合物，如双膦酸-雌激素类化合物、双膦酸-维生素D类化合物、双膦酸-Src蛋白酪氨酸激酶抑制剂类化合物、双膦酸-前列腺素类化合物。

（3）四环素类药物　四环素类药物本身具有抑制骨吸收和促进骨形成的性质，使其在骨病治疗方面具有潜在的价值。四环素类药物也可作为骨靶向药物的载体。最早报道的有以四环素为载体的骨靶向碳酸酐酶抑制剂。

（4）甾体雌激素类药物　雌激素可维持成骨细胞的正常功能，降低破骨细胞活性，对于维持骨量具有重要作用，被广泛用于绝经后雌激素分泌不足所致的骨质疏松症。

2. 骨靶向性载体

（1）羟基磷灰石　是骨的组成成分，占人体总钙量的99%。羟基磷灰石有很好的生物相容性和骨导向作用，可作为骨靶向药物和生长因子的载体。在骨肿瘤靶向治疗中，可将羟基磷灰石中的钙、磷元素替换为放射性钙、磷，磷灰石表面载上能够进入骨肿瘤细胞的特异蛋白，通过放射线引导，可以定向杀灭肿瘤细胞。

（2）纳米粒　纳米药物载体能提高骨钙对药物的摄取率，使药物在脾脏和肝脏中的沉积减少，具有延长药物作用时间、增加疗效、毒副反应小等优点。

（3）聚合物胶束　由两亲性的嵌段共聚物组成，在体内外都很稳定，有很好的生物相容性，对于溶解度很小的药物具有增溶作用。

（4）脂质体　脂质可以携带药物到达靶部位，可增大药物浓度且使药物缓释，从而降低药物的不良反应。

三、中药靶向制剂成型工艺研究思路与方法

中药靶向制剂研究首先要进行处方前研究，得到中药的有效部位或者有效成分的一系列理化性质及体内动力学参数，如物理性状、熔点、沸点、溶解度、p*K*a、分配系数、物理化学稳定性、生物半衰期等。在对主药与辅料之间的相互作用进行配伍研究的基础上，根据主药的相关性质，并结合各种靶向载体系统的基本特征，优化选择适宜的载体系统，并通过成型工艺的系统研究，最终制备出能够满足临床用药目的的理想中药靶向制剂。

（一）脂质体

脂质体（liposomes）系指药物被辅料类脂双分子层包封成的微小囊泡，主要由成膜材料及其附加剂组成。脂质体作为药物载体，其价值在于其能载带各种性质的药物。脂溶性药物可定位于双分子层脂质膜之间，极性部分可以伸展到脂质体的极性区域，两性药物可定位在水相与膜内部之交界磷脂上，水溶性药物可包裹在内水相中，见图8-8。

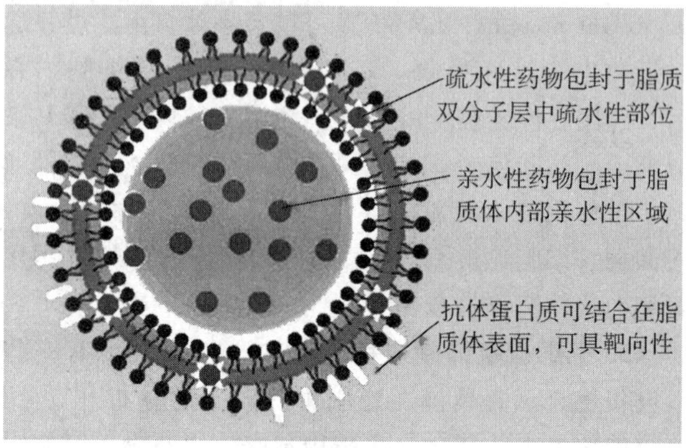

图8-8　载药脂质体的结构示意图

1. 脂质体作为药物载体具有的特点

（1）靶向性和淋巴定向性　普通脂质体可被体内网状内皮系统丰富的器官或组织作为外界异物而吞噬，因而具有肝、脾组织靶向性。

（2）长效性　将药物包封成长循环脂质体（long-circulatory liposomes），可延长药物在血液中的暴露时间，有利于增强药物疗效。

（3）细胞亲和性与组织相容性　因脂质体是类似生物膜结构的囊泡，对正常细胞和组织无损害和抑制作用，有细胞亲和性与组织相容性。

（4）降低药物毒性　药物被脂质体包封后，主要被网状内皮系统的巨噬细胞所吞噬而摄取，且在肝、脾等巨噬细胞较丰富的器官中浓集，而使药物在心、肾中累积量比游离药物低得多，因此可降低药物的心、肾毒性。

（5）提高药物稳定性　一些在特定环境中不稳定的药物被脂质体包封后受到脂质体双层膜的保护，可提高某些药物的稳定性。

2. 制备脂质体的材料

（1）中性磷脂（neutral phospholipids）　最常见的是磷脂酰胆碱（phosphatidylcholine，PC），它是卵磷脂和大豆磷脂的主要组成成分，有天然和合成两种来源。除了PC外，其他中性磷脂还有鞘磷脂（sphingomyelin，SM）、烷基醚磷脂酰胆碱类似物和磷脂酰乙醇胺（phosphatidylethanolamine，PE）。

（2）负电荷磷脂（negatively charged phospholipids）又称为酸性磷脂，常用的有磷脂酸（phosphatidic acid，PA）、磷脂酰甘油（phosphatidyl glycerol，PG）、磷脂酰肌醇（phosphatidylinositol，PI）、磷脂酰丝氨酸（phosphatidyl serine，PS）、双鲸蜡磷脂酸（dicetylphosphate，DCP）等。

（3）正电荷脂质（positively charged lipids）　制备脂质体所用的正电荷脂质均为人工合成产品，目前常用的有硬脂酰胺（stearylamine，SA）、胆固醇衍生物等。

（4）胆固醇（cholesterol，CH）　是一种中性脂质，胆固醇本身不形成脂质双层结构，但它能以高浓度方式掺入到磷脂膜。在天然膜中，胆固醇与磷脂的分子数比例从0.1至1。

（5）长循环膜材　包括神经节苷脂GM1（ganglioside，GM1）和聚乙二醇（polyethylene glycol，PEG）衍生物（如PEG－DSPE、PEG－PE等）两种。因神经节苷脂GM1从天然材料中分离和人工合成上都存在困难，使神经节苷脂GM1脂质体在治疗应用中受到限制。PEG－DSPE易于大量人工合成，纯度高，是脂质体治疗应用中通常使用的物质。

3. 脂质体的制备方法　脂质体的制备方法很多，常用的有下列几种：

（1）薄膜法（film forming method）　系将磷脂等膜材溶于适量的三氯甲烷或其他有机溶剂，脂溶性药物可加在有机溶剂中，然后在减压旋转下除去溶剂，使脂质在器壁形成薄膜，加入含有水溶性药物的缓冲液，振摇，则可形成多室脂质体。再通过超声、匀化、挤压等方式获得粒径适宜、大小均匀的脂质体。

（2）逆相蒸发法（reverse－phase evaporation vesicles method）　将磷脂等膜材溶于有机溶剂如三氯甲烷和乙醚等，加入待包封药物的水溶液（水溶液：有机溶剂＝1：3～1：6），短时超声，直至形成稳定的W/O型乳剂，减压蒸发有机溶剂，达到胶态后，加入缓冲液，旋转使器壁上的凝胶脱落，在减压下继续蒸发，得脂质体。本法特点是包封的药物量大，体积包封率可大于超声波分散法30倍。

（3）主动载药法（remote loading method）　主动载药法主要适用于弱酸、弱碱性药物的脂质体制备。对于弱碱性的药物可采用pH梯度法、硫酸铵梯度法等，对于弱酸性的药物可采用醋酸钙梯度法等。以pH梯度法为例，具体操作过程为以pH值为4.0的300mmol/L枸橼酸水溶液为介质，采用逆相蒸发法或薄膜法制备空白脂质体（脂质体囊泡内部pH值为4.0）。再用1mol/L的氢氧化钠溶液或碳酸钠溶液调节上述空白脂质体混悬液的pH值至7.8，使脂质体膜内外形成质子的梯度，即得到脂质体膜的内部为酸性（pH4.0），外部为碱性（pH7.8）的脂质体。将弱碱性药物用pH7.8的Hepes缓冲液溶解，在60℃孵育条件下，将脂质体混悬液与弱碱性药物溶液混合并轻摇，因脂质体膜内部的pH值为4.0，脂质体膜外部的pH为7.8的条件下，弱碱性药物在脂质体膜外呈分子型，可穿透脂质体膜，进入脂质体膜后即在酸性条件下质子化，而质子化的药物不易穿透膜，因而被包封于脂质体内，包封率可高达90%以上。

（4）冷冻干燥法（freeze－drying method）　将磷脂经超声处理高度分散于缓冲液溶液中，加入冻干保护剂（如甘露醇、葡萄糖、海藻酸等）冷冻干燥后，再将干燥物分散到含药物的缓冲盐溶液或其他水性介质中，即得脂质体。此法适合包封对热敏感的药物。

此外，制备脂质体的方法还有注入法、超声波分散法、复乳法、熔融法、表面活性剂处理法、离心法、前体脂质体法和钙融合法等。

4. 抗体或者配体修饰脂质体的制备方法　脂质体对靶细胞分子水平上的识别能力，取决于其表面所连接识别分子的特异性结合能力。脂质体表面连接的识别分子包括抗体和配体两种。

5. 脂质体的质量评价　脂质体的粒径大小、粒度分布、包封率和稳定性等可直接影响脂质体的制剂质量及其在体内的分布与代谢。因此，这些项目作为脂质体质量评价的重点内容。除以上几项评价外，还应符合2015年版《中国药典》中有关制剂通则的规定。

6. 脂质体制备技术的应用　以抗癌复方硫酸长春新碱脂质体给药系统研究为实例[133]，了解脂质体研制技术应用的思路，掌握脂质体研制方法。

长春新碱（VCR）是从夹竹桃科植物长春花 *Vinca rosea* L. 中提出的一种生物碱，主要存在于长春花叶中，对急性淋巴细胞白血病等多种肿瘤具有较好的治疗效果，但其对神经系统、骨髓及注射局部正常组织刺激性大。长春新碱口服制剂吸收差，需静脉注射，静注后能迅速分布全身，表观分布容积大，全身清除率高，终末相 $t_{1/2}$ 长，虽然静注初始浓度高，但此高浓度维持时间短且有较大毒性。目前，临床上采用联合用药的方法来降低VCR的毒性、提高其疗效。米托蒽醌可抑制癌细胞核酸合成，对乳腺癌等多种肿瘤都有较好治疗效果，但其骨髓抑制和心脏毒性等副作用明显，其常规制剂的多药耐药性问题也频频出现。米托蒽醌与长春新碱具有不同的抗癌作用机制，能够克服癌细胞的耐药性，产生协同抗癌作用。因此临床上常将其联合用药，用于治疗晚期乳腺癌。将抗癌药物长春新碱和米托蒽醌按临床给药剂量，同时包结于脂质体，以改善药物在体内的药动学特性，延长药物在血液中的停留时间，提高药物在血液中的浓度，增加药物在靶器官滞留量。

根据硫酸长春新碱和盐酸米托蒽醌的理化性质，采用 pH 梯度法合并逆相蒸发制备复方脂质体。其工艺流程为：分别取大豆卵磷脂、胆固醇适量，置 50ml 圆底烧瓶，加三氯甲烷溶解。将硫酸长春新碱溶于 pH 4.0 的缓冲液中，两液混合，超声，抽真空旋转，将三氯甲烷抽尽，转入聚丙烯离心管中，离心管放置在冰浴探头超声。将此白色半透明液体倒入盛有适量盐酸米托蒽醌的圆底烧瓶中，在 37℃水浴中旋转混合至生成均匀的蓝黑色胶体溶液，用 NaOH 溶液调 pH 7.4，用 0.22μm 的微孔滤膜滤过，置 4℃冰箱中保存。由于硫酸长春新碱和盐酸米托蒽醌在酸性条件下溶解度高于中性和碱性条件的溶解度，采用主动载药的制备方法，利用脂质体泡囊内相 pH 的差异，提高药物在泡囊内药物浓度。

所得复方脂质体外观形态、粒径、包封率均符合要求。体外释放实验考察复方脂质体的释药规律，符合 Weibull 方程，证实复方脂质体具有缓释特性。小鼠尾静脉注射复方脂质体和普通溶液剂，进行体内分布研究，证实 MTO - VCR - LP 可改善原药的体内分布特性。急性毒性试验测定小鼠半数致死量（LD_{50}），结果发现脂质体制剂可降低原药的毒副作用。荷瘤裸鼠抑瘤作用研究显示，复方脂质体可显著提高药物的药效[134]。

（二）纳米粒

纳米粒（nanoparticles，NP）一般是指由天然或合成的高分子载体材料制成的粒度在纳米数量级（1 ~ 1000nm）的固态胶体微粒。

1. 纳米粒的载体材料　用于生物医药等的纳米生物材料主要是有机高分子聚合物，包括各种天然高分子材料、合成（或半合成）的高分子材料等。这些材料一般应有良好的生物可降解性、生物相容性、无毒、无致畸性等，其降解速度和释药速度应可控。

（1）常用的天然高分子材料　常用于纳米粒制备的天然高分子及其衍生物可分为蛋白类（白蛋白、明胶和植物蛋白）和多糖类（纤维素和淀粉及其衍生物、海藻酸盐、壳多糖和脱乙酰壳多糖）等。

蛋白类高分子（如白蛋白）的应用较为广泛，其分子中的大量功能团（氨基和羧基等）有利于将靶向配体或者单克隆抗体专属性地连接到纳米粒表面，如甘草酸修饰的白蛋白纳米粒、叶酸修饰的白蛋白纳米粒等。此外，据报道植物来源的玉米醇溶蛋白同样具有良好的生物相容性[135]。

（2）常用的合成高分子聚合物材料　包括脂肪族聚酯类、聚氰基丙烯酸烷基酯类、聚 3 - 羟基丁酸酯类、聚酸酐类、各种嵌段共聚物、树枝状聚合物、聚氨基酸类和凝胶类材料等。

其中脂肪族聚酯类聚合物研究的较为广泛，如聚乙交酯/聚丙交酯共聚物（又名乳酸 - 羟基乙酸共聚物，PLGA）纳米粒用作三氧化二砷[136]、雷公藤红素[137]等中药有效成分的载体，聚丙交酯（又名聚乳酸，PLA）纳米粒用作雷公藤甲素[138]等中药有效成分的载体。

2. 纳米粒的制备方法　NP 的制备有物理分散法和化学法等。物理分散法包括高压匀化法、高能球磨法、乳化 - 溶剂蒸发法、熔融分散法、乳化 - 溶剂扩散法、盐析法、沉淀法、超临界液体技术、超临界液体 - 液膜超声技术等。化学反应法则包括乳化聚合法、界面聚合法、化学反应法、交联聚合法、凝聚法、两亲性高分子的自组装等。

（1）蛋白质的热变性　一种简化的方法是直接将蛋白质（明胶或白蛋白）水溶液倾入热的非溶剂中。例如，白蛋白纳米颗粒可通过以下方法制备：将冷的白蛋白水溶液的 W/O 乳液用加热至 100℃以上的油稀释，使分散相液滴内的水分蒸发、蛋白质变性。这一方法适用于热不敏感的药物。

（2）乳化 - 溶剂蒸发和乳化 - 溶剂扩散法　乳化 - 溶剂蒸发法可用来制备醋酸纤维素酞酸酯纳米颗粒、PLGA 纳米颗粒等。前一种方法中由于氯代烃等有机溶剂的加入可能会产生严重毒性，而利用盐析作用的方法则可避免使用这类溶剂，即乳化 - 溶剂扩散法。将纤维素衍生物（醋酸纤维素、邻苯二甲酸酯、乙基纤维素）溶解于丙酮，在搅拌下，将饱和电解质溶液加到有机溶剂中（电解质可防止丙酮与水混合，以利于形成 O/W 型乳液），聚乙烯醇作为增稠剂可提高体系的稳定性，然后向体系中加入水使丙酮扩散进入水中，聚合物沉积形成纳米颗粒。

（3）去溶剂化法　去溶剂化法是通过电荷或 pH

的变化、或者加入去溶剂化剂引起共凝聚效应使大分子去溶剂化，发生凝聚或沉淀。例如制备明胶纳米颗粒时，可根据所用药物性质的不同，在适宜的温度和pH条件下，选择醇或无机盐作为去溶剂化剂。去溶剂化剂的加入会导致大分子“线团”收缩直至出现相分离。为阻止纳米粒子聚集，需用戊二醛等交联剂使纳米粒硬化。

（4）凝胶化法　利用海藻酸与钙、镁等阳离子的凝胶化作用可以得到纳米粒子。在磁力搅拌下，将适量的氯化钙溶液加到海藻酸钠溶液中，然后加入聚－L－赖氨酸溶液，即可形成纳米球。凝胶化后化学交联可增强凝胶的稳定性和延缓药物释放。纳米颗粒形成过程中将不同容积的氯化钙加到海藻酸钠水溶液中可控制凝胶的硬度。这种颗粒体系具有优良的生物可接受性，其亲水性会减少被吞噬细胞捕获的机会，并提高药效。

（5）络合凝聚法　Tiyaboonchai等以硫酸锌为稳定剂，利用相反电荷的聚合物（聚乙烯基亚胺和右旋糖酐硫酸酯）的络合作用制备了新型的亲水性纳米颗粒。这种简单技术的优势在于：制备条件温和，避免使用有机溶剂，使用生物相容聚合物，易于生产，可控制颗粒尺寸，以及有较高的药物包封率等。

（6）乳化－聚合（交联）法　乳化－聚合或乳化－交联法也被用于制备淀粉或右旋糖酐衍生物纳米颗粒。药物可以通过适当的间隔基键合到聚合物粒子上，或在反应前将药物加到含有交联剂和其他组分的衍生物水溶液中，达到缓释作用。

（7）胶束化法和囊泡化法　将亲水性的天然高分子进行疏水修饰得到两亲性的衍生物，这类衍生物可在水性介质中自发形成纳米的胶束或囊泡。相对而言，对疏水改性壳聚糖胶束的研究较多。

3. 纳米粒的表面修饰　纳米粒的表面修饰多以PEG类最为常用。PEG类修饰具有良好的溶解性和生物相容性，PEG还可将其优良性质传递到修饰后的蛋白质和多肽等生物分子上，以改变它们的生物分配行为和溶解行为。由于PEG具有游离的羟基或者可以通过修饰得到游离的羧基或氨基，使之能够成为主动靶向配体的良好桥链。

4. 纳米粒的质量评价　纳米粒的质量评价与脂质体类似，相关项目的评价方法也与脂质体相同。由于纳米粒的载体材料特征及粒子的内在结构与脂质体不同，在检查项目中就不包括渗漏率和氧化程度检查。

以抗乙型肝炎水飞蓟宾小麦醇溶蛋白纳米给药系统研究为实例[139]，了解纳米粒研制技术应用的思路，掌握纳米粒研制方法。

水飞蓟宾是由菊科植物水飞蓟 *Silybum marianum* L. 果实中提取得到的水难溶性黄酮类化合物，是抗肝炎有效的中药单体成分，对急慢性肝炎、肝硬化和代谢中毒性肝损伤具有较好的疗效。但溶解性差、体内的半衰期短（0.5小时）等性质严重影响其制剂药效的发挥。小麦醇溶蛋白为天然植物蛋白质成分，具有较多的中性和亲脂性基团，容易分离提纯，并且有很好的生物相容性。因此，针对乙型肝炎疾病，采用水飞蓟宾为模型药物，对小麦醇溶蛋白作为血管内小麦醇溶蛋白纳米给药系统载体材料进行研究意义重大。

根据小麦醇溶蛋白和水飞蓟宾的性质，可以采用去溶剂化法制备成纳米粒。具体操作为：小麦醇溶蛋白加70%乙醇溶解，快速加入3倍量去离子水或6倍量无水乙醇，即得其蛋白空白纳米粒混悬液，分别滴入5%戊二醛溶液180μl，磁力搅拌固化过夜，旋转蒸发40℃水浴除去乙醇，即得。采用星点设计－效应面法优化水飞蓟宾小麦醇溶蛋白纳米粒（SN－GNPs）制备工艺，以包封率、载药量及综合指标OD值为评价指标，确定药物/载体比、乳化剂浓度及稳定剂用量等显著因素的最佳值。由于此纳米粒胶体分散系统的稳定性不好，于是优选了SN－GNPs冻干制剂的处方，最终选择3%葡萄糖与2%甘露醇作为SN－GNPs的混合冻干支架剂。SN－GNPs体外释放实验结果表明，载药纳米粒在释放介质中的释放行为与空白药物相比呈现明显的缓释效果。

以水飞蓟宾注射液为参比制剂，考察了SN－GNPs在大鼠体内的药动学。采用DAS2.0软件对测定结果进行处理，确定最佳房室模型，通过房室模型及统计矩法求算药动学参数，结果表明，SN注射液及SN－GNPs在大鼠体内的药物动力学过程均符合二室模型。对主要的药动学参数进行统计学检验，结果表明SN－GNPs与对照药相比具有延长体内平均滞留时间的作用，表明SN－GNPs具有一定缓释的作用。选用小鼠为动物模型，考察了静注SN及SN－GNPs的体内分布特征，统计学结果表明，SN－GNPs给药后与SN对照药物相比，延长了水飞蓟宾在肝中的滞留时间，增加了药物的肝脏分布，具有一定的肝靶向性。

（三）乳剂

乳剂属热力学不稳定体系，包括水包油型（O/

W）、油包水型（W/O）、水包油包水型（W/O/W）及油包水包油型（O/W/O）四种类型。油状药物或亲脂性药物适于制成O/W或O/W/O型乳剂，静脉滴注后，油滴经巨噬细胞吞噬后在肝、脾、肾中高度浓集，油滴中溶解的药物在这些脏器中积蓄量也高。水溶性药物则适于制成W/O或W/O/W型乳剂，经肌注或皮下注射后易浓集于淋巴系统。

1. 乳剂释药特性及靶向性影响因素

（1）乳滴粒径　O/W型普通乳剂中油滴越小、比界面积越大，在其他条件相同时释药越快。复乳也有类似规律。乳剂的粒径不同对靶向部位也有影响。静注的乳剂乳滴在0.1～0.5μm时，则为肝、脾、肺和骨髓的单核－巨噬细胞系统的巨噬细胞所清除。静注2～12μm粒径的乳剂可被毛细血管摄取，其中7～12μm粒径的乳剂可被肺机械性滤取。

（2）油相的影响　乳剂的释药速率明显低于药物的水溶液，且油的含量越高释药越慢。对于毒性较大的药物而言，乳剂可提高药物的LD_{50}，且黏度越高，LD_{50}越高，即急性毒性越低。对于W/O/W型复乳而言，油相黏度越低，药物从外相进入内相的速率越高，油膜也越易破裂或形成漏隙。不同油相制备的W/O/W型复乳，释药速率亦不同。油相的链长对胃内滞留时间也有影响，长链脂肪酸酯能延长胃内滞留时间。

（3）乳化剂的种类和用量　研究显示，无论是普通乳剂还是复乳，随着乳化剂的用量增大，药物的血清浓度降低、滞留时间延长。与溶液剂相比，乳化剂浓度高的普通乳剂给药后，心、肾中的含量明显降低，而肝中的含量则增大，且随乳化剂的浓度的增大而升高。乳化剂种类不同也有影响，如分别以卵磷脂作乳化剂制备微乳，主要被单核－巨噬细胞系统吞噬而靶向于肝和脾，改用poloxamer338作乳化剂，则可避免吞噬，而使炎症部位的微乳量大大提高。

（4）乳剂的类型　外相为油的W/O和O/W/O型的乳剂肠道吸收比O/W和W/O/W型乳剂更易向淋巴组织转运。W/O/W型复乳的黏度小，适宜于水溶性药物的淋巴给药载体。W/O型乳剂、O/W/O和W/O/W型复乳的脂肪乳滴不进入肝循环，可以选择地大量浓集于单核－巨噬细胞系统的巨噬细胞内，并使药物具有淋巴定向性，因而可提高抗炎症的作用。

2. 脂肪乳　脂肪乳（lipid/fat emulsion）是一种较为稳定的乳剂，粒径在100～500nm之间，是热力学不稳定体系，属于亚微乳（subemulsion）范畴。

与其他微粒给药系统相比，脂肪乳具有许多独特的优点：

（1）不含或仅含少量有机溶剂，对血管刺激性较小，同时外水相中药物较少，可有效降低由药物引起静脉炎的可能，增强患者的顺应性。

（2）难溶性药物溶解或增溶于适宜的油相中制成载药的脂肪乳，可有效地提高药物溶解度。

（3）大部分药物分布在油相或油水界面，能避免与水相直接接触，因此能增加易水解或对水敏感的药物的稳定性。

（4）具有一定的缓控释效果，将抗炎药物制成乳剂静注后可被巨噬细胞大量吞噬，集于炎症部位，提高抗炎活性。

（5）能够耐受高压蒸汽灭菌，载药量较脂质体高。

脂肪乳主要以长链甘油三酯（14～24个碳的脂肪酸构成，LCT）、中链甘油三酯（6～12个碳的脂肪酸构成，MCT），或二者混合物作为油相。常用的乳化剂为卵磷脂、大豆磷脂、Pluronic－F68及吐温80，有时也用聚氧乙烯蓖麻油、氢化蓖麻油、乙酸单甘油酯等。附加剂包括pH值调节剂、等张剂、稳定剂、抗氧剂等。

脂肪乳的制备可以使用超声波法、高速捣碎搅拌法、胶体磨法、高压乳匀机法、微孔滤膜乳化法等。其中高压乳匀机法又称两部乳化法，具有制备粒径较小、粒径分布均匀，适宜工业化生产等优点。脂肪乳的制备过程主要包括以下几步：将药物和（或）乳化剂溶入水相或油相，将油相及水相于70～80℃用组织捣碎机制得初乳，再用两步高压乳匀机乳化，即得细分散的乳剂，调节pH值，过滤除去粗乳滴与碎片，可进一步保证乳剂的质量。

脂肪乳主要适宜于作为油溶性较好、难溶于水、遇水不稳定、具有刺激性、或半衰期短的药物的载体，目前已成功地用于传递的中药有效成分有姜黄素[140]、α－细辛脑[141]等，中药有效部位如黄芩苷[142]。

以川芎嗪静脉注射脂肪乳的研究为实例[143]，了解脂肪乳研制技术应用的思路，掌握脂肪乳研制方法。

川芎嗪是由活血行气祛瘀中药伞形科植物川芎*Ligusticum chuanxiong*的根茎提取的有效成分，临床应用范围较广，尤其是对占全部脑血管病的70%～80%的缺血性脑血管疾病疗效显著，成为目前临床最为常用的中药制剂之一。川芎嗪为有机弱碱，水溶性较低，半衰期短，代谢迅速，能透过血脑屏障。因此临床上使用的产品为其无机酸盐制剂。但无机盐制剂代谢仍然较快，一次给药在体内维持药效时间仅为几十分钟。有文献报道将其制成口服缓控释制剂，可使药效持久，但生物利用度较低。根据脂肪乳的特点，采用高压均质法将川芎嗪游离碱制成稳定的静脉脂肪乳剂，使药物在体内消除减慢，增加其在效应器官和炎症部位的分布，提高生物利用度，减小用药剂量，从而弥补现有上市制剂的不足。

首先通过测定川芎嗪在不同 pH 值缓冲碱液和注射用油中的溶解度和油水分布系数，确定以注射用中链油为脂肪乳油相。然后以脂肪乳外观、包封率及粒径为指标，在处方初选的基础上通过单因素试验考察大豆磷脂浓度、F68 浓度、油相浓度、投药量对脂肪乳性质的影响，确定了川芎嗪脂肪乳的处方。以粒径、*Ke* 值、川芎嗪含量为指标，对高压均质法制备川芎嗪脂肪乳工艺进行了考察，确定了川芎嗪脂肪乳的制备工艺为：将川芎嗪、油酸溶于中链油中作为油相，将磷脂、甘油、水溶性乳化剂分散于注射用水作为水相，两相分别预热至 70℃，将油相缓慢加入水相，高速搅拌后制成初乳。高压均质机 10000psi 匀化 3 次后，充氩气熔封于安瓿中，灭菌即得。按选定处方及工艺制得的川芎嗪脂肪乳外观、粒径、zeta 电位、主药含量、包封率、pH 均符合要求。

静脉给药研究川芎嗪的体内过程[144]，发现川芎嗪脂肪乳组相对分布率无明显改变，达峰时间与溶液组相同，峰浓度无明显差异，但其在各组织和血中的绝对分布量均较溶液组有明显增加，且药时曲线平缓，消除减慢，效应器官脑内的 *AUC* 值为溶液组的 2.73 倍，提高了生物利用度，达到了预期设计目的。

3. 微乳　微乳（microemulsions，ME）是由表面活性剂、辅助表面活性剂、油和水以适当比例自发形成的一种透明或半透明分散体系，粒径在 10～100nm 之间，是热力学稳定体系。按结构可分为水包油（O/W）型、油包水（W/O）型和双连续型微乳。除单相微乳液之外，微乳液还以许多平衡的相态存在，Winsor Ⅰ型（两相，O/W 微乳液与过量的油共存）、Winsor Ⅱ型（两相，W/O 微乳液与过量的水共存）以及 Winsorn 四型（三相，中间态的双连续相微乳液与过量的水、油共存）。

微乳液的常规制备方法有两种：一种是把有机溶剂、水、乳化剂混合均匀，然后向该乳状液中滴加醇，在某一时刻体系会突然间变得透明，即制得了微乳液，这种方法称为 Schulman 法；另一种是把有机溶剂、醇、乳化剂混合为乳化体系，向该乳化液中加入水，体系也会在瞬间变成透明，称为 Shah 法。

微乳形成的决定因素包括：

（1）亲水亲油平衡值（hydrophile - lipophile balance，HLB）　是制备微乳时选择表面活性剂的依据。W/O 型微乳需用 HLB 值为 3～7 范围的表面活性剂，O/W 型微乳需用 HLB 值为 8～18 范围的表面活性剂，此外不同油相对 HLB 值的要求也不同。微乳的 HLB 值由表面活性剂和辅助表面活性剂的种类与数量决定。

（2）表面活性剂　是确定微乳处方组分的最重要一步。它的主要作用是降低界面张力形成界面膜，促使微乳形成。一般来说，表面活性剂在微乳中的比例占到了 20%～30%，至少也要占 10%。表面活性剂能够增加主药的溶解性，确保制剂的稳定性。确定表面活性剂，首先必须考虑它的 *HLB* 值，其次必须考虑它的离子性。

（3）助表面活性剂　在微乳中主要有三方面的作用：协助表面活性剂降低界面张力；增加界面流动性，减少微乳形成时的界面弯曲能，使微乳自发形成；调节表面活性剂的 *HLB* 值，使表面活性剂在油 - 水界面有较大的吸附。常用的助表面活性剂有短链醇、有机氨、烷基素酸、单双烷基酸甘油酯以及聚氧乙烯脂肪酸酯等。

（4）油相　微乳中所使用的油相应与界面膜上表面活性剂分子之间渗透和联系，并易与表面活性剂形成界面膜，因而油相的分子大小对微乳的形成较为重要。一般情况下，油相分子体积越小，溶解力越强。常用的油相有花生油、豆油、肉豆蔻酸异丙酯、月桂酸异丙酯、中等脂肪链长度（C_8～C_{18}）的甘油三酯类。

（5）相图　是用 Gibbs 相律来讨论平衡体系中相组成随温度、压力、浓度的改变而变化的关系图。在确定了表面活性剂、辅助表面活性剂和油相后，通过相图选择微乳区，即确定微乳的配方。相图有 2 个微乳区（图 8－9），表面活性剂的浓度是常数，相图表明微乳需要 4 种必要成分混合，必须有很低的界面张力。

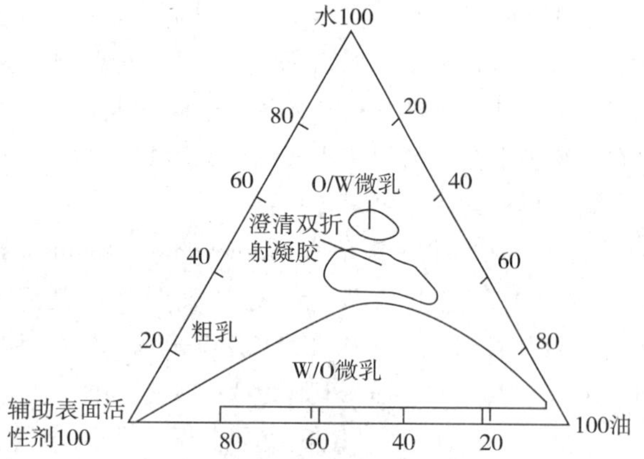

图8－9　含有水、油、表面活性剂和辅助表面活性剂的乳浊液相图

近年来，微乳在中药药剂学领域受到广泛关注，目前已报道的有中药有效单体丹皮酚[145]，中药复方脑得生[146]、交泰丸微乳剂[147]等。

以丹参酮Ⅱ$_A$微乳的研制为实例[148]，了解微乳研制技术应用的思路，掌握微乳研制方法。

丹参酮Ⅱ$_A$为唇形科植物丹参 *Salvia miltiorrhiza* Bge. 的干燥根及根茎提取得到的丹参酮主要的脂溶性成分，具有确切的心脑血管药理作用和很强的抗白血病、抗肿瘤活性，但其因水溶性差、半衰期短，限制了其在临床上的疗效。目前，临床上应用其磺酸化成盐后的注射制剂治疗心血管系统疾病。但丹参酮Ⅱ$_A$与丹参酮Ⅱ$_A$磺酸盐的药理作用存在差异，特别是抗肿瘤和白血病方面。微乳具有增加药物溶解度、延长药物释放时间、减小注射疼痛等优点，是一种应用前景良好的注射用载体。将丹参酮Ⅱ$_A$研制成注射用微乳，有望解决丹参酮Ⅱ$_A$的静脉注射制剂问题。

通过对丹参酮Ⅱ$_A$相关性质的考察，借助伪三元相图，选用注射用大豆磷脂、聚氧乙烯氢化蓖麻油（cremophor EL）、吐温80、F68等为乳化剂，无水乙醇、异丙醇、1，2－丙二醇、PEG 400、甘油等为助乳化剂进行优化，最终选择以聚氧乙烯蓖麻油/磷脂为复合乳化剂，对其配比（R_s值）、K_m值（复合乳化剂和助乳化剂的质量比）对微乳区域面积和油量增溶能力的影响进行研究，最终确定K_m值分别为3∶1∶2和3∶1∶4。在相图研究的基础上，采用K_m（3∶1∶2和3∶1∶4）值为指导，制备空白微乳，以外观形态、粒径及其分布、载药量、稳定性为指标，进行微乳处方的筛选，最后确定使用表面活性剂用量最低、油量增溶能力最好的空白微乳处方：聚氧乙烯蓖麻油/磷脂/乙醇/油酸乙酯/水（3∶1∶2∶4∶10）。采用单因素试验考察微乳的制备工艺对微乳载药量的影响，最终确定载药微乳制备条件：先制备空白微乳，再加药后于25℃、200r/min磁力搅拌下分散6小时，过滤，即得所需载药微乳。所制丹参酮Ⅱ$_A$微乳中丹参酮Ⅱ$_A$的平均载药量为748.4 μg/ml，比丹参酮Ⅱ$_A$在水中的溶解度（7 μg/g）高了100多倍[149]。

（四）物理化学靶向制剂

1. 磁性靶向制剂　磁性靶向制剂是将药物和铁磁性物质共同包裹于高分子聚合物载体中制成的磁靶向给药制剂，应用于体内后，利用体外磁场的效应引导药物在体内定向移动和定位集中，在磁场区释放药物，从而起到靶区局部浓集作用或靶区截流作用。

磁性靶向制剂主要由磁性材料、骨架材料及药物三部分组成。通常应用的磁性材料为超细磁流体如$FeO\cdot Fe_2O_3$、Fe_2O_3或Fe_3O_4等。骨架材料可分为氨基酸聚合物类、聚多糖类、其他骨架材料等。

磁性靶向制剂的制备方法主要与所选择的骨架材料相关，制备方法与普通的靶向制剂类似。

2. 动脉栓塞靶向制剂　动脉栓塞（artery embolization）是通过插入的导管将栓塞物输到靶组织或靶器官的医疗技术。用于动脉栓塞的药物制剂称为栓塞制剂，其目的是阻断对靶区的血供和营养，使靶区的肿瘤细胞缺血坏死。如栓塞制剂含有抗肿瘤药物，则具有栓塞和靶向化疗的双重作用。目前栓塞靶向制剂研究最多的是栓塞微球。已报道的动脉栓塞微球的载体包括非生物降解的聚乙烯醇、乙基纤维素及可生物降解的淀粉、明胶、白蛋白、聚乳酸、壳聚糖等。

目前，肝动脉栓塞微球所包裹的药物也已从单纯的化疗药扩展到中药有效成分微球，如丹参酮Ⅱ$_A$－聚乳酸/羟基乙酸微球[150]。

3. 热敏脂质体（thermo－sensitive liposomes）相变温度（phase transition temperature，TC）　是脂质体的一个重要理化参数。当环境温度升高时，脂质体双分子层中的疏水链可从有序排列变成无序排列，从而引起脂质体膜理化性质产生一定的变化，如膜厚度减小、流动性增加、由胶晶态变为液晶态等，从而在特定的靶器官释放出所携带药物。通过改变脂质双层的磷脂组成，则可获得不同相变温度的热敏脂质体。如将携带化疗药物的热敏脂质体和肿瘤热疗结合起来，其治疗效果必将显著增强。

4. pH敏感脂质体　pH敏感脂质体是一种具有

细胞内靶向和控制药物释放的功能性脂质体。其原理是pH值低时，可导致脂肪的羧基的质子化，而引起六角晶相的形成，这是膜融合的主要机制。在酸性条件下（细胞浆pH＝5.3～6.3），即在核内体形成后几分钟内，进入溶酶体之前，pH敏感脂质体膜发生结构改变，促使脂质体膜与核内体/溶酶体膜的融合，将包封的物质导入胞浆及主动靶向病变组织，避免网状内皮系统的清除。

pH敏感脂质体一般由二油酰磷脂酰乙醇胺（DOPE）、胆固醇和油酸以4∶4∶2（摩尔比）组成，其制备方法与普通脂质体的制备方法相似。

中药靶向制剂通过增强或改变中药的药性，使中药靶向浓聚特定的组织、器官和细胞等，并维持有效时间，达到显著提高中药的疗效，避免中药毒副作用，进而达到三小（毒性小、副作用小和剂量小）、三效（高效、速效和长效）、五方便（服用方便、运输方便、贮存方便、携带方便等）的要求。随着中药靶向制剂的理论与技术不断深入系统的传承、发展、应用和创新研究，中药靶向制剂将取得可观的社会效益和经济效益。

（李超英，赵娜）

第七节　中药应答式给药系统的设计与方法

随着时辰药理学研究的深入，人们发现某些药物的作用和疾病的发作时间和过程有密切关系，这对药物制剂的开发提出了更高的要求，即希望开发出适应人体生理、病理时间节律变化的释药剂型，应答式释药系统应运而生。

一、概述

（一）应答式给药系统的定义、分类及特点

借发病机制或病情改变时生理、病理某一关键环节或因素产生的信息来控制药物释放的给药系统，即应答式（自调式）给药系统。它依赖体内外某些信息的改变，如磁场、电磁波、pH、血浆葡萄糖浓度等参数的变化相应做出反馈，具有给药精密、用量准确、副作用小等优点。

目前，应答式给药系统根据所受控制给药因素的影响可分为两类：开环体系和闭环体系。开环体系，又称为脉冲式（外调式）给药系统，是利用外部的因素变化影响药物按照生理节律性规律释放。闭环体系，又称为自调式给药系统，是通过体内自身病理状态下的信息反馈来控制药物的释放[17,151]。

（二）应答式给药系统的研究与应用现状

外调式（脉冲式）应答给药系统不同于按零级释药的控释制剂，其目的不是维持稳定的血药浓度，而是按照时辰药理学的原理根据外界信号（如磁场、电磁波等）的变化而改变药物释放速率，定时定量释放药物以保证疗效，从而减少服药次数和药物的副作用。脉冲给药适用于多种给药途径，在口服、注射、埋植、透皮和眼用等方面都有新剂型的开发，已开发的剂型有片剂、胶囊剂、微丸剂、埋植剂、透皮制剂、眼用制剂、微囊剂、凝胶剂等[152]。目前国内外正在研究的脉冲释药系统主要用于治疗具有清晨症状的疾病，如哮喘、心绞痛、高血压、胃溃疡、心肌梗死、关节炎、风湿病等。

自调式应答给药系统是利用体内病理变化而产生的信息（如pH、血浆葡萄糖浓度等）反馈控制药物的释放，在疾病发作时，药物随即释放，在疾病不发作或受到控制后，不释放药物或尽量少释放药物。自调式释药系统不需要外界的调控，其优点是可减少给药次数，提高患者的依从性[153]。

脉冲式和自调式给药系统是新型的控释给药系统，与传统中医药理论结合进行研究，是该类制剂开发研究的一个方向。目前中药应答式给药系统的研究尚处在起步阶段，已有将中药单体及中药提取物作为有效成分制备应答式给药系统的报道。

二、应答式给药系统的设计与方法

（一）外调式脉冲给药系统

1. 外调式脉冲给药系统的类型

（1）包衣膜控释型[154]　目前，此类脉冲制剂研

究最多，主要利用单层或多层包衣技术制备，整个片体由内到外分别由速释片芯、溶胀层、控释层构成。其中，速释片芯中含崩解能力较强的崩解剂或者泡腾剂，溶胀层由具有膨胀性的材料构成，控释层一般由水不溶性或半渗透性高分子材料构成，可根据需要添加适宜的致孔剂。当水分渗透到片芯时，崩解剂及溶胀层产生的膨胀压力使得控释层在预定时间破裂从而立即释放足量药物。包衣膜控释型给药系统可掩盖片剂中的不良气味；提高片剂中药物的稳定性；控制药物的释放部位；控制药物的释放速度，达到缓释长效的目的；肠溶衣在肠道中溶解，减少对胃的刺激性；还可将药物包载于包衣材料中，使不宜配伍的药物分开。

（2）渗透压调节型　此类脉冲制剂采用渗透泵技术，在片芯外层包裹半渗透性包衣膜，并进行激光打孔，利用渗透压作为推动力，通过调整包衣厚度及释药孔径来控制迟滞时间及脉冲释放。当该制剂进入胃或小肠后，消化液通过外层衣膜的微孔渗入膜内，产生较强的渗透压，促使丸芯或片芯不断膨胀直至撑破外层衣膜，从而使药物快速释放[155]。

（3）定时塞脉冲胶囊型　定时塞脉冲胶囊由水不溶性囊身和水溶性的囊帽组成，药物及辅料由水凝胶塞密封于囊身内。服药后，经过胃液浸泡，囊帽在胃液中溶解，水凝胶塞开始溶蚀或膨胀，达到预先设定的时间点时便从囊身中脱出，胶囊中的药物便可释放。可以通过调节水凝胶塞自身的面积以及其在胶囊中的位置来改变水凝胶塞与胃肠液接触的表面积，以将时滞时间设计成1～12小时不等[156]。

（4）物理技术触发型　此类释药系统是采用物理学方法将药物定向传输到特定靶部位发挥作用的制剂。如利用磁性材料将药物制成磁性导向载体给药系统，使其在足够强的外磁场引导下，通过血管转运并定位于特定靶区。由于此类系统给药载体较为特殊且需要外界特定仪器的参与，目前仍然处于实验室研究阶段。

1）磁控脉冲给药　利用外加磁场不仅可以达到靶向给药的效果，也可以达到定时、定量和定位给药等目的，故磁控技术可用于脉冲释药系统的设计，但磁性材料在体内不易降解、磁控制剂使用不便且费用昂贵。

2）超声波控制脉冲给药　超声波具有方向性好、穿透力强、能量集中等特点，较强的超声（即功率超声）能量可以改变物质组织结构、状态、功能或加速这些改变过程。作为一种非创伤性的手段，超声波多用于促进药物透过皮肤、肺、肠壁和血管等物理屏障。也可以利用超声波的空穴作用以及高频振动产生的升温效应来促进聚合物的降解以及药物从给药系统中的释放，实现脉冲释药。

3）电场控制脉冲给药　离子导入等电场辅助技术常用于药物传递。电场控制脉冲给药也是利用外加电场的给药技术。

4）微波控制脉冲给药系统　利用微波辐射可促进药物的快速释放，一旦去除或减弱辐射，释药速率将减慢。如在2450 MHz微波作用下，脂质体中的药物在温度低于脂质膜的相转变温度时即可加速释放。

2. 外调式脉冲给药系统的释药机制[17]

（1）利用制剂自身体系压力触发（如脉冲胶囊、渗透压调节型、多层膜崩解型等）　药物载体被半透膜包裹，水渗入后，内部物质产生渗透压或膨胀压，利用压差释放药物。这类制剂的释药行为关键取决于包衣膜的渗透性、厚度及药物载体中渗透活性物质（崩解剂、溶胀剂、泡腾剂）的种类及用量。

1）渗透压调节型　渗透泵外调式释药系统是以渗透压及溶胀压为释药动力、以零级释放动力学为特征的一种释药系统。主要由活性药物、渗透活性物质、促渗聚合物、半透膜包衣材料（包括致孔剂、增塑剂及成膜材料）和其他填充材料组成。影响该体系药物释放速率的主要因素有药物溶解度、膜内外渗透压差、半透膜的厚度和孔径/孔隙度、助推层材料和助悬剂的性质以及包衣液中致孔剂和增塑剂的用量等。其释药行为不受胃排空、介质环境pH值和食物等因素的影响，体内外释药相关性较好及操作性强，且易于工业化生产。

2）多层膜崩解型　该释药系统是多层包衣制剂，基本结构由内到外分别为速释含药核心、溶胀层、阻滞层。当水渗入阻滞层衣膜时，药物载体中渗透活性物质（崩解剂、溶胀剂、泡腾剂）及可膨胀性材料使膜内压力剧增，致使外层衣膜破裂而触发药物立即释放。与渗透型脉冲制剂相比，该释药系统制备工艺简单，尤其适于延迟释放后不需恒速释药的药物。影响该体系时滞的主要因素有含药核心的硬度、阻滞层半透膜的渗透性和机械强度、致孔剂用量等。

3）脉冲胶囊　该系统由水不溶性囊身和水溶性囊帽组成，药物及辅料由一可溶胀型水凝胶塞封于囊身内。服用后，囊帽在胃液中溶解，水凝胶塞开始膨胀或溶蚀，并在预定时间内从囊身中脱出，胶囊中的药物迅速释放，时滞时间取决于水凝胶塞的材料、面积及在胶囊中的位置。

（2）利用制剂自身体系降解触发（如溶蚀型、有机酸诱导型、酶激发型等）　该类制剂释药机制是通过药物载体中高分子聚合物的自发水解或酶解作用，触发包埋或吸附于其中药物的释放。若药物载体中混有2种以上不同聚合物，因其降解速率不同，可形成多次脉冲释放[157]，主要类型有溶蚀型、有机酸诱导型、酶激发型等。

1）溶蚀型　该系统是将药物分散或包裹于溶蚀型聚合物中，通过外界环境变化使聚合物降解并诱导药物释放。

2）有机酸诱导型　该制剂只适用于对酸碱稳定的可溶性药物。主要由活性药物、渗透活性物质、半透膜包衣材料和其他填充材料组成。该方法借助药物与有机酸溶解后膜内渗透压的剧增及有机酸根与包衣膜中氯离子的交换作用导致的包衣膜渗透性增加来诱导药物释放。

3）酶激发型　酶降解形成的脉冲释药系统是指包裹药物的聚合物被酶降解后使药物释放出来的给药系统。药物的选择需考虑其与酶及聚合物的兼容性，不能发生成分间的相互作用。为了保持酶的活性，使其不被免疫系统识别破坏，可用聚乙醇等修饰，也可以通过交联琼脂糖凝胶大分子增加酶及生物活性物质的相对分子质量，使它们在聚合物未完全降解时能稳定地存在于药物核心中，减少时滞前的微量释放。

（3）物理化学机制触发（如pH、磁场、电场、温度等）　该类外调式脉冲给药系统依靠外界某些因素刺激如超声波、磁场、电场、温度等来进行释药。采用对这些刺激敏感的材料作为药物载体，当机体受到这些因素刺激时，载体可定时或定向释放出包裹或吸附的药物，实现药物脉冲释放的目的。目前，这类给药系统已成为国内外研究的热点。

1）磁控脉冲给药　药物分散在聚合物与磁性粒子组成的骨架中，在外加磁场的作用下，磁性粒子发生位移，导致聚合物分子链的断裂和骨架空隙率的增加，从而使药物快速释放。通过选择不同性能的骨架材料以及改变磁场强度和频率等可以调节释药速率。

2）超声波控制脉冲给药　高分子聚合物形成骨架，药物分散其中，外加的超声波导致聚合物的降解和骨架中空洞的产生，从而使药物快速释放。超声波触发的脉冲释药系统有一定的优越性，对人体无创伤、使用简便、通过改变超声波强度和频率等参数可以调节药物释放速率、能够在短时间内大量释放药物且能及时停药，但目前此给药系统仍局限于研究阶段，且费用昂贵。

3）电场脉冲给药　在电场作用下，某些聚电解质的解离状态、聚合物膜的微观结构可能发生变化而导致聚合物膜渗透性的改变，某些聚合物凝胶的通透性也会发生变化，某些聚合物甚至会发生降解。借助这些因素的变化可以实现药物的快速释放，如可以通过电流的大小来改变对电场敏感的高分子水凝胶的膨胀（退胀）程度以控制药物的释放。

（4）多重刺激响应触发[158]（如pH/温度响应、温度/磁场响应等）　疾病发生时，病变部位与正常组织的环境因素有明显差异且病灶处同时存在多种刺激信号，故单一刺激响应载药体系不能满足大部分临床的实际需求，需结合多重刺激响应信号共同使用。根据对信号的响应类型分为pH/温度响应、酶/pH响应、温度/磁场响应、光/温度响应等。通常肿瘤、炎症及缺血组织的局部温度升高、pH下降，研究者致力于研发pH敏感与温敏双重敏感型药物载体，以提高给药体系的应答式释药效率。

（二）自调式给药系统

1. 自调式给药系统的类型

（1）葡萄糖敏感型释药系统　自调式脉冲系统是利用疾病导致的体内某些化学物质的改变来调控药物释放的给药系统。目前研究的内容集中在利用体内葡萄糖浓度变化调控胰岛素给药，主要利用以下几种原理[159]：①葡萄糖进入体系后，被递药系统中复合葡萄糖氧化酶氧化为葡萄糖酸，使体系pH值降低，使pH敏感水凝胶膨胀来推动胰岛素释放；②递药体系将胰岛素与植物外源性凝集素上的糖结合部位结合，当环境中存在游离葡萄糖时，可将糖基化胰岛素竞争性释放，从而降低环境中的葡萄糖浓度，药物的释放速度依赖于外界葡萄糖的浓度；③通过传感器形成负反馈信息输入微型计算机，并由程序化控制（启或闭）体系释放胰岛素。根据环境介质中葡萄糖浓度变化，可自动调节胰岛素的释放速度，并且具有双向调节功能，使血糖维持在一定浓度范围内。

（2）环境敏感型释药系统[160]　环境敏感型释药系统可通过感知环境的细微变化如离子强度、温度、光场、电场、磁场、特定物质浓度的变化等来控制药物的释放。由于环境敏感的给药系统可有效控制药物到达靶位，所以环境敏感凝胶特别适合用作药物控制释放的载体。此类释药系统多用于肿瘤组织内的药物释放。

（3）靶分子响应型释药系统　此类制剂利用抗体和抗原的作用原理，将靶分子通过化学键连接到载药体系上，利用病灶组织细胞表面特异性受体的过度表达，实现药物靶向于病变组织或细胞的目的。

（4）分子印迹响应型释药系统　要实现药物的靶向传递，要求给药系统能够选择性识别机体组织或者细胞上的特定受体，并与这些受体结合然后释放药物。分子印迹是近年迅速发展的能在聚合物基质上制造人工识别位点的有效方法。制备分子印迹聚合物时，先将模板分子和功能单体通过共价键或者非共价键作用形成复合物，然后加入交联剂使之与“模板分子－功能单体”复合物相互聚合形成聚合物，最后用物理或者化学方法除去聚合物网络中的模板分子和多余的功能单体，这样聚合物网络中便留下了与模板分子在体积和形状上完全匹配的空穴，具备这种空穴的分子印迹聚合物能和被印迹的模板分子发生特异性结合。利用分子印迹技术所得分子印迹聚合物是具有分子识别能力的空穴，可制备成具有不同识别靶向的聚合物[161]。

2. 自调式给药系统的释药机制

（1）葡萄糖响应[162]　糖尿病是由胰岛缺失控制血糖的能力引起的，因此在使用胰岛素进行糖尿病治疗的过程中，所需胰岛素的用量必须根据血糖进行调节，需在恰当的时间递送恰当的药量。使用能够响应血糖浓度变化的自调节释放体系进行胰岛素递送是一种重要且有效的方法。自调节释放体系要求自身具备葡萄糖感应能力以及自动开－关机制。葡萄糖响应性水凝胶、微凝胶材料能够根据环境的葡萄糖浓度变化改变自身溶胀性质，具备自调节释放体系所需要的性能，因而对于制备自调节释放胰岛素递送载体非常重要[163]。

（2）氧化还原响应[164]　目前，该领域主要集中于利用二硫键对还原性分子谷胱甘肽的响应性进行微粒系统设计。谷胱甘肽（GSH）是细胞内最丰富的还原型物质，其在细胞内的浓度可达1～10 mmol/L，而细胞外的浓度只有2 μmol/L，这使得二硫键在血浆和细胞外液中可以稳定存在，而进入细胞内后会发生断裂。此外，大多数肿瘤细胞内GSH水平比正常细胞高3倍以上，为药物在肿瘤部位的特异性释放提供了优势，为抗癌药靶向胞内应答式释放提供了一种理想释药机制。

（3）靶分子响应　理想的应答式释药体系不但要求能根据病灶部位生物学微环境变化控制药物释放，而且要求靶向于病变组织或细胞。据此，将靶分子通过化学键接到载药体系上，可实现上述目的。通常所选靶分子须对目标细胞表面受体有高度选择性，且所选细胞受体应为某种疾病细胞表面特异地过表达的受体[165]。

（4）分子印迹响应　利用分子印迹技术的特异性识别功能便可以实现药物的靶向传递，在含药水凝胶周围包上一层以特定蛋白质受体为模板分子制备的印迹膜，包有印迹膜的载药系统与特定的受体结合后，通过其他刺激机制（如pH、温度等）促使药物从水凝胶中释放出来从而达到药物靶向传递的目的[166]。

三、应答式给药系统的评价方法

（一）体外评价

1. 应答式给药系统的稳定性　根据《中国药典》（2015年版）第四部药物稳定性试验指导原则，以外观、释放度及含量测定等为考察指标，对应答式给药系统进行强光、高温、高湿度的稳定性影响因素试验，并于温度40℃ ±2℃、相对湿度75% ±5%的条件下进行连续6个月的加速试验。

（1）影响因素试验　影响因素试验包括高温试验、高湿度试验和强光照射试验，其目的是探讨药物的固有稳定性、了解影响其稳定性的因素及可能的降解途径与降解产物，为制剂生产工艺、包装 、贮存条件提供科学依据。

（2）加速试验　其目的是通过加速药物的化学或物理变化，探讨药物的稳定性，为制剂设计、包装、运输、贮存提供必要的资料。供试品要求3批，在温度40℃ ±2℃、相对湿度75% ±5%的条件下放置6个月。在试验期间第1个月、2个月、3个月、6个月末分别取样一次，按稳定性重点考察项目检测。

2. 体外释放试验[167]　体外释放速率试验应能反映出受试制剂释药速率的变化特征，且能满足统计学处理的需要，释药全过程的时间不应低于给药的间隔时间，且累积释放百分率要求达到90%以上。除另有规定外，通常根据释药全过程的数据作累积释放百分率－时间的释药曲线图，制订出合理的释放度检查方法和限度。

（二）体内评价

1. 动物试验 中药药物动力学是在中医药理论的指导下借助于动力学原理，研究中药活性成分、组分、中药单味药和复方体内吸收、分布、代谢和排泄的动态变化规律，并用数学模型及药动学参数加以定量描述的一门学科。

（1）实验对象的选择 体内评价的试验对象，可以是动物或者人。当然，最可靠的体内试验对象还是人。但出于试验成本、试验研究不同阶段的要求或安全性等诸多方面的考虑，往往选用动物进行试验。

常用的动物有家兔、狗和猴等。狗是大型杂食动物，其胃肠道与人较接近，是研究迟释制剂时滞效应理想的动物。但人和狗在生理上还是有较大差异，狗胃肠道的pH值、肠道的长度和胃肠消化液的丰富程度、黏度都与人不同，不宜直接以从普通狗身上得出的结果来预测药物在人体的释放规律。

（2）药物浓度的测定及药物动力学 体内动物实验主要的研究方法为体内血药浓度法，主要用于研究有效成分明确的中药制剂。一般是以中药复方中一种或几种药理作用明确、结构已知的有效成分作为观测指标，通过化学分析方法检测动物给药后多个时间点的血清、尿液或其他组织液中指标成分的浓度，应用药动学统计软件对测得的血药浓度—时间数据进行处理，拟合药动学参数。

2. 健康志愿者试验 陈燕忠等[168]在法莫替丁脉冲控释胶囊的研究中，选择健康成年男性交叉服用自制脉冲控释胶囊剂及对照片剂，在一定的时间点取血，测定血药浓度。

脉冲给药系统是一种新型的给药系统，尚无统一的体内外评价标准。如何通过体外试验来筛选合适的药物制剂以达到较好的体内、外相关性以及在如何通过体内试验准确评价定时或定位制剂，是药学工作者正在探索解决的问题。

3. 示踪技术 具体参见本章第四节五中“（二）体内评价方法”下的“3. 示踪技术”。

（三）体内外相关性评价

《中国药典》2015年版的指导原则中缓释、控释制剂、迟释制剂体内外相关性系指体内吸收相的吸收曲线与体外释放曲线之间对应的各个时间点回归，得到直线回归的相关系数符合要求，即可认为具有相关性。

1. 体内外相关性的建立 体内外相关性计算方法有Wagner－Nelson法和Loo－Riegelman法，分别适用于单室模型药物和双室模型药物。

2. 体内外相关性检验 当体外药物释放为体内药物吸收的限速因素时，可利用线性最小二乘法回归原理，将同批试样体外释放曲线和体内吸收曲线上对应的各个时间点的释放率和吸收率回归，得直线回归方程。

四、应答式给药系统研制技术的应用

国内有研究者对中药应答式给药系统进行了探索，李素娟等[169]在中医药理论指导下制备了复方丹参脉冲控释片。复方丹参片由丹参、三七、冰片组成，具有活血化瘀、理气止痛之功效，可用于冠心病、心绞痛、心肌梗死等疾病的预防和治疗。该方药味精简，配伍严谨，疗效确切且原料来源丰富。近年来，复方丹参新剂型的研究，为临床提供了更多的选择。

（一）制备复方丹参脉冲控释片的方法

本实验制备的复方丹参脉冲控释片为包衣膜控释型外调式脉冲给药系统。该脉冲控释片包括两个部分：外层是由亲水性材料制成的具有控释效果的干包衣层，内层是含高效崩解剂和主药的片芯。脉冲控释片进入胃肠道后，并不立即释药，胃肠液逐步通过控释包衣层进入片芯，片芯中崩解剂吸水迅速膨胀，产生足够的溶胀压，外包衣层被胀破，此时将爆破式地迅速释药形成脉冲释药。

（二）复方丹参脉冲控释片的稳定性研究

取复方丹参脉冲控释片，置于900ml经脱气处理的释放介质中，转速100r/min，温度37℃±0.5℃。前2小时采用0.1mol/L盐酸作为溶出介质，而后转入pH6.8磷酸盐缓冲液中，在预定的时间间隔内取样5ml，并及时补加等体积介质。根据需要对样品液进行浓缩，用0.45μm微孔滤膜过滤，弃去初滤液，取续滤液20μl，进样测定其峰面积，以外标法计算丹参素浓度。结果表明，复方丹参脉冲控释片在体外可延迟释放约4小时，服用6小时时药物释放达90%左右。

（三）复方丹参脉冲控释片的质量控制

采用薄层色谱法对制剂中丹参素、人参皂苷

Rg1、冰片分别进行了定性鉴别，结果斑点分离效果好、阴性对照无干扰，图谱清晰。同时采用 HPLC 法对丹参素、人参皂苷 Rg1 进行了含量测定。采用 GC 法对冰片进行了含量测定，通过方法学研究表明以上所用定量方法准确、简便、可靠，可用于制剂中相应成分的含量测定。

（四）复方丹参脉冲控释片的体内药效学研究

家兔 12 只，雌雄兼用，平均体重 2.5kg ± 0.2kg，健康状况良好，试验前适应性喂养 10 天，用药前禁食 12 小时，不禁水。随机分成两组，分别口服复方丹参脉冲控释片（受试制剂）和复方丹参提取物水溶液（参比制剂），剂量均为 0.225g/kg（以丹参提取物重量计）。自兔耳缘静脉取血，给药前抽取空白血，给药后按规定时间取血，血样分别置于涂有肝素的离心管中，以 3000r/min 离心 10 分钟，取上层血浆，于 -20℃保存备用。进样测定，计算丹参素的血药浓度。

五、中药应答式给药系统的发展趋势

（一）中药应答式给药系统的研究方向

中药成分复杂，剂量较大，故中药应答式释药体系研究有一定困难。目前在中药领域尚未有应答式释药系统相关制剂上市，相关研究报道也较少。在后续的研究中，可根据人体的生物节律变化特点，按照生理和治疗的需要制备适宜、先进的中药应答式给药系统。

（二）中药应答式给药系统的应用前景

应答式给药系统因其独特的精密、准确、易于控制等优点，受到越来越多研究者的关注。将应答式给药系统应用于中药的研究开发，可提高中药作用的选择性，改善药效，具有良好的应用前景。但是这需要药学工作者对中药材成分有更深入的研究，也需要研究者开发适合于制备中药应答式给药系统新型辅料。

（三）中药应答式给药系统的应用

由于中药制剂多以中药有效部位或复方混合提取物为原料入药，来源药物从化学组成上是多个成分，与成分单一、明确的化药原料形成本质区别，导致中药应答式释药系统的研究并不能完全参照化药应答式释药系统。因此，只有深入研究中药组分，明确混合物中各组分的释药性能特征，揭示各组分中分子间的相互影响，才能为创新中药应答式释药系统研究思路和方法提供科学依据，推动中药应答式释药系统实现突破性发展。同时，有必要开展中药组分与应答式释药系统的关键工艺和技术、辅料匹配性研究。随着时辰药理学、时辰治疗学等相关学科的发展，以及新型辅料和制药技术的不断引入，中药脉冲给药系统的研究和开发将取得新的进展。

（王新春，王亚华）

参考文献

［1］罗开沛，李小芳，罗佳，等．纳米混悬技术在中药制剂中的应用及发展趋势．中草药，47（6）：865－871.

［2］Sanjida Afrin，Ishrat Jahan，A. H. M. Nazmul Hasan et al. Novel Approaches of Herbal Drug Delivery. Journal of Pharmaceutical Research International，2018，21（5）：1－11.

［3］张洪兵，张铁军，李亚卓，等．中药新型给药系统局部药动学研究概况．中草药，2015，46（21）：3258－3263.

［4］Ajazuddin，Saraf S. Applications of novel drug delivery system for herbal formulations. Fitoterapia，2010，81（7）：680－689.

［5］樊平．DDS 高调逆袭．医药经济报，2014，003：1－3.

［6］阮世良．中药现代给药系统研究进展．中兽医医药杂志，2013，1：23－25.

［7］魏元锋，林晓，张宁，等．中药口服缓控释给药系统质量评价体系的构建．药学学报，2010，45（4）：430－435.

［8］刘圣洋，李群．药物制剂新技术在中药制剂现代化中的应用研究．临床医药文献电子杂志，2017，4（78）：15443－15444.

［9］孙中英，王小宁．药物制剂新技术在中药制剂现代化中的应用．化工设计通讯，2017，43（09）：183.

［10］赵春宝，李志雄，江蔚新．中药缓控释给药系统研究进展．亚太传统医药，2014，10（18）：33－35.

［11］陈燕颜．浅谈中药制剂创新研究的发展状况．中国卫生产业，2011，8（12）：167－168.

［12］李瑞峰，谷福顺，郑昆仑，等．促进中药透

皮吸收方法研究进展．辽宁中医药大学学报，2012，14（12）：215－216.

［13］刘丽芳，张阳德．中药纳米乳研究进展．中医药导报，2010，16（8）：112－114.

［14］郑占伟，蔡喜田，邓佩佩．透皮吸收制剂的研究进展．河北化工，2012，35（8）：17－18.

［15］李春霞，周元丽，孟凡胜．靶向制剂研究进展．齐鲁药事，2012，31（7）：423－425.

［16］王鹏，王广明，易佳，等．应答式释药系统类型及其特点的研究进展．山东医药，2015，55（29）：96－98.

［17］王芳，郑琴，伍振峰，等．应答式释药系统构建方法的研究进展．中国中药杂志，2013，38（22）：3801.

［18］杨明，伍振，林环玉，等．中药复方制剂工艺研究问题、模式与策略．中草药，2018，49（12）：2735－2741.

［19］赵永恒，周毅生，王嵩，等．龙须藤分散片的处方优化及质量控制．中国实验方剂学杂志，2014，20（01）：35－39.

［20］俞迪佳，刘扬，朱缨．蛇床子素固体分散体分散片的处方优化及其体内外质量评价．中国实验方剂学杂志，2016，22（13）：11－14.

［21］薛菲．杜香油β－环糊精包合物及其分散片的研制．延吉：延边大学，2010.

［22］张定堃，韩丽，秦春凤，等．微粉硅胶用于白芷提取物粉体改性及其促进元胡止痛分散片崩解的原理研究．中草药，2012，43（12）：2372－2376.

［23］景永帅，吴兰芳，戎欣玉，等．山楂多糖分散片的制备及质量控制．河北工业科技，2016，33（01）：35－39.

［24］李瑞明，容颖慈，邓桂兴．感冒灵分散片的研制．广东药学，2003，（02）：4－6.

［25］赵敏．刺五加分散片的研制．长春：吉林大学，2015.

［26］Chen L J，Liu Y，Liu Y. Enhanced bioavailability of total paeony glycoside by self－microemulsifying drug delivery system. Yao Xue Xue Bao，2012，47（12）：1678－1686.

［27］Lawrance M J. Microemulsion－based medias novel drug delivery systems. Adv Drug Deliv Rev，2000，45（1）：89－121.

［28］Cotton S S. Pharmaceutical microemulsion preconcentrates contain－ning cyclosporings and macrocides. Switzerland：wo 9613273，1996－05－09.

［29］沈海蓉，李中东，钟明康．自微乳释药系统及其制剂的研究进展．中国新药与临床杂志，2005，（05）：409－412.

［30］刘晨，任宗芬，李建理，等．复方薄荷脑微乳原位凝胶剂的评价．中成药，2015，37（12）：2632－2636.

［31］苏菊，吴朝花，姜丰，等．丹皮酚自微乳经皮给药系统的处方优选及药剂学性质评价．中国实验方剂学杂志，2017，23（17）：11－16

［32］龙斯思，李龙威，罗堃，等．口腔崩解片的应用及研究进展．亚太传统医药，2016，12（14）：92－95.

［33］王晓玲，钟武．新型口腔崩解用冻干片剂的研究进展．国际药学研究杂志，2016，43（4）：632－638.

［34］佚名．美国批准首款3D打印药物上市．中国医学创新，2015，12（25）：6.

［35］陈丽．口腔崩解片的技术发展与质量评价及临床应用．上海医药，2018，39（03）：73－76.

［36］邓珊珊．参附口腔崩解片的制备及质量研究．广州：广州中医药大学，2015.

［37］田秀峰，边宝林．中药泡腾片及工艺研究进展．中国中药杂志，2004，（07）：18－21.

［38］黄晓文．头孢氨苄口服泡腾制剂的研究．广东药学，1998，12（3）：22.

［39］温文清．中药泡腾片的工艺研究．中成药，1992，5：6.

［40］章丽华．口服泡腾片剂及其处方设计．国外医药·合成药，生化药，制剂分册，1991，2：105.

［41］庄越，曹宝成，萧瑞祥．实用药物制剂技术．北京：人民卫生出版社，1999：114－117.

［42］USP. Disintegrating tablet and process for its preparation. 4832956，1989.

［43］USP. Effervescent systems with simplified packaging requirements. 5912012，1999.

［44］USP. Effervescent composition and its production. 5824339，1998.

［45］USP. Sustained－release formulations. 5055306，1991.

［46］毛文英，刘耀茹，孙胜杰，等．山楂提取物泡腾片制备工艺优化．时珍国医国药，2018，29（04）：868－870.

［47］国家药典委员会．中华人民共和国药典（一部）．北京：中国医药科技出版社，2015.

［48］黄兴，寇冠军，王保和．复方丹参滴丸的临床

研究进展. 时珍国医国药, 2016, 27 (05): 1187-1190.

[49] 孟戎茜, 刘晓燕, 付玉佳. 穿心莲内酯缓释滴丸的制备及其体外释放度. 中成药, 2014, 36 (4): 742-748.

[50] 苏楠, 潘紫娟. 丹参酮固体分散体滴丸的工艺方法研究. 临床医学研究与实践, 2016, 1 (25): 7-8.

[51] 顾泉琳, 张会宁, 贝伟剑. 乌参醒脑滴丸制备工艺研究. 广东药学院学报, 2014, 30 (2): 132-135.

[52] 郝贵周, 单振武, 邓文雷. 酒石酸托特罗定滴丸的研究. 药学研究, 2005, 24 (7): 432-433.

[53] 宗凌丽. 豆腐果苷滴丸的制备及其药代动力学研究. 昆明: 云南中医学院, 2012.

[54] 王艳艳, 王团结, 彭敏, 等. 中药滴丸剂的制备及其设备研究进展. 机电信息, 2014, (29): 1-7.

[55] 李美艳. 丹茵滴丸的制备工艺及质量标准研究. 济南: 山东中医药大学, 2016.

[56] 陈芳, 夏怡然, 侯惠民. 口腔膜剂的研发及应用. 中国医药工业杂志, 2012, 43 (6): 484-489.

[57] 常道潇, 冯军, 朱溶月, 等. 载叶黄素白蛋白纳米粒口腔速溶膜的制备及评价. 食品科技, 2018, 43 (01): 93-98.

[58] 陈伶俐, 罗燕娜, 朱翠霞, 等. 口服渗透泵缓控释给药系统的研究概况. 中国民族民间医药, 2017, 26 (14): 61-65.

[59] 孙京芳, 吉美芳, 徐正行, 等. 姜黄素-汉防己碱共递送抗病毒复方脂质体的构建. 药学研究, 2016, 35 (03): 157-160.

[60] Chen D, Sun J, Sun K, et al. In vivo evaluation of novel ketal-based oligosaccharides of hyaluronan micelles as multifunctional CD44 receptor-targeting and tumor pH-responsive carriers. Artificial cells, nanomedicine, and biotechnology, 2016, 44 (3): 898-902.

[61] Chen D, Dong X, Qi M, et al. Dual pH/redox responsive and CD44 receptor targeting hybrid nano-chrysalis based on new oligosaccharides of hyaluronan conjugates. Carbohydrate Polymers, 2017, 157: 1272-1280.

[62] 周昌妮, 冯青云, 徐如冰. 星点设计-效应面法优化复方葛黄微孔渗透泵片的处方组成. 中国实验方剂学杂志, 2016, 22 (10): 25-29.

[63] 郭剑, 茹克林, 王琦浓, 等. 高分子材料在控释制剂中的应用. 广东化工, 2016, 43 (19): 88-89.

[64] 冀慧雁, 宋文静, 王宁. 口服渗透泵控释制剂的研究进展. 山西医药杂志, 2018, 47 (15): 1774-1776.

[65] 包星海, 栾立标. 对药物缓控释制剂的研究进展. 当代医丛, 2017, 15 (23): 36.

[66] 张德荣. 缓、控释制剂的分析. 临床合理用药, 2016, 9 (11): 146.

[67] 刘柳毅, 黄德恩, 李庆国. 灯盏花素固体分散体缓释片的制备及其体外释药特性考察. 中国药房, 2016, 27 (04): 531-533.

[68] 汤涛, 袁其红, 董伟, 等. 星点设计-效应面优化欧前胡素脂质微球的处方工艺研究及质量评价. 中药草, 2018, 49 (01): 109-114.

[69] 杨如意, 孙英华. 溶剂分散法制备咪达那新片. 中国药剂学杂志（网络版）, 2017, 15 (04): 85-91.

[70] 李彩艳, 李新亮. 酮洛芬薄膜包衣脉冲控释片的制备. 山西医科大学学报, 2016, 47 (2): 132-138.

[71] 高建华. 溴吡斯的明缓释微丸的制备及药动学评价. 成都: 成都医学院, 2016.

[72] 郝晔, 王祺玥, 董泽民, 等. 精制的聚丙烯酸树脂Ⅳ号用于盐酸小檗碱掩味微丸的制备及评价. 中国现代应用药学, 2018, 35 (02): 159-163.

[73] 宋舒暖, 李妍, 关驰, 等. pH依赖型新雪缓释微丸的制备与体外释放度研究. 时珍国医国药, 2010, 21 (01): 257-258.

[74] 张鹏威, 王宁, 苏文琴. 离心造粒法制备裸花紫珠微丸的工艺研究. 海南医学, 2016, 27 (16): 2581-2583.

[75] 罗开沛, 李小芳, 杨露, 等. 流化床法制备水飞蓟素纳米结晶微丸. 中成药, 2016, 38 (5): 1024-1029.

[76] 上海卡乐康包衣技术有限公司. 致孔剂对乙基纤维素包衣微丸药物释放的影响. 中国医药工业杂志, 2017, 48 (01): 139-141.

[77] 吴先闯, 郝海军, 宋晓勇, 等. 白藜芦醇固体脂质纳米粒缓释凝胶骨架片的研制. 中草药, 2016, 47 (8): 1303-1308.

[78] 黄瑜, 付聪, 薛冰, 等. 延胡索乙素单层渗透泵片的制备及体外评价. 海南大学学报: 自然科学版, 2017, 35 (04): 337-344.

[79] 朱双双, 胡容峰, 孙超杰. 增塑剂及肠溶致孔剂对醋酸纤维素游离膜性能的影响. 安徽医药, 2016, 20 (10): 1836-1841.

[80] 吴超, 赵宗哲, 鲁明明, 等. 人参皂苷 Rg3

固体分散体渗透泵片的研制及体外释放度考察．中草药，2014，45（11）：1561－1565.

[81] Zhu MX，Ying － Qiu TU，Liu H，et al. Evaluation methodology on sustained and controlled release preparation. China Journal of Traditi － onal Chinese Medicine & Pharmacy，2014，29（02）：537－541.

[82] He－Jie LI，Liu Z，Deng XR，et al. Preparation and in Vitro，Anti － LaryngealCancer Evaluation of Protopanaxadiol－Loaded Hollow Gold Nan－oparticles. Chinese Journal of Analytical Chemistry，2018，46（5）：716－722.

[83] Saranya TS，Rajan VK，Biswas R，et al. Synthesis，character－risation andbiomedical applications of curcumin conjugated chitosan mic－rospheres. International Journal of Biological Macromolecules，2017，110.

[84] 刘伟星，李宁，高崇凯．葛根素自微乳化渗透泵控释胶囊的制备．中草药，2013，44（12）：1568－1573.

[85] 苟美玲，李玲，孙鹏，等．白芷总香豆素缓释片的制备及体外释放度的研究．时珍国医国药，2013，24（1）：135－136.

[86] 余雅婷，朱卫丰，陈丽华，等．雷公藤甲素微乳凝胶的制备及体外透皮性能考察．中国医院药学杂志，2016，36（13）：1087－1091.

[87] Pataramon V，Tawatchai C，Pawana P，et al. Normal Solid Gastric Emptying Values Measured by Scintigraphy Using Asian － style Meal：A Multicenter Study in Healthy Volunteers. Journal of Neurogastroen－terology and Motility，2014，20（3）：371－378.

[88] Tarcha，Peter J. Polymers for Controlled Drug Delivery. CRC Press，1990.

[89] 杨季，毕茹，王征．肠溶包衣材料的发展及其应用．中国药学杂志，2006，41（12）：885－889.

[90] Cole G，Hogan J，Aulton M. 片剂包衣的工艺和原理．北京：中国医药科技出版社，2001.

[91] Jitareerat P，Sripong K，Puangnim S，et al. Effects of shellac and modified coconut oil on the quality of gamma irradiated rambutan fruit. Acta Horticulturae，2018（1210）：139－144.

[92] 张祥，孙亚楠，丁启，等．羧甲基玉米朊阿司匹林肠溶微丸的制备及体外释放度考察．中国药房，2014，25（41）：3895－3897.

[93] Sakuma S，Lu ZR，Kopeckova P，et al. Biorecognizable HPMA copolymer－drug conjugates for colon－specific delivery of 9－aminocamptothecin. Journal of Controlled Release，2001，75（3）：365－379.

[94] 杨昕，李桂龙，倪绍忠．一种结肠靶向给药胶囊的研究．吉林化工学院学报，2003，20（2）：21－23.

[95] Ei J F，Nobuteru M，Katsuji U，et al. Preparation of enteric coated timed－release press－coated tablets and evaluation of their function by in vitro and in vivo tests for colon targeting. Int J Pharm，2000，204（1－2）：7－15.

[96] Friend D R. New oral delivery systems for treatment of inflammatory bowel disease. Adv Drug Deliver Rev，2005，57（2）：247－265.

[97] Yang L，Watanabe S，Li J，et al. Effect of colonic lactulose availabilityon the timing of drug release onset in vivo from a unique colon－specific delivery system（CODESTM）. Pharm Res，2003，20（3）：429－434.

[98] Uekama K，Minami K，Hirayama F. 6（A）－O－［（4－biphenylyl）acetyl］－alpha－，－beta－，and －gamma－cyclodextrins and 6（A）－deoxy－6（A）－［［（4－biphenylyl）acetyl］amino］－alpha－，－beta－，and －gamma－cyclodextrins：Potential prodrugs for colon－specific delivery. Journal of Medicinal Chemistry，1997，40（17）：2755－2761.

[99] 莫良侃，杜青，廖娟．茶碱盖塞控制型脉冲胶囊的制备及影响因素考察．中国医药工业杂志，2005，36（10）：613－616.

[100] Jimoh A G，Wise D L，Gresser J D，et al. Pulsed FSH release from an implantable capsule system. Journal of Controlled Release，1995，34（2）：87－95.

[101] Gazzanig A，Sangalli ME，Giordano F. Oral chronotopic drug delivery systems：achievement of time and/or sit specifity. Eur J Phar Biopharm，1994，40（4）：246.

[102] Pozzi F，Furlani P，Gazzaniga A，et al. The time clock system：a new oral dosage form for fast and complete release of drug after a predeter－mination lag time. J Control Release，1994，31（1）：99.

[103] 孙殿甲，王长虹，寇耀红．盐酸去氢骆驼蓬碱脉冲式释药胶囊的研制．新疆医科大学学报，2003，26（2）：103－105.

[104] Ramteke K. H，Dighe P. A，harat A. R，et al. Mathematical Models of Drug Dissolution：A

Review. Sch. Acad. J. Pharm, 2014, 3 (5): 388 – 396.

[105] 闫惠俊，龙致贤，王玉蓉，等. 肠安康微丸结肠靶向验证实验. 中成药，2003，25 (7): 523 – 526.

[106] 戚秋鹏，王中彦，莫凤奎. pH 依赖型万氏牛黄清心缓释胶囊的制备与体外释放. 中国医药工业杂志，2004，35 (4): 219 – 221.

[107] 张瑜，侯世祥，卢懿. 结肠定位魔芋胶 – 羟丙基甲基纤维素包衣片的制备及体外释药研究. 中国中药杂志，2006，31 (8): 642 – 645.

[108] 张瑜，侯世祥，陈钢. 魔芋胶为载体的结肠定位给药系统体外释放介质研究. 中国药学杂志，2006，41 (8): 604 – 607.

[109] 毕岳琦，侯世祥，毛声俊，等. 一种茶碱时辰给药系统释药机制研究. 中国药学杂志，2007 (18): 1389 – 1393.

[110] Li Y, Hou S, Bi Y, et al. Novel Two – Step Release System for the TraditionaI Chinese Medicine Compound Danshen. YAKUGAKU ZASSHI. 2007, 127 (9): 1473 – 1484.

[111] Aderson B D, Rarcar P V. Solute structure – permeability relation – nships in human stratum corneum. J Invest Dermatol, 1989, 93 (2): 280.

[112] Tsakovska I, Pajeva I, Sharrif M, et al. Quantitative structure – skin permeability relationships. Toxicology, 2017, 387: 27.

[113] Williams F M, Rothe H, Barrettg G, et al. Assessing the safety of cosmetic chemicals: Consideration of a flux decision tree to predict dermally delivered systemic dose for comparison with oral TTC (Threshold of Toxicological Concern). Regul Toxicol Pharmacol, 2016, 76: 174.

[114] Zhang Q, Grice J E, Li P, et al. Skin solubility determines maximum transepidermal flux for similar size molecules. Pharm Res, 2009, 26 (8): 1974.

[115] 单玲玲，靳光乾，王平，等. 中药透皮吸收促进剂研究. 辽宁中医药大学学报，2013，15 (05): 112.

[116] Ma G, Wu C. Microneedle, bio – microneedle and bio – inspired microneedle: A review. J Control Release, 2017, 251: 11.

[117] Yu J, Zhang Y, Ye Y, et al. Microneedle – array patches loaded with hypoxia – sensitive vesicles provide fast glucose – responsive insulin delivery. Proc Natl Acad Sci U S A, 2015, 112 (27): 8260.

[118] Ye Y, Wang J, Hu Q, et al. Synergistic Transcutaneous Immunothe – rapy Enhances Antitumor Immune Responses through Delivery of Checkpoint Inhibitors. ACS Nano, 2016, 10 (9): 8956.

[119] Ye Y Q, Wang C, Zhang X D, et al. A melanin – mediated cancer immunotherapy patch. Sci Immunol, 2017, 2 (17): 5692.

[120] Zhang Y, Yu J, Wang J, et al. Thrombin – Responsive Transcutaneous Patch for Auto – Anticoagulant Regulation. Adv Mater, 2017, 29 (4): 1604.

[121] Ashtikar M, Nagarsekar K, Fahr A. Transdermal delivery from liposomal formulations – Evolution of the technology over the last three decades. J Control Release, 2016, 242: 126.

[122] Li N, Peng L H, Chen X, et al. Antigen – loaded nanocarriers enhance the migration of stimulated Langerhans cells to draining lymph nodes and induce effective transcutaneous immunization. Nanomedicine, 2014, 10 (1): 215.

[123] 杨雅丽，童想柳，边琼，等. 3D 打印技术在透皮领域的研究进展. 中国医药工业杂志，2018，49 (11): 1492.

[124] Lu Y, Mantha S N, Crowder D C, et al. Microstereolithography and characterization of poly (propylene fumarate) – based drug – loaded microneedle arrays. Biofabrication, 2015, 7 (4): 045001.

[125] Li N, Peng L H, Chen X, et al. Transcutaneous vaccines: novel advances in technology and delivery for overcoming the barriers. Vaccine, 2011, 29 (37): 6179.

[126] Niu J, Chu Y, Huang Y F, et al. Transdermal Gene Delivery by Functional Peptide – Conjugated Cationic Gold Nanoparticle Reverses the Progression and Metastasis of Cutaneous Melanoma. ACS Appl Mater Interfaces, 2017, 9 (11): 9388.

[127] 王敏，董雪荣，李静，等. 不同促渗剂对蒿甲醚软膏体外透皮吸收的影响. 世界中医药，2017，12 (11): 2795.

[128] 邱玉琴，李春，张锁慧，等. 蒿甲醚可溶解微针透皮贴片的制备和评价. 今日药学，2016，26 (08): 532.

[129] 何良飞，陶玲，管咏梅，等. 雷公藤甲素阿魏酸醇质体的制备与评价. 中草药，2018，49 (12): 2817.

［130］张俞，张常然．肾脏靶向治疗研究进展．临床和实验医学杂志，2010，9（24）：1901－1903.

［131］Yuan Z，Zhang Z，Zhu D，et al. Specific Renal Uptake of Randomly 50% N－Acetylated Low Molecular Weight Chitosan. Mol Pharm，2009，6（1）：305－314.

［132］陈琴华，熊琳，余飞．骨靶向性药物的研究进展．中国药业，2014，23（2）：19－21.

［133］陈彤．抗癌复方硫酸长春新碱脂质体给药系统研究．成都：四川大学，2005.

［134］陈彤，侯世祥，王永炎，等．复方硫酸长春新碱脂质体对乳腺癌荷瘤裸鼠的疗效与毒性．生物医学工程学杂志，2009，26（1）：127－129.

［135］成伟业．新藤黄酸/玉米醇溶蛋白纳米给药系统的制备及初步药动学研究．合肥：安徽中医药大学，2018.

［136］王娟．基于壳聚糖三氧化二砷肝靶向载体的研究．扬州：扬州大学，2016.

［137］侯杰．羧甲基壳聚糖/PLGA纳米粒提高Celastrol抗炎效应及其机制研究．南京：南京师范大学，2015.

［138］丁洁琼，胡利军，罗斌华．雷公藤甲素聚乳酸纳米粒的制备．临床医药文献电子杂志，2018，5（96）：173－175.

［139］王昶光．小麦醇溶蛋白载体材料及其肝靶向给药系统的研究．成都：四川大学，2007.

［140］俞发，张永昕．姜黄素脂肪乳剂的制备工艺研究．中药材，2015，38（04）：838－840.

［141］郭丹丹，侯世祥，毛声俊，等．α－细辛脑乳液型与溶液型注射剂的体内药动学和分布比较．中国中药杂志，2008，33（1）：46－50.

［142］史亚军．黄芩有效部位鼻用脑靶向制剂研究．成都：成都中医药大学，2012.

［143］赵荣丽，侯世祥．川芎嗪静脉注射脂肪乳的研究．成都：四川大学，2008.

［144］赵荣丽，侯世祥，毛声俊，等．川芎嗪脂肪乳在小鼠体内分布的研究．长沙：中南药学，2008，6（3）：264－267.

［145］张敬．丹皮酚纳米乳在肠上皮细胞模型中的吸收机制研究．合肥：安徽中医药大学，2018.

［146］杨少林，张晓翠，向大雄．脑得生口服微乳制剂与片剂在大鼠体内药动学比较．中国医院药学杂志，2016，36（09）72：7－731.

［147］张菁楠．交泰丸有效部位自乳化释药体系的建立及抗抑郁作用研究．佳木斯大学，2018.

［148］王高森．丹参酮ⅡA微乳的研制及其质量评价．成都：四川大学，2007.

［149］王高森，侯世祥，毛声俊，等．丹参酮ⅡA微乳的制备与质量评价．华西药学杂志，2007，22（3）：279－282.

［150］刘艳娜，王之．中药作为血管介入栓塞剂的研究现状．中国中西医结合影像学杂志，2014，12（05）：536－539.

［151］吕懿平，尹蓉莉，李东芬，等．口服脉冲式给药系统的研究概况．中药与临床，2012，3（01）：60－63.

［152］王雄飞，王洁敏，孙奥琪，等．脉冲给药系统的释药机制及其剂型在药剂学的研究进展．中国新药杂志，2016，25（06）：664－667.

［153］Yin R，Wang K，Du S，et al. Design of genipin－crosslinked microgels from concanavalin A and glucosyloxyethyl acrylated chitosan for glucose－responsive insulin delivery. Carbohydrate Polymers，2014，103：369－376.

［154］王鹏，王广明，易佳，等．应答式释药系统类型及其特点的研究进展．山东医药，2015，（29）：96－98.

［155］杨华生，谢富贵，杨乐文，等．罗布麻定时脉冲片的制备及体外释药特性研究．中国中药杂志，2011，36（11）：1427－1430.

［156］Sharma P，Pathak K. Inulin－Based Tablet in Capsule Device for Variable Multipulse Delivery of Aceclofenac：Optimization and In Vivo Roentgenography. AAPS PharmSciTech，2013，14（2）：736－747.

［157］周闺臣，邹豪，钟延强．三种自身触发的脉冲给药系统．第二军医大学学报，2010，31（7）：782－786.

［158］Almeida J F，Ferreira P，Lopes A，et al. Photocrosslinkable biodegradable responsive hydrogels as drug delivery systems. Intern－ational Journal of Biological Macromolecules，2011，49（5）：948－954.

［159］Dev A，Binulal N S，Anitha A，et al. Preparation of poly（lactic acid）/chitosan nanoparticles for anti－HIV drug delivery applications. Carbohydrate Polymers，2010，80（3）：833－838.

［160］杨晨，祁小乐，吴正红．脉冲给药系统研究进展．中国医药工业杂志，2018，49（02）：142－148.

［161］邢占芬，成洪达，任粹菊，等．尼群地平

分子印迹聚合微粒的制备及释药研究. 功能材料, 2018, 49 (11): 11085 - 11088.

[162] 殷瑞雪. 基于刀豆蛋白—糖亲和力的葡萄糖响应性胰岛素递送载体. 北京: 北京化工大学, 2013.

[163] 张晶鑫. 基于GGBP蛋白绑定的表面等离子共振葡萄糖检测技术研究. 天津: 天津大学, 2010.

[164] 侯仲, 王秀丹, 赵勤富, 等. 还原响应型介孔二氧化硅 - 巯基嘌呤共价载药系统的构建与初步评价. 沈阳药科大学学报, 2017, (9): 737 - 743.

[165] Jerjian T V, Glode A E, Thompson L A, et al. Antibody - Drug Conjugates: A Clinical Pharmacy Perspective on an Emerging Cancer Therapy. Pharmacotherapy: The Journal of Human Pharmacology and Drug Therapy, 2016, 36 (1): 99 - 116.

[166] Sheykhaghaei G, Sadr M H, Khanahmadzadeh S. Synthesis and characterization of core - shell magnetic molecularly imprinted polymer nanoparticles for selective extraction of tizanidine in human plasma. Bulletin of Materials Science, 2016, 39 (3): 647 - 653.

[167] Zhang Z, Qi X, Li X, et al. A novel pulsatile drug delivery system based on the physiochemical reaction between acrylic copolymer and organic acid: In vitro, and in vivo, evaluation. International Journal of Pharmaceutics, 2014, 462 (1 - 2): 66 - 73.

[168] 陈燕忠, 岗艳云, 金志忠, 等. 法莫替丁脉冲控释胶囊剂的研究. 中国药科大学学报, 1997 (3): 150 - 154.

[169] 李素娟. 复方丹参脉冲控释片的制备工艺及体内外释药特性的研究. 武汉: 湖北中医学院, 2009.

第九章

现代中药制剂的稳定性研究与评价

中药制剂的稳定性是指中药制剂的化学、物理及生物学特性发生变化的程度。通过稳定性试验，考察中药制剂在生产过程及获得成品后，受不同环境条件（如温度、湿度、光线等）影响随时间变化的规律，以了解和预测其稳定趋势，为制剂的生产、包装、贮存、运输条件的确定和有效期的建立提供科学依据。稳定性研究贯穿于制剂研究与开发的全过程，是评价制剂质量的重要内容，在药品的研究、开发和注册管理中占有重要地位。

本章将在介绍中药制剂稳定性研究内容和研究方法等基础上，结合近年来的研究进展，重点阐述中药制剂稳定性研究的设计思路、研究方法和工作难点，为现代中药制剂稳定性的研究提供参考和借鉴。

第一节　概　　述

一、中药制剂稳定性的研究范畴

根据《中药、天然药物稳定性研究技术指导原则》，中药、天然药物的稳定性是指中药、天然药物（原料或制剂）的化学、物理及生物学特性发生变化的程度。美国药典定义稳定性为：在一定限度内，某一产品在整个贮藏及使用期间，保持生产时具有的性质和特征，可分为五种类型（表9－1）[1]。

表9－1　稳定性的分类及要求

稳定性种类	对制剂的要求
化学稳定性	制剂中全部主药，在所示规格范围内，其化学特性不变、效价不变
物理稳定性	外观、味、均匀性、溶解、混悬、乳化等均无物理性质的变化
微生物稳定性	保持无菌或微生物检查不超标
治疗稳定性	疗效无变化
毒性稳定性	毒性不增大

中药制剂在生产、运输、贮存乃至使用过程中，会受各种因素的影响发生分解变质，导致疗效降低或毒副作用的增加。研究中药制剂稳定性，考察影响稳定性的因素及增加稳定性的各种措施、预测制剂的有效期，对保证中药制剂质量、减少经济损失至关重要。

中药制剂的稳定性通常包括化学稳定性、物理稳定性和微生物稳定性，而治疗稳定性与毒理稳定性是化学稳定性、物理稳定性和微生物稳定性在药理效应和临床疗效上的综合体现，因此，在实际工作中，往往从这三个方面来评价中药制剂的稳定性。

化学稳定性变化是指由于水解、氧化等化学降解反应，使药物的含量（或效价）降低、色泽产生变化等，其不仅会导致临床疗效的降低和毒副作用增加，甚至会使药品失效，危害较大。物理学稳定性变化主要是指制剂的物理性状发生变化，如混悬液中药物粒子的粗化、沉淀和结块，乳剂的分层和破裂，片剂崩解度、溶出度的改变等。生物学稳定性变化一般是指制剂由于受微生物的污染，而导致腐败、变质等。上述各种变化既可能单独发生，也可能同时发生，一种变化还可能成为另一种变化的诱因。

二、中药制剂稳定性研究目的和意义

中药制剂不稳定不仅会导致药效成分的分解、变质而致药效降低，甚至会产生或增加毒副作用，危及患者的健康和生命安全，因此中药制剂的稳定对于保障其临床应用的有效和安全非常重要。各国药典、新药审评办法及 GMP 等对药品的稳定性方面都有具体要求和详细规定，如：美国、欧洲等国家和地区以及 ICH 等国际组织颁布了一系列药品稳定性研究指导性文件，并动态更新；2000 年版、2005 年版、2015 年版《中国药典》均收载了稳定性研究指导原则；国家食品药品监督管理局也于 2006 年 12 月颁布了《中药、天然药物稳定性研究技术指导原则》。

药物制剂稳定性研究就是要揭示稳定性变化的实质，探讨其影响因素，并采取相应的措施避免或延缓制剂的变化，同时研究确定药品的有效期。相对于化学药物制剂而言，中药制剂稳定性的影响因素更复杂，研究难度更大，其研究的目的与意义主要表现在以下方面：

（一）为中药提取工艺、制剂处方设计、制剂工艺、包装贮存提供依据

稳定性在处方研究、制剂工艺确定过程中的作用非常重要。处方设计时应根据药物的结构特点、理化性质、治疗要求，收集和分析药物稳定性资料，了解药物与辅料间的配伍稳定性，并在此基础上进行处方与工艺的筛选。对筛选所得产品进行初步稳定性考察可以进一步优化产品处方及制备工艺，并确定其包装和储运条件。

（二）探索影响中药制剂稳定性的因素，揭示其变化机制及规律，为提高质量奠定理论基础

稳定性研究与产品质量密切相关。中药制剂成分复杂，在众多因素影响下，药效成分的相互作用及其变化规律难以明了，因此，必须经过系统的研究揭示其变化机制，为中药制剂质量的提高提供科学依据。

（三）建立或确定中药制剂有效期（使用期）

稳定性研究是核定药物制剂使用期限的主要依据。制剂的有效期（使用期）是保证临床用药安全和有效的重要指标，准确预测药物制剂的稳定性是保证药品使用说明书中药品使用期限（或有效期）标识客观、准确的重要依据。

（四）药品注册申报的必备资料

稳定性研究是药品质量可控性评价的主要内容之一，在药品的研究与开发、注册管理中，无论创新药物还是仿制药物，都必须提供稳定性的研究资料。

（冯年平，张永太）

第二节　现代中药制剂稳定性研究的内容

根据制剂不稳定的原因、表现和变化的实质，中药制剂稳定性的研究内容可分为化学、物理和生物学稳定性三方面，其中化学稳定性对中药制剂质量的影响尤为重要。

一、化学稳定性

化学稳定性变化是指中药制剂中的化学成分由于水解、氧化、异构化、聚合、脱羧等化学反应，使药物制剂的质量发生改变，如：含量（或效价）降低、毒副作用增强、外观性状或色泽产生变化等。

（一）不稳定性的表现与原因

1. 不稳定性的表现　水解和氧化是药物最常见的两种降解途径，异构化、聚合、脱羧等其他降解反应在某些药物成分中也时有发生。有时一种药物成分还可能同时产生两种或两种以上的降解反应，如穿心莲内酯，不仅其酯键结构可发生水解，而且其二萜双环还可能发生双键移位、脱水和异构化等反应。

（1）水解　水解是药物降解的主要途径之一，含有易于水解的化学结构的药物，如：酯类（包括内酯）、酰胺类（包括内酰胺）、苷类等成分在水溶液中易发生水解。药物的水解既可能是受 H^+ 催化的专属酸催化水解，也可能是受 OH^- 催化的专属碱催化水解，或受广义酸碱催化的水解反应，如：含有酯键药物，在 H^+ 或 OH^- 或广义酸碱的催化下，均可发生水解反应；含有苷类成分的药物，如苦杏仁苷，易溶于水，很容易被水解，影响药效。图 9－1 显示了苦杏仁苷的水解过程。

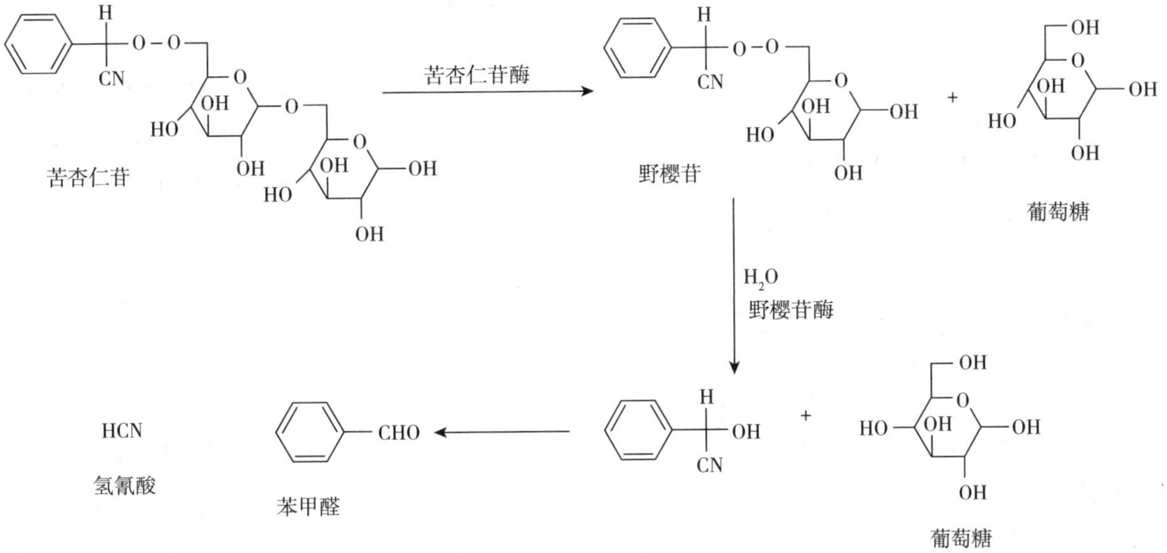

图 9－1　苦杏仁苷的水解过程

（2）氧化　药物氧化是指药物由空气中的氧引发的缓慢的自由基链式自氧化反应，含有酚类、烯醇类、芳胺类、吡唑酮类、噻嗪类结构的药物较易发生氧化降解反应。药物发生氧化后，可能产生颜色变化或沉淀，效价降低，毒副作用增加等，有些药物即使被氧化极少量，也会因产生有毒物质、色泽变深或产生不良气味，而严重影响药品的质量。黄芩苷在酶的作用下易水解为黄芩素（黄芩苷元），后者本身不稳定，容易被氧化成醌类物质（绿色），而使疗效降低。图 9－2 显示了黄芩苷的氧化过程。

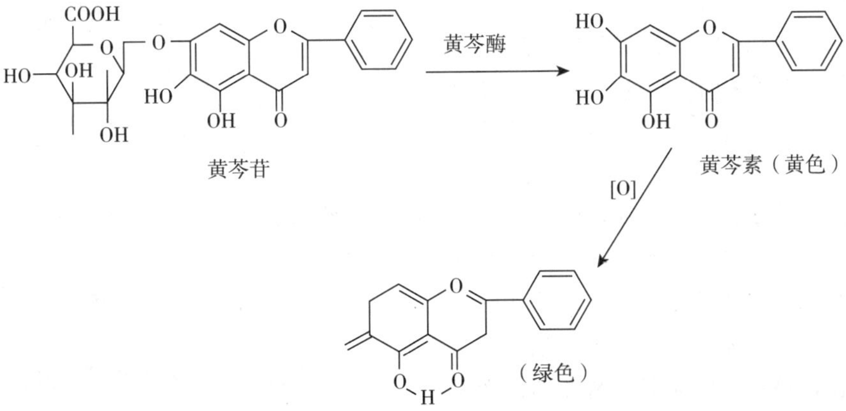

图 9－2　黄芩苷的氧化过程

（3）其他　由于不同药物活性成分的化学结构和基团千差万别，故其降解的途径是多种多样的，除上述常见的水解和氧化降解外，还有其他一些影响化学稳定性的反应类型，如异构化、聚合、光解、脱羧反应等。

异构化：一般包括光学异构化和几何异构化。通常情况下，药物的光学异构体或者几何异构体间存在不同的生理活性，故具有异构体的活性成分应研究其发生异构体间转换的条件，评估发生异构化的风险。

如：川芎和当归均含有阿魏酸，且反式和顺式阿魏酸共存，反式阿魏酸有较好的热稳定性，但仍存在缓慢的异构体转换反应，在常规保存条件下可部分转变成为顺式（图9－3）[2]。

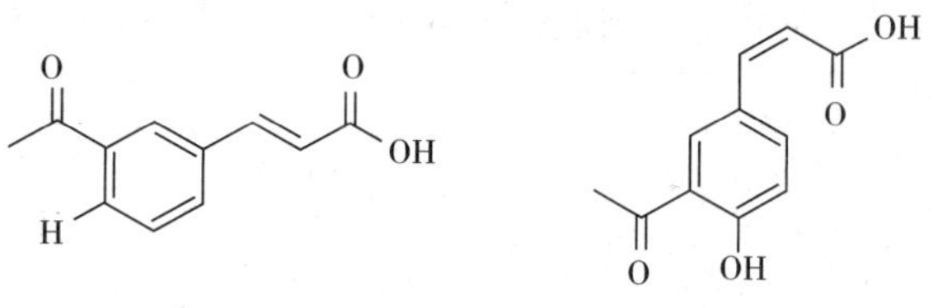

A　　　　　　　　B

图9－3　阿魏酸异构体——反式阿魏酸（A）和顺式阿魏酸（B）

其他导致不稳定的化学反应类型还有聚合、光解、脱羧反应等。

2. 不稳定的原因　影响中药制剂化学稳定性的因素包括处方因素和外界因素。处方因素主要是指制剂中活性成分的纯度、配伍和理化状态，溶剂的种类、pH值、离子种类和浓度，赋形剂与附加剂的种类、用量和配伍，包材的材质和包装方式等；外界因素主要包括制剂工艺路线、制剂工艺参数，环境的温度、湿度、空气（氧）、光线、金属离子等。

（1）水分的影响　水是许多化学反应的媒介，中药材的提取、浓缩和分离多数是采用水作溶剂进行的，在持续湿热的环境下，常可导致某些有效成分的降解和损失。如：大黄久煎时，其蒽醌苷的含量因水解而逐渐降低，泻下作用减弱。水分对中药固体制剂稳定性的影响也特别重要，微量的水分即可加速许多药物成分的水解、氧化等降解反应，因此，固体制剂需严格的水分限度，包材需具备优良的防潮性能。

（2）空气（氧）的影响　空气中的氧是引起中药制剂自氧化反应的根本原因，在制剂过程中，空气可进入制剂容器空间或溶解在处方溶剂中，从而影响药物的稳定性。如：挥发油在长期放置过程中，易于被空气中的氧气氧化，导致颜色加深，密度和折光率增大，影响产品质量，因此必须注意挥发油的贮存条件。

（3）温度的影响　温度是外界环境中影响制剂稳定性的重要因素之一，随着温度的升高，分子运动加剧，可加速水解、氧化等反应的进程，如：藁本内酯、喜树碱的热稳定性都极差，受热后极易发生分解；当温度在70℃以上时，血竭中血竭素含量随着温度升高而下降明显加快，故；总丹参酮的降解也与温度密切相关，因其降解过程中还伴随着其他成分的降解，会进一步影响药物的质量[3～6]，故含丹参的制剂也应控制其生产和贮存温度。

（4）pH的影响　中药制剂有效成分的降解，尤其是水解反应，主要受H^+和（或）OH^-催化，所以pH是影响中药制剂稳定性的一个重要处方因素。如：喜树碱（图9－4）的抗癌活性与其结构密切相关，在缓冲介质中，内酯环与开环羧酸盐之间存在动态平衡，在$pH<4.5$时，其主要以内酯形式为主，但当$pH>7.4$时，则以抗癌活性只有内酯环形式的十分之一的开环羧酸盐为主。

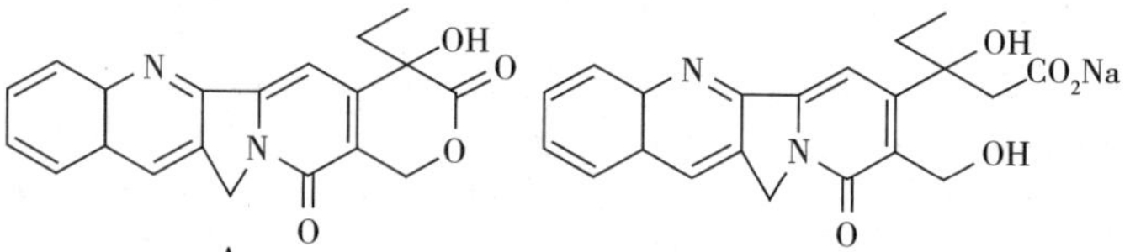

A　　　　　　　　B

图9－4　喜树碱结构——内酯环型（A）和开环羧酸盐（B）

1）pH对药物水解速率的影响　中药制剂中酯类、酰胺类、苷类等有效成分受H^+、OH^-催化水解，其速率主要由pH值决定，其水解速率常数随pH变化的曲线通常有V形、U形、S形、铃形及复杂曲线等几种，理论上存在一个pH或一个pH范围使处方中药物水解速率最小。

2）pH与自氧化反应速率的关系　由于氧化反应的氧化还原电位依赖于pH，故药物的氧化也受$[H^+]$或$[OH^-]$的影响，如氢醌氧化还原的过程如下：

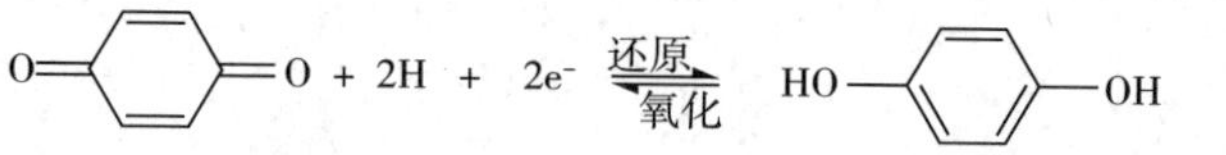

药物的氧化还原电位受pH值的影响可用Nernst方程描述：

$$E = E_0 + \frac{0.0592}{n}\lg\frac{[H^+][Q]}{[HQ]} \qquad (9-1)$$

式中，Q代表氧化型醌，HQ代表还原型氢醌，E为实际氧化－还原电位，E_0为标准氧化－还原电位，n为氧化型变为还原型获得的电子数目。

由上式可以看出，氢离子浓度增加，还原型不易变为氧化型，即还原型药物在低pH值时更稳定。

（5）广义酸碱催化和亲核－亲电子催化　中药制剂中酯类、酰胺类、苷类等有效成分的水解速率还可能受处方中加入的缓冲盐的种类、浓度的影响，这种催化作用的机制有两种：① 按照 Bronsted – Lowry 酸碱质子理论，缓冲盐离子因接受或给出质子而对药物水解产生广义酸碱催化；② 按照 Lewis 酸碱电子理论，缓冲盐离子因接受或给出电子而对药物水解产生亲核 – 亲电子催化。

（6）辅料的影响　辅料对药物稳定性产生影响的机制主要有以下几个方面：①表面催化作用；②改变了液层中的 pH 值；③直接与药物产生作用，如常用的润滑剂硬脂酸镁为弱碱性，具有催化作用，可与阿司匹林反应生成乙酰水杨酸镁，加速阿司匹林的水解。表 9 – 2 列出了重要功能团和不相容的辅料间可能发生的化学反应[7]。此外，制剂中辅料吸湿性等对制剂稳定性也有重要的影响，常用辅料的吸湿性大小一般有如下顺序：乳糖 < 蔗糖 < 可溶性淀粉 < 糊精；乳糖与甘露糖 < 乳糖与蔗糖 < 乳糖与可溶性淀粉 < 乳糖与糊精 < 乳糖与羧甲基纤维素[8]，表 9 – 3 列出了一些常见辅料在室温下的平衡吸湿量[1]。

表 9 – 2　重要功能团和不相容的辅料间可能发生的化学反应

功能团	不相容成分	反应类型
伯胺	单糖和二糖	胺醛和胺缩醛反应
酯、环状物、乳糖	基本组分	开链，easter – base，酯化及水解反应
羰基、羟基	硅烷醇(silanol)	氢键
醛基	胺、碳氢化合物、酰胺	形成希夫碱（schiff）糖基胺结构
羧基	碱	成盐
醇	氧	氧化成醛和酮
巯基	氧	二聚化
羟基衍生物	金属	络合
明胶胶囊壳	阳离子表面活性剂	改变特性

表 9 – 3　常见药物辅料在室温（25℃）下的平衡吸湿量（%）

辅料	33%(RH)	75%(RH)	100%(RH)
磷酸二钙，无水化物(USP)	<0.1	<0.1	7.0
乳糖（USP），喷雾干燥品	0.5	1.0	21.5
硬脂酸镁	3.1	3.5	—
纤维素，微晶纤维素(NF)	3.7	8.1	—

续表

辅料	33%(RH)	75%(RH)	100%(RH)
聚乙烯甘醇，3350$_1$(NF)	<0.3	2.0	62.2
预胶化淀粉（NF）	7.8	14.7	36.4
玉米淀粉	8.0	14.4	16.5
聚维酮（USP）	12.2	27.8	—

（7）离子及离子强度的影响　液体制剂中加入的电解质（如等渗调节剂、抗氧剂、缓冲剂等）可增大溶液的离子强度，导致介质的极性增加，从而改变药物降解速率，对药物的稳定性产生影响。离子强度对药物降解速率的影响可用下式表示：

$$\lg k = \lg k_0 + 1.02 Z_A Z_B \mu^{\frac{1}{2}} \qquad (9-2)$$

式中，k 为降解速率常数；k_0 为溶液无限稀（$\mu = 0$）时的速率常数；μ 为离子强度；Z_A、Z_B 是溶液中药物所带电荷。以 $\lg k$ 对 $\mu^{1/2}$ 作图可得一直线（图 9 – 5），外推到 $\mu = 0$ 可求得 k_0。

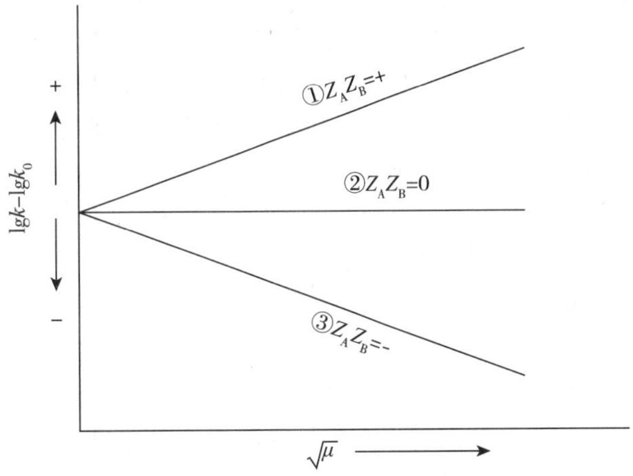

图 9 – 5　离子强度对反应速率的影响

（8）光线的影响　药物的光降解途径往往比较复杂，且可产生多种降解产物。而使药物失效甚至产生毒性物质，药物的光化反应通常是由于吸收了日光中的紫蓝、紫外光而引起，因此，紫外线更容易激发化学反应。

光可以提供反应分子所需的活化能，引发化学反应。中药及其制剂中某些成分见光易发生氧化、降解、异构化、聚合等化学变化，如：强烈的紫外线或可见光照射会加快软胶囊囊壳的变化，导致体外溶出速率降低[9]。药物对光是否敏感，主要与其具有酚类结构或不饱和双键的化合物有关，在光照下，牛黄中胆红素的颜色变化，莪术油静脉注射液浓度的降低；金丝桃素对光非常敏感，光照条件下极易分解；黄芩素在自然光和紫外光照射下吸光度值有明显的下降[10, 11]。

（9）活性酶的影响　在一定的温度和湿度条件下，中药中的苷类成分易被相应的酶所水解，如槐花、黄芩、苦杏仁等药材，采收后如不经处理长期放置，其药效成分芦丁、苦杏仁苷（图9－1）、黄芩苷（图9－2）就会被酶解而使药物质量下降。

（10）包装材料的影响　包装材料与药物制剂的稳定性关系密切，药物包装材料的选择既要考虑药物本身的理化性质、外界环境因素对制剂稳定性的影响，又要注意包装材料本身与药物制剂相互作用而引起的稳定性变化。如：玻璃表面金属离子的溶出，可影响液体制剂 pH，进而影响其化学稳定性，可通过改变玻璃的化学组成或对其进行化学处理，以调整玻璃的性能从而满足不同药品的包装要求[12,13]。

（11）药物配伍对稳定性的影响　为达到最佳的治疗效果，药物制剂尤其是注射剂间往往需进行配伍使用。中药注射剂成分复杂，其配伍使用过程中发生不良反应的风险较高，故其配伍输注时需慎重考虑各药物的 pH、温度、活性成分理化性质、生物学性质等，合理配伍使用，保证用药安全[14]。如：参附注射液与辅酶 A、氨茶碱、维生素 K_3 配伍后，药液中人参皂苷变化较大[15]；热毒宁注射液与浓度为10%葡萄糖溶液进行配伍后，其稳定性将发生一定程度变化，在临床运用中需要加以重视[16]；莪术油葡萄糖注射液与头孢哌酮钠配伍时，颜色改变明显，不溶性微粒数增加，莪术醇含量显著下降[17]；双黄连粉针在含钾盐的配伍液中含量下降或不溶性微粒剧增，在0.9%氯化钠注射液中与阿米卡星产生沉淀，与氨苄西林钠配伍则颜色加深；茵栀黄注射液在含氯化钠配伍液中，以及肿节风注射液在甲硝唑葡萄糖注射液或10%葡萄糖注射液中微粒数均超标[18]；参麦注射液、生脉注射液和丹参注射液与0.9%氯化钠注射液配伍前后的输液微粒、pH、澄明度和颜色均有显著改变，并随存放时间的延长发生较大变化[19]。中药注射剂制备工艺特殊，成分复杂，易受 pH、贮存条件等因素的影响而致澄明度等发生变化，因此对其与常用输液配伍的稳定性研究尤其重要。

（二）稳定措施

由于化学稳定性变化多是药物因水解、氧化等化学降解反应而引起的，故要提高化学稳定性多采用可以延缓药物水解、防止药物氧化等方法。实际上，从制剂到使用全过程的每一个环节都可以采取相应的措施以提高药物的稳定性。

1. 改变提取方法　通过改变溶剂或工艺过程可以避免药物在提取过程中的降解。在水中不稳定的药物，可采用乙醇、丙二醇、甘油等极性较小，即介电常数较低的溶剂作为提取溶剂或在水溶液中加入适量的非水溶剂，以延缓药物的水解，如：穿心莲内酯在水中易发生水解、氧化和聚合等反应，改用95%乙醇作为提取介质不仅可以避免穿心莲内酯在水中受热而降解，而且得到的穿心莲内酯为水提法的6倍[20]；在碱性条件下，黄芩素的热稳定性较差，因此，黄芩素的提取过程中应避免使用碱性溶剂[11]；丹酚酸 B 是丹参水溶性酚酸类成分中含量最高者，丹参酚酸乙醇溶液中丹酚酸 B 在50℃水浴中受热5小时，其含量几乎不变化，比丹参水提液中丹酚酸 B 更为稳定，提示乙醇体系有利于丹酚酸 B 的稳定[21]。

2. 控制制剂温度和时间　降低温度、缩短时间可降低氧化、水解反应速度和降低药物降解量。对热敏感的药物，应减少其提取、浓缩、干燥和灭菌等工艺时间，控制其贮存温度，如：当归煎煮时间5小时以内，阿魏酸能保持稳定，含量不发生明显变化，而5小时以后含量就下降[22]；穿心莲的主要有效成分穿心莲内酯、脱水穿心莲内酯受热易降解，按2000年版《中国药典》方法制备穿心莲片，穿心莲内酯损失殆尽，只能检测到脱水穿心莲内酯，因此，穿心莲制剂生产过程中必须避免热处理或缩短热处理时间[23]。在制剂保存过程中，也需要注意温度对制剂成品稳定性的影响，控制适宜的保存温度，研究文献表明，青藤碱脂质体对贮存的温度较为敏感，温度过高或过低均会造成脂质体的包封率降低，青藤碱脂质体保存在10℃左右最为稳定[24]。

3. 改变剂型或采用制剂新技术

（1）制成固体制剂　某些易水解的药物，在无法制成稳定的可以长期贮存的水性液体制剂时，可制成固体制剂，如粉针剂、颗粒剂等。某些遇水即发生水解的药物，在制剂工艺路线设计时也应尽量避免与水分接触，如采用干法制粒工艺等。

茶多酚的水溶液在室温下的有效期只有18小时左右，并且随着温度升高而有效期进一步缩短，故含茶多酚的产品应以固体剂型为宜[25]。某些在水溶液中不稳定且对热敏感的药物，可考虑用冷冻干燥技术制成固体制剂，如天花粉中的引产活性成分为毒蛋白，其对水、光、热均不稳定，若制成水针剂，在室温下会很快失效，冰箱放置也仅能保存数天，故可采用冷冻干燥法将天花粉蛋白制成粉针剂，以保存其活性。为了提高冷冻干燥制剂的稳定性，必须对冻干生产工艺和辅料包括渗透压调节剂、缓冲盐、赋形剂及冻干保护剂进行研究和筛选，如选用麦芽糊精作为冻干保护剂可制得崩解时限和硬度适宜的红景天冻干口崩片[26]。

制成固体制剂虽可提高药物在贮存时的稳定性，但在制备工艺过程中，中药提取液的浓缩、干燥等工序造成的有效成分降解也不可低估。因此，剂型的选择，应根据临床需要、药效成分的性质、制备工艺条件等多方面的因素综合考虑选择，而不是盲目追求制剂的固体化。

（2）采用制剂新技术　采用环糊精包合技术或用微囊、微球、脂质体、胶束等制剂技术包封药物，可防止药物因受环境中的氧气、湿气、光线的影响而降解或因挥发而造成药物损失。

研究显示，采用乙二胺 - β - 环糊精包合后的绿原酸，稳定性增加，分解速率明显减慢[27]；采用 β - 环糊精包合后的桂皮醛在光照、高温条件下的稳定性明显提升[28]；采用 β - 环糊精包合维感颗粒处方中山柰、洋甘菊挥发油，可使其抗光解性、热稳定性及湿稳定性明显高于物理混合物[29]；人工麝香用 β - 环糊精包合后光稳定性、热稳定性和湿稳定性明显提高[30]；β - 环糊精包合后的丹皮酚热稳定性有明显提高[31]；羟丙基 - β - 环糊精包合物增加了穿琥宁在水溶液中的稳定性，在 70℃、pH8 时，穿琥宁在包合物中的降解速率比其在水溶液中的降解速率小 12.5 倍[32]。

制剂新技术虽可有效提高药物的稳定性，但在制剂的后续工艺和贮存过程中仍应尽量降低受热温度和减少受热时间，如：番茄红素包裹于微囊中其稳定性明显提高，但随着时间的延长，其含量仍有降低，因此贮存条件仍以低温密封保存为好[33]。

4. 调节 pH　研究液体药剂处方首先要解决的是确定最稳定 pH 值的问题。对 pH 值敏感，易于水解的药物，在处方设计时，可用酸（碱）或适当的缓冲盐调节 pH 至使药物最稳定的范围，以减缓药物水解速度。如：80℃时，穿心莲内酯在不同 pH 值水溶液中的降解曲线如图 9 - 6 所示，可见，穿心莲内酯在碱性条件下不稳定，在酸性条件下较稳定，但并非酸性越强，稳定性就越好，其最稳定的 pH 值为 3 ~ 5，在 pH 低于 3 时，其稳定性反而下降。因此，制备穿心莲内酯溶液制剂时，必须控制其 pH 值范围[34]。

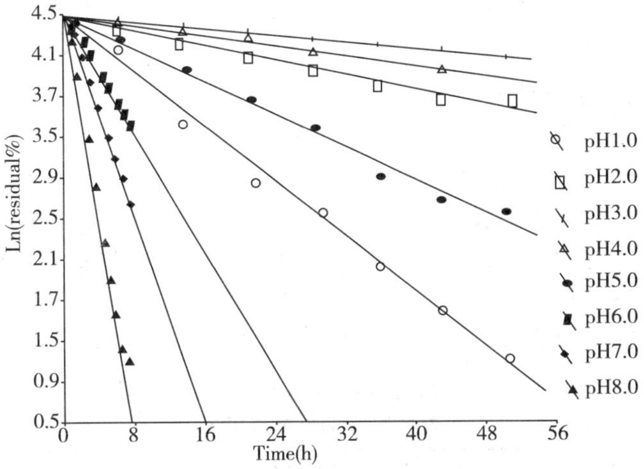

图 9 - 6　80℃时穿心莲内酯在不同 pH 条件下的降解曲线

此外，溶液制剂 pH 值范围的确定，还需结合药物在不同 pH 值条件下的溶解度、药效以及使用时人体的生理适应性等多个方面因素综合考虑确定，如多数生物碱在偏酸性溶液中比较稳定，但含生物碱的滴眼剂，就应调节在近中性范围，以减少对眼部的刺激性。

5. 避免氧化　在开发中药制剂时，可针对药物氧化机制的不同，采取多种避免药物氧化的措施，以降低药物的氧化降解，如：减少环境中氧气的含量或添加抗氧剂对易氧化成分进行保护，通过控制微量金属离子来控制氧化降解反应的进程或采用多种措施联合应用等。

（1）减少环境中氧气的含量　减少接触药物的环境中的氧气是防止药物氧化的根本措施。氧在水中溶解度：0℃ 为 10.19ml/L，25℃ 为 5.75ml/L，50℃ 为 3.85ml/L，在 100℃的水中几乎就没有氧的存在，除去水中溶解氧可采用加热煮沸法，研究显示将蒸馏水煮沸 5 分钟，可完全除去溶解的氧，但冷却后空气中的氧仍可溶入，故应立即使用或贮存于密闭的容器中。也可采用气体置换法，在水中通 CO_2 至饱和时，残存氧气为 0.05ml/L，通氮至饱和时残存氧气约为 0.36ml/L，CO_2 的驱氧效果虽比氮气好，但其溶解于水后可降低药液的 pH，并可使某些钙盐产生沉淀，应注意选择使用。此外，容器空间的空气中也含有一定量的氧，也可采用气体置换法除去，如：生产上一般在容器空间通入二氧化碳或氮气等惰性气体以置换其中的氧，惰性气体的通入充分与否，对成品的质量影响很大，有时同一批号的注射液，色泽深浅不一，可能与通入气体是否充分有关。对于固体制剂，为避免空气中氧的影响，也可以采用充氮包装或真空包装。

（2）添加抗氧剂　对氧敏感的药物，制剂中少量的氧就可能引起药物的自氧化反应，因此常需加入抗氧剂。抗氧剂有两种作用类型，一种为强还原剂，在有氧气存在时，可竞争性的首先被氧化，消耗环境中的氧气，从而保护主药免遭氧化，在此过程中抗氧剂逐渐被消耗（如亚硫酸盐类）。另一种为链反应的阻化剂，能与游离基结合，使链反应中断，在此过程中，抗氧剂本身不被消耗（如油溶性抗氧剂）。此外还有一些物质能显著增强抗氧剂的效果，常称为协同剂，如枸橼酸和酒石酸等。不同抗氧剂的效果差别较大，如不同抗氧剂对丹参酚酸B稳定性的影响见表9-4，故实际使用过程中需根据试验予以筛选[35]。

表9-4　不同添加剂（0.1%）对水溶液中丹参酚酸B的影响（80℃）

添加剂	溶液中丹酚酸B（mg/ml）				72h后的变化率（%）
	0h	24h	48h	72h	
硫代硫酸钠	0.40	0.35	0.32	0.31	-22.50
偏重亚硫酸钠	0.40	0.39	0.39	0.38	-5.0
抗坏血酸	0.40	0.41	0.40	0.40	0.00
L-半胱氨酸盐酸盐	0.40	0.40	0.39	0.38	-5.0
亚硫酸氢钠	0.40	0.39	0.39	0.38	-5.0
亚硫酸钠	0.40	0.35	0.31	0.30	-25.0
EDTA-2Na	0.40	0.40	0.39	0.35	-12.5
空白	0.40	0.31	0.29	0.26	-35.0

抗氧剂之间通常具有协同作用，故在一定范围内配伍使用可以达到比单个抗氧剂更好的效果，如2，6-二叔丁基-4-甲基苯酚与叔丁基对苯二酚配伍使用时，维生素A纳米水分散体在50℃中放置5天后，其主药的含量仍可保持80%以上，表明该组合具有较好的抗氧化效果[36]。另外，使用抗氧剂时，还应考虑抗氧剂对药液pH值和稳定性的影响以及与活性成分的相互作用，经实验筛选后谨慎使用，如L-半胱胺酸盐酸盐、亚硫酸氢钠和维生素C三种抗氧剂虽然都能增加绿原酸的稳定性，但久贮后，加入L-半胱胺酸盐酸盐和维生素C的绿原酸溶液颜色加深，而加入亚硫酸氢钠几乎无影响，所以选用亚硫酸氢钠作为绿原酸水溶液的抗氧剂[37]较为适宜。

（3）控制微量金属离子　药物原料、辅料、溶剂、容器及制剂过程中使用的工具、设备等均可能带来微量金属离子，进而影响药物的氧化稳定性。故为避免金属离子的影响，应严格控制原辅料的质量，尽可能避免与金属器械的接触，同时可在制剂处方中加入螯合剂，如依地酸盐或枸橼酸、酒石酸、磷酸、二巯乙基甘氨酸等附加剂。

（4）多种措施联合应用　在实际工作中，为了更有效地防止药物的氧化，往往将多种措施联合应用，以取得更好的效果。如，绿原酸是由咖啡酸和奎宁酸组成的缩酚酸，其分子结构中因含有酯键、不饱和键及多元酚而不稳定，水溶液易发生水解和氧化反应。林丽洋等[37]考察了抗氧剂，金属离子络合剂及溶液pH对绿原酸稳定性的影响，结果显示：不同抗氧剂对绿原酸水溶液含量的影响见图9-7；不同pH对绿原酸水溶液降解的影响见图9-8；金属离子及络合剂对绿原酸水溶液稳定性的影响见表9-5；稳定剂对绿原酸分解速率常数的影响见表9-6。

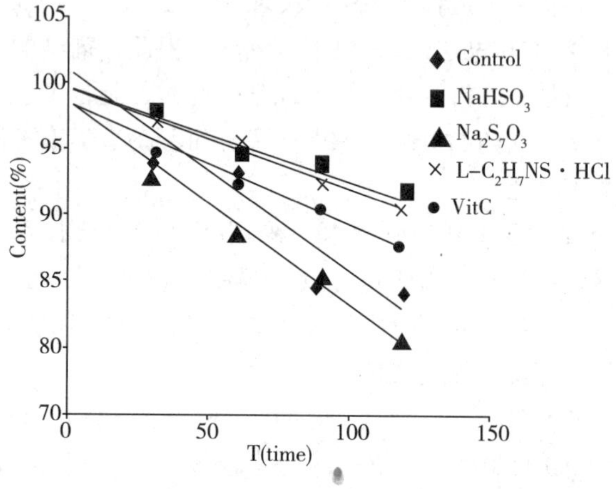

图9-7　沸水浴中抗氧剂对绿原酸溶液含量的影响

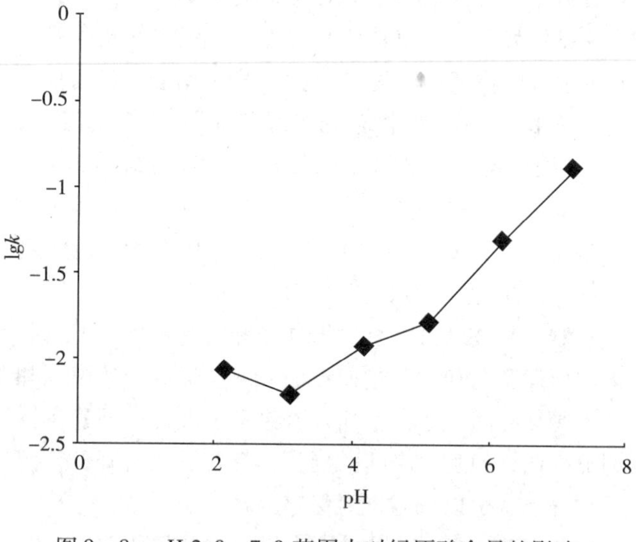

图9-8　pH 2.0~7.0范围内对绿原酸含量的影响

表9-5　金属铜离子的影响及EDTA-2Na的使用（$n=3$）

样品		绿原酸含量（%）			
		0min	60min	90min	120min
1	20ml（A）→50ml	99.60	97.46	93.97	90.44
2	20ml（A）+5ml（B）→50ml	99.60	94.90	89.06	86.92
3	20ml（A）+5ml（B）+1ml（C）→50ml	99.60	99.17	98.10	97.46

表 9－6　不同温度下稳定剂对 lnC－t 回归方程及分解速率常数的影响

温度（℃）	样品	回归方程	相关系数（r）	分解速率常数（k）	logk
72	1	lnC = - 0.0013t + 4.5956	0.9927	0.0013	－2.8861
	2	lnC = - 0.0028t + 4.5958	0.9935	0.0028	－2.5528
77	1	lnC = - 0.0017t + 4.5965	0.9948	0.0017	－2.7696
	2	lnC = - 0.0045t + 4.5975	0.9909	0.0045	－2.3468
87	1	lnC = - 0.0024t + 4.5971	0.9982	0.0024	－2.6198
	2	lnC = - 0.0064t + 4.6060	0.9986	0.0064	－2.1938
97	1	lnC = - 0.0057t + 4.5984	0.9915	0.0057	－2.2441
	2	lnC = - 0.0111t + 4.5952	0.9969	0.0111	－1.9547

6. 提高光稳定性的措施　对光敏感的药物制剂，其制备过程中易采取避光操作、采用棕色玻璃瓶或其他恰当的避光包装材料、避光贮存等措施，如：光照对黄芩素的稳定性影响比较大，在其提取以及制剂贮存中应尽量避光操作。此外，随着对药物的光解机制和影响因素等研究的深入，还可采取多种针对性的措施以提高药物光稳定性[38]，如添加遮光剂、优化辅料处方以及制成包合物等。

7. 灭活活性酶　中药材主要来源于动植物的生物体，其生长过程中会合成各类具备活性的酶，对药物的活性成分的稳定性产生影响，研究中药制剂稳定性时，必须重视灭活活性酶的重要性。生产过程中常用炒、蒸、燀或曝晒等炮制方法来破坏或抑制中药材如槐花、黄芩、苦杏仁等药材中酶的活性，以避免或减少芦丁、黄芩苷、苦杏仁苷等成分的破坏、保存药效。

8. 制备稳定的衍生物或前药　当制剂中活性成分稳定性较差，且无法通过常规的稳定方法改善其制剂稳定性或改善其稳定性的成本过高，影响其成药性或使用价值时，还可通过化学手段制备其衍生物或前药。其常见的方法包括对不稳定的成分进行结构改造和将有效成分制成前体药物等，如：鱼腥草素化学性质不稳定，易发生双分子聚合，为提高其制剂的稳定性，可通过加成反应将其制成癸酰乙醛亚硫酸氢钠加成物（称为加成鱼腥草素）（图 9－9），加成后的鱼腥草素不会产生聚合，且进入体内后可经生物转化成鱼腥草素发挥疗效；抗栓素片的主药异亚丙基莽草酸为中药木兰科植物八角茴香中提取的有效成分莽草酸经衍生化后得到的，加速试验结果表明，抗栓素片及异亚丙基莽草酸在超常的条件下稳定性良好[39]。

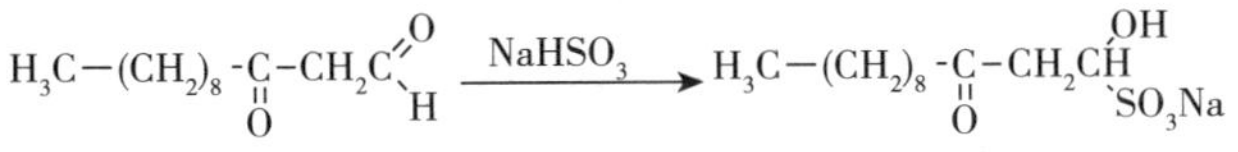

鱼腥草素（癸酰乙醛）　　　加成鱼腥草素

图 9－9　鱼腥草素在 $NaHSO_3$ 催化下的加成反应

二、物理稳定性

物理学稳定性变化主要是指制剂的物理性状发生变化，如：混悬液中药物粒子的聚集、粗化、絮凝、沉淀和结块；乳剂的分层和破乳；溶液剂出现浑浊、沉淀；固体制剂的吸湿、结块、渗油；片剂硬度、水分、崩解度和溶出度的改变等。

（一）不稳定性的表现与原因

1. 不稳定性的表现　中药制剂的物理学稳定性变化因剂型不同而表现形式各异。

（1）液体制剂　液体制剂可以分为均匀相液体制剂和非均匀相液体制剂，均匀相液体制剂的物理稳定性较好，不易发生物理稳定性的变化，而非均匀相液体制剂如溶胶、混悬液、乳剂，则因其分散系和保存条件的不同而易产生一系列物理稳定性的问题。溶胶是一种高度分散的热力学不稳定、动力学稳定体系，具有较大的界面能，为降低该界面能，其质点易聚集变大，发生聚沉。混悬液属于热力学、动力学的不稳定体系，在混悬液中分散的固体有自发的聚集趋势和增长趋势，易发生沉降、导致聚结。乳剂属于热力学不稳定体系，其分散相液体有自发的聚集趋势和增长趋势，故不稳定性主要表现在分层、浑浊、破乳、转相、絮凝等物理性质变化。

（2）固体制剂　固体制剂即使在包装条件下，其外观、活性成分含量、晶型、降解产物的含量、水分等也会发生变化。中药固体制剂因大多含有浸膏而容易吸湿，导致外观、颜色、硬度、崩解度、溶出度（释放度）发生变化，从而影响药物的生物利用度和药效，因此，应注意在有效期内维持其物理性质在一定的限度内不变。

（3）新型给药系统制剂　对于脂质体、微球等新型载体制成的制剂，其物理稳定性表现为包封率、渗漏率和低温冻融稳定性等更多内容。如：汉防己甲素微球经过6个月内的加速试验和室温留样观察，其性状、载药量、微生物稳定性无明显改变，但包封率下降，渗漏率增加，说明该方式制备的汉防己甲素微球物理稳定性欠佳[40]。

2. 不稳定性的原因

（1）温度　温度是影响药物物理稳定性的主要原因之一，其对不同制剂的影响主要表现在以下几个方面：①影响溶液体系的黏度，改变混悬液制剂的稳定性，如：温度升高，混悬液体系黏度下降，微粒发生聚集和沉降，该聚集和沉降往往不可逆。②促使结晶长大及晶型转化，如：温度升高可以促使微粒溶解（多数情况如此），当温度下降时药物又重新结晶析出，这一溶解－结晶过程容易引起结晶变大、晶癖改变和晶型转化。③引起界面膜的改变而导致转相，如：乳剂温度升高时发生不可逆的破乳现象（常在温度升至40℃以上时发生）。④导致活性成分损失，如：部分中药制剂含有挥发性活性成分，温度升高将加速该类活性成分的挥发，进而影响其药效。⑤影响制剂外观，如：对于富含油脂的中药制剂，温度升高则易于加速油性成分的渗出，产生花斑等。

（2）湿度　湿度主要影响固体和半固体制剂的物理稳定性，固体制剂物理稳定性的变化多由于吸湿引起。由于固体制剂中的活性成分和辅料（如片剂中的崩解剂、稀释剂、润滑剂、黏合剂等）均可能具有吸湿性，且吸湿后其水分含量达到一定阈值即可影响其物理或化学性质，进而影响制剂的质量属性，出现稳定性问题。这也是含有较多多糖类成分的中药提取物固体制剂因吸湿性强，更容易发生潮解、软化、结块等问题的原因。

（二）稳定措施

1. 加入稳定剂和保护剂　在制剂中加入合适的稳定剂和保护剂是提高制剂的物理稳定性的有效方法，如：根据制剂的处方特性，在混悬剂中加入润湿剂、絮凝剂及反絮凝剂、助悬剂、增稠剂等作为稳定剂时，可增大分散相的分散度，使其分散均匀，沉降变慢，改善重新分散性能及流动性，以提高制剂质量的均一性和稳定性；冷冻干燥法制备脂质体时，在冷冻过程形成的冰晶易使脂质体发生聚集和融合，且在冷冻和解冻的过程中，由于膜内外冰晶的形成速度不同，易引起渗透压差，造成脂质体裂解，故需要在冷冻干燥的脂质体制剂中加入蔗糖等冷冻保护剂可以减少冷冻干燥和解冻过程中对脂质体的破坏。需要注意的是，稳定剂和保护剂虽可显著改善制剂的物理稳定性，但其使用过程中，还必须考虑其自身之间以及与制剂之间相互作用等因素。

2. 控制环境条件　制剂的物理稳定性问题大多是因环境条件变化导致的，故改善包装材料，控制保存环境条件中温度、湿度和光照强度等在合理范围内，可显著提高药物制剂的物理稳定性。如：研究表明，在不同贮存条件下，丹参酮脂质体的物理稳定性差异较大，温度是影响其形态稳定性的重要因素，其在18℃、80℃低温保存时形态较稳定[41]。

3. 采用制剂新技术，充分发挥保护作用　根据活性成分的性质，合理选择制剂新技术或新剂型，可显著提高制剂稳定性。如：乳剂是热力学不稳定体系，而微乳则是热力学稳定体系，与普通乳剂相比，微乳作为药物的给药系统将更有利于制剂的稳定。研究表明：肉豆蔻酸异丙酯制备成微乳制剂后稳定性明显提高，在常温条件下放置1年，其物理性状也未发生改变[42]；大蒜油亚微乳的稳定性也比大蒜油注射液有明显提高[43]。

4. 选择适宜包装　作为药品的重要组成部分，包装在确保制剂的稳定性方面具有与处方、工艺设计同样的重要性。包装材料的改变将直接影响制剂的吸湿情况、受光照程度，进而影响其溶出度（释放速率）和崩解度等物理学稳定性，因此，适宜的包装材料可以大大提高中药制剂的稳定性。根据药品的吸湿性、光敏感性等理化特性，可选择在包装中加入干燥剂以降低包装中的湿度或采用铝箔或棕色等遮光的包装材料进行遮光等措施，以较好的保护制剂的物理稳定性。

5. 对原料进行预处理　采用合适的预处理工艺对中药制剂的原料或活性成分进行预处理可以提高其稳定性。如：经β环糊精包裹可提高挥发性活性成分的溶解度和稳定性，以满足制剂学的需求；经微粉化处理，可大幅降低原料药或活性成分的粒径，进而提高其在混悬剂中的稳定性；经不同乙醇浓度醇沉处理可去掉中药提取物中鞣质、色素、多糖等成分后，大大降低中药成分的吸湿性，进而改善中药制剂的稳定性。

三、生物学稳定性

药物制剂的生物学稳定性变化一般是指制剂由于

受微生物的污染，而导致的腐败、变质。

（一）不稳定现象与原因

1. 不稳定性的现象 药物制剂的生物学稳定性变化主要表现在制剂的长菌、霉变、酸败、酶解等，其在制剂各章中均有介绍，本处不再赘言。

2. 原因 生物学稳定性变化主要是由于微生物污染、增殖和发酵而产生的。中药制剂的原料来源于自然生长的动植物及其药用部位，其往往带有较多的细菌、霉菌、寄生虫等，若其前处理过程中，杀灭不完全，加之后期灭菌不彻底，则极易造成药物制剂的微生物污染。此外，在制剂制备过程中，生产环境、制剂设备、操作人员、辅料和制药用水的污染或制剂终端灭菌不彻底时，也易引起制剂成品的微生物污染，导致制剂的生物学稳定性发生变化。制剂在温湿度合适的情况下，残留的微生物大量繁殖，超出控制限度，或因微生物大量发酵，导致活性成分含量降低或有害成分含量增加，也会导致生物学稳定性发生变化。

（二）稳定措施

1. 严格执行 GMP 等法规文件 GMP 等法规文件对药品生产企业的物料、人员、操作、环境、布局、厂房和设施等提出的基本要求是确保制剂产品质量卫生的基本准则。严格遵照 GMP 要求执行，控制寄生虫及虫卵、细菌、霉菌等污染源的限度，改善包装条件和贮存环境条件，并尽可能的采取终端灭菌，可大大提高药物制剂的生物学稳定性。

2. 添加防腐剂 防腐剂可以抑制制剂中细菌、霉菌的生长，从而提高制剂的稳定性。其干扰微生物生长、繁殖的途径主要有：改变细胞膜的通透性和使细胞结构成分泄漏（部分溶解）、使细胞溶解和细胞质泄漏、使细胞质成分不可逆的凝聚以及抑制细胞代谢等，常用的防腐剂及其作用模式见表 9－7[44]。

表 9－7 常用的防腐剂及其可能的作用模式

防腐剂	可能的作用模式
苯甲酸、硼酸、对羟基苯甲酸	蛋白质变性
酚、氯苯酚类化合物	对细胞质膜的溶解和变性作用，也可受酶氧化
醇类	对膜的溶解和变性作用
季铵盐	对膜的溶解作用
汞类	与巯基结合引起酶的变性

因过多的使用防腐剂可能会存在安全性问题，故在使用防腐剂时，需在保证制剂抑菌性能的前提下，尽可能的降低防腐剂的用量。此外，使用防腐剂时，需对其适用范围和抑菌特性进行充分的分析，并充分评估制剂处方的 pH 对防腐剂抑菌活性的影响，优选最佳的防腐剂。

（宋相容）

第三节 现代中药制剂稳定性研究方案的设计

现代中药制剂稳定性研究方案的设计是指根据中药制剂的理化性质、生物学特性、剂型特点、生产工艺及包装情况，结合研究目的，确定研究试验方案和策略的过程。完善的稳定性研究方案，对考察中药制剂在不同条件（如温度、湿度、光照等）下药品质量属性随时间变化的规律，认识和预测药品稳定性的变化趋势，设计制剂处方、制备工艺路线，选择药品的生产、包装、贮存、运输条件以及确定有效期等都具有重要参考意义。

根据研究目的和试验条件的不同，中药制剂稳定性研究包括影响因素试验、加速试验和长期试验等。影响因素试验是在剧烈条件下探讨药物的稳定性、了解影响其稳定性的因素及所含成分的变化情况，为中药制剂处方设计、工艺筛选、包装材料和容器的选择、贮存条件的确定、有关物质的控制提供依据，并为加速试验和长期试验应采用的温度和湿度等条件提供参考。加速试验是在规定条件下进行的稳定性试验，其目的是在较短的时间内了解中药制剂物理、化学和生物学方面的变化，为中药制剂设计、质量评价、包装、运输、贮存等提供试验依据，并初步预测样品的稳定性。长期试验是在接近药品货架期的实际贮存条件下进行的稳定性试验，可为制订药物的有效期提供依据。此外，有些中药制剂还应考察使用过程中的稳定性。中药制剂的稳定性研究具有阶段性特点，不同阶段具有不同的目的，一般始于药品的临床前研究，贯穿药品研究与开发的全过程，在药品上市后还要继续进行稳定性研究。

在设计稳定性研究方案时，需要全面考虑各种实验因素和要求，如实验背景信息（剂型、规格、包装类型、理想的有效期和贮存条件）、过去类似试验的稳定性数据、实验设计因素（批号、剂量、包装和贮存条件等）、样本规模和统计分析方法等。

一、稳定性研究方案设计的一般原则

（一）稳定性研究的常规要求

1. 测试周期的确定 一般而言，测试周期根据中药制剂的性质来确定，如果稳定性较好，则测定周期应较长，以明确其质量发生显著改变所需的时间周期，最少检测时间根据实验类别有具体的要求（表9－8）。

表9－8 国际通用稳定性测试实验条件要求

贮存条件	实验类别	温度（℃）	相对湿度（%）	最少检测时间（月）
常温	长期实验	25 ± 2	60 ± 5	12
	加速实验	30 ± 2	65 ± 5	6
	中间条件实验	40 ± 2	75 ± 5	6
		30 ± 2	65 ± 5	
低温	长期实验	5 ± 3		12
	加速实验	25 ± 2	60 ± 5	6
冷冻	长期实验	－20 ± 5		12

新药申报用的中药制剂稳定性研究周期的确定，可参照NMPA（原SFDA）颁布的《中药、天然药物稳定性研究技术指导原则》，其对于申报临床研究的新药、已有国家标准品种的注册申请以及补充申请的稳定性研究试验周期均有明确规定。

2. 样品的批次和规模 用于开展稳定性研究的中药制剂，其制备处方、工艺和规模，均需具有一定的代表性，通常要求处方工艺和包装条件应与大生产一致。影响因素试验原则上要求采用1批小试或更大规模制备的样品，加速试验和长期试验要求采用3批中试或更大规模制备的样品。若该中药制剂属于特殊品种、特殊剂型，稳定性试验用样品通常要求至少是放大试验的规模，其处方工艺和包装条件也应与大生产一致。片剂每批放大试验的规模至少应为10000片，胶囊剂至少应为10000粒，大体积包装的制剂如静脉输液等，每批放大规模的数量至少应为各项试验所需总量的10倍。

3. 包装及放置条件 中药制剂的加速试验和长期试验，所用样品包装应与拟上市包装一致。放置条件的设置应充分考虑到药品在贮存、运输及使用过程中可能遇到的环境因素。目前公认的对样品质量影响最大的环境条件为温度、湿度和光照条件，故稳定性试验要求在一定的温度、湿度、光照等条件下进行，具体放置条件的参数设置详见后续对具体试验方法的介绍。值得注意的是：放置条件的设置还需要考虑气候区域。按照平均动态温度和相对湿度变化，全球被分为4个区域，每个区域都有他们各自相应的储存条件（表9－9）。如果计划将药物原料或制剂在某一气候区域内销售，则设计其稳定性实验时应考虑该地区的储存条件。中国总体来说属亚热带，故长期试验采用温度为25℃ ±2℃、60% ±10% RH。

表9－9 国际气候带和长期稳定性试验条件

	气候带	气候区域	长期稳定性试验条件
Ⅰ	温带	北欧、英国、加拿大、俄罗斯	21℃、45% RH
Ⅱ	地中海气候亚热带	日本、美国、南欧（葡萄牙—希腊）	25℃、60% RH
Ⅲ	干热带	伊朗、伊拉克、苏丹	30℃、35% RH
Ⅳ	湿热带	巴西、印度尼西亚、菲律宾、加纳、尼加拉瓜	30℃、65% RH

对湿度敏感或易失去所含溶剂的制剂应在完全密闭的条件下进行，其稳定性研究要在可控制的或临界湿度条件下进行，如10% ~20%相对湿度。

稳定性研究过程中，应保持样品放置环境条件的稳定性，所用设备应能较好地对试验要求的环境条件进行控制和监测，如应能控制温度 ±2℃，相对湿度 ±5%，并能对真实温度与湿度进行监测，目前常用的稳定性研究设备为稳定性试验箱。

4. 取样频率和考察时间点 稳定性研究中一般需要设置多个时间点，其设置应基于对药品的理化性质的认识及稳定性趋势评价的要求，如：长期试验中，总体考察时间应涵盖所预期的有效期，中间取样点的设置要考虑药品的稳定特性和剂型特点，某些对环境因素敏感的药品，应适当增加考察时间点。

影响因素试验的试验条件较为剧烈，样品的

质量指标变化速率较快，故其试验时间较短，取样频率较高，通常取样时间点为0天、5天、10天，根据样品的实际情况和稳定性考察需求，还可以在第20天和30天增加取样时间点，以进一步了解药品在极端环境条件下的稳定性情况。在加速试验中，通常需要设定5个采样点，如0、1、2、3、6个月取样，且一旦发现稳定性显著变化，则应增加采样点。长期试验检测间隔在第1年为每3个月检测1次，在第2年为每6个月检测1次，3年以上进行年检测，但有效期在1年以内的药品，需在0、1、2、3、6、9、12个月取样。

5. 考察项目 应根据所含成分和（或）制剂特性以及质量要求等设置稳定性研究的考察项目（或指标），宜选择在药品保存期间易于变化，可能会影响到药品的质量、安全性和有效性的项目。具体地，可参考2015年版《中国药典》四部通则项下指导原则9001“原料药物与制剂稳定性试验指导原则”，并结合质量标准及《中国药典》制剂通则中与稳定性相关的指标，拟定稳定性重点考察项目，以便客观、全面地评价中药制剂的稳定性。

一般而言，考察项目可分为物理、化学和生物学等几个方面，具体品种的考察项目设置应结合药品的特性进行。有效成分及其制剂应考察有关物质的变化；有效部位及其制剂应关注其同类成分中各成分的变化；复方制剂应注意考察项目的选择，注意试验中信息量的采集和分析。此外，储存在半通透性容器中的水基质药物制剂还应增加在相对较低的湿度条件下水分丢失测定。

6. 分析方法 稳定性试验研究应采用专属性强，准确度、精密度和灵敏度较好的分析方法，并对方法进行系统的验证，以保证稳定性结果的可靠性。

（二）固体制剂稳定性研究的特殊要求

1. 固体制剂的特点及稳定性研究的特殊要求 加速试验的实验方法一般也适用于固体制剂的稳定性试验，但温度对固体制剂稳定性的影响在以下几种情况时很难确定：① 湿度不确定；② 药物或某辅料熔点较低；③ 药物或某辅料有结合水，但在温度变化时结合程度产生变化；④ 某成分加温时部分液化；⑤ 贮存的容器不同。

由于固体药物制剂稳定性的特殊性，固体制剂稳定性研究有一些特殊要求：① 由于水分对固体药物稳定性影响较大，每个样品都必须测定水分，加速实验过程中也要测定；② 样品必须置密封容器中，但为了考察和比较包装材料的影响时可以用开口容器与密封容器同时进行；③ 测定含量和水分的样品都要分别单次包装；④ 固体制剂样品含量应尽量均匀，以避免测定结果的分散性；⑤ 药物颗粒的大小，对实验结果也有影响，故样品要用一定规格的筛子过筛，并测定粒度；⑥ 实验温度不宜过高，以60℃以下为宜。

2. 辅料对固体制剂稳定性影响的实验研究 辅料对药物稳定性产生影响的机制主要有以下几种：起表面催化作用；改变了液层中的pH；直接与药物产生相互作用。药物中辅料与水分的结合强度，可将影响药物的稳定性，如：淀粉比微晶纤维素和乳糖的吸湿性大，但对巯甲丙脯酸的降解量却小于后者，这可能同辅料与水的结合强度有关，此外，辅料的几何形状对其稳定性也有影响。

研究辅料对固体药物制剂的影响可用下述方法设计实验：药物与赋形剂按1∶5配料，药物与润滑剂按2∶1配料混合均匀，取一半用小瓶密封，另一半吸入或加入5%的水，同样密封。然后在5℃、25℃、50℃、60℃温度和4000lx光照下进行试验，定期取样测定含量或薄层分析，并观察外观、色泽等变化，了解辅料对药物稳定性的影响，也可按制剂中药物与辅料实际配比进行实验，或制成的成品进行热、光和湿气等条件的加速试验。

考察药物与辅料有无相互作用，比较适用的实验方法有热分析法、漫反射光谱法和薄层色谱法等，也可将药物与辅料混悬于水中，在恒温（通常30℃）搅拌下放置一定时间，定时取样测定，根据变化情况评价药物与辅料间的相互作用。

二、稳定性研究的试验设计方法

一般说来，中药制剂稳定性研究试验设计方法可采用完全试验设计（full study design）和简约试验设计（reduced study design）两种，前者试验次数多，后者试验次数少。简约试验设计具有一定的风险，并不是所有的稳定性试验都可以用，在采用之前，需进行充分的分析和评估，其获得的有效期可能短于完全试验设计。

（一）完全试验设计

完全试验设计要求对所有样品在每一个规定时间点对每一个设计因素之间的关系都进行测定（表9－

10），即在全部的时间点考察全部类别的试验样品[45]。

表 9－10　中药制剂稳定性研究的完全试验设计

药物类别	气候区域	贮存条件（℃/RH%）	0	3	6	9	12	18	24	36	48	60
长期稳定性实验												
中药制剂	Ⅰ/Ⅱ区	（25±2）/（60±5）	√	√	√	√	√	√	√	√	√	√
		（30±2）/（60±5）	√	√	√	√	√	√	√	√	√	√
	Ⅲ/Ⅳ区	（30±2）/（65±5）	√	√	√	√	√	√	√	√	√	√
装在半通透性容器中的液体制剂	Ⅰ/Ⅱ区	（25±2）/（40±5）	√	√	√	√	√	√	√	√	√	√
	Ⅲ/Ⅳ区	（30±2）/（40±5）	√	√	√	√	√	√	√	√	√	√
低温制剂		5℃	√	√	√	√	√	√	√	√	√	√
冷冻制剂		－20℃±5℃	√	√	√	√	√	√	√	√	√	√
加速稳定性实验												
中药制剂		（40±2）/（75±5）	√	√	√							
		（30±2）/（65±5）*	√	√	√	√	√					
装在半通透性容器中的液体制剂		（40±2）/（20±5）	√	√	√							
		（30±2）/（40±5）*	√	√	√	√	√					
低温制剂		（25±2）/（60±5）	√	√	√							

* 一旦加速实验 6 个月后药物稳定性或效价出现显著变化，则应考虑增加此条件重做稳定性实验。

（二）简约试验设计

简约试验设计仅在规定时间点对一部分样品进行测定，即在规定的时间点考察部分批次的样品，常用的方法有括号法（bracketing design）和矩阵设计法（matrixing design），所得试验数据的处理方法与完全试验设计相同。更为详尽的基础知识可参考 2002 版 ICH 指导原则中 Q1D“新原料药和制剂稳定性试验的括号法和矩阵法设计”中的相关介绍。

1. 括号法　括号法实际上是制定一个稳定性研究的试验表格，即对测试样品的极端情况（规格、包装及装量）进行完全设计。这种方法的前提假设是任何中间态的样品都可以被两端条件下的稳定性所代表，无需进行完整实验，只评估参数最大影响。若整体条件最差的 1 组合格，则无需评估其他组实验，如药片数量相同，容器不同，若大瓶合格，则全部合格。括号法可减少实验时间，但结果变异性大，适用于稳定性好、变异性小的药品。

（1）括号法设计模式　例如：某口服液有 3 种规格（50 mg、75 mg 和 100 mg），每种规格有 3 批（批号 1、批号 2 和批号 3），每批包含 3 种装量（15ml、100ml 和 500ml），均使用相同的包装容器，则规格对应的极端情况为 50 mg 和 100 mg，装量对应的极端情况为 15ml 和 500ml。按照表 9－11 的设计，取每一个样品测试点（表中标示为 T）进行稳定性试验测定即可。可见，中间规格（75mg）和中间装量（100ml）的稳定性直接采用了两端极值代替。若采用完全试验设计，需 27 个样本，但采用括号法仅需 12 个样本。

表 9－11　括号法的试验设计模式

剂量（mg）	批号	容器规格（ml）		
		15	100	500
50	1	T		T
	2	T		T
	3	T		T
75	1			
	2			
	3			
100	1	T		T
	2	T		T
	3	T		T

（2）括号法的适用范围　括号法适用于具有相

同或相近配方的不同剂量规格的药物，如：相同的混合颗粒或粉末装填在不同型号的空胶囊中制成的不同规格的胶囊剂，以及处方中主药和辅料量相对变化的多种规格，但不能用于辅料不同的不同规格。

括号法可用于相同容器不同体积或不同装量的情况，但由于容器特征的不同可能会影响产品的稳定性，容器特征包括容器壁的厚度、几何形状、表面积与灌装容积比、顶空体积与灌装容积比、水蒸气透过率、氧气透过率等，故如果进行容器体积和装量的括弧设计时，不能假设最大和最小的容器代表包装的极端情况[46]。

（3）括号法设计的风险　如果极端情况选择不合适或者极端情况的试验结果不能代表中间情况时，中间情况的稳定性将视为与最不稳定的极端情况一致，也就是说，中间情况的有效期不能超过最不稳定的极端情况的有效期。

2. 矩阵设计法　当药品的稳定性评价涉及许多因素时，应当考虑使用矩阵设计法。其假设前提是在某一个时间点上，被测定的部分样品的稳定性具有总体样品的代表性。

（1）矩阵设计法的设计模式

1）时间点矩阵设计　该设计模式是对稳定性考察的时间点进行矩阵设计。时间点矩阵有减少 1/2 和减少 1/3 时间点 2 种设计，其减少程度是相对于完全试验设计而言。减少 1/2 是指完全试验设计的 2 个时间点减少 1 个时间点，减少 1/3 是指完全试验设计的 3 个时间点减少 1 个时间点。例如：减少 1/2 可以参照表 9－12 进行试验设计，即每两个时间测试点后省略一个测试点，但起始点（0 个月）、12 个月和 36 个月取样点必须测定。设计取样点应尽可能平衡，即每一个设计因素都应被测试同样或尽可能一样的次数。

表 9－12　1/2 时间点减少设计模式

规格	批次	时间点（月）							
		0	3	6	9	12	18	24	36
1	1	T	T		T	T		T	T
	2	T	T		T	T	T		T
	3	T		T		T	T		T
2	1	T		T		T		T	T
	2	T	T		T	T	T		T
	3	T		T		T		T	T

2）时间点和其他因素的矩阵设计　其他因素包括批次、规格和容器大小。以 3 个批次（批次 1、批次 2 和批次 3）、3 种规格（规格 1、规格 2 和规格 3）和 3 种不同容器大小（A、B 和 C）的样品稳定性考察为例：首先，设计 3 种检测时间点方案（T1、T2 和 T3），对应的样品测试点见表 9－13（如：T1 表示于 0 月、6 月、12 月、18 月、24 月和 36 月取样进行检测）；当仅对时间点进行矩阵设计时，对应的试验设计见表 9－14；当对时间点和其他因素同时进行矩阵设计时，对应的试验设计见表 9－15，试验次数可进一步减少。

表 9－13　检测时间点方案的矩阵设计（3）

	时间点（月）							
	0	3	6	9	12	18	24	36
T1	T		T		T	T	T	T
T2	T	T			T		T	T
T3	T	T	T		T	T		T

表 9－14　对时间点的矩阵设计表

容器尺寸	规格 1			规格 2			规格 3		
	A	B	C	A	B	C	A	B	C
批次 1	T1	T2	T3	T2	T3	T1	T3	T1	T2
批次 2	T2	T3	T1	T3	T1	T2	T1	T2	T3
批次 3	T3	T1	T2	T1	T2	T3	T2	T3	T1

表 9－15　对时间点和因子的矩阵设计（2）

容器尺寸	规格 1			规格 2			规格 3		
	A	B	C	A	B	C	A	B	C
批次 1	T1	T2		T2		T1		T1	T2
批次 2		T3	T1	T3	T1		T1		T3
批次 3	T3		T2		T2	T3	T2	T3	

（2）矩阵设计法的适用范围　除了括号法适用的范围外，矩阵设计法还可用于处方中主药和辅料量相对变化的多种规格、不同辅料的多规格，以及不同包装材料的情况。如果对两种包装材料进行矩阵设计法设计，产品必须不受空气、湿度和光照的影响。

距阵法不适用的情况有：容器的密闭系统在

所测样品中不一致；用同样测定方法得出的批间稳定性数据差异较大；样品的贮存条件不一致。此外，在进行距阵法测定中，虽然样品测试的时间点可以被选择省略，但所测样品稳定性项目不能被省略。

（3）矩阵设计法设计的风险　只有时间点矩阵设计具有与完全设计类似的能力，才可以通过考察因素之间变化率的差异而确定一个可靠的有效期。除时间点矩阵设计外，通常矩阵设计得到的有效期比完全设计得到的要短。由于矩阵设计法收集样品量减少，在某些情况下由于没有足够的数据量来确定影响因素间的关系，可能会导致用欠准确的数据来估算有效期，使其结果的精确度降低。

三、稳定性研究的常用试验方法

（一）影响因素试验

影响因素试验一般包括高温、高湿、强光照射试验。试验时，制剂（固体制剂）产品一般采用除去内包装的最小制剂单位，分散为单层置适宜的条件下进行。如试验结果不明确，应加试两个批号的样品。

1. 高温试验　供试品置密封洁净容器中，在60℃条件下放置10天（必要时，可将试验时间延长至30天），于0、5、10天取样，检测有关指标。与0天比较，若供试品发生显著变化，则在40℃下同法进行试验；若供试品无显著变化，则不必进行40℃试验。

2. 高湿试验　供试品置恒湿设备中，于25℃、RH 92.5% ±5%条件下放置10天（必要时，可将试验时间延长至30天），在0、5、10天取样检测。检测项目应包括吸湿增重，若吸湿增重在5%以上或供试品其他考察项目发生显著变化，则应在25℃、RH 75% ±5%下同法进行试验；若吸湿增重在5%以下，且其他考察项目符合要求，则不再进行此项试验。

恒湿条件可以通过恒温恒湿箱或在密闭容器下部放置饱和盐溶液来实现，根据不同的湿度要求，选择NaCl饱和溶液（15.5 ~ 60℃，RH 75% ±1%）或KNO_3饱和溶液（25℃，RH 92.5%）。水溶性的液体制剂，可不进行此项试验。

3. 强光照射试验　将供试品置于装有日光灯的光照箱或其他适宜的光照容器内，于照度为4500lx ±500lx条件下放置10天（必要时，可将试验时间延长至30天），在0、5、10天取样检测。试验中应注意控制温度，与室温保持一致，并注意观察供试品的外观变化。

此外，根据药物的性质必要时可设计其他试验，探讨pH、氧及其他条件（如冷冻等）对药物稳定性的影响。

4. 循环温度稳定性实验　作为影响因素试验的组成部分，循环温度稳定性实验用于评估运输、贮存或使用过程中温度变化的影响，这些影响包括相分离、黏度减小、沉淀和聚集等。试验时，应模拟药品在运输与使用过程中可能碰到的温度条件下，循环考察上市包装的药品的稳定性。具体方法如下：

（1）对于温度变化范围在冰点以上的药品，进行3次非冷冻状态的循环实验，每次4天，其中2天置于2 ~ 8℃环境，2天置于40℃环境。

（2）对于可能暴露于冰点以下的药品，进行3次循环实验，每次4天，其中置于 -10 ~ -20℃环境2天，然后在40℃环境中考察2天。

对于吸入气雾剂，推荐的实验包括1天内进行3 ~ 4次6小时的循环，温度在冰点以下和40℃（RH 75% ~ 85%）之间，该实验需持续考察6周。

（3）对于冷冻保存的药品，应考察该药在微波炉或热水浴中加速融化时的稳定性，除非说明书中明确禁止如此操作。

5. 光稳定性实验　作为强力破坏试验中的重要组成部分，新药制剂应经过适当的光稳定特征考察，以判断其本身的光稳定性，试验思路如图9 - 10所示，具体可参考1996版ICH指导原则中Q1B稳定性试验："新原料药和制剂的光稳定性试验"中的相关介绍。

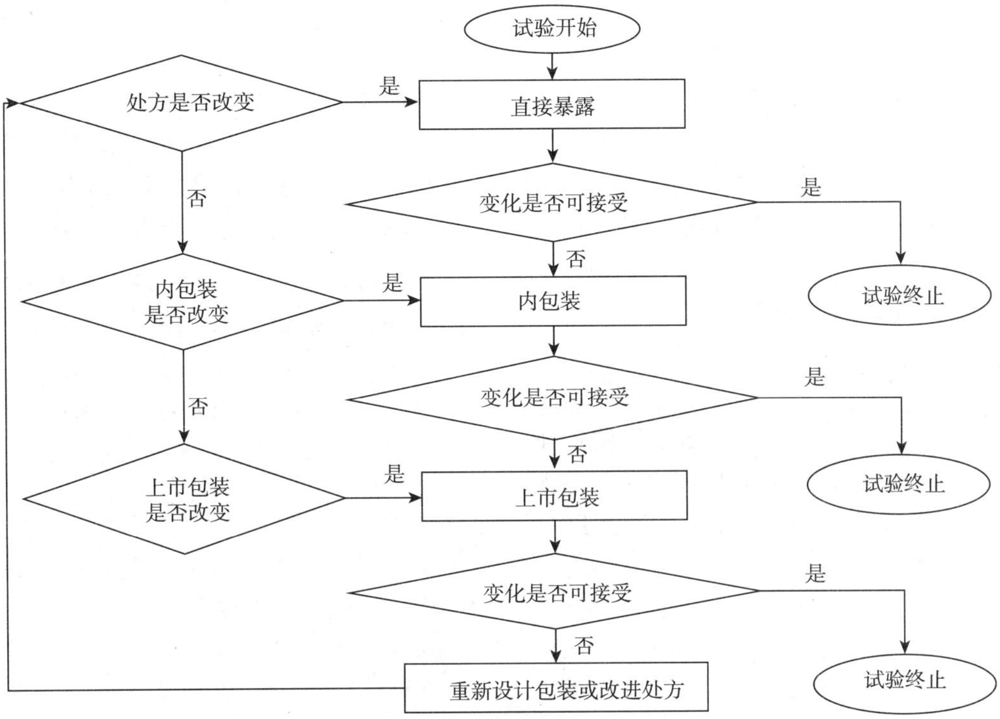

图 9－10　制剂光稳定性试验判断图

实验中，样品应暴露在总照度不低于 1.2×10^6 Lux·h 的可见光和不低于 200 W·h/m^{2}完整的近紫外光条件下。通常应进行一系列试验，首先制剂应完全暴露（敞开的碟子或密封透明容器中）进行试验，如有必要，再以内包装进行试验，最后以上市包装进行试验。若药品仍不稳定，则需重新设计包装，直到结果证明药物能完全抗光照为止。

（二）加速试验

加速试验一般应在40℃ ±2℃、RH 75% ±5%条件下进行试验，在试验期间第 0、1、2、3、6 个月末取样检测。若供试品经检测不符合质量标准要求或发生显著变化，则应在中间条件（30℃ ±2℃、RH 65% ±5%）下进行试验。

采用不可透过性包装的液体制剂，如合剂、乳剂、注射液等进行稳定性研究时可不要求相对湿度。采用半通透性的容器包装的液体制剂，如多层共挤 PVC 软袋装注射液、塑料瓶装滴眼液、滴鼻液等，其加速试验应在40℃ ±2℃、RH 20% ±5%的条件下进行。胶剂、软膏剂、凝胶剂、眼膏剂、栓剂、气雾剂等制剂可直接采用30℃ ±2℃、RH 65% ±5%的条件进行加速试验。对温度敏感药物（需在 4～8℃冷藏保存）的加速试验可在25℃ ±2℃、RH 60% ±5%条件下同法进行；需要冷冻保存的药品可不进行加速试验。

（三）长期试验

长期试验一般应在 25℃ ±2℃，RH 60% ±10%的条件下进行，并于 0、3、6、9、12 个月取样，按稳定性重点考察项目进行检测。12 个月以后，仍需继续考察的，应分别于 18 个月、24 个月、36 个月取样进行检测，并将检测结果与 0 个月比较以确定药品的有效期。

由于实测数据的分散性，一般应按 95% 可信限进行统计分析，得出合理的有效期。如三批统计分析结果相差较小，则取其平均值为有效期限；若差别较大，则取其最短的为有效期。数据表明很稳定的药品，不做统计分析。

对温度特别敏感的药品，长期试验可在温度 6℃ ±2℃的条件下进行。此外，对于需要溶解或者稀释后使用的粉针剂、注射液等，还应考察稳定性样品临用时配制和使用过程中的稳定性[47]。

（四）药品上市后的稳定性研究

药品注册申请单位应在药品获准生产上市后，采用实际生产规模的药品继续进行稳定性研究，以考察上市药品最终的稳定性。根据继续进行的稳定性研究结果，对包装、贮存条件等进行确认或改进，并进一步确定有效期。

四、稳定性研究的其他方法

在进行中药新药的注册申请中，常用前述的影响因素试验、加速试验和长期试验对制剂稳定性进行研究和评价。在实际工作中，除了上述方法外，还有一些其他稳定性研究的方法可供参考。

（一）温度加速实验法

温度加速实验法是将药物放置在超常温度条件下，以加速其化学或物理变化，在短时间内预测药物稳定性的方法，该方法多用于药物制剂处方设计中，常用方法有如下几种：

1. 经典恒温法

（1）方法原理　经典恒温法的理论依据是 Arrhenius 指数定律 $k = Ae^{-E/RT}$，它定量地描述了温度与反应速率之间的关系，其对数形式为：

$$\lg k = -\frac{E}{2.303RT} + \lg A \text{ 或 } \ln k = -\frac{E}{RT} + \ln A \qquad (9-3)$$

式中，k：速率常数；A：频率因子；E：活化能；R：气体常数，其值为 8.314 J/（mol·K）；T：绝对温度。

试验设计时，应根据待考察样品的稳定性性质及初步预试验的结果，建立稳定性指标的分析方法，然后设计试验温度与取样时间。以药物浓度或浓度的函数对时间作图，以判断反应级数。若以 lg c 对时间作图得一直线，则为一级反应，再由直线斜率求出各温度下的速率常数，将各个速率常数的对数（lg k）对相应温度（绝对温度）的倒数 $1/T$ 作图，即 Arrhenius 图，直线的斜率为 $-E/2.303$R，由此可计算出活化能 E。将直线外推至室温，即可求出室温时的速率常数（k_{25}），由 k_{25} 可求出药物降解 10% 所需的时间（即 $t_{0.9}$）或室温贮存若干时间以后残余的药物浓度。

（2）适用范围、选择依据及应用注意问题　溶液等均相系统制剂采用经典恒温法一般可以得到比较满意的结果，但不适用于非均相系统制剂（混悬液、乳剂）。试验过程中反应级数或者反应机制发生改变时，不能应用经典恒温法，而且其结果只能用于所研究的处方，不能随意推广到同一药物的其他处方。

（3）经典恒温法的应用　陈金凤等[48]采用经典恒温法对复方芍红颗粒的有效期进行初步预测，求出不同浓度段反应速率常数 k，详见表 9－16，根据 Arrhenius 指数定律 $k = e - E/RT$，以 ln k 对 $1/T$ 作图，Arrhenius 方程 $\ln k = -(11321/T) + 26.386$，$r = -0.9848$，求出室温时的速率常数 $k_{25} = 8.125 \times 10^{-6}$，根据半衰期公式 $t_{1/2} = 0.693/k$，有效期公式 $t_{0.9} = 0.1054/k$，可以预算出复方芍红颗粒的有效期，即室温（25℃）有效期为 $t_{0.9} = 0.1054/k = 1.48$ 年。

表 9－16　不同温度下芍药苷反应速率常数－温度表

温度（℃）	T（K）	$1/T$	k	ln$k$
50	323	0.0031	0.0002	－8.51
60	333	0.0030	0.0006	－7.418
70	343	0.0029	0.0021	－6.165
80	353	0.0028	0.0037	－5.5994

2. 活化能估算法　活化能估算法是用药物在一个温度下的加速试验结果估算其在室温下的降解时间范围的稳定性预测方法。

（1）方法原理　根据大多数药物降解反应活化能在 41.86～83.72kJ/mol（10～20kcal/mol）范围内，可以以此为上下限，根据某一加速试验温度下的反应速率常数，估算出药物在室温下（$T = 25℃ + 273.2$）2 年内降解 10% 的相应最大与最小时间（$t_{0.9}$）。计算公式为：

$$\lg \frac{t_1^{0.9}}{t_2^{0.9}} = \frac{E(T_2 - T)_1}{2.303RT_1T_2} \qquad (9-4)$$

如一些制剂规定室温下有效期为 2 年，现于 45℃ 进行加速试验，求加速试验所需最长与最短时间。已知 $T_1 = 298$K，$T_2 = 318$K，$t_1^{0.9} = 24$ 月，分别以活化能 E 为 41.86kJ/mol 和 83.72kJ/mol 代入公式，分别求出 $t_2^{0.9}$ 为 8.3 个月和 2.9 个月，说明如果在 45℃ 加速试验 2.9 个月，制剂中药物含量在标示量 90% 以上，则此制剂在室温 25℃ 时有效期可能为 2 年；若在同样温度下加速 8.3 个月，含量还在标示量 90% 以上，那么此制剂在室温有效期一定可达 2 年。

李小芳等[49]采用活化能法进行了健脾消食糖浆有效期的预测，选择指定温度为 60℃，2 年内药物降解 10% 所需时间的上限为 4.1 月，下限为 3 周。取 60℃ 恒温孵箱中加速 3 周后的药液，测定其中淀粉酶的含量，结果显示酶量在加速 3 周后并没有下降，仍为 4 个酶单位。经多次实验验证，结果重现性较好。由此预测该制剂在 2 年内很可能是稳定的。

（2）适用范围、应用注意问题　活化能估算法的特点是简便，可用一个温度下的加速试验结果估算室温下的降解时间范围，然而，由于本法忽略了具体的活化能数值，而且仅测定了一个温度点的数据，因此，其准确性较差，结果仅可以作为参考。

3. Q_{10}法　Q_{10}法是一种常用的、简便的近似方法，在药剂贮存稳定性研究中占有重要地位。

（1）方法原理　根据 Van't Hoff 规则，Q_{10}被定义为温度每增加10℃，反应速率增加的比值。即：

$$Q_{10} = \frac{k_{T+10}}{k_T} \tag{9-5}$$

求算过程为选择一个较高的温度范围（T 和 $T+10$℃），将药物在该温度条件下进行加速破坏试验，求得 k_{T+10}和 k_T，进而求得 Q_{10}。把 Q_{10}看作是一个常数，因而高温下求得的 Q_{10}可用于室温 20～30℃的区间，并用以得到室温时的速率常数，最终可得出制剂的贮存期。

（2）方法特点及适用范围　该法的特点是既减少了实验温度数，又减少了取样次数。由于高于某温度10℃的 Q_{10}值小于该温度的 Q_{10}值，即用较高温度求得的 Q_{10}值推测较低温度——室温的药剂贮存期是保守的，因而也是可靠的[50]。

（3）Q_{10}法的应用　王冰等[51]采用 Q_{10}法开展 20（S）-原人参二醇新型制剂的加速试验，预测其有效期。具体方法为：将 20（S）-原人参二醇自微乳置具塞试管中，分别置入 80℃和 85℃的恒温恒湿箱中，定时（0、0.125、0.25、0.5、1.5、8、10 和 12 天）取样，测定 20（S）-原人参二醇的浓度。以其浓度对数（$\lg C$）对时间 t 作图，得两条直线，回归方程分别为：$\lg C = -0.0064t - 1.0594$（80℃）和 $\lg C = -0.0095t - 1.0495$（85℃）。由直线斜率求出各温度下的 k 值分别为：$k_{80} = 14.739 \times 10^{-3}$/天和 $k_{85} = 21.879 \times 10^{-3}$/天，再计算 $Q_{\Delta t} = k_{T2}/k_{T1} = k_{85}/k_{80} = 1.4844$，进一步计算 $Q_{10} = Q_{\Delta t}^{10/\Delta t} = 1.4844^{10/(85-80)} = 2.203$。再用 Q_{10}法外推得到室温条件下的速率常数 k_{25}和有效期 $t_{0.9}^{25}$，即：

$k_{25} = k_{T1}/Q_{10}^{0.1(T1-25)} = 21.879 \times 10^{-3}/2.203^{0.1(80-25)} = 1.91 \times 10^{-4}$/天

$t_{0.9}^{25} = 0.1054/k_{25} = 1.51$ 年。

4. 初均速法　初均速法是一种药剂贮存期预测的简便方法，比经典恒温方法简便、快速，可以比较快地得到实验结果。

（1）方法原理　初均速法是以反应初均速 V_0代替速率常数 k，按 Arrhenius 指数规律外推室温贮存期。初均速是指反应开始阶段的平均速率，即反应开始阶段单位时间内药物含量的变化。药物的初始浓度为 C_0，在某温度 T 下进行反应，时间 t 后的含量为 C，实验证明温度对反应初均速的影响是符合 Arrhenius 指数规律的，即具有初始浓度 C_0的药剂，经过 t 时间后，该药剂浓度下降为 C，其初均速 V_0为：

$$V_0 = \frac{C_0 - C}{t} \tag{9-6}$$

对同一药物制剂，在不同的加速温度中加速分解，可得到不同的 V_0。用 $\ln V_0$对 $1/T$ 进行线性回归，可得到直线方程式：

$$\ln V_0 = -\frac{E}{RT} + \ln A \tag{9-7}$$

将此直线外推至室温，即得室温下的初均速进而求得室温下的贮存期，实验方法为：选择若干加速温度，在每个温度下将样品加热一定时间后，测定指标成分的含量，然后计算反应初均速 V_0和室温有效期。所选温度的高低、间隔以及取样的时间，视药物的稳定性而定。

（2）特点及适用范围　由于初均速法是将任意级数的反应在其反应初期假设为零级反应，故应用于非零级反应时会产生误差，其预测的贮存期偏高，其偏高值与分解率、反应级数有关[52]。

（3）初均速法的应用　侯世祥课题组采用初均速法，预测了由葛根、丹参等药材组成的中药复方注射剂的有效期，内容如下[53]：取注射液适量，以既定的加速时间和温度安排实验，测定有效成分含量，根据 Arrhenius 定律，分别以计算获得的 $\lg V$ 对 $1/T$ 进行线性回归，得回归方程及其标准偏差 S，根据回归方程计算室温下的初均速 $V_{25℃}$及其置信区间，并由公式 $t_{0\,9,25℃} =$（100% 90%）/$V_{25℃}$，计算有效期及其置信区间。结果以葛根素为指标，25℃时有效期为 3.49 年，置信区间的上限为 6.00 年，下限为 2.03 年；以丹参素为指标，25℃时有效期为 1.69 年，置信区间的上限为 3.40 年，下限为 0.85 年。根据试验结果，暂定该注射液的有效期为 1.5 年。

5. 其他方法　其他可选择的温度加速试验方法还有线性变温法、单点法、温度指数法等，本章不做详述，研究者可以根据具体情况选用。

（二）湿度加速试验

中药制剂特别是以中药提取物为原料的固体制剂，有较强的吸湿性。吸湿可引起制剂结块、流动性降低、潮解、晶型改变，加速制剂氧化、水解、霉变，影响其有效性和安全性，因此在对固体制剂进行稳定性考察时，应进行湿度加速试验，以考察药物及其制剂和包装材料的抗湿性能，对制剂的有效期进行预测。

1. 带包装湿度加速试验　该试验主要考察湿度

对药品及其包装的影响，方法为取上市包装制剂样品置于较高湿度（75%或90%）的密闭容器中，在40℃或25℃条件下放置3～6个月，观察包装变化情况，并进行制剂的有关项目检测。

2. 去包装湿度加速试验 该试验主要考察药物对湿度的敏感性，方法为将供试样品的包装去除，取一定量置于开口的器皿中，准确称重，放置于高于药品临界相对湿度的条件下，温度25℃，暴露时间视样品性质而定，一般为10天。然后精密称重，并观察外观性状，检测制剂有关质量项目。

3. 平衡吸湿量与临界相对湿度的测定 药物制剂的平衡吸湿量和临界相对湿度（CRH）是稳定性研究中需获取的重要信息，其对处方设计、包材选择、生产和贮存条件的确定都有重要的指导意义。一般采用以下方法进行测定：

精密称取样品7～9份，然后放入不同相对湿度的密闭容器中，经不同时间连续测定样品重量，直至重量不再发生显著变化，即达吸湿平衡，计算该状态下样品增加的重量，即为样品在该相对湿度下的平衡吸湿量。以平衡吸湿量为纵坐标，相对湿度为横坐标作图，即得吸湿曲线，将直线部分延长与横坐标相交，即得样品的CRH。制剂的生产环境必须控制在CRH以下，以保证产品的质量。

4. 湿度加速试验的应用 侯明奇[54]通过湿度加速试验，在不同湿度的条件下测定阿魏胶囊的吸水率，推算其临界相对湿度。试验中将已干燥至恒重的阿魏胶囊内容物放入按表9－17配制的不同湿度的容器中，测定其吸湿率，绘制吸湿曲线图，并由图作切线测得其临界相对湿度为72%，相关结果详见表9－18和图9－11。

表9－17 不同盐饱和溶液在25℃时的相对湿度

饱和盐	H_2O	KNO_3	KCl	NaCl	NaBr	K_2CO_3	$MgCl_2$	CH_3COOK
相对湿度（%）	100.00	92.48	84.26	75.28	57.70	42.76	33.00	22.45

表9－18 阿魏胶囊临界相对湿度测定数据

编号	RH（%）	22.45	33.00	42.76	57.70	75.28	84.26	92.48	100.00
	颗粒重（g）	1.005	1.003	1.0006	0.9999	1.0003	1.0006	0.9999	1.0003
1	水分重（g）	0.00537	0.0162	0.0523	0.0931	0.2053	0.3176	0.4686	0.696
	吸水率（%）	0.5297	1.6195	5.2269	9.3109	20.5238	31.741	46.8647	69.5791
	颗粒重（g）	1.006	1.0006	1.0005	0.9999	1.0006	1.0002	0.9999	1.0005
2	水分重（g）	0.004	0.0194	0.0583	0.0959	0.2075	0.3532	0.4195	0.7119
	吸水率（%）	0.3998	1.9388	5.8271	9.591	27.0338	35.3129	41.9542	71.1544
	颗粒重（g）	0.9998	1.0000	1.0007	1.0004	1.0004	1.0004	1.004	0.9999
3	水分重（g）	0.0049	0.0175	0.0443	0.0956	0.278	0.3427	0.465	0.710
	吸水率（%）	0.04901	1.750	4.4269	9.5562	27.7889	34.2563	46.4814	71.0071
平均吸水率（%）		0.4732	1.7695	5.1603	9.4860	25.1155	33.7701	45.1001	70.5802

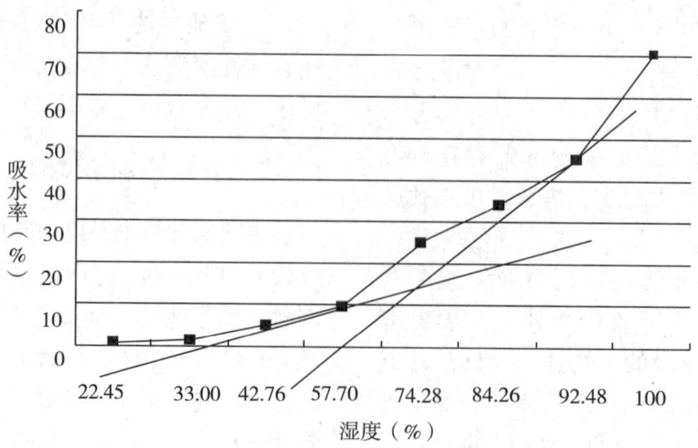

图9－11 阿魏胶囊在不同湿度下的吸湿百分率曲线图

五、稳定性研究的结果评价与数据的统计学分析

（一）稳定性研究的结果评价

药品稳定性的评价是对稳定性研究的各项试验（如影响因素、加速试验、长期试验）得到的药品稳定性信息进行系统的分析和判定。

1. 贮存条件的确定　新药注册申请应综合加速试验和长期试验的结果，同时结合药品在流通过程中可能遇到的情况进行综合确定。

2. 包装材料/容器的确定　一般先根据影响因素试验结果，初步确定包装材料或容器，再结合加速和长期稳定性研究的结果，进一步验证采用的包装材料和容器的合理性。

3. 有效期的确定　药品的有效期应根据加速试验和长期试验的结果初步分析确定，最终有效期一般以长期试验的结果来确定。

（二）稳定性试验数据的统计学分析

如果制剂中药物含量或效价较初始值下降超过5%，理化参数或器官感觉性质等发生显著变化应视为失效。在评价过程中，由于实测数据的分散性，一般应使用统计分析方法进行分析和确定药物的有效期。如三批统计分析结果差别较小，则取其最短的时间为有效期。如数据表明测定结果变化很小，表明药物是很稳定的，则可以不作统计分析。

（宋相容）

第四节　中药制剂稳定性研究的关键与难点

中药制剂的制备过程包括粉碎、提取、分离、纯化、浓缩、干燥和成型等阶段，多数需经水、醇和热的处理，每个环节都可能发生一些重要的物理、化学变化，导致制剂中有效成分的降解和损失。此外，剂型的改变或处方工艺的细微变化也都可能引起稳定性的改变。因此，中药制剂的稳定性受多种复杂因素的影响。由于目前中药药理学研究的限制，难以全面准确判断中药制剂中的药效成分，使得中药制剂稳定性研究存在较大的难度。

一、稳定性评价指标的确定

稳定性评价指标的选择是否恰当决定了试验结果的可靠性。由于中药成分复杂多样，作用机制不明确，分析方法较为局限等原因，故如何科学地选择合理的评价指标，以准确定量药物的稳定性变化是稳定性研究必须首先解决的问题，也是中药制剂稳定性研究的难点问题。

（一）以某一个成分作为测定指标

用单一成分作为测定指标时，必须首先明确该成分是制剂的药效成分，如某些制剂有效成分为苷类，若将其水解产物苷元作为测定指标则不能真实地反映样品的稳定性；含连翘的中药制剂常以连翘苷作为连翘及其组方制剂质量和工艺研究的考察指标，但有研究发现连翘苷无抗菌活性，因此用对金黄色葡萄球菌等多种致病菌均有极强的抑制作用[55]的连翘酯苷作为稳定性考察的评价指标更为合理[56]。由于连翘酯苷分子结构中具有酯键和糖苷键，易分解产生咖啡酸、*D*－葡萄糖、*L*－鼠李糖和一次级苷，故在考察加工条件对制剂质量的影响时，应选用连翘酯苷作为测定指标[57]。

中药有效部位的制剂中化学成分的结构和性质相似，故以其主要有效成分为指标进行研究时，在一定程度上能够反映整个有效部位的某些稳定性特征（如含量、释放或溶出等）。王冰等[58]以丹酚酸B为指标成分研究了丹参水溶性总酚酸冻干粉针的稳定。在考察银杏总内酯控释小丸稳定性试验中的含量变化时，主要检测其主要成分GA、GB与GC的含量，而在释放度测定时，则以活性最强的GB为考察指标[59]。

（二）以多种成分作为测定指标

与化学药物不同的是中药的指标成分通常仅占较低的比例，对有效部位制剂，尤其是中药复方制剂而

言，仅根据单一指标成分的含量变化来评价中药及其制剂的稳定与否，而完全忽略对其他相关成分的考察或仅仅根据指标成分含量的变化来反映其化学稳定性，都具有明显的局限性。

丹参注射液的有效成分包括原儿茶醛、原儿茶酸、丹参素、丹酚酸 A、丹酚酸 B、丹酚酸 C、迷迭香酸等，其中丹酚酸 A、丹酚酸 B、丹酚酸 C 及迷迭香酸在加速条件下极可能发生酯键水解生成丹参素，而在试验过程中，丹参素自身也会分解，故稳定性评价若仅以丹参素为指标则不能灵敏反映整个过程中的变化。苦参碱和氧化苦参碱具有类似的生理活性，二者在体外和体内均可发生相互转化，故含苦参或山豆根的中药制剂，应以苦参碱和氧化苦参碱作为稳定性考察的控制指标[60]。

（三）总浸出物或总提取物为指标

由于中药制剂成分复杂，药效成分作用机制不清楚，一些制剂采用单体成分为指标难以反映其真实的稳定性变化情况，故只能以总浸出物或总提取物或有效部位（如总黄酮、总生物碱、总苷、挥发油等）为指标评价其稳定性变化情况。如：考察不同处方与工艺对中药口服液澄明度的影响时，分别以总浸出物量和某单体成分含量作为检测指标，可得出不同的结论，但综合比较后发现以总浸出物的量作为指标更能体现中医药的特点，能较准确地反映出中药制剂的综合作用，更符合中药制剂的实际[61]。

（四）综合指标

以少数指标成分为指标往往难以全面反映中药制剂的稳定性情况，而以总浸出物或总提取物为指标的方法又比较粗糙，不能精确反映化学成分在实验过程中的变化。因此，将多种指标结合，同时测定指标成分和总浸出物或总提取物的变化，可以从不同侧面客观反映稳定性的情况。如：红曲中降血脂的他汀类成分在加速试验条件下有的下降，有的上升，但这些他汀类均具有类似的生物学活性，因此，需要用多成分综合评价其化学稳定性。李永国等[62]将稳定性试验样品中不同时间点的 12 种他汀类成分的含量变化表示成向量在空间移动距离的大小，用“欧氏距离”变化的百分数来表示这些成分综合起来的变化量，称之为综合变化率［V（%）］。计算公式为：

$$V(\%) = \left[\sqrt{\sum_{k=1}^{n} W_i\,(X_{ik} - X_{rk})^2} — \sum_{k=1}^{n} X_{rk}\right] \times 100\% \qquad (9-8)$$

式中，X_{ik}为第 k 个成分在 i 时的量；X_{rk}为第 k 个成分在初始样品中的量；W_i为权重因子，表示相对生物活性，可用于表征和区别不同生物活性的化学成分对化学稳定性的贡献情况，生物活性越强，W_i值越大。

加速实验（40℃ 及 75% RH 条件下放样 3 个月）数据表明，若按指标成分 MK 来考察红曲的化学稳定性，加速实验 3 个月内含量共下降超过 10%，判定为该产品不够稳定，有效期达不到 2 年。而实际上，MK 和 MKA 之和以及总他汀类成分含量下降均为 6% 左右，若按将酸式和内酯式化合物加和计算的综合变化率 V_{sum}来表示，3 个月内综合变化率为 5.38%，推断该产品是稳定的，有效期可达到二年，与上述结论相反。

总之，由于中药的特殊性，很多中药的有效成分尚不清楚，一个或几个活性成分往往并不能体现中药的全部药理作用，不能简单地以某一成分为指标制定有效成分的失效期，应该针对其制剂特点和药效特征，对有效成分、大类成分、指标成分以及综合指标等进行研究，为保证药品质量提供有意义的信息。

二、稳定性指标测定方法的选择

由于中药成分复杂，中药制剂的药效成分之间、有效成分与分解产物之间可能存在相互干扰，成分与疗效之间可能呈非线性关系等原因，故在中药制剂稳定性试验中应根据考察对象的具体性质和所处的制剂环境，在可行性考察的基础上选用正确的检测方法，必要时，可将新的检测分析技术，如指纹图谱技术、近红外技术、GC-MS、HPLC/MS 和荧光光谱法等应用到中药研究中，为保证中药制剂稳定提供充足的依据。如：荧光光谱法可直接对中药注射液的原溶液进行测定，具有简便、快速和灵敏度高的优点，可为中药注射剂稳定性研究提供新的检测思路[63]。

三、稳定机制探讨

中药制剂稳定性的机制研究对优化其制剂工艺、保证药品质量和临床疗效等都具有重要意义。但由于前述原因，中药制剂稳定性的机制非常复杂，研究难度很大。

中药药效成分化学变化复杂，往往同时存在不同的变化途径，并且随所处环境不同而变化。如藁本内酯纯品在室温状态下极不稳定，它可发生脱氢、氧化、水解、降解等反应，但在 -20℃保存可防止上述反应发生，且室温条件下藁本内酯在挥发油中基本稳定[64]（图 9-12）。

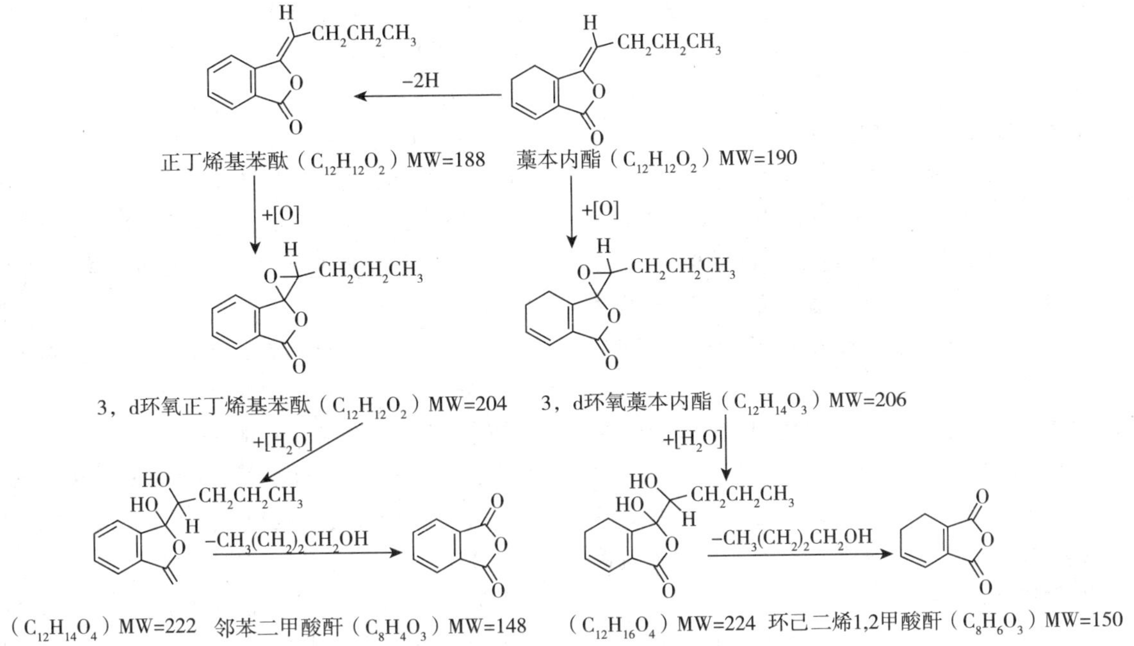

图 9-12　藁本内酯的变化途径

通过机制研究，明确中药制剂中药效成分的变化规律，可以正确地选择测定指标，从而为中药制剂工艺及剂型改革提供依据。如：2005 年版《中国药典》中复方丹参片、冠心丹参片中的主药丹参均用乙醇提取，而研究发现：丹参在醇提过程中的水和热环境加速了丹参酮ⅡA 的化学降解[65]，且温度越高，降解速率越快，含水量越多，降解速率越快。故现行复方丹参片制备工艺已将丹参提取工艺改为：用乙醇、水分别提取脂溶性和水溶性两部分有效成分，以求充分发挥丹参各成分的协同作用。

与传统中药汤剂和传统手工制作的中成药相比，在实际生产中，中药经提取、浓缩、干燥、成型等工艺过程，经受的条件已大不一样，特别是受湿、热影响的时间大大延长。对于含丹参酮之类湿热不稳定物质的中药而言，这种时间上的差别对其含量有决定性的影响。依据丹参酮ⅡA 稳定性机制，可以提出提高该产品质量的有效措施：优选丹参药材、优化生产工艺，采用 SFE 萃取等新技术及引入化学稳定剂等，均可提高复方丹参片质量[66]。

就中药固体制剂而言，制剂多含浸膏，其稳定性常常受制于环境温度和湿度的变化。在贮存的过程中，由于上述两种因素的交互作用，可加速制剂变质。ICH 指导原则要求对重要的草药及其制剂提供有效数据，但目前尚缺乏对草药中化合物降解特点的系统研究。中药制剂的稳定性机制异常复杂，这方面的研究要取得突破有赖于研究思路和研究方法的创新。

（李超英，赵娜）

参考文献

[1] The United StatesPharmacopeia Convention. Stability Considerations in Dispensing Practice. United States Pharmacopeia 36/National Formulary 31（USP 36/NF 31）, 2013.

[2] 丁明玉，马帅武，刘德麟．阿魏酸的稳定性及其在川芎和当归药材中的存在形式．中草药，2004，(1)：32-34.

[3] 张立国，王飞霞，张超，等．川芎挥发油的β-环糊精包合及其包合物的评价．中成药，2011，33 (8)：1432-1435.

[4] 刘展眉，崔英德，方岩雄．自然光和热对闭环（E 环）喜树碱稳定性的影响．广东化工，2005，32 (7)：3-4.

[5] 徐淑卿，沙明，孟宪生．血竭的稳定性研究．中成药，2005，27（5）：598-599.

[6] 卫强，潘利明．滇丹参醇提工艺中总丹参酮的

降解动力学考察. 云南中医中药杂志, 2005, 26 (2): 44-45.

[7] 王弘, 王东晓, 王波. 固体稳定性和辅料相容性的研究进展. 中国新药杂志, 2006, (16): 1337-1341.

[8] 袁浩宇, 季平, 文辉, 等. 中药制剂吸湿稳定性研究进展. 中国药业, 2005, 14 (2): 75-76.

[9] 黄敏, 张钧寿, 谢跃进. 软胶囊剂稳定性研究进展. 中国医药工业杂志, 2000, 31 (3): 43-46.

[10] 王金林, 李前琼, 王晓利, 等. 金丝桃素提取物稳定性考察. 中国药业, 2014, 23 (13): 9-11.

[11] 徐杨璐, 赵胜男, 刘素丽, 等. 加速试验法研究黄芩药材的贮藏稳定性. 承德医学院学报, 2014, 31 (4): 290-292.

[12] 刘言. 药品包装材料与药物相容性研究的现状及展望. 天津药学, 2013, 25 (6): 56-59.

[13] 吐尔逊阿依·牙生, 热比古丽·麦麦提. 不同包装材料对维药制剂稳定性的影响研究. 世界最新医学信息文摘, 2019, 19 (40): 196-197.

[14] 王庆庆, 陈迹. 常用中药注射剂输液的配伍的稳定性研究. 中国医院药学杂志, 2016, 36: 434.

[15] 邓盛齐, 陈蜀, 陶静, 等. 参附注射液与12种药物配伍的稳定性考察. 中国中医急症, 2005, 14 (7): 674-675.

[16] 茹艺. 热毒宁注射液与溶媒配伍稳定性的探讨. 中国医药指南, 2018, 16 (25): 15.

[17] 贺小青. 莪术油葡萄糖注射液与7种抗菌药物的配伍稳定性. 中国临床药学杂志, 2005, 14 (4): 252-254.

[18] 陆妙. 常用中药注射剂与输液的配伍. 中国药业, 2005, 14 (5): 80-81.

[19] 郑雪荣, 刘伟斯, 江从春. 五种中药注射液静脉给药的稳定性观察. 国际医药卫生导报, 2009, 15 (11): 78-80.

[20] 张兆旺. 中药药剂学. 北京: 中国中医药出版社, 2003.

[21] 张军, 王凤云, 詹丽玲, 等. 丹参药材提取液中丹酚酸B稳定性影响因素的考察. 中国中药杂志, 2005, 30 (10): 789-790.

[22] 阎雪梅. 煎煮时间对当归中阿魏酸稳定性的影响. 天津药学, 2005, 1 (3): 21-37.

[23] 黄晓丹, 苏子仁, 赖小平, 等. 穿心莲片生产过程中脱水穿心莲内酯的含量变化. 中国中药杂志, 2002, 27 (12): 36-38.

[24] 王岩, 周莉玲. 青藤碱脂质体的制备及稳定性研究. 中成药, 2005, 27 (7): 757-760.

[25] 马梦君, 胡文卿, 傅丽亚, 等. 温度和质量浓度对茶多酚水溶液稳定性的影响. 食品科学, 2014, 35 (11): 11-16.

[26] 王鑫, 马继武, 李育伟, 等. 红景天冻干口腔崩解片的制备. 临床医药文献电子杂志, 2018, 5 (59): 183-185.

[27] 魏红娟, 尚琦, 吴芳霞, 等. 乙二胺-β-环糊精对绿原酸的稳定作用研究. 海峡药学, 2018, (10): 18-20.

[28] 强皎, 叶炳皇, 林丽, 等. 丁香酚、桂皮醛不同存在状态下的稳定性影响因素研究. 中药新药与临床药理, 2014, 25 (01): 89-92.

[29] 张卫东, 邢建国. 维感颗粒中挥发油β-环糊精包合物制备及稳定性研究. 中成药, 2005, 27 (5): 515-517.

[30] 宋洪涛, 郭涛, 秦冬彦, 等. 人工麝香β环糊精包合物的稳定性考察. 中国药学杂志, 2002, 37 (9): 33-35.

[31] 董晓旭, 付京, 尹兴斌, 等. 丹皮酚β-环糊精包合物稳定性考察. 山东中医药大学学报, 2015, 39 (4): 377-378.

[32] 罗巍伟, 贺英菊, 王凌, 等. 羟丙基-β-环糊精对穿琥宁水溶液稳定性的影响. 中国药学杂志, 2006, 41 (5): 367-370.

[33] 王会娟, 李馨儒, 袁泉, 等. 番茄红素微囊的制备及稳定性考察. 中国新药杂志, 2004, 13 (5): 411-413.

[34] 邵艳华, 高俊丽, 李倩, 等. 穿心莲内酯类成分在不同溶媒中的化学稳定性研究. 华西药学杂志, 2016, 31 (1): 68-71.

[35] 曲桂武, 岳喜典, 李桂生. 添加剂对丹参酚酸B水溶液稳定性的影响. 中草药, 2005, 36 (11): 1654-1655.

[36] 张燕, 王洪光, 潘妍妍. 抗氧剂对维生素A纳米水分散体稳定性的影响. 青岛科技大学学报 (自然科学版), 2009, 30 (3): 210-213.

[37] 林丽洋, 贺英菊, 罗巍伟, 等. 增强绿原酸水溶液稳定性的方法研究. 华西药学杂志, 2005, 20 (3): 225-227.

[38] 莫毅, 贺英菊, 闰根全, 等. 药物对光稳定性研究进展. 中南药学, 2006, 4 (3): 221-224.

[39] 张桂燕，马红飞，李淑芝，等．异亚丙基莽草酸原料及其制剂抗栓素片的含量及稳定性研究．中国药学杂志，2005，40（13）：1020－1022.

[40] 程国华，罗佳波．汉防己甲素微球的稳定性研究．中药材，2005，28（5）：429－431.

[41] 郭星木，夏强，陈彩云．参酮脂质体的研制及稳定性考察．日用化学品科学，2013，36（2）：28－32.

[42] 史同瑞，许腊梅，于万才，等．微乳基质成乳条件与稳定性的研究．动物医学进展，2005，26（7）：97－99.

[43] 郭涛，储晓琴，何进，等．大蒜油亚微乳的稳定性研究．解放军药学学报，2005，21（2）：81－84.

[44] Ansel H C 等．药物剂型和给药体系．江志强主译．北京：中国医药科技出版社，2003：107.

[45] 刘丹蕾．药物稳定性实验方案设计研究的国际化规范．中国药科大学学报，2005，36（3）：284－288.

[46] 霍秀敏．简约稳定性研究设计介绍．中国新药杂志，2006，15（22）：1897－1898.

[47] 王彦厚，张宁．药品注册中的稳定性研究．中国新药杂志，2009，18（12）：1084－1086.

[48] 陈金凤，杨东亮，朱青梅，等．复方芍红颗粒的稳定性研究．中国医药导报，2017，14（6）：151－155.

[49] 李小芳，王良，侯爱霞．健脾消食糖浆有效期的预测．成都中医药大学学报，2002，25（2）：23－24.

[50] 范云龙，邹传品，周善尧，等．药剂贮存稳定性研究－Q10 法的误差方向．中国医药工业杂志，1997，（8）：28－30.

[51] 王冰，浦益琼，徐本亮，等．20（S）－原人参二醇自微乳释药系统的处方优化和有效期预测．中国实验方剂学杂志，2016，22（22）：1－6.

[52] 范云龙，周善尧，李雄刚，等．初均速法测定药剂贮存稳定性的误差估算．中国医药工业杂志，1997，18（3）：41－43.

[53] 江波，侯世祥，孙毅毅，等．初均速法预测中药复方注射剂的有效期．中国中药杂志，2000，（2）：27－29.

[54] 侯明奇．阿魏胶囊质量标准研究及有效期的研究．乌鲁木齐：新疆医科大学，2011.

[55] 匡海学，张宁，陆志博．青连翘抗菌活性成分的研究．中药通报，1988，（7）：32－34＋62－63.

[56] 常星洁，丁倩．连翘水提醇沉工艺链中连翘酯苷 A 和连翘苷及抑菌活性的变化．中医药导报，2018，24（09）：39－41.

[57] 原江锋，邱智军，呼丽君，等．连翘花提取物活性成分及其稳定性．食品科学，2015，36（14）：130－134.

[58] 王冰，朱薇婕，曾晓丽，等．丹参冻干粉针中丹酚酸 B 稳定性研究．中成药，2007，29（10）：1479－1482.

[59] 刘清飞，周莉玲．银杏总内酯控释小丸的稳定性研究．中成药，2004，（5）：7－10.

[60] 宋小妹，考玉萍．洁身洗剂中苦参化学成分转化研究．西化药学杂质，2005，15（6）：257－259.

[61] 饶淑华．中药制剂稳定性研究方法探讨．江西中医学院学报，1996，8（1）：28－36.

[62] 李永国，柳红，王峥涛，等．中药红曲化学稳定性多成分综合评价．高等学校化学学报，2006，27（1）：35－38.

[63] 陈小康，孙素琴，李隆弟．荧光光谱法对中药注射液热稳定性的研究．分析试验室，2003，22（1）：19－23.

[64] 李桂生，马成俊，李香玉，等．藁本内酯的稳定性研究及异构化产物的 GC－MS 分析．中草药，2000，（6）：7－9.

[65] 雷燕妮，张小斌．复方丹参片的制备工艺优选及含量测定研究．陕西农业科学，2018，64（7）：48－51.

[66] 苏子仁，陈建南，曾惠芳，等．复方丹参片中丹参酮 $Ⅱ_A$ 的变异因素和稳定化措施．中国中药杂志，2000，（4）：55－57.

第十章

中药制剂等效性探讨

药物制剂要产生最佳疗效，其药物活性成分应当在预期时间段内释放、吸收并被转运到作用部位即靶器官、靶组织和靶细胞，并达到有效浓度。大多数药物特别是口服药物是经吸收后进入血液循环而产生全身治疗效果，作用部位的药物浓度与血液中药物浓度存在一定的比例关系。因此，可以通过测定血液循环中的药物浓度来获得反映药物体内吸收程度和速度的主要药代动力学参数，间接预测药物制剂的临床治疗效果，达到评价制剂质量的目的。

生物等效性试验在中药新药开发和新药生产工艺和剂型变换过程中发挥着非常重要的作用，如常用于评价已经临床试验证实有效性与安全性的已上市药物的新剂型与原剂型是否生物等效；创新药专利过期后，开发其仿制药物，验证仿制药物与创新药物是否具有等同的有效性与安全性等。生物等效性研究的目标是要证实同种等量药物的两种制剂的生物利用度完全相同，最终使得在替换使用相关的两种制剂具有相同的有效性和安全性。

虽然体内药动学研究还没有纳入所有中药制剂必须研究的项目中，但是由于目前市场上部分中药制剂的质量良莠不齐，同种制剂疗效差异也很大，因此加强生物等效性研究在中药制剂产品中的应用、确保产品有效性和安全性中显得尤为重要。在中药制剂的发展进程中，如何确保新研制剂型与原剂型的“生物等效性”，对于中药制剂的继承与创新具有重要的理论和实际意义。

第一节　概　　述

一、生物利用度与生物等效性的概念

（一）生物利用度的概念

生物利用度是指药物活性成分从制剂中释放被吸收进入体循环的速度和程度。它包括生物利用程度（extent of bioavailability，EBA）和生物利用速度（rate of bioavailability，RBA）两个方面。EBA 即为药物吸收进入体循环的多少，可用血药浓度 - 时间曲线下的面积（AUC）进行衡量，AUC 越大表示药物吸收的总量越多；RBA 即为药物吸收进入体循环的快慢，可用吸收速率常数（K_a）或平均吸收时间（means of absorption time，MAT）表示。在实际研究中，常用达峰时间（t_{max}）衡量吸收快慢，即达峰时间越小，则吸收越快。峰浓度（C_{max}）亦与药物吸收速率和药物吸收总量有关。药物的疗效不仅与吸收量有关，而且与吸收速率有关。如果一种药物吸收速率太慢，在体内不能达到治疗窗所需浓度，即使药物全部被吸收，也不是理想药物和制剂。另一方面，如果药物吸收太快，到达血液循环系统的药物浓度太高，有可能超过最小的中毒剂量而产生不安全性。因此，评价制剂的生物利用度时，必须同时测定 AUC、t_{max}、C_{max} 三项参数进行全面评价。

生物利用度分为绝对生物利用度（F）和相对生物利用度（F_r）。前者是将药物经静脉注射与血管外给药进行比较，并设定静脉注射的生物利用度为 100%；相对生物利用度则是在同一条件下，对同种药物不同制剂进行比较。

绝对生物利用度

$$F(\%) = AUC_T / AUC_{iv} \times 100\% \quad (10-1)$$

相对生物利用度

$$F_r(\%) = AUC_T / AUC_R \times 100\% \quad (10-2)$$

以上两公式中T和R分别代表试验制剂和参比制剂。

（二）生物等效性的概念

生物等效性（BE）是指同一种药物的不同制剂在相同的实验条件下，给予相同的剂量，其吸收速率和程度没有明显差异。它是通过相对生物利用度的研究，来评价同种药不同制剂的内在质量是否相等。在化药制剂的研究中，通常将AUC、C_{max}、t_{max}基本相等的两种制剂认为具有生物等效性（bioequivalency），它以药物的血药浓度与药理效应之间呈平行关系并能建立可靠的药物有效血药浓度测定方法为前提；用以说明新制剂与原制剂比较，药物吸收达到有效浓度的总量、程度与速率一致。

生物等效性的判断标准是差异在±20%以内，即当$P<0.05$时，试验制剂生物利用度参数均值在高侧不大于参比制剂均值的120%，同时在低侧不小于参比制剂参数均值的80%，则可认为试验制剂和参比制剂生物等效。当采用lgAUC参数时，其生物等效的判断标准是80%～125%；当采用lgC_{max}时，则判断标准为75%～133%。对于治疗指数窄的药品的特殊情况，AUC的可接受区间应该被缩窄为90.00%～111.11%。

二、生物等效性的研究背景

在早期，化学等值（chemical equivalent）的药物（即用质量符合法定标准的数量和疗效相同的主药制成的相同制剂）在血液和组织中药物浓度相似，人们往往认为具有“生物等效性”。20世纪60年代末，随着医药科学技术的发展，人们对药品的质量与疗效有了新的认识。长期以来认为化学结构决定药效的观点有了改变，人们逐渐认识到药物在一定剂型中所产生的效应不仅与药物本身的化学结构有关，而且还受到剂型因素与生物因素的影响。随着药代动力学、生物药剂学的发展和分析技术等水平的提高，研究者能够通过测定体液中较低浓度的药物及代谢物来研究药物在体内的吸收、分布和消除等动态过程。在此基础上，研究者们发现化学等值的药物常常因为生物利用度的不同而具有不同的治疗效果。20世纪60年代后期，仿制药的生产越来越多，美国FDA在1997年颁布了相关的法案，即生产者可以通过生物等效性研究替代临床试验，验证同一种药物的不同剂型之间，或一种药物的不同批次之间是否具有有效性和安全性，从而简化了新药审批过程，同时节省大量的人力和物力。

三、生物等效性研究的必要性

剂型是药效在人体内得以实现的载体和最终形式，也是决定疗效的重要因素。目前中药剂型改革方法很多，不同剂型的制剂或同种剂型的不同制剂在规定的剂量下能否等效，是关系到由传统剂型到现代中药制剂改剂合理与否的重要问题。

生物等效性则是保证含同一药物的不同制剂质量一致性的主要依据，和对临床疗效直接的证明；特别是对采用口服给药的、新开发的中西药新制剂，改变剂型的新制剂的设计与研发，改变制剂处方和生产工艺的产品等新药设计与研究中具有重要意义。一般而言，以下几类药物进行生物等效性研究尤有必要：

1. 预防与治疗严重疾病的药物与制剂　这类药物的质量对治疗效果影响较大，生物利用度上的差别，有时会带来严重的后果。

2. 治疗指数窄的药物与制剂　治疗指数是毒性浓度与有效浓度的比值，治疗指数窄的药物制剂，如含毒性中药材的制剂，若生物利用度不一致，过高可能引起中毒、过低可能达不到治疗效果。

3. 难溶性药物与制剂　难溶性药物的溶解度差，如制剂设计不当或制剂处方不合理，都将影响其生物利用度。

4. 溶解速率慢的药物与制剂　在中药制剂中许多含有毒中药材的制剂常制成蜡丸、糊丸等长效制剂，此类制剂溶解缓慢，即在整个吸收过程中，溶解是限速步骤，剂型因素对这类药物制剂的生物利用度有显著的影响。

5. 在胃肠道中发生生物转化或不稳定的药物　该类药物的理化性质亦对生物利用度有较大的影响，存在较大的个体差异。

6. 赋形剂比例高的制剂　如赋形剂与中药活性成分之比为5∶1时，因赋形剂多，会对活性成分的溶出等产生作用而影响其生物利用度。

生物等效性评价既能从生物利用度的角度评价现代中药制剂的有效性与安全性，亦能指导现代中药制剂的研究与开发，对于创新和提高中药制剂的研发水平是十分必要的。

四、中药制剂生物等效性研究应注意的问题

由于传统中医方剂主要是以汤剂形式应用于临床，因此从严格意义上讲，现代中药制剂的生物等效性评价，应主要是以原汤剂为参比制剂，进而考察改剂后的剂型是否与原汤剂在化学指标成分及药理作用上具有同一性。随着现代制剂技术的发展，我国的中药剂型改革呈现多样化趋势，同一方剂可改剂为多种中药剂型，甚至在改剂型的基础上进行再改剂。因此参比制剂的选择也发生了改变，不仅限于原汤剂，还包括改剂后的其他剂型。

为保持其等效性甚至提高生物效应，在制剂研制的各环节均需采取相应的方法与评价指标。就制剂处方设计而言，通过炮制、加工、浸出、纯化所得半成品是否保留了体现原中医方剂功能主治的有效组分的种类和数量；与原剂型比较，所选辅料对药物的崩解、释放、溶出是否产生不良影响等。这些直接关系到中药制剂的生物等效性问题，必须认真考虑。比如制剂分剂量与服用剂量确定时，若没有足够的药理或药代动力学研究依据，就应以中医方剂处方组成与一日剂量为基础，根据制备工艺中半成品的收率和辅料用量来确定，使成品的服用量相当于方剂一日药材量，这样方能保证等效性。此问题常被一些研制者忽略，应引起重视。

同时，中药往往是通过多成分、多途径、多靶点而发挥综合治疗作用，机制复杂。因此，在中药制剂的生物等效性评价上应该注重多成分的生物等效性研究。中药许多活性成分含量低，特别是在血浆中以及体内的药物浓度分析存在许多困难，因此建立灵敏度较高的分析方法亦是研究与评价中药制剂生物等效性的关键技术问题。

另一方面，中药制剂的生物等效性评价尚处于起步或初级阶段。如何合理地应用与借鉴化学药物生物等效性研究的原理与方法，探索出一条适合于中药制剂的等效性评价而且具有中药特色的途径是广大中药药剂学研究人员共同努力的目标与任务。

总之，中药特别是中药复方制剂是否生物等效，不能仅用最终的血药浓度参数来评价，而宜在整个研究过程中，以中医药理论为指导，用高灵敏度分析手段联合先进的测定技术多指标、多方法、多途径控制，并用药效与临床研究来证实。

（毛声俊，邓黎）

第二节　现代中药制剂生物等效性的评价方法

现代中药制剂生物等效性的评价方法多样，包括体内法、体外溶出度法、代谢组学法、对比临床疗效法以及采用多角度结合考察的方法等等。评价中药制剂是否具有生物等效性的首选方法应为体内生物利用度比较法，即测定受试制剂与参比制剂的主要药动学参数，进而采用相关统计学方法比较二者在体内生物利用度是否具有显著性差异，以此判断同一配方的新制剂是否与原汤及或其他已有制剂具有生物等效性。中药药动学的研究方法主要有血药浓度法、尿药浓度法以及生物效应法。在无法或难以进行体内生物利用度研究且确定体内外生物利用度具有相关性的前提下，可考虑体外溶出度法。代谢组学法则可以研究中药的药效物等效性具有直接、客观的特点。在中药药效成分不明确的情况下，采用多角度结合考察的方法来评价更具有说服力。

一、采用体内法评价中药制剂生物等效性

中药制剂生物等效性的体内试验研究难度较大，目前采用的研究方法主要有两类：一类是化学测定法，用于活性成分明确且可用定量分析方法测定其体液药物浓度的制剂；另一类为生物测定法，用于活性成分明确但缺乏灵敏的体液药物浓度测定方法或活性成分不明确的制剂。本节就现有的生物等效性评价方法，结合其在现代中药制剂研究中的应用进展概述如下。

（一）体内药代动力学法

将药物代谢动力学研究方法应用于中药制剂中，测定受试制剂与参比制剂的主要药动学参数，进而采用相关统计学方法比较二者在体内生物利用度方面是否具有显著差异，以此判断同一配方的新制剂是否与原汤剂或其他已有制剂具有生物等效性。据此，体内生物利用度的比较即是来源于同一方剂的不同剂型的中药药动学参数的比较。中药药动学的研究方法主要有血药浓度法和生物效应法，早期生物效应法应用较多，近年来逐渐以血药浓度法为主，此外采用药动学－药效学（PK－PD）模型的报道也日益增多。

1. 血药浓度法　该法适合于已分离提纯的中草药活性成分及其制剂的生物利用度和药代动力学研究。该法与化学药物的药动学研究原理、方法相似，通过测定中药及复方中一个或几个已知成分在体液中的浓度，使用相关软件计算各种药动学参数，进而采用相关统计学方法比较受试制剂与参比制剂在体内生物利用度方面是否具有显著差异，判断其是否具有生物等效性。应用该方法，许多中药有效成分、有效部位甚至复方制剂的药动学都得以阐明[1]。

血药浓度法是体内生物等效性评价研究的最常用方法。受试者分别给予试验制剂和参比制剂后，测定血药浓度，求得药动学参数，用公式

$$F=\frac{AUC_T\times X_R\times t_{1/2R}}{AUC_R\times X_T\times t_{1/2R}} \qquad (10-3)$$

估算生物利用度。

事实上现有的关于中药制剂采用药动学法评价生物等效性的研究报道少见，大量的类似研究主要是关于中药有效成分及其在复方制剂中的药动学研究，以研究某一中药有效成分的药动学规律为目的。我们认为，此类为数众多的药动学研究工作是评价中药生物等效性的前期基础。在中药药动学研究中，血药浓度法相对于生物效应法来说更加严谨、精确，其理论体系较成熟，可进行定性、定量分析，确定组织分布状态及代谢途径等。但对于复方，由于其化学成分非常复杂，以其中的一个或几个化学成分为检测指标，测得的药动学特征不一定能代表整方的体内过程。因此采用血药浓度法的关键在于如何选择合适的、具有代表性的指标成分。

2. 尿药浓度法　当体内药物或其代谢物的全部或大部分经尿排泄，且排泄量与药物吸收量的比值恒定时，药物吸收的程度则可以用尿中排泄量进行计算，从而进行药物制剂生物利用度的研究，进而进行生物等效性评价。采用测定尿中药物或其代谢物浓度的方法进行药动学研究或生物利用度评价，具有取样无伤害，样品量大，药物浓度较高及无蛋白影响等特点。然而对于中药及其制剂而言，其化学成分复杂且含量较低，尿中的含量就更低，加之结果的影响因素多，故利用此法研究中药及其制剂生物利用度和药动学研究的报道很少。

3. 生物效应法　中药复方由于化学成分复杂、有效成分不明确以及体内作用机制不清楚等特点，难以选择明确的指标成分进行药动学研究，所以在中药药动学研究的早期，多采用生物效应法，即以复方的总体生物活性效应来估算该方剂在体内的大致过程，具有一定的临床指导价值。但生物效应法的个体差异较大，缺乏方法学的评价标准，测定误差比血药浓度法大，且测得的药动学参数具有表观性。

（1）药理效应法　20 世纪 70 年代 Smolen 等提出以药理效应为指标测定药动学参数，其基本思想是假定药物在体内呈线性配置，药物在作用部位的浓度 $Q(t)$ 与效应强度 E 存在函数关系即 $Q(t)=f[E(t)]$，而 $Q(t)$ 又与给药剂量 D 成正比，因此在给药后某一时刻，作用部位的药物浓度 $Q(t)$ 与该时刻的效应强度 E 的函数关系，便可用给药剂量 D 与 E 的函数关系 $D=f[E(t)]$ 来表示，由此进行模型分析和推算药动学参数。该法需建立剂量－效应曲线，以求得最低起效剂量 D_{min} 及 $ED_{80}-ED_{90}$；建立时间－效应曲线，以时间 t 与相应的药效强度 E 按常规药动学方法进行房室模型拟合和药动学参数求算，所得参数为“效应动力学参数”；建立时间－体存药物浓度曲线，以时间 t 与相应的体存药物量按常规药动学方法进行房室模型拟合和药动学参数求算，所得参数为“效量动力学参数”。药理效应法主要用于有效成分不完全清楚或成分复杂难以检测的复方药动学研究。崔明宇等[2]以谷胱甘肽过氧化物酶活力升高率作为药理效应评价指标，测定蓬子菜总黄酮在大鼠体内的药物动力学参数，结果表明口服给药后，蓬子菜总黄酮在大鼠体内的药物动力学过程符合二室模型，且在给药剂量范围内呈线性动力学特征。

药理效应法反映的是复方的整体药效动力学过程，体现了中药复方配伍的整体性，所得参数对临床用药具有指导意义。但中药复方的作用是多方面的，以某一药理效应为指标的药动学过程并不能代表整个复方。选择不同的药理效应指标，所得到的药动学参

数可能会有较大差异。因此选择合适的药理效应指标是该法的关键，原则上应是该药的主要作用，并与临床适应证一致，且应直观、灵敏、可定量测定。

（2）毒理效应法　本法将药动学中血药浓度多点动态测定的原理与动物急性死亡率测定药物蓄积性的方法结合起来，即用多组动物按不同时间间隔给药，求得不同时间的体存药量百分率，以时间对体存药量百分率的变化进行拟合和估算毒效动力学参数。主要适用于药理和毒理效应为同一成分或有效部位的药材或复方。

毒理效应法以动物急性死亡率为指标，剂量大于临床实际用量，第一次用药如引起组织器官损伤，在第二次用药时，机体可能还未恢复正常，动物对药物的耐受性降低，导致药动学参数变化。因而该法的应用有一定的局限性。

（3）微生物指标法　又称为琼脂扩散法，主要针对一些具有抗菌活性的中药复方。根据抗菌药物在含有敏感试验菌株的琼脂平板中扩散，产生抑菌环，在一定浓度范围内，其抑菌环直径大小与浓度对数呈线性关系，测定生物样品的浓度，然后拟合模型计算药动学参数。微生物指标法简单易行，测定指标直接反映药效，但由于中药复方干扰因素较多，体内有效成分浓度低，抑菌效果不明显，故此法在中药药动学研究中应用较少。

（4）血药浓度法与生物效应法结合的 PK－PD 模型　由于在实际研究中发现有些药物的药理效应与血药浓度不同步，两者没有直接的关系，故 1979 年 Sheiner 等提出作用于效应室的 PK－PD 模型，即在传统的线性房室模型中建立效应室，它和中央室结合，药物按一级过程的转运常数 K_{1e} 进入效应室，并以 K_{e0} 常数消除，效应室的药量产生的效应具有 Hill 方程的性质。

近年来研究人员开始采用 PK－PD 模型进行中药药动学研究，如周惠芬等[3]结合养阴通脑颗粒主要有效成分——川芎嗪、葛根素、阿魏酸的药动与转化生长因子－β_1、缺氧诱导因子－1α 药效指标成功构建 PK－PD 模型，对其进行模型拟合以及数据分析。结果表明，给药组药效指标拟合度良好，实测值和模型预测值相近，建立的该 PK－PD 模型能够评价和预测中药多成分多效应之间的相关性。

生物效应法和血药浓度法各有优缺点，两种方法互为弥补。应用 PK－PD 模型时，利用同一含药血清，按生物效应法，选择其中指标成分或有效成分按血药浓度法同步平行进行药动学研究。这样则可以避免动物体质、种属、环境等因素对实验结果的干扰，综合分析实验结果，阐明二者的相关性，有利于对体内过程的正确判断和客观分析，从而有助于了解各药味的主要有效成分及化学成分群与药效的关系，探明中药作用的物质基础，阐明作用原理[4]。PK－PD 模型将药物浓度、效应和时间结合起来，更加准确地评价药物在体内的动力学过程和产生药理效应的动态变化，正逐渐成为中药药动学研究的热点。

（5）血清药理学　由日本学者 Iwama 等于 1987 年首次提出，系指动物经消化道给予中药或复方制剂后，经时采集动物血清进行体外实验的方法。它是一种用含药血清代替中药及其中药复方粗提物进行药理研究的体外实验方法，是中药药理和药动学研究的新思路。大量实验表明，含药血清可以较好地反映中药复方的疗效，因为该血清所含的药物成分通常是经过体内吸收、生物转化后发挥药效的有效成分，而且血清的理化性质与细胞所处的内环境相同，可能克服中药本身的理化性质对实验结果的影响。近年来，血清药理学方法逐渐被应用到中药药动学研究中，如王陈萍等[5]对大黄总蒽醌胶囊进行血清药理学研究，用 H_2O_2 诱导 HL－7702 肝细胞损伤，以细胞增殖和谷草转氨酶渗漏为指标，考察不同浓度大黄总蒽醌含药血清对损伤肝细胞的影响。结果表明，大黄总蒽醌胶囊含药血清具有肝细胞保护和毒性双向作用，低剂量对损伤肝细胞具有保护作用，高剂量则产生毒性。

血清药理学方法主要是以药理效应指标研究中药复方有效成分的体内动力学规律，并能在一定程度上揭示中药复方在胃肠道处置过程中有效成分的转化，由于采用细胞药理学体外实验方法，一次分离出的血清可以进行多项药理效应指标观察，求出多个药理效应的药动学参数；如果再与血药浓度法结合起来，将会更好地促进中药药动学研究，有助于阐明中药材及其方剂的药效物质基础。

二、体外溶出度法评价中药制剂生物等效性

在无法或难以进行体内生物利用度研究且确定体内外生物利用度具有相关性的前提下，可考虑采用体外溶出度法等替代体内生物利用度研究来进行生物等效性评价。体外溶出速率虽非必然与体内生物利用度相关，但多数情况下有较好的相关性[6]。

（一）体外溶出度与体内生物利用度相关性评价方法

1. 室模型依赖法 房室模型将机体视为一个系统，按照吸收、分布、消除的特性将转运速率相似的部分视为同一室，是药动学分析中的抽象概念[7]。室模型依赖法的计算较为简单，数据的点对点对应能较完整地反映制剂中药物的体外溶出和体内吸收之间的相关关系，但室模型较多的药物存在计算公式复杂，某些参数不易得到或需另做实验等问题。室模型依赖法应用 Wagner - Nelson 法求得不同时间的体内吸收分数，再对体外的累积溶出度分数和体内的吸收分数进行回归分析。杨柳等[8]通过香荷药条的体内外释药实验测得的数据，计算出累积溶出度（$F\%$）和各个时间的吸收百分率（$f\%$），以 t 时间内体内吸收百分率为因变量 Y，以对应时间体外溶出百分率为自变量 X，进行线性回归得体内外相关性方程，相关系数 r 接近 1，表明体外溶出百分率与体内吸收百分率的线性关系良好，可用溶出度试验有效地评价药物的体内生物利用度。

2. 反卷积分法 本法不需要使用模型，可直接根据实验数据得到药物体内动态情况，所以在用于模型化困难的吸收速率评价时有独特的优点。但数据量需求大，选择试验时间点及对照制剂等要求较严格。

3. 统计矩分析建立平均体外溶出时间与平均体内滞留时间之间的相关 统计矩分析不受模型的影响，无需假设药物在系统中的转运动力学，把药时曲线看作某种概率统计曲线，运用所有的体内外数据进行计算，体内参数采用平均体内滞留时间、平均药物吸收时间、平均体内释药时间，体外参数采用体外平均释放时间，通过体内外参数的回归分析来确定体内外相关性。但是不同的体内曲线可能产生相似的平均滞留时间，故体内平均滞留时间不能代表体内完整的血药浓度 - 时间曲线。

4. 体外溶出数据与药物动力学参数的相关 如用同一药物的不同剂型体内试验数据计算得到的 AUC 为纵坐标，溶出时间点的累积溶出度为横坐标，求算相关系数 r，评价参数间的相关关系，但这只是一种部分相关。

（二）体外溶出度测定试验方法

对于有效单体、有效部位及“有效物质”已明确的口服现代中药复方制剂，可采用化学药口服制剂常用的生物等效性评价方法进行研究。溶出度实验用于评价其体内药效，具有操作简便易行、结果准确可靠的优点。通过溶出度试验，可以从“物质基础”和“药效”两个方面来控制中药口服固体制剂的质量。

1. 溶出方法的选择

（1）转篮法 《中国药典》中溶出度测定第一法，转速应根据实验考察来选择，转篮法首选 50 ~ 100r/min，一般不超过 150r/min。采用转篮法可以避免实验过程中药物的上浮或下沉，因此许多中药制剂的溶出考察均采用此法。转篮法的主要缺点是网篮或过滤装置有可能发生堵塞，使得药物难以溶出。由于中药有效成分含量低，而一般的定量分析方法如分光光度法等灵敏度也较低，因此待测样品的取样量较大，使得转篮法存在另一个普遍问题：篮内药物装得很满，甚至装不下；即使装得下，转动时也仅篮外层部分与释放介质接触，难以真实反映其溶出规律[9]。

（2）桨法 《中国药典》中溶出度测定第二法，转速以 50 ~ 75r/min 为宜，一般不超过 100r/min，普遍认为第二法桨法 50r/min 的流体力学效果与转篮法 100r/min 相当。桨法可以克服转篮法的上述弊端，因此更适用于某些中药固体制剂的溶出度测定。黄芩清肺分散片的溶出度测定实验中，采用转篮法时会有大量药粉沉积于杯底，可能对溶出液的测定造成一定影响，故栀子苷的溶出度测定采用桨法。

（3）小杯法 《中国药典》中溶出度测定第三法，适合剂量较小的药物，转速以 35 ~ 70r/min 为宜，一般认为第三法 35r/min 的流体力学效果与转篮法 100r/min 相当。大部分中药的指标成分含药量较化学药品低，在进行溶出度测定时需考虑到方法的线性范围和检测灵敏度的要求，不少制剂若按化学药品的方法分析一个制剂单位（片、粒、丸）则无法进行准确测定。报道中溶出测定样品从一个制剂单位到多个制剂单位均有，特别是丸剂，最多的达 8 丸。采用在一个篮或杯内放多个制剂单位的方法[10]，虽然增加了药物的浓度，但测得的溶出度为多个制剂单位的平均值，不能反映某一制剂单位的溶出行为，因此可以采用小杯法，减少溶出介质的体积以增加药物的浓度。有的中药有效成分含量较低，即使选用小杯法仍达不到检测灵敏度的要求，这时应采用灵敏度更高的检测方法。

（4）流通池法 流通池法是一种针对传统溶出度测定方法不足建立起来的新型溶出度测定方法，其克服了传统溶出度测定法因缺乏下沉条件所引起的偏差，在测试过程中可以改变pH条件，能够通过溶媒的不同流动方式真实模拟体内的环境。流通池法具体分为开环式和闭环式两种，开环式流通池可以保证被测样品不断接触新鲜的溶出介质，所以非常适用于一些大剂量、难溶性药物的溶出度测定；闭环式流通池法将样品固定在特定的样品架上，通过恒流泵入小剂量的溶出介质，使介质与样品不断接触。近年来流通池法越来越广泛地应用于一些新剂型药物溶出度的测定，国内外许多研究相继报道了流通池法测定溶出度可以更好地获得体内外相关性[11]。

2. 溶出介质的选择 测定中药体外溶出度的目的是为了反映其在胃肠道中的吸收情况，因此测定介质应尽可能模拟胃肠道环境。一般应以水、0.001～0.1mol/L盐酸、各种浓度的醋酸盐或磷酸盐缓冲液作介质，pH应在1.0～6.8之间，最高不应超过8.0。对于一些难溶性药物可以在介质中加入少量表面活性剂作助溶剂以降低介质的表面张力，增加溶解度，使样品溶出速率增大。其中使用较多的为十二烷基硫酸钠的水溶液，另还有十二烷基硫酸钠的0.1mol/L盐酸溶液和0.3%吐温－80的水溶液。一般不推荐使用有机溶剂。如上述介质仍不能满足测定需要，可以考虑加入少量有机溶剂，如异丙醇、乙醇等，但要考察由于挥发而造成介质损失的情况以及溶出度与生物利用度的关系。有时在不同的溶出介质中，即使为同一中药指标成分的溶出度也会有较大的差异。因此现代中药制剂应根据释放机制、模型选择适宜的溶出介质。

3. 检测方法的选择 目前常用的中药溶出度检测方法有比色法、分光光度法、高效液相色谱法、气相色谱法等。

（1）比色法 中药成分组成复杂且含量较低，采用比色法测定中药的溶出度具有灵敏度高、操作简便、分析快速等优点。如蒙药忠论－5胶囊中总生物碱[12]及麝香保心分散片[13]的溶出度测定中均采用了比色法。采用比色法检查中药溶出度时，由于专属性较差，应该通过阴性对照试验或其他方法，排除其他成分的干扰。

（2）分光光度法 分光光度法是测定制剂生物利用度的最常用方法，在各国药品标准中都得到了广泛使用，在中药溶出度测定中应用也十分广泛。由于其灵敏度较高且快速、简便，如果能排除其他成分和杂质的干扰，分光光度法应作为中药溶出度测定的首选方法。

目前以分光光度法测定中药制剂溶出度，常采用对照品法和最大吸收峰法。

1）对照品法 是指选定中药制剂中某一药材的某一成分作为检测指标，经溶出特定时间后取样，将测得的吸收度值（或含量）与同批样品的吸收度值（或含量）进行比较，计算得出溶出速率。如在考察超微粉技术对黄柏、苍术和超细二妙丸溶出速率的影响[14]、比较复方薤白滴丸和复方薤白胶囊的溶出情况[15]以及不同制备工艺对胃痛胶囊溶出度的影响[16]时，盐酸小檗碱均被作为考察指标。

2）最大吸收峰法 是指将样品在溶出介质中溶解所得的溶液直接进行扫描，选取一定的最大吸收峰进行直接测定的方法，也可与对照品或药材比较，均在同一位置有最大吸收。这种方法需要对不同的生产厂家的样品或同一厂家不同批号的样品进行扫描，以考察最大吸收峰的一致性。由于中药的成分较为复杂，特别是中药复方制剂，不仅含有多味中药，而且每味中药中又含有多种成分，这些成分有的已被确认，有的并未被确认，在一定测定波长下不一定只有一种或一类成分有吸收，因此若在固定波长下用分光光度法来测定其中的某种或某类指标成分，需对此方法学的准确性进行认真地验证。如在三黄片溶出度考察[17]中，选择274nm作为黄芩苷的测定波长，但未报道其阴性对照，在274nm处是否只有黄芩苷一种物质有吸收而无其他成分干扰测定，值得商榷。

（3）高效液相色谱法 该法专属性较强，灵敏度较高，不易受其他成分的干扰，主要用于主药中有对照品的制剂及中药多组分溶出度的测定。如仙灵骨葆胶囊的溶出度研究中丹参酮Ⅱ$_A$的测定[18]、银黄滴丸的溶出度研究中黄芩苷和绿原酸的测定[19]、补肾益脑分散片的溶出度研究中补骨脂素和异补骨脂素的测定[20]均采用了高效液相色谱法。

（4）气相色谱法 同液相色谱法一样，具有较好的专属性，较高的灵敏度，不易受其他杂质的干扰，适用于挥发性中药指标成分的测定。有些中药的有效成分如冰片、挥发油等，具有挥发性且不溶于水，一般采用气相色谱法来进行溶出度的测定。

4. 其他需要注意的问题

（1）检测指标的确定 中药制剂由于其成分的复杂性以及原有标准的局限性，许多品种尚缺少含量控制项目，含量控制的指标化合物也难以确定，因此较难进行溶出度试验，其中最难以确定的就是溶出度的检测指标及其检测方法。对于《药品注册管理办法》规定的中药注册第一类药物，可以选择其主要成分作测定对象。对于第五类药物选择的测定对象应有代表性，能代表制剂的溶出水平。当多组分成分含量相近时，被测成分的溶出速率与程度与其他成分应基本一致。测定方法确定后应进行方法学验证，并注意制剂中辅料的影响。

（2）取样时间的确定　取样时间一般应根据溶出曲线来确定，溶出曲线应至少从 12 个制剂的测定结果中获得，并且测定的相对标准差在 10% 以下，一般应测定小样本数量的不同批号样品（6 个或以上），每个批号至少测定 6 个样品；取样时间一般设在溶出曲线的拐点附近或略靠后，时间以分钟表示，并应是整数，推荐以 5 的整数倍数来设定，多用 30 分钟、45 分钟、60 分钟作为取样时间点。

（3）溶出限度的确定　一般的溶出限度为标示量的 70%。对于特定品种，可根据较大样本的测定数据来确定限度，通常定为 70% ~85% 之间。大部分中药制剂没有标示量，只规定最低含量，或仅有重量标示，此时限度无法用标示量的百分数表示。对于《药品注册管理办法》规定的中药注册第一类药物可明确规定该成分的标示量，限度用标示量的百分数表示。但通常难以规定第五类多组分药物中某成分的标示量，一般仅规定某一成分或几个成分的最低量，此时可以采用自身对照法测定，限度为药物制剂实际含量的百分数，通常为 70% ~85% 之间。

（4）以崩解时限代替溶出度　溶出度试验在化学药品的质量控制中已发展得较为完善，各国药品标准都有收载，检测仪器和结果判定方法也类似。如美国药典（USP27 - NF24）中约 11 个胶囊制剂采用崩解时限测定法考察溶出度。

（5）以制剂中有效成分或有效部位的含量代替溶出度　此类研究事实上是试图从“等效性”的物质基础即“等量性”角度考察。适用于有效成分或有效部位清楚、可测，且其药理作用明确，能够在一定程度上代表复方药效的中药制剂。但值得注意的是，对于中药难溶性有效成分或有效部位而言，因受溶出、吸收速率和程度等因素的影响，等量并不意味着“等效”，故以制剂中有效成分或有效部位的含量代替溶出度的研究前提是制剂的生物利用度应相同或相似。

（6）通过比较中药色谱指纹图谱考察生物等效性　中药作用的特点是多成分的整体性，因此在其质量方面依靠单一成分来控制已经不能满足中药现代化的要求。中药指纹图谱是指某种（或某产地）中药材或中成药中所共有的，具有特征性的某类或几类成分的色谱或光谱的图谱，能够揭示中药中各种化学成分，在整体上评价了中药的质量，具有特征性、专属性、稳定性和完整性等特点[21]。

三、应用代谢组学评价生物等效性

（一）代谢组学的基本思想

代谢组学是关于生物体系内源代谢物质种类、数量及其变化规律的科学，主要研究生物整体、系统或器官的内源代谢物质及其与内在和外在因素的相互作用，它最大的特点是建立了整体观来剖析生命现象本质，这与中医整体观理念十分契合[22]。其研究思路就是通过一系列的数据采集手段得到包含全部代谢产物随时间、空间变化的信息图谱，并利用化学计量学、生物信息学等手段对这些信息进行提取，找出有用的信息，建立代谢物模型，进行综合分析，发现各种内在联系[23]。

（二）代谢组学的研究对象和内容

代谢物组学测定的对象是生物标本，包括生物体液（如血液、尿等）、细胞提取物、细胞培养液和组织等。研究内容包括：测定代谢物变化——研究系统生化谱和功能调节；应用代谢物组信息——进行生物信息、化学计量学、统计学分析。

（三）代谢组学的研究方法

代谢物组学研究细胞或生物样品的所有代谢物的综合表现——全局观点，通常采用绘图技术、现代分析测定方法（NMR、HPLC、M）以及应用计算技术和统计方法，以高通量的实验和大规模的计算为特征，完成“指纹谱”（fingerprint）。其中，基于 NMR 的代谢技术对检测样品中所有代谢物的灵敏度一致，无偏向性，检测过程不损伤和改变生物样品的结构和性质，能在接近生理状态下对样品进行分析检测，无复杂的前处理步骤，能对样品进行动态和实时的分析，但灵敏度较低。色谱 - 质谱联用技术结合了色谱分离效果和质谱鉴定功能，可对大多数化合物进行迅速定性和精准定量分析，灵敏度极高，可检测出含量较低的化合物[24]。

（四）代谢组学在中药研究中的应用

代谢组学在国内研究起步相对较早，已在中药研究领域取得了很多创新性的研究成果[25]。对于中药特别是复方中药这样的复杂体系，用逐一分离、单独考察的方法来研究其药效物质基础，不仅费时，而且与中药治病的整体观念不符。用代谢组学的方法研究中药的药效物质基础既符合中药多组分、多靶点的特点，又有着事半功倍的效果。由于产地、采集时间以及加工方法的不同，加上环境污染等因素，使得中药及许多植物药在质量上可能存在很大差异。采用代谢组学这一系统生物学技术可为中药的质量控制和药效的系统评价提供科学的依据。代谢组学在中药的质量控制上比起中药指纹图谱更为综合、整体。代谢组学既可以研究中药的药效物质基础，又可以研究其作用机制，确定药物作用的靶器官，对药理和毒性进行全面考察。

四、通过对比临床疗效考察

生物等效的最终目的是为了实现临床治疗等效。因此，用临床研究的方法评价不同制剂的等效性较其他方法更直接、客观，说服力强。但由于现有技术手段的局限性、病患个体差异的多样性以及现有中医疗效判断指标的不确定性，使得通过对比临床疗效考察制剂的等效性缺乏规范化，已有的关于中药临床等效性研究几乎都没有方法学评价内容，等效性判断指标和依据难以令人信服。

在中药生物等效性的研究报道中，以关于中药浸膏颗粒与原汤剂的等效性评价较为多见。目前对中药精制颗粒疗效争论较多的问题是，颗粒剂与传统饮片有单煎和共煎之别，传统中药饮片是群药合煎，而配方颗粒是对单味中药进行煎煮，二者疗效是否相同？许运明的观察结果显示，在涉及的内科心脑血管、呼吸、消化和泌尿系统的部分病种上，未发现颗粒剂与传统饮片的临床疗效有显著差异。研究者同时认为，目前对中药精制颗粒与传统饮片疗效对比，多采用某一固定方剂观察，这固然有其精确性，是必要的。但中药复方千变万化，每一复方逐一疗效对照验证，将是一个漫长的过程。从宏观着眼，观察较大样本的综合疗效，未尝不是又一研究方法，这或许有利于较快得到中药精制颗粒的临床疗效的宏观结论。

五、采用多角度结合考察

史万忠等[26]通过比较指标成分及主要药效的方法，研究了养血软坚方不同提取方法的优劣。许家骝等[27]通过多项药理学指标，研究补中益气精制颗粒与同剂量汤剂、丸剂，发现无明显差异，又做了3者的临床观察，结果表明颗粒剂和汤剂较佳，丸剂较差；对3种剂型中黄芪甲苷的含量测定结果显示颗粒剂中含量最高，汤剂次之，丸剂最低，临床疗效恰好与此相对应。该实验的药理比较、临床比较、成分比较三方面的结果：指标成分含量与临床实验结果具有相关性，而动物实验结果却与指标成分含量不具相关性，其原因有待进一步探讨。由于中药方剂改剂后的“等效性”不易控制，因此日本政府对内服制剂，原则上只承认浸膏制剂，要求制定标准汤剂的化学基准与生物学基准，且提供中间体（浸膏）及成品（最终制剂）的生产工艺过程细节以及在化学、生物学上与标准汤剂具有同一性的研究资料，确保在化学及生物学上与标准汤剂具有同一性，这在某种意义上是采用了成分与药理多角度结合的方法。

六、结语

近十多年来中药及其复方制剂的生物利用度和生物等效性研究取得了很大进展，许多临床常用的中药制剂都进行了生物利用度考察。但中药成分复杂或有效成分不明确的特点使得目前中药生物利用度及生物等效性研究还有许多问题需要解决。同时，如何建立有效研究中药生物利用度及生物等效性的评价方法还有待商榷。从等效性而言，中药制剂的生物等效性关键是要与临床所用“汤剂”等效。确定标准“汤剂”以及建立标准汤剂的生物利用度评价方法是研发与设计现代中药制剂必须首先解决的关键问题。在中药作用物质基础不明确的现状下，应该鼓励研究者采用多种方法、多种指标成分、多种视角评价中药制剂的等效性。在采用体内法（*in vivo*）评价中药制剂的生物利用度和生物等效性存在许多困难的情况下，我们应多尝试采用体外法如使用在体（*in situ*）和离体（*in vitro*）的试验模型进行研究，从不同角度和层次阐明中药制剂与原标准“汤剂”的等效性。另一方面，中药制剂的设计与研究目前尚未应用到生物等效性的原理与方法，仍处在采用化学与药效跟踪评价的阶段。尝试采用生物利用度与生物等效性评价的原理与方法对提高中药制剂设计与研究的科学性和技术水平是十分有益的。

（毛声俊，邓黎）

第三节　现代中药制剂生物等效性的综合评价

一、生物等效性在现代中药制剂研发中的作用

现代中药制剂是以中医药理论为指导，将传统中医药优势及特色与现代科学技术相结合的新一代药物制剂。在国家大力支持下，中药制剂从传统的膏剂、丹剂、丸剂、散剂等发展到现代的片剂、注射剂、胶囊剂、栓剂、软膏剂等，出现的每一种新剂型都包含了科学理论的进步、生产设备和技术的创新及新型材料的应用[28]。现代中药制剂已经不再局限于经过简单粉碎或提取后直接制成制剂，而是开始朝向通过科学化剂型设计以达到增效、快速起效、减毒等目的，使制剂具备物质基础明确、作用机制清楚、ADME/T性质确定、释药系统设计合理、质量控制科学等特点[29]。

中药新药多来源于中药复方汤剂，而中药制剂多为粗制剂，使得其中所含的化学成分复杂，有效成分不明确。中药制剂存在已知单体成分含量低、混有大量杂质等缺点。许多现代先进的新方法、新指标的应用受到很大的限制，导致中药制剂与化学药物相比，生物等效性研究差距较大。因此积极创新新方法、新指标，大胆借鉴现代生物药剂学与药物动力学的先进方法手段，是提高中药新药研制水平的重要环节。中药的物质基础、生产工艺、理化性质、药理作用及用药方式等方面也有一定的特殊性，尤其是复方用药、多成分制剂的应用，增加了中药研究工作的难度。中药制剂的研发过程中常常面临这样的问题：变更后的产品是否与变更前具有相同疗效和安全性？因此，须采用相关方法进行质量评估，即进行生物等效性评价研究。

通常意义的生物等效性研究是指采用生物利用度的研究方法，以药物动力学参数为终点指标，根据预先确定的等效标准和限度进行的比较研究。在药物动力学方法不可行时，也可考虑以临床综合疗效、药效学指标或体外试验指标等进行比较性研究，但需证实所采用的方法具有科学性和可行性。生物等效性强调以预先确定的等效标准和限度进行比较，是保证含同一药物的不同制剂体内行为一致性的依据，是判断所研发产品是否可替换已上市药品使用的依据。按方法优先考虑的程度，国家食品药品监督管理总局推荐：药物动力学研究方法、药效动力学研究方法、临床比较试验方法、体外研究方法。多数药物的临床效应都与给药后血药浓度有关，而药物吸收的速度与程度直接影响着血药浓度的变化。因此，可通过分析能描述血药浓度时间曲线特征的药物动力学参数，如AUC、C_{max}、T_{max}等，判断两种制剂是否生物等效。在无可行的药物动力学方法进行生物等效性研究时，可以考虑用药效学指标进行生物等效性评价。目前国内外最常用的生物等效性评价方法为药动学评价法，即考察药效学等效制剂或可替换药品在相同试验条件下，服用相同剂量，其活性成分吸收的程度和速度是否满足预先设定的等效标准。对大多数药品而言，如果循环系统的药物暴露差别小于20%，将不会对临床治疗效果产生显著影响。因此FDA设定试验制剂和参比制剂的药动学参数（AUC 和 C_{max}）“差异应小于20%”作为等效性判定标准。

随着中药新剂型的不断发展，如何对中药制剂产品进行生物等效性评价是中药制剂质量控制的重点。目前实际要求进行生物等效性研究的药物主要有2类：①改变剂型的产品；②改变处方与工艺的产品[30]。例如，新药开发过程中，拟上市药品在剂型和生产工艺上，都有可能与临床试验用药有所差异，这种差异可能源于生产厂家在大批量生产的过程中，相应地修改了药物剂型和生产工艺；或是新药产品被批准上市后，生产厂家对其生产设备、生产工艺、药品剂型、原料药质量标准、原料药来源、原料药的生产方法等进行了相应的改进。故要求变更前产品必须与变更后产品生物等效，从而确保变更后产品在临床上具有同等的安全性和有效性，才可相互替代使用。

故生物等效性评价在中药制剂的研发过程中发挥至关重要的作用，是判断所研发产品是否可替代已上市药品的关键依据。

二、中医药理论指导下的中药制剂发展与其应用的相关论述

中药制剂形成于夏商时期，那时已有关于药酒、汤液的制作和应用的记载，而《黄帝内经》不仅奠定了中医药理论体系的基础，也开创了中药药剂学的先河。后来中国药物制剂的知识和理论得到迅速发展，秦汉时代张仲景编著的《伤寒论》和《金匮要略》、唐代孙思邈的《千金方》、王焘的《外台秘要》、明代医药学家李时珍编著的《本草纲目》等，都体现了中国医药事业逐步走向成熟的过程。

中医在长期的临床实践中，总结出一套完整且卓有成效的组方制剂思想。古人在选药组方时的“方-证-剂”对应思想，可最大限度地发挥出方药的增效减毒功效，分别体现于其选药、配伍、剂型、服药法等诸多制方环节之中。“方-证-剂”三者相互对应，既是古人制方的基本原则，也是我国传统剂型的制剂思想，对于现代中药制剂研究具有重要的指导作用。

现代中药制剂的国际化发展趋势是结构明确、成分清楚、含量稳定、质量可控。在中医药理论指导下，应用现代技术开展药物剂型及制剂的研究是现代中药制剂的核心内容。为实现中药制剂现代化，最大限度地满足临床需要，必须不断改革创新，采用高新技术改造传统制药产业，利用现代化技术手段，使传统剂型逐步实现标准化、规范化，逐步建立或完善中药制剂质量的量化标准。

三、影响现代中药制剂生物等效性的主要因素

现代中药制剂是在临床汤剂的基础上及中医药理论的指导下，采用现代制药技术而制成具有现代药物特点的剂型。中药制剂与化药制剂在生产上存在明显差异：前者需采用适当溶媒和方法来提取中药材中的有效成分，并进行适当的精制和分离。提取工艺的合理与否直接影响其提取效果，对中药制剂的生物等效性和临床疗效有直接影响。因此，在评价与设计现代中药制剂时必须充分考察提取工艺对生物等效性的影响。

（一）中药的前处理方法对中药制剂生物等效性的影响

中药制剂中的提取工艺涉及粉碎、提取、分离纯化与浓缩干燥等工艺，一般认为提取、分离和纯化工艺可改变药物的物质基础，对药物造成质的改变；粉碎、干燥等工艺则改变制剂的内在质量，进一步影响生物等效性及临床疗效。

1. 物料粉碎对中药制剂生物等效性的影响 中药物料粉碎可增大其接触表面积、加速有效成分的浸出或溶出、促进药物的溶解与吸收、提高药物的生物利用度，是中药前处理过程中的必要环节。对使用不同粉碎技术制备的归脾丸进行体外溶出实验比较，结果表明：超微技术制备的归脾丸体外溶出度显著高于普通归脾丸。这说明药物粉碎度不同，溶出度也不同[31]。另外，李宏岳等[32]的研究表明，沉香超微粉、原粉和山沉香超微粉抗大鼠心肌缺血作用程度不同，沉香超微粉剂量组明显优于沉香原粉（$P<0.05$），相同剂量下，沉香超微粉与山沉香超微粉作用相当，前者在耐缺氧、镇痛、镇静等药理作用上显著优于其原粉（$P<0.05$）。这些研究结果均表明药物的粉碎度会对药物的药效产生影响，进而对其生物等效性产生不同程度的影响。

2. 提取方法对中药制剂生物等效性的影响 随着中药提取设备的迅速发展，中药的提取从敞口锅的煎煮，发展到采用多功能罐提取；从单一的水煎煮，发展到采用乙醇回流提取。这些不断出现的新的中药提取技术和方法通常具有污染少、能耗低的特点，如半仿生提取法、酶法提取法、超临界流体萃取法、加压逆流提取法等。中药提取方法对其有效成分的提取质量具有决定性作用，是影响中药制剂生物等效性的重要因素。

半仿生提取法是将原料药先以一定 pH 的酸水进行提取，然后再以一定 pH 的碱水进行提取。单宁等[33]分别采用水提取法和仿生提取法提取水蛭清水吊干品、滑石粉烫制品和酒浸闷烘品中的抗凝活性成分，结果表明两种不同提取方法中炮制对水蛭抗凝活性的影响的结果几乎完全相反。水提取法结果显示：炮制使水蛭抗凝活性明显降低；而在仿生提取法结果表明，水蛭经炮制后抗凝活性升高。因此，与水提取法相比，仿生提取法更符合水蛭口服后在人体内的吸收过程，结果更具科学性。

酶法提取是通过适当的酶选择性破坏植物的细胞壁，使中药中的有效成分更容易溶出提取的新技术。与传统的中药提取方法比，酶法提取具有反应条件温和的特点，适用于多糖、黄酮、蛋白质等有效成分的提取。刘娇娇[34]采用纤维素酶提取玄参中总环烯醚萜类成分，提取率比其在乙醇热回流提取方法中的提取率提高约30%，较不加酶的水提法提高65%。周爱存等[35]比较了酸水提取、40%乙醇提取以及纤维素酶提取对杜仲叶中绿原酸提取效果的影响，结果表示绿原酸水提取产率最低，酶法提取和醇提取法产率相近，综合考虑溶剂消耗量以及操作步骤，选择酶法提取来提取杜仲叶中的绿原酸。

3. 分离纯化技术对中药制剂生物等效性的影响

分离纯化技术是改变传统中药制剂“粗、大、黑”的关键，可提高药效成分的含量，从而提高制剂的疗效，也是影响中药制剂生物等效性的重要因素。常见的分离方法有沉降分离法、滤过分离法和离心分离法。常见的精制方法有水提醇沉法、醇提水沉法、酸碱法、盐析法、离子交换法和结晶法以及水醇法。其中，超滤法、絮凝沉淀法、大孔树脂吸附法、高速离心法等越来越受到重视，在中药提取液的纯化方面得到广泛的研究与应用。

王萍等[36]以丹酚酸B含量和浸膏得率为考察指标，对乙醇沉淀法、高速离心法和大孔树脂吸附法3种纯化方法进行比较，发现以大孔树脂吸附法纯化丹参水提液所得到的丹酚酸B含量最高，与其他方法具有统计学差异（$P<0.05$）。徐桃枝[37]的研究也表明大孔树脂吸附法为丹参总酚酸纯化工艺的有效方法，其提取物中丹酚酸B的含量将近40%。

超滤法是通过膜筛分作用，根据分子的大小和形状进行化合物分离的一种膜分离技术。超滤法兼具分离、纯化、浓缩以及脱盐的作用。贾天柱等[38]使用单因素正交设计的双超（超声破碎和超声提取）法：时间5分钟，乙醇浓度为50%，料液比1∶10，提取3次。超滤膜分离条件：以流量为1.5 L/min、压力为0.8 kg进行膜分离提取中药黄芩有效成分，结果表明超滤法大大提高了有效成分的提取纯度和效率，该方法可行且具有良好的应用前景。

4. 浓缩干燥对中药制剂生物等效性的影响 中药提取液经过分离纯化后物质比较纯粹，杂质较少，此时可通过浓缩制成一定规格的半成品，或进一步制成成品，或浓缩成过饱和溶液使结晶析出。蒸发是浓缩药液的重要手段，此外，还可以采用反渗法、超滤法等使药液浓缩。干燥是指利用热去除湿的固体物质或者膏状物质中所含的水分或其他溶剂而获得干燥物品的工艺操作。在中药制剂的生产中，新鲜药材、原辅料去除水分，粉针剂、散剂、胶剂等的制备过程均涉及干燥。中药提取物浓缩干燥对中药的内在质量和中药制剂的生物等效性具有显著影响。近年来，随着浓缩干燥设备和技术的发展与完善，中药提取物的干燥质量及效率得到极大提高。

板蓝根是我国传统治疗病毒性感冒及腮腺炎的理想药物。板蓝根制剂中主要指标性成分（R，S）-告依春、靛玉红和核苷类成分具有热不稳定性的特点，传统制备过程对其有效成分质量分数及药效影响显著，最终导致产品质量及疗效参差不齐[39~41]。罗云等[41]考察了冷冻干燥、减压干燥、常压干燥、喷雾干燥这4种干燥方式对板蓝根水提液的影响，测定并比较各干燥样品中的苯甲酸、水杨酸、腺苷和多糖的质量分数。结果表明喷雾干燥样品中4种化学成分质量分数较板蓝根水提液略有下降，但无显著差别；减压干燥和常压干燥样品中4种化学成分质量分数较板蓝根水提液明显下降；60℃以上减压干燥和常压干燥样品中4种化学成分质量分数与板蓝根水提液相比，具有显著差别（$P<0.05$），提示当板蓝根制剂的干燥工艺从冷冻干燥、喷雾干燥转变成60℃以上减压干燥和常压干燥时，其化学成分的质量分数变化，可能影响板蓝根的药效，须注意生产工艺是否存在质的改变，需对新干燥工艺产品进行药效方面的验证。

（二）制剂成型工艺对中药制剂生物等效性的影响

1. 剂型对中药制剂生物等效性的影响 常规剂型主要包括液体、固体和半固体三种。片剂作为一种常见的固体剂型，目前其制备常规采用糖衣工艺，该工艺生产时间长，且片剂中含有大量与人体无益的滑石粉和糖衣色素。糖衣片抗湿、热、氧化、霉变能力差，工序复杂、耗时耗力大、质量稳定性差，且生产与储存过程中易出现花纹、褪色、裂片等质量问题，而薄膜包衣技术可极大提高药品的稳定性、防潮性，显著提高药品的质量和药效，在中药制剂中广泛应用。采用丙烯酸树脂Ⅳ号、羟丙基甲基纤维素、药用钛白粉、硬脂酸镁等支撑的牛黄解毒薄膜包衣片比糖衣片具有更好的外观质量、抗热性、抗湿性及抗磨性，且其制备工艺先进，耗时短，生产过程无粉尘飞扬，产品质量稳定性好，具有更好的药效，可作为糖衣片的一种替代工艺而广泛推广与使用[42]。

苦参素（主含氧化苦参碱，Oxymatrine，OM）是从豆科槐属植物苦豆子、苦参和山豆根等植物中提取分离的一种喹诺里西啶类生物碱，具有抗心律失常、抗炎、保肝、抗肿瘤、免疫调节等作用[43]。苦参碱（Matrine，M）为豆科植物苦参的根及广豆根的有效活性成分，它的药理活性与OM类似，二者在一定条件下可以转化，OM在胃肠道菌群的作用下可被等分子还原成M[44,45]。据研究报道[46]，采用离心造粒技术，选用Eudragit RS30D作为包衣材料制备膜控缓释微丸，选用醇溶性高分子材料作为包衣材料制备骨架型缓释片。以$AUC_{0-\infty}$为评价指标，比较发现苦参素缓释片、缓释微丸与市售胶囊的OM和M的$AUC_{0-\infty}$在制剂间、周期间、个体间均无显著性差异（$P>0.05$），说明两者与市售胶囊生物等效。但与市售胶囊相比，两种自制缓释制剂可明显降低消除速率常数（k_e），延长药物在体内的消除半衰期（$t_{1/2}$）和平均滞留时间（MRT）；缓释微丸与缓释片中OM的相对生物利用度分别为103.1%和117.6%，将代谢为M的OM与原形药物OM加和后，所得全部OM的相对生物利用度分别为102.0%和108.9%；T_{max}与C_{max}在制剂间有显著性差异（$P<0.05$），但在周期间、个体间均无显著性差异（$P>0.05$）；说明两缓释制剂在犬体内血药浓度平稳且持久[46]。

2. 辅料对中药制剂生物等效性的影响 辅料是制备过程中除主药之外的必备物质，也是原料药物制剂成型的物质基础，与制剂难易、药品质量、给药途径、作用方式、释药速度、临床疗效等密切相关。除传统辅料质量提高外，新型辅料已发展到包括微囊、毫微囊成囊材料，微球、脂质体载体材料，缓释、控释、靶向给药材料，包合物、薄膜包衣材料，前体药物载体材料，固体分散体载体材料，磁性载体材料，成膜材料，增塑剂，抛射剂，透皮吸收促进剂，表面活性剂等四十多类、上千个品种[47]。

泊洛沙姆407（Poloxamer 407，P407）是一种非离子型表面活性剂，具有独特的反向热凝胶性质和安全性高等特点，具有良好的应用前景和较高的经济价值，作为辅料已被广泛应用于食品加工和制药行业。侯雄军等[48]分别考察氟尿嘧啶注射液和氟尿嘧啶泊洛沙姆407聚合物胶束在大鼠体内的药代动力学，结果表明：氟尿嘧啶泊洛沙姆407聚合物胶束的AUC显著增加，释药时间显著延长，表现出了较好的缓释特性。

聚乙烯吡咯烷酮（PVP）为无定形高分子聚合物，无毒、熔点较高、对热稳定、易溶于水及多种有机溶剂，对许多药物有较强的抑晶作用，不同分子量的PVP都可用于固体分散体的载体材料。以聚乙烯吡咯烷酮K30（PVPK30）作为载体，用溶剂法制备姜黄素固体分散体。与原料药相比，固体分散体中姜黄素溶解度提高880倍以上，溶出速度明显变慢，溶出效率亦有统计学差异（$P<0.05$）[49]。

辅料在中药制剂中虽不是最终产品的有效成分，但是在制剂成型工艺中起着不可或缺的作用，具有增溶、助溶、缓/控释等多种功能，可提高制剂的稳定性、药物的安全性及有效性等。因此，选择合适的辅料和比例对制剂的质量起着至关重要的作用。

3. 制备工艺对中药制剂生物等效性的影响 中药制剂的制备工艺是以中药饮片为原料，采用各种工艺技术制成某一具体剂型，主要包括前处理和制剂成型两大环节。制剂设备的选择和工艺参数与原料药性质及其剂型特点有着紧密的联系。由于中药的化学组成复杂，制备工艺将直接影响到制剂中药效成分的组成、含量及理化性质，是决定安全和有效性的关键因素之一。

选择具有最佳疗效的制备工艺是中药制剂研发至关重要的问题。张嘉家[50,51]在制备葛根总黄酮分散片时发现：相对于外加法，采用内加法添加崩解剂制得的片剂外观圆整、光滑、色泽均匀、制剂分散性较好。比较市售片剂与优化后分散片的处方配比及制备工艺，发现自制的葛根总黄酮分散片较市售的愈风宁心片的生物利用度提高1.8倍，葛根素口服生物利用度显著提高（$P<0.05$）。吴晨悦[52]应用不锈钢快速膜乳化法制备齐墩果酸微粒冻干粉，在药效相同的情况下较其原药具有更快的溶出行为，口服剂量减半，静脉注射剂量降低2/3，说明制成齐墩果酸微粒冻干粉，可提高药效成分的生物利用度、降低给药剂量、改变给药途径及增强对肝脏的保护作用。鄢海燕[53]通过正交设计优化瓜蒌薤白的提取工艺，采用Box－Behnken响应面法确定其最佳制备工艺，结果表明，瓜蒌薤白滴丸的抗心肌缺血药效作用优于传统汤剂或药物单独使用。一定的剂量范围内，瓜蒌薤白滴丸与抗心肌缺血作用呈量效关系。

四、肝肠生物利用度屏障对中药制剂生物等效性的影响

机体生物利用度屏障主要包括药物代谢酶和转运

蛋白。口服给药的中药活性成分必须跨过生物利用度屏障才能进入体循环，进而发挥药效。该屏障影响药物的吸收、分布、代谢、排泄等过程，从而改变药物进入机体的程度和速度。因此，肝肠生物利用度屏障对中药制剂的生物等效性具有重要影响。

（一）对药物吸收的影响

药物的吸收是一个膜转运的过程，不仅与吸收部位有关，还通常由机体生物屏障来控制。药物跨膜转运机制可分为三大类：被动转运、主动转运和膜动转运。被动转运不需要消耗能量，依赖膜两侧浓度差进行转运。多数中药活性成分为小分子，按被动转运简单扩散的物理机制进入体内，扩散速度除取决于膜的性质、面积及膜两侧的浓度梯度外，还与药物的理化性质有关。主动转运需要消耗能量和借助转运蛋白来克服膜两侧浓度差进行转运，其转运的主要对象为不容易直接扩散跨膜且极性较大的化合物。膜动转运主要依靠细胞膜的变形将物质摄入胞内或释放出胞外，与生物膜的流动性特征有关。

药物转运蛋白在药物的吸收过程中扮演重要的角色。根据体内药物动力学行为，药物转运蛋白可分为摄入转运蛋白与外排转运蛋白。很多脂溶性差的药物可以依靠转运蛋白参与转运。这些药物包括多肽及其类似物、核苷、氨基酸、糖、单羧酸及其类似物、胆酸、有机阳离子和部分有机阴离子、磷酸盐和水溶维生素等。主要的摄入转运蛋白包括：有机阴离子转运多肽（OATP）、有机阳离子转运蛋白（OCT）、有机阴离子转运体（OAT）等。目前，利用药物摄入转运体提高药物的口服生物利用度，以及以这些转运体为靶点的新药物设计，已成为药物传递系统和新药研究的热点。

除上述摄入转运蛋白外，外排转运蛋白对口服药物的吸收及临床治疗也具有重要作用，该转运蛋白可将药物及其代谢物排出体外，从而限制药物吸收进入血液循环。其中最主要是P－糖蛋白（P－gp）、多药耐药蛋白（MDRs）及乳腺癌耐药蛋白（BCRP）等。药物外排转运体对抗肿瘤药物等多种药物的吸收与转运有明显的屏障作用。在癌细胞上高表达的这些外排转运体，使抗癌药物如长春碱、紫杉醇、长春新碱等疗效下降。越来越多的研究表明，中药与天然产物中许多活性成分均是这些外排转运体的底物和抑制剂，如黄酮类化合物、皂苷类化合物和木脂素类等，也是目前重点关注的研究领域[54]。

（二）对药物分布的影响

药物进入血液循环后，在血液和组织之间的转运过程，称为药物的分布。药物的化学结构、脂溶性、组织亲和性、相互作用、血液循环与血管通透性、不同组织的生理结构、生物学特征等药物的理化性质和机体的生理特性，都是影响分布的因素。这些因素导致不同药物在体内分布的差异，从而影响到药物疗效，关系到药物的蓄积和毒副作用等安全性问题[55,56]。

许多药物在血浆中会与血浆蛋白结合，其中白蛋白、α1－酸性糖蛋白和脂蛋白是主要的结合蛋白。未与血浆蛋白发生结合的药物称为游离型药物，具有分子量小，易跨膜转运等特点，是参与分布、代谢和排泄的主要形式，也是发挥药效的活性形式；而与血浆蛋白结合的药物称为结合型药物：分子量大，不易跨膜转运，不参与分布、代谢和排泄，暂时失活，是体内药物的储存形式。除血浆蛋白外，其他组织细胞内存在的蛋白、脂肪、DNA、酶以及黏多糖类高分子物质，亦能与药物发生特异性结合。这种结合与药物和血浆蛋白结合的原理相同。在多数情况下，药物的组织结合起着药物的贮存作用，假如贮存部位也是作用部位，就可能延长作用时间。但许多药物在体内大量分布和蓄积的组织，往往不是药物发挥疗效的部位。对于与组织成分高度结合的药物，特别具有与血浆蛋白的不可逆结合特性的药物，向组织外转运的平衡速度很慢，在组织中的时间维持很长，甚至长期蓄积。如洋地黄毒苷的血浆结合率为91%，作用持续时间较毒毛旋花子苷（蛋白结合率为5%）长。洋地黄一次治疗后，作用完全消除需要2～3周，即使停药超过两周，再次使用时，也要防止残留农药与再次用药作用相加而致毒[57]。

此外，体内天然生理屏障也影响药物的分布。如①血脑屏障（blood－brain barrier）：只有脂溶性高，分子量小的药物，易透过屏障进入脑部。②胎盘屏障（placental barrier）：主要受胎盘屏障影响，位于母体血液循环和胎儿血液循环之间。③血－眼屏障（blood－eye barrier）：血液与眼部的房水、晶状体和玻璃体等组织之间存在的屏障。眼组织中的药物浓度远较血液低，故作用于眼的药物多用以局部应用为佳。

（三）对药物代谢的影响

药物被机体吸收后，在体内各种酶以及体液环境作用下发生化学结构改变的过程，称为药物代谢，又称为药物的生物转化。药物代谢主要在肝中进行，也发生在肠、肾、肺、血液和皮肤等器官，一般可分为Ⅰ相和Ⅱ相代谢。药物分子上引入新的基团或除去原有小基团的官能团反应称为Ⅰ相代谢，包括氧化、还原和水解等反应。药物及其Ⅰ相代谢产物与体内某些内源性小分子结合的反应称为Ⅱ相代谢，亦称为结合反应，如葡萄糖醛酸结合、磺酸化、甲基化、乙酰化、谷胱甘肽结合等反应。

药物被吸收进入机体后，经Ⅰ相代谢可变为水溶性较高的代谢物，有利于Ⅱ相代谢的进行而增加极性。Ⅰ相代谢中，氧化反应代谢酶包括细胞色素P450酶（CYP450s）、黄素单加氧酶（FMOs）、单胺氧化酶（MAOs）等，其中以细胞色素P450酶为主，在外源性化合物的生物转化中发挥重要的作用。在人体内，除肝脏含有丰富的CYP450外，肾、脑、肺、皮肤、肾上腺、胃肠等器官也均存在此类酶。还原反应主要针对药物结构中的羰基、羧基、硝基和偶氮基等功能基团。水解反应主要针对含有酯键、酰胺和酰肼等结构的药物，通过水解使其生成羧酸或使杂环水解开环。包括环氧水解酶、酯键水解酶等。如中药淫羊藿中所含有的主要有效成分淫羊藿苷在大鼠肠道内会被迅速水解，从而影响其吸收，降低其生物利用度[58]。

Ⅱ相代谢反应也称结合型代谢，该过程通常生成无活性或者活性很低的代谢物，是真正的“解毒”途径。这些参与结合反应的代谢酶统称为结合型转移酶，主要包括葡萄糖醛酸化转移酶（UGTs）、甲基转移酶（MTs）、N-乙酰基转移酶（NATs）、谷胱甘肽转移酶（GSTs）等。其中大部分结合反应均能提高药物的极性，有利于药物的肾脏或胆汁排泄，防止和减少药物在体内长期贮留及引起蓄积中毒[59,60]。

（四）对药物排泄的影响

药物经机体吸收、分布及代谢等一系列过程，最终会被排出体外。排泄是指体内药物或其代谢物排出体外的过程，主要有外排转运蛋白参与。肾排泄与胆汁排泄是最重要的排泄途径。药物的排泄与药效、药效持续时间及毒副作用等密切相关。当药物的排泄速度加快时，血中药物含量减少，药效降低甚至无药效。由于药物相互作用或疾病等因素使排泄速度减低时，血中药物含量增大，此时如不调整剂量，往往会产生副作用，甚至出现中毒现象。多数药物经肾脏排泄，肾功能减退导致药物及其代谢产物在体内的蓄积是引起药物发生不良反应的重要原因之一。如检测黄芩与左氧氟沙星配伍给予志愿者后在尿中的排泄量，计算药动学参数，结果显示黄芩与左氧氟沙星同服时，其尿药排出总量（Xu）和排泄分数（P%）与单用左氧氟沙星相比明显下降，血中药物量增大，药效作用增强[61]。

水溶性药物、分子量小的药物（<300）以及肝生物转化慢的药物均由肾排泄消除。肾是机体排泄药物及其代谢产物最重要的器官。肾小球滤过、肾小管分泌和肾小管重吸收三个过程极大程度上决定了肾脏排泄药物的能力。当改变尿液pH，从而改变药物的解离度及重吸收，就会加速或延缓排泄。此外肾小管还会主动分泌，将药物转运至尿中排泄，该过程是主动转运过程。肾小管细胞有酸性药物、碱性药物两类主动分泌系统（转运体），主要分泌的药物分别为有机酸和有机碱。这两类系统通过两种不同的机制进行分泌，互不干扰、互不影响。但属于同一分泌机制的物质间可能存在竞争性抑制。分泌减少者，药效作用增强，作用维持时间延长；分泌增加者，药效作用减弱，作用持续时间缩短。

胆汁排泄是肾外排泄中最重要的途径。对于那些极性太强而不能在肠内重吸收的有机阴离子和阳离子来说，胆汁排泄是重要的消除机制。在肝细胞的血管侧膜和胆管侧膜上存在着很多药物转运蛋白，这些药物转运蛋白会将药物从血管侧膜摄取进入肝脏，然后通过胆管侧膜向胆汁分泌以排至肝外。高胆汁清除率的药物往往具有以下特点：能主动分泌；药物是极性物质；相对分子量>300。肾和肝胆是机体重要的排泄器官，二者的排泄能力存在相互代偿现象，这对于肾功能或肝功能不全的患者临床用药有一定的指导作用[62~64]。

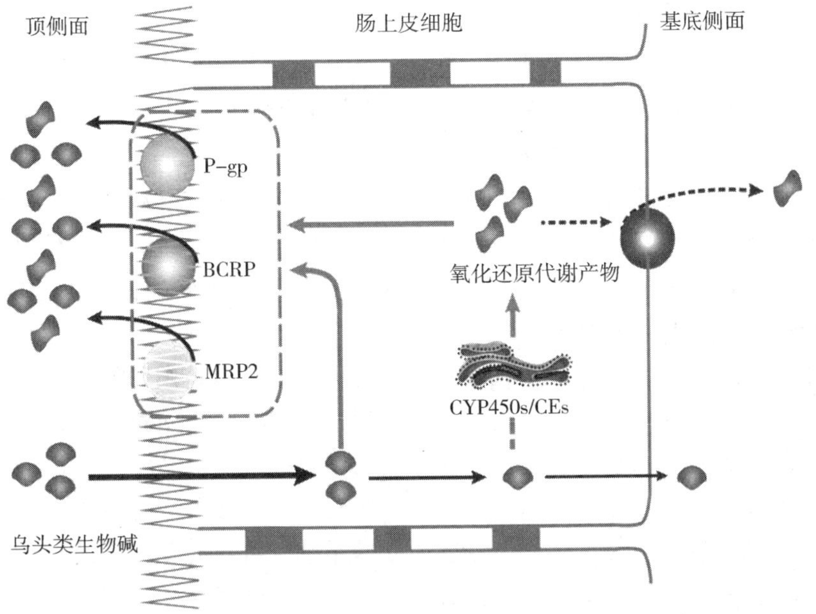

图 10－1　“Revolving Door”（旋转门）理论示意图

P－gp：P 糖蛋白；BCRP：乳腺癌耐药蛋白；MRP2：多药耐药相关蛋白－2；CYP450s/CEs：细胞色素 P450 酶

（五）代谢酶偶联转运蛋白系统与肝肠三循环系统

实际研究发现，药物的吸收与转运同时被药物代谢酶和药物转运体的偶联作用所调控，如图 10－1 所示。早在 20 世纪 90 年代初就有学者提出了药物吸收与代谢的“Double Jeopardy”理论，即药物能同时被 P－糖蛋白和细胞色素 P450 酶所控制，从而形成复杂的代谢外排偶联网络。在此理论基础上，胡明等提出了更能反映药物吸收和代谢实际的“Revolving Door”理论，即药物及其代谢物同时被药物代谢酶和药物转运体所调控，药物的代谢率受药物转运体的影响和控制，外排增加则代谢率相应增加[65]。另外在药物体内代谢处置过程中，除了存在肝肠循环外还存在肠肠循环现象。肠肠循环与肝肠循环相似，两者区别在于，肠肠循环中在肠细胞中形成的代谢物不用经过肝脏而直接排到肠腔，随后被肠道细菌产生的代谢酶水解返回原型，再次吸收，如此循环。在此基础上刘中秋等还发现肠局部循环现象。不同于肠肠循环，肠道排泄的代谢物不需要来自细菌的水解酶来释放药物原型，而是由肠细胞自身代谢酶水解，因此这一过程可以不用经过结肠段直接在小肠完成[66]。如图 10－2 所示，由于黄酮类化合物存在这三个循环吸收现象，虽然它们生物利用度通常较低，但半衰期较长。在健康志愿者口服或静脉注射 14C－槲皮素后，其体内总放射性的半衰期可长达 72 小时[67]。随着这些新理论的出现和证实，药物的代谢与吸收生物屏障理论也不断地得到丰富与完善。

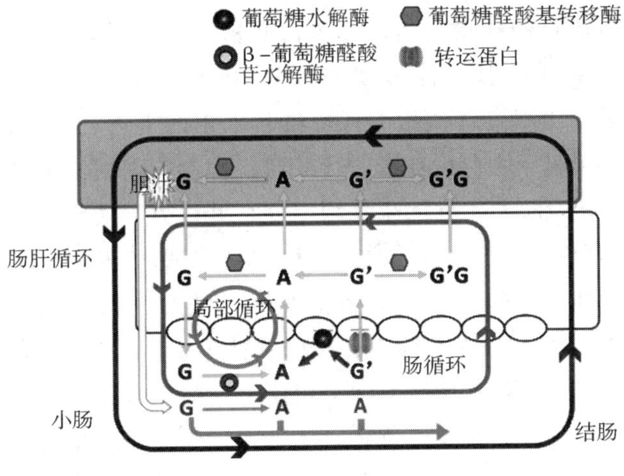

图 10－2　肝肠三循环示意图

A. 苷元；G. 葡萄糖醛酸苷；G'. 葡萄糖苷；G' G. 葡萄糖苷葡萄糖醛酸苷

（六）对中药活性成分生物利用度的影响

在临床上，采用中药及其复方制剂治疗各种疾病取得了公认的治疗效果。尤其在慢性及难治性疾病的治疗上，中药及其复方发挥着不可替代的治疗效果。回归自然和循证医学的出现，使中医、中药被越来越多的人与国家所接受。在治疗原理上，中药方剂配伍独具特色，各有效成分相互作用，通过多组分、多靶点、一整合调节的作用方式发挥方剂的治病防病效果。但大多数文献研究显示中药存在药理活性不强，药效剂量较大等缺点。究其原因如下：一是中药活性成分含量低；二是中药活性成分本身理化性质和化学结构决定其药理活性低；三是在机体的生物利用度屏障降低中药活性成分的生物利用度。

中药中所含的有效成分主要为以下几大类：黄酮类、苷类特别是皂苷类，生物碱类、内酯及木脂素类等小分子化合物，其生物利用度也广泛受到机体生物利用度屏障系统的影响。黄酮类化合物存在于许多天然产物包括食品中，通常具有多种药理活性，如高浓度时具有抗癌与抗氧化作用，这类作用在世界范围内的研究最为广泛及深入。目前研究显示，绝大多数黄酮类化合物生物利用度低，仅为5%～7%，而且它们的 C_{max} 和 AUC 的个体差异较大[68]。要提高黄酮类成分的药理作用就必须提高其生物利用度。而黄酮类化合物的生物利用度，主要与药物的外排转运体和药物Ⅱ相代谢酶系统有关，两者相互偶联调控黄酮类成分的吸收与转运。例如采用大鼠肠灌流模型评价染料木素的生物利用度，结果显示多药耐药蛋白（MRP）抑制剂丙磺舒能显著提高染料木素的生物利用度。另一大类成分皂苷类也是如此：如在人参、西洋参、三七等五加科的中药中，皂苷类成分为主要活性成分，人参皂苷Rg、Rh、Rf等单体皂苷已被证明具有很好抗癌及免疫调节活性，然而生物利用度研究显示，这些成分均可被代谢酶及外排转运体迅速代谢处置，生物利用度仅为1%～2%。而皂苷类化合物的生物利用度低，主要与其亲水性太强、穿透力弱、药物外排转运体和药物Ⅰ相代谢酶有关。中药其他类成分如一些环烯醚萜类苷类如芍药苷等生物利用度亦非常低，通常为1%～3%[69]。而对于绝大多数生物碱类成分具有较好的药理活性，但同时毒性亦较大。部分具有吗啡样结构的生物碱需经代谢酶形成Ⅱ相代谢产物才具有更好的镇痛与镇静作用，肝肠药物代谢酶则对提高生物碱类的药理活性起到关键作用。

五、基于药代动力学特征的现代中药制剂的设计与开发

药物的研发过程主要分为临床前研究和临床研究两个阶段，其中临床前药物动力学研究是临床前研究的主要内容，通过动物体外和体内的研究方法来揭示药物在体内的动态变化规律，获得药物的基本药动学参数，阐明药物的吸收、分布、代谢与排泄（ADME）的过程，其在新药研发的评价过程中起到重要作用。药物及其活性代谢物的浓度及其相关药动学参数是产生、决定或阐明药效或毒性大小的基础，可作为靶器官效应的依据，同时，临床前药物动力学研究结果为评价药物制剂特性和质量提供参考依据。

（一）中药有效成分吸收特征的评价与现代中药制剂的设计与开发

口服给药因其依从性好、操作简便，目前为临床上首选的给药方式。药物吸收特性是决定药物有效性和生物等效性的重要因素。药物和剂型不同其溶出和吸收特征也不同，中药制剂也是如此。目前市面上，中药复方制剂以口服制剂居多，其活性成分是否被有效吸收是现代中药制剂设计和评价的指标，也是衡量其生物等效性的重要指标。大量研究表明，影响药物吸收的主要因素包括药物透膜能力及其在胃肠道环境下的溶出度及溶解度。据此，生物药剂学分类系统是根据药物体外溶解度和肠道渗透性的高低对药物进行分类，采用三个参数（吸收指数，An；剂量指数，Do；溶出指数，Dn）对药物的吸收特征进行描述。通过对三个参数进行综合分析，可计算出药物的吸收分数 F 值，对药物的制剂设计具有重要的指导意义。一般而言，高通透性，较小粒子，较大溶解度和较低剂量的药物在胃肠道具有较好的吸收。

评价药物的吸收主要是评价药物透过胃肠道黏膜进入机体内的能力。药物的溶解性、稳定性、剂型、膜渗透能力、胃肠道内容物和排空速率及肠道菌群的代谢作用等都是影响药物吸收的重要因素。随着现代实验技术的发展，除了采用实验动物或人来进行药物吸收实验的考察，还可以采用生物膜转运体细胞模型

和在体吸收实验模型等进行研究，它们的可行性均已被证实。尽管无法同时评价所有的影响因素，但由于其干扰因素较少、数据处理简单、实验周期短等优点，可用于药物研发初步评价或预测药物的口服吸收。

1. 口服药物吸收作用的研究方法　见表10－1。

表10－1　口服药物吸收作用的研究方法

口服药吸收作用的研究方法				
		研究模型	优点	缺点
体外法	细胞系模型	Caco－2细胞模型	①具有与人结肠肠细胞高度相似的代谢酶和外排转运蛋白系统；②实验步骤简单	①细胞培养时间较长；②缺乏小肠上皮细胞的黏液层；③细胞来源不同和细胞分化过程存在较大差异；④来自于结肠癌细胞系，不能反映药物在肠段细胞的吸收特征
		MDCK细胞模型	①细胞形态与小肠黏膜更为相似；②可专属性考察单一转运蛋白对其底物的吸收特征研究	①转染后会出现多层细胞层；②存在其他转运蛋白和受体，对转运作用的专属性考察造成干扰；③不能有效反映体内真实的情况
		其他细胞系模型（TC－7，T87细胞模型）	①Caco－2细胞的良好替代模型，可用于评价药物经小肠吸收和生物转化作用	①存在其他转运蛋白和受体，对转运作用的专属性考察造成干扰；②不能有效反映体内真实的情况
	组织模型	组织流动室法	①可研究肠道对药物的代谢作用；②可研究和确定药物的转运方式（被动扩散/主动运输）；③可研究离子、pH及其他因素对药物转运的影响	①血供缺乏容易影响实验结果；②不同肠段对药物的吸收和排泄作用不同；③实验装置要求较高，需要配套的软件和数据处理系统
		外翻肠囊法	①方法操作简单，快速，且可预测药物在不同肠段的吸收情况；②浆膜侧体积相对较小，便于检测，特别是考察难溶性药物从黏膜层到浆膜层的药物吸收	①实验操作时间不宜过长；②实验前需要对肠黏膜损伤进行有效评价，否则严重影响结果
		外翻环法	①可进行自身和不同小肠段的对照性试验；②测得的药物摄取量与人体口服吸收相性相关；③可同时研究药物的被动和主动转运；④测量结果可靠，且不受pH，溶剂和不同肠段的影响	浆膜或小环边缘的药物摄取、实验操作时间要求短以及实验技术要求高等因素限制外翻环技术的使用
在体法	在体模型	肠襻法	①保持肠道整个生理状态相对正常，接近自然给药情形；②操作简单，可作为其他实验模型的有益补充	由于肠道内容物的存在，样品处理较为复杂，实验数据的准确度较差，不适合大规模的药物筛选评价
		在体肠灌流法	①保留小肠的正常生理状态，使其更接近体内药物在肠道吸收的真实情况；②实验可在麻醉的实验动物进行，还可借助肠道插管技术，使得非麻醉的实验动物甚至是人体的实现肠灌流	①个体差异性大；②灌流液中药物必须完全溶解，否则将得到错误的结果；③小肠灌流过程中造成的药物减少，不能排除药物在肠道的代谢、肠壁的吸附作用等干扰因素
		其他在体灌流技术（肝、肠道血管灌流法）	取样方便，可同时考察药物在灌流液和血液中的浓度变化，从灌流液中药物的消失率和血液中的出现率建立药物的质量平衡关系，准确评价药物的转运吸收	技术要求高且干扰因素多
体内法	体内模型	整体动物的药代动力学模型	①真实地拟合药物在人体内的吸收和代谢情况；②通过药动学参数全面评价药物在机体内的吸收特征	①实验具有一定的样本要求以消除个体差异；②实验耗时较长，需要控制变量较多；③采样技术要求较高且容易对实验动物产生明显的刺激作用

2. 基于吸收特征的现代中药制剂的设计与开发　药物吸收进入机体内产生药效的必要条件：①药物可以被很好吸收且在作用部位富集并达到药效浓度；②药物在作用部位与受体或靶器官结合发挥药效作用。对于化学药物来说，其吸收特征在临床前研究阶段已被充分研究，并在开发早期进行了包括理化性质、体内活性、药物动力学以及毒理学优化等方面的优化。明确药物在人体的口服生物利用度是化合物优化的有效前提，而这种临床数据通常较难获得，并受到伦理道德限制。因此，口服生物利用度的预测模型是药物研发早期阶段先导化合物的筛选和优化，以及后期进行临床研究的重要基础。对于中药制剂而言，

筛选和评价的目的和方法与化学药物是一致的。临床上，中药制剂多为口服制剂，为此通过药物动力学研究药物吸收的特征预测中药制剂的生物利用度是十分有必要的。

生物药剂学分类系统根据药物的溶解性和渗透性两个重要的参数，将药物分为四类：高渗透性高溶解度类药物、高渗透性低溶解度类药物、低渗透性高溶解度类药物和低渗透性低溶解度类药物。因此，在对药物进行制剂研究时，应优化处方及工艺、合理设计剂型，针对性解决影响药物生物利用度的关键问题，以获得安全、有效的药品。

（1）高渗透性高溶解度类药物的制剂设计与开发　此类药物溶解度和渗透性良好，其吸收特性通常也很好，进一步优化改善其溶解度或渗透性对药物的的吸收改善不大。在制剂设计与开发过程中，只要处方中没有显著影响药物吸收的辅料，通常不存在生物利用度差的问题，易于制成口服制剂。如果此类药物的生物利用度受到胃酸降解或胃肠道代谢酶的影响，可以采用包衣、定位释药技术或加入代谢酶抑制剂等方式可进一步提高药物的生物利用度。

（2）高渗透性低溶解度类药物的制剂设计与开发　该类药物一般溶解度较差，药物在胃肠道溶出和吸收缓慢，严重降低药物的生物利用度。因此，增加药物溶解度或加快药物的溶出速率均可有效提高该类药物的生物利用度。另外，由于这类药物的膜渗透性和疏水性强，限制药物透过黏膜表面的不流动水层，延缓药物在绒毛间的扩散，从而影响药物的跨膜吸收。基于此类药物的设计与开发：①制成可溶性盐类；②选择合适的晶型和溶媒化合物；③加入适量的表面活性剂；④制成亲水性包合物；⑤增加药物的表面积；⑥增加胃肠道的滞留时间；⑦选择性抑制相关外排转运蛋白和肠壁药物代谢酶。

（3）低渗透性高溶解度类药物的制剂设计与开发　该类药物的渗透性较低，跨膜转运是药物吸收的主要限制过程，其水溶性好，溶出较快，可选择制备成胶囊或片剂等普通剂型。为了提高这类药物的膜渗透性，可采用：①添加透膜吸收促进剂；②改造制成前体药物；③制成微粒给药系统；④延长药物在胃肠道的滞留时间的方法。

（4）低渗透性低溶解度类药物的制剂设计与开发　该类药物的溶解性与渗透性都较差，药物的溶出与透膜都可能为药物吸收的限速过程，影响药物吸收的因素较为复杂，因此药物口服吸收效果不佳。对于该类药物通常考虑将其改造为非口服途径给药。当然，改善药物的溶出及膜渗透性也能显著提高该类药物的口服吸收。

（二）中药有效成分分布特征的评价与现代中药制剂的设计与开发

药物进入血液循环后，其分布速度与药效产生的快慢呈正相关。药物对作用部位的亲和力越强，药效越持久。药物的理化性质，如分子量大小、脂溶性、化学结构以及组织的通透性、转运蛋白决定药物分子通过细胞膜的能力，从而影响药物的分布。综上，药物自身的理化性质、机体的生理状态和生物屏障系统共同决定药物在体内的分布。表观分布容积是用来描述药物在体内分布程度的参数，用来表示全血或血浆中药物浓度与体内药物含量的比例关系。表观分布容积虽然在解剖学上没有生理意义，但它是假设药物充分分布的前提下，体内全部药物溶解所需要的体液总体积。同时表观分布容积还表示药物在血浆和组织间动态分布特性，与药物的理化性质密切相关。

基于分布特征的现代中药制剂的设计与开发：根据药物分布特征、机体生理和病理学特点设计药物传送系统，控制药物在体内的转运和释放过程，将药物定时、定位、定量的传送到特定组织、器官或细胞，可以提高药物治疗和诊断效果，降低其毒副作用。运用现代制剂技术制备的药物传送系统，包括微球、微囊、微乳、纳米粒和脂质体等，结合物理或化学原理将药物包埋或连接到载体上，通过药物传送系统的理化性质和选择性分布特点，改变药物原有的分布特征，提高药物的靶向性、生物利用度和稳定性。

（三）中药有效成分代谢特征的评价与现代中药制剂的设计与开发

药物的代谢作用是决定药物在体内药效、作用时间及毒性的重要因素。研发阶段，药物的代谢研究对开发更为安全、有效的新药、研究药物的作用机制、药效与毒性、药物间相互作用及临床合理用药具有重要的实际意义。药物代谢的研究方法主要分为体内和体外法，两者相辅相成，应该充分结合体内和体外的代谢研究才能正确评价药物的代谢行为和规律。

1. 体外代谢研究法　相对于体内法，体外法可以排除体内诸多干扰因素，直接考察药物代谢酶对药物的底物选择性，为体内代谢研究提供重要的线索和依据。体外代谢研究具有快速简便的特点，适合高通量药物的筛选，而且不需要消耗大量的试验药品和实验动物，研究成本相对较低。肝脏含有大量的药物代谢酶，是机体药物最主要的代谢器官，因此，药物的体外代谢模型主要以肝脏作为靶器官。药物的体外代谢研究法主要分为以下几种：

（1）离体肝脏灌流法；

（2）肝细胞培养法；

（3）肝切片法；

（4）亚细胞片段法；

（5）重组代谢酶法；

（6）稳定过表达特定酶亚型的细胞系。

2. 体内代谢研究法　药物的体内代谢研究一般在受试对象（人或实验动物）体内进行，给药后一定时间内采集血浆、尿液、粪便、胆汁等生理体液和排泄物，提取分离其中的代谢物，测定药物在样品中的浓度，计算药物代谢相关参数，解析药物的代谢途径。体内代谢研究法主要分为以下几种：

（1）药物探针法；

（2）体内指标法；

（3）基因敲除动物模型法。

3. 基于代谢特征的现代中药制剂的设计与开发　肝肠首过效应是导致许多药物口服给药后生物利用度低的重要原因之一。因此，如何根据药物的代谢特征进行制剂设计，有效降低或避免药物的首过代谢，提高药物的生物利用度对临床应用具有重要的现实意义。因此，为了避免或降低肝药酶对具有明显首过效应药物的代谢，可将这类药物进行剂型改造。然而，该法未从根本上解决代谢酶对药物的代谢作用，故较难进一步提高药物的血药浓度。消化道黏膜细胞中药物代谢酶容易被饱和或抑制，所以可通过增加给药量或利用抑制剂，进而饱和或抑制代谢酶来降低药物的代谢速度，增加药物的吸收量，提高药物的疗效和延长作用时间。

六、中药制剂生物等效性（一致性评价）评价的研究进展

对于同种中药制剂，由于不同生产厂家选原材料的产地不同、生产工艺的不同，而导致生产的中药制剂产品质量不一，疗效相差大。因此，需对不同厂家生产的同种制剂产品进行生物等效性研究[70]，来确保产品有效性及安全性。生物等效性在新药研究、非专利药开发和药品上市后评价中具有重要作用，是中药规范化与现代化进程中必不可少的环节。广义的生物等效性研究通常采用生物利用度评价的方法，以国家食品药品监督管理总局发布《以药动学参数为终点评价指标的化学药物仿制药人体生物等效性研究技术指导原则》为依据，研究药物制剂的生物学标准，能够为临床疗效提供直接证明。

李学林等提出广义的中药制剂等效性研究至少应该包括 4 个层次的研究：化学等量性、生物等效性、药理等效性与临床等效性研究，须采用多层次多指标相结合的方式，互为补充，综合评价。早期，借鉴化学药的生物利用度和生物等效性研究方法是最原始的中药制剂生物等效性研究方法之一，这一思路在中药现代化的发展进程中发挥了不可替代的作用，很大程度上推动中药的发展。但是中药始终与化学药有较大差异，中药成分复杂，单一成分的等效性研究并不能代表中药本身，不能体现中药整体性发挥疗效的特点[30]。随着生物等效性评价相关理论的发展，中药制剂生物等效性评价逐渐采用选取代表性有效成分生物进行等效性研究的方法。通过选取复方中发挥治疗效果的几种有效成分，同时通过测定其在体液（一般是血浆）中的浓度来计算并比较相关药动学参数，从而评价两种制剂的生物等效。王长虹等选取银杏内酯 A（GA）、银杏内酯 B（GB）、银杏内酯 C（GC）及白果内酯（BB）4 种有效成分为考察指标，建立测定血浆中 GA、GB、GC 及 BB 浓度的 HPLC – MS 方法，比较银杏叶滴丸剂与片剂的药动学参数，进行生物等效性评价。这种研究方法在原有的选取单一成分的基础上扩大检测指标范围，为中药制剂生物等效性评价提供一种很好的思路。然而，该法检测的仅是各单体成分的药动学参数，并没有体现中药组分间及中药复方中单味药间的配伍关系，不能全面准确地评价中药制剂产品生物等效性。近年来采用多角度相结合的方法进行的生物等效性研究逐渐成熟起来，中药指纹图谱技术以及气相/液相色谱 – 质谱联用法等技术的迅速发展，免疫法和微生物学方法的应用，一定程度上促进中药制剂等效性研究[71]。此外，中药制剂的生物等效性还可以通过药理作用/临床疗效进行评价。

中药作为一个复杂的生物体系，其质量控制与评价一直以来都是中药新药研发的难点。寻找具有代表性的有效组分作为指标成分，建立更为合适的中药制剂生物等效性研究体系也一直是中药科研人员研究的难点。基于中药作用的多成分、多靶点、多途径的“组分结构理论”是从宏观到微观整体把握中药组分

及制剂是中药现代化的主要形式，也是今后中药研究的重点，而其生物等效性研究体系的发展对于中药制剂新剂型的研发必不可少。因此，还需更加深入理论与实践创新才能找出适合中药制剂的生物等效性研究与评价模式。

七、总结

中药现代化进程的加快也暴露了中药制剂存在的产品质量、疗效不一等问题，故需加强生物等效性研究在中药制剂产品中的应用，确保药物有效性和安全性。中药制剂的研制主要在有效的中医方剂基础上进行，开发的首要前提为其等效性，与原方剂或原剂型相比应至少保持其等效性甚至增加其生物效应。在制剂研制的各环节均需要采用有效的评价手段和指标进行考核，质量控制与评价是确保中药制剂安全、有效的重要手段，主要包括化学成分的控制、理化性质的控制及生物等效性的评价三个方面。

研究表明，大部分的口服中药制剂的有效成分可在体内发生广泛的代谢作用，肝肠以及与药物吸收和代谢相关的器官组成的生物屏障系统可严重影响中药有关活性成分的吸收与利用，进而降低其药效作用。中药制剂中活性成分含量低及病患服药依从性差等缺点，导致大多数口服中药制剂药效作用不理想。此外，药物代谢酶与外排转运蛋白的协同处置作用使得中药活性成分本身及其代谢物均难以大量入血，无法达到有效的血药浓度。同时，研究报道机体的生物利用度屏障系统主要受多种核受体及相关影响因子所调控。中药及其制剂的有效成分复杂，体内过程研究难度大，没有足够的药理或药动学研究依据，中药及其制剂的临床使用仍存在诸多问题；此外，中药制剂的药动学评价主要依赖有效单体成分的动力学特征，未必能反映含这种成分的中药或其制剂的整体药动学特征。

随着中药及中药复方制剂的生物利用度及生物等效性相关研究的进步和突破，临床上许多常用的中药制剂陆续进行了生物等效性评价。科研者必须全面考虑与中药制剂的生物等效性直接相关的问题：如中药的前处理及制剂的生产工艺，炮制加工、浸出提取、纯化分离所获得的中药提取半成品是否保留中医方剂功能主治的有效组分的种类和数量；另外，所选用辅料和制备工艺技术对有效成分的稳定性、崩解、释放和溶出是否产生不良的影响等。综上所述，不同中药制剂的生物等效性评价，不能仅依赖最终产品的血药浓度或有效单体成分的药动学参数来进行判断，而应该采用多指标、全方位的手段和方法来进行综合评价。因此，药学研究工作者在进行给药途径筛选时，需要充分衡量机体生物利用度屏障系统对中药制剂的生物活性成分的体内代谢、处置的影响，从而准确地实践中药制剂的生物等效性（一致性）评价，更好更快地推动中药制剂的使用和发展。

（刘中秋，朱丽君）

参考文献

［1］张志鹏，刘艳，吴燕红，等．化学药及中药缓释制剂的药动学研究进展．时珍国医国药，2011，22（1）：223－226.

［2］崔明宇，张凯，邢绪东，等．药理效应法测定蓬子菜总黄酮在大鼠体内的药动学参数．中医药学报，2018，46（02）：17－20.

［3］周惠芬，谭娅文，杨荣兵，等．养阴通脑颗粒有效成分在局灶性脑缺血大鼠体内药动学与药效学结合研究．中华中医药杂志，2018，33（09）：4061－4065.

［4］孙浠哲，吴倩倩，马文保，等．中药药代动力学研究进展．河北中医药学报，2018，33（05）：52－55.

［5］王陈萍，许波，窦志华，等．大黄总蒽醌胶囊的血清药理学研究．南通大学学报（医学版），2016，36（01）：36－39.

［6］翁水旺．溶出度在中药制剂中的应用进展．中药新药与临床药理，2003，14（4）：289－292.

［7］包圆圆，张琪，吴闻哲．体内体外相关性的评价方法及应用．中国医药工业杂志，2017，48（5）：638－642.

［8］杨柳，邓远辉．董玉珍．香荷药条体内外释药相关性的研究．中草药，2002，33（5）：408－409.

［9］何群，罗杰英，易军如，等．桨法测定麻杏甘石滴丸的体外溶出度．中国中药杂志，2002，27（7）：554.

［10］苏瑞强，何煜，林峰，等．超微粉碎技术提高愈风宁心片的溶出度的研究．中成药，2002，24（3）：167－170.

［11］韩煦，皮佳鑫，张瀛，等．流通池法测定消糜栓5种成分溶出度的研究．天津中医药大学学报，2018，37（06）：511－515.

［12］王秀兰，花拉，娜拉，等．蒙药忠论－5胶囊总生物碱测定及其体外溶出度研究．中国现代应用药学，

2003，(3)：189－190.

［13］郭涛，宋洪涛，赵明宏，等．麝香保心分散片的制备和人参总皂苷的体外溶出度研究．解放军药学学报，2003，19（1）：34－37.

［14］黄红宇，黄芳，郭立伟，等．苍术、黄柏及二妙丸超细微粉的生物药剂学研究．中草药，2002，33（9）：790－792.

［15］居文政，郁锡峰．复方薤白滴丸和复方薤白胶囊的溶出度比较．中国中药杂志，2001，26（11）：785－786.

［16］赵陆军，韩景兰．不同制备工艺胃痛胶囊溶出度的比较．郑州医学院学报，2002，37（5）：653－655.

［17］阮健，刘群，郝志巧．三黄片溶出度考察．辽宁中医杂志，2004，31（3）：252.

［18］杜守颖，陈雯，吴清，等．仙灵骨葆胶囊中丹参酮ⅡA 溶出度测定方法研究．中国中药杂志，2010，35（13）：1706－1709.

［19］彭芸，戴维德，朱莹．银黄滴丸、银黄颗粒和银黄胶囊体外溶出度比较研究．中草药，2012，4（43）：1122－1124.

［20］叶端炉，刘根才，孔晓霞．补肾益脑分散片的制备及其质量控制研究．中草药，2013，12（44）：1599－1603.

［21］王琰，王虹熙．中药谱效关系的研究进展．中国民族民间医药，2018，27（04）：50－52.

［22］蔡爽，孙博，李发美．代谢组学及其在药学中的应用．沈阳药科大学学报，2007，24（7）：445－450.

［23］刘昌孝．代谢物组学在中药现代研究中的意义．中草药，2004，35（6）：601－606.

［24］陆春美，崔秀明．基于代谢组学技术的中药质量控制和毒性评价研究进展．中国中医药信息杂志，2019，26（1）：141－144.

［25］张劲，陈卫东，吴勇，等．药物动力学与代谢组学对中药现代化研究的促进作用．安徽医药，2011，15（1）：7－10.

［26］史万忠，刘力，沈培芝，等．不同提取方法对养血软坚方的指标成分及主要药效的影响．中药新药与临床药理，2003，14（2）：125－127.

［27］许家骝，张诚光，刘广南．补中益气颗粒剂与汤剂、丸剂药理作用比较研究．中药药理与临床，1998，14（1）：14－17.

［28］张建春，赵黎明，邓明德．现代科技革命对中药制剂发展的影响．中国药房，2010，21（47）：4417－4419.

［29］李小阳，王晶娟．中药制剂的传承与发展．中国商品学会第五届全国中药商品学术大会．2017，3.

［30］张多多，韩秀娟，侯雪峰，等．生物等效性研究方法及其在中药制剂产品中的应用．中草药，2016，47（20）：3712－3719.

［31］刘东文．超微归脾丸体外溶出度及药动药效学的研究．长沙：湖南中医药大学，2009.

［32］李宏岳，范蕾，李凌．沉香超微粉与山沉香超微粉药效学对比分析．中国实验方剂学杂志，2018，24（12）：92－98.

［33］单宇，张伽妹，丁月珠，等．水提取法和仿生提取法研究水蛭不同炮制品的体外抗凝活性．中国中药杂志，2016，41（10）：1843－1848.

［34］刘娇娇，李慧，郑廷瑜，等．纤维素酶法提取玄参总环烯醚萜类成分的工艺优化．广东化工，2018，45（11）：8－10.

［35］周爱存，袁建国，潘佳佳，等．杜仲叶中绿原酸的提取方法与精制工艺研究．浙江林业科技，2016，36（01）：42－46.

［36］王萍，王宇鹤，贺新怀，等．不同纯化方法对丹参水提取液中丹酚酸 B 的含量影响．世界中医药，2016，11（06）：1082－1084.

［37］徐桃枝，晏永新，何爱英，等．丹参总酚酸纯化工艺研究．江西化工，2018，(02)：109－112.

［38］王羡一，李瑞海，贾天柱．双超法提取中药黄芩有效成分的研究．实用药物与临床，2017，20（07）：822－825.

［39］胡彦君，王雅琪，李冰涛，等．板蓝根制剂制备过程中成分变化及其药效相关性研究．中草药，2016，47（09）：1515－1519.

［40］孙琴，李寒冰，鄢丹，等．基于抗菌效价检测的板蓝根颗粒制备过程质量变化评价．中草药，2012，43（02）：259－264.

［41］罗云，金城，鄢丹，等．不同干燥工艺对板蓝根水提物中有效成分的影响．中草药，2011，42（08）：1532－1536.

［42］马春梅．牛黄解毒片薄膜包衣片制备．科学技术创新，2018，(08)：43－44.

［43］梁茂植，谢守德，南峰，等．苦参素缓释片在 Beagle 犬的生物等效性研究．中药药理与临床，2009，25（4）：18－21.

［44］王明雷，周秋丽，王本祥．氧化苦参碱肠内菌代谢及吸收入血活性成分的研究．中国中药杂志，2001，(04)：56－58.

［45］陈新梅，赵元，郭辉．外翻肠囊法研究氧化

苦参碱磷脂复合物的肠吸收特性．中国现代应用药学，2019，(08)：946－950.

[46] 孙英华，刘晓红，李磊，等．两种苦参素缓释剂型的制备及其相对生物利用度研究．2008 中国药学会学术年会暨第八届中国药师周论文集，2008.

[47] 陈娇婷，詹怡飞．药用辅料的研发与应用．山东化工，2015，44 (18)，21－25.

[48] 侯雄军，周莉华，汤韶明，等．氟尿嘧啶泊洛沙姆407 聚合物胶束在大鼠体内的药代动力学研究．中国临床药理学杂志，2019，35 (03)：276－279.

[49] 许东晖，王胜，梅雪婷，等．聚乙烯吡咯烷酮 K30 对姜黄素的增溶作用研究．中药材，2008，(03)：438－442.

[50] 张嘉家．葛根总黄酮分散片的制备工艺、质量标准及药动学研究．广州：广东药学院，2013.

[51] 张嘉家，易荆丽，周毅生，等．葛根总黄酮分散片的药动学研究及其与愈风宁心片的比较．中国实验方剂学杂志，2014，20 (01)：107－110.

[52] 吴晨悦．齐墩果酸微粒的制备工艺及对 CCl_4 肝损伤的预防作用研究．北京：北京中医药大学，2017.

[53] 鄢海燕．瓜蒌薤白滴丸的制备及药效学研究．合肥：安徽医科大学，2017.

[54] 孙丽晶，王选深，吕慧怡，等．中药有效成分胃肠转运的药动学研究进展．大连医科大学学报，2008，30 (6)：573－575.

[55] 刘建平．生物药剂学和药物动力学．第 4 版．北京：人民卫生出版社，2011.

[56] Li Q，Zhou T，Wu F，et al. Subcellular drug distribution：mechanisms and roles in drug efficacy，toxicity，resistance，and targeted delivery. Drug metabolism reviews，2018，50 (4)：430－447.

[57] 孙进．口服药物吸收与转运．北京：人民卫生出版社，2006.

[58] 陈彦，贾晓斌，谭晓斌，等．大鼠肠道水解酶对淫羊藿黄酮苷的处置影响．中国药学杂志，2010，45.

[59] 韩永龙，李丹，孙习鹏，等．中药对Ⅱ相药物代谢酶 GST 和 UGT 的影响．中国药房，2010，12.

[60] 高海，曾振灵．复方连翘有效成分在鸡体内的药代动力学研究．畜牧兽医学报，2008，39.

[61] 孙健．中药药动学研究进展．山东畜牧兽医，2016，37.

[62] Liu Y，Hu M. Absorption and metabolism of flavonoids in the caco－2 cell culture model and a perused rat intestinal model. Drug Metab Dispos，2002，30 (4)：370－377.

[63] Luo Z，Morgan M R，Day A J. Transport of trans－tiliroside (kaempferol－3－beta－D－(6"－p－coumaroyl－glucopyranoside) and related flavonoids across Caco－2 cells as a model of absorption and metabolism in the small intestine. Xenobiotica，2015，45 (8)：722－730.

[64] 张伦会，刘珍珍，陈晓辉，等．新型抗肿瘤药物 LS－177 在大鼠体内的排泄研究．中国药学杂志，2018，53 (02)：129－135.

[65] Wang L，Sun R，Zhang Q，et al. An update on polyphenol disposition via coupled metabolic pathways. Expert opinion on drug metabolism & toxicology，2019，15 (2)：151－165.

[66] 戴佩旻．UGT 酶与外排转运蛋白在田蓟苷与刺槐素的肠道循环处置中的作用及机制．广州：南方医科大学，2015.

[67] Liu S，Zheng H，Sun R，et al. Disposition of Flavonoids for Personal Intake. Current Pharmacology Reports，2017，3 (4)：196－212.

[68] Zheng L，Zhu L，Zhao，M，et al. In Vivo Exposure of Kaempferol Is Driven by Phase II Metabolic Enzymes and Efflux Transporters. The AAPS journal，2016，18 (5)：1289－1299.

[69] Liu Z Q，Jiang Z H，Liu L，et al. Mechanisms responsible for poor oral bioavailability of paeoniflorin：Role of intestinal disposition and interactions with sinomenine. Pharm Res，2006，23 (12)：2768－2780.

[70] 施孝金．以药动学参数为终点评价指标的化学药物仿制药人体生物等效性研究技术指导原则解读．上海医药，2016，37.

[71] 李娟．生物等效性研究现状概述．安徽医药杂志，2007，11 (7)：298.

第十一章

现代中药制剂研究工作的总结及专利与注册申请

现代中药制剂研究中，科学试验是基础，而试验过程的记录、整理与总结是获取试验成果，发现问题必不可缺的措施，亦是试验研究最重要的工作之一。试验总结贯穿于整个研究过程，包括阶段性总结、论文撰写、总结报告、专利申请和中药制剂的注册申请等，而这一切均与研究过程中真实、规范、完整的试验记录密切相关。因此，将现代中药制剂研究工作记录与工作总结、专利申请、中药制剂新药注册一并放在本章中讨论，以完成研究的最后阶段任务，达到现代中药制剂研究的终极目标。

第一节　现代中药制剂研究的试验记录与工作总结

试验记录是科研项目完成过程的真实描述和记载，可追溯整个研究的历史过程；试验记录的真实性与可靠性客观地反映了科研工作者的工作作风，直接影响到科研项目的工作质量和工作效率。工作总结则是对一定阶段的研究工作进行不同方式的总结，本节仅讨论试验小结、论文总结、结题报告等一般性工作总结，专利申请及新药注册申请等可认为是另一种形式的科研总结，它以保护及获取科研最终成果为目的，此在二、三节中专述。在现代中药制剂研究过程中，试验记录与工作总结都是极其重要的工作。

一、试验研究工作记录的一般要求

（一）试验记录及其目的

试验记录是记录研究的目的、计划和整个研究过程的日志，是在试验研究过程中，对试验、观察、调查或资料分析等，根据实际情况直接记录或统计形成的各种文字、数据、图表、声像等原始资料。试验记录应遵循真实、原始、完整、及时、规范的基本原则，它是科研项目完成过程中一个极其关键的、不可缺少的组成部分，既客观反映研究者的工作作风、科学素养，又直接影响到科研项目完成的质量[1]。试验记录的目的主要有以下三个方面：

1. 作为原始记录备查　用文字、数据、图表等记录试验过程中的真实情况，作为试验研究的原始资料，以便在试验研究过程随时溯源。一般试验需要重复进行，详细的原始记录可以保证试验重复成功率，提高研究的工作效率。有时进行重复试验的人员可能不是原始记录的创建者，详细完善的试验记录更是完成重复试验的重要依据。

2. 发现科学问题的重要来源　科学研究的复杂性和艰巨性越来越大，一个科研项目往往需要历经数年，甚至需要多个学科之间协作来完成，从而形成大量记载有科研人员的研究思路、研究方案、原始数据、图表、照片、试验分析等资料的原始记录。这些原始记录对研究人员理顺科研思路、发现学术问题、寻找科学规律、完成项目工作总结和申报科研成果有着非常重要的作用。

3. 对课题进行科学管理的需要　科研项目结题之后，原始试验记录作为重要的科研材料归入科技档案，后人和同行通过对科技档案的查询，可以开拓研究思路，避免不必要的重复劳动，提高科学研究的水平。对科研项目试验记录的检查，还有利于科研管理部门了解科研项目完成的真实性、研究的进度、经费使用的合理性及计划完成情况等。

（二）试验研究记录的基本要求

试验研究记录必须真实、及时、准确、完整，防止漏记和随意涂改，不得伪造、编造数据。试验数据必须具备可靠性要求，具体体现在遵从 ALCOA 原则[2]，即 A（Attributable）—可追溯性、L（Legible）—清晰性、C（Contemporaneous）—同步性、O（Original）—原始一致性、A（Accurate）—准确真实性。

1. 可追溯性 试验记录应具有可追溯性，能根据记录中的签名追溯到记录的创建者及修改人员。在计算机化系统中，要求不同用户不能共享登录账户或者使用通用登录账号。

2. 清晰性 试验记录在规定的数据保存期限内，其记录的数据应当清晰、可读、易懂、可追溯，确保能够完整地重现数据产生的步骤和顺序。试验记录时难免出现记错，遇到特殊情况需要修改时，必须在修改的地方签上修改者的姓名、注明修改时间和原因，并保持原记录清晰可读。

3. 同步性 试验数据应当在它们产生或被观察到时及时同步记录，确保在执行下一步操作前，数据不被篡改、删除或覆盖。计算机化系统产生试验数据时，应确保系统的时间戳不被篡改。

4. 原始一致性 试验记录必须保持其记录数据的原始性和一致性，原始数据即指初始的记录和文档，以初始生成的格式（纸质或电子形式）以“正确的副本”进行保留。原始数据的管理至少符合以下要求：原始数据应当经过审核、原始数据或真实副本应当保存、原始数据在保存期内应当容易获得和读取。

5. 准确真实性 试验记录准确性是指记录能正确、真实、有效、可靠地体现数据产生的过程。确保试验记录准确真实应做到：产生数据的设备设施应当经过校准、确认和维护；产生电子数据的计算机化系统应当经过验证；产生数据的分析方法应当经过验证；数据应当经过审核；偏差、异常值等应当经过调查。

（三）试验研究记录的基本内容

试验研究记录与专业之间有着密切的关系，药学研究因为与人们的生活健康息息相关，其试验记录要求更加严格。为加强药品研究监督工作，保证药品研究质量，国家食品药品监督管理局于 2000 年 1 月 3 日发布了《药品研究实验记录暂行规定》[3]，对药品研究实验记录的基本要求、主要内容、记录用纸及记录方式、存档等进行了详细规定。这一规定的发布，对于指导药品研究人员规范试验研究记录起到了良好的作用，也很有意义。为在实际工作中能很好地理解并执行这一规定，下面就药品研究试验记录中要注意的一些事项加以讨论。

1. 实验名称 实验名称也是工作标题，有时候可能需要小标题进一步说明本次记录的具体试验，如在“某某药物胶囊制备工艺研究”大标题下，可以用“药物制剂的处方前研究”小标题使实验名称具体化，甚至用更小的标题对实验的目的予以明确，如“某某药物的油水分配系数测定”。实验名称同时也反映了实验的目的是什么。

2. 设计与方案 完整的实验设计方案应包括方案提出背景、目的要求、实验所需要的材料（仪器、试剂、药品、动物等）、实验假设及预期的结果、实验步骤（具体的操作过程）、实验记录要点、预期完成时间等等。实验设计方案尽可能详细，考虑也要周到细致，对研究过程中可能遇到的问题也要进行分析并提出解决的办法。

3. 实验时间 每次实验须按年月日顺序记录实验日期和时间，包括单个实验的实验日期和起止时间、单次操作的起止时间等等。单次实验时间的记录须准确至分钟，尤其对于时间是影响实验结果因素的试验记录，时间的记录更加应该准确、具体，如某药材提取的具体时间，必须记录从几时几分开始至几时几分结束，此时因为是在某一特定的时期下的实验记录，一般不需要记录日期。如果单次实验操作超过 24 小时以上的，则日期、时间均需要详细记录。

4. 实验材料 实验材料是指实验用的药品、试剂、动物、细胞、微生物（细菌或病毒）、仪器或设备等一切与实验研究有关的物品。同一种材料在不同的实验中如发生变化，应在相应的实验记录中加以说明。涉及多规格多型号的试验材料，要记录使用的具体规格型号。

5. 实验方法与过程 实验方法的记录除了按规定要求外，还要注意方法的记录应全面、详尽，如果是从文献中抄录的方法记录后要认真核对，防止记录发生错误而影响实验结果。操作过程的记录一般要求及时记录到记录本上，但有时实验过程中可能不方便及时记在记录本，则需要用空白纸进行随行记录，实验结束后应立即抄写在记录本上，且应当将记录纸粘贴在记录本相应记录页的背面。切忌用脑记而不用纸记录。科研工作者应养成在实验过程中做好记录的习惯，边操作边观察边思考边记录，如实记录实验过程中发生的现象尤其是异常现象及其处理方法。当观察到的实验现象与理论不符时，应先尊重实验事实，通过深入思考后，分析现象产生的原因，是因为操作不当，还是试剂失效等，为下一步的工作做好预测。

6. 实验结果 记录必须详细、准确，数据尽可能保持完整性，不能轻易省略小数点后的数字。每次实验所产生的图、照片就粘贴于当次实验记录的空白处。实验结果记录后需要进行统计学分析的应及时进行处理，如果来不及处理可以预先留出足够的空白以记录处理结果，如果不能判断需要留出多少空白位置时则不要留，可以在原始数据和处理后的结果处分别注明数据和结果的页码，以方便查找。

7. 小结与讨论 实验结果的小结、分析、讨论要尽可能细致入微，详细说明在实验过程中所发现的问题并提出解决的方法，为下一步的实验制定实施方案提供参考。实验小结和讨论，既是对一次实验的总结，又是下一次实验的开始。小结过程中，不仅对实验过程中发现的问题进行深入地剖析，找出解决问题的具体办法，而且还有可能发现新的研究思路或新的研究课题。因此，实验的小结工作十分重要。

8. 参考文献 实验过程中所引用的实验方法、数据、现象等，在结果分析讨论中引用别人的观点、结论等，都要详细记录所引用的文献资料的出处，格式与正式出版物的要求一致，包括作者（前三名）、文题（书名）、刊物（出版社）、页码、发表时间及卷、期号等。参考文献的复印件或电子文档要妥善保存，以备查验。

（四）试验记录的规范化管理

试验记录是一个规范的过程，如果没有规范的管理，就难以形成规范的试验记录。试验记录的规范化管理应该注意以下几个方面[4]：

1. 试验记录本管理 试验记录本由研究单位统一印刷，统一页码编号。各课题组按项目领取试验记录本，在科研管理部门记录本管理手册上登记：项目名称、记录本起止页码编号、领取人签字。试验记录本领出后由各项目负责人负责，每个项目专本记录，不同项目不得交叉使用。记录本不得遗失、缺页、涂改，如确需修改处需注有说明和项目负责人签名。

2. 导师或课题负责人检查制度 科研管理部门采取定期检查和不定期抽查的方法进行。每个课题组应建立导师或课题负责人定期检查试验记录制度，如发现不符合规范的试验记录，应及时进行纠正。同时，科研管理部门或课题负责人不定期检查各项目的试验记录，及时发现问题，了解试验进展、经费使用合理性、试验结果的真实性。如发现试验记录本丢失，要及时上报，并采取合理的补救措施。

3. 试验记录归档管理 试验记录是科技档案的主要文件，项目（课题）结束或结题时应及时收、交试验记录本，并与其他科技档案文件一起统一编目、装订、归档，交档案室统一保管。科研结果未公开前，经课题负责人同意，本课题组成员可以借阅，其余按档案管理办法进行。

二、现代中药制剂的试验研究记录

现代中药制剂的试验研究与一般药品试验研究有共性但也有其特殊性，其不同之处主要是因为中药的特殊性：原料来源于动植物、矿物等，进行制剂的制备前需进行前处理过程，包括药材的处理、加工，药材的提取、分离、纯化，提取物的浓缩、干燥等。下面根据现代中药制剂的特点，对其制备工艺、质量控制、稳定性考察的试验记录进行介绍。

（一）制备工艺研究

现代中药制剂的制备工艺相对于化学药物制剂制备工艺复杂得多，试验研究记录的内容也相对复杂，容易混乱，因此更应该加强记录的管理。

1. 来源和依据 包括中药制剂的处方来源及依据、处方中各药材的来源及鉴定依据，各药材的相关文献作为制备工艺拟定的依据等。

（1）处方来源及选择依据 中药制剂的处方分为单方和复方，单方的组成只有一种药材，而复方则由两种或两种以上的药材组成。中药的处方均有相应的来源，如古典医籍、民间验方、宫廷秘方、临床验方等，处方的组成有君臣佐使之分，这些都要以中医药理论为指导，并结合现代化学、药理学研究结果，对组方的合理性进行分析。应详细记录处方的来源及目前的应用情况，以及目前临床应用的不足，保留其调研资料或电子文档。

（2）药材来源及鉴定 中药制剂的药材均有合法的来源、产地、加工、鉴定及其依据等，因此，在进行中药制剂的试验研究之初，在记录开始部分需要详细记录药材来源，包括原植（动）物的科名、中文名、拉丁学名、药用部位以及供应商、原产地、采收季节、加工炮制等，矿物药包括记录矿物的类、族、矿石名、主要成分及产地加工，保存好购买发票原件或复印件。药材还需要经有关单位或专家鉴定，符合有关规定与处方要求者方能使用，并保留其鉴定记录。

（3）文献研究　针对研究的中药方剂，应围绕该方剂进行文献研究，包括该中药方剂的化学、药剂学、药效学与毒理学、临床研究的文献，以处方中各个药材的化学、药理学与毒理学研究，对有用的信息进行摘录，注明文献出处，必要时进行文献综述，为提取工艺研究的设计、剂型选择等提供理论依据。

2. 提取工艺　试验研究记录内容包括药材提取、提取液浓缩、提取物干燥等工序。提取试验的主要记录内容包括药材处方组成及药材用量、提取方法、提取工艺过程中药材的用量、溶剂种类及每一次提取用量、每一次操作的起始时间与温度压力等提取条件、每次提取完毕后提取液的量、多次提取的提取液总量，同时还要记录提取设备的型号、生产厂家、称量用具及其标准、提取过程发生的现象等。浓缩试验主要记录浓缩方法、所用仪器或设备、浓缩条件、浓缩过程的起止时间、浓缩前后体积、浓缩后的相对密度、浓缩后浓缩液的取出和盛装。干燥试验则主要记录干燥方法的选择、所用仪器或设备、干燥条件、干燥过程的起止时间、干燥后物质称重、干燥物的外观及其变化情况、产物收率计算等。

试验记录时还需要注意以下几个方面[5]：①药材称量，记录一般准确至0.1g，对于毒、剧、细料药物等，因为用量少，可能需要更高的准确度，视具体情况而定；②药材的炮制加工，中药处方中有些药材常需要特殊处理，记录时要求注明药材的炮制品及其规格，如某一处方中有“半夏”这一药材，记录时必须注明用的是“法半夏”还是“姜半夏”，否则容易弄混；③提取溶剂及其用量，一般用水或乙醇，乙醇要注明浓度，用量一般要准确到1ml，必须记录具体的用量，而不宜用多少倍来记录；④提取操作步骤，每一步的提取温度、起止时间、提取液量、用何种容器装载、取样做分析用的取样量、样品置于何种容器、用于测定提取得率的蒸发皿恒重后的重量、用于分析的仪器及其方法等等，均要尽可能详细记录好；⑤提取操作过程中出现的问题，如暴沸溢出提取液逸出、过热等现象均需做好记录；⑥浓缩与干燥方法的选择过程，采用不同的方法进行浓缩干燥后的主要考察指标的选择和测定方法，不同方法结果比较等。

3. 制剂成型工艺　包括制剂处方的设计、辅料的种类型号及用量的考察、制剂的制备工艺研究、中试放大生产试验等。

（1）制剂处方　中药制剂除了提取物以外，辅料占了制剂处方相当大的部分。由药物、辅料及溶剂等组成的处方为制剂处方，一般按1000个制剂单位（片、粒、克、毫升等）来记录制剂处方的量。

试验记录中应详细记录选择辅料的目的、试验方法、试验过程、筛选试验所采用的指标及其测定方法、试验结果和得出的结论。制剂处方试验记录时应注意的几个问题：①药物及辅料的用量根据试验要求而定，记录时应是具体的用量；②辅料的来源、规格、批号等必须记录清楚，以免重复时出现问题无法从辅料中查找原因；③处方中的特殊处理或辅料的特殊形式必须记录清晰，如辅料化合物中有结晶水及其数量要记录准确；④称量单位也应记录清楚。如以四逆汤为处方来源的片剂处方：

制附子200g，炙甘草450g，干姜300g，碳酸钠（含一个结晶水，$Na_2CO_3 \cdot H_2O$）30g，微晶纤维素80g，硬脂酸镁2g，共制成1000片。

（2）成型工艺　现代中药制剂成型工艺因剂型不同工艺过程差异较大，如滴丸剂的成型工艺过程较简单，采用湿法制粒的片剂制备工艺相对就复杂得多。记录成型制备工艺时，可以采用叙述式和流程式两种方法。如上述四逆汤片的成型工艺记录：

1）叙述式　取四逆汤提取物粉末100g，研细成细粉，分别加入碳酸钠30g，微晶纤维素80g，混合均匀，加入70%乙醇溶液约15ml制软材，过20目筛制粒，60℃下真空干燥1小时（4：00pm～5：00pm），过24目筛整粒，得干颗粒198.6g，加入硬脂酸镁2g，混匀，置压片机中压片，得867片（片重：202.3mg）。

2）流程式　具体如下：

四逆汤提取物粉末100g $\xrightarrow{\text{研磨}}$ 细粉 $\xrightarrow[\text{混合}]{\text{加入碳酸钠30g，微晶纤维素80g}}$ 混匀粉末 $\xrightarrow{\text{加70\%乙醇溶液约15ml制软材}}$ 软材 $\xrightarrow{\text{过20目筛制粒}}$ 湿颗粒 $\xrightarrow{\text{60℃下真空干燥1h}}$ 干颗粒 $\xrightarrow{\text{过24目筛整粒}}$ 颗粒（称重：198.6g）$\xrightarrow{\text{（4：00pm～5：00pm）加入硬脂酸镁2g}}$ 四逆汤片（867片，混匀，压片片重：202.3mg）。

操作过程记录时，应注意：①应详细记录试验的起止时间，制备时的环境（如温度、湿度等）；②试验所采用的设备或仪器，试验的各种条件（如温度、搅拌速度、搅拌时间、溶剂的种类与用量等），记录试验过程的数据变化等等；③试验操作完成后，收集所得到的产物，在确认正常的仪器上进行称量，并计算产物的收率，准确记录产物量及收率；④详细记录制备的结果，并对结果进行必要的分析，如对上述某次片剂试制后，结果片剂过松，硬度不够。分析原因：可能是因为辅料微晶纤维素用量过多引起。

4. 中试放大工艺　现代中药制剂在新药研究开发试验中，中试放大研究是最重要的研究内容之一。由于中试放大研究的规模较大，在实验室中难以完成，一般要求放在符合 GMP 要求的生产线中完成。因此，中试放大研究的记录也要按 GMP 生产记录的格式进行。不同品种、不同剂型的现代中药制剂，其生产工艺差别很大，GMP 生产记录的格式也不一致，但记录的总体要求是一致的，即要求记录必须客观、真实、准确地反映所生产品种的生产情况。中试放大研究记录的设计应当避免填写差错，记录的每一页应当标注品种名称、规格和批号。记录内容一般包括：①品种名称、规格、批号；②生产以及中间工序开始、结束的日期和时间；③每一生产工序的负责人签名；④生产步骤操作人员的签名，必要时还应当有操作（如称量）复核人员的签名；⑤每一原辅料的批号以及实际称量的数量（包括投入的回收或返工处理产品的批号及数量）；⑥相关生产操作或活动、工艺参数及控制范围，以及所用主要生产设备的编号；⑦中间控制结果的记录以及操作人员的签名；⑧不同生产工序所得产量及必要时的物料平衡计算；⑨对特殊问题或异常事件的记录，包括对偏离工艺规程的偏差情况的详细说明或调查报告，并经签字批准。

（二）质量标准研究

现代中药制剂的质量标准研究[6]，包括处方、制法、性状、鉴别、检查、含量测定等项目。现代中药制剂的质量标准研究内容千差万别，试验记录也不能照一种模式，在此只对一些共性的内容进行讨论。

1. 处方记录　一般情况下，处方中的药味（中药饮片、提取物等）应记录为法定标准中的名称，如为炮制品，则应记录炮制品规格，必要时在炮制品名称后注明炮制方法。如酒女贞子的炮制方法包括酒炖法和酒蒸法两种，处方中应注明为酒女贞子（酒炖）或酒女贞子（酒蒸）。处方中的中药药味应按中医理论的“君臣佐使”顺序排列。

2. 制法记录　质量标准中的制法记录不同于制备工艺中的制法记录要求，制法项的记录应如实概括药品规模化生产的关键工艺过程，要求文字简明扼要，符合生产实际。制法项记录的内容应包括：药味数目，药味的处理方法或提取方法，所用溶剂的名称，浓缩、干燥、纯化和制剂成型等操作步骤，辅料和添加剂的名称及用量，成品制成量等。使用乙醇时，应记录乙醇浓度。涉及相对密度的控制时，应记录相对密度的测定温度。

3. 性状记录　中药制剂的性状与质量之间的关系很大，试验记录时应仔细、客观。记录的内容主要有外观（形态、颜色）、气味等，试验记录描述外观时应特别注意外观的异常变化，如片剂的变色、异臭、潮解、裂片、碎片、花斑等。气、味应分别描述，如气芳香、味微苦。

4. 取样记录　取样时应记录取样的批次、取样量、取样时间等。取样的量与试验时的实际用量往往不一致，两个量之间的关系应记录清楚。如进行片剂的含量测定时，取 10 片，研成细粉，取 0.1g 进行供试品溶液的制备。取样量的记录还应准确，尤其在定量分析时记录的准确更加重要，如精密量取，量取体积的准确度应符合国家标准对该体积移液管的精密度要求；精密称定，要求称取重量应准确至所取重量的千分之一。

5. 试验所用材料的记录　试验所用材料包括仪器、药品与试剂等，仪器主要记录型号、生产厂家；药品主要记录生产厂家、规格、生产日期、批号、有效期等；试剂主要记录规格、生产厂家、生产日期、分子式（注意结晶水）、分子量、浓度、含量、级别、批号等。药品如为实验室自行制备的，要注明“自制”；如为他人赠予的，保留赠送证明，并记录好赠予公司或赠予人的姓名、单位。药品、试剂购买发票要及时复印，妥善保存，也作为试验记录的凭据以备查验。

6. 操作过程　是试验记录时必须详尽记录的重要内容。质量标准研究的操作过程内容很多、要求规范，记录时应严格、认真，否则容易出错，影响试验结果。记录时对操作的全过程都应依次进行记录，如进行含量测定记录时，对供试品溶液的配制、对照品溶液的配制、试验条件、测定含量的计算式、含量测定结果、图谱保存位置等均需要详尽记录，防止漏记。操作过程中每一操作单元，要记录简单的操作步骤、试验现象、原始数据等。

如野黄芩苷对照品溶液的制备记录：精密称取野黄芩苷对照品 10.22mg，用甲醇溶解并定容至 50ml，作为对照品贮备液。另精密量取对照品贮备液适量（计算后，取量多少应在试验记录中记录具体取样体积），加流动相（应记录具体加入量）稀释至 1ml 含 2.04μg 野黄芩苷对照品溶液。

需要注意的是，应正确记录试验所得的数值，根据取样量、量具的精度、检测方法的允许误差等确定记录数据的有效位数，记录全部准确数字和 1 位欠准确数字。如移液管的读取时，能准确读取到 0.1ml，但可估计到 0.01ml，记录时应记录到 0.01ml。

7. 结果及数据处理 试验完毕后，试验的结果除及时记录在各个质量标准研究项目后面外，还应根据数据处理规则正确处理试验数据。定量分析中的数字不仅要表示数量的大小，并且要正确反映测定的精确程度，有效数字是表示准确到一定程度的数字，在数据处理中应注意有效数字的保留及正确使用各种测定方法的计量单位，这些有效数字的位数应与原始记录相同，如分光光度法测定的有效数字为小数点后三位、数显型酸度计的有效数字为小数点后两位。根据国家标准 GB8170－87《数字修约规程》，适用于药品质量工作的各种测定或计算而得的数值，概括为两个规则：一是数值修约及其进舍规则：四舍六入五考虑，五后非零则进一，五后为零则看五前，五前偶舍奇进一，不论数字多少位，都要一次修约成；二是运算原则：相加减时应以诸数值中绝对误差最大（即欠准数字的位数最大）的数值为准，相乘除时应以诸数值中相对误差最大（即有效位数最少）的数值为准，确定其他数值在运算中保留的位数和决定计算结果的有效位数。另外，需要注意的是，各项质量标准研究结果的有效数字应与所制定的质量标准草案上的位数相一致。

8. 原始材料的保存 质量研究中的原始材料包括照片、色（质）谱图、分光光度值打印纸、紫外吸收波长扫描图等，这些原始材料应与试验记录一起妥善保存，有的纸质原始材料可贴于相应的试验后面，如紫外吸收波长扫描图。数量较多的纸质原始材料应编号保存，同时要在试验记录相应的内容上记上编号。如果资料用光盘或直接保存在计算机内的，应标明具体的保存光盘或在计算机的保存位置。

（三）稳定性研究

现代中药制剂的稳定性是其质量的重要评价指标之一，是确定药品有效期的主要依据，在药品的研究、开发和注册管理中占有重要地位。进行稳定性试验记录时，主要注意以下几个方面。

1. 试验用药品的相关资料 要记录清楚不同稳定性试验用样品的品名、生产企业、生产日期和生产批号。取样进行稳定性试验时，应清楚记录取样时间和取样量。

2. 试验条件 应真实记录稳定性试验的各项条件，如温度、湿度及产生湿度的条件、样品状态（包装材料类型、颜色、封装条件）等。对于影响因素试验，样品裸露下进行，此时应记录好样品试验时的厚度。此外，还可根据药物的性质必要时设计其他试验，探讨 pH、氧及其他条件（如冷冻等）对药物稳定性的影响，对于所设计的条件，试验记录也应记录这些条件及其变化。

3. 考察项目及分析方法和限度要求 稳定性试验的考察项目按照剂型的不同有不同要求，应详细记录考察项目、分析方法和限度要求。在质量标准中，有些项目给出的是限度，如某某颗粒剂质量标准中，质量标准中的水分检查要求不超过 5%，稳定性试验取样分析时，应测定出该颗粒剂具体的水分含量，并做好记录。

4. 检测时间及检测结果 不同的稳定性试验考察时间不同，试验记录时，可以将检测时间、检测项目、检测结果等列一张表，将不同时间、不同项目的检测结果记录在表里。需要注意的是，检测结果是描述性的，要进行客观的描述，而不能记录“符合要求”；检测结果是数值的，要记录实际测定的结果。如某粉针剂的长期稳定性试验记录表见表 11－1。

表 11－1　某粉针剂（批号：20160701）长期稳定性试验结果记录

项目＼放置时间		0 月（2016. 7. 9）	1 月（2016. 8. 9）	2 月（2016. 9. 9）	3 月（2016. 10. 9）	6 月（2017. 1. 9）	12 月（2017. 7. 9）	18 月（2018. 1. 9）	结论
性　状		为白色疏松块状物	为白色疏松块状物	为白色疏松块状物	为白色疏松块状物	为白色疏松块状物	为白色疏松块状物	为白色疏松块状物	符合规定
鉴别	（1）	与三七皂苷 R1 对照品同一位置上有相同颜色的斑点	与三七皂苷 R1 对照品同一位置上有相同颜色的斑点	与三七皂苷 R1 对照品同一位置上有相同颜色的斑点	与三七皂苷 R1 对照品同一位置上有相同颜色的斑点	与三七皂苷 R1 对照品同一位置上有相同颜色的斑点	与三七皂苷 R1 对照品同一位置上有相同颜色的斑点	与三七皂苷 R1 对照品同一位置上有相同颜色的斑点	符合规定
检查	溶解后澄明度	澄明，无悬浮物和沉淀	澄明，无悬浮物和沉淀	澄明，无悬浮物和沉淀	澄明，无悬浮物和沉淀	澄明，无悬浮物和沉淀	澄明，无悬浮物和沉淀	澄明，无悬浮物和沉淀	符合规定
	溶解后 pH 值	5. 73	5. 78	5. 79	5. 76	5. 77	5. 79	5. 75	符合规定
	水　分	2. 6%	2. 7%	2. 6%	2. 6%	2. 7%	2. 6%	2. 7%	符合规定
	有关物质	0. 8%	0. 9%	0. 9%	0. 9%	0. 9%	1. 0%	0. 9%	符合规定
	无　菌	未检出细菌	未检出细菌	未检出细菌	未检出细菌	未检出细菌	未检出细菌	未检出细菌	符合规定
	热　原	无热原反应	无热原反应	无热原反应	无热原反应	无热原反应	无热原反应	无热原反应	符合规定
含量测定	人参皂苷 Rg1	1. 68mg	1. 70mg	1. 65mg	1. 62mg	1. 65mg	1. 62mg	1. 59mg	符合规定
包装情况		完好	完好	完好	完好	完好	完好	完好	符合规定

5. 检验报告及结论　稳定性试验的检验报告书与产品检验报告书一样，需要每次检验都出具检验报告书，并根据检验结果作出结论，而不能仅将结果记录在表 11－1 上，以备查验。检验报告书范例如表 11－2。

6. 稳定性试验结论　稳定性试验完成后就进行总结，一般而言，加速试验的结果只能作为初步稳定性的依据，最终确定中药制剂的有效期应以长期稳定性试验结果为依据。由于三批实测数据的分散性，一般应按 95% 可信限进行统计分析，得出合理的有效期。如三批统计分析结果差别较小，则取其平均值为有效期。若差别较大，则取其最短的为有效期。数据表明很稳定的药品，不作统计分析。同时应对结果进行讨论分析。

值得注意的是，试验结果除在试验记录本上进行及时、完整的记录外，所形成的图谱、照片等原始材料必须进行编号、妥善保存，这些资料与原始记录一起构成现代中药制剂研究的原始资料。稳定性试验记录与检验报告时间的一致性非常重要，其中包括样品生产时间与稳定性试验起始时间的一致性、稳定性试验记录时间与图谱原始记录时间的一致性、稳定性实际试验时间与考察预期时间的一致性等等。

三、试验研究工作的总结

（一）总结的基本要求

现代中药制剂的试验研究工作中，记录与总结是相互关联的工作。总结的方式很多，不同的总结有不同的要求，但共性的要求有以下几点：

1. 总结要及时　不管什么样的总结方式，都应及时进行，尤其对于试验小结，更应在试验记录完成时进行小结，及时把试验过程中的心得体会在小结中记录下来，对试验结果也应在小结中进行分析，不理想的结果可以及时分析原因、寻找解决问题的办法。

表 11-2　＊＊＊＊＊公司＊＊＊粉针剂

检验报告书

检品名称	＊＊＊＊粉针剂		
批　号	20160701	规　格	5mg/瓶
生产单位	粉针车间	包　装	15 瓶/盒
供样单位	粉针车间	使用期限	待定
检验目的	稳定性试验	检品数量	97080 瓶
检验项目	全检	检验日期	2016 年 7 月 9 日
检验依据	注射用＊＊＊＊＊冻干粉药品质量标准（草案）	报告日期	2016 年 7 月 24 日
检验项目	标准规定	检验结果	检验结论（单项）
【性状】	应为白色疏松块状物	为白色疏松块状物	符合规定
【鉴别】			
	与三七皂苷 R1 对照品同一位置上应有相同颜色的斑点	与三七皂苷 R1 对照品同一位置上有相同颜色的斑点	符合规定
【检查】			
装量差异	应符合规定	符合规定	符合规定
pH 值	4.5～6.5	5.73	符合规定
水　分	不得过 5.0%	2.6%	符合规定
有关物质	不得过 3.0%	0.8%	符合规定
澄 明 度	溶解后应澄明	符合规定	符合规定
无　菌	应无菌生长	无菌生长	符合规定
热　原	应无热原反应	符合规定	符合规定
【含量测定】			
	本品每瓶含人参皂苷 Rg1 应不低于 1.5mg	1.68mg	符合规定
结论：本品按注射用＊＊＊＊冻干粉药品标准检验，结果符合规定。			

质检科长：（签名）　　复核员：（签名）　　检验员：（签名）

2. 注意记录与总结的一致性　试验研究记录的内容、时间、结果等原始资料上的内容必须与研究报告、试验总结等保持一致，如果试验总结与记录之间不一致，以后查看试验总结发现问题或遇到疑问时就难以在试验记录中查找原始材料。

3. 注意总结中各部分内容的相关性　试验总结的时间、内容、结果等，各部分之间应保持相关性，尤其是不同试验研究之间在内容、时间、结果等方面互为因果关系时，其相关性更为重要。如对于某中药制剂的制剂处方研究时，采用了不同方法进行辅料的种类、用量选择，经过试验得出了一个优化的处方，并确定其为该制剂的制剂处方，在以后的质量标准、药效学与毒理学试验样品制备时的制剂处方则应与其一致。

（二）总结的方式

1. 小结　每次试验结束后都应作小结，小结主要对试验过程及结果进行分析，判断原设计方案的可行性，是否还需要修正，为下一步试验设计和试验实施提供参考。阶段性小结一方面可以避免收集大量无用的、错误的或意义不大的试验数据，特别是在试验顺利时，大量试验数据的涌现，可能会使我们忽略了真正关键的数据，包括必不可少的对照试验，只有注意了这些才不至于在试验过程中迷失方向；另一方面可以对所得的初步结论进行检查，避免轻率得出结论，特别是在得到重要的结果以后，只有在重复进行至少3次以上都能得到同样的结果才能做出肯定的结论。

2. 申报专利　试验经过一定阶段后有可能产生自主知识的技术、方法、配方、新的治疗作用等，这些研究结果应当及时总结，申报专利。本章第二节对现代中药制剂申请专利的类型、目的、意义、方法、过程、范围等作了详尽的介绍，在此不再赘述。

3. 撰写论文　发表论文是课题研究成果考察的主要方式之一，因此，现代中药制剂试验研究每完成一定阶段的工作后都应该及时进行论文的撰写。中药制剂的论文包括学位论文、学术论文。学位论文是不同级别学位课题完成后撰写的论文，一般是在对某一课题已经完成了较系统的研究，为了通过学位申请答辩而准备的论文。学术论文是研究者将某一阶段、局部的研究成果通过发表在正式刊物或会议论文集的方式向公众公布其研究成果的一种成果表现形式。值得注意的是，学术论文的发表一般在专利申请后，专利申请后进行实审时如果自专利申请之日前有文献报道专利要求保护的内容，申请的专利则不能获得授权。虽然从论文投稿到发表有一个时间段，但为了专利保护安全起见，论文投稿前应先完成需要保护的知识产权的专利申请。

（1）学位论文的撰写　学位论文的格式一般由各学位授予单位根据国家有关规定制定，不同的大学或研究院所格式有所区别。根据原国家标准局《科学技术报告、学位论文和学术论文编写格式》（GB7713－87）的要求，学位论文一般由以下几个部分组成：封面封页、论文目录、论文摘要、正文、参考文献、发表文章目录、致谢等。

（2）学术论文的撰写　对于中药制剂在课题的研发过程及完成后，会有大量的数据，可以对这些数据进行归纳整理，进行学术（刊物）论文的撰写，这也是一种试验总结的过程。一般而言，对于创新性与科学性较强、对理论具有一定的贡献，或者应用性强、具有较强的实践意义的试验结果，都可以撰写学术论文发表于学术刊物上。为学术刊物所写的文稿，除了上述所说的科学性、创新性、应用性外，还要注意撰写的逻辑性、规范性、可读性等。学术论文有SCI、EI、ISTP等和中文核心期刊之分。

学术论文的结构一般都包括篇名、作者及其工作单位、中英摘要、关键词、前言、材料及仪器（包括试验所用的药物、试剂、动物，主要仪器的型号、厂商）、方法、结果（包括相应的图、表）、讨论、致谢、参考文献等。随着药学内部与外部之间的交流日益频繁，在撰写上也越来越趋向统一化格式，许多术语及其缩写也越来越规范化。但在具体的刊物上，会有稍微不同的要求，如《中国药学杂志》要求所有的参考文献从2006年起必须改为英文[7]，而《中国中药杂志》却没有这样的要求，作者在投稿之前，务必参考相关的刊物的投稿须知或稿约，阅读其具体要求。

4. 结题报告　是课题完成后为课题结题验收或鉴定准备的总结报告，包括研究技术报告和研制报告，供课题验收委员会或鉴定委员会作为是否通过课题验收或成果鉴定的主要依据。研究技术报告与论著相似但有所区别，是将每一部分试验按试验报告的形式进行总结，每一部分的总结大体包括前言、试验方法与结果、小结等内容。研制报告主要包括课题的立题背景、课题的研究情况、主要研究内容、主要研究结果、主要研究结论、课题考核指标完成情况说明等。由于课题结题报告不是课题总结的主要形式，而且不同的计划项目要求不一样，因此，本章不作详细阐述。

5. 新药申报资料　撰写新药的申报资料是新药研究试验总结的一种方式，它是对一个新药研究项目的完整总结。对于以新药产品开发为目的的试验研究，当一个项目完成后，应根据试验原始记录进行整理，按照不同的类别（处方工艺研究、质量标准研究等）撰写申报资料。有关新药申报资料的撰写方法在本章第三节“现代中药制剂的注册申请”中有详细的介绍，在此不再赘述。

（奉建芳，甘良春）

第二节 现代中药制剂的专利保护与专利申请

中药制剂的现代化是中药发展的必经之路，目前在中药制剂领域涌现出许多发明，如何有效保护这些现代中药制剂研究成果，保证研发者回收研发投资，获取丰厚利润，更好地促进中药制剂领域研发的有序竞争是我国比较薄弱的环节，也是当前探讨的热点。本节主要介绍如何利用作为知识产权中的专利制度对现代中药制剂发明进行有效保护。

一、现代中药制剂专利保护的必要性

（一）专利保护是从法律上对现代中药制剂创新技术产权确认的最根本的保护

随着国内中药企业和科研单位对中药研究开发的竞争越来越激烈，经常出现多家企业或科研单位开发同一中药产品的现象，因此，中药创新技术的产权归属问题表现的越来越突出。这是新药注册和中药品种保护等行政法规所不能从根本上解决的。而专利保护就是从法律上解决了创新技术的产权归属，有效保障了创新技术的转让和实施。

（二）专利保护是药品保护的必选方式

药品作为一种特殊的商品，受国家药品监督管理局的监督管理。根据医生和患者知情权的要求，药品标准所保护的技术信息包括药品处方、制法、用途、质量测定方法都向社会公开。仅有少数几个国家保密品种在质量标准中对药品处方、制法、用途、质量测定方法等不对外公开。所以，大部分药品已不适用技术秘密的保护方式，而必须采用一种能在公开的同时还能获得保护的方式进行保护。专利恰恰就是以公开换取排他权的一种保护方式，因此是符合药品特点的最好的一种保护方式。

（三）市场竞争有序化的有效机制

大家都知道，新药保护和中药品种保护都是在产品开发完成后给予保护的，这种滞后的保护，容易造成纠纷。而专利保护在研究开发期就提供了保护，极大地提前了竞争的阶段，明确了未来市场的归属。另一方面，由于专利保护是排他性的，也就是说专利的拥有人即专利权人，可以限制他人未经专利权人许可，以生产经营为目的的制造、使用、许诺销售、进口的方式实施其专利，这样有效地保障了专利权人对其专利技术所享有的权利，使得开发者可以回收投资和获得回报，从而有效地鼓励开发创新，使得市场竞争变得有序化。

（四）专利保护是回收研发投资的保障

新修改的《药品注册管理法》中取消了原有的药品行政保护，在《药品注册管理法》中新设立了至多5年的药品监测期，但是对药品这样一种研发投入大、市场寿命长的商品来说，任何一种新药都是需要为失败付出时间、资金和人力代价的，短短的5年才能使上市药品的市场成熟，但是至多5年的监测期却到期，没有了保护，将使得研发者甚至连研发成本投资也无法回收，更不要说获益。尽管可以申请中药品种保护，但是由于中药品种保护制度的缺陷，保证独家的可能性较小，无法阻止他人通过改剂型来仿制。而专利保护制度所赋予发明专利权人的20年的保护期，完全可以有效地保障企业回收研发投资并获取利润。例如，哈尔滨中药二厂曾经开发生产了一种“消渴喘”中成药，获得新药证书后，还不到两年的时间，其他厂家也纷纷获得该药的生产许可，由于中药品种保护不具有排他性，只要其他厂家也同时申请中药品种保护，共同生产同一产品也是允许的。结果造成多家企业竞争“消渴喘”一个产品的销售市场的局面，使哈尔滨中药二厂损失了许多应得的利润。之后，该厂又推出了黑龙江中医研究院研制的双黄连粉针剂，这次黑龙江中医研究院申请了发明专利并获得了专利权，哈尔滨中药二厂买下了独占许可权，从而保证了该产品自1990年投产以来，遍销全国各地，独占了该产品的市场，再也没有出现“消渴喘”的多家竞争局面，有效地保护了企业回收投资，从而为开发下一个品种作准备。

（五）专利保护是使技术升值、技术转让和合同执行的有效保障

创新技术获得专利保护，等于保障了获取该技术进入市场产生的经济利益，所以，与没有获得专利保

护的技术相比，其潜在的价值在于专利技术市场的获利有限期的垄断，因此使得该技术转让升值。获得专利保护的创新技术，由于拥有该创新技术产品在市场上的排他权，使得投资者风险降低，企业更愿意购买，这样技术转让更容易实现。此外，由于科研单位拥有该创新技术的产权，保证了合同的顺利履行。即使出现合同纠纷，可以行使自己的专利权中止该技术的使用。

（六）专利保护是提高创新技术产业化的助力剂

过去的科研做的好坏衡量标准是在核心期刊上发表了多少篇论文，在某种程度上导致了科研脱离生产实际。这种孤立于市场之外的科研由于在基础理论上没有突破，也没有应用前景，都属于无效科研，对生产力的推动起不到任何作用。这也正是我们国家经济科研发展现存的最大障碍。正如杨振宁所说“中国已经掌握了世界上最先进最复杂的技术如卫星和火箭技术。中国最失败的地方是没有学会今后怎么把科技改变成有经济效益的生产办法”。专利制度正是这样一种办法。获得专利保护的创新技术，由于有时间和地域的限制，而且必须向专利局缴纳一定的专利保护费用，所以，如果不及时地将专利技术进行实施，对专利权人来说将是得不偿失的。因此，专利给技术向生产力的转化施加了一种压力。而这种压力将会转变成促进技术实施获取经济利益的动力。

（七）专利保护是中药产业发展的要求

有人说，采用技术秘密的方式保护中药，这样可以保密，并且不受时间的限制。例如，目前我国已经有许多中药产品在美国上市都是采用这种技术秘密的方式保护。其实原因很简单，这些中药品种都是以食品或饮食补充剂的形式通过 FDA 的批准，只要无毒，根本都不要求将其中的原料、工艺和产品所含成分详细承报，这样使得这些产品都可以采用技术秘密的保护方式。但是药品不同于食品，是一种特殊的商品，它的工业化生产必须经过每个国家相关行政部门如美国 FDA 的严格审核和试验验证，从它所用的原料、生产的过程到最终产品所含的成分都必须详细地呈报，这使得它的保密难度大大增加。例如，当前 FDA 对天津天士力公司的复方丹参滴丸和上海银杏灵的审批，都是非常严格的。即使采用技术秘密的保护，随着技术人员的频繁调动，技术秘密的流失也无法控制。所以中药的工业化生产不适合单一的技术秘密的方式保护。

不采用专利保护的企业受到善于采用专利保护的企业的严重制约。专利保护是市场的排他性保护，技术秘密保护并没有排他效力。只要他人采用专利保护，法律赋予他的排他权必然会限制到不采用专利保护的企业或科研人员的利益。即使企业可以使用法律所赋予的先用权与专利权对抗，但是仅仅只能保持自己原有的规模，无法使得企业作强作大，反而他人却后来者居上，瓜分你开拓的市场。实践也不断证明，积极采用专利保护的中药企业在产业化道路上突飞猛进，由小到大迅猛崛起的太极集团和天士力集团就是有力的证明。现代中药制剂的产业化离不开专利保护。

（八）专利保护是参与国际化竞争的要求

随着中国成为世界贸易组织的成员，随着全球市场经济一体化，随着越来越多的中药走向国际市场，随着国外制药公司对中药开发的重视，我们的竞争对手已不限于国内的制药企业，国内的新药保护和中药品种保护已远远不能满足国际化竞争的需要，我们必须采用国际通行的市场保护制度专利来保护中药，与国际的保护制度接轨。在国际市场的竞争中，专利竞争早已成为技术竞争和市场竞争的有力武器。如果不尽快研究和运用专利保护中药，而被竞争对手后来居上，那我们即使早已拥有先进的技术，却将依然受制于专利权人的约束，更重要的是失去了本该属于我们的市场。这将使我们的中药在国际市场上丧失领先优势。人参蜂皇浆最早是我国吉林生产的，但在美国却被他人抢先申请了专利保护，国内来的人参蜂皇浆在美国市场上出售却违法，即使可以通过法律后序程序将该专利无效，但却由此造成了不小的损失。同样，在国内市场，由于我国专利制度的实施，专利保护力度的加大，也要求我们必须学会合理运用专利保护自己的技术优势，否则，国外竞争对手将借助中国的专利保护来抢占我们的国内市场。1989 年 5 月 16 日韩国人向中国专利局提交了申请牛黄清心丸的改进剂型口服液制备方法的专利申请，1992 年 8 月 25 日同仁堂中药研究所向专利局提交了牛黄清心丸的硬胶囊和浓缩丸的专利申请，1993 年韩国人又向中国专利局提交了牛黄清心微胶囊的发明专利申请，也就是说，韩国人不满足于国际市场，还通过专利保护来抢占中国国内的牛黄清心丸的剂型改进市场。如果这些专利申请一旦获得授权，也就是说，在我们自己的国土上，我们也不能生产和销售我们传统的中成药牛黄清心丸的口服液和微胶囊的改进剂型产品。这就是专利保护的威力。可以说，采用专利保护中药，现在已经不是你想不想的问题，而是国际竞争形势逼迫你必须采用专利来维护自己，否则，中药界的损失是不可预计的。

二、现代中药制剂的专利保护

（一）专利权

专利保护是依照《专利法》针对专利申请人申请的符合要求的发明技术授予权利即专利权而实现的。专利权具有下列特性：

1. 排他性 《中国专利法》第十一条规定“发明和实用新型专利权被授予后，除本法另有规定的以外，任何单位或者个人未经专利权人许可，都不得实施其专利，即不得为生产经营目的制造、使用、许诺销售、销售、进口其专利产品，或者使用其专利方法以及使用、许诺销售、销售、进口依照该专利方法直接获得的产品。”《中国专利法》第六十九条列举的几种例外情况不视为侵犯专利权：权利用尽、先用权、临时过境、科学研究和实验、Polar 例外。

2. 时间限制 《中国专利法》第四十二条规定“发明专利权的期限为二十年，实用新型专利权和外观设计专利权期限为十年，均自申请日起计算。”也就是说，任何被批准的专利权，在专利保护期内，未经过专利权人的许可，不得使用该技术进行以生产经营为目的实施其专利。专利保护期之外，任何人都可以自由实施该专利。

3. 地域限制 专利的保护是有地域性的。如果要在各个国家的市场获得专利保护，必须到各个国家申请专利保护，并且不同的国家的专利保护客体还可能是不同的，例如在中国、欧洲、日本等国家疾病的治疗方法是得不到保护的，但是在美国却是可以对疾病的治疗方法进行专利保护的。在各个国家审批专利的标准也是不同的。所以，美国专利在中国境内无效，除非就相同主题也在中国申请专利并获得授权，同样中国专利也仅仅在中国大陆境内有效，在国外无效，如果想获得在国外的保护，必须再向这些国家申请专利。即使在中国香港特区和澳门特区，也必须进行登记才可以获得保护。

4. 专利权的范围 《中国专利法》第五十六条规定“发明或实用新型专利权的保护范围以其权利要求的内容为准，说明书及附图可以用于解释权利要求。”也就是说，专利权不是漫无边际的。它是由授权的权利要求的技术特征所限定的，说明书可以用来解释权利要求。

（二）专利权对药品注册和中药品种保护的影响

1. 专利权保护对新药注册的影响 首先专利保护是对药品技术产权的法律确认，新药注册只是一种商品进入市场的许可准入权。这是两种完全不同的权利。但是产权是最为基本，最为核心的。

2007 年 10 月 1 日出台新的《药品注册管理办法》第 18 条规定“申请人应当对其申请注册的药物或者使用的处方、工艺、用途等，提供申请人或者他人在中国的专利及其权属状态的说明；他人在中国存在专利的，申请人应当提交对他人的专利不构成侵权的声明。对申请人提交的说明或者声明，药品监督管理部门应当在行政机关网站予以公示。药品注册过程中发生专利权纠纷的，按照有关专利的法律法规解决。”第 19 条规定“对他人已获得中国专利权的药品，申请人可以在该药品专利期届满前 2 年内提出注册申请。国家食品药品监督管理局按照本办法予以审查，符合规定的，在专利期满后核发药品批准文号、《进口药品注册证》或者《医药产品注册证》。”这些规定实际上说明药品注册已经开始与专利链接，专利权已经开始影响新药的注册。如果拥有专利权，别人几乎没有权利申请新药注册，即使申请了药品注册，也不会给予批准。由此可见，专利保护已经在决定着新药注册，也就是说，专利权中实际上已经包含了新药注册权。先申请专利，再去注册新药已经是今后药品领域的竞争规则。当然，先拥有专利权，会处于很有利的地位。

此外，如果专利保护的是药物有效成分，他人对该药物的任何改进剂型都属于侵权之列，从而可以有效防止他人改进剂型的新药注册。

2. 专利权对中药品种保护的影响 中药品种保护是在新药注册后对特定药物特定剂型提高质量后可

以申请的进一步的行业行政保护，审批中对药品技术没有新颖性的要求，也没有创新性的要求，保护不是独占性的，一个品种保护可以是多家生产，所以只能约束没有中药品种保护的企业。保护期一级品种保护30年，二级品种保护7年，并且还可以续展。相反，专利保护是在药品研发阶段就可以根据研发完成的进度可以对药物的药效组分、药物不同剂型、它们的制备方法、质量控制方法、药物的新用途等各个环节分别进行保护申请，审批中对药品技术的新颖性和创造性都有严格要求，获得专利权后是对技术的一种排他性保护，能够约束其他任何企业，保护期从申请日起20年。所以中药品种保护实际上是对专利无法保护的中药已有产品的一种补充保护。当中药品种保护与专利冲突时，专利可以阻止中药品种保护的实施，因为他人生产具有专利保护的中药品种就属于侵权。所以，从某种意义上说，拥有专利权的药品实际上不需要进行中药品种保护。而专利保护过期后，可以对药品制剂专利申请中药品种保护。

（三）各种类型的制剂专利保护效力的分析

1. 化学物质用作药剂辅料的用途专利保护　如果首次发现某化学物质可用作药剂辅料，可以保护该物质的这种用途，从而限制他人将该物质用作辅料进行工业使用。例如，泊洛沙姆在制备眼药制剂中的用途。就可以限制在所有眼药制剂中使用泊洛沙姆，保护了泊洛沙姆的系列眼药制剂。

2. 用于药用制剂的辅料群产品专利保护　这种针对特定剂型开发的辅料群产品，使得他人不得在任何特定药物的该剂型中使用，否则侵权。例如ZL96107464.7，“皂苷类粉针剂注射溶剂，由5%丙二醇、25%正丙醇和70%水组成。”或者“一种巴布剂基质，其特征是它是由以下重量份配比的原料制成的：甘油27.2～47.2份，卡波树脂2.5～4.5份，杏胶或李胶或枫胶或桃胶任一种5.5～7.6份，明胶5.2～7.2份，蒸馏水16～36份，氢氧化钠0.4～2.4份，95%医用乙醇2.6～4.6份，冰片1.8～3.8份，樟脑1.6～2份和变构角质酶0.01～1.02份”。

3. 药物制剂的产品专利保护　如果开发一种新型药物剂型，可以通过仅仅描述辅料的方式进行保护。例如，药物剂型的权利要求，ZL 93117868.1“水凝胶缓释剂”，“一种水凝胶型持续释放固态口服制剂”，包括：①占制剂总量85wt%以下的至少一种药物；②占制剂总量5%～80%的具有使水渗入制剂内部作用的亲水性基质；③占制剂总量10%～95%的形成水凝胶的聚合物，所属制剂在消化道上部滞留过程中能基本完全凝胶化，同时在消化道下部包括结肠也能够释放药物。没有具体限定药物，这样可以有效保护了这种新剂型，不管他人开发任何特定药物成分的这种水凝胶缓释剂都将被限制。

如果剂型不适合全部药物，而只是适合中药或西药，可以将药剂中的药效成分限定为一类药效成分。例如“一种中草药涂膜气雾剂，其特征在于：它含有有效量的中草药提取液，成膜材料用量为4%～8%，增塑剂用量为0.1%～0.4%，抛射剂用量为40%～60%。”或者例如“一种中药生物碱类脂质体，其特征在于组分为中药生物碱0.1%～2%，磷脂0.5%～10%和胆固醇0～5%。”

4. 具体药物制剂的产品专利保护　不管剂型是否已知，如果只是针对特定药效成分适用，可以获得具体药物剂型的权利要求。例如，“双黄连滴丸制剂，其特征在于：用金银花1500g、黄芩1500g和连翘3000g制备而成，它由药核和包裹层构成，药核包裹在包裹层中间，其中：药核是由用金银花和连翘提取的挥发油和基质制成的、其直径为1mm，包裹层由其他药材：黄芩和金银花、连翘提取挥发油后得到的药渣提取的提取物制备的细粉加适宜的辅料细粉组成。”

5. 制备方法的专利保护　授权的制剂制备方法的权利要求，例如，“一种银杏叶粉针剂的制备方法，它包括下述步骤：取银杏叶，用40%～80%乙醇回流提取，减压回收尽乙醇，浓缩，静置，去除上层不溶物，用等量醋酸乙酯提取并回收，残留物真空干燥，粉碎成细粉，将细粉置超临界萃取器中，用液态二氧化碳为流体提取，得银杏叶提取物，将银杏叶提取物加注射用水溶解，再加入附加剂混匀，调pH值至6.0～7.5，过滤，滤液再用微孔滤膜过滤，滤液无菌分装于灭菌西林瓶中，冷冻干燥，压塞，压盖，即得。”它的保护范围仅限于该制备方法。如果他人改动方法中的任一步骤，将无法控制。保护效力相对于产品权利要求要窄。但是，如果该方法制备的产品是新产品，侵权举证责任可以倒置，由怀疑侵权者举证不侵犯该方法，利于专利诉讼。如果该方法制备的产品不是新产品，则不适用侵权举证责任倒置。

6. 药物制剂质量控制方法的专利保护　授权的制剂质量控制方法的权利要求，例如，“清开灵注射液或注射用粉针剂中黄芩苷的质量控制方法，它包括将黄芩苷加甲醇溶解，过滤，得黄芩苷溶液，备用；用高效液相色谱仪，以（20～45）：（80～55）比例的乙腈或甲醇与0.3%～0.6%磷酸或冰醋酸为流动相，测定清开灵注射液或注射用粉针剂，其中含黄芩苷应为标示量的90.0%～110.0%。”可以限制他人适用该制剂质量控制方法。如果该方法上升为国家标准，那么可以要求使用该方法的企业支付适当的许可费。

三、制剂专利的申请

（一）申请程序

中国专利分为三种：发明专利、实用新型专利和外观设计专利。专利申请的类型不同，专利的申请程序也不相同。如果制剂领域的发明涉及药物制剂的配方和制备工艺，可以针对药物制剂的配方和制剂工艺申请发明专利。如果发明涉及药品的形状或结构，可以申请外观设计专利或实用新型专利。

对发明专利申请来说，它的申请程序如图11－1所示。

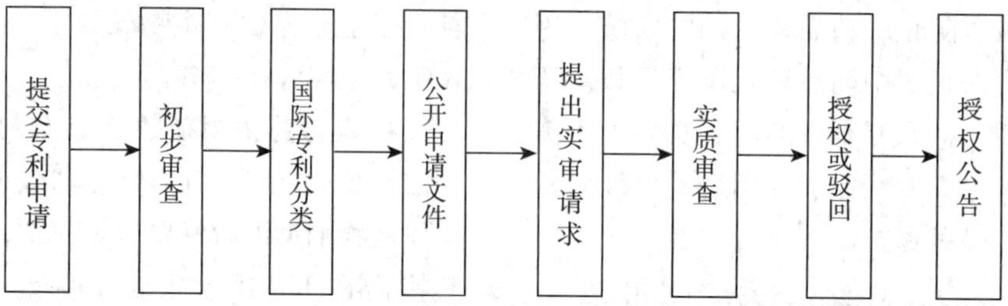

图11－1　专利申请程序

专利申请要求提交专利申请请求书、专利申请说明书、权利要求书和说明书摘要。交纳专利申请的申请费用。一般专利申请公开是在一年半后公开。如果急于公开，一般要提交提前公开请求书。启动专利实审也必须在专利申请日起三年内提交专利实审请求书。并交纳专利实审费用。

对实用新型专利和外观设计专利来说，它们的申请程序相对于发明专利申请简单，只进行初步审查就直接授权公告，具体如图11－2所示。

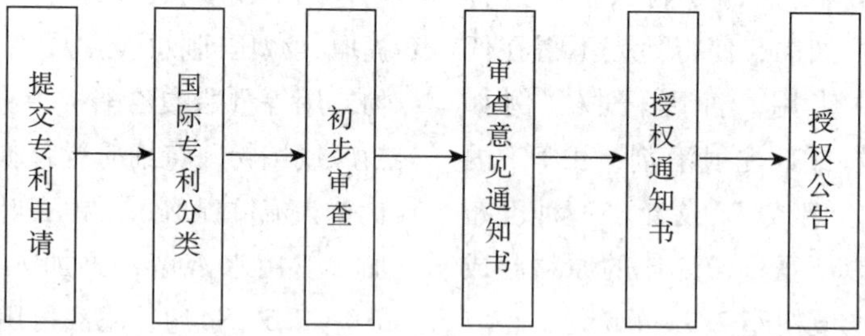

图11－2　实用新型专利和外观设计专利申请

（二）申请表格的填写

申请专利文件首先是填写请求书，请求书为国家知识产权局设计的表格，可以从国家知识产权局网站（www.sipo.gov.cn）上下载。

申请专利的类型不同，请求书的表格也不相同，它们分别是发明专利请求书、实用新型专利请求书和外观设计请求书（表11－3）。

表 11 – 3　发明专利请求书

·请按照“注意事项”正确填写本表各栏				此框内容由国家知识产权局填写
⑦发明名称				①申请号
				②分案提交日
⑧发明人	发明人 1		□不公布姓名	③申请日
	发明人 2		□不公布姓名	④费减审批
	发明人 3		□不公布姓名	⑤向外申请审批
⑨第一发明人国籍或地区　居民身份证件号码				⑥挂号号码
⑩申请人	申请人（1）	姓名或名称		申请人类型
		居民身份证件号码或统一社会信用代码/组织机构代码 □请求费减且已完成费减资格备案		电子邮箱
		国籍或注册国家（地区）　经常居所地或营业所所在地		
		邮政编码		电话
		省、自治区、直辖市		
		市县		
		城区（乡）、街道、门牌号		
	申请人（2）	姓名或名称		申请人类型
		居民身份证件号码或统一社会信用代码/组织机构代码 □请求费减且已完成费减资格备案		电子邮箱
		国籍或注册国家（地区）　经常居所地或营业所所在地		
		邮政编码	电话	
		省、自治区、直辖市		
		市县		
		城区（乡）、街道、门牌号		
	申请人（3）	姓名或名称		申请人类型
		居民身份证件号码或统一社会信用代码/组织机构代码 □请求费减且已完成费减资格备案		电子邮箱
		国籍或注册国家（地区）　经常居所地或营业所所在地		
		邮政编码	电话	
		省、自治区、直辖市		
		市县		
		城区（乡）、街道、门牌号		
⑪联系人	姓　名	电话	电子邮箱	
	邮政编码			
	省、自治区、直辖市			
	市县			
	城区（乡）、街道、门牌号			
⑫ 代表人为非第一署名申请人时声明　特声明第　署名申请人为代表人				

（续表）

⑬专利代理机构	□声明已经与申请人签订了专利代理委托书且本表中的信息与委托书中相应信息一致			
	名称		机构代码	
	代理人（1）	姓　名	代理人（2）	姓　名
		执业证号		执业证号
		电　话		电　话

⑭分案申请	原申请号	针对的分案申请号	原申请日　　年　　月　　日

⑮生物材料样品	保藏单位代码	地址	是否存活	□是　　□否
	保藏日期　　年　　月　　日	保藏编号	分类命名	

⑯序列表	□本专利申请涉及核苷酸或氨基酸序列表	⑰遗传资源	□本专利申请涉及的发明创造是依赖于遗传资源完成的

⑱要求优先权声明	原受理机构名称	在先申请日	在先申请号	⑲不丧失新颖性宽限期声明	□已在中国政府主办或承认的国际展览会上首次展出 已在规定的学术会议或技术会议上首次发表 他人未经申请人同意而泄露其内容
				⑳保密请求	□本专利申请可能涉及国家重大利益，请求按保密申请处理 已提交保密证明材料

㉑□声明本申请人对同样的发明创造在申请本发明专利的同日申请了实用新型专利	㉒提前公布	□请求早日公布该专利申请

㉓摘要附图	指定说明书附图中的图　为摘要附图

㉔申请文件清单			㉕附加文件清单		
1. 请求书	份	页	□实质审查请求书	份　共	页
2. 说明书摘要	份	页	□实质审查参考资料	份　共	页
3. 权利要求书	份	页	□优先权转让证明	份　共	页
4. 说明书	份	页	□优先权转让证明中文题录	份　共	页
5. 说明书附图	份	页	□保密证明材料	份　共	页
6. 核苷酸或氨基酸序列表	份	页	□专利代理委托书	份　共	页
7. 计算机可读形式的序列表	份		□总委托书备案编号（＿＿＿＿＿）		
权利要求的项数	项		□在先申请文件副本	份	
			□在先申请文件副本中文题录	份　共	页
			□生物材料样品保藏及存活证明	份　共	页
			□生物材料样品保藏及存活证明中文题录	份　共	页
			向外国申请专利保密审查请求书	份　共	页
			其他证明文件（注明文件名称）	份　共	页

㉖全体申请人或专利代理机构签字或者盖章 年　　月　　日	㉗国家知识产权局审核意见 年　　月　　日

填表注意事项为：

一、申请发明专利，应当提交发明专利请求书、权利要求书、说明书、说明书摘要，有附图的应当同时提交说明书附图，并指定其中一幅作为摘要附图。

二、本表应当使用国家公布的中文简化汉字填写，表中文字应当打字或者印刷，字迹为黑色。外国人姓名、名称、地名无统一译文时，应当同时在请求书外文信息表中注明。

三、本表中方格供填表人选择使用，若有方格后所述内容的，应当在方格内作标记。

四、本表中所有详细地址栏，本国的地址应当包括省（自治区）、市（自治州）、区、街道门牌号码，或者省

（自治区）、县（自治县）、镇（乡）、街道门牌号码，或者直辖市、区、街道门牌号码。有邮政信箱的，可以按规定使用邮政信箱。外国的地址应当注明国别、市（县、州），并附具外文详细地址。其中申请人、专利代理机构、联系人的详细地址应当符合邮件能够迅速、准确投递的要求。

五、填表说明

1. 本表第①、②、③、④、⑤、⑥、㉗栏由国家知识产权局填写。

2. 本表第⑦栏发明名称应当简短、准确，一般不得超过25个字。

3. 本表第⑧栏发明人应当是个人。发明人可以请求国家知识产权局不公布其姓名。

4. 本表第⑨栏应当填写第一发明人国籍，第一发明人为中国内地居民的，应当同时填写居民身份证件号码。

5. 本表第⑩栏申请人是个人的，应当填写本人真实姓名，不得使用笔名或者其他非正式姓名；申请人是单位的，应当填写单位正式全称，并与所使用公章上的单位名称一致。申请人是中国内地单位或者个人的，应当填写其名称或者姓名、地址、邮政编码、统一社会信用代码/组织机构代码或者居民身份证件号码；申请人是外国人、外国企业或者外国其他组织的，应当填写其姓名或者名称、国籍或者注册的国家或者地区、经常居所地或者营业所所在地。申请人类型可从下列类型中选择填写：个人，企业，事业单位，机关团体，大专院校，科研单位。申请人请求费用减缴且已完成费减资格备案的，应当在方格内作标记，并在本栏填写证件号码处填写费减备案时使用的证件号码。

6. 本表第⑪栏，申请人是单位且未委托专利代理机构的，应当填写联系人，并同时填写联系人的通信地址、邮政编码、电子邮箱和电话号码，联系人只能填写一人，且应当是本单位的工作人员。

7. 本表第⑫栏，申请人指定非第一署名申请人为代表人时，应当在此栏指明被确定的代表人。

8. 本表第⑬栏，申请人委托专利代理机构的，应当填写此栏。

9. 本表第⑭栏，申请是分案申请的，应当填写此栏。申请是再次分案申请的，还应当填写所针对的分案申请的申请号。

10. 本表第⑮栏，申请涉及生物材料的发明专利，应当填写此栏，并自申请日起四个月内提交生物材料样品保藏及存活证明，对于外国保藏单位出具的生物材料样品保藏及存活证明，还应同时提交生物材料样品保藏及存活证明中文题录。本栏分类命名应填写所保藏生物材料的中文分类名称及拉丁文分类名称。

11. 本表第⑯栏，发明申请涉及核苷酸或氨基酸序列表的，应当填写此栏。

12. 本表第⑰栏，发明创造的完成依赖于遗传资源的，应当填写此栏。

13. 本表第⑱栏，申请人要求优先权的，应当填写此栏。

14. 本表第⑲栏，申请人要求不丧失新颖性宽限期的，应当填写此栏，并自申请日起两个月内提交证明文件。

15. 本表第⑳栏，申请人要求保密处理的，应当填写此栏。

16. 本表第㉑栏，申请人同日对同样的发明创造既申请实用新型专利又申请发明专利的，应当填写此栏。未作说明的，依照专利法第九条第一款关于同样的发明创造只能授予一项专利权的规定处理。（注：申请人应当在同日提交实用新型专利申请文件。）

17. 本表第㉒栏，申请人要求提前公布的，应当填写此栏。若填写此栏，不需要再单独提交发明专利请求提前公布声明。

18. 本表第㉓栏，申请人应当填写说明书附图中的一幅附图的图号。

19. 本表第㉔、㉕栏，申请人应当按实际提交的文件名称、份数、页数及权利要求项数正确填写。

20. 本表第㉖栏，委托专利代理机构的，应当由专利代理机构加盖公章。未委托专利代理机构的，申请人为个人的应当由本人签字或者盖章，申请人为单位的应当加盖单位公章；有多个申请人的由全体申请人签字或者盖章。

21. 本表第⑧、⑩、⑮、⑱栏，发明人、申请人、生物材料样品保藏、要求优先权声明的内容填写不下时，应当使用规定格式的附页续写。

（三）专利申请费用的交纳

专利申请费用的交纳注意事项为：

1. 申请人应当在收到受理通知书之后，最迟自申请日起两个月内缴纳申请费、公布印刷费和申请附加费。申请人要求优先权的，应当在缴纳申请费的同时缴纳优先权要求费。

2. 一件专利申请的权利要求（包括独立权利要求和从属权利要求）数量超过十项的，从第十一项权利要求起，每项权利要求增收附加费150元；一件专利申请的说明书页数（包括附图页数）超过三十页的，从第三十一页起，每页增收附加费50元，超过三百页的，从三百零一页起，每页增收附加费100元。

3. 各种专利费用可以通过网上缴费、邮局或者银行汇付缴纳，也可以到国家知识产权局面缴。

4. 通过邮局汇付的，请寄北京市海淀区蓟门桥西土城路6号国家知识产权局收费处，商户客户号：110000860。

5. 通过银行汇付的，请寄交户名：国家知识产权局专利局，开户银行：中信银行北京知春路支行，帐号7111710182600166032。

6. 网上缴费：电子申请注册用户可登陆http：//cponline. cnipa. gov. cn，并按照相关要求使用网上缴费系统缴纳。

7. 汇款时应当准确写明申请号、费用名称及分项金额。未写明申请号和费用名称的视为未办理缴费手续。

（四）专利申请文件的撰写

专利申请文件由权利要求书、说明书和说明书摘要组成。撰写专利申请文件不同于起草新药申报材料和中药科研论文，它是一种以技术特征的描述为特征的法律文件，它的作用是为符合专利法及其实施细则和审查指南要求获得专利保护范围和划分侵权界限。所以，撰写专利申请文件的构思必须以达到上述目的为准。否则，专利文件的撰写就是失败的。

在撰写这些专利申请文件之前，必须进行准备工作，即检索与发明相关的现有技术，并分析发明技术方案，主要确定发明相对于最接近的现有技术所解决的技术问题，根据该技术问题，确定发明保护的主题名称，然后逐一考察技术特征的性质是否为必要技术特征和非必要技术特征。以下举例加以说明。

如果我们研发成功复方丹参口腔崩解片，组分为：丹参提取物40g、三七总皂苷160g、冰片环糊精包合物200g、羧甲基淀粉钠7.65g、微晶纤维素33.2g、阿斯巴甜1.2g、柠檬香精1.2g和硬脂酸镁6g。

我们对现有技术进行检索会发现复方丹参滴丸，组方为丹参提取物40g、三七总皂苷160g、冰片环糊精包合物200g和滴丸辅料。

将该现有技术与技术方案对比，发现它们的区别技术特征是辅料。这些区别特征所具有的性能是使得复方丹参药效组分在口腔中迅速崩解。所以相对于现有技术，所解决的技术问题是复方丹参药效组分在口腔中的释放慢的问题。根据该技术问题，发明保护的主题名称只能确定为复方丹参口腔崩解组合物，而不是复方丹参口腔崩解片，因为改善复方丹参药效组分在口腔中的释放速度不一定非做成片剂。

1. 权利要求书的撰写 权利要求书是由一个或多个权利要求组成。它是用技术特征描述保护范围的法律文件。一般一个权利要求是一句话，它包括前序部分和特征部分，前序部分由主题名称+与最接近的现有技术共有的必要技术特征组成，特征部分由“其特征在于”类似用语+区别技术特征组成，结构一般为：

主题名称，与现有技术共有的必要技术特征，其特征在于：区别技术特征。

首先是确定主题名称。对制剂领域的发明可以产品主题名称可为用于制剂的辅料组合物、药物剂型、具体药物制剂。由于主题名称保护范围不同，所以注意要分析是否可以提升发明的技术主题。对技术主题的提升主要是根据现有技术决定的技术问题而定。例如复方丹参口腔崩解片，如果相对于现有技术的复方丹参滴丸，它解决的技术问题就是解决复方丹参药效成分的口腔释放慢的问题。所以技术主题可以为复方丹参口腔崩解组合物，这样就不局限于剂型片剂，还可以是颗粒剂等。注意不能描述多个主题，如“一种治疗血栓的药物及其制备方法”，这种前序部分包括了“药物”和“制备方法”两种保护主题，这就使得权利要求的保护范围描述不清楚。申请人应当用一个权利要求清楚描述一个主题。

其次确定前序部分的用途限定问题。如果药品仅限于治疗一种特定疾病，前序部分应当用所治疾病的用途加以限定，如果药品可以用于治疗多种疾病，前序部分就要用药物功效进行限定；如果药物有多种性能，就可以不进行限定。

第三，特征部分的描述。一般有两种方式，一种是直接采用产品本身的技术特征如组分及其用量特征进行描述。如散剂、粉剂或茶剂可以直接采用组分及其用量特征加以限定。另外一种为间接描述方式。如果无法用组分及其用量特征进行描述，还可以通过原料和制备步骤描述产品，或者性能或参数进行描述产品。注意许多申请人将制备药品的处方原料直接当成药品的组分，把原料用量当成药品的组分含量，从而使得权利要求的撰写与说明书中的技术方案不一致。

开放式和封闭式的用语选择。如果解决技术问题的技术特征不限于独立权利要求中限定的特征，还可以含有其他特征，可以采用开放式的写法，使用“其特征在于其包括……”“其特征在于其含有……”用语。如果解决技术问题的技术特征仅限于独立权利要求中限定的特征，就必须采用封闭式的写法，应使用“其特征在于其组成为……”“其特征在于其由……

组成”等。

技术特征的数量。对组合物而言，技术特征越少保护范围是越大，所以组分越多，保护范围越窄。如何删减技术特征？根据所解决的技术问题确定技术特征的性质，将必要的技术特征保留，将非必要的技术特征删减。例如根据所解决的技术问题是复方丹参药效组分在口腔中释放慢的问题，考察发明的每个技术特征。我们就会发现必要技术特征为药效组分及其用量丹参提取物 40g、三七总皂苷 160g、冰片环糊精包合物 200g、崩解剂及其用量羧甲基淀粉钠 7.65g，影响崩解的填充剂及其用量微晶纤维素 33.2g。而甜味剂阿斯巴甜、矫味剂柠檬香精和压片润滑剂硬脂酸镁就是非必要技术特征。

为了扩展保护范围，还要进一步考察实际实验中采用的必要技术特征是否可以被替代，如果可以替代的话，可以扩大必要技术特征涵盖的范围。例如考察羧甲基淀粉钠，我们根据实验发现可以用低取代羟丙基纤维素、交联羧甲基纤维素钠或交联聚乙烯吡咯烷酮替换。

如果替代技术特征很多，并且属于一类的话，可以将这些具体的下位概念概括为上位概念。例如替换羧甲基淀粉钠的低取代羟丙基纤维素、交联羧甲基纤维素钠或交联聚乙烯吡咯烷酮都属于崩解剂，所以根据实验考虑是否可以概括为崩解剂。

通常，在主题名称相同的权利要求中，技术特征最少的也是保护范围最大的权利要求为独立权利要求。

独立权利要求的撰写格式：

主题名称，连接词 + 必要技术特征。

例如：

【权利要求 1】一种复方丹参口腔崩解药物组合物，其中包括治疗有效量的丹参提取物、三七总皂苷、冰片和 5% ~25% 崩解剂，65% 填充剂。

其他权利要求可以引用独立权利要求，增加技术特征，缩小保护范围，一般称为从属权利要求。

从属权利要求的撰写格式：

引用的权利要求 + 主题名称，连接词 + 附加技术特征。

例如：

【权利要求 2】根据权利要求 1 所述的复方丹参口腔崩解药物组合物，其中崩解剂为羧甲基淀粉钠、低取代羟丙基纤维素、交联羧甲基纤维素钠或交联聚乙烯吡咯烷酮。

【权利要求 3】根据权利要求 1 或 2 所述的复方丹参口腔崩解药物组合物，还含有甜味剂、矫味剂和润滑剂。

权利要求书要求保护的主题要全。一般来说，制剂领域发明可专利保护的主题为制剂配方、制剂制备方法、制剂的制药用途和制剂的质量控制方法。

例如：

【权利要求 1】一种复方丹参口腔崩解药物组合物，其特征在于……

【权利要求 2】一种复方丹参口腔崩解药物组合物的制备方法，它包括……

【权利要求 3】复方丹参口腔崩解药物组合物的质量控制方法，它包括……

2. 说明书的撰写　说明书也是重要的专利申请文件，它是用来详细记载发明的技术方案，从解决的技术问题、技术方案达到的技术效果、技术方案的具体实施方式三方面解释技术方案，从而论述权利要求所描述的技术方案可以被授予专利权的理由和记载实验证据。

说明书撰写的格式一般为：发明名称、发明所属的技术领域、发明的背景技术、发明内容、技术方案的具体实施方式。其中发明内容又包括发明所解决的技术问题、各种技术方案、对技术特征的定义和解释、技术方案达到的技术效果。药物领域的发明一般用实验证据来描述技术效果。

以下分别阐述：

（1）发明名称　最好不超过 40 个字，包括权利要求保护的各类主题名称。

（2）说明书技术领域的描述　清楚写明所属的技术领域。

（3）说明书的背景技术部分　清楚描述对专利技术检索结果，分析最接近文献的缺陷，导出发明目的，为评判本发明创造性作出铺垫。大多数中药专利申请的前序部分所描述的都不是与专利最接近文献，所以在很大程度上没有为发明目的的引出进行铺垫。当然，有些申请人是故意不描述最接近对比文献。所以无法对专利申请新颖性加以证实，更无法对专利的创造性评判提供对比基础。

（4）说明书的技术方案的描述　目前中药申请的技术方案部分的描述存在没有层次，技术方案单一，从而使得说明书的描述更多像是新药申报资料，更有人甚至直接把新药申报技术当成专利申请文件中唯一记载的技术方案，从而直接导致专利说明书的描述范围很窄，无法扩展保护范围。解决方案：清楚分析技术特征，从最佳的技术方案中逐一分析各技术特征，删减到达不到发明目的为准。说明书的描述应当是多层次范围的描述，技术特征由少到多，相应的保护范围由大到小。由于专利说明书是支持权利要求的法律文件，其最终用途是在侵权诉讼中解释权利要求，所以应当对描述技术特征的术语加以清楚明确的定义。这也是十分重要的一部分。具体到中药，应当对各位中药的植物来源作清楚详细的描述，对所涉及的治疗疾病的含义进行明确的描述，尤其是针对中医术语要清楚地加以解释。

（5）说明书有益效果的描述　这是为支持权利要求的创造性进行的书面举证。目前中药说明书的有益效果的描述趋于简单、结论化，更重要的是对这些数据缺乏获得这些数据的试验条件、试验方法和试验观察标准的记录，这使得有益效果的描述更显得像是一种预测，给审查员以不可信任的感觉。另外，如果有最接近的对比文件一定要提供以期作对照组的试验数据来证实发明相对于现有技术的优点。否则，在审查过程中可能还需要提供对比数据以证明本发明更优的技术效果。在当前趋严的审查标准下，部分技术领域的审查员已不接受后补的对比试验数据。注意有的申请通过描述单个病例来描述发明技术所具有的有益效果，但是，由于个体差异，这种单个有限的病例常常给人一种没有可重复性的感觉，尤其对经验科学类的中药来说，这种举证使得发明的再现性值得令人怀疑。

（6）说明书实施例的描述　可以认为说明书技术方案部分的描述是“面”的描述，而实施例的描述则是“点”的描述，用点来支持面，用面来概括点。它们是相辅相成的，其目的就是用以支持权利要求获得较大范围的批准。目前，中药专利实施例的描述较少，有的只有一个实施例。这对要求保护范围来说，一个实施例在理论上显然都是不够的。所以应当描述要求保护范围的两个端点，中间点的选择依赖于保护范围宽窄而定。

3. 说明书摘要的撰写　说明书摘要是一种简要提供技术信息的文献。它主要包括发明的主题名称、发明所解决的技术问题、简要陈述技术方案、发明所达到的技术效果。例如：

本发明公开了一种复方丹参口腔崩解药物组合物，它包括治疗有效量的丹参提取物、三七总皂苷、冰片和5%～25%崩解剂和65%填充剂。此外，本发明还公开了该组合物的制备方法和质量控制方法。

（五）国内专利申请时机的选择

专利是保护相同技术的最先申请人。《中国专利法》第九条规定“两个以上的申请人分别就同样的发明创造申请专利的，专利权授予最先申请的人。”这就表明中国采用的是先申请的规则。即使是同一天申请专利的，《专利法实施细则》第13条规定“依照专利法第九条的规定，两个以上的申请人在同一日分别就同样的发明创造申请专利的，应当在收到国务院专利行政部门的通知后自行协商确定申请。”如果协商不妥，两个专利申请将都被驳回。这种规则直接影响到原有的研发规则，过去科研人员只是埋头研发，只强调独立研发，而很少关注专利文献，结果经常出现研发的成果其实早已经被他人申请过专利，即使自己独立研发出来，也无法使用该成果。所以，只有尽早申请专利，才能不至于处于被动局面。过晚申请专利，一旦被他人抢先申请，处于被动的地位，将处于极其不利的地位，甚至被迫要求许可或放弃。例如，国内某企业率先研发成功某项技术，但是由于没有及时申请专利保护，反被国外企业在中国申请了专利保护，最后国内企业只能购买这项本应属于自己的技术专利。

目前许多企业想通过专利阻止他人进行仿剂型的注册，就应当尽早进行专利申请，而不要提交注册申请后才进行专利申请，专利审查需要大约两年时间，很难快速获得专利来阻止他人的仿剂型注册。

但是专利申请的时机还要根据技术研发的竞争和药品生产许可证的审批情况而定。过早申请专利，获得授权后，新药没有完成注册程序而不能生产上市，浪费专利的有效保护期，使得专利实际保护期限不足20年。

权衡各种因素，选择适当时机进行专利申请。

四、获得中药制剂专利的审批要求

对发明专利申请的审批必须要通过初步审查和实质审查。

（一）初步审查

初步审查主要是对专利申请文件进行是否符合《专利法》第三章和《专利法实施细则》的第二章的要求的审查。审查的内容包括《专利法》第二十六条规定“申请发明或实用新型专利的，应当提交请求书、说明书及其摘要和权利要求书等文件。”也就是申请文件提交的是否齐全。《专利法实施细则》第十六条规定“以书面形式申请专利的，应当向国务院专利行政部门提交申请文件一式两份。”

同时还详细规定了请求书的填写要求：“请求书应当写明发明或实用新型的名称，发明人或者设计人的姓名，申请人的姓名或者名称、地址，以及其他事项。”其中在《专利法实施细则》第十二条规定了发明人的要求“专利法所称发明人或者设计人，是指对发明创造的实质特点作出创造性贡献的人。在完成发明创造过程中，只负责组织工作的人、为物质技术条件的利用提供方便的人或者从事其他辅助工作的人，不是发明人或者设计人。”申请人的填写要区分个人发明和职务发明。在《专利法》第六条作出了明确规定“执行本单位的任务或者主要是利用本单位的物质技术条件所完成的发明创造为职务发明创造。职务发明创造申请专利的权利属于该单位；申请被批准后，该单位为专利权人。非职务发明创造，申请专利的权利属于发明人或者设计人；申请被批准后，该发明人或者设计人为专利权人。”此外，注意利用本单位的物质技术条件所完成的发明创造所完成的发明创造，单位与发明人或者设计人订有合同，对申请专利的权利和专利权的归属作出约定的，从其约定。其中所提到的“执行本单位的任务”、“本单位”和“物质技术条件”在《专利法实施细则》第十二条也作了明确的规定：“专利法第六条所称的本单位，包括临时工作单位；专利法第六条所称的本单位的物质技术条件，是指本单位的资金、设备、零部件、原材料或者不对外公开的技术资料等。”属于职务发明中“执行本单位的任务”的情形在《专利法实施细则》第十二条也作了明确的规定：“在本职工作作出的发明创造；履行本单位交付的本职工作之外的任务所作出的发明创造；退职、退休或者调动工作后1年内作出的，与其在原单位承担的本职工作或者原单位分配的任务有关的发明创造。”此外，在《专利法实施细则》第十六条还规定了请求书其他事项的填写。

对说明书和附图的初步审查要求在《专利法实施细则》第十七条和十八条进行了详细规定。对权利要求书的初步审查要求在《专利法实施细则》第十九条至二十二条进行了详细规定。对说明书摘要的要求在《专利法实施细则》第二十三条进行了详细规定。

（二）实质审查

实质审查主要针对申请文件中的说明书和权利要求书进行实质性审查。

1. 说明书的审查要求　《中国专利法》第二十六条规定“说明书应当对发明或实用新型作出清楚、完整的说明，以所属技术领域的技术人员能够实现为准；必要的时候，应当有附图。”

一般中药制剂，说明书一般应当包括药效成份和制剂辅料及其用量的配方，该制剂的制备方法，制剂的单位剂量和使用方法，及效果。

纳米中药制剂，一般指运用纳米技术制造的、粒径小于100nm的中药有效成分、有效部位、原药材及其复方制剂。它是中药纳米化的产物。

涉及纳米中药的发明应当在说明书中记载所述纳米中药制剂的成分、含量、理化数据、制备方法和检测方法，尤其是能够提供可信的实验资料证明所述原料已经达到纳米级别，例如电镜测定或激光粒度分析仪测定等具体资料。如果说明书中未记载上述实验资料，不允许申请人通过补交相应的检测试验数据予以证明，以不符合专利法第26条第3款的规定予以驳回。

2. 权利要求新颖性的审查要求　只要要求保护的权利要求中每一个技术特征都被对比的技术方案公开，则该权利要求不具有新颖性。

案例1

【权利要求】灯盏花素脂质体，其特征在于由灯盏花素与磷脂等辅料制备而成的脂质体或前体脂质体。

【现有技术】一种灯盏花素脂质体，其特征在于灯盏花素、磷脂、胆固醇的重量比为1∶2～65∶0～15份。

【案例分析】权利要求没有限定灯盏花素脂质体全部辅料，也没有限定用量特征，现有技术公开了全部辅料和用量特征，所以，权利要求保护范围包含了现有技术，因此不具有新颖性。

3. 权利要求创造性的审查要求

（1）中药新制剂　首次研发的适合于中药的制剂，具有创造性。

（2）中药制剂的新辅料组合　适合于中药的已知剂型的新基质或辅料组合。现有技术未给出该新组合实现所属的技术效果的技术启示，则具有创造性。

案例2

【权利要求】制造巴布剂的中药巴布剂基质，其特征在于：该基质由下述天然及合成的高分子聚合物按重量比混合构成：聚丙烯酸钠1～10份、羧甲基纤维素钠1～6份、聚乙烯醇1～6份、明胶2～10份、高岭土6～18份、亚磷酸0.1～1份、硫酸铝钾0.1～0.8份、水30～60份和甘油10～20份。

（3）已知活性成分的剂型改进

①改变给药途径的剂型。如果是已知活性成分的剂型改进，改变给药途径的剂型，如果在现有技术中不存在给药途径的技术启示，这种改进具有创造性。

如果现有技术中存在给药途径的技术启示，但是解决了制剂的技术问题，也是具有创造性的。

案例3

【权利要求】一种灯盏花素粉针剂，其特征在于由灯盏花素水溶性盐和注射用水溶性药用辅料组成，灯盏花素水溶性盐的含量为5%～30%（重量百分比），余量为药用辅料。

【对比文件1】一种灯盏花素片剂，将灯盏花全株粗粉，经乙醇浸提，将醇提取液减压浓缩至稀糖浆状时放出浓缩物，热水提取后，加酸沉淀，然后除酸除杂，进行灯盏花素粗晶精制，制成灯盏花素精品，制成片剂。

【案例分析】因为给药途径会影响药效成分的功效，所以现有技术中没有提示将灯盏花素静脉给药治疗疾病，所以权利要求具有创造性。

②不改变给药途径的剂型改进。相同给药途径的剂型改进只是选择了具体赋型剂或者选择了具体工艺条件使得该剂型具有最佳效果的（如解决已有制剂中存在的某些问题，或提高了效果），具有创造性。

案例4

【权利要求】一种通窍鼻炎软胶囊，由药液和囊材两大部分构成，药液包括有下述重量份计的原料：苍耳子324，防风243，黄芪405，白芷243，辛夷243，白术243，薄荷81制成的药材浸膏和挥发油；药液还包括助悬剂和植物油，其特征在于：通窍鼻炎软胶囊中浸膏的用量为135～315g，挥发油的用量为3～20g，助悬剂用量为药液的1%～5%，植物油适量；囊材主要由重量配比1：0.4～0.6：0.8～1.2的明胶、增塑剂和水组成。发明说明书还介绍本发明的软胶囊疗效优于现有技术的片剂，但在药理实验例中，在软胶囊与片剂剂量相同的情形下，两者疗效相似，统计学上无显著差异。

【对比文件1】公开了一种通窍鼻炎片，由苍耳子324，防风243，黄芪405，白芷243，辛夷243，白术243，薄荷81经水煎煮，浓缩成清膏，干燥、粉碎，将挥发油15g喷在清膏颗粒上，制粒、压片而成。

【案例分析】发明与对比文件1所公开的技术方案的区别在于：剂型为软胶囊剂；具体限定了浸膏与挥发油的用量、助悬剂的用量、植物油，以及囊材的组成和配比。由上述区别技术特征所能达到的技术效果不难看出，本发明实际解决的技术问题是在不改变原料药物组成、配比的情形下提供一种软胶囊剂型。《药剂学》软胶囊剂部分公开了囊材的组成主要是胶料、增塑剂、附加剂和水，胶料有明胶，水与明胶比为1：1，增塑剂与明胶比为0.4：0.6；增塑剂常用甘油、山梨醇或两者混合物；混悬液的分散介质常用植物油，还含有助悬剂。可见，除了浸膏与挥发油的用量、助悬剂的用量之外，其他区别技术特征均属于本领域的常识。《药剂学》教材中介绍了软胶囊填充的药物应达到治疗量，混悬液作成软胶囊剂时，基质吸附率可决定软胶囊的大小。虽然发明说明书记载了本发明的疗效优于现有技术的片剂，然而从分析说明书的实验例可以清楚地发现，在软胶囊与片剂剂量相同的情形下，两者疗效相似，在统计学上无显著差异，故发明的改进剂型，未使药物活性物质的疗效超出所属领域技术人员的合理预期。所以，对本领域技术人员而言，根据现有技术揭示的内容和公知常识，在处方确定的情形下选择一定量的浸膏、挥发油、助悬剂，仅通过合乎逻辑的分析和有限的试验就可以得到，不会超越技术的正常发展进程。因此，发明不具备创造性。

4. 权利要求保护范围得到说明书支持的审查要求

（1）特定辅料的剂型改进

案例5

某案：权利要求保护一种醒脑静脂肪乳注射液，没有对乳化剂进行限定。

也就是说，采用任意的乳化剂，均在要求保护的范围。而从说明书中并不能看出：采用任意的乳化剂，均能达到本发明的发明目的。相反，说明书第1页第4段强调了本申请实际解决的技术问题在于“没有采用吐温80作乳化剂，减少了溶血性的副作用”，也就是说，并非是任意的乳化剂，均能达到本发明的发明目的。首先吐温80作乳化剂，是达不到本发明的发明目的的。因此，权利要求保护的范围太大，得不到说明书的支持。

（2）特定辅料用量的剂型改进：应当写明有效组分和赋形剂及其用量特征。如果发明点在有效组分，赋形剂可以不具体描述；如果发明点在赋形剂的选择，必须描述具体赋形剂及其用量。

案例 6

【权利要求】一种口腔崩解片，其中采用了一种由赤藓糖醇与其他崩解剂组成的复合崩解剂。

【说明书】：本申请实际解决的技术问题就是通过使用复合崩解剂来增加口腔崩解性能，从而达到崩解快，吸收好的目的，说明书中也没有任何内容来证实含任意用量的赤藓糖醇的复合崩解剂均可以解决本申请的技术问题

【案例分析】该权利要求中对于复合崩解剂中赤藓糖醇或其他崩解剂的量没有进行任何限定，然而本申请实际解决的技术问题就是通过使用复合崩解剂来增加口腔崩解性能，从而达到崩解快，吸收好的目的，而且根据现有技术的教导，并非任意比例的赤藓糖醇与其他崩解剂组合成的复合崩解剂均能产生良好的崩解效果，相反当赤藓糖醇用量过少时，制剂无法在口腔内充分崩解或溶解，而当赤藓糖醇过多时又会使制剂没有足够的强度，因此在复合崩解剂中赤藓糖醇与其他崩解剂之间的用量比例对于该制剂是否具有良好崩解效果，以及是否能解决本发明实际要解决的技术问题是至关重要的，而且说明书中也没有任何内容来证实含任意用量的赤藓糖醇的复合崩解剂均可以解决本申请的技术问题，因此本领域技术人员根据现有技术和说明书的教导根本无法确定含任意用量的赤藓糖醇的复合崩解剂均可用于权利要求的技术方案中，因此该权利要求得不到说明书的支持。

五、国外专利保护的申请

专利保护制度是国际上通行的保护制度，由于专利保护的地域性限制，要想保护所在国的市场就必须到所在国进行专利申请，只申请国内专利仅仅只能在中国市场得到保护。如果创新技术具有国外市场前景，国内申请人在申请国内专利申请时就必须考虑进行国外专利申请。

国外专利申请有两种途径，一种是按照《巴黎公约》利用在某一成员国申请的在先申请的优先权向其他成员国进行申请；另一种按照《专利合作条约》申请国际专利申请，之后选择具体国家进入，专利的审批由所进入的国家的专利局进行。

（一）PCT 专利申请简介

《专利合作条约》（PATENT COOPERATION TREATY）又简称 PCT，是主要涉及专利申请的提交，检索、国际公布、及进入具体国家进行审查的程序的一个条约，于 1970 年 6 月在华盛顿签订，1978 年 1 月生效，同年 6 月实施。截至目前，已有 152 个国家加入了该条约。PCT 体系是专利申请体系，不是专利授权体系，不存在 PCT 专利，PCT 不对“国际专利授权”。授予专利的任务和责任仍然只能由寻求专利保护的各个国家的专利局或行使其职权的机构掌握（指定局）。

PCT 专利申请是指依据专利领域合作的国际性条约《专利合作条约》提出的申请。PCT 申请也就是说向国际受理局提交专利申请就相当于向国际上的各个专利局提交了申请，由一个国际申请受理局确定的国际申请日在每个指定国都具有正规的国家申请的效力。所以说，它是向多个国家提交专利申请的一种快捷途径。外观设计和商标不能通过 PCT 途径获得保护。

我国于 1994 年 1 月 1 日加入 PCT，同时中国国家知识产权局作为国际申请的受理局和国际检索单位和国际初步审查单位，可以接受中国公民、居民和单位提出的 PCT 申请。

（二）PCT 专利申请的程序

PCT 专利申请要经历国际阶段和国家阶段。在国际阶段包括申请的提出、国际检索和国际初步审查（可任选），国家阶段是由指定国家的专利局进行审批的阶段。

PCT 专利申请的程序为在递交本地申请的 12 个月内或直接递交国际申请。在收到检索本起 3 个月或优先权日起 9 个月（后到期为准）作出国际检索报告和书面意见。在优先权日起第 18 个月由世界知识产权组织国际局进行国际公布。公布内容可在 http：//www. wipo. int 上查询。在传送国际检索报告 3 个月内或优先权日起 22 个月（后到期为准），申请人可根据需要选择请求国际初步审查。在优先权日起第 30、31 或 20（根据各国规定）个月内办理进入国家阶段的手续。

利用 PCT 申请的好处主要在申请阶段，它简化了

提出申请的手续；国际阶段的国际检索报告和专利性国际初步报告可以帮助申请人进行初步判断自己的发明的授权前景，从而可以推迟向哪一个国家申请的决策时间，准确投入资金，提高申请的成功率。另外申请人还可以根据国际检索报告和专利性国际初步报告修改申请文件。

附：

中国专利申请官费查询网址：http://www.sipo.gov.cn/zhfwpt/zlsqzn_pt/zlsqdfy/index.htm

PCT申请官费查询网址：http://www.pctonline.cnipa.gov.cn/index.do?type=detail&id=10003403

（薛琦）

第三节　中药制剂的注册申请

药品作为预防、治疗、诊断疾病的特殊商品，在社会发展和国民健康事业中发挥着越来越重要的作用。为了保证上市药品的安全、有效、质量可控，更好地发挥药品在提升全民健康方面的作用，国家设立了严格的药品注册技术审评、检查检验、审查批准和监督管理制度。经过系统研究的药物，是否稳定可控，能否保障患者使用的安全、有效，必须依照法定程序，向国家药品监督管理部门提出申请，经严格、系统的药品注册技术审评、检查检验、审查批准，才能获准用于临床或获批上市。本节将从中药制剂注册申请概述、注册申请的特点及要求、中药与天然药物制剂国外注册申请的相关要求、国内中药与天然药物注册申报资料及其撰写、注册申请的通用技术文件等方面讨论。

一、中药制剂注册申请概述

（一）药品注册申请目的和意义

药品注册，是指国家药品监督管理部门根据药品注册申请人的申请，依照法定程序，对拟上市销售的药品的安全性、有效性、质量可控性等特性进行系统评价，并决定是否同意其申请的审批过程[1]。

新药研发的目的是为社会提供疗效确切、安全可靠、质量稳定、使用方便的药品。药物研究、应用过程中发生毒副反应的历史教训，促使许多国家建立了与之相关的法律体系，新药研发的成果必须按有关法律、法规的要求经过注册，方能成为可用于患者的合法药品。因此，药品注册直接关系到公众用药的安全有效和医药经济的发展。

中药制剂注册申请的目的在于通过药品监督管理部门组织的对注册申请的审评审批，从药物有效性、安全性与质量可控性等方面对药品进行科学性、合理性的客观认识和评价，实现将中药制剂研究成果用于人类疾病的预防、诊断和治疗。中药制剂注册申请完成后，可以在防病治病、促进学科发展等方面取得社会效益的同时，获得相应的经济效益的预期。

（二）中药制剂注册管理的发展阶段

我国中药注册管理的历史可分为四个阶段。

1. 第一阶段　是1985年以前，我国中药制剂注册申请的批准部门是各省级卫生行政管理部门。国务院国发〔1978〕154号文件批转的《药政管理条例（试行）》、1979年卫生部颁布的《新药管理办法》（试行），对新药的定义、分类、科研、临床、鉴定、审批以及生产管理做了规定，该办法根据当时情况规定，在我国，除创新的重大品种及国内未生产过的放射性药品、麻醉药品、中药人工合成品、避孕药品由卫生部审批外，其他新药均由省级卫生行政部门审批。各地卫生行政部门在执行中根据具体情况采取不同措施，在加强新药管理的同时促进了新药的发展。但在当时的历史条件下，我国尚缺乏系统规范的药品技术审评、注册管理的法律法规，且由于各地研究水平、技术要求的不平衡也给中药的注册带来一些问题，如对于药品上市前安全性、有效性的评价缺乏统一的评价标准，各地审批过程中出现了同方异名，同名异方等现象。

2. 第二阶段　是1985年到2002年，全国统一的中药制剂注册制度基本建立形成。1985年我国颁布了第一部《药品管理法》，首次明确规定了“药品应符合国家标准”。1985 年卫生部制定的《新药审批办法》附件四《新药（中药）申报资料项目》列出了药品注册申请需要提交的资料项目和相关要求。其后，1992 年卫生部发布《<新药审批办法>有关中药部分的修订和补充规定》、1999 年国家药品监督管理局修订颁布实施《新药审批办法》，2002 年颁布《药品注册管理办法》（试行）（局令第 35 号）。在此期间，1996 年国务院办公厅发出《关于继续整顿和规范药品生产经营秩序加强药品管理工作的通知》（国办发［1996］14 号），卫生部发出《关于认真贯彻国务院办公厅关于继续整顿和规范药品生产经营秩序加强药品管理工作的通知的通知》（卫药发［1996］第 31 号），要求各省（区、市）对已经批准生产的药品进行清理整顿，在清理整顿期间暂停审批仿制已有批准文号的药品及保健药品。国家药品监督管理局 1999 年 3 月 17 日发布《关于新药、仿制药品申报资料收审问题的通知》（国药管注［1999］70 号），要求原由国家药品监督管理局药品审评中心收审的新药及补充申请资料、国家药典委员会收审的仿制药品申报资料等，自 1999 年 3 月 19 日起，改由国家药品监督管理局药品注册司负责收审。涉及新药、仿制药品技术审评过程中的补充资料等，仍送国家药品监督管理局药品审评中心。国家药品监督管理局 1999 年 4 月 22 日 发布《仿制药品审批办法（局令第 5 号）》规定凡申请仿制药品的企业均须首先填写《拟申请仿制药品申报表》，送所在省、自治区、直辖市药品监督管理部门（下称省级药品监督管理部门）初审后，由省级药品监督管理部门报经国家药品监督管理局核准后方可试制并按程序申报。2000 年 6 月 24 日 发布《关于国家药品监督管理局药品审评中心主要职责内设机构和人员编制规定的通知》（国药管办［2000］255 号），明确药品审评中心负责新药、进口药、仿制药品的技术审评。从此，新药、仿制药由国家统一注册管理，标志着我国包括仿制药在内的全国统一的中药制剂注册制度基本建立形成。

在此期间，国家对地方药品标准进行了整顿，汇编出版了 20 册部颁标准，以及维药、蒙药、藏药分册。对遗留的地方批准的药品进行了整顿，汇编出版了《中成药标准汇编地方标准上升为国家标准部分》，取消了中成药地方药品标准。

3. 第三阶段　是 2002 年到 2015 年，是我国中药制剂注册审评审批制度的进一步探索、建立与初步完善阶段。在 2002 年颁布《药品注册管理办法》（试行）基础上，2005 年颁布《药品注册管理办法》（局令第 17 号），2007 年颁布《药品注册管理办法》（局令第 28 号）。这个时期是我国医药行业发展迅速，药品的可及性得到了很大提高，但浮躁、急功近利的研发风气以及低水平重复问题非常严重，大量“仿标准”的仿制药申请、“无质的改变”的改剂型药申请泛滥。为了解决低水平重复问题，遏制仿制、改剂型的泛滥和扰乱市场，使注册申报工作遵循中医药研究规律、体现中医药特色，原国家食品药品监督管理局 2008 年颁布了《中药注册管理补充规定》。与此同时，与中药新药研究和评价相关的指导原则及技术要求等也开始相继颁布。从 2002 年、2005 年、2007 年以及 2008 年药品注册主要规章的修订看，体现了管理部门对我国药品注册制度的重视以及根据情况及时修订、逐步完善药品注册制度，同时也反映了这段历史时期我国医药行业的高速发展，以及中药制剂注册审评审批制度的进一步探索、建立与初步完善。

4. 第四阶段　是 2015 年以来，是我国药品注册和药品审评审批制度的改革时期。我国医药产业快速发展，创新创业方兴未艾，药品质量和标准不断提高，用较短的时间走过了发达国家近百年的历程，但也暴露出药品审评审批制度中的一系列问题，创新支撑不够，市场产品质量良莠不齐，上市产品质量与国际先进水平存在差距，难以适应时代的发展和社会的需求，提出了进行药品审评审批制度改革的要求，相关部门发布了系列改革举措。

（1）针对临床试验研究资料中的真实性问题，2015 年 7 月 22 日原国家食品药品监督管理总局发布《国家食品药品监督管理总局关于开展药物临床试验数据自查核查工作的公告》（2015 年第 117 号），规定所有已申报并在总局待审的药品注册申请人，均须按照《药物临床试验质量管理规范》等相关要求，对照临床试验方案，对已申报生产或进口的待审药品注册申请药物临床试验情况开展自查，确保临床试验数据真实、可靠，相关证据保存完整。

（2）为提高审评审批质量、解决注册申请积压、提高仿制药质量、鼓励研究和创新新药、提高审评审批透明度，2015 年 8 月 18 日国务院发布了《国务院关于改革药品医疗器械审评审批制度的意见》（国发〔2015〕44 号）。鼓励以临床价值为导向的药物创新，优化创新药的审评审批程序，对临床急需的创新药加快审评。对创新药实行特殊审评审批制度，加快审评审批防治艾滋病、恶性肿瘤、重大传染病、罕见病等疾病的创新药，列入国家科技重大专项和国家重点研发计划的药品，转移到境内生产的创新药和儿童用药，以及使用先进制剂技术、创新治疗手段、具有明显治疗优势的创新药。2015 年 11 月 11 日国家食品药品监督管理总局发布了《国家食品药品监督管理总局关于药品注册审评审批若干政策的公告》（2015 年第 230 号）旨在解决药品注册申请积压问题，提高药品审评审批质量和效率。提出：优化临床试验申请的审评审批，对新药的临床试验申请，实行一次性批准，不再采取分期申报、分期审评审批的方式；审评时重点审查临床试验方案的科学性和对安全性风险的控制，保障受试者的安全。加强临床试验申请前及过程中审评人员与申请人的沟通交流，及时解决注册申请和临床试验过程中的问题。申请人需按要求及时补报最新研究资料。在Ⅰ期、Ⅱ期临床试验完成后，申请人应及时提交试验结果及下一期临床试验方案。未发现安全性问题的，可在与药审中心沟通后转入下一期临床试验。申请人应如实报告临床试验中发生的严重不良事件，按时提交研究年度报告；对不能控制临床试验安全性风险的，应立即停止临床试验。药审中心与申请人当面沟通，应当场形成会议纪要列明议定事项。

（3）为促进药品医疗器械产业结构调整和技术创新，提高产业竞争力，满足公众临床需要，2017 年 10 月 8 日中共中央办公厅 国务院办公厅印发《关于深化审评审批制度改革鼓励药品医疗器械创新的意见》（厅字〔2017〕42 号），进一步指出：优化临床试验审批程序，建立完善注册申请人与审评机构的沟通交流机制，加快临床急需药品医疗器械审评审批，支持中药传承和创新，建立完善符合中药特点的注册管理制度和技术评价体系，处理好保持中药传承优势与现代药品研发要求的关系。

（4）2017 年 11 月 13 日原国家食品药品监督管理总局发布《总局关于调整药品注册受理工作的公告》（2017 年第 134 号）。自 2017 年 12 月 1 日起，将现由省级食品药品监督管理部门受理、国家食品药品监督管理总局审评审批的药品注册申请，调整为国家食品药品监督管理总局集中受理。

（5）2018 年 5 月 23 日国家药品监督管理局、国家卫生健康委员会发布《关于优化药品注册审评审批有关事宜的公告》（2018 年第 23 号），以提高创新药上市审批效率，科学简化审批程序，进一步落实药品优先审评审批工作机制，对防治严重危及生命且尚无有效治疗手段疾病以及罕见病药品，药品审评中心建立与申请人之间的沟通交流机制，加强对药品研发的指导，对纳入优先审评审批范围的注册申请，审评、检查、审批等各环节优先配置资源，加快审评审批。

（6）2018 年 7 月 27 日国家药品监督管理局发布《国家药品监督管理局关于调整药物临床试验审评审批程序的公告》（2018 年第 50 号），对药物临床试验审评审批的有关事项作出调整：在我国申报药物临床试验的，自申请受理并缴费之日起 60 日内，申请人未收到国家食品药品监督管理总局药品审评中心否定或质疑意见的，可按照提交的方案开展药物临床试验。

另外，为遵循中医药研究规律，更好体现中医药特色，原国家食品药品监督管理局 2008 年颁布了《中药注册管理补充规定》，增加“来源于古代经典名方的中药复方制剂”的类别，这类复方经过长期临床应用、疗效确切，不再要求以动物试验和临床研究证明其有效性。但由于各种原因，这类制剂的申报一直未能开展。2016 年 12 月十二届人大常委会第二十五次会议审议通过《中医药法》，明确生产符合国家规定条件的来源于古代经典名方的中药复方制剂，在申请药品批准文号时，可以仅提供非临床安全性研究资料。2018 年 4 月 16 日国家中医药管理局发布了《古代经典名方目录（第一批）》。2018 年 6 月 1 日国家药品监督管理局发布发布了国家药品监督管理局会同国家中医药管理局组织制定的《古代经典名方中药复方制剂简化注册审批管理规定》。

上述系列政策的颁布、相关工作的调整，进一步体现了以患者为中心、以人民为中心的理念，在促进解决临床急需药品、促进药品创新上发挥着日益重要的制度优势。在此期间，中药制剂注册方面，积极探索符合中药特点的技术评价体系，深化中药制剂注册审评审批制度改革，如探讨中药注册分类，强调人用经验，支持中药传承和创新，研究完善符合中药特点的注册管理制度和技术评价体系，加快审评审批，构建科学监管流程等。

（三）中药制剂注册的主要相关法律法规

中药制剂注册的相关法律法规包括与中药注册相

关的国家法律、行政法规、司法解释、部门规章及其他规范性文件以及对于该等法律法规的修改和补充。如已颁布实施药品管理法、药品管理法实施条例、药品注册管理办法、中药注册管理补充规定以及国家及国务院药品监督管理部门颁布的相关法律规章、规范性文件。

1.《药品管理法》 1984年9月20日第六届全国人民代表大会常务委员会第七次会议通过《中华人民共和国药品管理法》（简称《药品管理法》）。2001年2月28日第九届全国人民代表大会常务委员会第二十次会议第一次修订，修订后自2001年12月1日起施行，规定药品必须符合国家药品标准。生产药品所需的原料、辅料，必须符合药用要求[2]。根据2013年12月28日第十二届全国人民代表大会常务委员会第六次会议《关于修改〈中华人民共和国海洋环境保护法〉等七部法律的决定》第一次修正，自2013年12月28日起施行。根据2015年4月24日第十二届全国人民代表大会常务委员会第十四次会议《关于修改〈中华人民共和国药品管理法〉的决定》第二次修正。2019年8月26日第十三届全国人民代表大会常务委员会第十二次会议第二次修订。2019年的修订是自1984年制定《药品管理法》35年来的第四次修订（修正）。新法专设第二章“药品研制和注册”、第三章“药品上市许可持有人”、第七章“药品上市后管理”、第九章“药品储备和供应”。提出药品管理应当以人民健康为中心，坚持风险管理、全程管控、社会共治的原则。实施药品上市许可人制度，明确药品全生命周期质量安全责任。强化药品全过程信息要求。建立健全药品追溯制度，建立药物警戒制度。新法共计12章155条，于2019年12月1日起施行。

2.《药品管理法实施条例》 是根据药品管理法颁布的配套法规，适用于所有有关药品生产、经营、使用、检验、科研的单位和个人。根据2016年2月6日国务院第666号令《国务院关于修改部分行政法规的决定》修订，修订后的药品管理法实施条例自2016年06月01日起实施。规定变更研制新药、生产药品和进口药品已获批准证明文件及其附件中载明事项的，应当向国务院药品监督管理部门提出补充申请；国务院药品监督管理部门经审核符合规定的，应当予以批准。其中，不改变药品内在质量的，应当向省、自治区、直辖市人民政府药品监督管理部门提出补充申请；省、自治区、直辖市人民政府药品监督管理部门经审核符合规定的，应当予以批准，并报国务院药品监督管理部门备案。不改变药品内在质量的补充申请事项由国务院药品监督管理部门制定。药品批准文号的再注册由省、自治区、直辖市人民政府药品监督管理部门审批，并报国务院药品监督管理部门备案；《进口药品注册证》、《医药产品注册证》的再注册由国务院药品监督管理部门审批。

3.《药品注册管理办法》 2007年版《药品注册管理办法》自2007年10月1日起施行，是一项为保证药品的安全、有效和质量可控，规范药品注册行为，而制定的部门规章。其中附件一将中药的注册分为9类：①未在国内上市销售的从植物、动物、矿物等物质中提取的有效成分及其制剂；②新发现的药材及其制剂；③新的中药材代用品；④药材新的药用部位及其制剂；⑤未在国内上市销售的从植物、动物、矿物等物质中提取的有效部位及其制剂；⑥未在国内上市销售的中药、天然药物复方制剂；⑦改变国内已上市销售中药、天然药物给药途径的制剂；⑧改变国内已上市销售中药、天然药物剂型的制剂；⑨仿制药。

4.《中药注册管理补充规定》 2008年1月原国家食品药品监督管理局根据《药品注册管理办法》的有关规定，为更好体现中药注册特点，规范中药注册行为，促进中医药和民族医药事业发展，发布了《中药注册管理补充规定》。该规定的出台，使中药研发和生产更突出中医药特色，安全性和有效性进一步提高。

“补充规定”体现了继承传统、突出中医药特色的思路，对中药复方制剂的分类进行了细化，增加了“来源于古代经典名方的中药复方制剂”以及“主治为证候的中药复方制剂”的分类，并对这两类有临床应用基础的中药减免了动物药效试验，但必须进行非临床安全性研究，确保用药安全。对中药改剂型和仿制品种的科学性及合理性提出了更高的要求，引导和鼓励企业开展新药研发，以促进中药新药研制的发展。强调了中药质量的均一性和稳定性。在以往的中成药生产中，存在药材基原和产地不固定、生产工艺参数过于笼统的现象，使得不同厂家同一品种、甚至同一厂家不同批次的同一品种之间存在质量差异。“补充规定”要求，申请新的中药注册时，必须明确药材基原、产地，以及关键工艺参数。

5. 中药品种保护条例 《中药品种保护条例》的颁布是为了提高中药品种的质量，保护中药生产企业的合法权益，促进中药事业的发展。国家鼓励研制开发临床有效的中药品种，对质量稳定、疗效确切的中药品种实行分级保护制度。并由国务院卫生行政部门负责全国中药品种保护的监督管理工作，国家中药生产经营主管部门协同管理全国中药品种的保护工作。受保护的中药品种，必须是列入国家药品标准的品种。经国务院卫生行政部门认定，列为省、自治区、直辖市药品标准的品种，也可以申请保护。受保护的中药品种分为一、二级。《中药品种保护条例》的出台是对当时《药品管理法》不完善的一种补充。中药保护制度实施以来，发挥了很大作用，但《条例》已不能适应当前形势发展的要求，难以达到预期目的。如保护范围不清、界限不明，保护品种过多、过滥，特别是同品种保护把关问题，等等[3]。2018 年 9 月 18 日对《中药品种保护条例》进行了修订。国务院药品监督管理部门批准保护的中药品种如果在批准前是由多家企业生产的，其中未申请《中药保护品种证书》的企业应当自公告发布之日起六个月内向国务院药品监督管理部门申报，并依照本条例第十条的规定提供有关资料，由国务院药品监督管理部门指定药品检验机构对该申报品种进行同品种的质量检验。

6. 特殊审批程序管理办法 2007 年 10 月 1 日起施行的《药品注册管理办》中首次提出特殊审批的规定，国家食品药品监督管理局对下列申请可以实行特殊审批[4]：①未在国内上市销售的从植物、动物、矿物等物质中提取的有效成分及其制剂，新发现的药材及其制剂；②未在国内外获准上市的化学原料药及其制剂、生物制品；③治疗艾滋病、恶性肿瘤、罕见病等疾病且具有明显临床治疗优势的新药；④治疗尚无有效治疗手段的疾病的新药。主治病证未在国家批准的中成药【功能主治】中收载的新药，可以视为尚无有效治疗手段的疾病的新药。

《国家食品药品监督管理总局关于药品注册审评审批若干政策的公告》（2015 年第 230 号）中规定，加快临床急需等药品的审批，符合下列条件之一的，实行单独排队，加快审评审批：①防治艾滋病、恶性肿瘤、重大传染病和罕见病等疾病的创新药注册申请；②儿童用药注册申请；③老年人特有和多发疾病用药注册申请；④列入国家科技重大专项和国家重点研发计划的药品注册申请；⑤使用先进技术、创新治疗手段、具有明显治疗优势的临床急需用药注册申请；⑥转移到中国境内生产的创新药注册申请；⑦申请人在欧盟、美国同步申请并获准开展药物临床试验的新药临床试验申请，或在中国境内用同一生产线生产并在欧盟、美国同步申请上市且已通过其药品审批机构现场检查的药品注册申请；⑧临床急需且专利到期前 3 年的药品临床试验申请和专利到期前 1 年的药品生产申请。

《国务院关于改革药品医疗器械审评审批制度的意见》（国发〔2015〕44 号）中规定加快创新药审评审批：对创新药实行特殊审评审批制度。加快审评审批防治艾滋病、恶性肿瘤、重大传染病、罕见病等疾病的创新药，列入国家科技重大专项和国家重点研发计划的药品，转移到境内生产的创新药和儿童用药，以及使用先进制剂技术、创新治疗手段、具有明显治疗优势的创新药。

7. 与濒危野生动植物相关的法规 中药、天然药物品种涉及广泛，其中动物药、植物药的大量使用会造成某些濒危的野生动植物的大量消耗，同时造成资源、环境的极大破坏。因此，为了保护某些濒危野生动植物以及资源环境，我国陆续出台了《野生药材资源保护管理条例》（1987）、《中华人民共和国野生动物保护法》（1988）、《中华人民共和国环境保护法》（1989）、《中华人民共和国陆生野生动物保护实施条例》（1992）、《中华人民共和国水生野生动物保护实施条例》（1993）、《中华人民共和国野生植物保护条例》（1996）等等法律法规。《中华人民共和国野生动物保护法》（2004 年第一次修正 、2009 年第二次修正、2016 年修订）《中华人民共和国环境保护法》（2014 年修订）、《中华人民共和国陆生野生动物保护实施条例》（2016 年修订）、《中华人民共和国水生野生动物保护实施条例》（2011 年修订）、《中华人民共和国野生植物保护条例》（2017 修正）。

（四）中药制剂的注册程序

中药制剂的注册审批分为新药临床试验的申报与审批和新药生产的申报与审批两个阶段。根据审批情况的不同还可分为一般审批程序和特殊审批程序。将申报新药临床研究注册、申报新药生产的注册的申报流程进行简单整理[11,12]，其基本流程图见图 11－3、图 11－4。

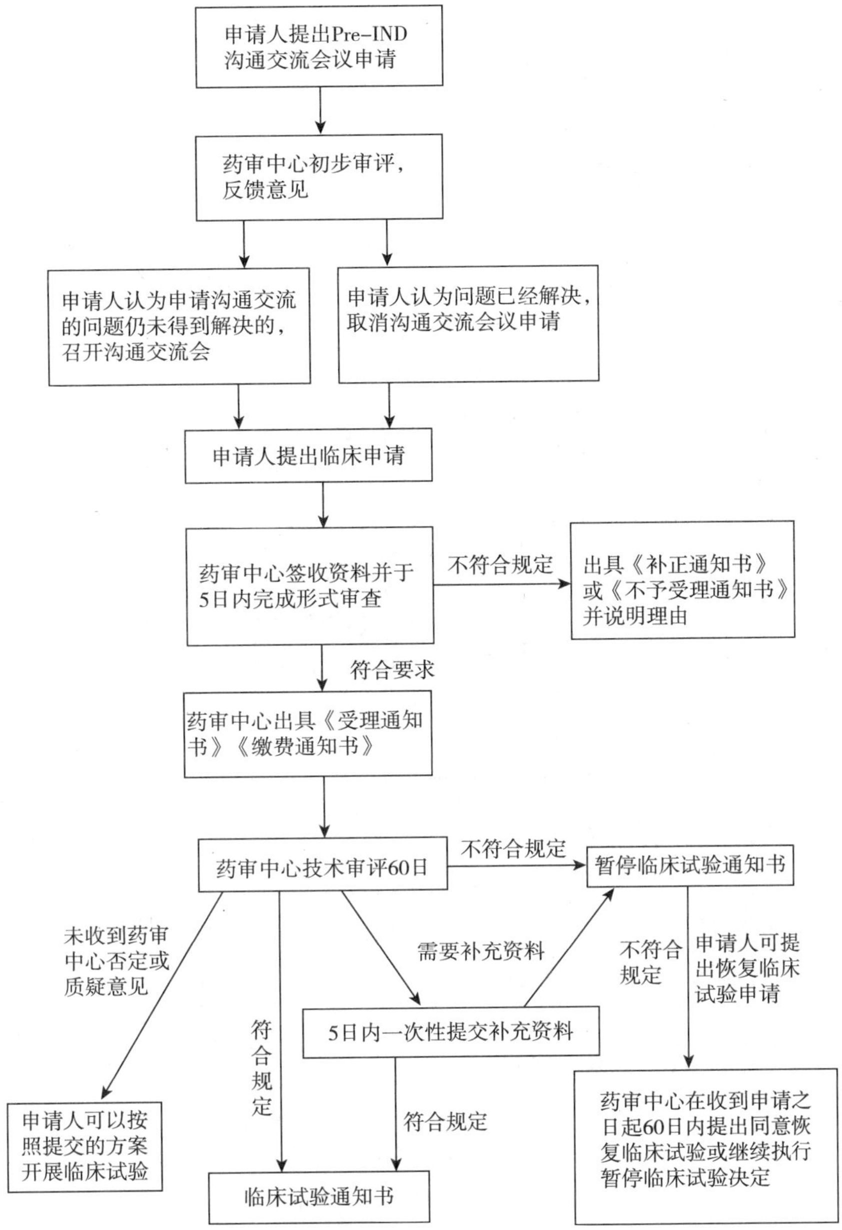

图 11－3　申报新药临床研究注册流程

国家鼓励以临床价值为导向的药物创新，优化创新药的审评审批程序，对临床急需的创新药加快审评，提高创新药上市审批效率，科学简化审批程序。2018 年 7 月 27 日国家药品监督管理局发布了《国家药品监督管理局关于调整药物临床试验审评审批程序的公告》（2018 年第 50 号）[8]，对药物临床试验审评审批的有关事项作出调整，即明确了临床试验的默示许可制度：在我国申报药物临床试验的，自申请受理并缴费之日起 60 日内，申请人未收到国家药品监督管理局药品审评中心（以下简称药审中心）否定或质疑意见的，可按照提交的方案开展药物临床试验。具体事宜如下：①沟通交流会的准备与申请；②沟通交流会议的召开；③临床试验申请的受理与审评审批；④其他有关事项。

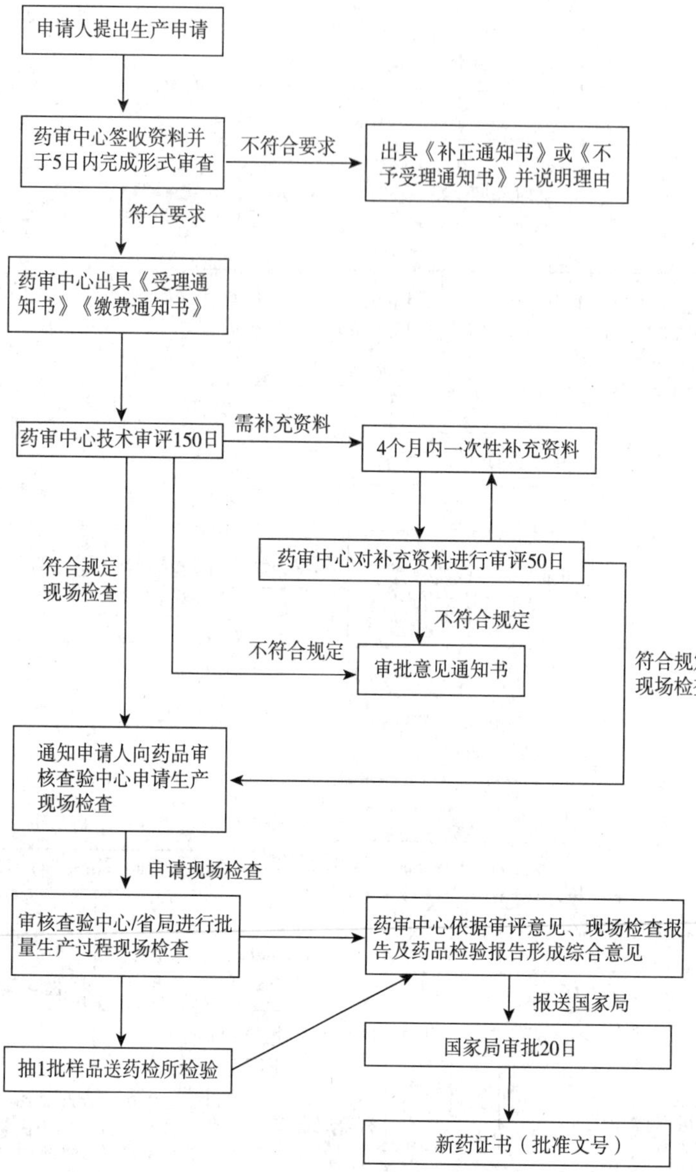

图 11－4　申报新药生产的注册流程

1. 药品注册申请的受理　2017 年 11 月 13 日国家食品药品监督管理总局发布《总局关于调整药品注册受理工作的公告》（2017 年第 134 号）[9]。国家食品药品监督管理总局研究决定自 2017 年 12 月 1 日起，将现由省级食品药品监督管理部门受理、国家食品药品监督管理总局审评审批的药品注册申请，调整为国家食品药品监督管理总局集中受理。2017 年 11 月 30 日《总局关于调整原料药、药用辅料和药包材审评审批事项的公告》（2017 年第 146 号）[10]中规定取消药用辅料与直接接触药品的包装材料和容器审批，原料药、药用辅料和药包材在审批药品制剂注册申请时一并审评审批。有关企业或者单位需通过药审中心原辅包登记平台提交原料药、药用辅料和药包材登记材料，获得原料药、药用辅料和药包材登记号，待关联药品制剂提出注册申请后一并审评。

申请人依照《药品注册管理办法》《国家药品监督管理局关于调整药品注册受理工作的公告（2017 第 134 号）》等相关要求向国家药品监督管理局提出药品注册申请。申请人需按照《药品注册管理办法》《药品注册申报资料的体例与整理规范》等相关规定填写申请表并准备申报资料。申请人可采取电子申报、邮寄或现场提交的方式提交申报资料，应保证提交的纸质文本和电子文档内容一致[11]。

2. 药品注册申请审评审批进度查询　药审中心提供承办任务的进度查询。公众可通过药审中心网站“受理目录浏览”和“新报任务公示”查询药品注册申请的整体受理情况，以及药品不同注册分类序列的审评审批进度情况。申请人可通过药审中心网站“申请人之窗”“进度查询”栏目查看具体药品注册申请的受理及审评审批进度[11]。

3. 药品注册申请相关业务咨询[11]　申请人可就药品注册申请受理、研发、审评审批相关事宜进行咨询。对于涉及受理、研发、审评审批过程中的一般性问题，可通过药审中心网站“申请人之窗”“一般性技术问题咨询”栏目进行交流咨询，此类咨询通常不包含技术审评过程中的重大决策性问题。药审中心将在接收到咨询问题的15个工作日内进行反馈，并定期总结形成共性问题予以发布。申请人可询问药审中心网站首页“热点栏目”内的“常见一般性技术问题解答”中查看已发布的共性问题。对于药物研发过程中的关键技术问题，可根据药物研发与技术审评沟通交流管理办法相关要求，通过药审中心网站“申请人之窗”提出沟通交流申请。

4. 药品注册申请优先审评审批的提出与审批[11]

对于符合《国家药品监督管理局关于解决药品注册申请积压实行优先审评审批的意见》（食药监药化管〔2016〕19号）优先审评审批条件的注册申请，申请人可通过药审中心网站“申请人之窗”“优先审评审批申请”栏目提出优先审评审批的申请，具体提交流程见药审中心网站发布的《关于进一步优化中心网站“申请人之窗”功能方便提交“优先审评审批申请表”的通知》。

对申请人提交的优先审评审批申请，药审中心将及时组织专家审核论证。同意纳入的品种，将在药审中心网站“优先审评公示”栏目中公示5日。公示期间如有异议，可在药审中心网站“信息公开－优先审评公示－拟优先审评品种公示”栏目下提出。已纳入优先审评审批的品种将被特殊标记为“优先审评审批品种”，同时在“申请人之窗－品种基本信息”中显示，申请人可登陆查看。公众可在药审中心网站“信息公开－优先审评公示－纳入优先审评品种名单”栏目下，查询到当前已纳入优先审评审批的品种信息。

（五）关于药物研发与技术审评沟通交流

药物研发与技术审评之间的沟通交流无论对于审评人员了解创新药物研发实际情况，对申请人解释说明审评技术要求，提高审评质量和效率；还是为研究人员解决创新药物研发中问题，为申请人提供便利以保障创新药、临床急需药品尽快上市，都是非常有效的途径。为了加强和规范药物研发团队与技术审评部门之间的沟通交流，从2015年以来接连颁布了多个文件。

2015年11月11日国家食品药品监督管理总局《国家食品药品监督管理总局关于药品注册审评审批若干政策的公告》（2015年第230号）提出：加强临床试验申请前及过程中审评人员与申请人的沟通交流，及时解决注册申请和临床试验过程中的问题。申请人需按要求及时补报最新研究资料。在Ⅰ期、Ⅱ期临床试验完成后，申请人应及时提交试验结果及下一期临床试验方案。未发现安全性问题的，可在与药审中心沟通后转入下一期临床试验。申请人应如实报告临床试验中发生的严重不良事件，按时提交研究年度报告；对不能控制临床试验安全性风险的，应立即停止临床试验。药审中心与申请人当面沟通，应当场形成会议纪要、列明议定事项。之后于2016年6月2日发布《药物研发与技术审评沟通交流管理办法（试行）》（2016年第94号通告），规范申请人与国家食品药品监督管理总局药品审评中心之间的沟通交流，包括沟通交流的提出、商议、进行，以及相关会议的准备、召开、记录和纪要等方面。

2017年10月8日中共中央办公厅、国务院办公厅印发《关于深化审评审批制度改革鼓励药品医疗器械创新的意见》（厅字〔2017〕42号）规定：建立完善注册申请人与审评机构的沟通交流机制。受理药物临床试验和需审批的医疗器械临床试验申请前，审评机构应与注册申请人进行会议沟通，提出意见建议。

2017年11月13日国家食品药品监督管理总局发布《关于调整药品注册受理工作的公告》（2017年第134号），明确“提交新药临床试验申请的，还需提交与药审中心会议沟通意见建议以及申报资料补充完善的情况说明”。

2018年5月23日《国家药品监督管理局 国家卫生健康委员会关于优化药品注册审评审批有关事宜的公告》（2018年第23号）中规定：为进一步落实药品优先审评审批工作机制，对防治严重危及生命且尚无有效治疗手段疾病以及罕见病药品，国家食品药品监督管理总局药品审评中心（以下简称药审中心）建立与申请人之间的沟通交流机制，加强对药品研发的指导，对纳入优先审评审批范围的注册申请，审评、检查、审批等各环节优先配置资源，加快审评审批。

2018年10月11日国家药品监督管理局发布《关

于发布药物研发与技术审评沟通交流管理办法的公告(2018年第74号)》,明确了沟通交流管理办法实施的具体内容。原食品药品监督管理总局发布《药物研发与技术审评沟通交流管理办法(试行)》(2016年第94号通告)同时废止。

药品审评中心不断丰富沟通交流渠道,提高沟通交流效率和质量,形成了沟通交流会议、网络平台咨询(一般性技术问题)、电话咨询、邮件咨询和现场咨询的多渠道、多层次的沟通交流模式[12]。《2018年度药品审评报告》显示2018年药审中心接收沟通交流申请1982件,较2017年的840件增长了136%;接收网络平台咨询15219个,较2017年的5881个增长了159%,电话咨询超过上万次,邮件咨询数千次,同时每周三定期开展现场咨询。在2018年收到沟通交流会议申请1982件中,Pre-IND会议申请和Pre-NDA会议申请占比例较多,分别为42%和28%,根据申请人拟沟通的问题及提交的支持性材料,经审核评估,召开沟通交流会322次,其余均以书面形式进行了答复。

二、中药制剂注册申请的特点及要求

明确中药制剂注册申请的特点,及时了解、掌握药品注册相关法规的修订和对中药制剂注册申请的要求,方能使中药新制剂的研发少走弯路,有效规避开发、注册申请的风险。

(一)中药制剂注册申请的特点

1. 合法性 中药新药的注册申请与科学研究不同,需要符合法规的要求。尽管法规是以科学、合理为制订的基础,但一旦形成法规就具有强制执行力。如新药进行临床研究,从科学合理的角度,需要遵守伦理学的要求,对受试者的利益不能造成损害,所以我国的法规规定,新药进行人体的临床研究必须事先获得国家有关部门的批准才能进行。即使某新药的临床研究符合以上要求,若没有获得许可就不能进行临床研究。

2. 科学性 中药新药注册申请的资料是一种载体,从中体现出新药研究的思路、方法及结果,新药的研究本身就是一种科学的探索活动,它遵循自身的规律。注册申请资料的科学性是新药研究本身科学性的要求和反映。只有建立在科学基础上的研究资料才能充分说明药品的安全性、有效性及质量可控性。

3. 规范性 中药新药注册申请要规范统一。如中药材质量控制按照GAP实施;中药制剂质量的控制按照GMP实施;中药制剂研究开发的药理毒理试验也应当规范化,从事新药安全性研究的实验室应符合SFDA《药品非临床安全性研究质量管理规范》(GLP)的相应的要求,以保证各项实验的科学性和实验结果的可靠性。临床试验研究应在符合GCP标准的药物临床试验基地进行。国家食品药品监督管理局批准了23家中医医院为中药新药临床药理研究基地,其中包括在若干个中医临床单位建立GCP标准的中药临床试验基地[13]。中药新药的临床研究工作必须在这些临床研究基地进行,而且临床研究要符合GLP规范的标准。

(二)中药制剂注册申请的要求

中药制剂注册申报应按照《药品注册管理办法》的规定执行。申报资料要符合所需的形式要求,原料的前处理、提取纯化工艺、制剂研究、中试研究及生产情况、稳定性研究以及相关的药理毒理研究应符合相关要求。关于具体的申报资料内容及要求,可见本节“国内中药、天然药物注册申报资料及其撰写”。下面就2007年版《药品注册管理办法》及其附件、《中药注册管理补充规定》结合近期一些相关政策讨论中药制剂注册申请的几个问题。

1. 关于注册分类的修订 《中药注册管理补充规定》对中药复方制剂的分类进行了细化。一是增加了“来源于古代经典名方的中药复方制剂”的类别。这类复方经过长期临床应用、疗效确切,所以不再要求以动物试验和临床研究证明其有效性。但是在说明书上要注明处方和功能主治的来源。2018年4月16日国家中医药管理局发布了《古代经典名方目录(第一批)》。2018年6月1日国家药品监督管理局发布了国家药品监督管理局会同国家中医药管理局组织制定的《古代经典名方中药复方制剂简化注册审批管理规定》。二是增加了“主治为证候的中药复方制剂”的类别。中医证候充分体现了中医特色,一直是中医药理论研究和临床研究的重点。由于中药基础研究较为薄弱,上述两类中药复方制剂没有经过系统的安全性评价,故在安全性上严格把关,要求必须进行临床前的安全性研究,以确保用药安全。

2017年10月23日国家食品药品监督管理总局办公厅发布了公开征求《药品注册管理办法(修订稿)》意见的通知[14],《药品注册管理办法(修订稿)》中将中药、天然药物注册分类共分为5个类别：创新药（指含有未在中药或天然药物国家标准的【处方】中收载的新处方，且具有临床价值的药品，包括单方制剂和复方制剂)、改良型新药（指对已上市销售中药、天然药物的剂型、给药途径、适应证等进行优化，且具有明显临床优势的药品)、古代经典名方（指目前仍广泛应用、疗效确切、具有明显特色与优势的清代及清代以前医籍所记载的方剂)、同方类似药（指处方、剂型、日用生药量与已上市销售中药或天然药物相同，且在质量、安全性和有效性方面与该中药或天然药物具有相似性的药品)、进口药（指境外上市的中药、天然药物申请在境内上市)。

2. 增加了对生产现场检查的要求　在批准新药正式生产前，需经过“三合一”合审，即：根据药品技术审评意见、省所复核报告、现场检查报告三份报告形成综合意见，三方均符合要求才能批准生产。其中现场检查的目的在于考察该新药是否能够在核定的工艺条件下生产出合格的药品。抽取的样品从“静态”变为“动态”，确保样品的真实性和代表性。调整了新药生产申请中技术审评和复核检验的程序设置，确保上市药品与所审评药品的一致性。

3. 强化对申报资料真实性的要求　药品监督管理部门可以要求申请人或者承担试验的药物研究机构按照其申报资料的项目、方法和数据进行重复试验，也可以委托药品检验所或者其他药物研究机构进行重复试验或方法学验证。申请人应当提供充分可靠的研究数据，证明药品的安全性、有效性和质量可控性，并对全部资料的真实性负责。药物研究机构应当具有与试验研究项目相适应的人员、场地、设备、仪器和管理制度，并保证所有试验数据和资料的真实性；所用实验动物、试剂和原材料应当符合国家有关规定和要求。申请人委托其他机构进行药物研究或者进行单项试验、检测、样品的试制等的，应当与被委托方签订合同，并在申请注册时予以说明。申请人对申报资料中的药物研究数据的真实性负责。

4. 增加了对于药品注册过程中真实性核查的力度　药品注册过程中，药品监督管理部门应当对非临床研究、临床试验进行现场核查、有因核查，以及批准上市前的生产现场检查，以确认申报资料的真实性、准确性和完整性。药品监督管理部门应当对批准的临床试验进行监督检查。

5. 新药申请进行临床试验前可不必送样品至省所进行复核，改为申请生产的现场检查时抽样复核，复核的样品由临床前中试样品改为大生产的样品，更能反映实际生产的产品质量状况。此外，规定申请人对临床试验用药物的质量负责。

6. 强调了中药质量的均一性和稳定性　《中药注册管理补充规定》提出“中药注册申请，应当明确处方组成、药材基原、药材产地与资源状况以及药材前处理（包括炮制)、提取、分离、纯化、制剂等工艺，明确关键工艺参数”，以实现“源头控制”“过程控制”和“指标控制”三者相结合的质量保证体系，保证中药质量的均一和稳定。

7. 进一步提出了临床试验中相关对照药的选择原则，以保证药品的有效性　《中药注册管理补充规定》要求安慰剂的选择应符合伦理学要求，阳性对照药物的选择应有充分的临床证据。对改变已上市药品剂型、改变生产工艺、在已上市药品基础上进行处方加减化裁而功能主治基本一致的中药制剂，需选择该上市药品作为阳性对照药物。

8. 调整临床试验申报要求　遵循中药新药探索性研究的规律，调整了一些临床试验的申报要求，如可分阶段申报临床试验，可以补充申请方式适时调整临床用药制剂工艺和规格等。新药的注册申请，申请人可根据具体情况申请阶段性（Ⅰ期、Ⅱ期、Ⅲ期）临床试验，并可分阶段提供支持相应临床试验疗程的非临床安全性试验资料。阶段性临床试验完成后，可以按补充申请的方式申请下一阶段的临床试验。原国家食品药品监督管理总局关于药品注册审评审批若干政策的公告（230号公告）提出优化临床试验申请的审评审批：对新药的临床试验申请，实行一次性批准，不再采取分期申报、分期审评审批的方式；审评时重点审查临床试验方案的科学性和对安全性风险的控制，保障受试者的安全。建立健全沟通交流，专家咨询等机制，优化审批流程，提高审评审批效率。

9. 加强了对临床试验的管理和临床数据真实性的核查，强化了对临床试验过程中出现不良反应的监控　临床试验中出现大范围、非预期的不良反应或者严重不良事件，或者有证据证明临床试验用药物存在严重质量问题时，国家药品监督管理局或者省、自治区、直辖市药品监督管理部门可以采取紧急控制措施，责令暂停或者终止临床试验，申请人和临床试验单位必须立即停止临床试验。申请人完成临床试验后，应当向国家药品监督管理局提交临床试验总结报告、统计分析报告以及数据库。增加了对于数据库的要求，便于评价时复核。

10. 临床试验实施的期限 药物临床试验应当在批准后3年内实施。逾期未实施的，原批准证明文件自行废止；仍需进行临床试验的，应当重新申请。

11. 规定了试验样品要求 规定临床试验应采用生产规模的样品，从而保证批准后生产的产品与临床研究所用样品的一致性，确保产品上市后疗效的可靠性和重现性。此外，生产规模的研究也为申请生产时的现场检查奠定基础，确保注册申请的工艺能够符合大生产的实际情况。非临床安全性试验所用样品，应采用中试或中试以上规模的样品。临床试验所用样品一般应采用生产规模的样品；对于有效成分或有效部位制成的制剂，可采用中试或中试以上规模的样品。

12. 增加了对有效部位新药立题依据的要求 新的有效部位制剂的注册申请，如已有单味制剂上市且功能主治（适应证）基本一致，应与该单味制剂进行非临床及临床对比研究，以说明其优势与特点。

13. 进一步明确了中药复方制剂的组方组成 其处方组成包括中药饮片（药材）、提取物、有效部位及有效成分。中药提取物应建立可控的质量标准，并附于制剂质量标准之后。允许将提取物作为组方组成，有利于处方药材需单煎制剂的质量控制。

14. 中药新药注册申请的分阶段要求 根据《国家食品药品监督管理总局关于药品注册审评审批若干政策的公告（2015年第230号）》，对新药的临床试验申请，审评时重点审查临床试验方案的科学性和对安全性风险的控制，保障受试者的安全。对于来源于临床安全有效的中药制剂申报临床研究，一些不影响药物安全性的质量控制及质量标准的深入研究及完善，可以在后续研究中进行。这样既可以为后续研究赢得时间，也可以避免因有效性、安全性问题导致的药物研发失败而造成的不必要损失。临床试验期间，应不断积累试验数据，为产品上市时建立完善的质量控制体系提供数据支持。上市后，应继续研究中药材、饮片质量影响因素，加强药材质量控制，完善药材/饮片质量要求；继续研究药材利用对环境的影响，保证资源可持续利用；继续研究加强生产工艺过程控制，完善质量相关研究，保证产品的均一稳定。

三、中药、天然药物制剂国外注册申请的相关要求

中医药是我国的文化瑰宝，具有独特完整的理论体系和深厚的人文内涵，在漫长的历史发展过程中，中药在预防、诊断、治疗疾病方面做出了巨大的贡献。而今，国际中医药的研究也得到了迅速的发展，其研究主要集中在我国周边国家如日本、韩国以及东南亚地区。特别是日本和韩国对中医药的基础研究十分活跃，尤其日本的进展更为突出，在中西医结合研究、对单味药有效成分研究、现代中药药理方法学研究、生物工程技术在中药动物模型的引入、中成药的生产与制造等方面都取得了很大进展[15]。

随着中国加入WTO，因贸易歧视引起的关税壁垒和人为限制被取消，使得各国的中药或植物药可以通过各国药品监管部门的审评后自由进出口，因此，国内中药企业和研究者正面临着前所未有的挑战与机遇。要使我国成为制药强国，就要把目光瞄准国际市场，了解中药、天然药物制剂国外注册申报基本要求。我国研制的新药要走出国门，就需要借鉴国际通行的医药标准和规范，完善质量控制体系，在研究开发早期就按照相关要求准备资料，使之能够顺利进入国际市场，更好地服务人类健康。

2017年6月中国原国家食品药品监督管理总局成为国际人用药品注册技术协调会（International Conference on Harmonization of Requirements for Registration Pharmaceuticals for Human，ICH）成员，2018年6月在日本神户举行的ICH2018年第一次大会上，中国国家药品监督管理局当选为ICH管理委员会成员。作为中药（植物药）研究和应用大国，我国中药和天然药物的监管和新药申请（new drug application，NDA）申报要求与国际要求实现对接将被提上议事日程。

（一）美国植物药的注册申报概况

美国对植物药实施监管的主要依据是《联邦食品、药品和化妆品法》（FD&C法案）及其修正案、《联邦规章典籍》（Code of Federal Regulation，CFR）第21篇（简称21 CFR）中与药品注册审批相关的法规及药品审评与研究中心（Center for Drug Evaluation and Research，CDER）发表的系列指导性文件等。2004年美国食品药品监督管理局（Food and Drug Administration，FDA）正式发布了《植物药新药研究指南》（Guidance for Industrial Botanical Drug Products）。考虑到植物药的独特性，FDA认为在一些技术要求方面，有必要采取与合成的、半合成的或其他高度纯化的或化学修饰药物（包括来源于微生物的抗生素）不同的法规政策。截止到2015年底，FDA收到超过600个植物药申请（Investigational New Drug Application，

IND）和临床前沟通交流（pre－IND）。大部分IND进入Ⅱ期临床试验，少数已进入到Ⅲ期临床试验。但到目前为止，FDA仅批准了两个植物药：2006年10月31日，批准了第一个植物药Vergen，植物原料是绿茶，制剂为15%浓度的软膏；2012年12月31日批准了第二个植物药Fulyzaq（现名Mytesi），植物原料是南美巴豆龙血树树脂，制剂为125mg口服片剂[16]。

之后基于对植物药认识的提高，以及在审评中积累的经验，FDA对原指导原则进行了修订，于2016年发布了《植物药工业研究指南》（Botanical Drug Development Guidance for Industry），该指南在2004年版的基础上对植物药开发的具体技术要求进行了修正，增加了新的章节以更好地阐明植物药的后期开发和NDA提交资料。

1.《植物药工业研究指南》的适用范围[17]

（1）本指南中提到的植物（botanicals）这一术语包括：植物类、藻类、大型真菌类或以上几种组成的复合成分。它不包括：含有动物或动物组织（如：昆虫和环节动物类）和/或矿物的产品，除非它们在传统植物制剂（如中医药学、印度传统医学）中占有较小比例；那些以获得生产某单分子实体为目的，源于基因修饰植物种的原料（如：利用重组DNA技术或克隆）；对于用酵母、细菌、植物细胞、或其他微生物以及植物作为基质进行发酵的产品，如果其发酵目的是为了获得单分子化合物（如：抗生素、氨基酸和维生素）；高度纯化物质，无论是天然来源（如紫杉醇）或是化学修饰（如由薯蓣提取物合成的雌激素）的物质。

（2）如果植物材料是采用传统培养或饲养技术（如非基因修饰）生产的，或药材的发酵是某药品生产过程的一部分，且该药品是由多种活性成分组成的天然混合物，则本指南的某些条款同样适用。

（3）当一个药品除含有植物中间体外，还含有合成的或高度纯化的药物、或用生物技术或其他天然方法制备的药物时，本指南通常适用于该药品的植物部分。

2. 美国植物药产品的上市途径　植物药产品在美国上市的主要途径有以下两个[18]：一是OTC专论，二是NDA。

（1）按照OTC专论的方式申请上市的植物药产品　如果植物药已经上市销售达到相当长的时间和相当大的规模，而且其适应证也属于OTC药物的适应证范畴，那么它就有资格进入OTC药物专论系统。目前，几种植物药（如车前子和番泻叶）已进入OTC药品审评，金缕梅已经通过OTC药品专论方式上市。一个植物药产品想要列入OTC药品专论，通常必须按照21CFR规定的安全性和有效性标准来确认它是安全和有效的。当将某一植物药中间体纳入OTC药品专论而需要对OTC专论进行修改时，应根据法律规定提交“公民申请书”（a citizen petition）或“应用时间和规模申请”（a Time and Extent Application，TEA）。被列入OTC药品专论的植物药中间体必须得到了美国国家药典和国家处方集（USP－NF）药物专论的认可，并建立了其鉴别、规格、质量和纯度标准。如果USP－NF中未收录某植物药的专论，申请时需要提供一个USP－NF认可的拟定标准。

考虑到植物药的复杂性，通过OTC专论方式申请上市有许多的挑战，植物药制造商等可以与CDER新药办公室/药物评价Ⅳ办公室的非处方药品部门进行沟通交流。

（2）以NDA的方式申请上市的植物药产品　新药在美国上市必须要提交NDA，并且必须在新药上市前获得监管当局对拟定用途的批准。按照FD&C法案规定，申请人在申请植物药上市许可时，可以选择作为处方药或非处方药。

由于植物药的非均质性及其活性成分的不确定性，植物药的关键问题之一是确保上市药品批间疗效的一致性。疗效的一致性通常可以通过“整体证据”（totality of the evidence）方法来证明，主要包括以下方面：植物药材控制（如种植和采集管理）；通过化学检测进行的质量控制（如对植物中间活性成分或化学成分进行光谱法和/或色谱法分析检测）以及生产控制（如工艺验证）；生物检测（如反映药物以及或预期作用机制的生物检测）和临床数据。

3. 通过INDs进行植物药研发[17]　申请人需要通过临床研究来收集数据，以支持植物药的NDA申请或OTC专论。FD&C法规和21 CFR规定人用药物需要进行IND研究（某些药品可以豁免）。申请人可以通过查阅Guidance for Clinical Investigators，Sponsors，and Institutional Review Boards on Investigational New Drug Applications来确定是否可以不需要IND而直接进行人体临床研究。如果申请人自己难以确定时，可以向新药办公室（Office of New Drugs，OND）的有关审评部门进行咨询。

一般而言，IND申请必须包含足够的信息以证明开展该药物的人体试验是安全的，临床研究方案对其预期目标的设计是合理的。由于植物药通常是非均质混合物，因而其化学成分通常没有完全明确；某些情况下其活性成分不确定，生物活性也不能较好地表征。然而，某些植物药可能在申报之前有过人类使用经验，可以将此作为其安全性的一些提示。

4. Ⅰ期和Ⅱ期临床试验[17] 一个药品 IND 需要提交的信息内容取决于以下几个因素：以前的人用经验和之前临床研究的程度、药物已知或可能的风险以及药物的研发阶段。例如，已经按照法规上市的植物膳食补充剂，并且没有已知的安全性问题，则其在 IND 的早期研究中对其化学、制造和控制（Chemistry，Manufacturing，and Controls，CMC）或毒理学数据资料的要求，相对于新发现的、尚未上市的或已知有安全性问题的植物产品来说，通常会较低。在早期研发阶段（Ⅰ期和Ⅱ期临床试验研究），对于大多数植物药来说，可能不需要其详细的 CMC 信息，但是由于在Ⅲ期临床研究启动前必须提交 CMC 数据，因此需要在Ⅰ期和Ⅱ期临床试验期间开始收集相关信息。

FDA 鼓励申请人在正式提交 IND 前，听取 OND 有关审评部门的意见。建议植物药的临床研发按照循序渐进的方式，原材料控制、分析表征数据和早期的临床研究结果有助于后期临床研究设计。然而，由于药材在种植和采集中的变化和/或工艺优化可能会导致生产工艺条件发生变化，在不同研发阶段所用的植物药中间体可能会在某些特性上（如化学组成）有所不同。因此，可能需要“桥接研究”（bridging studies）来证明这些差异。

植物药 IND 申请时需要提供以下信息（尽管质量控制的某些内容可能到Ⅲ期临床阶段才能完成）：①产品描述和以前人用经验证明材料。包括所用药材和已知活性成分或化学组成的描述，以及该植物药以前的人用经验；②化学、制造和控制，包括药材、植物药中间体、植物药产品、安慰剂、环境评估或明确排除声明（Claim of Categorical Exclusion）；③非临床药理学/毒理学；④临床药理学；⑤临床方案。

5. Ⅲ期临床[17] 在Ⅲ期临床研究阶段，对植物药产品的深入而持续的表征以确保中间体的质量，进而保障临床数据的有效性和可靠性。鉴于在后期临床研究中更广泛的暴露，有必要提供额外的毒理学数据以支持人用安全和促进临床安全性评估的设计。而且无论该植物药产品之前是否有过上市历史，都需要提供这些额外的毒理学数据。

由于不同批次中间体之间存在批间差异（例如，化学成分的变化），申请人需要证明这些差异是否会对植物药产品疗效产生影响。可以在Ⅲ期临床研究中使用多批次的植物药产品（例如采用不同批次的中间体制备受试样品），研究这些批次间药品的临床疗效，从而了解哪些变化与临床疗效相关；如果与临床疗效相关，为保障植物药产品的质量、疗效和安全的一致性，可接受的变异范围是多大。这种深入的研究将有助于制定临床相关标准可接受限度。

如果 IND 引用了早期开发阶段的以前非临床和/或临床资料，申请人应该提供 IND 中所用植物药产品与引用研究中所用的植物药产品间的对比研究资料（例如，中间体、药品的组成和处方中活性成分或化学成分的化学鉴定和定量分析）。同样，在研发过程中，当药材、中间体或药物产品的来源和生产过程有变化时，申请人应提供变化前后的对比资料。因为在来源和/或生产过程的微小差异，有可能会导致临床疗效的显著性差异，也会影响早期的药理、非临床和临床数据的可靠性。

如果难以确定不同批次中间体是否相似，应提供关联研究（例如，中间体中活性或化学成分的化学鉴定和定量分析、生物检测和/或其他非临床研究）来表明不同研发阶段的中间体有足够的相似性，进而判断以前的非临床研究和临床研究结果是否可靠。应保留足够量的、不同批次的药材和中间体作为留样，以备后期的化学表征和/或药理/毒理试验。

Ⅲ期临床研究资料内容包括：

（1）产品描述和以前人用经验的证明文件。

（2）化学、制造和控制。与 IND 的项目相同，但需要更详细的信息来支持研究。①药材：为了评估质量和疗效的一致性，需要选择有代表性的药材批次（即药材来源于三个或三个以上的有代表性的栽培地或农场）来制备临床用中间体和Ⅲ期临床用样品。申请人应建立三个或更多的种植基地，按照 GACP 的原则进行种植，以降低 NDA 批准后药材供应不足的风险。申请人应提供对药材表征进行的深入研究信息，更新药材供应商使用的质量控制检测项和分析方法与拟定标准，使之达到提交 NDA 时所要求的最终研发目标。②植物药中间体和制剂。需要提高（如有必要）植物药及其活性成分的表征。需要对中间体和制剂的进行足够深入的药学研究，从而在Ⅲ期临床研究期间药材和生产工艺没有必要发生显著的变化，进而以支持上市申请。

（3）非临床安全性评价　一般药理学/毒理学、非临床药代动力学/毒代毒理学研究、生殖毒性、遗传毒性、致癌试验，对植物药的特殊药理/毒理学研究的技术要求与对非植物药的要求相同，如果中间体和成品在临床研究期间有变化，需要开展非临床关联研究。

（4）临床毒理学　为支持植物药的Ⅲ期临床研究，无论其之前是否在美国或其他国家有上市历史，申请人应提供剂量选择的依据。

（5）临床研究注意事项　多批次分析的研究设计、剂量－响应效应、植物药临床研究的严重情况。

（6）复方药管理条例的适用性　固定复方管理条例将固定剂量复方药品（fixed dose drug combinations，FDCs）定义为一个剂型中含有两种或多种活性药物。目前的法规要求阐明复方药中的每个成分对整体疗效和安全性的贡献，然而该法规对植物药产品的适用性取决于药物来源的混合类型。例如，某一植物药仅有一个来源（如西洋参根），则不认为是一个固定复方药品，因为通常将整个植物混合物看作活性成分。FDA 意识到不可能证明多药材原料产品中每个药材原料对安全性和有效性的贡献。此外，对于人类已经使用的天然产品，FDA 相信促进其开发是正确的，因此，已建议修改现行的固定复方管理条例，以允许 FDA 在某些情况下可以豁免复方管理条例的要求。例如，拟定的管理条例认为由多种药材原料以固定比例（如，从同一植物的多个部位或从不同植物的部位）组成的植物药产品可以考虑豁免，只要这样的复方之前有人类临床使用经验。在管理条例最终版本颁布前，鼓励申请人与 OND 有关审查部门讨论对于多种药材原料组成的植物药产品的处理方法。

6. 植物药产品的 NDAs[17]　一般来说，植物药产品 NDA 提交要求与其他药物的要求相同。申请人应以电子通用技术文件（Electronic Common Technical Document，e－CTD）格式递交植物药产品新药申请。包括以下内容：

（1）产品描述和以前人用经验证明文件　在 IND 提交的所有信息都应该在新药申请时提交。如果有最新的人用经验，还应在 NDA 中提供更新总结。

（2）质量控制　由于中间体的活性成分可能不明确，植物药产品的质量控制可采用“整体证据法”，并延伸到各药材原料、可能的其他措施和/或多批次临床研究中质量差异对临床疗效的影响。

①原药材：在 NDA 中植物药产品的质量控制应从原药材开始描述，应明确药用植物的具体信息（例如，根据形态学、宏观和微观分析、化学分析进行的鉴定）、种植规范（例如，种植、采收和贮藏条件）、地理位置以及采收和加工方法。申请人在提交 NDA 申请时应建立了 GACP 基地，并总结每个原药材的相关程序。

②植物药中间体和植物药产品：包括鉴定、化学特征、生产过程、生物测定、质量标准、稳定性、药物主档案、环境评估。

（3）非临床安全性评价　植物药 NDA 申请对药理学和毒理学的要求与对非植物药的要求相同。

（4）临床药理学　NDA 申请对体内生物利用度数据的一般要求也适用于植物药。对于特定植物药产品，其生物利用度研究类型取决于以下条件：①活性成分（如果已知）的信息；②中间体的复杂性；③灵敏度分析方法的可用性。由于植物药中可能有多于一种的活性成分或化学成分未被鉴别，因此很难甚至是不可能进行标准的体内生物利用度及药代动力学研究以检测活性成分或活性代谢物在血液或尿液中的浓度。需要提供评价方法文件和放弃的理由。作为一种替代方法，可以采用适宜的生物检测方法以测量不同时间的急性毒理作用。在其他方法都不可行时，可以在良好控制的确认植物药安全性和有效性的临床研究中测定生物利用度。

NDA 豁免体内生物利用度数据的一般标准也适用于植物药产品。如果与保护公共健康不发生矛盾，FDA 可以豁免或者推迟对体内生物利用度研究的要求。

（5）有效性和安全性的临床证据　总体要求与其他药品相同。

（6）保障疗效一致性的证据　植物药药品生产商面临的关键挑战之一就是确保不同上市批次样品的疗效与Ⅲ期临床研究中各批次的疗效一致。植物药的质量控制应从以下三个方面进行考虑：①药材控制；②化学检测的质量控制和生产控制；③生物检测和临床数据。申请人应从这三方面进行综合评估，以证明上市的植物药产品具有与上市前临床试验中所观察到的疗效。需要在药品研发进行的临床研究中收集质量信息，然后将可用的数据进行总结，在 NDA 中提交一份综合评估报告，并以“治疗一致性保证（Assurance of Therapeutic Consistency）”命名。

7. 上市后再研究[17]　由于植物原药材稳定来源

及植物药原料药生产过程一致性对植物原料药有重要意义，上市后的任何变更都需要认真评估，确定该变更前后的药品是否具有充分相似性（药理和/或治疗）。对于植物药而言，变更的影响不是很容易证明，可能需要额外研究（如用生物检测等）。

（二）欧盟植物药、天然药物注册申报概况

欧洲各国均有较长的草药应用历史，草药在欧洲社会发展过程中为人类抵御疾病和强身健体发挥了很大作用。19世纪合成药物出现以前草药疗法是欧洲国家的主流治疗方法，但是由于没有系统的理论和详尽的文献记载，工业革命后，草药一度受到现代西方医药学的排斥。自20世纪80年代以来，欧洲人逐渐认识到西药的毒副作用及西医体系昂贵的诊疗费用，又出现了草药回归热现象。同时随着医学的不断发展，医疗模式由单纯的疾病治疗转变为预防、保健和康复相结合的模式，与化学药物相比，草药产品在疾病预防、保健和康复方面表现出较明显的优势。因此，近几十年来欧洲各国家草药市场发展较为迅速。

为了加快欧洲一体化的进程，克服“多国药品审评程序”和“协商药品审评程序”存在的局限性，经成员国内部广泛协商沟通，欧盟制订了一整套药品审评程序，并于1993年分别通过了一项法规和三项法令，并于1995年1月1日正式实施。新的欧盟药品注册审评制度明确规定：由欧盟决定的药品上市许可证才是最终决定；欧洲药品管理局（European Medicine Agency，简称EMA）负责成员国内部的有关协调工作。2004年4月30日《欧盟传统草药指令》（2004/24/EC指令，Directive 2004/24/EC）正式发布实施[21~23]。2004/24/EC指令在理论上和法律上为中成药作为传统药品注册提供了可能性，给传统中药一个符合其本身特点的比较合理和明确的身份。此外，欧盟传统药品法也将相对统一目前欧盟各国对植物药的不同的管理办法，有利于中成药欧洲市场的开拓，为中成药打入欧洲主流传统药市场，进入欧洲植物药主要销售渠道—药房提供了可能。如果中成药能够按照2004/24/EC指令注册，将为传统中药开辟一个全新的市场。同时，也将大大提高中医药的声誉，增进欧洲大众对中医药的了解，促进中医药其他领域的发展，形成良性循环。因此，按照2004/24/EC指令注册常用中成药是中药在开辟欧洲植物药市场、进入健康发展轨道的必由之路。

1. 2004/24/EC指令简介[21~23] 2004/24/EC指令于2004年4月30日正式生效，生效后18个月内（至2005年10月）欧盟成员国根据2004/24/EC指令精神，修改本国有关药品法规，使之与2004/24/EC法令一致。该法令是欧盟首次针对传统草药制定的法规，对统一、规范传统草药在欧洲的注册管理、促进传统草药在欧洲的发展具有里程碑式的意义。

2004/24/EC指令规定了7年过渡期（至2011年4月），凡是在2004年4月30日传统药品法生效以前进入欧盟市场的产品，可以享受过渡期保护，可以继续在欧盟市场销售，但最晚必须在2011年4月注册，否则将被禁止销售。

为配合2004/24/EC指令实施，欧盟药品管理局于2004年9月成立了植物药委员会，其主要职责三项：一是制定欧盟植物药名录；二是制定欧盟植物药质量要求；三是协调欧盟成员国就植物药注册提出的有关问题。植物药委员会最重要的工作是制定欧盟植物药名录。收入欧盟传统药名录的植物药，是被欧盟药品管理局承认为符合欧盟传统药品法的传统药，即实际上的欧盟传统药品标准。

2004年2004/24/EC指令生效前，欧盟各成员国对草药的定义各不相同，2004/24/EC指令首次对草药相关概念做出了明确统一的定义，分别如下：

（1）草药药品（Herbal medicine product） 以一种或多种草药物质、一种或多种草药制剂、以及一种或多种草药物质与一种或多种草药制剂的复方作为专有的活性组分的任何一种要用产品。

（2）草药物质（Herbal substance） 所有未经加工的植物全株、片段或切制的植物、植物部位、藻类、真菌和苔藓类，都可称为草药物质。一般为干燥状态，也可为鲜品。未经加工的分泌物也可称为草药物质。

（3）草药制剂（Herbal preparations） 由草药物质经过制备得到，制备方法如萃取、蒸馏、压榨、分馏、纯化、浓缩和发酵。草药制剂包括粉碎或粉末状的草药物质、酊剂、提取物、挥发油、榨汁和经加工的分泌物等。

（4）传统草药药品（Traditional herbal medicine product） 是满足以下条件的草药药品：由特定的适应证、不需在医生指导下使用；由特定的服用方法和计量；是口服、外用和/或吸入制剂；符合规定的传统应用期限，并具有充分的传统应用资料证明其安全性和有效性。

2. 欧盟药品注册审评的机构 欧盟的药品注册

审评制度较为复杂，有6个欧盟机构参与药品注册的审评与立法活动[19]。包括①欧盟委员会；②部长理事会；③欧洲议会；④药品委员会；⑤欧洲药品管理局；⑥专利药品委员会

3. 欧盟药品注册申请和上市许可[18~20]

（1）申请程序　欧盟委员会将欧盟的药品上市许可类型分为成员国批准（National Authorisation）和欧盟批准（Community Authorisation）；按批准的程序可分为集中程序（Centralized Procedure）、非集中程序（Decentralized Procedure）、互认程序（Mutual Recognized Procedure，MRP）和成员国程序（National Procedure）。

1）集中程序是指直接将申请资料提交到EMA。一种新药产品仅需一次申请、一次审批、一次批准，即可在欧盟内所有成员国销售和使用。

欧盟规定，对于生物技术产品（如利用充足DNA技术或单克隆抗体技术的产品）、孤儿药以及含有新的活性成分用于治疗艾滋病、癌症、神经退化性病变、糖尿病等的新药，治疗自身免疫性疾病、其他免疫功能紊乱性疾病、病毒性疾病的新药必须按照集中程序申请和审批；上述以外的其他创新药物，申请人可自行决定是否按集中程序注册申请上市。

2）非集中程序是指如某一新药不属于集中审评程序范围，但计划在欧盟两个或两个以上成员国上市销售，且尚未在任何一个成员国获准上司，则可选择非集中程序，申请在其感兴趣的成员国上市。

申请人将申请材料递交到一个或多个成员国，当一个成员国正在对其进行审查，则其自动成为“参照成员国”（Reference Member State，RMS），其余成员国可暂时搁置审查，等待参照国对该品种的详细评估报告，并在90天内审核、承认参照国的决定，并颁发产品特性概述相同的上市许可证。或者是将申请材料同时递交到多个拟上市成员国，并选择其中一个作为参照国，其余成员国根据参照国的评估报告进行审核，做出上市许可的决定。如有国家不同意参照国的批准意见时，可以要求欧洲药品管理局的人用药品委员会进行仲裁。

3）互认程序是指药品制造商申请某成员国（参照成员国）的上市许可后，通过专门的互认可程序将材料送至其他成员国（相关成员国，Concerned Member State，CMS），以获得其他成员国的批准。

4）成员国程序不包括必须通过集中程序申报的药品，是指制造商向指定成员国申请，仅获取药品在该成员国范围的上市许可。

药品制造商可以根据市场需求和自身实力来选择获得草药准入的方式。如果希望药品能在欧盟所有国家销售，可通过EMA集中程序进行申请；如果只希望在某一国家销售，则可以通过成员国程序，只要向该国的药品管理行政部门申请即可。同时，成员国程序也可转为互认可程序。目前，只向一个国家申请的程序使用得越来越少。

（2）申请类别　欧盟药品申请的类别主要分为完整申请（Complete and Independent，Self - stand Application）、简化申请（Abridged Application）和传统草药药品简化注册（Simplified Registration）申请。

1）完整申请是指提供完整资料的申请，需要申请人按照2001/83/EC指令要求准备所有申请资料。完整申请包括全套资料申请、固有应用药品申请和固定组方的药品申请三种形式。

①全套资料申请是指申报资料包括审批所需要的全部研究内容和文件。

②固有应用申请适用于被认可为“固有应用”的药品，需要满足以下条件：a. 该产品在欧共体用于医疗药品至少10年，从第一次系统使用且有文献记载之日作为上述10年期限的计算起点。b. 在上市10年期间，该医药品必须是广泛的应用，因此在申报资料中还要提供该品“广泛使用”的证明资料或文件。在临床研究中应用不属于“广泛使用”的范围。c. 该品长期、广泛地用于某一适应证的治疗，在申报时，只限于这一适应证。如果更换其他适应证，就不完全属于“固有应用”的产品，这种情况下还要提供这一新适应证的研究资料及必要的安全性评价资料。

固有应用药品的申请主要适用于以下两类医药品：a. 已超过专利期的药品或非专利药品；b. 在欧盟不少国家也像中国一样，也有相当数量的传统药品（包括传统草药）。这些传统药品在这些国家颁布药品注册管理法规之前便已广泛长期低使用和合法存在于市场上。这类药品虽在市场作为医药品销售、使用，但它们并未经药品管理部门审批而成为“上市许可”的医药品，一些欧盟有关药品的法规文件明确指出，“医药品”并不等于“上市许可的医药品”。在欧洲药品市场销售的一部分植物药制剂便可通过固有应用药品申请途径来申请上市许可。

2）简化申请类似于我国仿制药品的申报，包括知情同意申请（Informed Consent Application）和仿制

药品申请（Generic Application）两种形式。

简化申请是在完整申请的框架内作一些相关内容的简化，其适用范围包括所有的药品，主要是针对化学药和生物制品。

3）对于草药药品，可以按照完整申请和简化申请两种方式申请药品注册，但鉴于传统草药产品的特殊性，2004/24/EC 指令提供了一种专门针对传统草药药品的简化注册申请，满足规定条件的传统草药药品即可采用该简化注册申请。

4. 不同申请类别对申报资料的要求[18~20]

（1）全套资料申请　修正的 2001/83/EC 指令中对完整程序申请所需要的研究内容和申报资料提出了具体要求，其中研究内容包括：理化等药学或微生物学试验、药理学和毒理学试验、临床研究。这三个学科的内容并不是一定要求全部提供试验研究结果，根据产品的具体情况，部分研究内容可以用文献资料代替。全套资料的申请必须提供欧盟药品申报资料的五个模块资料。

（2）固有应用药品申请　符合“固有应用”条件的药品，可以用正式出版的科技文献代替药理学、毒理学和临床医学的内容。由于其申报资料主要为文献资料，故固有应用药品的申请也称为“文献申请”。需要指出的是，“固有应用”药品申请的药理毒理及临床研究可以用文献资料，但药学研究资料一般不得使用文献代替。固有应用药品的申报资料仅需要提交模块 1，2 和 3 三部分申报资料，模块 4 和 5 的内容则可用文献代替。

（3）固有组方的药品申请　根据修订的 2001/83/EC 指令的第 10 条第 1 款（b）：“如果新药包含的已知成分，目前还没有组合使用，必须提供有关组合使用的毒理药理和临床试验结果，但不必提供单一成分的文献资料。”严格来说，配伍复方的药品是一种新的和特殊的药品，需要一个完全独立的上市审批和有关该药品全方位的描述（SPC）。它可以被看作是需要提供全套资料的独立申请。

在欧盟，复方配伍的药品完全是另外一个新药，并不因为其中含有药味均是已知且上市的药品而减免申报内容，相反，在必要时，除了要实验证明每一种药味所起的药效学作用外，还要做该复方中各药味之间相互作用的药理学试验。因此申请复方制剂药品上市许可的技术要求和难度明显大于单一化合物组方的药品。需要指出的是，这是针对化学药上市许可而制定的。对于植物药（草药）复方制剂，欧盟的药品管理政策法规不同于上述化学药复方制剂，欧洲各国的植物药制剂多是单味植物药所组成，多味植物药组成的复方制剂较少，组成的药味多为 2～3 种植物药，因此，欧盟有关植物药复方制剂的基本要求是：其组成药味不要超过 5 味，更容易被接受 3 味或更少药味组成的复方。换言之，不超过 5 味药的植物药复方制剂被欧盟药品管理部门当作一个整体来进行审批，而不必做拆方和个药味之间相互作用的药理学试验研究。欧盟一些成员国（例如法国）还规定：如果组成植物药复方制剂的各单味药是已批准上市或官方药典或转轮所收载，那么其组方可以按这些成员国自定的简化申请程序进行申报而不必提供药理、毒理和临床研究资料。这种情况只能按成员国程序进行申请，因为在欧盟层面上尚未对植物药复方制剂制定如法国那样的优惠政策。

（4）简化注册申请　修订的 2001/83/EC 明确指出：如果申请的药品符合下述条件中的任意一个要求，则申请人可不必提供药理毒理试验结果或临床试验结果：

1）申请的药品与相关成员国已许可的药品本质相似，并且原药品上市许可持有人同意将原药品的独立、药理和/或临床资料用于所属申报药品的评价。（即知情同意申请）

2）申请的药品与欧共体已批准的药品本质相似，该药品按欧盟现行的规定已批准不少于 6 年，并且在提出申请的成员国上市。（即仿制药申请）

（5）传统草药的简化注册申请　鉴于传统草药药品的特殊性，考虑传统草药药品具有悠久的应用历史，在特定条件下，其药品注册申请不必要进行临床前研究和临床研究，从而减少人力和物力的浪费。2004/24/EC 指令规定[18~20]，凡是在欧盟成员国安全应用 30 年，或在欧盟成员国安全应用 15 年，同时在中国应用 30 年以上的适合自我给药，符合欧盟药品质量要求的传统植物药制剂可以无需进行临床试验，也无须进行临床前药理和毒理试验，通过简化药品注册程序申请注册为传统药品。简单地说，传统药品的三个基本要求是：一是传统应用年限（15 年 + 30 年）；二是安全性（无需在医生指导下可以安全使用）；三是药品质量（传统药品质量要求与其他药品一样严格）。

传统草药可以选择成员国、互认可和集中程序中的任意一种申请程序，审批的程序并不简化，审批过程中的每一步骤都不减少。所谓的简化是指申报资料的减免，2004/24/EC 指令阐明了减免内容：“（5）基于长期应用和实践而得出药品的有效性存在一定的合理性，因此对于具有悠久使用历史的药品，可以免做临床试验。根据药品传统使用情况证明在特定情况下使用没有毒副作用，其临床前研究也是不必要的。然而，即使是悠久的传统使用历史也不能排除对产品安全性的担心，因此主管当局有权要求提供评价其安全性所必需的全部资料。药品质量与传统使用历史无关，因此必要的理化、生物学和微生物学的试验是不能缺少的。产品质量应符合欧洲药典专论或成员国的药典要求。”

按照欧盟2003/63/EC 指令和2004/24/EC 指令规定，对于符合条件的传统草药药品，申请者仍然必须按照欧盟通用技术文件要求递交产品注册申请文件和资料，但申报资料可以简化，具体包括：模块 1 项下模块 1.3“产品特性概要”中不必提交产品药代动力学的相关资料；模块 2 项下不必提交模块 2.4、2.5 文件；模块 4“非临床研究报告”和模块 5“临床研究报告”。但在模块 2.3 和 2.4 文件中，须提供能够充分证明该产品相关功效的文献或专家证据，以及有关该产品安全性综述资料和专家报告或其他用以评价产品安全性的必要数据。

（三）日本汉方药注册申报概况

中医药学从隋唐时期传入日本，明治维新前一直是日本主流医学。明治时代，在“脱亚入欧”政策影响下，日本中医药逐渐衰落。1896 年日本议会做出了废除汉方医学的决议。随着 1950 年日本东洋医学会成立、1963 年富山大学和汉医药研究部成立及 1972 年北里研究所成立附属东洋医学综合研究所，汉方药在日本又逐渐兴起，形成了具有日本特色的汉方制剂体系[21]。

1. 日本药品监管机构[22]　日本的药务行政由厚生劳动省管理，其下属的医药·生活卫生局主要负责“治疗、承认审查、上市后安全对策”（许可和取缔）；医政局主要负责“研究开发振兴以及生产流通对策，以及药价关系”（面向企业方向）。2004 年成立了独立行政法人医药品医疗器械综合机构（PMDA），负责医药品和医疗器械研发阶段的沟通以及承认审查和申请数据的可靠性调查。

2. 医药品的分类[22]

（1）根据医药品医疗器械等法规的规定，医药品根据使用、供给形态分为药局医药品、要指导医药品和一般用医药品三类。

1）药局医药品　要指导医药品和一般用医药品以外的医药品。其中包括了医疗用医药品（医师或者牙科医师使用的，或者是根据二者处方使用的医药品）。

2）要指导医药品　对人体的功能、效果不明显，有需求的人可以根据药剂师提供的信息进行选择使用的医药品。但是，为了保证能够正确使用，需要在药剂师在场的情况下进行销售。

3）一般用医药品　对人体的功能、效果不明显，有需求的人可以根据药剂师提供的信息进行选择使用的医药品。包括药局医药品和要指导医药品以外的医药品。根据风险程度的不同分为第一类医药品（风险高）、第二类医药品（风险比较高）和第三类医药品（风险较低）。

（2）汉方药相应的也分为了医疗用汉方药和一般用汉方药。

1）一般用汉方制剂　一般用汉方制剂是非适用于社会保险和国民健康保险的复方制剂，不需要医生开处方，在药局和药店由药剂师或特别贩卖员出售，相当于我国的非处方药（OTC）。

1970 年日本厚生省药务局制药科成立“汉方商谈会”，从 632 个备选处方中选出了 346 个方剂作为一般用汉方药的备选药。1971 年 10 月，日本中央药事审议会设立“汉方生药制剂调查会”征求药界团体的意见，在 346 方剂中选出了 210 个处方，1975 年日本厚生劳动省颁布《一般用汉方药承认基准》，收录了 210 个汉方，奠定了日本汉方药研究及生产的基础[23]。以上处方来源于《伤寒杂病论》《金匮要略》《和剂局方》等中国古典医籍和部分日本医药书中的方剂。每一处方均包含明确的配伍、用法用量及功能主治。后经不断修订调整，收录了 294 个处方（2012 年版）[24]。

2）医疗用汉方制剂　医疗用汉方制剂是适用于日本的社会保险和国民健康保险的复方制剂，须由医生开处方，在医院、诊所、调剂药局出售，相当于我国的处方药。目前有 148 种医疗用汉方制剂，大多数包括在一般用汉方制剂之中[25]。

3. 汉方药的审批和管理

（1）医药品的审批要求[22]　《医药品承认申请通知》（2014 年 11 月 21 日付药食发 1121 第 2 号）明确列出了医疗用医药品制造销售承认等申请以及要指导/一般用医药品承认申请时必须提供的资料。完整资料包括以下内容：①起源或发现经过；②国外使用情况；③特性及与其他药品比较的研究等；④化学结构的确定以及理化性质等；⑤制备方法；⑥质量标准和试验方法；⑦长期保存试验；⑧苛酷加速试验；⑨一般加速试验；⑩主要药效学试验；⑪一般药理学试验、安全性药理试验；⑫其他药理试验；⑬吸收；⑭分布；⑮代谢；⑯排泄；⑰生物学同等性；⑱其他药物代谢动力学；⑲单次给药毒性；⑳重复给药毒性；㉑遗传毒性；㉒抗原性；㉓生殖毒性；㉔局部刺激性；㉕其他毒性；㉖临床试验结果；㉗添付文书等记录事项。

1）医疗用医药品　通知中将医疗用医药品分为以下情形：①含有新有效成分医药品；②新医疗用复方制剂；③新给药途径医药品；④新功能医药品；⑤新剂型医药品；⑥新用量医药品；⑦生物仿制品；⑧剂型追加相关医药品（再审查期间），（⑧-2）剂型追加相关医药品（非再审查期间）；⑨类似处方医疗用复方制剂（再审查期间），（⑨-2）类似处方医疗用复方制剂（非再审查期间）；⑩其他的医药品（再审查期间），（⑩-2）属于（⑩）情形、与生物制品的制备方法有关，（⑩-3）其他的医药品（非再审查期间），（⑩-4）属于（⑩-3）情形、与生物制品的制备方法有关。不同情形的医疗用医药品需要提供的资料要求不同。

2）要指导/一般用医药品　通知中将要指导/一般用医药品分为以下情形：①含有新有效成分医药品；②新给药途径医药品；③-1新功能医药品，③-2新剂型医药品，③-3新用量医药品；④含有要指导（一般用）新有效成分医药品；⑤-1要指导（一般用）新给药途径医药品，⑤-2要指导（一般用）新功能医药品，⑤-3一般用（要指导）新给药途径医药品，⑤-4一般用（要指导）新用量医药品；⑥一般用（要指导）新复方制剂；⑦-1类似处方一般用复方制剂，⑦-2类似剂型一般用医药品；⑧其他一般用医药品（承认基准目录等）。不同情形的要指导/一般用医药品需要提供的资料要求不同。

（2）汉方药的审批要求

1）汉方药相关法规　在汉方制剂的受理申报及审查方面，日本于1975年颁布了《关于一般用汉方处方的指南》，1980年发布了药审第804号通知《关于医疗用配合剂的管理》[26]。后来随之发现，对于处方相同、申请企业不同，可能会出现浸膏量不同、指标成分含量不同的情况；或同样的处方和生药投量，不同的设备和生产管理，每日浸膏服用量也可能不同的情况。因此，日本开始探讨汉方制剂煎药标准化的必要性问题，并提出了“标准汤剂”的概念。“标准汤剂”的制备方法于1982年经“产官学”各方专家讨论后决定。1985年5月31日发布了药审第120号《关于医疗用汉方浸膏制剂的管理》通知[27]，通知中主要涉及制剂与“标准汤剂”的等同性研究内容，规定必须提交与“标准汤剂”的对比试验的资料。“标准汤剂”即根据古籍方法制备的煎液。制剂的“等同性标准”为标准汤剂中的指标成分的下限值为70%以上。规格限量为中间值的±50%以内，尽可能控制在±30%以内。具体由各企业分别制定标准汤剂，使用标准的生药原料生产三个批号的标准汤剂，测定指标含量并规定每日浸膏服用量。之后按照与标准汤剂相同的生药、生产条件生产三批，确定指标成分含量，将生药-提取液-浓缩液-浸膏粉各生产工序的转移率与标准汤剂进行比较，以保证成分含量的相同，保证实际生产的治疗与标准汤剂的一致性。此外，还明确了该通知为“限期措施”，过期后不可按照该通知提交新的申请。

2）一般用汉方药的审批要求[28]　如果生产《一般用汉方制剂承认基准》范围内药品，则申请时可以按照“要指导/一般用医药品”中情形（8）“其他一般用医药品（承认基准目录等）”提交申报资料。必须提交的内容包括：③特性及与其他药品比较的研究等（提供承认基准和申报药品的有效成分以及剂量相关的对比表）⑥质量标准和试验方法。根据品种情况可能需要提交内容：⑦长期保存试验⑨一般加速试验。

如果生产《一般用汉方制剂承认基准》范围外药品，则申请时需要按照“要指导/一般用医药品”中情形（6）“一般用（要指导）新复方制剂”提交申报资料。必须提交的内容包括：①起源或发现经过②国外使用情况③特性及与其他药品比较的研究等⑥质量标准和试验方法26临床试验结果27添付文书等记录事项；根据品种情况可能需要提交内容：⑦长期保存试验⑨一般加速试验吸收单次给药毒性重复给药毒性24局部刺激性。

3）医疗用汉方制剂的审批要求[29]　医疗用汉方制剂的制造销售承认申请是根据《医药品承认申请相关事项》（2014年11月21日药食发1121第2号通知）和《医药品承认申请时注意事项》（2014年11月21日药食发1121第12号通知）中的“医疗用复方制剂处理”内容提交资料。

考虑到汉方药来是由天然物组成的，很难明确与功能主治相关的有效成分，因此规定来源于古方书籍的汉方制剂提交承认申请时，主要根据药审第804号通知《关于医疗用配合剂的管理》和药审第120号通知《关于医疗用汉方浸膏的管理》提交申报资料。但是，新医疗用汉方制剂需要按照“新医疗用复方制剂”对待，需要通过临床试验和动物实验证明配方的合理性，提交的资料包括：①起源或发现经过②国外使用情况③特性及与其他药品比较的研究等⑤制备方法⑥质量标准和试验方法⑦长期保存试验⑧苛酷加速试验⑨一般加速试验⑩主要药效学试验吸收分布代谢排泄单次给药毒性重复给药毒性26临床试验结果27添付文书等记录事项。根据品种情况可能提交的资料有：一般药理学试验、安全性药理试验其他药理试验其他药物代谢动力学24局部刺激性。

4）上市后的再评价研究　目前在日本使用的医疗用汉方制剂和一般用汉方制剂，均未按新药审批程序进行临床前和临床试验。日本的汉方制剂非临床及临床研究与评价，多为上市后进行的，包括阐明汉方制剂的药理作用、毒性研究、以临床有效性为研究目的的循证医学研究和不良反应监测等。该项研究为企业自发研究，其目的是为有利于临床医生对汉方药的理解和正确使用。

（四）韩国植物药申报概况

韩国的传统医学源于中国医学。中医药早在公元前2世纪就传入朝鲜，大约公元2世纪末，中国的经典著作《黄帝内经》《伤寒论》等传入古代朝鲜，与当时朝鲜的传统医学合并，逐渐形成了富有民族特色的古代朝鲜传统医学——东方医学（Oriental medicine）。19世纪末，西方医学传入朝鲜，政府采取了东、西医并存的政策。1951年韩国政府颁布医药法令，规定在韩国东医和西医地位相同，享受同等待遇。在日本统治期间，东方医学在韩国又按日本的习惯称为“汉医”或“汉方医”、“东洋医学”。1986年韩国政府修改《国民医疗法》，规定将“东医”、“汉医”统一称为“韩医”（Korean Oriental medicine）。

韩国政府高度重视韩医药的发展，2003年韩国国会通过第6965号《韩国韩医药发展法案》，其核心是“国家支持和支援发展韩医药”，促进韩医学的普及化、现代化和国际化[29]。2005年韩国成立了“韩医药发展审议委员会”，并颁布了发展韩医药的综合战略计划（《韩医药发展第一个五年综合计划》），旨在通过韩医药的科学化、产业化与国际化，提高国家竞争力[30]。

1. 监管机构[31]　韩国于1998年建立了韩国食品药品管理局（Korea Food and Drug Safety Adiministration，KFDA），2013年KFDA荣升为食品药品安全部（Ministry of Food and Drug Safety，MFDS），其主要职责是保障食品、药品和消费品等的安全，保障国民健康，并支持食品药品行业的发展。管辖范围涵盖食品、药品、化妆品和医疗器械。

在韩药监管方面，MFDS主管韩药整体的研发、上市、销售、流通和使用。MFDS下设生物制品及韩药管理局（Biopharmaceuticals and Herbal medicine Bureau），该管理局下属的韩药政策科（Herbal medicine Policy Division）主要负责制定并统一植物药的相关政策、实施并修订相关规章制度、参与国际合作、批准国内生产/进口产品的上市许可等。

MFDS下设韩国国家食品药品安全评价院（National Institute of Food and Drug Safety Evaluation）负责食品和药品的审评工作。其下属的生物制品及植物药评价部（Biopharmaceuticals and Herbal Medicine Evaluation Department）中的植物药产品处（Herbal Medicines Products Division）负责审查和评价植物药的质量、安全性和疗效，审批国内及进口相关产品。

2. 韩国植物药分类　韩国植物药根据不同的医学理论指导，分为天然药物制剂和草药制剂。

（1）天然药物制剂（Crude Preparation/Medicine）[32]　根据2015年9月韩国食品药品安全部（MFDS）公布的英文版《草药（生药）制剂批准和通告管理条例》（Regulation on Approval and Notification of Herbal（crude）Medicinal Preparations），天然药物制剂是指西医观点下的天然药物，该药物在东方医学中不用于治疗目的。然而，即使该药物是天然物质，如果其提取和精制于某一成分，则该药物也不被认为是天然药物制剂。

天然药物复方产品（Herbal（crude）combination product）[32]：是指含有两种或多种主要成分的天然药物制剂，包括从两种或多种植物中得到的提取物，以及从同一动物的两个或多个器官得到的提取物（不包括猪的肝脏和胃部提取物）。

（2）草药制剂（Herbal Medication）[33]　根据2015年英文版韩国《药事法》（Pharmaceutical Affairs Act），草药原料（Herb）是指从动物、植物或矿物质

中采集的原料药，并且大多数情况下经干燥、切割或精制后不改变其初始形式。草药制剂是指根据东方医学理论由多种草药原料混合制成的药物。

3. 相关法规与技术指南 韩国植物药相关的法规、标准和技术指南比较齐全。具体法规有《药事法》《韩国韩医药发展法案》《草药（生药）制剂批准和通告管理条例》《天然物新药研究开发促进法》等；标准有《韩国药典》（Korean Pharmacopoeia，KP）、《韩国草药典》（Korean Herbal Pharmacopoeia，KHP）等；相关指南有：《临床质量评价研究指南》（2009）、《草药化学图谱指南》（2010）、《草药质量的 CTD 格式指南》（2012）、《草药产品和韩药产品（HMP&TKMP）的 GMP 评价指南》（2012）、《韩药原料的 GMP 评价指南》（2013）、《药材质量控制指南》（2013）、《草药非临床研究指南》（2014）、《草药（生药）提取物的质量控制指南》（2015）、《常见药材感官评价指南》（2017）等。

4. 韩国植物药的申报要求 药品在韩国需要经 MFDS 批准注册才能上市。根据韩国《药事法》第 31 章的相关规定，上市药品必须安全、有效、质量可控（包括原料），其生产和销售必须经过技术审查和检查。

（1）1969 年，韩国社会事务卫生部（MOHSA）发布了 223 号文件，允许制药公司生产草药制剂，如果处方在 11 本中、韩医药古籍中有记载的，无需提交临床及药理、毒理学资料，只要求提供质量数据，功效转换为现代医学术语。这 11 本中、韩医药古籍为：《景岳全书》《医学入门》《寿世保元》《本草纲目》《东医宝鉴》《东医寿世保元》《广济秘籍》《济众新编》《药性歌》《方药合编》《乡药集成方》，其中前 4 部是中国古典文献，后 7 部为韩国医药文献[34]。

（2）根据《草药（生药）制剂批准和通告管理条例》，草药（生药）注册分类分为四大类：新药（New Drug）、需要提交数据的药物（Pharmaceutical required for data submission）、《德国顺势疗法药典》所列原料药（Drug substance enlisted in Homöopathisches Arzneibuch）及其他药品，并规定了每种类型需要提交的申报资料[32]。具体如下：

1）新药　是指含新化学实体（new chemical entity，NCE）的药物，其化学结构或主要组分完全不同于韩国之前已上市药物。需要全套的研究数据，包括：①药物开发的起源或背景；②原料药和制剂的结构和理化特征；③原料药和制剂的稳定性试验数据；④毒理学数据（如单次给药毒性、重复给药毒性、基因毒性、致癌性、生殖及发育毒性以及其他毒性试验）；⑤药理作用数据［如疗效研究数据，安全性或一般药理学研究数据，吸收、分布、代谢和排泄（ADME）数据，与其他药物的相互作用等］；⑥临床试验结果（人体药代动力学研究、药效学研究、有效性和安全性研究、上市后监管报告、桥接数据等）；⑦在其他国家的使用情况；⑧与韩国类似药物的对比审查及其特性数据。

2）需要提交数据的药物　不是一种新药，而是指要求进行安全性和疗效评估的药物。包括改变处方、组成、规格、剂量、剂型、给药途径等的药物。在新药需要完整提交数据中，有选择性地提交安全性和疗效评估所需的数据。

3）《德国顺势疗法药典》所列原料药　仅需提供原料药的质量资料和综述资料。

4）其他药品　包括与已批准药品采用相同规格、剂量和处方的药品，草药书籍中收载的处方，收载在韩药书籍的原料（不在 KP 和 KHP 中），已批准的原料药等。完整的资料包括。①药物开发的起源或背景；②国内外使用情况；③原料药相关数据；④制剂相关数据。不同情况下部分数据还可以豁免。

四、国内中药、天然药物注册申报资料及其撰写

（一）中药、天然药物注册申报资料基本内容

对于申报资料项目及其内容，在 1985 年卫生部制定的《新药审批办法》附件四——《新药（中药）申报资料项目》中列出了相关内容，其后，1992 年卫生部发布的《<新药审批办法>有关中药部分的修订和补充规定》、1999 年国家药品监督管理局修订颁布实施《新药审批办法》，以及 2002 年颁布的《药品注册管理办法》（试行）（局令第 35 号），2005 年颁布的《药品注册管理办法》（局令第 17 号），2007 年颁布的《药品注册管理办法》（局令第 28 号）及其附件都是在此基础上进行的调整和修订，都对中药新药药学研究相关要求做了明确规定。2007 年版《药品注册管理办法》附件 1——《中药、天然药物注册分类及申报资料要求》“二、申报资料项目及说明”将中药、天然药物注册申报资料分为综述资料、

药学研究资料、药理毒理研究资料、临床试验资料四部分。其中，综述资料部分包括：1. 药品名称，2. 证明性文件，3. 立题目的与依据，4. 对主要研究结果的总结及评价，5. 药品说明书样稿、起草说明及最新参考文献，6. 包装、标签设计样稿。药学研究资料部分包括：7. 药学研究资料综述，8. 药材来源及鉴定依据，9. 药材生态环境、生长特征、形态描述、栽培或培植（培育）技术、产地加工和炮制方法等，10. 药材标准草案及起草说明，并提供药品标准物质及有关资料，11. 提供植物、矿物标本，植物标本应当包括花、果实、种子等，12. 生产工艺的研究资料、工艺验证资料及文献资料，辅料来源及质量标准，13. 化学成分研究的试验资料及文献资料，14. 质量研究工作的试验资料及文献资料，15. 药品标准草案及起草说明，并提供药品标准物质及有关资料，16. 样品检验报告书，17. 药物稳定性研究的试验资料及文献资料，18. 直接接触药品的包装材料和容器的选择依据及质量标准。药理毒理研究资料部分，包括：19. 药理毒理研究资料综述，20. 主要药效学试验资料及文献资料，21. 一般药理研究的试验资料及文献资料，22. 急性毒性试验资料及文献资料，23. 长期毒性试验资料及文献资料，24. 过敏性（局部、全身和光敏毒性）、溶血性和局部（血管、皮肤、黏膜、肌肉等）刺激性、依赖性等主要与局部、全身给药相关的特殊安全性试验资料和文献资料，25. 遗传毒性试验资料及文献资料，26. 生殖毒性试验资料及文献资料，27. 致癌试验资料及文献资料，28. 动物药代动力学试验资料及文献资料。临床试验资料部分，包括：29. 临床试验资料综述，30. 临床试验计划与方案，31. 临床研究者手册，32. 知情同意书样稿、伦理委员会批准件，33. 临床试验报告。

为了促进药品研究和申报，2005 年后国家食品药品监督管理局颁布了一系列指导原则，在开展相关研究及申报时，应了解、参考相关指导原则。同时，国家药品监督管理部门针对药品注册管理中出现的新情况、新问题，陆续出台了一系列规范性文件，熟悉了解这些文件要求无疑有利于申报工作。

（二）注册申报资料整理、撰写目的与作用

资料整理只是研究方法和结果的一种反映，不能改变结果。课题方向的正确与否，研究方法是否科学，都不是资料整理能够解决的问题。资料整理的目的在于通过归纳、整理，全面了解品种的研究状况；通过对研究结果的汇总分析，对品种进行自我评价；通过条分缕析的分类整理，便于快速获取对于新药的全面认识。

1. 可全面了解品种的研究状况　注册申请资料反映了药品研究的水平，好的申报资料能够真实反映研究的状况，反映出关于药品安全性、有效性、质量可控性的信息。由于药品的研究内容较多，涉及不同专业领域，单从某一个专业的角度，获取的认识都可能是片面的。通过资料的整理可以将信息汇总起来，获取对于品种的全面认识。

2. 有助于加强自我评价，客观分析　资料的整理是对于产品进行再评价的基础，通过对研究内容的总结分析、评价，在新的中药制剂研究的不同阶段进行及时总结，有利于下一步开展工作。

通过资料的整理可以获取对品种的整体认识，是进行自我评价的好时机。新药开发是一个系统工程，由相对独立的不同部分组成，将不同部分的研究资料放在一起归纳整理，有助于对品种的整体把握，有助于发现研究中的薄弱环节，发现问题。通过资料整理，对品种进行自我评价，如所进行的药效研究是否支持拟进行临床研究的适应证，所选工艺是否能够将处方药味中的有效成分提取出来，等等。重新审视研究结果会发现品种新的方向，预料之外的作用，加强对于结果的分析，对于开发风险进行评估等，均对于产品的开发具有重要的作用。

3. 便于迅速准确获取有关研究信息　注册申报资料是研究内容的载体，好的申报资料便于审评人员迅速准确地获取品种的研究资料，不容易产生误解。

（三）资料整理的一般要求

1. 规范性　由于新药研究涉及面广，内容丰富，因此注册申请的资料内容也很多。为增加注册申请资料的条理性，便于从繁杂的资料中快速找到需要的内容，并减少研究及资料整理的疏漏，《药品注册管理办法》中，对申请资料有着具体的要求，以体现资料的规范性。此外，资料用语的规范性也有利于准确表达，如质量标准应按照《中国药典》的格式和规范用语，便于准确理解。

2. 整体性　新药的研究是一项系统工程，不同专业之间相互关联，互相印证，从不同的侧面反映新药整体的安全性、有效性及质量可控性。新药的研究是一个整体，不能按专业割裂开孤立地看待。新药研

究的不同资料之间存在着必然的相互联系。合理的工艺路线在有效物质基础不甚明确时，往往是结合临床用药的背景、合理指标下药效筛选结果进行选择的，否则，仅以某一种成分为筛选指标，容易误入歧途。药理毒理研究用样品应该在工艺路线确定的前提下获取才可能真实反映药物的安全性及有效性，有的研究往往同时进行工艺、药理毒理研究，违背了客观规律。临床与药理毒理方面的关联非常紧密，有的新药研究中，思路不清晰，药效研究内容与临床定位不一致，结果难以评价其有效性。

3. 条理性　按法规及技术要求中对不同类别新药的要求进行研究和资料整理。申报资料应整理得条理清晰，应有目录及标明页码，在需要图谱的位置则放上必要的插图，图谱应编号、并标明图注，如有显微鉴别则最好附照片、并在其质量标准鉴别特征后标明药材名称。资料应条理清晰，内容完整，减少疏漏，并便于快速查阅所需的内容。

4. 针对性　不同的新药除了需遵循共同的规律进行研究外，还需要结合品种的特点，进行有针对性的研究，并通过资料的整理表现其差异性。如用于妇科腔道用药的泡腾片，对其崩解时限的要求可以与口服泡腾片不同；处方含明确有效成分时，应尽可能建立含量测定方法，并用于工艺条件优选及稳定性考察，含有明确毒性成分时也应予以控制；工艺路线的确定应与临床用药的经验结合，并与有效成分的理化性质结合起来考虑；剂型的选择应考虑临床用药的需要、剂型的特点、所含成分的性质等。如在毒理学研究中，对于妇科用药的毒理研究就应该用雌性动物为研究对象；对于处方含朱砂的复方制剂，毒理研究中就应该增加一些观察指标，如动物血液、毛发中汞的含量测定，了解其蓄积情况；对于如处方中长期用药的含大黄的制剂，毒理研究时需要考察可能的肠道病变；对于治疗白癜风可能具有光敏作用的药物，需要考察在光照条件下，动物的毒性；临床的特殊性就更明显，如治疗肝炎的新药，其作用特点是抗病毒，还是保肝降酶，需要明确；用于肿瘤的药物是细胞毒作用，还是调节免疫，均需要明确。临床定位准确才可能更好设计药效模型，并找到药物的疗效特点。

5. 一致性　申报资料中综述内容、工艺研究、质量研究等研究资料应真实反映研发、生产实际情况，其中资料相同内容的相关数据应一致。

（四）中药制剂注册申请药学部分资料撰写的基本内容与注意事项

如前所述，中药、天然药物注册申报资料药学资料包括资料 7～18。在此主要就资料 7（药学研究资料综述）、资料 8（药材来源及鉴定依据）、资料 12（生产工艺的研究资料、工艺验证资料及文献资料，辅料来源及质量标准）、资料 14（质量研究工作的试验资料及文献资料）、资料 15（药品标准草案及起草说明，并提供药品标准物质及有关资料）、资料 16（样品检验报告书）、资料 17（药物稳定性研究的试验资料及文献资料）、资料 18（直接接触药品的包装材料和容器的选择依据及质量标准）做一简单阐述。

1. 药学研究资料综述　《药品注册管理办法》中规定，中药、天然药物注册分类第 1～8 项的新药和注册分类第 9 项的仿制药的中成药和天然药物制剂均需要提供药学研究资料综述。中药药学综述资料是对申报品种的原料药、生产工艺、质量标准、稳定性等方面内容的概述与总结，包括申办人对所进行的药学研究内容的分析与评价等内容。药学综述资料是中药注册申请所需资料的重要组成部分，对于快速、全面了解申报品种的药学内容具有重要的意义。在进行申报资料的整理时，应重视药学综述资料的撰写。

申请临床研究的新药申报的药学综述资料主要项目包括：①品种概况；②剂型选择及规格的确定；③生产工艺及研究内容；④质量研究及质量标准；⑤初步稳定性考察；⑥药学综合分析与评价。现分述如下。

（1）品种概况　主要是明确药品名称、申请注册的类别、处方来源（经验方或是科研方等，改剂型的品种需说明原剂型标准的出处，申请有效部位的品种需明确有效部位确定的依据等），说明处方（药味及剂量）、制成总量、剂型、规格、拟定的功能主治、用法用量等。

处方中含有化学药的，说明其用量是否符合法定标准的规定等。处方中含有毒性药材的，说明其日服/用生药量是否超出法定标准的范围。处方中含有源于濒危野生动植物药材的，需说明药材是否有合法来源。改剂型的品种还需说明其日服/用原料药量是否与原剂型一致。

（2）剂型选择与规格确定　简要说明剂型选择、规格确定的合理性。

（3）生产工艺　简要说明工艺路线确定的合理

性，处方药味所含成分的理化性质、药效学比较研究、临床应用背景及文献资料均可作为依据（只需简要介绍，而不是提供完整的工艺试验研究内容）。

简述工艺参数确定的依据，应分别说明提取、应分离与纯化、浓缩与干燥、成型等工艺参数确定的考察指标、试验结果，明确所用辅料的种类和用量等。重点说明：采用什么试验方法、什么考察指标、对哪些工艺参数进行了考察筛选、采用什么方法进行分析、试验结果如何、确定的工艺参数是什么。生产工艺及研究资料可结合品种的特点有重点地介绍，如采用特殊的提取、纯化方法，或特殊制剂技术等，评价工艺是否可行，验证结果如何。

简述中试研究结果和质量检验结果，包括批次、中试规模、投料量、成品量和成品率。说明中试用药材的含量测定结果，以及制剂质量标准中含量测定成分的转移率。

（4）质量研究和质量标准　包括原料药（含处方投料用药材、提取物、有效成分或部位、化学药等）及辅料的质量标准。说明原料药、辅料法定标准的出处，简述原料药质量标准中已建立的质量控制项目及限度。无法定标准的药材或辅料，说明是否按照相关要求进行了研究，并按法规进行申报，说明是否建立了质量标准。

简述制剂质量标准的内容，说明未列入质量标准的研究工作。按以下顺序对制剂质量标准的内容进行说明和评价：

1）鉴别　简述质量标准中列入的鉴别项目、方法及结果。包括鉴别药味、所采用的鉴别方法、对照药材和/或对照品、阴性对照结果等，评价方法是否具有专属性。简述未列入质量标准中研究工作，说明开展的研究工作及其结果，阐述不列入标准正文的理由。如："本品处方含有7味药，采用TLC法建立了丹参（对照药材）、人参（人参皂苷Rg1、Re、Rb1）、黄芩（黄芩苷）、当归（对照药材）的鉴别项，彩色照片中色谱斑点清晰，阴性无干扰。对方中党参、白术、山药进行了TLC鉴别研究，党参的鉴别存在阴性干扰，样品中白术、山药的色谱斑点不明显，故暂不列入质量标准正文"。

2）检查　说明检查项目、方法及限度。说明按药典制剂通则项下要求检验是否符合要求，是否根据剂型需要建立相应的检查项目。说明是否建立了与安全性有关的检查项目（如：毒性成分限量检查、有害元素检查、有机溶剂残留量及大孔树脂残留物检查等）。评价方法及限度是否符合要求。如："对重金属（《中国药典》通则0822第二法）、砷盐（《中国药典》通则0822第一法）进行了检查，结果重金属含量小于10ppm，砷盐小于2ppm，未列入标准正文"。

3）含量测定　明确质量标准中收载的含量测定指标、方法及限度，说明方法学考察的结果，简述样品含量测定的批次和结果，计算转移率，评价含量测定指标、方法及含量限度（幅度）确定的合理性。说明对照品的来源及纯度，非法定来源的对照品尚需简述结构确证的研究结果。说明自检样品的批次、批号、检查结果，是否符合标准规定。改剂型的品种，还需说明含量测定限度与原剂型的比较结果。

（5）稳定性试验　说明试验的方法、条件及内包装，简述考察的批次、指标、时间和结果。评价药品初步稳定性的状况。并根据研究结果，提出对贮存条件的要求。说明内包装材料是否符合药用标准。

（6）药学综合分析与评价　对原料药、制备工艺、质量标准、稳定性等研究结果进行简要总结。评价工艺的合理性以及质量标准的可控性，初步判断产品的稳定性。根据已有的研究结果及文献资料等，分析药学研究各部分内容之间的相关性，分析药学研究内容与药品的安全性、有效性之间的相关性。

申报生产的新药除对临床前药学研究工作的主要内容进行总结外，尚需从以下方面进行总结：①临床批件情况；②制备工艺；③质量研究及质量标准；④稳定性考察；⑤说明书、包装、标签等；⑥药学综合分析与评价。

2. 药材来源及鉴定依据　该项内容严格意义上应该是"原料来源及检验依据"。原料包括中药材、中药饮片、提取物、有效部位、有效成分及化学药。

（1）药材来源　一方面，药材来源包括药材基原及其药用部位，主要指药材原植（动）物的科名、植（动）物名、学名及药用部位，矿物药则注明类、族、矿石（或岩石）名及主要成分。另一方面，药材来源还包括药材产地、采收季节和加工处理等。药材质量是中药制剂质量的基础，因此应该保证药材来源及其质量的稳定。对于批准文号管理的中药原料药及化学药，应明确其生产单位、执行标准、标准号，提供其检验报告、合同及供货发票复印件等。

药材可以是一个基原的药材，也可以有多个基原的药材，但应研究保证多基原药材质量基本均一稳定的措施，应固定相应措施以保证产品质量的均一稳定，否则宜采用单一基原的药材。应注意在研究工作开展前进行药材基原的鉴定，对于基原易混淆的药材尤应审慎鉴定。产地、采收期等会影响药材质量，应明确所用药材的产地、采收期，以及相关质量要求。对来自濒危物种的药材应注意购货渠道的合法性，关注其使用是否符合国家有关法规的要求。为保证资源的可持续利用，在立项、研制、上市后等阶段应有针对性开展药材资源评估。药材资源评估内容及其评估结论的有关说明详见《中药资源评估技术指导原则》[35]。

（2）鉴定依据（检验依据）　药材的检验依据一般有《中华人民共和国药典》、部颁标准和省、市、自治区药材标准。标准时有修订，一经修订，应执行修订后的标准。使用的药材仅收载于地方药材标准，应提供标准复印件。药材质量标准若过于简单，难以满足新药研究的要求时，应完善标准。如使用了无标准的药材，应研究制定该药材的质量标准，按质量标准进行鉴定，并提供相关研究资料。若采用饮片进行投料，应提供饮片加工处理方法、饮片标准、检验报告、供应商资质等文件。

药材质量标准应研究建立有针对性的质量控制指标，研究结果应在起草说明中详细说明；注意所提供的薄层图谱照片中各斑点序号应与图注内容一致；说明含量限度制定的依据；注意进行“重金属”与“砷盐”等检查。

3. 生产工艺的研究资料及文献资料，辅料来源及质量标准　本资料主要包括提取、纯化、制剂工艺、中试等研究内容。

（1）概述　详细说明新药的制法。提供详细的工艺流程图，并作适当地说明。

（2）工艺路线的确定　中药、天然药物制剂的工艺路线是中药、天然药物生产工艺科学性、合理性和可行性的基础。应重视工艺路线的研究，工艺路线的设计应以保证其安全性和有效性为前提，一般应考虑处方的特点和药材的性质，以及制剂的类型和临床用药要求，并充分考虑上市生产的可行性、设备适应性以及环境保护的要求[36]。

在中药复方工艺与质量设计研究中，其设计目标应是体现中药复方制剂临床应用的有效性和安全性，相关工作应以体现其临床应用价值为目标，要注意根据原来临床有效的实际使用情况，基于原来临床有效的工艺进行研究验证[37,38]。基于赋予与影响中药制剂质量的因素多等特点，在最初确定研发目标时就应进行质量设计赋予，针对中药新药产品质量形成过程中与质量有关的或需要进行质量控制的影响因素，以“质量源于设计”的思路和理念开展中药制剂质量控制研究，对赋予与影响中药制剂质量的影响因素进行设计与控制[38]，确定关键质量属性和关键工艺参数。

新药在处方确定后，首先要根据对处方药物的认识确定工艺路线。应提供与工艺路线确定的相关文献资料及研究资料，说明工艺路线确定的合理性，处方药味所含成分的理化性质、药效学比较研究、临床应用背景及文献资料均可作为依据内容。

对于有效成分、有效部位新药，应根据其理化性质，以有效成分、有效部位为指标，尽可能富集有效成分，去除杂质，除去有害物质。

在中药复方制剂工艺路线的选择时，要充分考虑中药复方制剂的优势，体现在临床，对中药复方制剂的研究应该以临床疗效为中心[38]，如果没有经过充分研究并有确切把握，应尊重原有临床用药方法和工艺，可沿用临床已经证明有效的方法，按相同的工艺生产，以期体现原有方剂的临床疗效和安全性；当然更可结合适当的药效指标对不同工艺路线进行比较，选择更能发挥有效安全作用的工艺，保证复方整体的药效。由于药效指标有时不够敏感，且存在人与动物的种属差异等原因，需要考虑结合适应证或功能主治情况慎重评估并选择合适的药效学指标，并特别关注已知有效成分的提取情况，鼓励多指标综合评价。若仅仅以可测成分为指标，可能偏离正确的方向，如绿原酸广泛存在于许多植物中，据不完全统计，存在于二十多种药材中（吴茱萸、金银花、贯叶连翘、乌骨藤、菊花、杜仲、忍冬藤、蒲公英、山绿茶、桑叶、山银花、石韦、通光藤、茵陈、小蓟、白茅根、红毛五加、乌梅、蓬子菜、杏香兔耳风、伊犁小檗、鸡树条等）[39]，如果仅仅将绿原酸作为指标成分，不考虑其与适应证的关联，确定的工艺路线可能就会偏离安全有效的方向。

中药复方制剂的工艺路线选择，需避免为追求服用剂量小而盲目纯化的倾向。在有效成分不明确的情况下，要慎重选择工艺路线。如超临界萃取主要适用于挥发油等脂溶性较强成分的提取，与传统汤剂提取所得成分不同，药效也可能有较大差异[40]；如大孔树脂纯化技术对于有效成分明确的有效成分、有效部位新药的纯化是一种较好的手段，但在中药复方制剂中有效成分不十分明确的情况下，若采用大孔树脂纯化，则可能因此造成有效成分损失，影响中药复方的有效性[41]。作为药品最关键的是有效性及安全性，合理的工艺应尽可能去除毒性成分及无效成分，保留有效的成分。如对于中药复方中挥发油的提取，可从以下方面综合考虑：①所含挥发油是否为有效成分，若为有效成分需提取，反之则可弃去；②是否有安全性问题，若挥发油有安全性问题就不提取，反之则提取；③剂型的特点，若为口服液体制剂，即使挥发油量较低也可以在配液时加入芳香水，若为固体制剂，挥发油量低时，难以分离并固化；④挥发油的含量，若药材中所含挥发油量非常低，可考虑不提取，若含量特别高，为药材的主要成分，可考虑提取。同时需根据药物成分的性质以及现代研究成果对单煎、混煎进行选择，如避免生物碱类有效成分与酸性物质的相互作用而造成损失。

此外，在该部分的资料中，还需根据情况明确所用有效成分或指标成分检测的试验方法及方法学研究资料。采用药效学指标进行评价的，需说明指标选择的依据，明确具体的方法和结果。

（3）原料的前处理　为保证中药、天然药物新药的安全性、有效性和质量可控性，应对原料进行必要的前处理[42]。原料的前处理主要指炮制与加工。炮制和制剂的关系密切，大部分药材需经过炮制才能用于制剂的生产。在完成药材的鉴定与检验之后，应根据处方对药材的要求以及药材质地、特性的不同和提取方法的需要，对药材进行必要的炮制与加工，即净制、切制、炮炙、粉碎等[42]。对于来源于临床的方剂在成药化研究时，需要注意研究原来临床有效的基础是什么，即原来采用的是哪种饮片，做了哪些加工。

（4）提取工艺　需要提供提取方法及工艺参数确定的依据，说明提取工艺参数确定的考察指标、试验结果，重点明确所采用的试验方法、考察指标、分析方法、试验结果，提供详细的研究资料。还需说明在确定最佳工艺参数后，验证试验的结果。

采用的提取方法不同，影响提取效果的因素有别，因此，应根据所采用的提取方法与设备，考虑影响因素的选择和工艺参数的确定[39]。采用质量源于设计理念，从均一性、稳定性的角度进行工艺研究，确定关键质量属性和关键工艺参数。一般需对溶剂、工艺条件进行选择、优化。应明确提取的具体设备及方法，如水蒸气蒸馏、水上蒸馏法等，其提油率可能不同，应固定所用方法。浓缩也应明确其方法及条件，如常压与减压浓缩不同，所用设备原理不同，受热的温度、时间也有差异，均应明确。所用设备特殊的，如微波提取、超声提取、循环提取等，应提供设备的有关资料。

提取条件的确定也需要通过系统的研究确定。如水提的提取次数、加水量、提取时间等均应通过研究确定，评价指标应可量化，并具可比性。此外，应结合药品的安全性及有效性选择考察指标，并注意考察指标成分的理化性质与提取溶剂溶解性之间的关系。提取溶剂选择应尽量避免使用一、二类有机溶剂。

（5）纯化　应结合工艺路线的合理性研究，提供资料说明纯化的必要性和合理性。应开展研究以说明所采用的分离纯化方法及条件的合理性，明确各主要工艺参数及其范围。

中药、天然药物的纯化工艺，应根据纯化的目的、可采用方法的原理和影响因素进行选择。一般应考虑：拟制成的剂型与服用量、拟保留的药效物质与去除无效物质的理化性质、后续制剂成型工艺的需要、生产的可行性、环保问题等。并通过有针对性的试验，考察各步骤有关指标的情况，以评价各步骤工艺的合理性，选择可行的工艺条件，确定适宜的工艺参数，从而确保生产工艺和药品质量的稳定[36]。

需提供所用的材料质量标准及预处理方法。如使用大孔树脂纯化，需提供树脂型号、预处理的方法及条件，以及树脂预处理合格的标准，提供资料说明样品经处理后可能残留物的情况等。

中药、天然药物的纯化应依据中药传统用药经验或根据提取物中已确认的一些有效成分的存在状态、极性、溶解性等特性设计科学、合理、稳定、可行的工艺，采用一系列纯化技术尽可能多地富集有效成分，除去无效成分。

对于复方制剂而言，若采用纯化工艺，一般需提供纯化前后样品中有效成分或指标成分的比较研究资料。采用特殊纯化工艺的，需提供纯化前后的药效对比研究资料。

（6）浓缩与干燥工艺　浓缩、干燥工艺应主要依据物料的理化性质、制剂的要求、影响浓缩和干燥效果的因素，选择相应工艺路线，使所得物料达到要求的相对密度或含水量，以便于制剂成型。对含有热不稳定成分、易熔化物料的浓缩与干燥，尤其需要注意方法的选择，以保障浓缩物或干燥物的质量。

浓缩与干燥的方法和程度、设备和工艺参数等因素都直接影响着物料中成分的稳定。在物料浓缩与干燥工艺过程中应结合制剂的要求对工艺条件进行研究和优化。

应根据具体品种的情况，结合工艺、设备等特点，选择相应的评价指标。对有效成分为挥发性、热敏性成分的物料在浓缩、干燥时还应考察挥发性、热敏性成分的保留情况。

4. 制剂成型工艺 该部分资料主要说明剂型选择的合理性、制剂成型工艺确定的合理性。包括制剂处方设计以及制剂成型工艺研究，以及所用辅料的相关资料。

中药、天然药物制剂成型工艺研究是指将半成品（原料）通过制剂技术制成适宜剂型的过程，应根据临床用药需求、处方组成及剂型特点，结合提取、纯化等工艺，以达到药物“高效、速效、长效”，“剂量小、毒性小、副作用小”和“生产、运输、贮藏、携带、使用方便”的要求。

由于中药、天然药物成分复杂、作用多样，剂型种类、成型工艺方法与技术繁多，加之现代制剂技术迅速发展，新方法与技术不断涌现，不同的方法与技术所应考虑的重点，需进行研究的难点，要确定的技术参数，均有可能不同。因此，应根据药物的具体情况，借鉴传统组方、用药理论与经验，结合生产实际进行必要的研究，以明确具体工艺参数，做到工艺合理、可行、稳定、可控，以保证药品的安全、有效和质量稳定。在中药、天然药物制剂的研究中，鼓励采用新技术、新工艺、新辅料[43]。

（1）剂型的选择　药物必须制成适宜的剂型，采用一定的给药途径接触或导入机体才能发挥疗效。剂型的不同，可能导致药物作用效果的不同，从而关系到药物的临床疗效及不良反应。剂型选择应根据药味组成并借鉴用药经验，以满足临床医疗需要为宗旨，在对药物理化性质、生物学特性、剂型特点等方面综合分析的基础上进行。应提供具有说服力的文献依据和/或试验资料，充分阐述剂型选择的科学性、合理性、必要性[43]，新药给药途径的选择应具有充分的依据。中药有着几千年的应用历史，大多数中药复方制剂在开发前已有一定的临床应用历史，即临床经验方，也多以汤剂的形式应用多年。这些临床应用历史是给药途径选择的良好基础。

剂型的选择应主要考虑以下几方面：①临床需要及用药对象：应考虑不同剂型可能适用于不同的临床病症需要，以及用药对象的顺应性和生理情况等。②用于制剂成型的中间产物的性质和用量：中药有效成分复杂，各成分溶解性、稳定性，在体内的吸收、分布、代谢、排泄过程各不相同，应根据药物的性质选择适宜的剂型。选择剂型时应考虑处方量、半成品量及性质、临床用药剂量，以及不同剂型的载药量。③药物的安全性：在选择剂型时需充分考虑药物安全性。应在比较剂型因素产生疗效增益的同时，关注可能产生的安全隐患（包括毒性和副作用），并考虑以往用药经验和研究结果。

此外，还需要注意以下问题：重视药物制剂处方设计前研究工作。在认识药物的基本性质、剂型特点以及制剂要求的基础上，进行相关研究。注意借鉴相关学科的新进展。在剂型选择和设计中，鼓励采用新理论、新方法和新技术，鼓励新剂型的开发。注意注射剂剂型选择的合理性，应特别关注其安全性、有效性、质量可控性以及临床需要，并提供充分的选择依据。

（2）制剂处方研究　制剂处方研究是根据制剂原料性质、剂型特点、临床用药要求等，筛选适宜的辅料，确定制剂处方的过程。制剂处方研究是制剂研究的重要内容。

1）制剂处方前研究　制剂处方研究是制剂成型研究的基础，其目的是使制剂处方和制剂工艺适应工业化生产的要求，保证生产工艺的合理性、可行性及批间一致性。制剂原料的性质对制剂工艺、辅料、设备的选择有较大的影响，在很大程度上决定了制剂成型的难易。在中药、天然药物制剂处方前研究中，应了解制剂原料的性质。例如，用于制备固体制剂的原料，应主要了解其溶解性、吸湿性、流动性、稳定性、可压性、堆密度等内容；用于制备口服液体制剂的原料，应主要了解其溶解性、酸碱性、稳定性以及嗅、味等内容，并提供文献或试验研究资料。以有效成分或有效部位为制剂原料的，应加强其与辅料的相互作用的研究，必要时还应了解其生物学性质。

2）辅料的选择　辅料除具有赋予制剂成型的作用外，还可能改变药物的理化性质，调控药物在体内的释放过程，影响甚至改变药物的临床疗效、安全性和稳定性等。所用辅料应符合药用要求。辅料选择一般应考虑以下原则：满足制剂成型、稳定、作用特点的要求，不与药物发生不良相互作用，避免影响药品的检测。考虑到中药、天然药物的特点，减少服用量，提高用药对象的顺应性，应注意辅料的用量，制剂处方应能在尽可能少的辅料用量下获得良好的制剂成型性。

3）制剂处方筛选研究　制剂处方筛选研究，可根据药物、辅料的性质，结合剂型特点，采用科学、合理的试验方法和合理的评价指标进行。制剂处方筛选研究应考虑以下因素：临床用药的要求、制剂原辅料性质、剂型特点等。通过处方筛选研究，初步确定制剂处方组成，明确所用辅料的种类、型号、规格、用量等。

在制剂处方筛选研究过程中，为减少研究中的盲目性，提高工作效率，获得预期的效果，可在预实验的基础上，应用各种数理方法安排试验。如采用单因素比较法，正交设计、均匀设计或其他适宜的方法。

（3）制剂成型工艺研究　制剂成型工艺研究是按照制剂处方研究的内容，将制剂原料与辅料进行加工处理，采用客观、合理的评价指标进行筛选，确定适宜的辅料、工艺和设备，制成一定的剂型并形成最终产品的过程。通过制剂成型研究进一步改进和完善处方设计，最终确定制剂处方、工艺和设备。对有些制剂还需注意考察制剂成型后的稳定性。

1）一般原则　制剂成型工艺研究一般应考虑成型工艺路线和制备技术的选择，应注意实验室条件与中试和生产的衔接，考虑大生产制剂设备的可行性、适应性。对单元操作或关键工艺，应进行考察，以保证质量的稳定。应提供详细的制剂成型工艺流程，各工序技术条件试验依据等资料。在制剂过程中，对于有毒药物以及用量小而活性强的药物，应特别注意其均匀性。

2）评价指标的选择　制剂成型工艺研究评价指标的选择，是确保制剂成型研究达到预期目的的重要内容。制剂处方设计、辅料筛选、成型技术、制剂设备等的优选应根据不同药物及其剂型的具体情况，选择评价指标，以进行制剂性能与稳定性评价。评价指标应是客观的、可量化的。量化的评价指标对处方设计、筛选、制剂生产具有重要意义。例如，颗粒的流动性、与辅料混合后的物性变化、物料的可压性、吸湿性等可作为片剂成型工艺的考察指标的主要内容。对于口服固体制剂，有时还需进行溶出度的考察。

3）制剂技术、制剂设备　制剂处方筛选、制剂成型均需在一定的制剂技术和设备条件下才能实现。在制剂研究过程中，特定的制剂技术和设备往往可能对成型工艺，以及所使用辅料的种类和用量产生很大影响，应正确选用。在制剂研究过程中，应重点考察设备类型、工艺参数对制剂关键质量属性的影响，研究相应的过程控制技术。先进的制剂技术以及相应的制剂设备，是提高制剂水平和产品质量的重要方面，也应予以关注。固定所用设备及其工艺参数，以减少批间质量差异，保证药品的安全、有效及其质量的稳定。

5. 中试工艺　中试工艺应是在实验室完成小试后再经放大验证后的制备工艺，需对中试工艺与实验室工艺之间的变化进行说明，并对工艺的合理性和大生产的可行性进行评价。按单元操作过程描述中试批次样品的工艺（包括包装步骤），明确操作流程、工艺参数和范围。

通过中试研究，可发现工艺可行性、劳动保护、环保、生产成本等方面存在的问题，以减少药品研发的风险。

中试研究规模、设备应考虑与将来大生产规模、设备的一致性，以利于将来大生产的顺利衔接。提供中试过程中所用主要生产设备的信息，如提取罐、浓缩罐等型号、生产厂、关键技术参数；过滤滤器的种类和孔径；配液、灌装容器规格等。中试样品如用于临床研究，应当在符合《药品生产质量管理规范》条件的车间制备。

由于药品剂型不同，所用生产工艺、设备、生产车间条件、辅料、包装等有很大差异，因此在中试研究中要结合剂型，特别要考虑如何适应生产的特点开展工作，应注意以下问题：

（1）规模与批次　投料量、半成品率、成品率是衡量中试研究可行性、稳定性的重要指标。一般情况下，中试研究的投料量为制剂处方量（以制成1000个制剂单位计算）的10倍以上[44]。装量大于或等于100ml的液体制剂应适当扩大中试规模；以有效成分、有效部位为原料或以全生药粉入药的制剂，可适当降低中试研究的投料量，但均要达到中试研究的目的。半成品率、成品率应相对稳定。如滴丸剂，制成总量若为1000丸，则规模与大生产相差较大，难以反映实际生产的状况，应根据情况扩大规模，以达到中试的目的。

中试研究一般需经过多批次试验，以达到工艺稳定的目的。申报临床研究时，应提供3批稳定生产的中试研究数据，包括批号、投料量、半成品量、辅料量、成品量、成品率等。

申报资料应列明所有工艺条件及参数，比如前处理方法，提取纯化、浓缩干燥方法及工艺参数，浓缩液相对密度，浸膏收率，制粒方法，辅料用量，成品率，成品检验结果。注意批内、批间质量的稳定、均一。

（2）质量控制　中试研究过程中，应考察各关键工序的工艺参数及相关的检测数据，明确各关键步骤及其工艺参数控制范围。注意建立、明确中间体的内控质量标准，包括项目、方法和限度，必要时提供方法学验证资料。明确中间体（如浸膏等）的得率范围。与样品含量测定相关的药材，应提供所用药材及中试样品含量测定数据，并计算转移率。

（3）自检报告中应注意的问题　各检查内容是否与质量标准一致；如水分、装量差异等常规检查项目，采用的方法是否与现行版《中国药典》相同；含动物药材的，是否加做了“沙门氏菌”检查。

6. 稳定性研究　中药、天然药物的稳定性是指中药、天然药物（原料或制剂）的化学、物理及生物学特性发生变化的程度。通过稳定性试验，考察中药、天然药物在不同环境条件（如温度、湿度、光线等）下药品特性随时间变化的规律，以认识和预测药品的稳定趋势，为药品生产、包装、贮存、运输条件的确定和有效期的建立提供科学依据。稳定性研究是评价药品质量的主要内容之一，在药品的研究、开发和注册管理中占有重要地位。

该部分研究资料主要是用于说明在临床研究期间或在上市后，在拟定的包装材料及贮存条件下样品的稳定性。根据研究目的和条件的不同，稳定性研究内容可分为影响因素试验、加速试验和长期试验等。稳定性研究具有阶段性特点，不同阶段具有不同的目的。一般始于药品的临床前研究，贯穿药品研究与开发的全过程，在药品上市后还要继续进行稳定性研究。

（1）试验设计　稳定性研究实验设计应根据不同的研究目的，结合原料药的理化性质、剂型的特点和具体的处方及工艺条件进行。应合理设计样品的批次和规模、包装及放置条件、考察时间点、考察项目以及分析方法。

（2）研究要求　稳定性研究的内容应根据药品注册申请的分类以及药品的具体情况，围绕稳定性研究的目的（如确定处方工艺、包装材料、贮存条件和制定有效期），进行设计和开展工作。

1）新药　对于申报临床研究的新药，应提供符合临床研究要求的稳定性研究资料，一般情况下，应提供至少6个月的长期试验考察资料和6个月的加速试验资料。有效成分及其制剂还需提供影响因素试验资料。对于申请生产的新药，应提供全部已完成的长期试验数据，一般情况下，应包括加速试验6个月和长期试验18个月以上的研究数据，以确定注册申报药品的实际有效期。

2）其他　药品在获得上市批准后，可能会因各种原因而申请改变制备工艺、处方组成、规格、包装材料等，原则上应进行相应的稳定性研究，以考察变更后药品的稳定性趋势。必要时应与变更前的稳定性研究资料进行对比，以评价变更的合理性，确认变更后药品的包装、贮存条件和有效期。

（3）结果评价　①贮存条件的确定。新药应综合加速试验和长期试验的结果，同时结合药品在流通过程中可能遇到的情况进行综合分析。选定的贮存条件应按照规范术语描述。已有国家标准药品的贮存条件，应根据所进行的稳定性研究结果，并参考已上市同品种的国家标准确定。②包装材料/容器的确定。一般先根据影响因素试验结果，初步确定包装材料或容器，结合稳定性研究结果，进一步验证采用的包装材料和容器的合理性。③有效期的确定。药品的有效期应根据加速试验和长期试验的结果分析确定，一般情况下，以长期试验的结果为依据，取长期试验中样品测定结果与0月数据相比无明显改变的最长时间点为有效期。

稳定性研究资料的整理中，应关注不同批号、不同时间点的主要检验图谱、照片是否准确、清晰。试验的条件是否说明清楚，如试验的温度、湿度、照度、包装材料的具体情况等。

（五）中药制剂注册申报形式审查

中药注册申请申报资料的撰写、整理，应结合《药品注册管理办法》（2007）附件1——《中药、天然药物注册分类及申报资料要求》、《中药注册管理补充规定》（国食药监注［2008］3号）等法律法规及相关技术指导原则等要求，并应符合2017年11月30日国家食品药品监督管理总局《关于发布药品注册受理审查指南（试行）的通告（2017年第194号）》及其附件5——《中药、天然药物注册审批受理审查指南（试行）》、附件6——《药品补充申请受理审查指南（试行）》的要求[45]。需要提醒的是，除了技术研究资料的相关要求外，申请表的填报、申报资料格式与整理、资料项目等，均应符合相关要求。

1. 申报资料整理要求　《中药、天然药物注册审批受理审查指南（试行）》《药品补充申请受理审查指南（试行）》对申报资料的整理提出了具体明确的要求[45]，现摘录如下。

（1）宜对每项申报资料所附图谱前面建立交叉索引表，说明图谱编号、申报资料中所在页码、图谱的试验内容。

（2）复印件应当与原件完全一致，应当由原件复制并保持完整、清晰。

（3）申报资料中同一内容（如药品名称、申请人名称、申请人地址等）的填写应前后一致。

（4）申报资料中的外文资料应翻译成中文，申请人应对翻译的准确性负责。凡必须提交原件的资料，应保证原件提交份数满足要求。

（5）装订成册的文件材料排列顺序应文字在前、照片及图谱在后。有译文的外文资料，译文在前，原文在后。

（6）按资料分类（综述资料、药学研究资料、药理毒理研究资料、临床试验资料）顺序，分别打孔装订成册。

（7）申报资料的整理形式按照综述资料、药学研究资料、药理毒理研究资料、临床试验资料的资料分类单独整理装袋。每套资料装入独立的档案袋，档案袋使用足够强度牛皮纸，以免破损。

（8）当单专业研究申报资料无法装入同一个资料袋时，可用多个资料袋进行分装，并按本专业研究资料目录有序排列，同一资料项目编号的研究资料放置在同一资料袋中，确保每袋资料间完整的逻辑关系。

2. 中药、天然药物注册　《中药、天然药物注册审批受理审查指南（试行）》对中药、天然药物注册申报资料要求、证明性文件及药品注册申请表填报等做了具体规定[45]，现摘录如下。

（1）申报资料要求

①按照《药品注册管理办法》附件1——《中药、天然药物注册分类及申报资料要求》提供符合要求的申报资料。申报资料的格式、目录及项目编号应按照《中药、天然药物注册审批受理审查指南（试行）》要求，不能改变。如对应项目无相关信息或研究资料，项目编号和名称也应保留，可在项下注明“无相关研究内容”或“不适用”。

②申请新药临床试验报送资料，一般应报送资料项目1～4、7～31；完成临床试验后申请新药生产，一般应报送资料项目1～33，以及其他变更和补充申请的资料（如适用），并详细说明变更的理由和依据。

③新药申请临床试验前，注册申请人应与审评机构进行会议沟通，提出临床试验申请的，需提交会议沟通意见建议以及申报资料补充完善的情况说明。

④临床试验报告封面应包括受试药物通用名、研究类型、研究编号、研究开始日期、研究完成日期、主要研究者（签名）、研究单位（盖章）、统计学负责人签名及单位盖章、药品注册申请人（盖章）、注册申请人的联系人及联系方式、报告日期、原始资料保存地点，并应加盖临床研究机构有效公章，印章应加盖在文字处，并符合国家有关用章规定，具有法律效力。

⑤应提交临床试验数据库电子文件，应包括原始数据库、分析数据库及相应的变量说明文件，且数据库应为SAS XPORT传输格式（即xpt格式）。已锁定的数据库光盘一式两份，并分别装入光盘盒中，盒上须注明文件类型：数据库，同时注明品名、申报单位（须加盖申报单位或注册代理机构公章）、统计软件名称、数据管理单位、数据统计单位等。提交资料封面应注明：品名、申报单位（须加盖申报单位或注册代理机构公章）。

⑥由于中药、天然药物的多样性和复杂性，在申报时，应当结合具体品种的特点进行必要的相应研究。如减免试验，应当充分说明理由。

该指南说明所列的申报资料内容要点和说明为通用要求。对于具体品种，应根据实际情况及法规和指导原则选择适用的部分。对应当提供但申请减免或难以提供的内容，应在申报资料或目录中列出相关项目，并作出具体说明。

（2）国产品种证明性文件

①申请人合法登记证明文件、《药品生产许可证》、《药品生产质量管理规范》认证证书复印件，申请新药生产时应当提供样品制备车间的《药品生产质量管理规范》认证证书复印件。

②申请成为药品上市许可持有人的申请人，应提交如下材料：a. 药品生产企业、药品研发机构应当提交合法登记证明文件（营业执照等）复印件；科研人员应当提交居民身份证复印件、个人信用报告、工作简历（包含教育背景、药品研发工作经历等信息）以及诚信承诺书。b. 药品质量安全责任承担能力相关文件：科研人员申请临床试验的，应当提交药

物临床试验风险责任承诺书，承诺临床试验开展前，向其所在地省级药品监督管理部门提交与担保人签订的担保协议或者与保险机构签订的保险合同。药品研发机构或科研人员申请成为持有人的，应当提交药品质量安全责任承诺书，承诺药品上市销售前向持有人所在地省级药品监督管理部门提交与担保人签订的担保协议或者与保险机构签订的保险合同；对于注射剂类药品，应当承诺药品上市销售前提交保险合同。c. 上市许可持有人委托生产药品的，应当提交受托生产企业生产的书面说明、申请人与受托生产企业签订的书面合同复印件（含质量协议）。

③申请的药物或者使用的处方、工艺、用途等在中国的专利及其权属状态的说明，以及对他人的专利不构成侵权的声明。应由所有注册申请人共同出具，并承诺对可能的侵权后果承担全部责任。

④麻醉药品、精神药品、医用毒性药品研制立项批复文件复印件。

⑤完成临床试验后生产时应当提供《药物临床试验批件》复印件、临床试验登记与信息公示的相关材料。

⑥直接接触药品的包装材料和容器的《药品包装材料和容器注册证》或者《进口包装材料和容器注册证》复印件、核准编号、登记号或实行关联审批的药包材《受理通知书》等。不得使用天然胶塞，不得使用安瓿装粉针剂。注射剂用玻璃包材需符合国家食品药品监督管理总局颁布的“食药监办注〔2012〕132 号”文规定。

⑦委托研究相关证明文件：申请人委托其他机构进行药物研究或者进行单项试验、检测、样品的试制等的，应提供申请人与被委托方签订的完整合同书复印件。二次委托研究应提供申请人与中间机构及中间机构与委托研究机构之间的完整的委托研究合同。非法人机构应为获得法人机构授权或持有二级机构合法登记证明文件的二级机构。非临床安全性评价机构应提供 GLP 资质证明，临床研究机构应提供 GCP 资质证明。

⑧如符合小微企业行政事业性收费优惠政策，可提交小型微型企业收费优惠申请表，按要求提供相关信息，并提供：企业的工商营业执照副本复印件；上一年度企业所得税纳税申报表（须经税务部门盖章确认）或上一年度有效统计表（统计部门出具）原件。

（3）进口品种证明性文件

①生产国家或者地区药品管理机构出具的允许药品上市销售及该药品生产企业符合药品生产质量管理规范的证明文件、公证文书；出口国物种主管当局同意出口的证明。

②由境外制药厂商常驻中国代表机构办理注册事务的，应当提供《外国企业常驻中国代表机构登记证》复印件。境外制药厂商委托中国代理机构代理申报的，应当提供委托文书、公证文书及其中文译本，以及中国代理机构的《营业执照》复印件。

③申请的药物或者使用的处方、工艺等专利情况及其权属状态说明，以及对他人的专利不构成侵权的声明。

④安全性试验资料应当提供相应的药物非临床研究质量管理规范证明文件；临床试验用样品应当提供相应的药品生产质量管理规范证明文件。

⑤说明：a. 生产国家或者地区药品管理机构出具的允许药品上市销售及该药品生产企业符合药品生产质量管理规范等证明文件，应当符合世界卫生组织推荐的统一格式。其他格式的文件，必须经所在国公证机构公证及驻所在国中国使领馆认证。b. 在一地完成制剂生产由另一地完成包装的，应当提供制剂厂或包装厂所在国家或地区药品管理机构出具的允许药品上市销售及该药品生产企业符合药品生产质量管理规范的证明文件。c. 未在生产国家或者地区获准上市销售的，可以提供持证商总部所在国或者地区药品管理机构出具的允许药品上市销售及该药品生产企业符合药品生产质量管理规范的证明文件。提供持证商总部所在国或者地区以外的其他国家或者地区药品管理机构出具的允许药品上市销售及该药品生产企业符合药品生产质量管理规范的证明文件的，经国家食品药品监督管理总局认可。d. 申请国际多中心临床试验的，应提供其临床试验用药物在符合药品生产质量管理规范的条件下制备的情况说明。

（4）药品注册申请表的填报

①申请表的填报须采用国家药品监督管理局统一发布的填报软件，提交由现行版《药品注册申请表报盘程序》生成的电子及纸质文件。注意采用最新版本〔以最新发布的公告为准〕，所生成的电子文件的格式应为 RVT 文件。各页的数据核对码必须一致，并须与提交的电子申请表一致，申请表及自查表各页边

缘应加盖各申请人或注册代理机构骑缝章。

②每一规格填写一份申请表，多个规格应分别填写申请表。申请表中“规格”项填写本制剂单剂量包装的规格，使用药典规定的单位符号。例如单位符号“克”应写为“g”，“克/毫升”应填写为“g/ml”。同时应符合《关于加强药品规格和包装规格管理的通知》（食药监注函〔2004〕91号）。

③同品种已被受理或同期申报的原料药、制剂或不同规格品种：填写该品种已被受理或同期申报的其他原料药、制剂、不同规格品种，以及需要关联审批的相应辅料、药包材的受理号及名称。若为完成临床研究申请生产的，需填写原临床申请受理号、临床试验批件号等。

④申请表中“处方（含处方量）”：应填写完整的处方及处方量，处方量按1000制剂单位计算，注明相应的制剂单位。

⑤原/辅料/包材来源或关联制剂：原料药可不填写；制剂所涉及的各原料（含饮片、中药提取物、有效成分、有效部位、化学原料药等）。复方制剂应填写全部原料药来源。申报药品注册时，须填写所用的原料药、辅料、包材的相关信息，如果是首次关联申报新包材、辅料时“批准文号/注册证号/受理号/核准编号”项可为空，但需在表头的“其他特别申明事项”中填写“关联申报包材”或“关联申报辅料”或“关联申报包材、辅料”。药包材、药用辅料与药物临床试验或生产申请关联申报的，“药包材来源”和“原辅料来源”项目中应注明全部关联的药包材和药用辅料的相关信息。

⑥中药材标准：制剂处方使用中药饮片、中药提取物、有效部位、有效成分等，应列明相应中药材标准及来源（国家药品标准、地方药材标准或自拟标准）。

⑦药品标准：指本项药品申请所提交药品标准的来源或执行依据。

⑧电子资料：应上传申报资料项目4号、7号、12号、19号、29号资料的电子文档。上传的电子文档应保证与纸质文本内容一致。

⑨申请表上的信息与所提供的证明性文件应保持一致。

⑩申请优先审评审批的品种，或注册申请涉及其他特殊情况的，应在“其他特别申明事项”中予以说明。附加申请特殊审批的，还应完整填写相应《药品注册特殊审批程序申请表》。

3. 药品补充申请　《药品补充申请受理审查指南（试行）》对中药、天然药物注册补充申报资料要求及药品注册申请表填报等做了具体规定[45]，现摘录如下。

（1）申报资料要求

①应按照《药品注册管理办法》附件4——《药品补充申请注册事项及申报资料要求》及2016年第80号通告的规定，提供符合要求的申报资料。申报资料的格式、目录（详见《药品补充申请受理审查指南（试行）》）及项目编号不能改变。对应项目无相关信息或研究资料，项目编号和名称也应保留，可在项下注明“无相关研究内容”或“不适用”。

②药品批准证明文件已失效的，相关品种的补充申请不予受理。

③再注册申请尚未完成审批程序前申报补充申请的，申请人应当在《药品补充申请表》中列明相关再注册申请情况，同时提交相关再注册申请的受理通知单复印件。

④核减药品功能主治、适应证的，按照《药品注册管理办法》附件4中药品补充申请注册事项第3项的程序和要求办理。

⑤申请人根据药品批准证明文件要求完成上市后相关技术研究的，按照《药品注册管理办法》附件4药品补充申请注册事项第18项办理。

（2）证明文件

①药品批准证明文件及其附件的复印件：包括与申请事项有关的本品各种批准文件，如药品注册批件、补充申请批件、药品标准颁布件、药品标准修订批件和统一换发药品批准文号的文件、《新药证书》、《进口药品注册证》、《医药产品注册证》等。附件包括上述批件的附件，如药品标准、说明书、标签样稿及其他附件。

②申请人是药品生产企业的，应当提供《药品生产许可证》及其变更记录页、营业执照、《药品生产质量管理规范》认证证书复印件。申请人不是药品生产企业的，应当提供其机构合法登记证明文件的复印件。由境外制药厂商常驻中国代表机构办理注册事务的，应当提供外国企业常驻中国代表机构登记证复印件。境外制药厂商委托中国药品注册代理机构代理申

报的，应当提供委托文书、公证文书及其中文译本，以及中国药品注册代理机构的营业执照复印件。

③对于不同申请事项，应当按照《药品注册管理办法》附件4中“申报资料项目表”要求分别提供有关证明文件。

④对于进口药品，应当提交其生产国家或者地区药品管理机构出具的允许药品变更的证明文件、公证文书及其中文译本。其格式应当符合中药、天然药物、化学药品、生物制品申报资料项目中对有关证明性文件的要求。除变更药品规格、改变产地、改变制药厂商和注册地址名称外，生产国家或者地区药品管理机构不能出具有关证明文件的，可以依据当地法律法规的规定做出说明。

（3）药品注册（补充）申请表的填报

①申请表的填报须采用国家药品监督管理局统一发布的填报软件，提交由新版《药品注册申请表报盘程序》生成的电子及纸质文件。确认所用版本为最新版［以最新发布的公告为准］，所生成的电子文件的格式应为RVT文件。各页的数据核对码必须一致，并须与提交的电子申请表一致，申请表各页边缘应加盖各申请人或注册代理机构骑缝章。

②除提出变更的内容外，其余均应与《药品注册证》《新药证书》《注册标准》等药品批准证明文件保持一致，发生变更应填写变更后内容。

③申请表上的信息与所提供的证明性文件及申报资料中相应内容应保持一致。

④每一规格填写一份申请表，多个规格应分别填写申请表。

⑤申请事项分类：按照《药品注册管理办法》附件中的有关分类要求选择。

⑥补充申请的内容：应简要填写本次补充申请所变更的各项具体内容，应与申请表第5项申请事项分类保持一致。

⑦糖衣片变更为或增加薄膜衣片，由无糖型变更为有糖型等，应按照变更药品处方中已有药用要求的辅料申请事项进行填写。

⑧由一个变更关联其他变更的补充申请，应将其他变更事项一并填写，比如改变影响药品质量的生产工艺的补充申请，同时关联变更辅料、规格、注册标准，除填写“改变影响药品质量的生产工艺”申请事项外，还需填写关联变更事项。

五、中药、天然药物制剂注册申请的通用技术文件

2010年9月25日国家食品药品监督管理总局发布了《化学药品CTD格式申报资料撰写要求》[46]，对《药品注册管理办法》附件2化学药品注册分类3、4、5和6的生产注册申请的药学部分申报资料实施CTD格式。2018年1月25日国家食品药品监督管理总局发布《关于适用国际人用药品注册技术协调会二级指导原则的公告》（2018年第10号）[47]，自2018年2月1日起，化学药品注册分类1类、5.1类以及治疗用生物制品1类和预防用生物制品1类注册申请适用《M4：人用药物注册申请通用技术文档（CTD）》。其中，《M4：人用药物注册申请通用技术文档（CTD）》包括《M4（R4）：人用药物注册申请通用技术文档的组织》《人用药物注册通用技术文档：行政管理信息》《M4Q（R1）：人用药物注册通用技术文档：药学部分》《M4S（R2）：人用药物注册通用技术文档：安全性部分》和《M4E（R2）：人用药物注册通用技术文档：有效性部分》。2017年6月，原国家食品药品监督管理总局成为国际人用药品注册技术协调会（ICH）成员，2018年6月，又当选为国际人用药品注册技术协调会管理委员会成员。虽然目前尚未要求中药、天然药物注册申报采用CTD格式，为保持国际接轨以及鉴于CTD特有优势，中药、天然药物注册申报采用CTD格式也是可能的趋势。

（一）CTD简介

为了统一不同国家和地区的药品注册申报资料的格式要求，ICH决定采用统一的申请文件格式——通用技术文件（common technical document，CTD）。2003年7月ICH发布了CTD指南《人用药物注册通用技术文档的组织》（M4：Organization of the common technical document for the registration of pharmaceuticals for human use）。ICH倡导的CTD格式能够显著减少注册申请编纂所需的时间和资源，也有助于电子提交文件的准备，有助于审评及与申请人的交流，可以简化监管机构之间互换监管信息[48]。2016年6月15日，ICH颁布了《人用药物注册通用技术文档的组

织》M4 指南的附件文件安排的修订版，建议欧盟、日本、美国、加拿大和瑞士的监管实体采纳该指南的终稿。修订内容：本版指南对所修订附件的更正内容进行了修订并批准：文件安排文件。并在 eCTD v4 的模块 2 和 3 的表格和附录中（增加了该内容），同时对 eCTDv3. 2. 2 的模块 2 和 3 的表格进行了更正。目前 CTD 正在越来越大的范围内成为一种规范化的信息载体，成为国际制药工业公认的注册申报文件编写和提交的统一规范，按照法规的要求，以产品的质量、安全性、有效性结果申请上市权的时候，把有关这三大性能的数据资料整理成规范的文件模式，从申请人递交到药品监管机构。

1. CTD 技术指导原则 CTD 于 2000 年 11 月 8 日达成一致，以 CTD 作为主要内容的 ICH“综合技术指导原则 4”（Multidisciplinary 4，M_4）作为对提交文件的统一格式要求，推荐给给 ICH 三方监管机构采纳。随后，为了促进 M_4 指导原则的实施，ICH 的专家组拟定了一系列问答（Q&A）[52~55]。下面介绍 CTD 技术指导原则组成及适用范围、CTD 文件规则和特点，CTD 具体内容等。

（1）CTD 技术指导原则 目前 ICH 的 CTD 技术指导原则指的《M4：人用药物注册申请通用技术文档（CTD）》，常称 ICH－M4，包括：《M4（R4）：人用药物注册申请通用技术文档的组织》《M4Q（R1）：人用药物注册通用技术文档：药学部分》《M4S（R2）：人用药物注册通用技术文档：安全性部分》和《M4E（R2）：人用药物注册通用技术文档：有效性部分》，M4 介绍 CTD 的基本结构，M4Q、M4S 和 M4E 三个技术指导原则里，分别提出了 CTD 对质量可控性、安全性和有效性要求的文件项目，对于这些文件的有关提交内容都注明了相关 ICH 技术指导文件的标题，便于指导试验设计，也帮助企业在文件编写过程中实现文件在形式与内容上的统一。

（2）适用范围 CTD 指导原则主要适用于新药（包括生物制品）的注册申请过程中需要提交资料的组织架构信息。该指导原则仅说明对所获得的数据进行呈现的适当格式，并非说明需要开展哪些研究，具体如何研究参照相应技术指导原则。申请人不能修改 CTD 的总体组织结构。但是在非临床和临床总结中，为了使技术信息获得最佳的呈现，以有助于对结果的理解和评估，申请人可根据自身情况修改格式。在此提示了 CTD 是一种标准化的文件组织模式，一般而言，不能修改其规定的 CTD 整个组织机构，在 CTD 中，如果某一具体的标题下没有可用的资料或者不要求提供该标题下的资料时，应注明“不适用”或者“不相关”，但应保留该节的标题和标号。如有必要，可在质量全面概要、非临床综述和临床综述的相应部分，说明缺少某研究的具体原因和理由。

（3）CTD 文件规则和特点 CTD 作为对文件形式的规则，其基本规则中包含了文件的编写格式和提交格式两个方面。在整个 CTD 中，为了便于对基本数据的审评同时帮助审评员对申请内容快速定位，CTD 所表述的内容必须明确、清晰。在 CTD 指导原则的一般原则中对必须使用的语言、文字和表格、纸张、缩写和缩略语规则、文件的成册、引用参考文献等均有具体要求；每个模块中首次使用缩写和缩略语时需进行定义。

CTD 文件有两个相反相成的特点，相对独立性和相互关联性。相对独立性指的是每个文件可以在一定程度上自成一体，独立存在（stand alone）。比如每个 CTD 文件必须是完整的 PDF 文件，可以在某个文件范围内修改，而不牵涉其他文件。它的目录和页码自成一体，它在 CTD 分级排列框架结构中的位置固定，文件的相对独立性使文件的生命周期管理更为有效。相互关联性指的是各 CTD 文件在分级排列的提交文件夹嵌套系统里，通过相互之间的链接和超链接来实现互为参考的功能。这种相互关联性为在审查过程的自始至终，验证从数据到结论的一致性提供了最大的方便。

（4）CTD 的具体内容[48] 2016 年 ICH 发布最新版 M4（R_4），介绍了 CTD 的整体组织架构，CTD 文件分为五个模块：模块 1 为区域性要求；模块 2，研究内容概要和综述；模块 3，质量研究报告；模块 4，非临床研究报告；模块 5，临床研究报告。模块 1 为区域性行政管理资料，如申请表或者在该地区拟使用的标签说明书等信息，模块 1 的内容和格式由相应的监管机构规定。模块 2、3、4 和 5 所涉及的内容在各个地区是相同和统一的，具有“通用性”，因此，严格讲，CTD 指模块 2～5，应不包括模块 1 的内容，如图 11－5 所示。

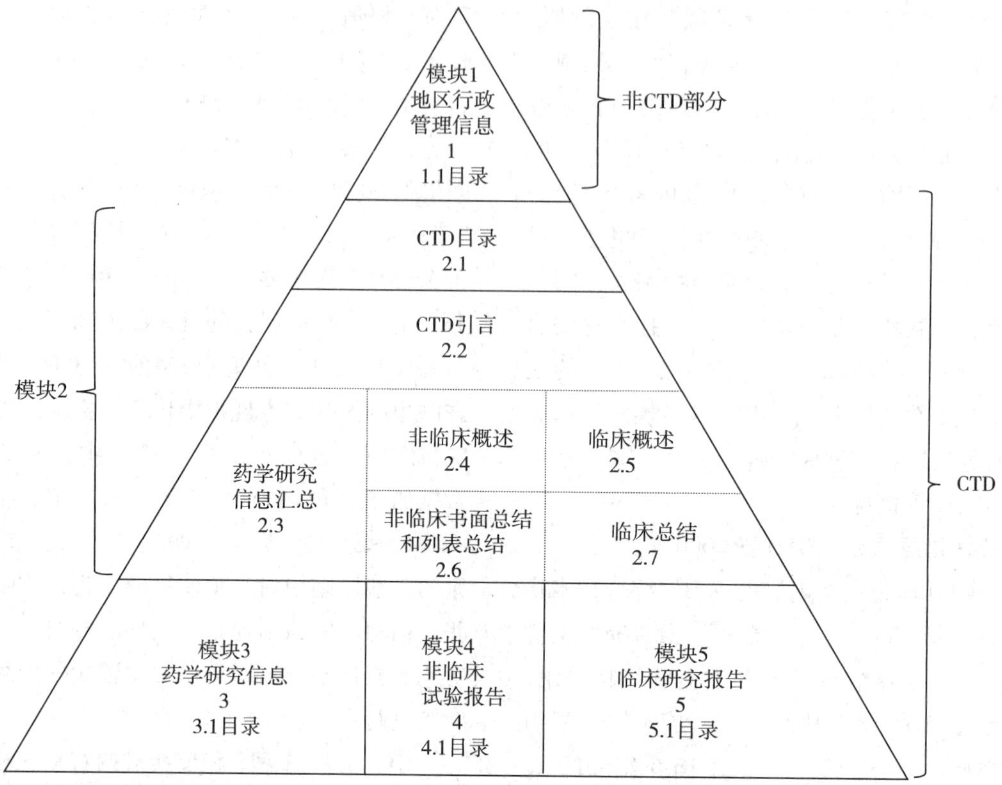

图 11－5　CTD 结构示意图

模块 2 为研究内容概要（Summary）和综述（Overview），由 7 个部分内容组成。其中，2.1 为 CTD（模块 2－5）总目录；2.2 为申请药品的基本介绍，主要对药品的药理作用和临床适应证加以简要说明；2.3～2.7 为相关综述和概要，具体包括 5 个部分，即质量全面概要、非临床综述、临床综述、非临床文字以及表格概要、临床概要。该部分内容在 2001 年以前一直被称之为“专家报告”。模块 2 中涉及“Overview”和“Summary”两个较为相近的术语，“Overview”译为“综述”，是对具体研究内容进行综合分析判断，并从专家的角度尽量给予客观评价而撰写的相关内容；“Summary”译为“概要”，主要是以文字或者表格的形式，从完整的研究报告（模块 3、4、5）中总结试验结果，进行事实性概括而撰写的相关内容。事实上，模块 2 旨在总结药品申请文件中有关质量（药学）研究、非临床研究和临床研究的数据，并对关键性数据部分加以处理和分析，提供综述和包括文字及表格格式的事实性概要，对产品在质量可控性、安全性、有效性方面做出的有事实依据的定向专业评价。模块 2 中的概要和综述（Summaries）的组织格式在 M4Q，M4S，M4E 指导原则中有详述。模块 2 中的文件在相互之间还必须有内在的联系，比如质量部分要求列出在临床试验中使用的产品配方，讲清生产变化对非临床试验和临床试验的影响；在非临床试验和临床试验部分，要求在试验中列出使用的原料药和制剂的批号及其质量概况；在非临床部分综合试验结论中，提出对于药物进一步适用于人体的风险估计。

模块 3 为质量研究报告，要求提供药品质量相关各个方面最详细的技术信息，涉及原料药和药品（制剂）两部分的质量控制内容，主要包括原料药的基本信息、生产、特性鉴别、原料药的质量控制、对照品、包装容器封闭系统、稳定性、药品的描述和组成、药物研发、生产、辅料的控制、药品的控制、对照品、包装容器封闭系统、稳定性等。

模块 4 为非临床研究报告，是模块 2.4 非临床综述以及 2.6 非临床概要的具体体现，详细反映了非临床研究的开展情况。主要包括药理学、药动学、毒理学研究报告。

模块 5 为临床研究报告，是对所进行的各项临床试验的原理、内容和结果等提供详实报告。主要包括：生物药剂学研究报告、药代动力学研究报告、药效学研究报告、生物利用度、有效性和安全性研究报告等。

模块1~5的文件结构是一个有特定顺序的有机整体。从内容上看，也可将药品开发过程中涉及的数据分为行政信息、质量（药学）、非临床和临床4个部分，而模块2在后面的模块3、4、5中起到了一个承上启下的中枢作用，使我们看到质量（药学）、非临床和临床申报信息是一个由概括到具体的放大过程，所有内容均来自于模块3、4、5的基础报告，所有模块1标签说明书里的用词措句都必须在模块2里找到来源，成为“带注释的标签说明书”的依据，最后都凝缩在产品说明书里。

2. eCTD（Electronic Common Technical Document）简介 CTD格式在ICH多个成员国实行以后，纸张提交有时还存在“申报一个药品提交一卡车文件”的情况。为了更有效地提高提交文件的审批效率，CTD的电子传送成为发展的必然。用电子网络传送的CTD即为eCTD。CTD特别是eCTD格式提交系统的建立，使注册申报文件的信息管理效率有很大的提高，实现ICH在建立初期就定下的宗旨。eCTD的开通不但使得节省纸张和储存空间成为可能，也为有效处理大量文件和数据提供了方便，更有利于申报文件生命周期的管理，还可以实现与历史申报文件的超链接、与文件库和数据库以及企业内部共享驱动器的联网，为未来的提交文件方式开辟了一个极大的发展空间。

2003年，ICH Multi－disciplinary Group 2（综合学科工作小组2）（M_2）在CTD的基础上制定了eCTD的标准。规定了药品生产企业及研发机构向药品审评机构进行电子提交的标准目录结构和文档的格式要求，也对目录和文件的命名规范进行了限定，并采用可扩展标记语言（extensible markup language，XML）对元数据核文档结构进行描述，同时对电子提交资料的创建、查询、生命周期管理、归纳档案等方面进行了规范[]。2006年，ICH发布了电子传送的CTD（简称eCTD）技术指导原则（M8）[49]。

2009年6月，EMA开始要求所有人用药品上市注册申报文件必须使用eCTD提交格式。

2005年FDA发布的eCTD技术指导原则，对一些通用基本规则和5个模块里的一些重要规则做了具体的说明。2008年1月，FDA再版了eCTD技术指导原则，开始要求所有人用药上市中申报文件必须使用cCTD提交格式。2010年12月，FDA出台有关电子病历管理的技术指导原则，把药品开发文件管理的无纸化推向了新的高度。FDA规定，从2017年5月5日起，必须使用eCTD格式提交新药申请（NDAs），缩写的NDA（ANDAs）和生物制剂许可申请（BLA）。从2018年5月5日起，必须使用eCTD格式提交商业研究新药申请（IND）和主文件。

中共中央办公厅、国务院办公厅《关于深化审评审批制度改革鼓励药品医疗器械创新的意见》（厅字〔2017〕42号）提出“加快药品医疗器械审评审批信息化建设，制定注册申请电子提交技术要求，完善电子通用技术文档系统，逐步实现各类注册申请的电子提交和审评审批。”。国家药品监督管理局药品审评中心（CDE）2019年3月1日发布“关于公开征求《eCTD技术规范》和《eCTD验证标准》意见的通知”[50]。

（二）欧盟传统植物药注册申报格式

2003年3月，欧盟采纳ICH指导原则。2003年6月，欧盟在Volume 2B Notice to Applicants（NtA）（《欧盟药品管理法规集》第二卷B册：申请人须知，申请文件的内容和递交）发布了完整CTD标准[51]，包含模块1。从2003年7月1日开始，首先在欧盟正式实施欧盟通用技术文件（常称EU－CTD）。2004年5月1日，规定CTD作为欧盟所有上市许可申请递交的强制格式。2006年6月，进一步明确CTD适用的范围和申请类型，即适用于新化学实体（NCE）、放射性药品、疫苗、草药药品等各类药品申请，草药药品在欧盟及成员国的注册申请也不例外，对于独立（Standalone），仿制药（Generics）、生物类似药（Biosimilars）、文献申请（bibliographic）都适用。同时也明确了EU－CTD不适用范围，如对临床试验注册申请，其他注册申请（如孤儿药申请orphan drug application、科学建议scientific advice、儿科药申请paediatric applications）都不适用。

1. 欧盟药品注册CTD内容 EU－CTD除模块1外，模块2－5同ICH－M_4。在欧盟的原始药品上市申请（initial Marketing Authorization Application，Initial MAA）里，EMA（欧洲药品管理局）要求申请者在模块1提供附信、模块1的综合目录、申请表、产品资料（如产品特性概要SPC、标签、包装说明书）、专家资料（需专家签字）、不同申请的特殊要求（如果被要求的话）、环境风险评价、孤儿药品市场独占性的相关资料（如果被要求的话）、药物安全性警戒信息、临床试验的有关信息（如果被要求的话）等文件，以上文件的修改、补充和更新文件也应该提交到模块1里。

其次，EU－CTD中3.2.R区域信息项，一般要求提供药品工艺验证计划、适用性认证（EDQM）、在制造工艺过程中含有或适用动物和/或人类来源材料的医药产品等文件。

2. 欧盟传统草药药品注册CTD要求 为了进一步规范欧洲的草药产品，确保传统药物在欧洲使用的安全性和有效性，清除疗效确切、安全性好的草药难以按欧盟以往人用药品法规的申请上市许可的所存在的诸多障碍，并考虑到传统草药药品的特殊性以及具有悠久的人用历史，欧洲议会和欧盟理事会在欧共体人用药品注册指令2001/83/EC基础上，于2004年3月31日颁布了传统草药药品的简化注册申请指令，即2004/24/EC指令。该指令规定，对于在原产地使用30年以上，其中在欧盟成员国内至少使用15年的传统草药，只需提供制备工艺和质量标准的研究资料，对于安全性和有效性数据可以提供文献资料或专家证据。同时该指令对传统草药药品（Traditional Herbal Medicinal Product，THMP）进行明确界定，凡符合此定义条件的产品，可以按照2004/24/EC指令进行药品简化注册申请。

申请上市许可时可以不需要提交临床前试验和临床观察资料以证实其安全性和有效性。由于药品质量与传统使用（Traditional use）无关，申请者必须提交必要的理化、生物学和微生物学等药学试验资料，以证实产品质量符合欧洲药典专论或者成员国药典的要求。模块1.3“产品特性概要”中不必提交产品药代动力学的相关资料，模块2中2.1～2.7文件，不必提交模块2.6、2.7文件，模块4“非临床研究报告”和模块5“临床研究报告”均减免。在模块2.4、2.5文件中，须提供能够充分证明该产品相关功效的文献或专家证据，以及有关该产品安全性综述资料和专家报告或其他用以评价产品安全性的必须数据。

由于传统草药的特点以及基于其人用经验的历史，EMA在2008年、2013年和2016年先后发布了《传统草药的CTD格式申报指导原则》的首版、修订版1和修订版2。

（1）《传统草药CTD格式注册申报指导原则》首版 按2004/24/EC指令，实施传统草药的简化注册程序，但在实施过程中，收到大量来自于欧洲成员国行业对传统草药注册申报资料的架构的咨询，尤其是对于申报资料中的文件的放置问题，因此，迫切需要就如何编制这种简化的注册申请的注册文件达成共识。2004年9月，EMA（欧洲药品管理局）正式成立草药委员会（HMPC），作为欧盟层面上的草药管理权威机构，HMPC基于传统草药的特点以及人用经验的历史，2008年1月首次发布了《传统草药CTD格式注册申报指导原则》（Guideline on the use of the CTD format in the preparation of a registration application for traditional herbal medicinal products）（Doc. Ref. EMEA/HMPC/71049/2007）[52]，旨在对欧盟传统草药产品CTD（CTD）格式申报提供指导，并提供信息以帮助申请人提交注册申请。

该指导原则适用于人用传统草药药品简化注册申请，不包括草药药品上市许可申请的文件的编辑。但是，其中的模块2.3和3提供的指导也适用于草药药品的上市许可的申请。该指导原则提供了欧盟传统草药CTD的结构，基本等同于EU－CTD，但在一些相应项目下，根据传统草药特点，增加了具体要求，或者提出不适用。与EU－CTD最大不同点，不必提交模块2.6、2.7文件，即不需要非临床和临床研究数据，只需要提供文献或专家报告等。具体来说，与EU－CTD相比，各模块不同点在：

模块1中，模块1.5. 不同申请的特殊要求，需要提供传统使用的证据。一般不需要提供1.6. 环境风险评估报告。1.8药物安全性警戒信息和1.9临床试验的有关信息，也不需要。

模块2文件，不必提交模块2.6、2.7文件，但在模块2.4、2.5文件中，须提供能够充分证明该产品相关功效的文献或专家证据，以及有关该产品安全性综述资料和专家报告或其他用以评价产品安全性的必须数据。模块3等同于EU－CTD，但相应文件项目下，注明适合草药的一些信息。模块4“非临床研究报告”和模块5“临床研究报告”均减免。

该指导原则与ICH－CTD比较，其整体构架同，各项目下的具体要求更适合于植物药。如只是个别表述不一样，如ICH 3.2.S.2.3.1起始物料，欧盟CTD对应项为“药用物质的起始物料”。主要区别在模块1和模块2。模块1为地区性行政管理资料，主要包括综合目录、申请表格、产品资料（产品特性概要SPC、标签、包装说明书）、专家资料等。其中1.3“药品特点概要SPC”中不必提交产品药代动力学的相关资料。模块2中的2.3～2.7为具有相当资历和经验的专家撰写的相关综述（Overview）和概要（Summary），具体包括5个部分，即质量全面概要、非临床综述、临床综述、非临床文字以及表格概要、临床概要。该部分内容在2001年以前一直被称之为“专家报告”。模块2.1~2.4文件中，不必提交模块2.4、2.5文件；但模块2.3和2.4文件中，须提供能够充分证明该产品相关功效的文献或专家证据，以及有关该产品安全性综述资料和专家报告或其他用以评价产品安全性的必需数据。其次，传统草药基于其人用历史经验，模块4“非临床研究报告”和模块5“临床研究报告”均可减免。

(2)《传统草药CTD格式注册申报指导原则》修订版1　在欧洲，随着THMPs（传统草药药品）注册经验积累以及考虑到日渐增多的欧盟专论，很有必要更新指导原则，为传统草药药品申报的质量要求提供进一步的阐述和说明。2013年3月，HMPC发布了《传统草药CTD格式注册申报指导原则》修订版1（EMA/HMPC/71049/2007 Rev. 1）[53]，以下简称修订版1，在首版基础上，增加附录1（Appendix I“Best Practice Guide for the Module 3 Quality：Chemical，Pharmaceutical and Biological Information for Herbal Active Substances and Traditional Herbal Medicinal Products”），主要对CTD模块3（传统草药药品质量）进一步明确了有关文件相关部分的确切位置以及各项目下的供参考的相应指导原则，为实践提供良好参考。此外，本指导原则本身也进行了一些小的编辑更正和更新。附录1仅仅是详述各部分信息的位置，未涉及具体支持数据的类型和范围（程度），每个部分中增加的引用指导原则是有关该部分的预期内容的有用信息，以帮助申请人注册申报。但是，申请人仍有责任确保在编制注册文件的每一部分时考虑到所修订或维持的所有相关法律和准则。同时也指出，模块2.3和3，包括附件1的指南也适用于草药药品的上市许可的申请。

例如在“3.2.S.2.2 生产工艺和过程控制”下，首先列出该部分的参考技术指导原则［草药和传统草药的质量指导原则，植物来源原料的种植和采集管理规范（GACP）等］，再从草药物质（herbal substance）和草药提取物（herbal preparation）两方面来阐述传统草药的生产工艺和过程控制，要求应提供信息以充分描述植物生产和植物收集，以及草药提取物，如在草药提取物向下，要求详细描述草药提取物的生产工艺各阶段（提取、蒸馏、压榨，纯化，浓缩，分馏或发酵），包括前处理等信息。并对各个工艺阶段提出要求以及批量。同时指出，GMP原则也使用本指导原则，以及所射剂的所有分析方法都需要进行验证，并且必须提供验证研究的结果。

(3)《传统草药CTD格式注册申报指导原则》修订版2

为进一步阐明临床和非临床要求，以及更好的实践和理解模块3，2016年4月，HMPC发布了《传统草药CTD格式注册申报指导原则》修订版2（EMA/HMPC/71049/2007 Rev. 2）[54]，即《传统草药CTD格式注册申报指导原则》现行版，该版在修订版1的基础上，主要对模块2（2.4、2.5）、4、5（5.3和5.4）进行了详细的规定，增加附录2，并以一个申报实例说明新修订传统草药的CTD指导原则对申报格式的具体要求以及具体内容。

（三）美国植物药的注册申报格式

美国植物药的注册申报格式采用ICH－M4的格式，但模块1内容不同。其次，在模块3中区域信息（3.2.R）中，美国和欧盟要求有所不同，欧盟要求提供原料药和制剂的工艺验证方案，美国FDA需要提供方法验证文件包（Method validation package）、执行的批生产记录（executed batch records）以及可比性方案（comparability protocol）。

FDA CTD大纲的模块1列举了几乎所有的药品注册申报时，需要提交的行政管理文件，其中包括的主要类型有表格（如1571、356h、3397等）、通讯往来（附信、申请状态变更、DMF管理授权信、申请、会议申请、快速通道、专项审阅、儿科药、紧急使用、广告材料）、报告（对环境的影响专项报告、年度报告、专利名称报告）、综合信息（标签说明书、研究者手册）。

美国FDA每种注册文件以提交时间的不同可以分为：原始提交（IND、NDA、BLA、ANDA），补充修改（定期、年度报告、随时、申请状态变更、IND、NDA、ANDA的修改补充稿、药物不良反应报告）。

（四）我国中药、天然药物申报资料与欧盟草药药品CTD的主要差异

我国将中药、天然药物注册申报资料分为综述资料、药学研究资料、药理毒理研究资料、临床试验资料四部分，与ICH－CTD以及欧盟传统草药药品CTD指导原则的主体内容基本相同，都包括4大方面内容，即行政性信息、药学（质量）研究、非临床研究和临床研究。但就具体形式和内容而言，两者之间仍然存在着一些显著差异[55]。

（1）注册申报资料与审批程序不同　欧盟新药注册申请采用一次申请一次批准的形式，即一次性申请批准药品生产。在欧盟进行新药临床研究，虽然要经过相关学术及伦理委员会的同意，但不需要主管药品行政部门的批准。而按照我国药品注册管理办法，新药申请分为新药临床申请和新药生产申请，需经过两报两批，即申请人先申请新药临床研究，经国家药品监督管理局审批获准进行临床研究，申请人完成临床研究后，再申请获得药品上市许可。

（2）产品申请注册分类不同　2004/24/EC 指令对传统草药药品进行了明确界定，实际上是将草药产品分为传统草药药品和非传统草药药品两类。传统草药药品可以采用简化注册申请，简化申请资料项目，目前按照《传统草药 CTD 格式注册申报指导原则》修订版 2 要求格式，准备申报资料；而非传统草药药品则须按 CTD 要求报送全部申请资料项目。目前，我国 2007 年版《药品注册管理办法》将中药、天然药物新药注册分类细分为 9 类，每类所需报送的资料项目各不相同。

（3）申报资料结构和内容有所不同　按照欧盟 CTD 要求，新药申请的申报资料须按上述模块 1～5 的文件格式申报。而按照我国 2007 年版《药品注册管理办法》，中药、天然药物注册申报资料分为 4 大部分：①综述资料；②药学研究资料；③药理毒理研究资料；④临床试验资料。申报资料采用编号 1～33 的连号方式。同时，CTD 对申请文件编写规范的要求更为严格，如模块 2.6 明确要求非临床试验结果以文字以及表格的形式进行概述，并列举实例具体说明如何建立表格化概要，严格规范了试验结果的表述，而我国药理毒理研究资料综述尚未做出格式上的规定。另外一个较大的不同之处在于，欧盟要求提供模块 2 中的 2.3～2.7 为具有相当资历和经验的专家撰写的相关综述（Overview）和概要（Summary），或称之为“专家报告”。而我国注册申报资料一般是由申请人或委托研究方自己撰写相关综述，也就是资料 7“药学研究资料综述”、资料 19“药理毒理研究综述”、资料 29“临床试验资料综述”。

（4）药品质量研究　欧盟对草药药品质量研究的要求极为严格，几乎完全等同于化学药品，欧盟“草药药品质量研究指南（Special guidance on herbal medicinal products）”基本套用的是化学药的模板，即模块 2.3 和模块 3 中所列项目几乎与化学药品相同，只是就某些项目针对草药产品做出特殊说明而已。如模块 3 中“命名”项目，要求提供该草药药品的植物学名、药用部位、草药物质定义等。而按照我国 2007 年版《药品注册管理办法》附件一，较多地关注了中药的特殊性。

（5）上市后的监管　欧盟草药 CTD 引入了上市后监管的理念，工艺验证和评价章节（3.2.S.2.5、3.2.S.2.5）中，对于非无菌药用物质和制剂，可仅提供工艺验证方案和批生产记录样稿，并同时提交上市后对前三批商业生产批进行验证的承诺书。在稳定性章节中，加入了上市后稳定性承诺和稳定性方案的内容，要求承诺对上市后生产的前三批产品进行长期留样稳定性考察，并对每年生产的至少一批产品进行长期留样稳定性考察，如有异常情况应及时通知管理当局。并提供后续的稳定性研究方案。以上变化贯彻了准入和监管并重。

（阳长明）

参考文献

[1]《药品注册管理办法》（国家食品药品监督管理局 28 号令，2007 年 10 月），第三条.

[2]《中华人民共和国药品管理法》（中华人民共和国主席令，九届第 45 号，2001 年 2 月），第三十二条.

[3] 于培明，宋丽丽，岳淑梅，等. 现行《中药品种保护条例》存在的主要问题及立法建议. 中国药事，2006，20（5）：283－284.

[4]《药品注册管理办法》（国家食品药品监督管理局 28 号令，2007 年 10 月），第四十五条.

[5] 国家药品监督管理局. 国家药品监督管理局主要职责. http：//www.nmpa.gov.cn/WS04/CL2073.

[6] 中华人民共和国中央人民政府. 国家药品监督管理局职能配置、内设机构和人员编制规定. http：//www.gov.cn/zhengce/2018－09/10/content_5320814.htm.

[7] 国家药品监督管理局. http：//www.nmpa.gov.cn/WS04/CL2247.

[8] 国家药品监督管理局. 国家药品监督管理局关于调整药物临床试验审评审批程序的公告（2018 年第 50 号）.

[9] 国家食品药品监督管理总局. 总局关于调整药品注册受理工作的公告（2017 年第 134 号）. http：//www.nmpa.gov.cn/WS04/CL2111/329716.html.

[10] 国家食品药品监督管理总局. 总局关于调整

原料药、药用辅料和药包材审评审批事项的公告（2017年第146号）. http：//www. nmpa. gov. cn/WS04/CL2138/300445. html.

[11] 国家药品监督管理局药品审评中心. 办事指南. http：//www. cde. org. cn/news. do？ method = changePage&pageName = service&frameStr = 1.

[12] 国家食品药品监督管理局药品审评中心. 2018年度药品审评报告. http：//www. cde. org. cn/news. do？method = viewInfoCommon&id = 314886.

[13] 国家食品药品监督管理局药物临床试验机构资格认定公告（第10号，2006年6月）.

[14] 国家食品药品监督管理总局. 总局办公厅征求《药品注册管理办法（修订稿）》意见. http：//www. nmpa. gov. cn/WS04/CL2095/229342. html.

[15] 汪艳，徐沧. 日本汉方药发展分析及我国中药发展对策. 湖北中医学院学报，2005，7（4）：41 – 42.

[16] 窦金辉. 美国《植物药指南》和植物药发展简介. 世界科学技术，2017，19（6）：936 – 940.

[17] Botanical Drug Development Guidance for Industry. http：//www. fda. gov/Drugs/GuidanceComplianceRegulatoryInformation/Guidances/default. htm.

[18] 翁新愚. 欧盟的药品注册管理. 国外医学. 中医中药册，2003，25（4）：195 – 196.

[19] 苏刚强，李伯刚. 欧盟草药药品注册指南. 北京：人民卫生出版社，2005：2 – 77.

[20] Directive 2004/24/EC of the European Parliament and of the Council of 31 March 2004 amending, as regards traditional herbal medicinal products, Directive 2001/83/EC on the Community Code relating to medicinal products for human use. [EB /OL] . https：//wipolex. wipo. int/en/text/179078.

[21] 靳士英. 日本反废止汉方医与中国反废止中医之斗争及其比较. 中华医史杂志，1993，23（1）：45 – 51.

[22] 日本药事行政. http：//www. jpma. or. jp/index. html.

[23] 日薬連漢方専門委員会編集：一般用漢方処方の手引き. 株式会社じほう，東京，1975.

[24] 独立行政法人医薬品医療機器総合機構. 一般用汉方制剂承认基准の改正について. 2012.

[25] 杨平，林丹，宋菊，等. 日本汉方制剂及其特点与中药新药研究的思考. 中草药，2018，49（9）：1985 – 1989.

[26] 日本厚生省药务局. 关于医疗用配合剂的管理. 日本：药审第804号通知，1980.

[27] 日本厚生省药务局. 关于医疗用汉方浸膏制剂的管理. 日本：药审2第120号通知，1985.

[28] Takahi，Hakamatsuka. Marketing Approval of Ethical Kampo Medicines. Yakugaku zasshi：Journal of the Pharmaceutical Society of Japan，2017，137（2）：163 – 165.

[29] 徐俊，李强. 韩医药发展法案. 国际中医中药杂志，2006，28（5）：259 – 260.

[30] 徐俊，李强. 韩医药发展第一个五年综合计划. 国际中医中药杂志，2006，28（6）：323 – 324.

[31] http：//www. mfds. go. kr.

[32] Regulation on Approval and Notification of Herbal（crude）Medicinal Preparations，Etc. 2015 – 09 – 21.

[33] PHARMACEUTICAL AFFAIRS ACT. 2015 – 07 – 24.

[34] 吴伯平. 韩国草药及其制剂的现状和法规. 中国中医药信息杂志，1994，1（2）：12 – 15.

[35] 国家食品药品监督管理总局. 总局关于发布中药资源评估技术指导原则的通告（2017年第218号）. http：//www. nmpa. gov. cn/WS04/CL2138/300463. html.

[36] 国家食品药品监督管理局. 中药、天然药物提取纯化工艺研究技术指导原则. 药物研究技术指导原则（2005）. 北京：中国医药科技出版社，2006：193.

[37] 阳长明. 中药复方新药研究的质量设计、质量完善与技术审评的分阶段要求. 中草药，2017，48（16）：3253 – 3258.

[38] 阳长明，王建新. 论中药复方制剂质量源于设计. 中国医药工业杂志，2016，（9）：1211 – 1215.

[39] 赵昱，赵军，李湘萍，等. 咖啡酰奎尼酸类化合物研究进展. 中国中药杂志，2006，31（11）：869 – 874.

[40] 王齐放，李三鸣，赵哲. 超临界流体技术原理及在药学中的应用与展望. 沈阳药科大学学报，2005，22（6）：475 – 480.

[41] 闫磊，何再安，刘焱文. 大孔吸附树脂在中药研究中的应用. 时珍国医国药，2006，17（12）：2585 – 2586.

[42] 国家食品药品监督管理局. 中药、天然药物原料前处理技术指导原则. 药物研究技术指导原则（2005）. 北京：中国医药科技出版社，2006：189 – 191.

[43] 国家食品药品监督管理局. 中药、天然药物制剂研究技术指导原则. 药物研究技术指导原则（2005）.

北京：中国医药科技出版社，2006：197－200.

［44］国家食品药品监督管理局．中药、天然药物中试研究技术指导原则．药物研究技术指导原则（2005）．北京：中国医药科技出版社，2006：202.

［45］国家食品药品监督管理总局．总局关于发布药品注册受理审查指南（试行）的通告（2017 年第 194 号）．［EB/OL］．http：//www. nmpa. gov. cn/WS04/CL2138/300446. html.

［46］国家食品药品监督管理总局．［EB/OL］．《化学药品 CTD 格式申报资料撰写要求》国食药监注［2010］387 号．［EB /OL］．http：//www. nmpa. gov. cn/WS04/CL2196/323787. html.

［47］国家食品药品监督管理总局．《关于适用国际人用药品注册技术协调会二级指导原则的公告》（2018 年第 10 号）．［EB /OL］．http：//www. nmpa. gov. cn/WS04/CL2182/300493. html.

［48］ICH. M4（R4）：Organisation Including the Granularity documentthat provides guidance on document location and paginations（June 2016）［EB/OL］．https：//www. ich. org/fileadmin/Public_ Web_ Site/ICH_ Products/CTD/M4_ R4_ Organisation/M4_ R4_ _ Granularity_ Document. pdf.

［49］ICH. M8 Electronic Common Technical Document（eCTD）．［EB/OL］．

［50］国家药品监督管理局药品审评中心．关于公开征求《eCTD 技术规范》和《eCTD 验证标准》意见的通知．［EB/OL］．http：//www. cde. org. cn/news. do？method＝viewInfoCommon&id＝314816.

［51］Rules governing medicinal products in the European Union，Volume 2B Notice to Applicants，'Presentation and content of the dossier'－incorporating the Common Technical Document（CTD）（May2018）［EB/OL］．https：//ec. europa. eu/health/sites/health/files/files/eudralex/vol－2/b/update_ 200805/ctd_ 05－2008_ en. pdf.

［52］EMA. Guideline on the use of the CTD format in the preparation of a registration application for traditional herbal medicinal products）（Doc. Ref. EMEA/HMPC/71049/2007）［EB/OL］．https：//www. ema. europa. eu/en/documents/regulatory－procedural－guideline/guideline－use－ctd－format－preparation－registration－application–traditional–herbal–medicinal–products_en－0. pdf.

［53］EMA. Guideline on the use of the CTD format in the preparation of a registration application for traditional herbal medicinal products.（EMA/HMPC/71049/2007 Rev. 1）．［EB/OL］．https：//www. ema. europa. eu/en/documents/regulatory－procedural－guideline/guideline－use－ctd－format－preparation－registration－application－traditional－herbal－medicinal－products_ en. pdf.

［54］EMA. Guideline on the use of the CTD format in the preparation of a registration application for traditional herbal medicinal products）（EMA/HMPC/71049/2007 Rev. 2）［EB/OL］．https：//www. ema. europa. eu/en/documents/scientific－guideline/guideline－use－ctd－format－preparation－registration－application－traditional－herbal－medicinal－products_ en. pdf.

［55］邹文俊，刘忠荣，叶祖光．欧盟药品与传统草药药品注册通用技术文件概述．中国中医药信息杂志，2005，12（9）：1－3.